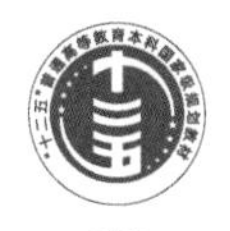

"十二五"普通高等教育本科国家级规划教材

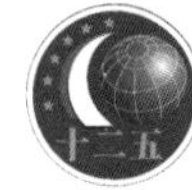

国家卫生和计划生育委员会"十二五"规划教材
全国高等医药教材建设研究会"十二五"规划教材
全国高等学校教材

供8年制及7年制("5+3"一体化)临床医学等专业用

儿 科 学

Pediatrics

第3版

主　　编　桂永浩　薛辛东

副 主 编　杜立中　母得志　罗小平　姜玉武

编　　者　(以姓氏笔画为序)

万朝敏(四川大学华西临床医学院)
王　艺(复旦大学上海医学院)
王宝西(解放军第四军医大学)
方建培(中山大学)
申昆玲(首都医科大学)
母得志(四川大学华西临床医学院)
巩纯秀(首都医科大学)
汤永民(浙江大学医学院)
汤静燕(上海交通大学医学院)
农光民(广西医科大学)
孙　梅(中国医科大学)
杜立中(浙江大学医学院)
李廷玉(重庆医科大学)
宋红梅(北京协和医学院)
宋丽君(吉林大学白求恩医学院)
武　辉(吉林大学白求恩医学院)
易著文(中南大学湘雅医学院)
罗小平(华中科技大学同济医学院)
周建华(华中科技大学同济医学院)
郑　毅(首都医科大学)
姜玉武(北京大学医学部)
桂永浩(复旦大学上海医学院)
黄国英(复旦大学上海医学院)
薛辛东(中国医科大学)

学术秘书

吴静燕(复旦大学上海医学院)

人民卫生出版社

图书在版编目（CIP）数据

儿科学/桂永浩,薛辛东主编.—3 版.—北京：
人民卫生出版社,2015
ISBN 978-7-117-20645-7

Ⅰ.①儿… Ⅱ.①桂…②薛… Ⅲ.①儿科学-高等
学校-教材 Ⅳ.①R72

中国版本图书馆 CIP 数据核字(2015)第 093874 号

儿 科 学
第 3 版

主　　编：桂永浩　薛辛东
出版发行：人民卫生出版社（中继线 010-59780011）
地　　址：北京市朝阳区潘家园南里 19 号
邮　　编：100021
E - mail：pmph @ pmph.com
购书热线：010-59787592　010-59787584　010-65264830
印　　刷：中农印务有限公司
经　　销：新华书店
开　　本：850×1168　1/16　　印张：38　　插页：2
字　　数：1046 千字
版　　次：2005 年 8 月第 1 版　2015 年 7 月第 3 版
　　　　　2021 年 1 月第 3 版第 8 次印刷（总第 21 次印刷）
标准书号：ISBN 978-7-117-20645-7/R · 20646
定　　价：96.00 元
打击盗版举报电话：010-59787491　E-mail：WQ @ pmph.com
（凡属印装质量问题请与本社市场营销中心联系退换）

修订说明

为了贯彻教育部教高函[2004-9号]文，在教育部、原卫生部的领导和支持下，在吴阶平、裘法祖、吴孟超、陈灏珠、刘德培等院士和知名专家的亲切关怀下，全国高等医药教材建设研究会以原有七年制教材为基础，组织编写了八年制临床医学规划教材。从第一轮的出版到第三轮的付梓，该套教材已经走过了十余个春秋。

在前两轮的编写过程中，数千名专家的笔耕不辍，使得这套教材成为了国内医药教材建设的一面旗帜，并得到了行业主管部门的认可（参与申报的教材全部被评选为"十二五"国家级规划教材），读者和社会的推崇（被视为实践的权威指南、司法的有效依据）。为了进一步适应我国卫生计生体制改革和医学教育改革全方位深入推进，以及医学科学不断发展的需要，全国高等医药教材建设研究会在深入调研、广泛论证的基础上，于2014年全面启动了第三轮的修订改版工作。

本次修订始终不渝地坚持了"精品战略，质量第一"的编写宗旨。以继承与发展为指导思想：对于主干教材，从精英教育的特点、医学模式的转变、信息社会的发展、国内外教材的对比等角度出发，在注重"三基"、"五性"的基础上，在内容、形式、装帧设计等方面力求"更新、更深、更精"，即在前一版的基础上进一步"优化"。同时，围绕主干教材加强了"立体化"建设，即在主干教材的基础上，配套编写了"学习指导及习题集"、"实验指导/实习指导"，以及数字化、富媒体的在线增值服务（如多媒体课件、在线课程）。另外，经专家提议，教材编写委员会讨论通过，本次修订新增了《皮肤性病学》。

本次修订一如既往地得到了广大医药院校的大力支持，国内所有开办临床医学专业八年制及七年制（"5+3"一体化）的院校都推荐出了本单位具有丰富临床、教学、科研和写作经验的优秀专家。最终参与修订的编写队伍很好地体现了权威性，代表性和广泛性。

修订后的第三轮教材仍以全国高等学校临床医学专业八年制及七年制（"5+3"一体化）师生为主要目标读者，并可作为研究生、住院医师等相关人员的参考用书。

全套教材共38种，将于2015年7月前全部出版。

全国高等学校八年制临床医学专业国家卫生和计划生育委员会规划教材编写委员会

教材目录

	学科名称	主审	主编	副主编
1	细胞生物学(第3版)	杨 恬	左 伋 刘艳平	刘 佳 周天华 陈誉华
2	系统解剖学(第3版)	柏树令 应大君	丁文龙 王海杰	崔慧先 孙晋浩 黄文华 欧阳宏伟
3	局部解剖学(第3版)	王怀经	张绍祥 张雅芳	刘树伟 刘仁刚 徐 飞
4	组织学与胚胎学(第3版)	高英茂	李 和 李继承	曾园山 周作民 肖 岚
5	生物化学与分子生物学(第3版)	贾弘禔	冯作化 药立波	方定志 焦炳华 周春燕
6	生理学(第3版)	姚 泰	王庭槐	闫剑群 郑 煜 祁金顺
7	医学微生物学(第3版)	贾文祥	李明远 徐志凯	江丽芳 黄 敏 彭宜红 郭德银
8	人体寄生虫学(第3版)	詹希美	吴忠道 诸欣平	刘佩梅 苏 川 曾庆仁
9	医学遗传学(第3版)		陈 竺	傅松滨 张灼华 顾鸣敏
10	医学免疫学(第3版)		曹雪涛 何 维	熊思东 张利宁 吴玉章
11	病理学(第3版)	李甘地	陈 杰 周 桥	来茂德 卞修武 王国平
12	病理生理学(第3版)	李桂源	王建枝 钱睿哲	贾玉杰 王学江 高钰琪
13	药理学(第3版)	杨世杰	杨宝峰 陈建国	颜光美 臧伟进 魏敏杰 孙国平
14	临床诊断学(第3版)	欧阳钦	万学红 陈 红	吴汉妮 刘成玉 胡申江
15	实验诊断学(第3版)	王鸿利 张丽霞 洪秀华	尚 红 王兰兰	尹一兵 胡丽华 王 前 王建中
16	医学影像学(第3版)	刘玉清	金征宇 龚启勇	冯晓源 胡道予 申宝忠
17	内科学(第3版)	王吉耀 廖二元	王 辰 王建安	黄从新 徐永健 钱家鸣 余学清
18	外科学(第3版)		赵玉沛 陈孝平	杨连粤 秦新裕 张英泽 李 虹
19	妇产科学(第3版)	丰有吉	沈 铿 马 丁	狄 文 孔北华 李 力 赵 霞

	学科名称	主审	主编	副主编
20	儿科学(第3版)		桂永浩　薛辛东	杜立中　母得志　罗小平　姜玉武
21	感染病学(第3版)		李兰娟　王宇明	宁　琴　李　刚　张文宏
22	神经病学(第3版)	饶明俐	吴　江　贾建平	崔丽英　陈生弟　张杰文　罗本燕
23	精神病学(第3版)	江开达	李凌江　陆　林	王高华　许　毅　刘金同　李　涛
24	眼科学(第3版)		葛　坚　王宁利	黎晓新　姚　克　孙兴怀
25	耳鼻咽喉头颈外科学(第3版)		孔维佳　周　梁	王斌全　唐安洲　张　罗
26	核医学(第3版)	张永学	安　锐　黄　钢	匡安仁　李亚明　王荣福
27	预防医学(第3版)	孙贵范	凌文华　孙志伟	姚　华　吴小南　陈　杰
28	医学心理学(第3版)	姜乾金	马　辛　赵旭东	张　宁　洪　炜
29	医学统计学(第3版)		颜　虹　徐勇勇	赵耐青　杨土保　王　彤
30	循证医学(第3版)	王家良	康德英　许能锋	陈世耀　时景璞　李晓枫
31	医学文献信息检索(第3版)		罗爱静　于双成	马　路　王虹菲　周晓政
32	临床流行病学(第2版)	李立明	詹思延	谭红专　孙业桓
33	肿瘤学(第2版)	郝希山	魏于全　赫　捷	周云峰　张清媛
34	生物信息学(第2版)		李　霞　雷健波	李亦学　李劲松
35	实验动物学(第2版)		秦　川　魏　泓	谭　毅　张连峰　顾为望
36	医学科学研究导论(第2版)		詹启敏　王　杉	刘　强　李宗芳　钟晓妮
37	医学伦理学(第2版)	郭照江　任家顺	王明旭　尹　梅	严金海　王卫东　边　林
38	皮肤性病学	陈洪铎　廖万清	张建中　高兴华	郑　敏　郑　捷　高天文

第三版序言

经过再次打磨,备受关爱期待,八年制临床医学教材第三版面世了。怀纳前两版之精华而愈加求精,汇聚众学者之智慧而更显系统。正如医学精英人才之学识与气质,在继承中发展,新生方可更加传神;切时代之脉搏,创新始能永领潮头。

经过十年考验,本套教材的前两版在广大读者中有口皆碑。这套教材将医学科学向纵深发展且多学科交叉渗透融于一体,同时切合了环境 - 社会 - 心理 - 工程 - 生物这个新的医学模式,体现了严谨性与系统性,诠释了以人为本、协调发展的思想。

医学科学道路的复杂与简约,众多科学家的心血与精神,在这里汇集、凝结并升华。众多医学生汲取养分而成长,万千家庭从中受益而促进健康。第三版教材以更加丰富的内涵、更加旺盛的生命力,成就卓越医学人才对医学誓言的践行。

坚持符合医学精英教育的需求,"精英出精品,精品育精英"仍是第三版教材在修订之初就一直恪守的理念。主编、副主编与编委们均是各个领域内的权威知名专家学者,不仅著作立身,更是德高为范。在教材的编写过程中,他们将从医执教中积累的宝贵经验和医学精英的特质潜移默化地融入到教材中。同时,人民卫生出版社完善的教材策划机制和经验丰富的编辑队伍保障了教材"三高"(高标准、高起点、高要求)、"三严"(严肃的态度、严谨的要求、严密的方法)、"三基"(基础理论、基本知识、基本技能)、"五性"(思想性、科学性、先进性、启发性、适用性)的修订原则。

坚持以人为本、继承发展的精神,强调内容的精简、创新意识,为第三版教材的一大特色。"简洁、精练"是广大读者对教科书反馈的共同期望。本次修订过程中编者们努力做到:确定系统结构,落实详略有方;详述学科三基,概述相关要点;精选创新成果,简述发现过程;逻辑环环紧扣,语句精简凝练。关于如何在医学生阶段培养创新素质,本教材力争达到:介绍重要意义的医学成果,适当阐述创新发现过程,激发学生创新意识、创新思维,引导学生批判地看待事物、辩证地对待知识、创造性地预见未来,踏实地践行创新。

坚持学科内涵的延伸与发展,兼顾学科的交叉与融合,并构建立体化配套、数字化的格局,为第三版教材的一大亮点。此次修订在第二版的基础上新增了《皮肤性病学》。本套教材通过编写委员会的顶层设计、主编负责制下的文责自负、相关学科的协调与蹉商、同一学科内部的专家互审等机制和措施,努力做到其内容上"更新、更深、更精",并与国际紧密接轨,以实现培养高层次的具有综合素质和发展潜能人才的目标。大部分教材配套有"学习指导及习题集"、"实验指导 / 实习指导"以及"在线增值服务(多媒体课件与在线课程等)",以满足广大医学院校师生对教学资源多样化、数字化的需求。

本版教材也特别注意与五年制教材、研究生教材、住院医师规范化培训教材的区别与联系。①五年制教材的培养目标：理论基础扎实、专业技能熟练、掌握现代医学科学理论和技术、临床思维良好的通用型高级医学人才。②八年制教材的培养目标：科学基础宽厚、专业技能扎实、创新能力强、发展潜力大的临床医学高层次专门人才。③研究生教材的培养目标：具有创新能力的科研型和临床型研究生。其突出特点：授之以渔、评述结合、启示创新，回顾历史、剖析现状、展望未来。④住院医师规范化培训教材的培养目标：具有胜任力的合格医生。其突出特点：结合理论，注重实践，掌握临床诊疗常规，注重预防。

以吴孟超、陈灏珠为代表的老一辈医学教育家和科学家们对本版教材寄予了殷切的期望，教育部、国家卫生和计划生育委员会、国家新闻出版广电总局等领导关怀备至，使修订出版工作得以顺利进行。在这里，衷心感谢所有关心这套教材的人们！正是你们的关爱，广大师生手中才会捧上这样一套融贯中西、汇纳百家的精品之作。

八学制医学教材的第一版是我国医学教育史上的重要创举，相信第三版仍将担负我国医学教育改革的使命和重任，为我国医疗卫生改革，提高全民族的健康水平，作出应有的贡献。诚然，修订过程中，虽力求完美，仍难尽人意，尤其值得强调的是，医学科学发展突飞猛进，人们健康需求与日俱增，教学模式更新层出不穷，给医学教育和教材撰写提出新的更高的要求。深信全国广大医药院校师生在使用过程中能够审视理解，深入剖析，多提宝贵意见，反馈使用信息，以便这套教材能够与时俱进，不断获得新生。

愿读者由此书山拾级，会当智海扬帆！

是为序。

中国工程院院士
中国医科科学院原院长 劉德培
北京协和医学院原院长

二〇一五年四月

主 编 简 介

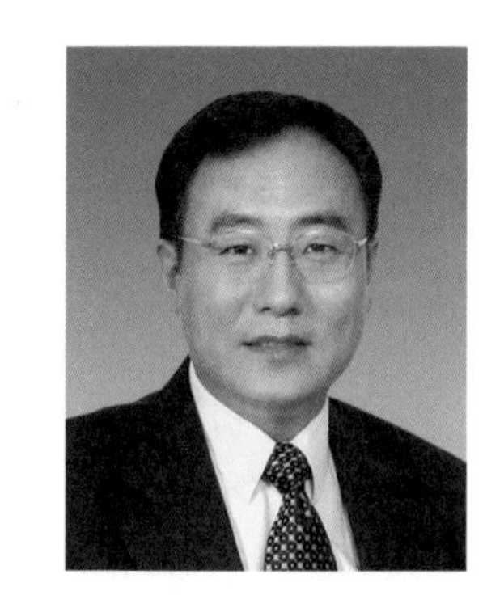

桂永浩

桂永浩,教授,主任医师,博士生导师。毕业于上海医科大学医学系。在复旦大学儿科医院长期从事医疗科研教学工作。1991—1995 年在美国宾州大学费城儿童医院做高级访问学者。1999 年取得临床流行病学硕士学位。现任复旦大学副校长,兼任上海医学院院长。担任国务院学位委员会委员,中华医学会儿科学会前任主任委员,上海市科协副主席,卫生部"新生儿疾病"重点实验室主任,上海市住院医师规范化培养专家组副组长、上海市医学学会副会长等职。是儿科学国家级教学团队及国家精品课程负责人。担任《临床儿科学》等九部儿科医学专著或教材的主编或副主编工作。担任《中华儿科杂志》《中国循证儿科杂志》杂志的主编。先后主持国家"863"重大课题、"973"重大课题分课题、国家"十五攻关"课题、国家自然科学基金项目等项目,在国际、国内杂志发表论文 120 余篇。

曾荣获上海市回国留学人员先进个人;全国和上海市卫生系统先进工作者;宋庆龄儿科医学奖;宝钢优秀教师奖;上海市高等教育名师;上海市领军人才,亚洲杰出儿科医师奖,卫生部有突出贡献中青年专家和中国儿科医师奖,国家高等教育成果特等奖,教育科技进步二等奖。

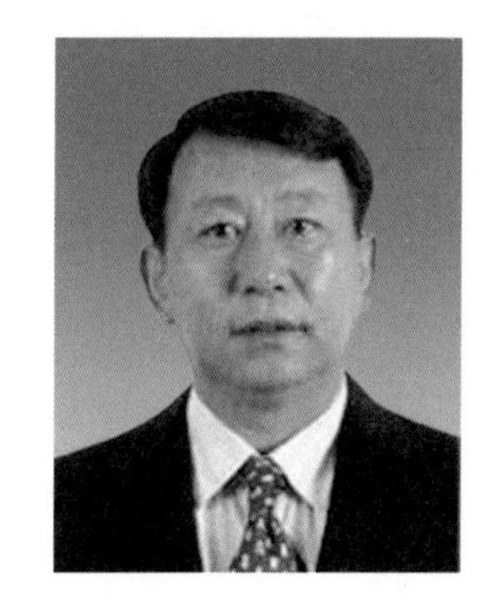

薛辛东

薛辛东　教授,博士生导师,中国医科大学附属盛京医院儿科教研室主任、新生儿科主任。曾任中华医学会围产分会第五届、第六届副主任委员,现任中华医学会儿科分会及中华医学会围产分会常委,中华医学会儿科分会新生儿学组副组长,中国医师协会儿科分会委员等学术职务。《中国实用儿科杂志》主编;《中国小儿急救医学杂志》及《中华妇幼临床医学杂志》副主编;*World Journal of Pediatrics*(SCI 杂志)编委;《中华儿科杂志》《中国当代儿科杂志》等 12 部杂志编委。多年来,一直从事以新生儿专业为主的教学工作,主编了儿科学及其配套教材共 10 部,副主编儿科学教材 1 部,参编儿科学及其配套教材共 6 部,其中主编 8 年制《儿科学》(第 2 版),获国家级精品教材,主编 8 年制《儿科学》(第 1 版)获省级精品教材。主要从事早产儿肺损伤及脑损伤的基础与临床研究。近年来,以第一负责人承担国家级及省部级课题 13 项,以第一完成人获科研成果奖励 5 项。率领课题小组发表学术论文 200 余篇,其中 SCI 论文 16 篇。目前已培养了博士研究生 28 名,硕士研究生 40 名。

副主编简介

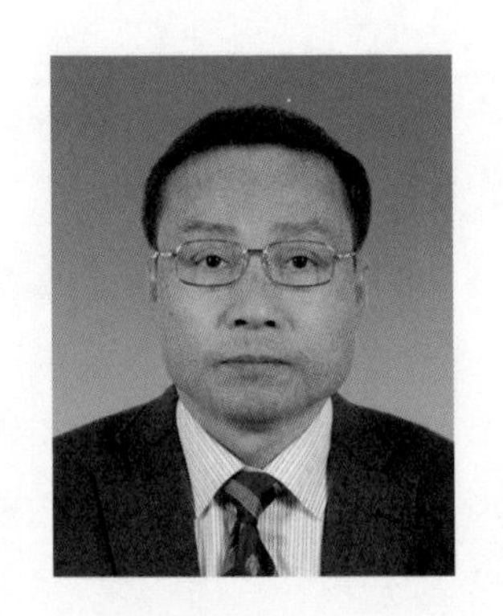

杜立中

杜立中　教授，博士生导师。现任浙江大学医学院附属儿童医院院长，Societies for Pediatric Research（SPR）（美国）会员，中华医学会儿科分会全国新生儿学组组长，中华医学会儿科学会委员，浙江省医学会儿科学分会主任委员。担任国内外10余种学术期刊副主编或编委，包括*BMC Pediatrics*（副主编），*Research and Report in Neonatology*（*honorary editorial board member*），*and World Journal of Pediatrics*（副主编），《中华儿科杂志》副主编。主要研究方向为新生儿重症监护，已发表论文150余篇，其中被SCI收录论文40余篇，副主编和参编多部《儿科学》教材；主持6项国家自然科学基金项目，主持科技部"十二五"支撑项目1项，主持科技部"十二五"GCP课题1项。2011年获得浙江省有突出贡献中青年专家称号；2014年入选为浙江省医学领军人才。

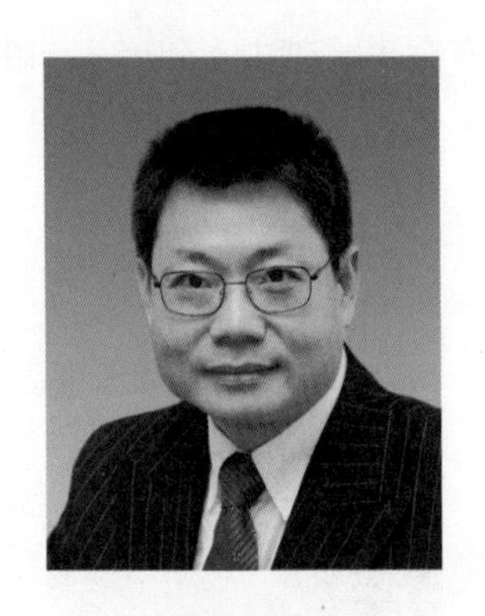

母得志

母得志　博士，教授，博士生导师。现任四川大学华西第二医院院长，华西儿童医学中心主任。国家杰出青年科学基金获得者，教育部长江学者发展计划创新团队带头人，国务院政府特殊津贴获得者，国家精品资源共享课《儿科学》负责人，中国医师协会新生儿科医师分会副会长，中华医学会儿科分会委员及新生儿学组副组长，四川省儿科专业委员会主任委员，四川省学术技术带头人。致力于新生儿脑损伤与修复研究。主持国家自然科学基金重点项目和面上项目6项，获国家及部省级科研经费逾千万元，获国家及部省级科技进步奖7项、国家发明专利1项。发表论文300余篇，主编主译专著15部。担任9种国内外期刊主编、副主编及编委。培养博士、硕士研究生30余名。

副主编简介

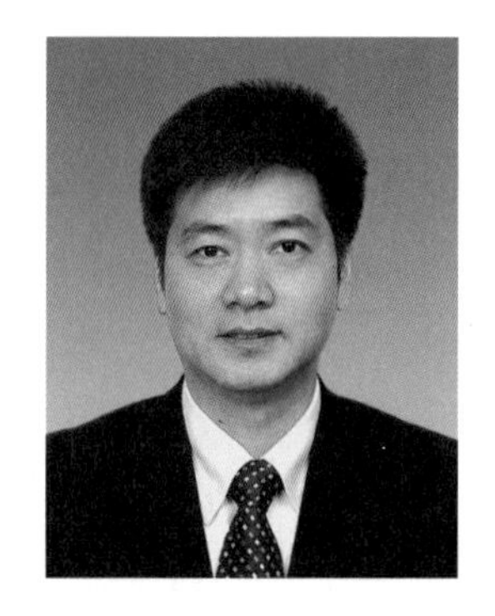

罗小平　华中科技大学二级教授、主任医师，博士生导师，国家杰出青年科学基金获得者。同济医院儿科学系主任、同济医学院遗传代谢病诊断中心主任。亚洲儿科遗传代谢病学会理事；中华医学会儿科学分会副主委及内分泌遗传代谢学组组长；中华医学会围产医学分会常委，中华预防医学会新生儿筛查学组副组长；教育部高等学校临床医学类教指委委员；“十二五”国家规划教材评审委员会儿科专业副主委。兼任国内外40余种杂志主编、副主编、编委或审稿人。主要研究领域为遗传代谢病学、儿童内分泌学及围产医学。主持国家自然科学基金、973计划、国家科技支撑计划、卫生部重点项目等。发表论文320余篇。主编、参编、参译45部专著。获湖北省科技进步一等奖、湖北省自然科学一等奖、中华医学奖及首届中国儿科医师奖等。

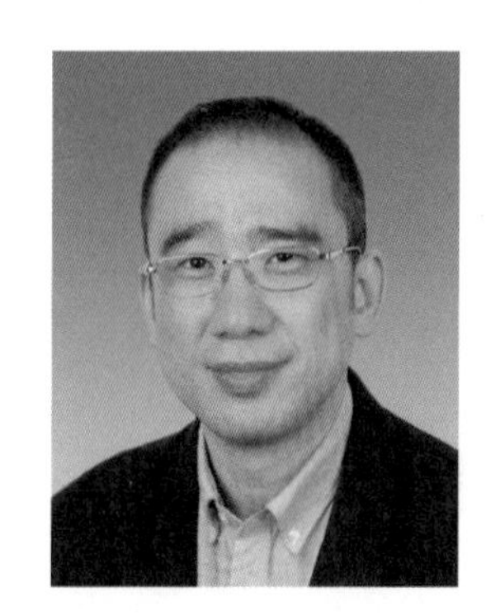

姜玉武，教授，博士生导师。北京大学第一医院儿科主任，儿童癫痫中心主任，北京大学医学遗传中心共同主任。美国约翰霍普金斯大学医学院博士后，美国明尼苏达大学杰出国际学者。兼任国际抗癫痫联盟(ILAE)遗传委员会委员、国际儿科神经学会特邀理事、中华医学会儿科分会委员，中国神经科学学会常务理事，中国抗癫痫协会青年委员会主任委员；*Journal of Child Neurology*、*Neuroscience Bulletin*、《中华儿科杂志》《中华实用儿科临床杂志》等多家杂志编委。以第一或者责任作者发表文章55篇，其中SCI收录杂志22篇。主持完成多项国家及部委基金项目。获2012年度宋庆龄儿科医学奖。研究方向是癫痫及相关儿童神经遗传病的临床诊治及基础研究。

前　言

《儿科学》八年制教材，在经过了近10年的历程后，进入了第3版的修订过程。本次修订工作，恰逢我国医学教育体制的重大改革，医教结合，构建创新性教材和课程体系，使我们更加明确了八年制教材编写的目标和特色。本次修订继续秉承第2版的编写思想，在坚守基础理念、基本知识和基本技能的基础上，更强调启发性与创新意识，培养八年制学生的创新思维与创新能力，体现八年制教育基础扎实，视野开阔，人文情怀，预防意识厚实的未来医学事业的领军人才。

本次修订在内容及形式上，追求"更新、更深、更精"。即增加了一些新的内容：比如循证医学、医学伦理学的基本知识，另立了儿科临床研究的方法一章。同时在新生儿、呼吸系统、造血系统、神经系统、心血管系统、免疫风湿性疾病等章节都增加了新的内涵和知识点。同时，根据读者的意见反馈，对学科、章节之间重复现象相同内容或多处出现时叙述不一致地方进行了修改，恰当把握深度和广度，避免写成参考书或专著。

本次修订工作汇集了来自全国15个大学、临床医院的24位儿科专家参与编写工作。没有大家的积极努力的工作，精益求精的精神，完成这样一本重要的教科书的修订任务是不可想象的，充分体现了"精英出精品，精品育精英"的理念。

限于能力和学术的有限，本书在编写工作中难免存在错误或缺点，在此恳请读者提出批评和指正。在完成本书编写的时刻，感谢所有为本书的出版做出贡献人员，特别感谢本书的编写秘书吴静燕老师。

桂永浩

2015年4月

目 录

第一章　绪论 …… 1
第一节　儿科学的范围和任务 …… 1
第二节　儿科学的特点 …… 1
第三节　儿童年龄分期 …… 2
第四节　医学中的伦理学问题 …… 3
第五节　循证医学的临床应用 …… 4
第六节　儿科的发展与展望 …… 7

第二章　儿科疾病的诊断和治疗 …… 11
第一节　儿科诊断的特点 …… 11
一、病史询问与记录 …… 11
二、体格检查 …… 12
三、实验室检查及特殊检查 …… 15
四、诊断思路 …… 15
第二节　儿科一般治疗措施 …… 15
一、儿科护理特点 …… 15
二、饮食疗法 …… 16
三、药物治疗 …… 16
第三节　儿童体液平衡的特点和液体疗法 …… 17
一、儿童体液平衡的特点 …… 17
二、水、电解质和酸碱平衡紊乱 …… 18
三、液体疗法 …… 22
四、液体疗法中常用的溶液 …… 24
第四节　营养支持 …… 26
一、肠道外营养支持 …… 26
二、肠道内营养 …… 27

第三章　儿童生长发育 …… 30
第一节　儿童生长发育规律 …… 30
一、生长发育的连续性、非匀速性和阶段性 …… 30
二、各器官系统生长发育不平衡 …… 30
三、生长发育有一定程序 …… 31
四、个体差异 …… 31
第二节　影响儿童生长发育的因素 …… 31

一、遗传因素 …… 31
二、环境因素 …… 31
第三节 儿童体格生长 …… 32
一、体格生长常用指标 …… 32
二、出生至青春前期的体格生长规律 …… 32
三、青春期的体格生长规律 …… 33
四、体格生长评价 …… 33
第四节 与体格生长有关的其他系统的发育 …… 35
一、骨骼 …… 35
二、牙齿 …… 37
三、生殖系统发育 …… 37
第五节 神经心理发育 …… 37
一、神经解剖生理特点 …… 37
二、感知觉的发育 …… 38
三、运动发育 …… 39
四、语言发育 …… 40
五、心理活动的发展 …… 41
六、睡眠发育 …… 42
第六节 神经心理发育的评价 …… 43
一、发育水平测试 …… 43
二、行为测试 …… 43
第七节 发育行为问题与疾病 …… 44
一、发育行为常见问题 …… 44
二、发育行为常见疾病 …… 45

第四章 儿童保健原则 …… 51
第一节 各年龄期儿童的保健要点 …… 51
一、胎儿期保健要点 …… 51
二、新生儿期保健要点 …… 53
三、婴儿期保健要点 …… 54
四、幼儿期保健要点 …… 55
五、学龄前期保健 …… 56
六、学龄期保健要点 …… 56
七、青春期保健要点 …… 57
第二节 儿童保健的具体措施 …… 58

第五章 营养和营养障碍疾病 …… 61
第一节 营养学基础 …… 61
营养素与膳食营养素参考摄入量 …… 61
第二节 婴儿喂养 …… 65
一、母乳喂养 …… 65
二、部分母乳喂养 …… 68
三、人工喂养 …… 68

四、婴儿食物转换 …… 69
第三节　幼儿营养与膳食安排 …… 70
一、幼儿进食特点 …… 70
二、幼儿膳食安排及进食技能培养 …… 70
三、1～3岁幼儿喂养指南 …… 71
第四节　营养状况评价 …… 71
第五节　蛋白质-能量营养不良 …… 72
第六节　肥胖症 …… 75
儿童单纯性肥胖 …… 75
第七节　维生素A缺乏症 …… 79
第八节　营养性维生素D缺乏佝偻病 …… 84
一、营养性维生素D缺乏佝偻病 …… 84
二、维生素D缺乏性手足抽搐症 …… 90
第九节　微量元素异常 …… 92
一、锌缺乏 …… 92
二、碘缺乏症 …… 93
三、铅中毒 …… 94

第六章　新生儿与新生儿疾病 …… 97
第一节　新生儿基本概述及分类 …… 97
第二节　正常足月儿的特点及护理 …… 99
第三节　早产儿特点及处理 …… 101
一、早产儿体温调节特点及保暖 …… 101
二、呼吸特点及呼吸支持 …… 102
三、循环系统特点及动脉导管开放的处理 …… 103
四、体液平衡和内环境稳定 …… 104
五、营养需求及营养支持 …… 105
第四节　新生儿窒息 …… 108
第五节　新生儿呼吸疾病 …… 112
一、呼吸窘迫综合征 …… 112
二、胎粪吸入综合征 …… 115
三、新生儿湿肺 …… 118
四、支气管肺发育不良 …… 119
第六节　新生儿持续肺动脉高压 …… 121
第七节　新生儿缺氧缺血性脑病 …… 123
第八节　新生儿颅内出血 …… 127
第九节　新生儿黄疸 …… 130
第十节　新生儿溶血病 …… 134
第十一节　新生儿感染性疾病 …… 138
一、新生儿败血症 …… 139
二、新生儿细菌性脑膜炎 …… 141
三、新生儿感染性肺炎 …… 142
四、新生儿破伤风 …… 143

五、新生儿巨细胞病毒感染 …… 144
六、先天性弓形虫感染 …… 145
七、新生儿衣原体感染 …… 145
八、新生儿梅毒 …… 146
第十二节 新生儿坏死性小肠结肠炎 …… 147
第十三节 新生儿硬肿症 …… 149
第十四节 新生儿出血症 …… 151
第十五节 新生儿低血糖症和高血糖症 …… 152
一、新生儿低血糖症 …… 152
二、新生儿高血糖症 …… 154
第十六节 新生儿低钙血症 …… 154
第十七节 新生儿产伤 …… 156
一、头颅血肿 …… 156
二、面神经损伤 …… 156
三、臂丛神经损伤 …… 157
四、锁骨骨折 …… 157
第十八节 新生儿疾病筛查 …… 158
一、新生儿疾病筛查发展史 …… 158
二、我国新生儿疾病筛查现状 …… 158
第十九节 新生儿随访 …… 159

第七章 消化系统疾病 …… 162
第一节 儿童消化系统解剖生理特点 …… 162
一、解剖生理特点 …… 162
二、肠道细菌 …… 163
三、粪便 …… 163
第二节 儿童消化系统疾病常用检查方法 …… 163
一、胃肠影像学 …… 163
二、消化道内镜检查 …… 164
三、胃肠动力学检查 …… 165
四、呼吸试验 …… 165
第三节 口炎 …… 165
一、鹅口疮 …… 166
二、疱疹性口腔炎 …… 166
三、溃疡性口炎 …… 166
第四节 胃食管反流及反流性食管炎 …… 167
第五节 胃炎和消化性溃疡 …… 170
一、胃炎 …… 170
二、消化性溃疡 …… 171
第六节 炎症性肠病 …… 174
第七节 腹泻病 …… 178
第八节 肠套叠 …… 187
第九节 急性胆囊炎 …… 189

第十节　急性胰腺炎 …… 191
第十一节　功能性消化不良 …… 194
第十二节　婴儿胆汁淤积症 …… 195
第十三节　食物过敏性胃肠疾病 …… 199

第八章　呼吸系统疾病 …… 205
第一节　儿童呼吸系统解剖生理特点及检查方法 …… 205
第二节　急性上呼吸道感染 …… 210
第三节　急性感染性喉炎 …… 212
第四节　急性支气管炎 …… 213
第五节　毛细支气管炎 …… 214
第六节　肺炎 …… 216
一、支气管肺炎 …… 217
二、几种不同病原体所致肺炎的特点 …… 221
第七节　化脓性胸膜炎 …… 224
第八节　气胸 …… 225
第九节　先天性肺囊肿 …… 226
第十节　支气管哮喘 …… 227
第十一节　儿童阻塞性睡眠呼吸暂停综合征 …… 234
第十二节　特发性肺含铁血黄素沉着症 …… 235
第十三节　气管支气管异物 …… 238

第九章　心血管系统疾病 …… 241
第一节　儿童正常心血管生理解剖 …… 241
一、心脏的胚胎发育 …… 241
二、胎儿新生儿循环转换 …… 243
三、儿童时期心血管解剖生理特点 …… 244
第二节　儿童心血管病诊断方法 …… 244
一、病史和体格检查 …… 244
二、特殊检查 …… 246
第三节　先心病概述及分类 …… 247
第四节　较常见的先天性心脏病 …… 248
一、房间隔缺损 …… 248
二、室间隔缺损 …… 250
三、动脉导管未闭 …… 251
四、肺动脉瓣狭窄 …… 253
五、法洛四联症 …… 254
六、完全性大动脉换位 …… 256
七、主动脉缩窄 …… 258
八、完全性肺静脉异位引流 …… 259
九、三尖瓣闭锁 …… 259
十、右位心 …… 260
第五节　心律失常 …… 261

一、窦性心律失常 …… 261
二、异位心律 …… 262
三、室性心动过速 …… 264
四、房室传导阻滞 …… 265
第六节 病毒性心肌炎 …… 267
第七节 心肌病 …… 269
一、扩张性心肌病 …… 269
二、肥厚性心肌病 …… 270
三、限制性心肌病 …… 270
四、心内膜弹力纤维增生症 …… 271
第八节 感染性心内膜炎 …… 271
第九节 心功能不全 …… 274
第十节 心包炎 …… 278
一、急性心包炎 …… 278
二、缩窄性心包炎 …… 279
第十一节 原发性高血压 …… 280
第十二节 血管迷走性晕厥 …… 282

第十章 泌尿系统疾病 …… 284
第一节 概述 …… 284
一、儿童泌尿系统解剖生理特点 …… 284
二、肾功能和结构的检查方法 …… 286
第二节 肾小球疾病 …… 287
一、儿童肾小球疾病的分类 …… 287
二、急性肾小球肾炎 …… 288
三、肾病综合征 …… 292
四、紫癜性肾炎 …… 297
五、狼疮性肾炎 …… 300
六、乙型肝炎病毒相关性肾炎 …… 303
七、遗传性肾小球肾炎 …… 305
第三节 肾小管疾病 …… 306
一、肾小管酸中毒 …… 306
二、近端肾小管多发性功能障碍 …… 309
三、Bartter 综合征 …… 310
第四节 泌尿道感染 …… 312
第五节 膀胱输尿管反流和反流性肾病 …… 315
第六节 溶血尿毒综合征 …… 318

第十一章 造血系统疾病 …… 321
第一节 儿童造血和血液特点 …… 321
一、造血特点 …… 321
二、外周血象和血红蛋白 …… 322
第二节 贫血概述 …… 323

第三节 营养性贫血 …… 326
一、营养性缺铁性贫血 …… 326
二、营养性巨幼细胞贫血 …… 331
第四节 溶血性贫血 …… 332
一、遗传性球形红细胞增多症 …… 332
二、红细胞葡萄糖-6-磷酸脱氢酶缺乏症 …… 334
三、地中海贫血 …… 336
第五节 再生障碍性贫血 …… 339
第六节 出血性疾病 …… 341
一、免疫性血小板减少症 …… 341
二、血友病 …… 343
三、血管性血友病 …… 345
第七节 急性白血病 …… 346
第八节 恶性淋巴瘤 …… 352
一、非霍奇金淋巴瘤 …… 352
二、霍奇金淋巴瘤 …… 354
第九节 组织细胞病 …… 356
一、朗格汉斯细胞组织细胞增生症 …… 356
二、噬血细胞综合征 …… 359
第十节 造血干细胞移植 …… 362

第十二章 神经肌肉系统疾病 …… 364
第一节 儿科神经系统解剖生理特点及检查方法 …… 364
一、神经系统解剖生理特点 …… 364
二、神经系统体格检查 …… 364
三、神经系统辅助检查 …… 367
第二节 癫痫 …… 370
第三节 急性细菌性脑膜炎 …… 382
第四节 病毒性脑炎 …… 386
第五节 脑性瘫痪 …… 388
第六节 吉兰-巴雷综合征 …… 390
第七节 重症肌无力 …… 393
第八节 进行性肌营养不良 …… 395
第九节 偏头痛 …… 397

第十三章 儿童和青少年精神障碍 …… 401
第一节 总论 …… 401
一、儿童期的心理特点与精神障碍 …… 401
二、青春期的心理特点与精神障碍 …… 403
第二节 儿童和青少年焦虑障碍 …… 404
一、概述 …… 404
二、分离焦虑障碍 …… 405
三、选择性缄默症 …… 406

四、特定恐惧症 …… 407
五、社交焦虑障碍 …… 408
第三节 破坏性、冲动控制及品行障碍 …… 409
一、对立违抗及品行障碍 …… 409
二、间歇性爆怒障碍 …… 411
第四节 儿童及青少年抑郁症 …… 412
一、破坏性心境失调障碍 …… 412
二、儿童及青少年抑郁症 …… 415
第五节 儿童及青少年双相障碍 …… 416
一、病因 …… 417
二、临床表现 …… 417
三、诊断 …… 417
四、治疗 …… 418
第六节 儿童及青少年精神分裂症 …… 418

第十四章 内分泌疾病 …… 423
第一节 概述 …… 423
一、儿童内分泌系统解剖生理特点 …… 423
二、内分泌疾病的诊断和治疗 …… 423
第二节 垂体疾病 …… 424
一、生长激素缺乏症 …… 424
二、中枢性尿崩症 …… 426
三、性早熟 …… 428
第三节 先天性甲状腺功能减低症 …… 431
第四节 肾上腺疾病 …… 434
一、先天性肾上腺皮质增生症 …… 434
二、嗜铬细胞瘤 …… 438
第五节 甲状旁腺疾病 …… 440
一、甲状旁腺功能减低症 …… 440
二、假性甲状旁腺功能减低症 …… 440
三、甲状旁腺功能亢进症 …… 441
第六节 儿童糖尿病 …… 442

第十五章 遗传性疾病 …… 446
第一节 染色体疾病 …… 446
一、概述 …… 446
二、常染色体异常 …… 446
三、性染色体异常 …… 448
第二节 遗传性代谢病 …… 451
一、概述 …… 451
二、糖代谢障碍 …… 451
三、氨基酸与有机酸代谢障碍 …… 456
四、脂类代谢障碍 …… 460

五、铜代谢障碍 …… 463
第三节 遗传性骨骼疾病 …… 465
一、软骨发育不全 …… 465
二、成骨不全 …… 465

第十六章 免疫性疾病 …… 467
第一节 儿童免疫系统解剖生理特点 …… 467
第二节 原发性免疫缺陷病 …… 469
一、严重联合免疫缺陷病 …… 471
二、X连锁无丙种球蛋白血症 …… 471
三、普通变异型免疫缺陷病 …… 472
四、选择性IgA缺乏症 …… 472
五、湿疹血小板减少伴免疫缺陷 …… 473
六、X连锁慢性肉芽肿病 …… 474
第三节 继发性免疫缺陷病 …… 475

第十七章 风湿性疾病 …… 478
第一节 概述 …… 478
第二节 风湿热 …… 478
第三节 幼年特发性关节炎 …… 482
第四节 儿童系统性红斑狼疮 …… 488
第五节 幼年皮肌炎 …… 493
第六节 多发性大动脉炎 …… 495
第七节 过敏性紫癜 …… 496
第八节 川崎病 …… 499

第十八章 感染性疾病 …… 503
第一节 病毒感染性疾病 …… 503
一、麻疹 …… 503
二、风疹 …… 506
三、水痘 …… 507
四、流行性腮腺炎 …… 508
五、手足口病 …… 510
第二节 细菌感染性疾病 …… 512
一、猩红热 …… 512
二、中毒型细菌性痢疾 …… 514
第三节 结核病 …… 516
一、总论 …… 516
二、原发型肺结核 …… 521
三、急性粟粒性肺结核 …… 524
四、结核性脑膜炎 …… 525
五、潜伏结核感染 …… 529
第四节 深部真菌病 …… 529

一、假丝酵母菌病 …… 529
二、隐球菌病 …… 531
三、曲霉菌病 …… 532
第五节 寄生虫病 …… 533
一、蛔虫病 …… 534
二、蛲虫病 …… 535
三、钩虫病 …… 536

第十九章 儿科危重病学 …… 539
第一节 儿科危重病学概述 …… 539
一、小儿危重病区设置及管理 …… 539
二、PICU 的常见危重症 …… 540
三、PICU 常用的监护仪器及诊疗技术 …… 540
第二节 儿童心肺复苏 …… 543
第三节 急性呼吸衰竭 …… 547
第四节 脓毒症和感染性休克 …… 550
一、脓毒症 …… 550
二、感染性休克 …… 552
第五节 儿童急性中毒 …… 557
第六节 小儿颅内高压 …… 562
第七节 昏迷 …… 566

第二十章 儿科临床研究方法 …… 569
一、儿科研究的重要性 …… 569
二、儿科研究的特殊性 …… 569
三、儿科研究的方法 …… 570

附录 …… 572
一、中国居民膳食能量需要量(EAR) …… 572
二、中国居民膳食碳水化合物、脂肪酸参考摄入量(DRIs) …… 573
三、我国城区 7 岁以下儿童体格发育测量值 …… 573
四、儿童血液一般检测正常值 …… 576

中英文名词对照索引 …… 578

致谢 …… 586

第一章 绪 论

第一节 儿科学的范围和任务

（一）儿科学的任务

儿科学(pediatrics)是一门研究从胎儿至青少年不断生长发育成熟过程中的各年龄期身心健康和疾病防治的医学科学。儿科学的任务是不断探索儿科医学理论并在实践中总结经验,提高疾病的防治水平,降低儿童发病率和死亡率,维护和改善儿童体质、心理发展和社会适应能力,可归纳为儿童的生存、保护和发展三个目标,健康保护和健康促进两大任务。

（二）儿科学的范围

儿科学涉及范围广泛,凡有关儿童健康保健和疾病防治的问题都属于其研究和实践的范畴。儿科学的重要内容包括:

1. 预防儿科学(preventive pediatrics) 突出"预防为主",强调预防在儿童时期的重要性。除了对传染病的预防外,还包括了提高儿童免疫功能、增强体质、维护儿童心理健康、防止意外伤害、出生缺陷及遗传性疾病的早期筛查和处理。

2. 发育与行为儿科学(developmental and behavioral pediatrics) 侧重于研究儿童运动、语言、认知、情绪和社会发展的规律和特点,以及环境、生物因素的影响作用。区分和识别儿童青少年发育与行为的正常、偏离、问题或障碍并进行咨询、诊断、干预和治疗。

3. 临床儿科学(clinical pediatrics) 包括研究疾病发生发展规律,临床诊断治疗和康复,降低疾病的死亡率,提高儿童生存质量。随着科学技术的发展,儿科学科细化发展,临床各专业又细分为:儿童的呼吸病学、心血管病学、血液病学、肾脏病学、神经病学、肝脏病学、内分泌代谢病学、先天遗传病学、感染和传染病学、急救医学、康复医学、精神和心理等学科。近年来,围产医学(perinatal medicine)迅速发展。在我国,围产期是指胎龄(妊娠)28 周至出生后 1 周。此阶段围产期胎儿和新生儿死亡率和患病率较高,病理生理和临床特点明显。因此,儿科和产科密切合作,共同研究和处理问题是围产医学重要模式。青春期医学(adolescent medicine)也是近 20 多年来儿科临床工作者关注的新兴学科。青春期的少年儿童正处在从儿童转向成人的发育阶段,在性发育、体格发育、内分泌变化和心理行为发育等各方面都具有特殊的规律。

第二节 儿科学的特点

儿科与其他临床医学相比有其不同特点。儿童、青少年处于不断发育成长阶段,年龄造成的差异明显,且个体间差异也很大。此外,儿童临床诊疗与预防密切相关,维护儿童的身心健康更需要从保健和预防着手。

1. 解剖结构 随着儿童生长发育的进展,身体各部位的比例逐渐改变。内脏器官的增长和成熟,其大小、位置也随年龄增长而有所不同。熟悉正常儿童生长发育规律,掌握不同年龄小儿的特点,有助于及早发现和判断出现的情况是否正常,有无偏异或异常,并予以及时的恰当处理。

2. 生理生化 随年龄增长儿童各系统器官、组织的生理功能逐渐成熟。不同年龄儿童有不同的生理生化正常指标,如心率、呼吸频率、血压范围、周围血象中红细胞、白细胞及分类计数等。

由于某些脏器系统的功能不成熟,常是疾病发生的内在因素。如年幼儿神经系统功能不成熟,受刺激后神经传导易于扩散兴奋,故高热易引起惊厥。婴幼儿肾脏组织分化不全,水盐代谢不稳定,易发生水和电解质紊乱等。只有了解了这些生理方面的特点,才能进行恰当干预和诊治。

3. 免疫 儿童皮肤黏膜、淋巴系统、体液免疫和细胞免疫等功能均在发育完善中,抵御外界致病原入侵的免疫功能较成人低下。如新生儿的 IgM 量少,容易患革兰阴性细菌的感染。3~5个月婴儿从母体中得到的 IgG 逐渐消失,而分泌型 IgA 不足,容易患呼吸道和消化道感染。

4. 病理 机体对病原体的反应因年龄不同而有差异,相同的致病因子可引起不同的发病过程和病理变化,如同样为肺炎链球菌引起的肺部感染,婴幼儿常发生支气管肺炎,而年长儿童或成人则多见局限于一个肺叶的大叶性肺炎。婴儿缺乏维生素 D 可出现佝偻病,而成人则发生骨软化、骨质疏松。

5. 心理和行为 感知觉的发育、情感的表达、性格的形成、语言的发展等都使不同年龄儿童具有不同的心理行为特征,如婴幼儿对母亲的依恋心理,青春期少年的性心理发育等。获得家庭社会的关注和正确引导,对儿童的身心健康有重大影响。儿科医务人员在研究和实践中必须熟悉各年龄儿童的心理行为特点,才能做出恰当的判断和处理。

6. 临床表现 儿童病情变化快,易反复,且变化多。婴幼儿病情严重时,有时表现为表情淡漠,体温不升或不吃不哭,特征性表现不明显,容易造成误诊。儿科医师须仔细和严密观察,不放过病情中的细微变化和可疑表现。

7. 诊断 儿童受语言表达的局限,往往不能正确描述症状,临床上需详细倾听家长的陈述,结合全面的体格检查和实验室数据进行研判,考虑到患儿不同年龄的因素,同一症状和实验室发现在不同年龄段的诊断和鉴别诊断有很大的区别。如小儿惊厥,发生在新生儿早期应多考虑产伤、颅内出血、缺氧缺血性脑病、先天异常等;婴儿无热惊厥则应首先考虑到手足抽搐症,而对学龄儿童则应考虑癫痫;婴儿有热惊厥除高热惊厥外,应考虑中枢神经系统感染。

8. 治疗 儿童用药剂量与成人不同,应按年龄或体表面积计算。如抗生素的使用剂量,实施液体疗法时的定量、定性和定速等。在处理儿童疾病时,应积极处理各种可能的并发症,要重视护理和支持治疗在儿科综合治疗中的作用。

9. 预后 儿童处于生长发育时期,生命力旺盛,组织修复能力强,疾病虽起病急、来势凶,变化快,但如处理及时得当,好转也快,后遗症少。但体弱、年龄小、营养不良者病情容易突变,须严密仔细观察,积极处理,使之度过危险时期。

10. 预防 预防工作是儿科临床的特点。传染性疾病和感染性疾病通过计划免疫、公共卫生和社区保健得以控制。通过生长发育的检测,可以早期发现问题,及时处置。遗传性疾病通过遗传咨询和围产期筛查可防止其发生和发展。起源于儿童时期的成人疾病如高血压、糖尿病和动脉粥样硬化等也已引起社会高度重视。

第三节 儿童年龄分期

儿童的生长发育是一个连续渐进的动态过程,不应被人为地割裂认识。但是在这个过程中,随着年龄的增长,儿童的解剖结构、生理功能和心理行为等确实在不同阶段表现出与年龄相关的规律性,在实际工作中,一般把小儿年龄分为 7 个期。

(一) 胎儿期(fetal period)

从受精卵形成到胎儿娩出,正常胎儿期约 40 周(40±2 周)。胎儿的周龄即为胎龄,或称为妊娠龄。母亲妊娠期间如受外界不利因素影响,包括感染、创伤、滥用药物、接触放射性物质、毒品,以及营养缺乏、严重疾病和精神创伤等都可能影响胎儿的正常生长发育,导致流产、畸形或宫内发育不良等。整个胎儿期又分为妊娠早期(12 周)、妊娠中期(13~28 周)和妊娠后期(29~

40周）三个阶段。

（二）新生儿期（neonatal period）

自胎儿娩出脐带结扎时开始至生后28天。此期实际包含在婴儿期内。由于此期在生长发育和疾病方面具有非常明显的特殊性，且发病率高，死亡率也高，因此被单独列为婴儿期中的一个特殊阶段。在此期间，新生儿脱离母体独立生存，其所处的内外环境发生根本的变化，故其适应能力尚不完善。此外，分娩过程中的损伤、感染延续存在，先天性畸形也常在此期表现。

（三）婴儿期（infant period）

自出生到1周岁之前为婴儿期。此期是生长发育极其旺盛的阶段，因此对营养的需求量相对较高。此时，各系统器官的生长发育虽然也在持续进行，但是不够成熟完善，尤其是消化系统相对较弱，故易发生营养和消化功能紊乱。同时，来自母体的抗体逐渐减少，自身的免疫功能尚未成熟，抗感染能力较弱，易发生各种感染和传染性疾病。

（四）幼儿期（toddler's period）

自满1岁至满3周岁之前为幼儿期。此阶段儿童体格生长发育速度较前稍减慢，而智能发育迅速，消化系统功能仍不完善，营养的需求量仍然相对较高，因此合理喂养仍然是保持正常生长发育的重要环节。此期小儿活动范围渐广，接触社会事物增多，但对危险的识别和自我保护能力都有限，因此意外伤害发生率非常高，应注意防护。

（五）学龄前期（preschool age）

自3周岁至6～7岁入小学前为学龄前期。此时体格生长发育速度已经减慢，而智能发育更加迅速，与同龄儿童和社会事物有了广泛的接触，知识面得以扩大，自理能力和初步社交能力得到锻炼。

（六）学龄期（school age）

自入小学始（6～7岁）至青春期前为学龄期。此期儿童的体格生长速度相对缓慢，除生殖系统外，各系统器官外形均已接近成人。智能发育更加成熟，可以接受系统的教育学习，此期阅读时间明显增多，近视发生率较高。

（七）青春期（adolescence）

青春期年龄范围一般为10～20岁，女孩的青春期开始年龄和结束年龄都比男孩早2年左右。青春期的进入和结束年龄存在较大个体差异，可相差2～4岁。此期体格生长发育再次加速，出现第二次生长高峰，同时生殖系统的发育也加速并渐趋成熟。在这一时期情绪多变且不稳定，精神、行为和心理的问题开始增加。

第四节 医学中的伦理学问题

医学伦理学（medical ethics）就是探讨和解决医疗卫生工作中人类行为的问题，研究内容包括医学领域中道德的作用、意义和发展规律，医学道德规范，医学道德及人际关系等。随着医学科学的发展、医学研究的深入和新的生物医学技术不断涌现，医学伦理学涉及的问题越来越多，也越来越复杂。

（一）医学伦理学的主要内容

1. 自主原则（autonomy） 即充分尊重患者的人格和尊严，在施以任何医学措施和行为前，都应作真实全面的说明，要取得患者自主的知情同意或选择，尊重他们的自主决定。自主原则保证了病人能够根据他们自己的价值观来做出医疗护理方面的决定。病人可以由于社会、信仰、经济状况，选择不同的医疗方法或拒绝挽救生命的医疗措施。对于大多数智力正常的成年人，自主权由自己行使，对于缺乏自主能力的人，其自主权受监护人的协助和保护。学龄儿童和青少年具有行为能力，应该重视其在医疗选择上的自主权。

2. 有利原则(beneficence) 就是把有利于病人健康放在第一位,切实为病人谋利益。有利就是行为能够带来客观利益、好处,作为行为主体的医生而言就是为病人行善事。一种治疗或研究不管动机如何,不允许有意伤害和任何伤害的危险存在,这是医学伦理原则中的底线原则。重症监护技术的推广应用使儿童死亡率明显降低,也使得相当数量的儿童在得到长期生存机会同时留下严重的后遗症。对重症缺血缺氧性脑病的新生儿是否继续机械通气下维持生命体征,什么情况下可以选择停止救治,是临床医师和家长的一个两难选择。在我国,由于社会、文化和经济背景的不同,破解这一命题的主要方法就是由各方组成的伦理委员会谋求合适的方案。

3. 公正原则(justice) 在基本医疗照顾上,力求做到人人享有基本的医疗保健,对有同样医疗需要的病人,应得到相同的医疗待遇。在临床实践中,公正原则体现在两个方面:一是医患交往公正,患者的社会经济和价值观点虽千差万别,但对患者应一视同仁。二是资源分配公正,医疗卫生资源的配置和利用,在患者个体和社会群体之间,既要考虑患者个体的利益,更要考虑社会群体的利益。要在有限的医疗资源的情况下,克服医疗不公正现象。

(二)医学研究中的伦理问题

任何医学进步均以科学研究为基础,而研究最终必须涉及人体受试者。医学研究特别是临床研究是为了了解疾病的起因、发展和转归,并改进预防、诊断和治疗干预措施(方法、操作程序和治疗)。即使是当前最佳干预措施,也必须不断对其安全性、有效性、效率、可及性和质量进行评估研究,促进和维护患者的健康。

《纽伦堡法典》指出"受试者的自愿同意是绝对必要的",在受试者决定参加试验之前,应让其知道试验的本质、持续时间和试验目的,试验的方法和手段都有哪些,可合理预见的所有的危险,参加试验对其健康或其个人的影响。若研究进程中判断继续试验对受试者会带来伤害,则必须随时终止试验,如果受试者在肉体和精神上已经达到无法继续试验的情况下,也应停止试验。

1932年发生在美国Alabama州的Tuskegee梅毒试验,是一项针对梅毒的自然病程的临床研究。400多名黑人男性,多数为文盲,被纳入研究。实验开始前没有人告知他们被纳入了一项研究项目,家庭成员也未告知他们存在的风险。当1940后期青霉素问世后,这些受试者也没有得到必要治疗的机会,相反,研究机构试图向受试者隐瞒信息,从而导致多达100人因感染梅毒,病情进展而死亡,直至1972年此事件被揭露。

根据2008年版的《赫尔辛基宣言》的原则,任何临床研究方案应包括有关资金来源、资助者、机构隶属关系、其他潜在的利益冲突、对受试者的激励措施,以及对研究造成的伤害如何治疗和(或)予以补偿的信息,且有关受试者应获得经研究确定为有益的干预措施,或得到其他适当的照顾或益处。

1995年中国卫生部正式发文《关于临床药理基地工作指导原则》就规范伦理委员会工作提出了伦理委员会由人员组成等条例。2003年修订的《药物临床试验质量管理规范》(GCP)的第三章"受试者的权益保障"中专门对伦理委员会工作提出具体要求。2007年卫生部《涉及人的生物医学研究伦理审查办法(试行)》发布,2010年SFDA《药物临床实验伦理审查工作指导原则》发布,充分体现了我国政府高度重视医学伦理的实施。这些指导文件的发表有力地推动了医学伦理的实施,加强了临床研究的规范。

第五节 循证医学的临床应用

循证医学(evidence based medicine)即遵循证据的临床科学。它提供给病人的医疗建立在目前所能提供的证据的基础上,结合医师个人的经验和来自患者的第一手临床资料,并尊重患者的选择和意愿。其核心思想是:医务人员应认真地、明智地、深思熟虑地运用临床研究中得到的最新、最有力的科学信息来诊治病人。早期狭义的循证医学主要指循证临床实践,广义的循

证医学还包括了循证宏观医疗卫生决策,即任何关于群体医疗卫生服务的循证实践。

循证医学与传统医学在处理临床问题时有着很大区别。对于预后、诊断试验、治疗有效性的评价、危险因素分析和预防措施选择,传统医学主要建立在非系统观察的临床经验、发病机制和病理生理知识的理解、对专家与经验的依赖性基础上,所以传统医学解决临床问题的方法是:①根据自己的经验和生物学知识;②阅读教科书;③请教专家;④阅读有关文献。而循证医学认为,对于疾病基础知识的理解十分重要,它可以帮助说明临床观察的结果和证据,但对于临床实践的指导是不够的。为恰当解决临床问题,应仔细采集病史,进行必要的体格检查,为诊断和治疗的决定提供尽量多的客观证据,在此基础上阅读有关原始文献并进行评价,决定如何用于临床,但也不排斥吸取同行及专家的意见。循证医学的具体做法和步骤。首先针对一个拟解决的具体的临床问题,然后进行有效的文献检索,选择有关的最佳研究资料,并用使用者指南中的标准评价,了解其优缺点,分析其是否合理正确,最终提取有用的临床信息用于解决病人的问题。在考虑该信息是否适用于自己的病人时既需要有关的病理生理基础知识,还需要有行为医学的知识。

循证医学中对收集的医学文献都要进行评价,评价方法须遵循"使用者指南"提出的标准进行评价。如:评价有关治疗和预防的文章,使用者指南有下列规定:

1. 测定研究结果是否正确

(1) 病人是否随机分组?

(2) 是否所有进入试验的病人都归入原先随机化分配的各组中进行分析,并在结论中加以说明。失访者越多,结果的偏倚越大,因为他们可以有不同的结局。有些可能因好转而不继续求医,有的可能恶化或因不良反应或因死亡而离开试验。故如有失访者,应将可能有的两种结果都计算一遍,如结论不变,则较可信。

(3) 病人、医生及研究者对治疗是否都是"盲"的?

(4) 患者的分组在研究开始时是否是相同的?

(5) 除了试验干预外,各组其他的治疗是否都相同?

2. 结果是什么　治疗的作用有多大,可以通过下列方法计算及表达

(1) 绝对危险度差;

(2) 相对危险度;

(3) 治疗作用的估计有多精确?实际上,从来也没有人能知道真正危险度的减少有多大,对此只能作出估计,上述的计算是点估计,我们常用95%可信限(CI)来表示其范围。

3. 结果是否对自己的病人有帮助

(1) 该结果能否用于自己的病人,将您自己的病人与文献报道中选择病人的标准相比。

(2) 是否考虑到所有的临床上的重要结果?每一种药物的治疗作用主要看对病人是否重要。

(3) 治疗的好处与可能发生的不良反应及费用:应考虑可能的治疗作用是否值得。这可以用需要治疗的病人数目来表示。

总之,在评价治疗作用的文章时首先要确立问题,再用检索手段获得可提供的最佳证据测定该证据的质量,如果质量是好的,那么就测定治疗作用的范围,考虑病人是否与您自己的病人相同,结果的测定十分重要,最后应考虑到治疗的不良反应,测定干预措施的可能结果,在纸上写出治疗的好处、不良反应和费用,决定是否采用此治疗。

使用者指南发表了一系列对医学文献评价的标准,包括对诊断试验的评价、疾病预后的评价、病因结论的评价等,均可用作循证医学对医学文献的评价。

1984年由加拿大 McMaster 大学制定的相关指南的主要目的是帮助临床医师阅读文献,确保知识更新。后来,一套新的使用者指南(user's guides)又被发表,用来指导临床医生如何更有效的搜集文献,如何说明临床的研究结果,以及如何将它用于医疗上。

由英国 Archie Cochrane 在 1979 年提出和开展的系统综述(systematic review)对循证医学的开展起了重要作用。系统综述是针对某一具体临床问题系统全面地收集全世界所有已发表或未发表的有关临床研究的文章,用统一的科学评价标准,筛选出符合质量标准的文章,进行定量综合,得出可靠的结论。由于传统医学解决临床问题方法上存在缺陷,某些疗法虽有充分证据证明有效,但长期未被采用,另一些疗法根本无效,甚至有害,却长期广泛应用,某些医学问题已有答案但仍在进行研究。系统综述就是用来解决这些问题的方法之一。80 年代出现跨国合作,对某些常见重要疾病(心血管、癌症、消化道疾病)某些疗法作了系统综述,它们对改变世界临床实践和指导临床研究课题的方向产生了划时代的影响,被认为是临床医学发展史上的一个里程碑。系统综述由于经过系统评价结果,使其结论最接近真实情况,从而可以为临床提供质量高、科学性强、可信度大、重复性好的医疗措施、治疗方法和药物,以指导临床实践,推动医疗质量的提高。另一方面亦为临床科研提供重要信息,为立题提供科学的基础,从而避免了走弯路及重复研究浪费科研经费。

系统综述的步骤可分为:

(1) 确立综述目的;

(2) 确定资料来源和收集有关资料;

(3) 对收集的文献资料按循证医学的原则和方法进行评价;

(4) 应用描述性方法将资料进行数量上的合并;

(5) 应用 meta 分析方法将资料进行定量综合;

(6) 小结和分析综合结果;

(7) 提出应用指南。

循证医学提倡个人的临床实践经验与从外部得到的最好的临床证据结合起来,这在病人的诊治决策中至关重要。但是必须强调,忽视临床实践经验的医生,即使得到了最好的证据,也可能用错,因为最好的证据在用于每一个具体病人时,也必须因人而异,结合临床资料进行舍取;而如果缺乏最好、最新的外部证据,临床医生可能采用已经过时的旧方法,给病人造成伤害。从 1972—1989 年起共有 7 项 RCT 研究均显示用泼尼松龙治疗早产孕妇可降低早产儿的死亡率达 30% ~50%,但在 1989 年前由于未开展该试验的系统性综述分析,大多数产科医师根本不知道该疗效有效,结果 1% 的早产儿由于没有得到相应治疗而死亡。

近年来,采用各种临床指南(Clinical Guideline)作为临床医生的医疗行为的标准已成为国际的趋势。临床指南是以循证医学为基础,由官方政府机构或学术组织撰写的医疗文件,将规范化医疗与个体化医疗相结合。以循证医学为基础的临床指南的产生具有重要意义:

1. 可以提高医疗机构的医疗质量,给予经治病人最佳和合理的治疗,因为临床指南上形成的诊断治疗决策都是以循证医学为基础,集中新近最佳临床科学研究和专家意见。

2. 由于诊断和治疗建议是以正式医疗文件形式在各种医疗机构和临床医师中进行传播,因此可以改变临床医师的医疗行为,减少不同医疗机构和不同临床医师间由于素质不同造成医疗水平的差异。

3. 可以减少医疗费用,不少临床指南的形成,都经过临床经济学成本-效果分析,所形成的诊断治疗意见成本-效果分析都是最好的。

4. 有助于继续教育,临床指南收集了所有有关文献,并对文献中的结论进行了系统评价,集中了新近最佳临床科研结果,并且不断更新,因此也是很好的继续教育教材。

5. 可以作为官方政府部门对医疗机构医疗质量检查的依据,因为指南具有一定的权威性。

6. 可作为医疗保险机构掌握医疗保险政策的凭据。

编制以循证医学为基础的临床指南是一项相当艰巨的任务,需要成立专门工作组,常要经过 1 ~2 年的努力才能完成,一般有下列步骤:

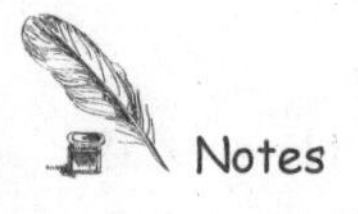

1. **成立工作组** 参加者包括临床专家、有关临床科研工作人员、基础研究者、统计学家、临床流行病学家、临床经济学家及医学决策专家等；

2. 收集文献和系统评价，对文献进行综合，对临床证据进行分类和分级；

3. 征求专家意见，并非所有的临床问题均能获得设计很好的 RCT 文章以及由此得到的系统评价，因此指南的产生尚须借助于专家的意见；

4. 考虑所形成的诊断治疗意见在实施过程中的政策问题和临床应用的实际问题，临床指南不但应具有科学性，同时还应具有实用性，因此需要考虑政策、医疗保险政策、伦理问题、病人和社会的反应和接受能力、成本效益、各种医疗机构条件、病人依从性等；

5. 将形成的临床指南草稿向全国有关专家及有关机构征求意见，以征求对科学性与实用性的意见和建议。最后由工作组集体讨论，取得一致意见，形成临床指南；

6. 将形成的正式文件印成各种版本，包括详细的证据来源及评价；

7. 临床指南正式文件形成后，还需要定期修订，根据每年出现的新文献、新的证据来不断修改，完善原订的版本。

不同水平的实证(按强度从高至低排序)是：

1. 来自对所有相关随机对照试验的系统评价的实证。
2. 来自至少设计良好的随机对照试验的实证。
3. 来自设计良好、有对照但非随机试验的实证。
4. 来自设计良好的队列研究或病例-对照分析研究，特别是多中心研究。
5. 来自多时间序列研究，有干预或没有干预。
6. 来自于权威的意见，基于临床经验、描述性研究、或专家委员会的报告。

目前高水平的有关儿童疾病的证据在很多方面是不足的，而成人的研究不能完全照搬应用于儿童，由于儿童对药物的吸收、分布和代谢与成人有着根本的区别，儿童与成人相同的疾病病因不同，对治疗产生的效果也不同，如大剂量、长疗程使用糖皮质激素会造成小儿的生长发育迟缓的危险，而在成人则没有这种危险。很多研究不包括儿童或没有年龄的分组结果，这意味着儿科医生没有太多的结果可以推广于病儿，现在有的 Cochrane Child Health Field 为未来制定儿童诊疗指南提供了证据。与成人相比，小儿往往缺乏有价值的病史资料和体检，特别是这些资料的获得是通过家属和一些受限的检查(病人不合作)，因此根据病史和检查能得到的信息都十分有限。儿童的研究证据常存在诊断不确定，缺乏客观的终点指标，小样本和医德问题而影响研究的内部的真实性。加强儿科领域里的大样本的多中心随机对照研究将会大大改变目前临床决策中的失误、偏倚。

循证医学的实践对保证患儿采用最好和最适宜临床处理，保证最适宜的证据应用于儿科临床决策是必要的。虽然循证儿科临床实践实施的障碍是存在的，但克服这些障碍的方法和策略也在不断发展完善。在儿科临床更好地实践循证医学，儿科临床医师必须不断跟踪最新的进展，掌握专业领域专门知识，形成以病人为中心，以问题为导向的思维方式。

第六节 儿科的发展与展望

中国传统医学在儿科方面的发展比西方医学要早得多，在2000多年的《素问》、《灵枢》等文献中已记载有婴儿病，《史记》中首次提到“小儿医”。2～3世纪医书中小儿病例记述渐多，西晋葛洪的《肘后救卒方》提到结核病和槟榔治绦虫病。隋唐时儿科发展更快，有儿科专论，如孙思邈著的《备急千金要方》，已按症状将儿科疾病分门别类，并重视儿童保育和预防。唐代太医属并设少儿科讲授儿科医学。宋代儿科高度发展，名医很多：如钱乙著的《小儿药证直诀》，刘昉等著的《幼幼新书》，尚有《小儿卫生总微方论》等著名儿科文献，那时已能分辨痘与疹，并对发热、

惊厥、咳嗽、吐泻总结出不少治疗方剂。明代(14～17 世纪)不少名医不仅改进了诊疗技术方剂,而且注意了疾病的预防。如薛铠提出用烧灼脐带法预防新生儿破伤风;张琰的《种痘新书》提出接种人痘来预防天花,较欧洲人发明牛痘早百余年。明清两代也出现不少儿科医家与专著,但 19 世纪国内儿科学发展不如西方。自 19 世纪下半叶开始,随着商品和教会进入我国,西方医学也随之传入。

19 世纪随着西方自然科学和工业的迅速发展,带来医学方面的重大进步。此时开始注意到婴儿死亡原因主要与传染病、营养缺乏病以及新生儿疾病有关,对儿童传染病进行研究,如研究用白喉抗毒素中和毒素抢救白喉患者。对脊髓灰质炎流行病学及病理进行研究,在 20 世纪初分离出致病病毒,为制造疫苗打下了基础。20 世纪 20 和 30 年代在人工喂养、佝偻病、腹泻和传染病等常见病诊治方面有了极大发展。此外,婴幼儿体液与电解质平衡也受到重视。在感染性疾病方面随着磺胺类药物和青霉素等抗生素的不断发现和广泛应用,使儿童传染病和感染性疾病的发病率和病死率明显降低。20 世纪 50 年代后的半个世纪以来,由于创制各种疫苗对儿童传染病进行有效预防,使儿童传染病的发病率大大下降,流行得到控制,如天花已于 20 世纪 70 年代在全世界被消灭。临床儿科学已转向了各种难治疾病的研究,逐渐形成了按各系统划分的儿科亚专业。

1939 年中华医学会儿科学会在上海成立。40 年代开始各大城市开始设置儿科。1943 年,由诸福棠主编的《实用儿科学》问世,为我国第一部完整的儿科医学参考书。标志着我国现代儿科学的建立。

1949 新中国成立后,政府遵循预防为主的卫生方针,大力开展城乡儿童保健工作,逐步建立各级儿保或妇幼保健机构,形成了较健全的儿童保健网。20 世纪 50 年代培训大批接生员、保育员,广泛推行科学接生,提倡新法育儿,使婴儿死亡率显著下降。与此同时,大力开展爱国卫生运动,我国的预防接种,计划免疫,特别是为儿童普遍接种牛痘、卡介苗和百日咳、白喉、破伤风三联疫苗,成为发展中国家的范例。20 世纪 60 年代又自力更生制成麻疹和脊髓灰质炎疫苗,疫苗广泛应用后,使相应的传染病发病率大幅度下降,天花已于 1951 年 7 月后在国内被消灭,彻底改变了解放初期的“三高一低”,即高出生率(30.7‰)、高婴儿死亡率(117.6‰)、高孕产妇死亡率(685/10 万)和低期望寿命(45 岁)。2013 年我国 5 岁以下儿童死亡率为 13.2‰,婴儿死亡率为 10.3‰(图 1-6-1～图 1-6-3)。

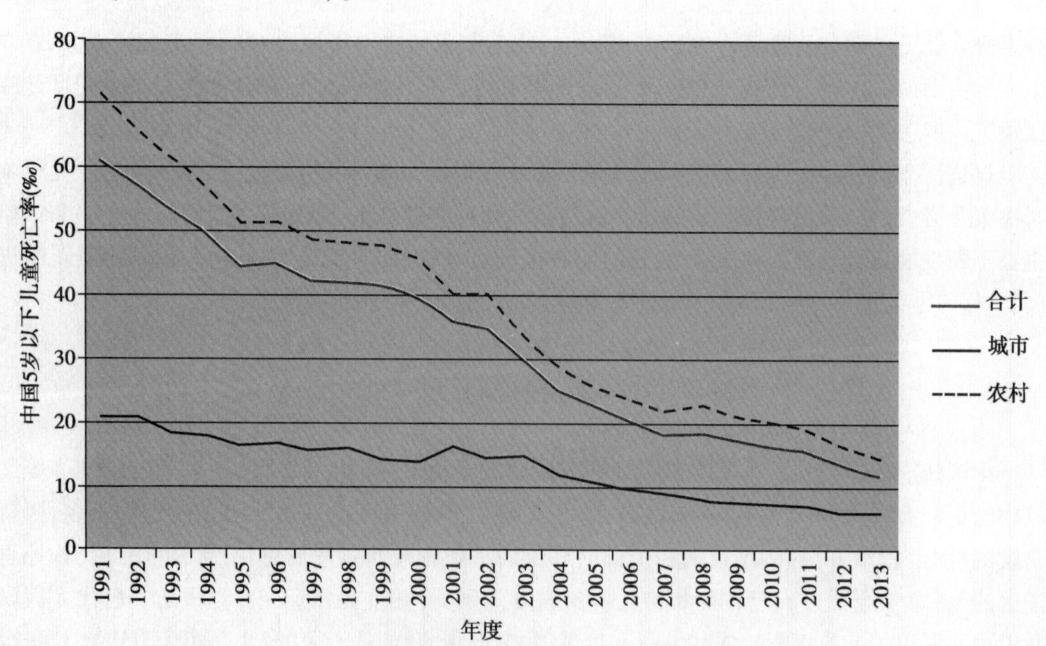

图 1-6-1 1991—2013 年全国 5 岁以下儿童死亡率的变化趋势

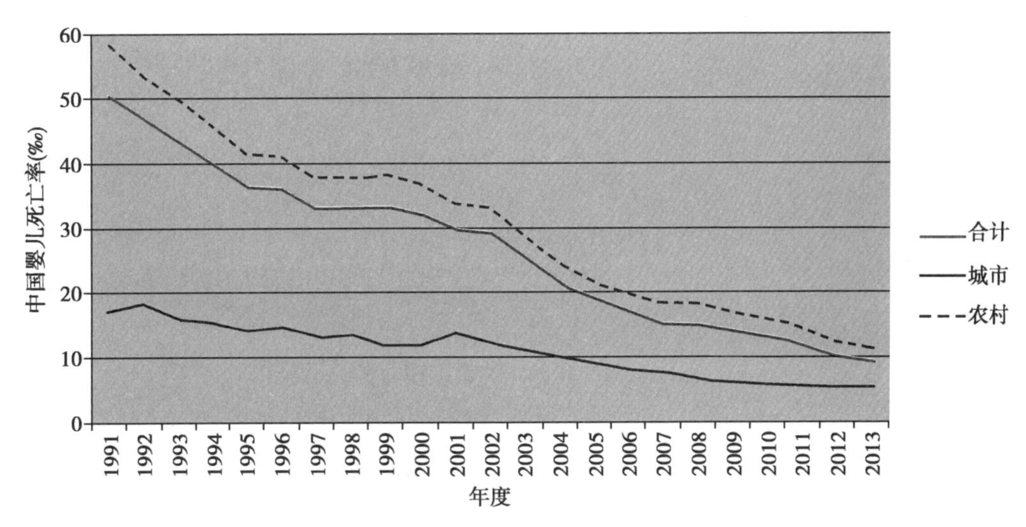

图 1-6-2　1991—2013 年全国婴儿死亡率的变化趋势

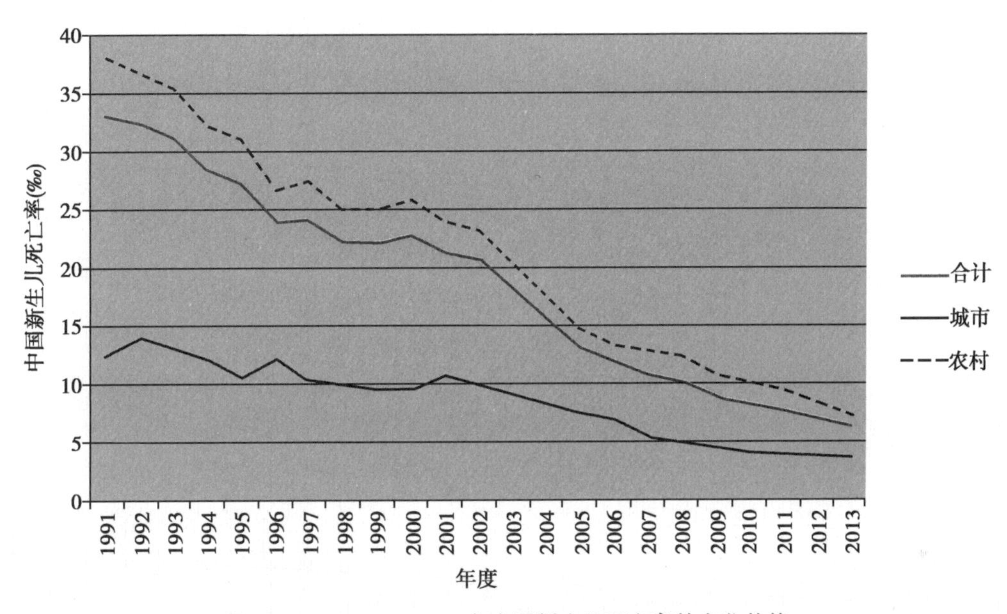

图 1-6-3　1991—2013 年全国新生儿死亡率的变化趋势

伴随快速的经济发展而出现的工业化、城市化、现代化和全球化带来了新的健康问题,儿童健康也面临着许多新的问题和挑战。突出表现在环境因素、社会因素、人们的行为和生活方式对儿童的影响,不仅影响儿童期的健康,甚至还会对儿童发育、成长构成影响,伴随终身。形成了多因素致病的模式,以往以应对单一因素致病的传统的策略和处置方法已经不能适应新的变化的需要。历史上严重威胁儿童生命和健康的传染性疾病和感染性疾病依然存在,在全球范围内,一些已经得到控制的传染病出现了回升,而像艾滋病等新的传染病在世界范围内快速传播,新的病毒、新的菌种不断出现,构成新的、潜在的和现实的威胁。对儿童健康的威胁突出表现在以下几个方面:滥用抗生素和细菌耐药菌株的广泛产生和扩散;昆虫媒介和动物源性疾病;血液或血液制品传播的疾病的威胁增加;孕期和新生儿感染性疾病增加;流动人口中儿童传染病发生的防治问题。与此同时,慢性非传染性疾病在儿童发病率和死亡率中所占比例越来越高,成为日益严重的儿童健康问题。近年来导致 5 岁以下儿童死亡的前 5 位死因顺位为早产或低出生体重、出生窒息、先天性心脏病和意外窒息等非感染性因素。

世界卫生组织、联合国儿童基金会在向全球发出的“新千年发展目标”中提出了至 2015 年,将 5 岁以下儿童死亡率降低 2/3,孕产妇死亡率降低 3/4 的要求。中国作为一个有着三亿多儿

Notes

童的发展中的大国，根据国家卫生事业发展“十二五”规划纲要，实现21世纪儿童健康策略在儿童生存、保护和发展三个目标以及健康保护和健康促进的目标，中国儿科医学发展任重而道远。

（桂永浩）

参考文献

1. 中国儿童发展纲要(2011—2020年). http://www.gov.cn/zwgk/2011-08/08/content_1920457.htm
2. 联合国新千年发展目标. http://www.un.org/zh/millenniumgoals/reports.shtml
3. 朱宗涵. 新世纪儿童健康事业的挑战和策略. 中华儿科杂志,2000,38(5):267-270
4. 中华人民共和国卫生部. 中国妇幼卫生事业发展报告(2011). http://www.gov.cn/gzdt/att/att/site1/20110921/001e3741a4740fe3bdab01.pdf
5. 中华人民共和国卫生计划生育委员会. 中国卫生统计年鉴(2013). http://www.nhfpc.gov.cn/htmlfiles/zwgkzt/ptjnj/year2013/index2013.html
6. 桂永浩. 推动高质量的临床研究，实现对儿童健康的承诺. 中华儿科杂志,2008,46:481-483
7. 翟晓梅,邱仁宗. 生命伦理学导论. 北京:清华大学出版社,2005
8. 王吉耀. 循证医学与临床实践. 北京:科学出版社,2006

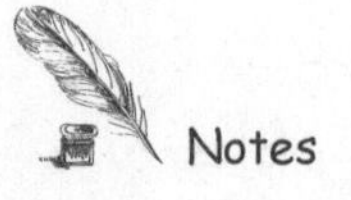

第二章 儿科疾病的诊断和治疗

第一节 儿科诊断的特点

疾病诊断的过程包括:详细的病史采集,全面仔细的体格检查,辅以各种实验室检查资料,然后汇总,去伪存真,经综合性分析后做出诊断。儿科病史的询问、体格检查和病历书写格式在内容、程序、方法和分析判断等方面与成人有所不同。虽然临床实验室和医疗诊断设备不断更新,为疾病的诊断提供了更多更精确的手段,但准确的病史资料采集和体格检查永远是正确诊断疾病的重要基础。无论是电子或手写病历记录都是最重要的医疗证据。

一、病史询问与记录

获得完整而正确的病史是儿科诊疗工作的重要环节。儿童病史一般由家长或其他看护者提供,因此儿科病史的询问较成人困难。在病史询问时,更需要耐心、并具有同情心地倾听代述人对病情的描述,不宜轻易打断。年长儿童可让他自己叙述病情,但儿童有时会因害怕各种治疗或因表达能力欠缺而误说病情,应注意分辨真伪。病情危重时,应先重点扼要地询问病史,边询问边检查和抢救,以免耽误时间,详细病史可以后补问。医生良好的仪表和询问时态度和蔼可亲将有助于取得患儿和家长的信任和病史的采集。

【住院病历】

(一)一般项目

正确记录患儿姓名、性别、年龄、种族、父母或抚养人姓名、家庭地址、联系电话、病史提供者与患儿的关系及病史可靠程度。不同年龄时期儿童的年龄记录要求不同,新生儿记录天数甚至小时数,婴儿记录月数,1 岁以上记录几岁几个月。例如 18 个月表示为 $1\frac{6}{12}$岁。

(二)主诉

用病史提供者的语言概括主要症状或体征及其时间。主诉一般不超过 20 个字,例如:发热 3 天、抽搐发作 1 次。

(三)现病史

内容包括:①症状:一般按照出现先后顺序,首先记录起病情况,重点描述主诉中症状的诱因、发生、发作时间、持续和间隙时间、发作特点、伴随症状、缓解情况和发展趋势,然后再记录其他症状。婴幼儿常不会叙述自觉症状而以特殊行为表示,如头痛时拍头、腹痛捧腹弯腰或阵发性地哭吵不安等。儿童疾病症状常泛化,可涉及多个系统,如呼吸道感染时常伴有呕吐、腹泻等消化道症状,还可因高热引起惊厥。②有鉴别意义的阴性症状也要记录。③一般状况:起病后精神状态、睡眠、食欲、大小便、性格等有无改变。④既往诊断治疗情况:如到过其他医疗单位就诊者要详细询问诊疗经过,包括实验室检查、治疗方法(尤其是药物名称、剂量、用药时间)及效果。

(四)个人史

询问时根据不同年龄及不同疾病有所侧重,3 岁以内儿童应详细询问出生史、喂养史和生长发育史。生活史一般不单独列出。

1. 出生史　记录胎次、胎龄,分娩方式及过程,出生时有无窒息、产伤,Apgar 评分,出生体重。对有神经系统症状、智力发育障碍和疑有先天畸形的患儿，更应详细询问生产史，还应询问父母年龄、母亲孕期的健康和用药史。新生儿病历应将出生史写在现病史的开始部分。

2. 喂养史 母乳喂养还是人工喂养或混合喂养，人工喂养儿要了解乳品种类、调制方式和量，辅食添加情况，年长儿要询问食欲、饮食习惯、有否偏食等。

3. 生长发育史 3岁以内患儿或所患疾病与发育密切相关者，应详细询问其体格和智力发育过程。婴幼儿着重了解何时会抬头、会笑、独坐、叫人和会走，前囟门闭合及出牙时间等。年长儿应了解学习成绩和行为表现等。

4. 预防接种史 是否按序进行计划免疫，非计划免疫的特殊疫苗接种情况，有否不良反应。

5. 生活史 患儿的居住条件，生活是否规律，睡眠情况及个人卫生习惯，是否经常进行户外活动，以及家庭周围环境、有否饲养宠物等。

（五）既往史

一般不需要对各系统疾病进行回顾，只需询问一般健康情况和有关疾病史。既往健康还是多病，曾患过哪些疾病、患病的年龄，有否患过与本次疾病相关的病。过去疾病的治疗和手术情况、有否后遗症。

（六）家族史

询问父母年龄、职业和健康状况，是否近亲结婚；母亲历次妊娠及分娩情况；家庭其他成员的健康状况；家庭中有无其他人员患有类似疾病；有无家族性和遗传性疾病；其他密切接触者的健康状况。

（七）过敏史

有无食物或药物过敏史。

【门诊病历书写】 门诊病人就诊时，门诊病历应记录患儿姓名、性别、年龄、住址、联系方式、药物过敏史，以及就诊日期等。医生要在有限的时间内完成门诊病历记录，应当包括主诉、现病史、既往史、体格检查、诊断（印象）、处理意见和医生签名等项内容。还应记录与本次发病有关的个人史和家族史。各项分段书写，内容应当简单明了。体格检查主要记录阳性体征和有鉴别意义的阴性体征。处理意见包括要做的实验室检查、治疗药物和建议，如果是传染病必须填写传染病报告单并记录在门诊病历上。

二、体格检查

儿科体格检查较成人困难。为了获得准确的体格检查资料，儿科医师在检查时应当注意：①在开始询问病史时即注意与患儿建立良好的关系，态度要和蔼，消除患儿的恐惧感。检查过程中既要全面仔细，又要注意保暖，不要过多暴露身体部位，对年长儿还要顾及到他（她）的害羞心理和个人隐私；②检查时的体位不必强求，婴幼儿可让其在家长的怀抱中进行，能使其安静为原则；③检查顺序可灵活掌握，一般可先检查呼吸频率、心肺听诊和腹部触诊等；口腔、咽部、眼等易引起患儿反感的部位以及主诉疼痛的部位应放在最后检查；④检查者应按要求洗手，听诊器等检查用具要经常消毒，以防交叉感染；⑤对病情危重的患儿，应边抢救边检查，或先检查生命体征和与疾病有关的部位，待病情稳定后再进行全面体格检查。

（一）一般状况

询问病史过程中留心观察儿童发育与营养状况、精神状态、面部表情、对周围事物反应、面色、体位、语言应答及活动能力等。

（二）一般测量

除体温、呼吸、脉搏、血压外，儿童还应测量身高（长）、体重、头围、前囟大小、坐高等。

1. 体温 可根据不同年龄和病情选择测温方法：①腋温：体温表置于腋窝处，夹紧上臂至少5分钟，正常36～37℃，除了休克和周围循环衰竭者外适用于各年龄组儿童。②口温：口表置于

舌下3分钟,正常不超过37.5℃,只适合于能配合的年长儿。③肛温:肛表插入肛门内3~4cm,2分钟,正常为36.5~37.5℃,较准确,适用于病重及各年龄组的儿童。④耳温:用耳温测定仪插入外耳道内,20秒左右即可完成测试,可用于各种情况下的儿童,但仪器较贵,尚未在临床普及。

2. 呼吸和脉搏　在儿童安静时测量,年幼儿腹式呼吸为主,可按腹部起伏计数。呼吸过快不易看清者可用听诊器听呼吸音计数。年幼儿腕部脉搏不易扪及,可计数颈动脉或股动脉搏动。各年龄儿童呼吸、脉搏正常值见表2-1-1。

表2-1-1　各年龄组儿童呼吸和脉搏(次数/每分钟)

年龄分期	呼吸	脉搏	呼吸:脉搏
<28天	40~45	120~140	1:3
<1岁	30~40	110~130	1:3~1:4
1~3岁	25~30	100~120	1:3~1:4
4~7岁	20~25	80~100	1:4
8~14岁	18~20	70~90	1:4

3. 血压　一般用汞柱血压计,不同年龄的儿童应选用不同宽度的袖带,合适的袖带宽度应为1/2~2/3上臂长度,过宽测得血压偏低,过窄则偏高。新生儿及小婴儿可用监护仪测量。儿童年龄愈小血压愈低,儿童时期正常收缩期血压(mmHg)=[年龄(岁)×2]+80,舒张压为收缩压的2/3。一般只测任一上肢血压即可,如疑为大动脉炎或主动脉缩窄的患儿,则应测四肢血压。

(三)皮肤及皮下组织

注意观察皮肤的色泽、皮肤湿润度、弹性、皮下脂肪的厚度,有无黄疸及程度、皮疹、紫癜、出血点、水肿、硬肿、毛细血管扩张、血管瘤和毛发异常等变化。

(四)淋巴结

检查淋巴结大小、数目、质地、有无粘连及压痛等。正常儿童在颈部、腋下和腹股沟等处可扪及单个淋巴结,大小0.5~1.0cm,质软,无压痛,无粘连,但颏下、锁骨上和滑车上不应扪及。

(五)头部

1. 头颅　观察大小、形态,头发;前囟大小、张力、隆起或凹陷;骨缝是否闭合,有否枕秃、颅骨软化及缺损等。必要时测量头围。

2. 面部　注意有无特殊面容、眼距、鼻梁高低和双耳位置和形状等。

3. 眼、耳、鼻　注意眼睑有无水肿、下垂、红肿,结合膜是否充血、有无干燥征(Bitot斑),巩膜有否黄染,角膜有无溃疡及混浊,检查瞳孔大小和对光反射。外耳形状,外耳道有无分泌物,提耳时是否疼痛,必要时使用耳镜检查鼓膜。鼻翼有无扇动及鼻腔分泌物。

4. 口　观察口唇有无苍白、发绀、湿润、干燥、皲裂、张口呼吸、口角糜烂,黏膜、牙龈有无充血、溃疡、麻疹黏膜斑(Koplik斑)、白膜,腮腺开口处有无红肿及分泌物,口腔内有无异常气味。牙齿的数目及有无龋齿,舌的大小、舌质和舌苔、有否颤动、是否经常外伸、舌系带是否过短、有无溃疡,有无腭裂。咽部有无充血、溃疡、疱疹等。扁桃体是否肿大,有无充血、分泌物和伪膜。咽部检查在体格检查的最后进行,检查者一手固定其头部使其面对光源,一手持压舌板,等其张口时迅速将压舌板进入口中并压在舌根部,利用儿童反射性将口张大暴露咽部的短暂瞬间,迅速观看咽部情况。

(六)颈部

有无短颈和颈蹼等畸形,甲状腺是否肿大,气管是否居中,有无异常的颈部血管搏动,有无活动受限,有无颈肌张力增高或弛缓。

(七)胸部

1. 胸廓　胸廓是否对称,外观有无畸形,如肋骨串珠、肋膈沟、肋缘外翻、鸡胸、漏斗胸、桶状

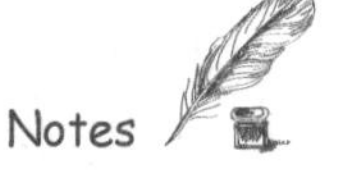

胸,有无肋间隙饱满、凹陷,有无心前区隆起及异常呼吸运动等。

2. 肺 注意呼吸节律、频率、幅度有无异常,有无呼吸困难,如发生吸气性呼吸困难时,可出现三凹征(胸骨上窝、肋间隙及剑突下吸气时凹陷)。婴幼儿胸壁薄,叩诊必须轻,正常呼吸音为支气管肺泡呼吸音。儿童不合作,可趁其啼哭时检查语颤,利用啼哭后出现深吸气时进行听诊,注意听腋下、肩胛间区和肩胛下区这些容易出现啰音的部位。

3. 心 注意心前区有无隆起、心尖搏动范围及是否移位,正常新生儿心尖搏动部位于第4肋间锁骨中线偏外侧,6~7岁后逐渐内移至第5肋间锁骨中线内侧。心尖搏动范围一般不超过2~3cm。触诊检查心尖搏动的位置及有无震颤,并注意部位和性质。叩心界时宜轻,3岁以内儿童一般只叩心脏左右界。叩心脏左界时从心尖搏动点左侧起向右叩,叩心右界时从肝浊音界的上1肋间自右向左叩,儿童各年龄组心界参考表2-1-2。小婴儿第1、2心音强度几乎相等,儿童时期肺动脉瓣区第2心音比主动脉瓣区第2心音强($P_2>A_2$)。学龄前期及学龄期儿童常可在肺动脉瓣或心尖区听到生理性收缩期杂音。

表2-1-2 儿童各年龄组的心界

年 龄	左 界	右 界
<1岁	左锁骨中线外1~2cm	沿右胸骨旁线
1~4岁	左锁骨中线外1cm	右胸骨旁线与右胸骨线之间
5~12岁	左锁骨中线上或内0.5~1cm	接近右胸骨线
>12岁	左锁骨中线内0.5~1cm	右胸骨线

(八) 腹部

新生儿及消瘦婴儿可见肠蠕动波或肠形,新生儿要注意脐部有无分泌物、出血和炎症,稍大后注意有无脐疝。腹部触诊宜在儿童安静或哺乳时进行,较大儿童取仰卧屈膝位,并请其作深呼吸,或与其交谈时进行检查,以免由于惊慌或怕痒而不合作。检查有无压痛主要观察儿童表情变化,不能完全依靠儿童的回答。正常婴幼儿肝脏可在肋缘下扪及1~2cm,6~7岁后不应再触及。正常婴儿有时可扪及脾。叩诊检查方法和内容与成人相同。听诊儿童肠鸣音常亢进,注意有无腹部血管杂音。腹水患儿须测量腹围。

(九) 脊柱和四肢

观察脊柱有无畸形,躯干长和四肢长的比例是否正常,有无"O"形或"X"形腿、手镯或足镯征,有无杵状指(趾)和多指(趾)畸形。

(十) 肛门和外生殖器

有无畸形(无肛、尿道下裂、两性畸形等)、肛裂;女孩注意阴道有无分泌物和畸形;男孩注意有无包皮过长、过紧、阴囊鞘膜积液、隐睾及腹股沟疝等。

(十一) 神经系统

根据年龄和病情作必要的检查。

1. 一般检查 包括神志、精神状态、面部表情、反应灵敏度、动作语言发育,有无异常行为,肢体活动能力和四肢肌张力等。

2. 神经反射 注意觅食、吸吮、握持、拥抱反射的出现和消失时间是否在正常范围。正常小婴儿的提睾、腹壁反射较弱或引不出来,但可出现踝阵挛,2岁以下的儿童Babinski征可呈阳性,但若一侧阳性则应引起重视。

3. 脑膜刺激征 与成人检查基本相同,检查有否颈抵抗、Kerning征和Brudzinski征阳性。但儿童哭吵肢体强直时不易准确,要反复检查。

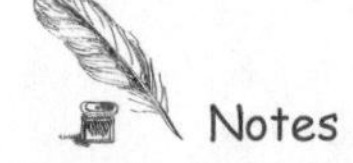

以上体格检查项目在具体操作时不一定完全按照顺序,但在病历书写时体检结果必须按上

述顺序书写，不仅阳性体征要记录，重要阴性结果也要记录。

三、实验室检查及特殊检查

由于儿童不能准确述说病情以及症状、体征的泛化，必要的实验室检查及特殊检查在儿童尤为重要。但是在具体实施中应注意儿童特点。血液、尿、粪便以及其他体液检查同样适用于儿童，但一些检测结果随年龄不同而不同；需采取血标本检验的项目应有很好的规划，如有可能尽量采用微量血，避免新生儿及小婴儿发生医源性贫血；特殊检查中应注意有的放射性、核素检查等可能对发育中的儿童产生的危害，应避免频繁使用；一些遗传性疾病主要在儿童期发病，一些不常用于成人的分子遗传学检查则是儿童非常重要的检查手段。

四、诊 断 思 路

根据病史、体格检查阳性结果及有价值的检验结果，以摘要的形式予以总结，提出初步的诊断及诊断依据，同时提出需要与其鉴别诊断的疾病及鉴别要点。在诊断过程中注意：①优先考虑常见病、多发病，较少考虑罕见病；②尽可能选择单一诊断，而不用多个诊断解释各个不同症状，如果有不同系统的症状，注意能否一元化解释为一种疾病在不同脏器的表现，以及累及多个脏器的综合征，如川崎病；③在诊断功能性疾病之前，必须排除器质性疾病。

第二节　儿科一般治疗措施

由于儿童处于不断生长发育过程、语言表达能力差、病情变化快和疾病谱的不同，儿科治疗原则与成人有诸多不同之处，既要适时、全面，又要仔细、突出重点；在其治疗过程中更需要爱心和耐心，以及观察和判断能力。

一、儿科护理特点

护理在儿科治疗中占有重要的地位，许多治疗均通过护理工作来实施，良好的护理在促进患儿康复中具有重要作用。儿科医生应关心和熟悉护理工作，医护密切协作以提高治疗效果。

（一）细致的病情观察

由于婴幼儿语言表达能力有限，常以哭闹来表达身体的不适。观察到患儿的姿态，面部表情、动作等方面的异样，可能成为诊断的线索。脾气和性格的改变可能是结核性脑膜炎的早期表现。

（二）合理的病室安排

病室必须保持整齐、清洁、安静、舒适，空气新鲜，室温维持在18～22℃。为提高治疗和护理的质量，根据病室条件，可按年龄、病种、病情轻重和护理要求合理安排病房及病区。

（三）规律的病房生活

生活要有规律，保证充足的睡眠和休息，定时进餐保证营养，合理安排治疗和诊断操作时间，以免经常打扰患儿的休息。

（四）预防院内感染

对不同病种患儿应尽量分室住，同一病种患儿的急性期与恢复期也应尽量分开，患儿用过的物品需经病室定时消毒，医护人员注意洗手、严格执行无菌操作以防止交叉感染和医源性感染。

（五）预防意外伤害

病房内的一切设施均应考虑到患儿的安全。阳台和窗户应安装护栏，药品要放在患儿拿不到的地方，管理好热水瓶以免烫伤，病床要有护栏，医护人员检查处理完毕要及时拉好床栏，拿

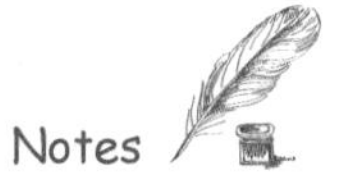

走体温表、药杯等物品,防止意外伤害。

二、饮食疗法

根据不同病情和年龄选择适当的饮食将有助于疾病的治疗和康复。不当的饮食可使病情加重,甚至危及生命。

(一) 基本膳食

包括普通饮食、软食、半流质饮食和流质饮食。

(二) 特殊饮食

1. 无盐或少盐饮食　每天食物中食盐含量<0.5g 时为无盐,<1.5g 时为低盐。适用于心、肾功能不全有水肿的患儿。

2. 低蛋白饮食　每天蛋白供给量低于一般标准,适用于尿毒症、肝性脑病和急性肾炎少尿期的患儿。

3. 高蛋白饮食　每天蛋白供给量高于一般标准,适用于营养不良、消耗性疾病患儿。

4. 低热能饮食　热能供给低于一般标准,适用于单纯性肥胖症的儿童。

5. 低脂肪饮食　适用于腹泻,肝、胆、胰疾病和高脂血症患儿。

6. 要素饮食　含各种营养素、易消化吸收的无渣饮食,用于消耗性疾病、营养不良或慢性腹泻病儿。

7. 特殊配方　高热卡、高蛋白、富含中链甘油酸酯的配方可用于患病早产儿和营养不良婴儿。无乳糖配方奶适用于乳糖不耐受者,如腹泻病,Citrin 缺乏新生儿胆汁淤积症。游离氨基酸或水解蛋白配方奶可用于食物蛋白过敏的婴儿。无苯丙氨酸奶粉适用于苯丙酮尿症婴儿等。

8. 检查前饮食　隐血检查饮食,即不含肉类、动物肝脏、血和绿叶蔬菜的饮食,用于等待消化道出血检查的患儿。胆囊造影饮食(高脂)和肾功能检查(不含氨基酸)饮食等。

9. 禁食　因消化道出血或术后等原因不能进食,应注意静脉供给热量,并注意水、电解质平衡。

三、药物治疗

儿童用药除了不同年龄用药剂量不同以外,还因脏器功能发育未成熟等原因,其用法,药物的副作用等也与成人有所不同。因此,必须充分了解药物的性能、作用机制、毒副作用、适应证和禁忌证,以及精确的剂量计算和适当的用药方法。

(一) 儿童药物动力学的特点

儿童对药物的吸收、分布和代谢与成人不同,年龄越小,其差异也越大。①在组织内的分布不同:年龄越小体液占体重的比例越大,药物分布在体液中的比例也就越高。②肝脏的肝酶系统发育不完善:新生儿肝脏功能不成熟,氧化/水解、N-去甲基和乙酰化作用低,有些药物的半衰期延长,毒性作用增加。③肾脏排泄功能不足:新生儿特别是未成熟儿肾小球滤过与肾小球分泌功能均差,药物及其分解产物在体内滞留的时间延长。因此新生儿和小婴儿的药物剂量宜小、次数宜少。

(二) 药物治疗中的一些特殊问题

1. 抗生素类　长期使用广谱抗生素容易引起肠道菌群失衡,对婴幼儿更易发生肠道菌群失调而继发真菌感染。氨基糖苷类药对婴幼儿肾和听力损害的后果较成人严重,应慎用。氯霉素可抑制造血功能,对新生儿、早产儿还可导致“灰婴综合征”。四环素可引起牙釉质发育不良,8岁以下儿童禁用。动物试验显示喹诺酮类药可影响幼年动物软骨发育,在人类虽未证实,但在婴幼儿一般不作为第一线用药。

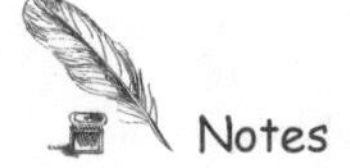

2. 激素类　长期使用雄激素和肾上腺皮质激素可影响儿童骨骼生长,影响水、电解质、蛋白

质、脂肪代谢,也可以引起血压增高和库欣综合征,并可以降低机体免疫力。

3. 镇咳药　婴幼儿支气管较窄,又不会咳痰,炎症时易发生阻塞,引起呼吸困难。故婴幼儿一般不用镇咳药,尤其作用强的可待因等更应慎用。

4. 止泻药与泻药　对腹泻患儿不主张用止泻药,因止泻药减少肠蠕动,使肠道内毒素无法排出,反而加重病情。儿童便秘多采用饮食调节和通便法,很少应用泻药。

5. 乳母应慎用药物　因部分药物可经母乳作用于婴儿,如阿托品、吗啡、水杨酸盐、苯巴比妥等。

(三) 给药方法

口服为首选方法,片剂可研碎加小量水,将婴儿抱起用小匙沿口角慢慢灌入口中,神志不清、昏迷者采用鼻饲法给药。病情危重、化脓性脑膜炎等情况下抗生素宜静脉滴注给药。婴幼儿因臀部肌肉较少,故肌注少用。新生儿鼻部和支气管黏膜嫩薄、血管丰富,安乃近和肾上腺素稀释后可分别作滴鼻和气管内给药。儿童皮肤薄、面积相对大,外用药容易被吸收,不能涂得太多。要注意不让儿童用手抓摸药物,以免误入眼、口引起意外。其他方法还包括雾化吸入、泵吸、灌肠法、缓释栓剂等给药途径。

(四) 药物剂量计算

儿童用药剂量较成人更需精确,可按以下方法计算,但无论何种方法计算出的剂量还必须根据患儿具体情况进行调整。

1. 按体重计算　是最常用、最基本的计算方法,可算出每日或每次需要量:每日剂量=患儿体重(kg)×每日每公斤体重所需药量,再分 2~3 次使用。临时对症治疗用药如退热、催眠药等,常按每次剂量计算。年长儿按体重计算如已超过成人量时则以成人量为上限。

2. 按体表面积计算　按体表面积比按年龄、体重计算更为准确,因其与基础代谢、肾小球滤过率等生理功能关系更为密切。儿童体表面积计算公式如下:体重≤30kg 的儿童,体表面积(m^2)=体重(kg)×0.035 +0.1;体重>30kg 的儿童,体表面积(m^2)=(体重 kg-30)×0.02+1.05;儿童药物剂量=儿童体表面积(m^2)×剂量/(m^2)。

3. 按年龄计算　剂量幅度大、不需十分精确的药物,如营养类药等可按年龄计算,比较简单易行。

4. 从成人剂量折算　儿童剂量=成人剂量×儿童体重(kg)/50,或儿童剂量=儿童体表面积(m^2)×1.73×成人剂量。此法仅用于未提供儿童剂量的药物,所得剂量一般都偏小,故不常用。

第三节　儿童体液平衡的特点和液体疗法

体液是人体重要组成部分,保持体液平衡是维持生命所必需的条件。体液平衡包括维持水、电解质、酸碱度和渗透压的正常。儿童由于体液占体重比例较大、器官功能发育尚未成熟、体液平衡调节功能差等生理特点,容易发生体液平衡失调,如处理不及时或处理不当可危及儿童生命。

一、儿童体液平衡的特点

(一) 体液的总量和分布

体液分布于血浆、组织间隙和细胞内,前两者合称为细胞外液。年龄越小,体液总量相对愈多,主要是间质液的比例较高,而血浆和细胞内液的比例与成人相近(表 2-3-1)。

(二) 体液的电解质组成

细胞外液的电解质以 Na^+、Cl^-、HCO_3^-等为主,其中 Na^+量占细胞外液阳离子总量的 90% 以上,对维持细胞外液的渗透压起主要作用。细胞内以 K^+、Mg^{2+}、HPO_4^{2-}和蛋白质等为主,K^+大部

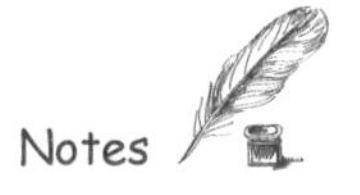

分处于离解状态，维持着细胞内液的渗透压。除新生儿在生后数日内血钾、氯偏高，血钠、钙和碳酸氢盐偏低外，儿童体液内的电解质组成与成人相似。

表 2-3-1 不同年龄的体液分布（占体重的%）

年龄	体液总量	细胞外液		细胞内液
		血浆	间质液	
足月新生儿	78	6	37	35
1 岁	70	5	25	40
2～14 岁	65	5	20	40
成人	55～60	5	10～15	40～45

（三）水代谢的特点

1. 水的需要量相对较大、交换率高　儿童由于新陈代谢旺盛，排泄水的速度也较成人快。年龄愈小，出入水量相对愈多。婴儿每日水的交换量为细胞外液量的1/2，而成人仅1/7，故婴儿体内水的交换率比成人快3～4倍；此外，儿童体表面积相对较大、呼吸频率快，因此儿童年龄愈小，水的需要量相对愈大（表2-3-2），不显性失水相对愈多（表2-3-3），对缺水的耐受力也愈差，在病理情况下较成人更易发生脱水。

表 2-3-2 儿童每日水的需要量

年龄（岁）	需水量（ml/kg）	年龄（岁）	需水量（ml/kg）
<1	120～160	4～9	70～110
1～3	100～140	10～14	50～90

表 2-3-3 儿童每日不显性失水量

年龄分期	不显性失水量（ml/kg・d）	年龄分期	不显性失水量（ml/kg・d）
早产儿或足月新生儿		>1500g	26
750～1000g	82	婴儿	19～24
1001～1250g	56	幼儿	14～17
1251～1500g	46	儿童	12～14

2. 体液平衡调节功能不成熟　肾脏的浓缩和稀释功能对于体液平衡调节起着重要作用。儿童肾脏功能不成熟，年龄愈小，肾脏对体液平衡的调节作用也愈差。

婴儿肾脏只能将尿渗透压浓缩至700mmol/L（成人1400mmol/L），每排出1mmol/L溶质时需带出1～2ml水（成人0.7ml）。儿童肾脏的稀释能力相对较好，在出生1周时可达成人水平，但由于肾小球滤过率低，因此水的排泄速度较慢，当摄入水过多时易导致水肿和低钠血症。另外，由于儿童肾脏排钠、排酸、产氨能力差，也容易发生高钠血症和酸中毒。

二、水、电解质和酸碱平衡紊乱

【脱水】　由于水的摄入量不足和丢失过多引起的体液总量、尤其是细胞外液量的减少。脱水时除水分丢失外同时伴有钠、钾和其他电解质的丢失。脱水的严重程度取决于水和电解质丢失的速度及幅度，而脱水的性质则反映了水和电解质（主要是钠）的相对丢失率。

（一）脱水程度

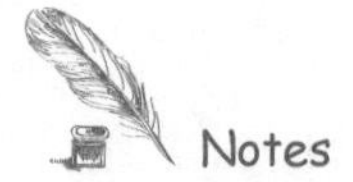
Notes

是指累积的体液丢失量占体重的百分比。但临床实践中常根据前囟、眼窝、皮肤弹性、尿量和循环情况等临床表现进行分度。不同性质的脱水其临床表现不尽相同，现以等渗性脱水为例，脱水分度见表2-3-4。

表2-3-4　等渗性脱水的临床表现与分度

脱水程度	失水量%(ml/kg)	精神	眼泪	口渴	尿量	皮肤	黏膜	眼窝	前囟	四肢	休克征
轻度	5% (50)	稍差 略烦躁	有	轻	稍减少	稍干燥	略干	稍凹陷	稍下陷	温	无
中度	5%～10% (50～100)	萎靡 烦躁	少	明显	减少	干燥，苍白，弹性差	干燥	凹陷	下陷	稍凉	不明显
重度	>10% (50～120)	淡漠 昏迷	无	烦渴	极少 无	干燥，花纹，弹性极差	极干	明显凹陷	明显下陷	厥冷	有，脉细，血压下降

（二）脱水性质

指现存体液渗透压的改变，反映水和电解质的相对丢失量。钠是决定细胞外液渗透压的主要成分，所以临床根据血清钠的水平将脱水分为等渗性脱水、低渗性脱水和高渗性脱水3种。其中以等渗性脱水最常见，其次为低渗性脱水，高渗性脱水少见。

（1）等渗性脱水（isotonic dehydration）：血清钠为130～150mmol/L，水和电解质成比例地丢失，血浆渗透压正常，丢失的体液主要是细胞外液。多见于急性腹泻、呕吐、胃肠液引流、肠瘘及短期饥饿所致的脱水。临床表现见表2-3-4。

（2）低渗性脱水（hypotonic dehydration）：血清钠<130mmol/L，电解质的丢失量比水多。多见于营养不良伴慢性腹泻、腹泻时补充过多的非电解质液体、慢性肾脏疾病或充血性心力衰竭患者长期限盐并反复使用利尿剂和大面积烧伤等患儿。由于细胞外液低渗，使水从细胞外向细胞内转移，导致细胞外液量减少和细胞内水肿，有效循环血量减少明显。临床特点为脱水症状较其他两种类型严重，较早发生休克。神经细胞水肿者，可出现头痛、烦躁不安、嗜睡、昏迷或惊厥等神经系统症状。

（3）高渗性脱水（hypertonic dehydration）：血清钠>150mmol/L，电解质的丢失比水少，血浆渗透压增高，丢失的体液主要是细胞内液。多见于腹泻伴高热，不显性失水增多而给水不足（如昏迷、发热、呼吸增快、光疗或红外线辐射保温、早产儿等），口服或静脉注入过多的等渗或高渗液体，垂体性或肾性尿崩症和使用大量脱水剂的患儿。由于细胞外液高渗，使水从细胞内向细胞外转移，导致细胞内液量减少，而血容量得到部分补偿，有效循环血量变化相对不大。故在失水量相等的情况下，其脱水征比其他两种类型轻。临床特点为口渴、神经系统症状明显，循环障碍不明显，但脱水严重时仍可发生休克。主要表现为烦渴、高热、烦躁不安、皮肤黏膜干燥。高渗性脱水可使神经细胞脱水、皱缩，脑血管扩张甚至破裂出血，亦可发生脑血栓，表现为肌张力增高、惊厥、昏迷、脑脊液压力降低等，可留有中枢神经系统后遗症。

【钾平衡紊乱】 正常血清钾浓度为3.5～5.5mmol/L，当血清钾<3.5mmol/L时为低钾血症，当血清钾浓度>5.5mmol/L时为高钾血症。低（高）钾血症临床症状的出现不仅取决于血钾的浓度，更重要的是与血钾变化的速度有关。

（一）低钾血症（hypokalemia）

1. 病因　①钾摄入量不足：长期不能进食，液体疗法时补钾不足。②钾丢失增加：如呕吐、腹泻、各种引流、胃肠减压，使用排钾利尿剂，低镁血症，原发性失钾性肾病（远端肾小管酸中毒、醛固酮增多症等），肾小球旁器增生症（Bartter综合征），Cushing综合征等。③钾分布异常：输液纠正酸中毒过程中，由于血液被稀释、钾随尿量的增加而排除，酸中毒纠正后大量K^+进入细胞内，以及糖原合成时消耗钾，均导致血清钾骤降；低钾性周期性麻痹、碱中毒和胰岛素治疗等；使

Notes
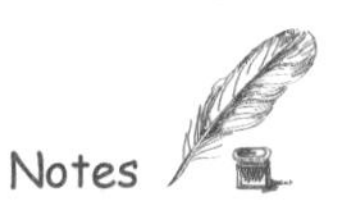

用β-肾上腺素能兴奋剂、茶碱、钡剂和甲苯等药物。

2. 临床表现 ①神经肌肉：可表现为精神不振，骨骼肌兴奋性降低，可表现为肌无力（弛缓性瘫痪、呼吸肌无力）、腱反射消失；②胃肠道平滑肌兴奋性降低可表现为恶心、呕吐、腹胀、肠麻痹，腹壁反射消失等。③心血管：心肌收缩无力、心脏扩大。表现为心音低钝、心动过速、心衰、猝死。心电图示 T 波低平、S-T 段下降、Q-T 间期延长、出现 U 波、室上性或室性心动过速、室颤，亦可发生心动过缓和房室传导阻滞、阿-斯综合征。④泌尿系统：长期缺钾可导致肾小管上皮细胞空泡变性，对抗利尿激素反应低下、浓缩功能减低，出现多饮、多尿、夜尿；肾小管泌 H^+和回吸收 HCO_3^-增加，氯的回吸收减少，发生低钾、低氯性碱中毒，此时伴反常性酸性尿。可增加肾脏产氨而导致肝性脑病。还由于膀胱功能受损，可导致尿潴留。慢性缺钾可造成间质性肾炎。⑤其他：缺钾还可使胰岛素分泌受抑制、糖原合成障碍，易发生高血糖症。

3. 治疗 ①治疗原发病。②轻度患者可口服氯化钾每日 200～300mg/kg。③重度低钾血症需静脉补钾，全日总量一般为 100～300mg/kg（10% KCl 1～3ml/kg），忌将钾盐静脉推注。应均匀分配于全日静脉输液中，浓度一般不超过 0.3%（新生儿 0.15%～0.2%），每日补钾总量静滴时间不应少于 6～8 小时。肾功能损害无尿时影响钾排出，此时补钾有引起高血钾的危险，故必须有尿补钾，膀胱中有潴留尿或治疗开始前 6 小时内曾排过尿即可视为有尿。由于细胞内钾恢复较慢，治疗低钾血症须持续给钾 4～6 日，甚至更长。在治疗过程中如病情好转，可由静脉补钾改为口服补钾。

（二）高钾血症（hyperkalemia）

1. 病因 ①肾脏排钾减少：肾功能衰竭、尿路梗阻、狼疮性肾炎、肾上腺皮质功能减退、21-羟化酶缺乏症、肾上腺脑白质营养不良、高钾型肾小管酸中毒、长期使用潴钾利尿剂。②钾摄入量过多：静脉或口服摄入过多，如输液注入钾过多过快，输入库存过久的全血。③钾分布异常：钾由细胞内转移至细胞外，如严重溶血、缺氧、休克、代谢性酸中毒、严重组织创伤、洋地黄中毒、氟化物中毒、过度运动、高渗状态、胰岛素缺乏、使用琥珀酰胆碱等去极化型肌松剂或β-肾上腺素能阻滞剂、高钾型周期性麻痹和横纹肌溶解症等。

2. 临床表现 ①由于钾离子对细胞膜的极化作用，最早受影响的是心脏传导系统，心电图的改变先于其他临床症状，首先出现 T 波高尖，P-R 间期延长、P 波变平、QRS 波群增宽、S-T 段压低、房室传导阻滞，最终发生心脏室颤和停搏。②由于神经肌肉兴奋性降低病儿可出现精神萎靡、嗜睡，肢体肌肉无力，腱反射减弱或消失，严重者呈弛缓性瘫痪；但颅神经支配的肌肉和呼吸肌一般不受累。由于乙酰胆碱释放可引起恶心、呕吐、腹痛等。

3. 治疗 主要有两个目的，一是防止发生致死性的心律失常，二是从体内排除钾。首先要积极治疗原发病，停用含钾药物和食物，供应足量的热量以防止内源性蛋白质分解释放钾。当血清钾达 6～6.5mmol/L、心电图正常者可以给予阳离子交换树脂保留灌肠或排钾利尿剂等。血清钾>6.5mmol/L 或有心电图异常者需迅速采取以下措施：①拮抗高钾对心脏的毒性作用：钙剂能够稳定心肌细胞膜、防止心律失常。可使用 10% 葡萄糖酸钙 0.5ml/kg，加等量葡萄糖液缓慢静注，起效后改用 10% 葡萄糖酸钙 10～20ml 加入 10% 葡萄糖 100～200ml 静脉滴注。②促使钾向细胞内转移：碱化细胞外液，用 5% 碳酸氢钠 3～5ml/kg 快速静滴；应用葡萄糖加胰岛素静滴：葡萄糖 0.5～1.0g/kg，每 3g 葡萄糖加 1 单位胰岛素。使用支气管扩张药沙丁胺醇吸入可通过刺激 $β_1$-受体使钾转移到细胞内。后者明显的优点为不需要静脉输液通路。③加速排钾：呋塞米、聚磺苯乙烯钠口服、鼻饲或直肠给药、透析或连续血液净化。

【酸碱平衡紊乱】 正常血液的 pH 值维持在 7.35～7.45。pH<7.35 为酸中毒，pH>7.45 为碱中毒。发生酸碱平衡紊乱（acid-base imbalance）时，如果机体通过缓冲系统的代偿，使血液的 pH 仍保持在正常范围时则称为代偿性酸中毒或碱中毒。人体调节 pH 值在较稳定的水平取决

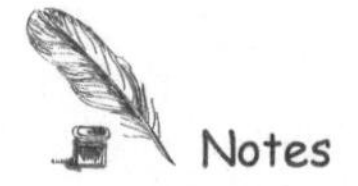

于两个机制：①理化或缓冲机制；②生理机制：主要为肾脏和肺直接作用于缓冲机制。血液及其他体液的缓冲系统主要包括两个方面：碳酸、碳酸氢盐系统和非碳酸氢盐系统。

（一）代谢性酸中毒（metabolic acidosis）

最常见。根据阴离子间隙（anion gap，AG）值将其分为正常 AG 型（AG 值 8～16mmol/L）和高 AG 型（AG 值>16mmol/L）两型。正常 AG 型代谢性酸中毒主要是失碱引起，见于：①碱性物质从消化道或肾脏丢失。如腹泻，肾小管酸中毒，小肠、胰、胆管引流，应用碳酸酐酶抑制剂（乙酰唑胺）或醛固酮拮抗剂等。②摄入酸性物质过多，如氯化钙，氯化镁等。③静脉输入过多的不含 HCO_3^- 的含钠液。④酸性代谢产物堆积，如进食不足、组织缺氧、休克等情况。高 AG 型主要是产酸过多所致，如糖尿病酮症酸中毒，饥饿性酮症和水杨酸中毒等。

1. 临床表现　根据血液 HCO_3^- 的测定结果，临床将酸中毒分为轻（18～13mmol/L）、中（13～9mmol/L）、重（<9mmol/L）三度。轻度酸中毒症状不明显，主要靠病史和血气分析作出诊断。典型酸中毒表现为精神萎靡或烦躁不安、呼吸深快、有时可有面红或唇红、腹痛、呕吐、昏睡、昏迷。酸中毒时细胞通过 H^+-K^+ 交换使细胞外液 K^+ 增高，可导致心律失常和心力衰竭。酸中毒时血浆游离钙增高，在酸中毒纠正后下降，可使原有低钙血症的患儿发生手足抽搐。新生儿和小婴儿的呼吸代偿功能较差，酸中毒时其呼吸改变可不典型，往往仅有精神萎靡、拒食和面色苍白等。

2. 治疗　积极治疗缺氧、组织低灌注、腹泻等原发病。正常 AG 型代谢性酸中毒处理原则为减少 HCO_3^- 的损失和补充碱剂增加碱储备、中和 H^+；高 AG 型原则为改善微循环和机体缺氧状况。轻度酸中毒经病因治疗后通过机体代偿可自行恢复，不需碱剂治疗；一般主张 pH<7.3 时可静脉补给碱性液体，常首选碳酸氢钠。在紧急情况下，可暂按提高血浆 HCO_3^- 5mmol/L 计算（1.4% $NaHCO_3$ 或 1.87% 乳酸钠 3ml/kg 可提高 HCO_3^- 约 1mmol/L），必要时 2～4 小时后可重复；有血气测定结果时可按照公式计算，碱剂需要量＝剩余碱｜-BE｜×0.3×体重（kg）。因为 5% 碳酸氢钠 1ml＝0.6mmol，故所需 5% 碳酸氢钠（ml）＝｜-BE｜×0.5×体重（kg），一般首次给予计算量的 1/2，根据治疗后情况及复查血气决定是否继续用药。重度酸中毒伴重度脱水时，可用 1.4% $NaHCO_3$ 每次 20ml/kg（总量不超过 300ml），起到既纠酸又扩容的作用。在通气功能障碍时不宜用碳酸氢钠，用后可发生 CO_2 潴留反而使酸中毒加重。新生儿、缺氧、休克和肝功能不全不宜使用乳酸钠。在纠酸过程中由于钾离子进入细胞内液使血清钾降低，游离钙也减少，应注意补钾和补钙。

（二）代谢性碱中毒（metabolic alkalosis）

由于体内 H^+ 丢失或 HCO_3^- 蓄积所致。主要见于：①严重呕吐或胃液引流导致的氢和氯的丢失，如常见的先天性肥厚性幽门狭窄、先天性失氯性腹泻；②摄入或输入过多碳酸氢盐；③严重低钾血症，肾脏碳酸氢盐的重吸收增加，使用大剂量皮质激素、Bartter 综合征（肾小球旁器增生症）、脱氧皮质酮分泌增多、使用大剂量青霉素、氨苄西林等含有肾脏不能回吸收的阴离子（使远端肾小管 H^+、K^+ 排出及 Na^+ 回吸收增多）、肾衰、使用呼吸机使高碳酸血症迅速解除等。

1. 临床表现　典型表现为呼吸慢而浅、头痛、烦躁、手足麻木、低钾血症，血清中游离钙降低而导致手足抽搐。

2. 治疗　去除病因，停用碱性药物，纠正水电解质平衡失调。轻症给予 0.9% 氯化钠液静脉滴注补充部分阴离子（氯离子）即可。严重者（pH>7.6；HCO_3^->40mmol/L；Cl^-<85mmol/L）可给予氯化铵治疗。对高碳酸血症迅速解除所引起的代谢性碱中毒，首先应调节呼吸机参数，使 $PaCO_2$ 回升到患者原来耐受水平，以后再逐渐降低。

（三）呼吸性酸中毒（respiratory acidosis）

由于通气障碍导致体内 CO_2 潴留和 H_2CO_3 增高所致。见于：①呼吸道阻塞：如喉头痉挛或水肿、支气管哮喘、呼吸道异物、分泌物堵塞、羊水或胎粪吸入等；②肺和胸腔疾患：如严重肺炎、呼

吸窘迫综合征、肺不张、肺水肿、气胸、大量胸腔积液等;③呼吸中枢抑制:脑炎、脑膜炎、脑外伤、安眠药和麻醉药过量等;④呼吸肌麻痹或痉挛:感染性多发性神经根炎、脊髓灰质炎、严重低血钾、破伤风等;⑤呼吸机使用不当所致 CO_2 潴留。

1. **临床表现** 除原发病表现外,常伴有低氧血症及呼吸困难,高碳酸血症可引起血管扩张,颅内血流增加,致头痛及颅内压增高,严重时可出现中枢抑制。

2. **治疗** 积极治疗原发病,改善通气和换气功能,排除呼吸道阻塞。重症患儿应行气管插管或气管切开、人工辅助呼吸,低流量氧气吸入。

(四) 呼吸性碱中毒(respiratory alkalosis)

由于通气过度使血液 CO_2 过度减少、血 H_2CO_3 降低所致。见于:①神经系统疾病:脑膜炎、脑肿瘤或外伤;②低氧:严重贫血、肺炎、肺水肿、高山病等;③过度通气:紧张、长时间剧烈啼哭、高热伴呼吸增快、心理疾病、机械通气使用不当导致的 CO_2 排出过多;④水杨酸中毒(早期);⑤CO 中毒。

1. **临床表现** 突出症状为呼吸深快,其他症状与代谢性碱中毒相似。

2. **治疗** 主要是病因治疗,呼吸改善后,碱中毒可逐渐恢复。纠正电解质紊乱,有手足抽搐症者给予钙剂。

(五) 呼吸性酸中毒合并代谢性酸中毒

是混合型酸碱平衡紊乱中较常见者。由于换气功能障碍时 CO_2 潴留,同时伴有缺氧、进食不足、脱水和休克等情况下导致。此时既有 HCO_3^- 降低,又有 CO_2 潴留,血 pH 值明显下降。应积极治疗原发病,在处理代谢性酸中毒的同时要保持呼吸道通畅,必要时须使用呼吸机加速潴留 CO_2 的排出。

三、液体疗法

液体疗法是通过补充液体及电解质来纠正体液容量及成分的紊乱,以保持机体正常生理功能的一种治疗方法。在制订液体疗法的方案时要充分考虑到机体的自身代偿能力。一般情况下,肾脏、肺、心血管及内分泌系统对体内液体平衡有较强的调节作用,只要输入的液体基本适合病情需要,机体就能充分调节,恢复体液的正常平衡。但如上述器官存在功能不全,则应较严格的选用液体成分、补液量及速度。并在液体疗法的实施过程中要密切观察病情变化,根据病情及时调整治疗方案。在制订液体疗法方案时宜简单化、个体化,不宜过于繁杂。补充液体的方法包括口服补液法和静脉补液法两种。液体疗法包括补充累积损失量、继续损失量和生理需要量三部分。

(一) 累积损失量

即补充自发病以来累积损失的液体量,根据脱水程度而定。轻度脱水补充量约为 30 ~ 50ml/kg,中度 50 ~ 100ml/kg,重度 100 ~ 150ml/kg。

(二) 继续丢失量

是指治疗过程中因呕吐、腹泻、胃肠引流等液体的继续丢失。补充原则为"丢多少、补多少"。具体丢失量因原发病而异,各种体液的丢失成分见表 2-3-5。

(三) 生理需要量

包括显性(尿和大便)和不显性失水(通过皮肤和肺丢失),其中尿量占 60%,不显性失水占 35%,大便占 5%。每日需水量可按能量消耗计算,即 120 ~ 150ml/100kcal。年龄越小需水量相对越多,故也可根据体重计算(表 2-3-6)。生理需要量用 1/4 ~ 1/5 张含钠液补充。持续发热体温超过 38℃者,每增高 1℃使生理需要量增加 10% ~ 15%。呼吸急促和气管切开患儿经肺的不显性失水量增加。

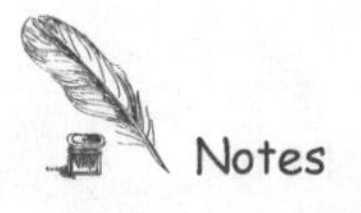

表 2-3-5　各种损失液成分表(mmol/L)

损失液体	Na^+	K^+	Cl^-	HCO_3^-	蛋白质(g/dl)
胃液	20～80	5～20	100～150	0	—
胰液	120～140	5～15	90～120	100	—
小肠液	100～140	5～15	90～130	?	—
胆汁	120～140	5～15	50～120	40	—
回肠造瘘液	45～135	5～15	20～115	25～30	—
腹泻液	10～90	10～80	10～110	50	—
汗液	10～30	3～10	10～25	—	—
烫伤	140	5	110	—	3～5

表 2-3-6　按照体重计算生理需要量

体重(kg)	每日需要液体量
～10kg	100ml/kg
11～20kg	1000ml+(体重-10kg)×50ml/kg
>20kg	1500ml+(体重-20kg)×20ml/kg

注:正常生理需要量每日不超过 2400ml。

【口服补液法】 适用于中度以下脱水、呕吐不严重的患儿。有明显休克、心肾功能不全或其他严重并发症者及新生儿不宜口服补液。补给累积损失量轻度脱水 50～80ml/kg,中度脱水 80～100ml/kg。也可用于重度脱水的扩容后的补液,按 100～120ml/kg 补给。频频喂给(每 5～10 分钟喂 1 次,每次 10～20ml),所需液量要求在 8～12 小时内服完。继续损失量根据实际损失补给。在口服补液过程中要随时注意观察病情变化,如病情加重,则随时改用静脉补液。

【静脉补液】 适用于严重呕吐、腹泻,伴中、重度脱水的患儿。主要用以快速纠正水电解质平衡紊乱。输用溶液的成份、量和滴注持续时间必须根据不同的脱水程度和性质决定,同时要注意个体化,结合年龄、营养状况、自身调节功能而灵活掌握。各种原因引起的脱水情况不尽相同,应当根据具体情况加以调整补液方案。现以儿童腹泻为例制定第 1 天液体疗法如下。

(一) 定输液总量(定量)

包括上述补充累积损失量、继续损失量和生理需要量三部分,故第 1 天补液总量轻度脱水为 90～120ml/kg,中度脱水为 120～150ml/kg,重度脱水为 150～180ml/kg。先按 1/2 至 2/3 量给予,余量视病情决定取舍。营养不良儿童(在估计脱水程度时易偏高)、肺炎、心肾功能损伤者、学龄期儿童(其体液组成已接近成人),补液总量应酌减 1/4～1/3。

(二) 定输液种类(定性)

原则为先浓后淡。低渗性脱水补给 2/3 张液,等渗性脱水补给 1/2 张液,高渗性脱水补给 1/3～1/5 张液。若临床上判断脱水性质有困难时,可按等渗脱水补给。脱水一旦纠正,电解质正常后不必将原计划张力的液体全部输完,应当及时修正补液方案,改为 1/4～1/5 张液。

(三) 定输液速度(定速)

原则为先快后慢。补液总量的 1/2 应在最初 8～12 小时内补完,输入速度约为每小时 8～12ml/kg。有休克时先行扩容,用 2∶1液或 1.4% 碳酸氢钠,10～20ml/kg(总量不超过 300ml)于 30～60 分钟内静脉注入,以迅速改善有效循环血量和肾功能,如果以呕吐为主,或是感染性休克为主,亦可直接用等渗的生理盐水快速扩容。扩容所用的液体和电解质包括在最初 8～12 小时的补液内。余下液体于 12～16 小时内补完,约每小时 5ml/kg。对低渗性脱水的纠正速度可稍快,出现明显水中毒症状如惊厥等时,需用 3% 氯化钠液滴注,12ml/kg 可提高血清钠 10mmol/L,以纠正血清钠至 125mmol/L 为宜。高渗性脱水时补液速度要放慢,总量宜在 24 小时内均匀输

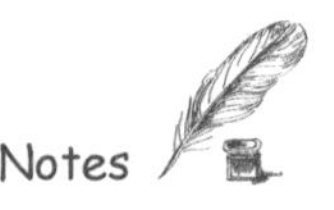

入，纠正高钠以每日降低血清钠10mmol/L为宜，亦有国外资料表明高渗性脱水时可以用等渗的生理盐水纠正脱水。因处于高渗状态的神经细胞内的钠离子不能很快排出，如低渗液体输入过快，水分易进入细胞引起脑水肿，使病情突然恶化。

（四）纠正酸中毒

当脱水纠正后，组织灌流得以改善，堆积的乳酸进入血中，易产生和加重酸中毒。因此，补液后更应注意酸中毒的纠正。具体方法见上述代谢性酸中毒治疗内容。

（五）补钾

原则为有尿补钾，详见低钾血症的治疗。

第二天及以后的补液：经第一天补液后，脱水和电解质紊乱已基本纠正，第二天及以后主要是补充继续损失量（防止发生新的累积损失）和生理需要量，继续补钾，供给热量。一般可改为口服补液。若腹泻仍频繁或口服量不足者，仍需静脉补液。补液量需根据吐泻和进食情况估算，并供给足够的生理需要量，用1/3～1/5张含钠液补充。继续损失量是按"丢多少补多少""随时丢随时补"的原则，用1/2～1/3张含钠溶液补充。将这两部分相加于12～24小时内均匀静滴。仍要注意继续补钾和纠正酸中毒的问题。

四、液体疗法中常用的溶液

溶液张力（tonicity）一般是指溶液中电解质所产生的渗透压，与血浆渗透压相等时即为等张（isotonicity），低于血浆渗透压为低张（hypotonicity），高于血浆渗透压为高张（hypertonicity）。葡萄糖液虽也有渗透压，但输入体内后葡萄糖逐渐被氧化成水（约每小时1g/kg）及CO_2或转化为糖原贮存，液体的渗透压也随之消失，因此在液体疗法时视各种浓度的葡萄糖液为无张力溶液。

（一）非电解质溶液

常用5%和10%葡萄糖溶液。前者为等渗溶液，后者为高渗溶液，仅用于补充水分和部分热量，不能起到维持血浆渗透压的作用。

（二）电解质溶液

用于补充体液容量，纠正体液渗透压、酸碱和电解质失衡。

1. 0.9%氯化钠溶液（生理盐水）和复方氯化钠溶液（Ringer溶液，含少量K^+和Ca^{2+}）均为等张溶液。生理盐水含Na^+及Cl^-各为154mmol/L，Na^+含量与血浆相仿，但Cl^-含量比血浆含量（103mmol/L）高1/3，大量输入可使血氯增高，血浆HCO_3^-被稀释，发生高氯性及稀释性酸中毒，尤其在肾功能不佳时。

2. 3%氯化钠 用于纠正低钠血症，每ml含Na^+ 0.5mmol。

3. 碱性溶液 用于纠正酸中毒。①碳酸氢钠：制剂为5%高张液（1ml=0.6mmol），1.4%溶液为等张液（5%碳酸氢钠稀释3.57倍为1.4%的等张液）。可直接增加缓冲碱，故可迅速纠正酸中毒，但有呼吸衰竭和CO_2潴留者慎用。②乳酸钠：制剂为11.2%溶液。1.87%溶液为等张液（11.2%的乳酸钠稀释6倍为1.87%的等张液）。需在有氧条件下经肝脏代谢生成HCO_3^-后才具有纠酸作用，奏效较缓慢，在休克、缺氧、肝功能不全、新生儿期或乳酸潴留性酸中毒时不宜使用。

4. 氯化钾 制剂为10%溶液。不可静脉直接推注含钾的液体，警惕高浓度钾对心肌的抑制作用而发生猝死。一般用0.2%的浓度（含钾27mmol/L）静脉滴注，最高浓度不超过0.3%（含钾40mmol/L）。

5. 氯化铵 制剂为0.9%等张液（1mmol NH_4Cl=53.5mg）。NH_4^+在肝内与CO_2结合成尿素，释出H^+及Cl^-，使pH值下降。用于纠正低氯性碱中毒。心、肺、肝、肾功能障碍者禁用。

（三）混合溶液

为适用于不同情况的补液需要，常把各种不同渗透压的溶液按不同比例配制混合溶液应用。常用溶液成分见表2-3-7，混合液的简单配制见表2-3-8。

表 2-3-7　常用溶液成分

溶　液	每 100ml 含溶质或液量	阳离子(mmol/L)		阴离子(mmol/L)		Na:Cl	渗透压或相对于血浆的张力
		Na^+	K^+	Cl^-	HCO_3^-/乳酸根		
血浆		142	5	103	24	3:2	300mOsm/L
①0.9%氯化钠	0.9g	154		154		1:1	等张
②5%或10%葡萄糖	5g或10g						
③5%碳酸氢钠	5g	595			595		3.6 张
④1.4%碳酸氢钠	1.4g	167			167		等张
⑤11.2%乳酸钠	11.2g	1000			1000		6 张
⑥1.87%乳酸钠	1.87g	167			167		等张
⑦10%氯化钾	10g		1342	1342			8.9 张
⑧0.9%氯化铵	0.9g	NH_4^+167		167			等张
1:1含钠液	①50,②50	77		77		1:1	1/2 张
1:2含钠液	①35,②65	54		54		1:1	1/3 张
1:4含钠液	①20,②80	30		30		1:1	1/5 张
2:1含钠液	①65,④/⑥35	158		100	58	3:2	等张
2:3:1含钠液	①33,②50,④/⑥17	79		51	28	3:2	1/2 张
4:3:2含钠液	①45,②33,④/⑥22	106		69	37	3:2	2/3 张

表 2-3-8　几种混合液的简便配制

溶液种类	张力	加入溶液(ml)		
		5%或10%葡萄糖	10%氯化钠	5%碳酸氢钠(11.2%乳酸钠)
2:1含钠液	等张	加至 500	30	47(30)
1:1含钠液	1/2 张	加至 500	20	—
1:2含钠液	1/3 张	加至 500	15	—
1:4含钠液	1/5 张	加至 500	10	—
2:3:1含钠液	1/2 张	加至 500	15	24(15)
4:3:2含钠液	2/3 张	加至 500	20	33(20)

注:为了配制简便,加入的各液量均为整数,配成的溶液是近似的浓度。

(四)口服补液盐(oral rehydration salts,ORS)

世界卫生组织(WHO)和 UNICFF 在 1971 年推荐所有具有脱水症状的急性腹泻患者均可用口服补液盐预防和治疗,ORS 具有纠正脱水、酸中毒及补钾的作用。其作用是基于小肠的 Na^+-葡萄糖偶联转运吸收机制,即小肠上皮细胞刷状缘的膜上存在 Na^+-葡萄糖的共同载体,当 Na^+和葡萄糖同时与位点结合时开始转运,使钠和水的吸收增加。当时的 ORS(ORS Ⅰ)配方见表 2-3-

9。该ORS液的总渗透压311mOsm/L,电解质渗透压220mOsm/L。由于其口味欠佳患儿难以接受,以后的配方ORS Ⅱ改用枸橼酸盐2.9g代替碳酸氢钠改善了其口味。

表2-3-9 口服补液盐配方及三种ORS的比较

		ORS Ⅰ	ORS Ⅱ	低渗ORS
成分	氯化钠	3.5g	3.5g	2.6g
	枸橼酸钠	—	2.9g	2.9g
	碳酸氢钠	2.5g	—	—
	氯化钾	1.5g	1.5g	1.5g
	无水葡萄糖	20g	20g	13.5g
电解质浓度(mmol/L)	钠	90	90	75
	钾	20	20	20
	氯	80	80	65
	枸橼酸盐	—	10	10
	碳酸氢盐	10		
	葡萄糖	111	111	70
总渗透压		311mOsm/L	311mOsm/L	245mOsm/L
电解质渗透压		220mOsm/L(2/3张)	220mOsm/L(2/3张)	170mOsm/L(1/2张)

注:加温开水至1000ml。

但标准ORS是基于分泌性腹泻等肠道丢失电解质较多的特点制订的,其中钠的渗透压偏高(90mOsm/L),可引起口渴、水肿等不良反应,且高渗物质有可能损伤肠黏膜,使屏障功能损伤,鉴于大部分婴幼儿腹泻为等渗性脱水,WHO在2002年推荐使用新ORS(Reduced-Osmolarity ORS,"低渗"ORS或称ORSⅢ)配方取代以前的ORS配方。低渗ORS通过减少氯化钠及葡萄糖浓度而降低渗透压,其他组分保持不变。

第四节 营养支持

营养支持治疗(nutrition support therapy)是指为治疗及缓解疾病,增强治疗的临床效果,而根据营养学原理采取的膳食营养措施,可分为肠道外营养(parenteral nutrition,PN)和肠道内营养(enteral nutrition,EN),合理的临床营养支持可以减少并发症的发生率、缩短住院时间,并能减少住院费用。

一、肠道外营养支持

肠道外营养又称静脉营养,是指通过静脉途径提供人体所必需的能量、液体和营养素,以满足机体代谢及生长发育需要的营养支持方式,包括部分肠道外营养(partial parenteral nutrition,PPN)和全肠道外营养(total parenteral nutrition,TPN)。

(一)适应证

凡是长期不能耐受肠道内营养的小儿都是肠道外营养的适应证。临床上常见的疾病有:

1. 严重蛋白质-能量营养不良或极度衰弱的患儿而不能给予胃肠内营养者。

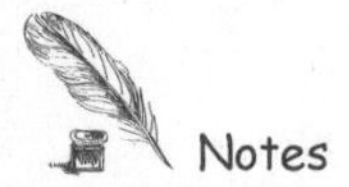

2. 各种先天性消化道畸形及手术前后,如大范围的肠闭锁、肠扭转、胃肌层阙如、食管气管

瘘、先天性巨结肠等。

3. 严重的获得性消化道疾病：如坏死性小肠结肠炎、胰腺炎、伪膜性肠炎、严重的难治性分泌性腹泻等。

4. 早产儿和低出生体重儿、宫外生长迟缓等。

5. 肠道外疾病：各种病因引起的肠道内营养供给不足，如大面积烧伤、呼吸窘迫、严重感染等。

6. 小儿恶性肿瘤。

（二）肠道外营养的营养液组成及用法

静脉营养液由平衡氨基酸、葡萄糖、脂肪乳剂、电解质、多种维生素和微量元素组成。每天静脉供给热能376kJ/kg(90kcal/kg)，相当于口服时每天供给500kJ/kg(120kcal/kg)。三大营养素的能量分配比例为蛋白质15%，脂肪35%，碳水化合物50%。为了保证机体营养的需要、又要限制一定的液体输入量和静脉营养液的浓度，应逐渐增加剂量不同年龄液体需要量见本章第三节。氨基酸用量开始为每日0.5g/kg，以后逐渐增加至每日2～3g/kg；脂肪乳剂开始为每日0.5～1g/kg，逐渐增加至每日2～3g/kg；葡萄糖浓度一般不超过12.5%。

（三）静脉营养液的配制、输注途径、方法

静脉营养治疗时，每日应根据患儿实际情况，先将所需能量、营养素和液体量计划好，然后在无菌条件下配制成混合液使用。

1. 静脉营养液的配制　全营养混合液(total nutrient admixture，TNA)：又称AIO(all in one)，即在严格的无菌条件下将所有静脉营养成分按一天的需要量及一定比例混合，置于一个静脉营养袋中，然后在密闭的输液系统连续输注。

多瓶输注：在不具备无菌配制条件下可先将氨基酸与葡萄糖电解质溶液混合后，以Y形管或三通管与脂肪乳剂体外连接后同时输注。

2. 输注途径　①中心静脉途径；②周围静脉：经头皮静脉或四肢小静脉途径，适用于短期(≤14d)、静脉营养需要量不很大的患儿；③脐静脉置管；④经周围静脉进入中心静脉置管(peripherally inserted central catheter，PICC)等。

3. 输注方法　持续输注法：将一天的营养液在24h内均匀输入称为持续输注法。

循环输注法：指输注时间在12～18h的静脉营养输注方式。

（四）静脉营养的并发症

1. 组织损伤。

2. 静脉炎、血栓形成及栓塞。

3. 感染　病原菌可通过导管穿刺点、导管和输液器连接处等侵入营养液。

4. 代谢紊乱　如①高血糖症；②低血糖症；③脂肪超载综合征：主要特征有黄疸、发热、头痛、呕吐、贫血、血小板减低、出血倾向及肝功能损害等；④肝功能损害及胆汁淤积：常见的高危因素有：早产儿、TPN应用>4周、感染、能量过高、氨基酸配方不合理等；⑤电解质紊乱及酸碱失衡：常见原发病(如肠瘘、营养不良、消化道畸形)或TPN成分配制不当引起；⑥其他：如再喂养综合征、代谢性骨病、微量元素缺乏等。

（五）从肠道外营养过渡到肠道内营养

长期TPN可引起胃肠道功能衰退，经过肠道内营养使肠道细胞得到再生及适应，但是从TPN过渡到肠道内营养须逐渐进行，逐渐增加肠内量而降低肠外量，直至肠内营养能满足代谢需要时，完全停止TPN，最后至正常膳食。

二、肠道内营养

肠道内营养(enteral nutrition，EN)是指经胃肠道用口服或管饲的方法，提供患儿所需的营养物质，只要患儿胃肠道尚有部分功能均可采用。相对肠道外营养，肠道内营养简单、方便、安全、

成本低，营养成分更加全面、均衡，营养途径更符合生理过程。因此肠道内营养应作为儿童营养治疗的首选方式，充分利用肠道的消化和吸收功能，使之成为获取足够营养的主要途径。本节重点阐述管饲法肠道内营养。

（一）适应证

1. 经口摄食不能、不足或禁忌。

（1）低出生体重儿、早产儿生活能力低下，新生儿破伤风、脓毒症等不能经口摄食；

（2）有呼吸障碍或有机械通气者；

（3）神经性厌食、抑郁症等因拒绝经口进食而摄入量不足；

（4）多发性神经根炎、脑血管意外等原因所致咽反射消失而不能顺利咽下时；

（5）大面积烧伤、影响生长发育的慢性病和先天性心脏病等，急待 EN 改善全身状态。

2. 肠道疾病

（1）炎症性肠道疾病；

（2）肠道手术后、短肠综合征；

（3）胃肠道瘘，只要灌注的营养素不致从瘘孔流出的患者均为适应证；

（4）吸收不良综合征、胆道发育不全、急、慢性胰腺炎、胃食管反流病、顽固性腹泻、严重食物过敏及嗜酸细胞性胃肠炎等。

3. 其他　危重病和手术后营养不良；慢性肾脏疾病；先天性氨基酸代谢缺陷病、肿瘤患儿等。

（二）禁忌证

1. 严重的应激状态，如麻痹性肠梗阻、上消化道出血、顽固性呕吐、腹泻急性期和腹膜炎。

2. 空肠瘘患者，无论在瘘的近端或远端喂养均有困难。

3. 小肠广泛切除后、严重吸收不良综合征及衰弱的患者。

（三）肠道内营养量的需求

1. 肠道内营养膳食的种类及配方成分

肠道内营养膳食根据其组成和性质可分为：

（1）完全膳食，包括天然完全膳：天然食物经捣碎器制成匀浆经管饲提供营养支持和规定配方膳（又称要素膳）；

（2）不完全膳食（仅以一种营养素为主的膳食）；

（3）特殊配方膳食：如无乳糖膳、游离氨基酸配方、深度水解蛋白配方、中链甘油三酯为主的配方、不含苯丙氨酸的配方等。

规定配方膳食（要素膳）的成分：

（1）脂肪：包括长链甘油三酯（LCTs）和中链甘油三酯（MCTs），当胰腺、肝胆系统及小肠疾病时，LCTs 则不能吸收，因此要选择 MCTs。

（2）碳水化合物：是主要的供能成分。

（3）蛋白质：可根据病情采用整蛋白、水解蛋白、游离氨基酸，或联合应用来满足其需要量。游离氨基酸可以增加渗透压，因此有小肠黏膜病变时，最好选择多肽。

（4）维生素、微量元素和矿物质。

2. 热能的需要量　肠道内营养液中三大营养素的能量分配比例以及液体日需要量与肠道外营养相同。实际应用时要根据患儿的营养状况、活动程度、胃肠道吸收等具体情况进行增减，在疾病和应激状态下热能需要增加。

3. 渗透压　大多婴儿配方的最适渗透压为 300mmol/L，在一些特殊的配方中由于增加葡萄糖和氨基酸，提高了渗透压，通常渗透压为 400mmol/L 时胃肠道可耐受，但超过 500mmol/L 时，明显延长胃排空，此时要选择空肠喂养。

（四）营养途径和营养方式

1. 肠道内营养的营养途径包括口服和经导管输入两种。

（1）口服法：口服的膳食不必是等渗的，可根据患儿的情况配制，婴儿以配方奶为主。

（2）管饲法：包括鼻胃管（nasogastric tube，NGT）、鼻空肠管（nasojejunal tube，NJT）、胃造瘘管（gastrostomy tube，GT）、胃造瘘空肠管（gastrostomy jejunal tube，GJT）、空肠造瘘管（jejunostomy tube，JT）。营养途径的选择主要根据患儿的疾病和所需营养时间，如果营养时间在6周以内，NGT是最常用的途径，当出现胃食管反流、误吸、呕吐及胃排空延迟，则应改为NJT。如果营养时间超过6周，则应选择GT，当出现胃食管反流、误吸、呕吐及胃排空延迟，应选GJT或JT。

2. 营养方式　可选用顿服喂养、间歇喂养和持续喂养。顿服喂养通常根据患儿年龄按普通进餐次数和节律喂养，将患儿所需营养总量分餐后，在30～60min内通过管道注入；间歇喂养将患儿所需营养总量分6～8次输注，每次输注时间大于1h，这样每天可让胃肠道休息8～16h；持续喂养是将患儿所需营养物总量等速通过管道在24h输注。早产儿、短肠综合征、重度营养不良合并严重腹泻患儿，应首选持续喂养。

（五）并发症

肠道内营养并发症的发生率和严重性虽较肠道外营养为低，但仍有发生。

1. 与导管相关的并发症　①鼻咽部的损伤、副鼻窦炎、中耳炎；②胃肠道出血、穿孔、胃内容物漏出、腹膜炎；③导管位置异常及阻塞；④倾倒综合征；⑤经皮造瘘处感染，炎性组织增生，导致肠粘连，肠扭转或幽门梗阻等。

2. 与其他因素相关的并发症　①腹泻，呕吐，脱水，便秘；②氮质血症，糖尿；③过度营养所致肥胖；④胃食管反流；⑤再喂养困难综合征。

（孙　梅）

参考文献

1. WHO/UNICEF/JOHNS HOPKINS BLOOMBERG SCHOOL of PUBLIC HEALTH/USAID. Implementing the New Recommendations on the Clinical Management of Diarrhoea Guidelines for Policy Makers and Programme Managers，2006
2. CDC. Guidelines for the management of acute diarrhea. [2008-09-14]. http://emergency. cdc. gov/disasters/hurricanes/pdf/dguidelines. pdf
3. Alfredo Guarino，Shai Ashkenazi，Dominique Gendrel，et al. European Society for Pediatric Gastroenterology，Hepatology，and Nutrition/European Society for Pediatric Infectious Diseases Evidence-Based Guidelines for the Management of Acute Gastroenteritis in Children in Europe. Update 2014 J Pediatr Gastroenterol Nutr. 2014；59：132-152
4. Lubos Sobotka. 蔡威，译. 临床营养基础. 第4版. 上海：上海交通大学出版社，2013

Notes 

第三章 儿童生长发育

儿童与成人之间最大区别在于儿童处于不断的生长发育过程中,这是儿童生命过程中最基本的特征。儿科临床上许多问题涉及生长发育,异常的生长发育可能是某些疾病的重要临床表现。因此,儿童生长发育知识是儿科学的基础。

生长(growth)是机体量的变化,即各器官、系统以及身体形态、大小的变化,可以通过测量体格生长常用指标表达。发育(development)是机体质的变化,是细胞、组织、器官分化与功能成熟,包括情感—心理的发育成熟过程,在临床上通过发育里程碑来衡量。生长过程伴有发育成熟,二者密不可分,共同体现机体的动态变化。

第一节 儿童生长发育规律

每个儿童生长发育模式不完全相同,但遵循共同的规律。掌握生长发育总规律有助于正确评价儿童的生长发育状况。

一、生长发育的连续性、非匀速性和阶段性

从受精卵到长大成人,儿童的生长发育在不断进行。然而,连续的生长发育过程中生长速度不完全相同,呈非匀速性生长,形成不同的生长阶段。例如出生后的第一年体重、身高的增长最快,是第一个生长高峰。随后生长速度趋于稳定,青春期生长速度又加快,为第二个生长高峰(图 3-1-1)。

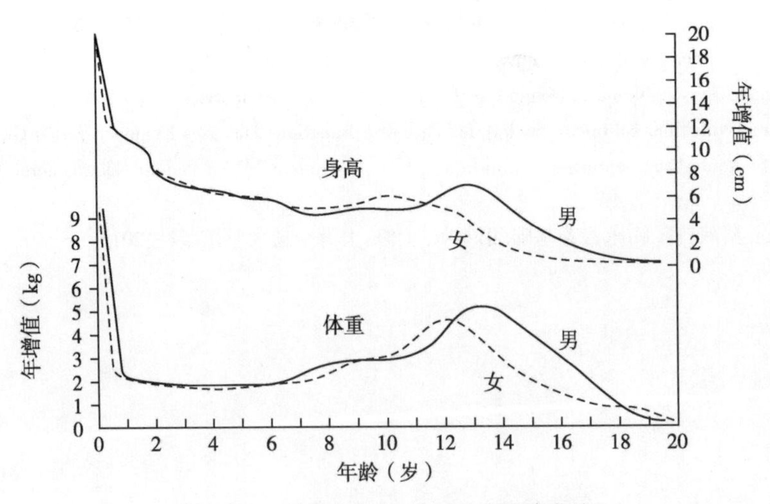

图 3-1-1 男女童身高、体重生长速度曲线

二、各器官系统生长发育不平衡

各器官系统发育有先有后、快慢不一。呼吸、循环、消化、泌尿、肌肉及脂肪的发育与体格生长平行,即生后头 1~2 年快速增长,之后进入稳定增长期,青春期再次出现生长的高峰。但是神经系统发育早于其他系统组织,生后 2 年内发育最快,6~7 岁神经系统发育基本达成人水平。

儿童期淋巴系统生长迅速，青春期前达顶峰，约2倍成人大小，以后逐渐萎缩降至成人水平。生殖系统在青春期前处于静止状态，青春期迅速发育到达成熟。

三、生长发育有一定程序

1. 从上到下　如运动发育先抬头，后抬胸，再独坐、站立、行走。

2. 由近到远　从臂到手，从腿到脚。

3. 由粗到细、由低级到高级、由简单到复杂如从全掌一把抓到手指取物；先画圆后画方形；先感知事物的表面属性，再发展到思维、判断事物的类别属性。

四、个体差异

遗传与环境的影响造成个体的生长发育状况存在个体差异，如同性别、同年龄的儿童群体中，每个儿童的生长水平、生长速度、体型特点等都不完全相同，神经心理发育也并不完全同步，即使是同卵双生儿之间也存在差别。因此，连续观察对于全面了解儿童的生长发育状况非常重要，应避免将“正常值”作为评价的依据，评价时必须考虑个体差异，才能作出正确的判断。

（李廷玉）

第二节　影响儿童生长发育的因素

生长发育受到遗传的调控及环境的影响。

一、遗传因素

遗传决定儿童正常生长发育的特征、潜力及趋向。如身材高矮、体型、性成熟的早晚等主要受遗传因素的影响。一般情况下，父母身材高的，子女身材也高，父母身材矮的，子女身材也矮。如果儿童在良好生活环境下成长至成年，最终身高75%取决于遗传，25%取决于营养、锻炼等。而遗传性疾病，如代谢缺陷病、染色体畸变可直接严重影响儿童整个生长发育过程。比如唐氏综合征，因21号染色体异常，不仅生长迟滞，而且发育迟缓，通常伴有智力低下。

二、环境因素

遗传潜力的发挥主要取决于环境条件，以下环境因素对生长发育的影响不能忽视。

（一）自然环境

良好的生态环境，如充足的阳光、新鲜的空气、清洁的水源等有益于儿童健康生长发育。

（二）营养

营养素是儿童生长发育的物质基础。宫内或生后早期营养不良不仅影响体格生长的方方面面，同时也可影响脑发育。

（三）疾病

任何引起生理功能紊乱的急、慢性疾病均可直接影响儿童的体格生长，如急性腹泻、肺炎致儿童体重下降；严重心、肝、肾脏疾病儿童生长发育迟缓。某些内分泌疾病，如生长激素缺乏症、先天性甲状腺功能减低症可严重影响儿童的生长发育。

（四）母亲的情况

胎儿生长发育与母亲的生活环境、营养、疾病、情绪等密切相关。妊娠期母亲身体健康、营养丰富、心情愉快、环境舒适，胎儿发育良好。若母亲妊娠期营养缺乏、吸烟、酗酒、感染、创伤、滥用药物、接触放射性物质等可致胎儿流产、畸形或先天性疾病。

（五）家庭环境

和睦的家庭气氛、父母稳定的婚姻关系也对儿童生长发育起着不容忽视的作用。如果长期

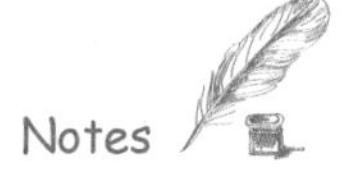

处于暴力、压抑的生活环境,不仅直接影响发育,这种精神上的压抑还可导致激素分泌的紊乱,从而影响生长。

(六) 社会环境

完善的医疗保健服务、良好的教育体制等对于促进儿童的生长发育有积极的作用。一般经济发达地区的儿童生长水平明显优于经济落后地区。

综上所述,儿童生长发育水平是遗传与环境共同作用的结果,遗传决定生长发育的可能性,但环境决定生长发育的现实性。

(李廷玉)

第三节 儿童体格生长

一、体格生长常用指标

我们通常选择具有人群代表性、易于测量的体格指标,包括体重(weight)、身长/身高(length/height)、顶臀长/坐高(crown-rump length/sitting height)、头围(head circumference)、胸围(chest circumference)。

(一) 体重

体重是身体各组织、器官系统、体液的综合重量。其中,体脂和体液重量易受疾病影响,故体重易于波动,是反映儿童营养状况的重要指标。测量儿童体重常采用杠杆秤或电子秤。

(二) 身长/身高

指头顶至足底的垂直距离,包括头、脊柱、下肢长度的总和。身长/身高受遗传、内分泌的影响较明显,短期的营养波动和疾病对其基本无影响。婴幼儿应采用测量床仰卧位测量,称为身长;3 岁后的儿童应采用身高计立位测量,称为身高。

(三) 顶臀长/坐高

指头顶到坐骨结节的垂直距离,反映脊柱和头部的增长。婴幼儿仰卧位采用测量床测量为顶臀长,3 岁后的儿童采用坐高计坐位测量称为坐高。

(四) 头围

即从眉弓至枕骨结节绕头一周的最大围径,反映脑和颅骨的发育。临床上头围的测量是发现头颅异常生长的重要筛查步骤。在发育迟缓性疾病或可疑脑积水时尤其重要。3 岁以内常规测量头围。

(五) 胸围

为平乳头下缘经肩胛骨下角绕胸一周的长度,反映胸廓、胸背部肌肉、皮下脂肪和肺的发育。

二、出生至青春前期的体格生长规律

(一) 体重的增长

出生体重与胎龄、性别及母亲妊娠期营养状况有关。一般早产儿体重较足月儿轻,男童出生体重大于女童。世界卫生组织 2006 年的调查结果显示男婴平均出生体重为 3.3kg,女婴为 3.2kg,与我国 2005 年 9 市城区调查结果相似(男 3.33kg,女 3.24kg)。部分新生儿在初生数天内因摄入不足、胎粪及水分的排出而出现生理性体重下降。一般下降范围在原有体重的 5% ~10%,多在第 7 ~10 天恢复至出生体重。如新生儿体重下降超过 10% 或至第 2 周仍未恢复到出生体重,应考虑喂养不足或病理原因所致的可能。如果生后及时合理喂哺可减轻甚至避免新生儿生理性体重下降的发生。

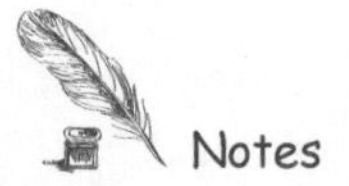

世界卫生组织 2006 年的调查资料显示,生后 3 ~4 个月的婴儿体重约为 6kg,为出生体重的

2倍;1岁时约为9kg,为出生体重的3倍;2岁时约为12kg,为出生体重的4倍。由此可以看出,生后第一年体重增长显著,是第一个生长高峰。体重的增长是非匀速的,生后前3个月体重的增长约等于第一年后9个月体重的增长,体重增长速度是趋于缓慢的。2岁后至青春前期儿童体重稳步增长,年增长约为2kg。该阶段体重值可通过公式,即体重=年龄×2+8kg预测。但是儿童的生长是非匀速的,且有个体差异。因此,公式计算得出的值仅为生长的粗略估计,也不宜将其当作“标准”进行体格生长评价。

（二）身长/身高的增长

世界卫生组织2006年的调查资料显示出生时身长男童平均约50cm,3个月龄时约61~63cm,1岁时约75cm,2岁时约86~87cm,女童身长与男童大致相同,略低于男童。因此,身长增长规律与体重增长规律基本相似,生后第一年是生后增长最快的时期,与体重增长平行,为第一生长高峰。前3个月身长增长约等于第一年后9个月身长增长,意味着身长增长的速度趋于缓慢。2岁后到青春前期每年身高增长速度较稳定,约5~7cm。该阶段身高值可通过公式,即身高=年龄×7+75cm预测。同样的,身长/身高的生长也是非匀速的,且有个体差异。因此,公式计算得出的值仅为生长的粗略估计,也不宜将其当作“标准”进行体格生长评价。

（三）头围的增长

新生儿出生时头围较大,平均34cm。3个月龄时约40cm,1岁时约46cm,2岁时约48cm,5岁时约50cm,10岁时约53cm,15岁时达成人头围,约54cm。因此,头围增长的规律与体重、身长(高)增长规律相似,头围的增长在第一年为生长高峰,这与此期中枢神经系统的迅速发育是密切相关的。婴儿前3个月龄头围的增长约等于后9个月增长的总和,同样也是非匀速的增长,2岁后头围增长缓慢。此外,儿童头围大小与遗传、疾病等有关。

（四）胸围的增长

出生时胸围较头围略小1~2cm,平均约32~33cm;胸围在第一年增长最快。1岁时胸围约等于头围,出现头、胸围生长曲线交叉。1岁后胸围发育开始超过头围;1岁至青春期前胸围应大于头围,胸围与头围的差值约为年龄减1cm。头、胸围生长曲线交叉年龄与儿童营养状况、胸廓发育情况有关。我国2005年调查结果显示到15个月龄我国儿童头胸围曲线才出现交叉,提示我国儿童胸廓生长较落后。除营养因素外,这可能还与我们不重视爬行训练和胸廓锻炼有关。

三、青春期的体格生长规律

青春期是儿童到成年的过渡期,是特殊时期,这一时期儿童体格生长有自身的特点。受性激素影响,女孩多在9~11岁乳房发育,男孩多在11~13岁睾丸增大,标志青春期的开始。青春期始动1~2年后体格生长出现生后的第二个身高增长高峰(Peak Height Velocity,PHV),并持续2.5~3年左右。在身高增长高峰,女孩身高每年增长约8~9cm,男孩身高每年增长约9~10cm。因此,在身高第二生长高峰,身高增加值约为最终身高的15%。且男孩PHV出现时间较女孩约晚2年,意味着男孩多长约10cm左右,男童的最终身高比女童平均高12~13cm。

在第二生长高峰,体重也迅速增长,无论男女,体重增长值约25~30kg,体重增加值约为成年人理想体重的25%。

男、女儿童体形发生了显著改变。男孩肩部增宽、肌肉发育更显强壮。女孩逐渐形成身体曲线,耻骨和髂骨下脂肪堆积使女孩臀围增大。

四、体格生长评价

由于受到遗传及环境的影响,每个个体的体格生长状况是存在个体差异的。正确评价儿童体格生长状况,定期生长发育监测,有利于及时发现问题,筛查、管理高危儿童,给予适当的指导

和干预,促进儿童健康生长。

(一) 参照人群

1. 国际标准 WHO2006 年发布的标准建立在 6 个不同国家、8440 名来自不同种族和文化背景的健康的、母乳喂养的婴儿和儿童原始生长数据和相关资料基础上。研究样本由生活在使其遗传潜力充分发挥的有利环境条件下的健康儿童所组成,并明确地把母乳喂养作为取样的生物学标准,确定了母乳喂养的儿童为生长发育的标准模型。由于包括了不同种族,进一步增强了标准的普遍应用性。因此,WHO2006 年的标准是目前国际上普遍应用的标准。

2. 中国标准 中国卫生部确定 2005 年中国九大城市儿童生长数据为目前中国儿童参考人群值。

(二) 资料表示方法

1. 统计学方法

(1) 均值离差法:对于体重、身高和头围等连续性变量,通常是呈正态分布的,变量值用平均值±标准差(SD)表示。均值±1 个 SD 包括样本的 68.26%,均值±2 个 SD 包括样本的 95.44%,均值±3 个 SD 包括样本的 99.72%。为了更精确反映与均值的距离,可计算偏离的程度,即 Z 评分。Z=(变量值-均值)/SD,变量值等于均值,Z=0;变量值小于均值,Z 为负数;变量值大于均值,Z 为正数。这样利于进行不同组别(年龄、性别、生长指标)之间的比较。

(2) 百分位数法:是将某一组变量值(如体重、身高)按从小到大的顺序排列,将最小值与最大值分为 100 个等份,每一等份为一个百分位,并按序确定各百分位数。当变量呈正态分布时,第 50 百分位相当于均值。第 3 百分位接近于均值减 2 个 SD,P97 接近于均值加 2 个 SD。

2. 界值点 通常离差法以均值±2SD 为正常范围,包括样本的 95%;百分位数法以 P3~P97 为正常范围,包括样本的 94%。也就是说,小于 P3,或大于 P97 为异常,小于均值-2SD,或大于均值+2SD 为异常。

3. 评价结果等级划分 三分法按界值点分为上、中、下三等,即 X±2SD 或 P3~P97 为中等,小于 P3 或小于均值-2SD 为下等,大于 P97 或大于均值+2SD 为上等。临床上五分法的运用更为广泛,五等级划分法将测量数值分为上、中上、中、中下、下五等(图 3-3-1)。

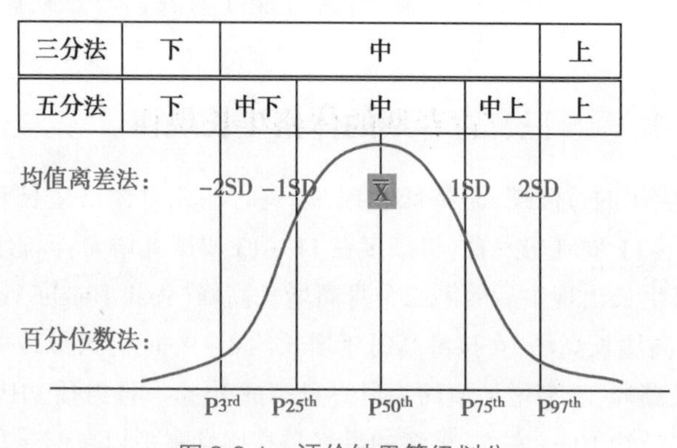

图 3-3-1 评价结果等级划分

4. 参考值表示方法

(1) 表格:测量数值按均值离差法或百分位数法等级以表格形式列出,便于查询,但不够直观。

(2) 生长曲线图:把不同年龄体格参考值按均值离差法或百分位数法的等级绘成曲线图。优点是直观,不仅能较准确了解儿童的生长水平,还能对儿童某项指标进行定期纵向观察。

(三) 评价内容

Notes

1. 生长水平 将某一年龄时点(横断面测量)所获得的某一项体格生长指标测量值与参考

人群值比较，得到该儿童在同年龄、同性别人群中所处的位置，即该儿童生长的现实水平。评价结果以等级表示。生长水平包括所有单项体格生长指标，如体重、身高(长)、头围等。

早产儿体格生长有一允许的“落后”年龄范围，进行生长水平评价时应矫正胎龄至胎龄40周后再评价。考虑到各器官系统发育不平衡，当早产儿长到18个月时头围就不再矫正，到24个月时体重不再矫正，到40个月龄身高就不再矫正了。

生长水平评价有其局限性。一次测量值仅表示已达到的水平，不能说明过去存在的问题，也不能直接估计生长过程。

2. 生长速度 对某一单项体格生长指标进行定期连续测量(纵向观察)所获得的该项指标在某一时间段中的增长值，将此增长值与参照人群在同一时间段的增长值进行比较，就能判断出一个儿童在此段时间内生长趋势。纵向观察儿童生长速度可掌握个体儿童自身的生长轨迹，能早期发现生长的偏离情况。定期体检是生长速度评价的关键。

临床上儿童生长速度多通过在生长曲线图上简单、直观的描出，以判断儿童的生长趋势。评价生长速度有五种情况，分别是正常、增长加速、增长不足、不增、下降。

3. 匀称度

(1) 体型匀称度：反映体型(形态)发育的比例关系。

身长的体重(weight for length，W/L)：代表一定身高的相应体重范围。可查阅表格或曲线与参照人群值比较，结果以等级表示。本质上体现的人的胖瘦。

体块指数(body mass index，BMI)：BMI=体重(kg)/身高(m)^2，WHO推荐2岁以上用BMI表示单位面积中所含的体重数，是判断儿童营养状况有效的筛查工具。

(2) 身材匀称度：以坐高(顶臀长)/身高(长)的比值反映下肢发育状况。按实际测量计算结果与参照人群值计算结果比较。结果以匀称，非匀称表示。

(李廷玉)

第四节 与体格生长有关的其他系统的发育

一、骨 骼

(一) 头颅骨

头颅主要由额骨、顶骨和枕骨组成，骨与骨之间由具有弹性的纤维组织连接。颅骨间小的缝隙称为骨缝，包括额缝、冠状缝、矢状缝和人字缝。颅骨间大的缝隙称为囟门。位于两块额骨与两块顶骨间形成的菱形间隙为前囟，而后囟是由两块顶骨和枕骨形成的三角形的间隙(图3-4-1)。骨缝和囟门可缓冲颅内压力，在新生儿娩出的时候，正是骨缝和囟门这些弹性纤维组织的存在使得颅骨在一定程度上的重叠成为可能，有利于胎儿顺利通过产道。

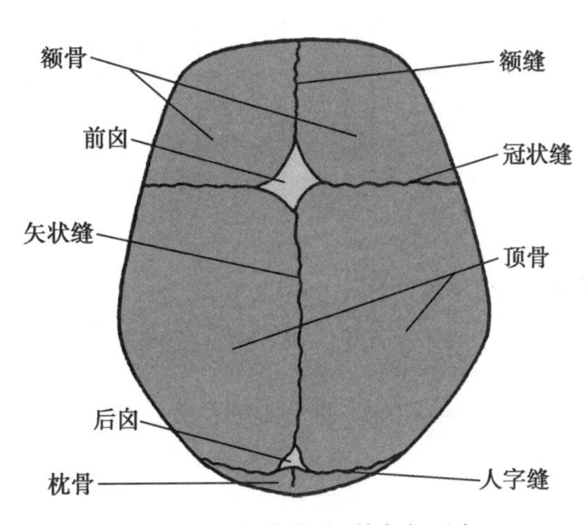

图3-4-1 颅骨骨缝、前囟与后囟

前囟的大小是菱形对边中点连线的距离，出生时大约1.5~2cm。因为分娩时婴儿头颅通过产道，故出生时骨缝是稍有重叠的。生后2~3个月龄婴儿颅骨重叠逐渐消失，前囟此时较出生时还大，之后随着颅骨骨化前囟逐渐闭合。前囟大小与闭合年龄个体差异较大，2岁时96%的儿童前囟均闭合。临床上对于前囟的大小和闭合的时间有无异常通

常是需要结合头围、行为发育等其他临床表现综合判断分析。后囟出生时近闭，大约 0.5cm，6～8 周龄闭合。

（二）长骨

长骨的生长从胚胎早期间充质向骨原基分化起始，到成人期骨发育成熟即干骺端骨性融合为止。在这个过程中，骨膜下成骨作用使长骨增粗，软骨内成骨使长骨增长。胎儿时期最开始是软骨雏形，胚胎 2～3 个月时在软骨雏形中段形成初级骨化中心，由于初级骨化中心两端的软骨组织不断生长、骨化，在干骺端遗留的软骨层，就称为干骺端生长板，是出生后长骨增长的重要部位。在生长板中央的软骨组织也是不断增值分化、骨化，次级骨化中心形成。到 17～20 岁时，生长板软骨组织消失，完全骨化，干骺端骨性融合，长骨的生长也就停止了。

长骨干骺端次级骨化中心的出现，可在出生前、出生后数月或数年的时间，是随年龄增长按一定顺序和解剖部位有规律的出现。比如说，出生时在股骨远端和胫骨近端部位出现的次级骨化中心是新生儿长骨发育成熟的标志，而到了 4～6 个月龄婴儿腕部才出现次级骨化中心，并在腕部的次级骨化中心相对最集中（图 3-4-2）。因此次级骨化中心的出现能够反映长骨生长发育成熟程度，有助于判断骨发育的年龄，称之为骨龄。从人群中调查得到每个次级骨化中心出现的时间、大小、形态、密度等绘制标准图谱，并将某儿童次级骨化中心与各年龄标准图谱比较，若其骨骼成熟度相当于某一年龄的标准图谱时，该年龄即为其骨龄。骨龄的测量主要是采用左手腕 X 线摄片。若小婴儿或临床上考虑有骨发育延迟的婴幼儿应加摄膝部 X 线片。骨龄的测量在临床中有重要意义。真性性早熟和先天性肾上腺皮质增生症的儿童骨龄提前，而生长激素缺乏症、先天性甲状腺功能减低症的儿童因为骨骼发育障碍，骨龄明显落后于实际年龄。正常次级骨化中心出现的年龄有较大个体差异，临床上判断骨龄异常时应慎重，需结合临床综合分析。

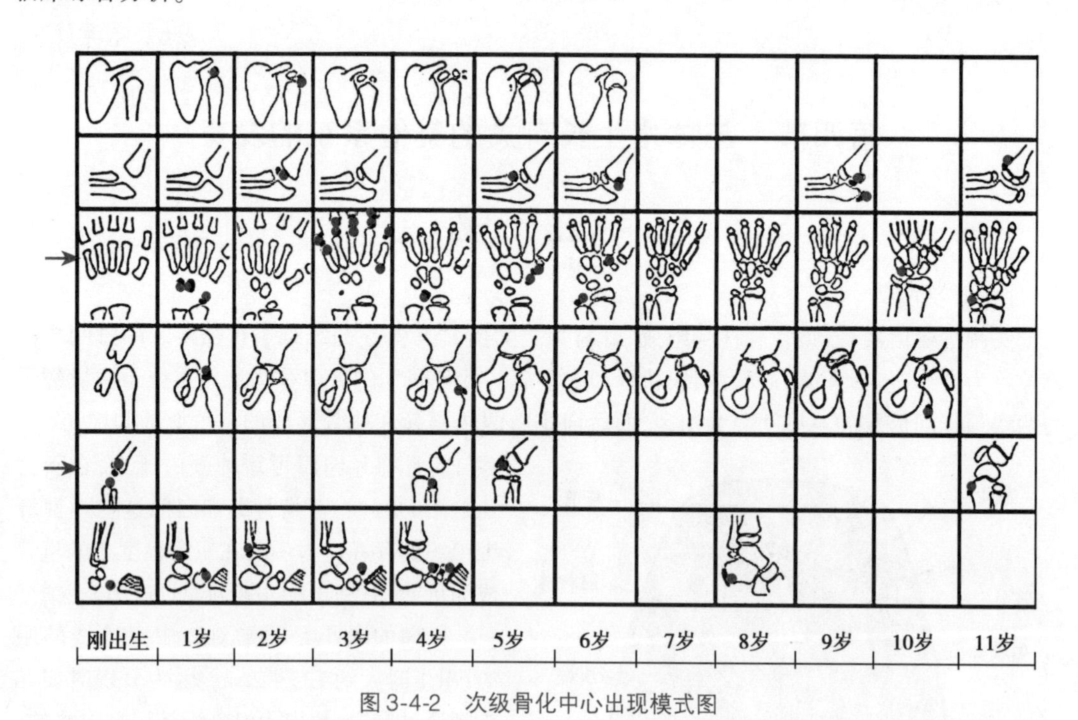

图 3-4-2 次级骨化中心出现模式图

（三）脊柱

脊柱存在生理性弯曲。早在胎儿时脊柱就已经形成最初的弯曲，像个字母 C。以后，婴儿 3～4 个月龄左右抬头动作的发育使颈椎前凸，形成颈曲；6～7 个月龄婴儿会坐后，胸椎后凸形成胸曲；1 岁左右儿童开始行走，腰椎前凸逐渐形成腰曲，脊柱形成类似于 S 形的弯曲。脊柱生理性弯曲帮助脊柱吸收、缓冲运动过程中产生的压力，有利于身体保持柔韧性和平衡。儿童 6～

7岁时脊柱生理性弯曲被韧带固定。儿童不正确的站、立、行、走姿势和骨骼疾病均可影响脊柱的正常形态。

二、牙　　齿

人一生中有两副牙齿，即乳牙和恒牙。牙齿萌出时间、萌出顺序和出齐时间个体差异很大。多数婴儿8个月龄时乳牙开始萌出。通常，萌牙顺序为下颌先于上颌、由前向后进行，最开始萌出的是下正中切牙，然后上正中切牙、上侧切牙、下侧切牙，第一乳磨牙、尖牙、第二乳磨牙，乳牙共20枚，约在3岁内出齐。若13个月龄后仍未萌牙称为萌牙延迟。萌牙延迟的主要原因可能是特发性的，也可能与遗传、疾病及食物性状有关。恒牙萌出的时间大约是6岁。多数人6岁左右在第二乳磨牙之后萌出第一恒磨牙，部分人最开始萌出的中切牙。12岁左右出第二恒磨牙，17～18岁以后出第三恒磨牙（智齿），也有终生不出智齿者。恒牙出齐一共32个，如果没有智齿，就28颗。一般于20～30岁时出齐。牙齿来源于外、中胚层，发育与骨骼有一定的关系，但也不完全平行。牙齿发育异常包括萌牙延迟、排列紊乱、缺牙和牙釉质异常。

三、生殖系统发育

（一）女性性征发育

女性生殖器官包括卵巢、子宫、输卵管和阴道。女性第二性征发育顺序为乳房、阴毛、腋毛。乳房发育是第二性征中最早出现的，为青春期始动的标志，女孩多是9～11岁。青春期始动后2.5～3年，月经初潮来临，标志女性生殖功能发育成熟。

（二）男性性征发育

男性生殖器官包括睾丸、附睾、阴茎。男性第二性征发育顺序为睾丸、阴茎、阴囊、阴毛、腋毛、胡须、喉结、变声。男童以睾丸的增大作为青春期始动标志。排精标志着男性性功能发育成熟。

青春期开始、持续的时间及第二性征出现的顺序有很大的个体差异。性早熟指女童在8岁前、男童在9岁前出现第二性征为青春期提前。多数性早熟为特发性性早熟，部分与肿瘤有关。若女童14岁、男童16岁后仍无第二性征出现，为性发育延迟，多与遗传及疾病有关。

（李廷玉）

第五节　神经心理发育

一、神经解剖生理特点

神经系统发育是儿童神经心理发展的基础，是结构和功能逐渐成熟的过程。

（一）脑发育

脑由大脑、小脑和脑干组成。在胚胎发育过程中，脑是率先发育的器官。脑发育，是形态发育与结构功能逐渐成熟的过程。

脑起源于神经管的头段。胚胎5周时已可分出前中后脑及左右大脑半球；8周时已形成大脑皮层。婴儿出生时，大脑功能发育尚不完善，而与基础生命活动有关的中脑、脑桥、延髓、脊髓发育相对较成熟。出生时，新生儿脑重约390g（约占成人脑重25%左右），大脑体积是成人1/3，但是他们已经有与成人相同的脑细胞数量（约有100亿～140亿）；6～8岁时儿童脑重约1200g，约占成人脑重90%左右。

大脑分为两个半球。两个大脑半球在活动协调、适应环境的感觉和运动功能方面是对称的。然而，两个大脑半球尚存在分解-合成或时间-图形的许多高级功能分离或不对称，即大脑半球一侧优势。左半球对语言语法技巧、运算、逻辑推理能力具有优势；右半球对形象思维、旋律、

三维物体的感知占优势。大脑半球一侧优势是相对的,左半球也有一定的非词语性认知功能,右半球也有一定的简单语言活动功能。大脑优势不仅与遗传有关,还与后天训练有关。脑的不同功能向一侧半球集中是儿童脑结构和认知发育的主要特征。

脑干位于脑中下部,由延髓、脑桥、中脑、间脑组成,连接大脑、小脑、脊髓。脑干具有感觉分析、调整自主性神经(与情绪活动关系密切)、视及听反射、整合左右身体运动、调节呼吸循环、选择性注意、意识、呕吐、觉醒和睡眠周期、调节肌张力、心率、血压和血管收缩等功能。

小脑主要功能是调节躯体运动,维持身体平衡和协调运动。小脑生后 6 月达到发育高峰,6 岁左右达到成人水平。因此,2 ~ 3 岁前小脑尚未发育完善,随意运动不准确,共济运动较差。

脑发育在 3 岁基本完成,12 岁达到成人水平。

(二) 髓鞘发育

神经纤维髓鞘化是有隔绝作用的脂肪鞘包裹神经纤维的过程,可以改善信息传导效率,是传导功能成熟的一个重要标志;其顺序为感觉神经纤维(传入)先于运动神经纤维(传出),脑神经髓鞘化先于脊神经。

由于大脑皮层髓鞘化较晚,婴幼儿因外界刺激引起的神经冲动传入大脑速度慢,易泛化,不易在皮层形成明显的兴奋灶。此外,新生儿大脑皮层及新纹状体未发育成熟,而皮层下中枢,如丘脑、苍白球发育已较成熟。所以,新生儿出现肌张力增高、不自主蠕动动作、兴奋与抑制易扩散等皮层下中枢优势的表现。随着大脑皮层发育成熟,大脑皮层对皮层下中枢的抑制作用逐渐增强,以上表现会逐渐消失。

(三) 神经反射

神经反射包括终身存在的神经反射(如浅反射、腱反射),以及“原始反射”(primary reflexes,是出生时脊髓的固有反射)。原始反射主要包括:拥抱反射(约在 4 个月消失)、觅食反射及吸吮反射(约在 4 个月消失)、握持反射(约在 5 ~ 6 个月消失)、踏步反射(约在 2 个月消失)、颈紧张反射(约在 3 ~ 4 个月消失)。原始反射反映了神经系统发育的成熟度,消失延迟是神经系统受损的指标。

二、感知觉的发育

感觉是通过各种感觉器官从外界环境选择性地取得信息的能力。知觉是依靠大脑皮层对复合刺激物的整体反应的知觉活动。

1. 视感知发育　胎儿 32 ~ 34 周视觉就开始发育;新生儿已有视觉感应功能,瞳孔有对光反应。安静状态下,新生儿可短暂注视物体,15 ~ 20cm 距离视物最清楚;能辨大小,形状和颜色。1 个月婴儿出现头眼协调,视线和头可随物水平移动 90°;3 ~ 4 个月头眼协调好,可追物 180°,辨别彩色和非彩色物体;6 ~ 7 个月龄时,目光可随物体垂直移动,喜欢红色。8 ~ 9 个月能辨大小;18 个月开始辨别形状;2 岁逐渐学会辨别红、白、黄、绿等颜色。2 岁时视力达到 4.7,4 ~ 5 岁时视力达到 5.0。婴儿 8 ~ 9 个月开始出现视深度,即通过视觉估计对象的距离,能够看到小的物体,4 ~ 5 岁时视深度充分发育。

2. 听感知发育　胎儿 20 周左右听觉系统开始发育,胎儿后期听觉已经比较灵敏。新生儿出生时鼓室无空气,听力差。新生儿 3 ~ 7 天后听觉已经良好,50 ~ 90dB 的声音可引起呼吸改变;能辨别母亲声音与他人声音、寻找声源;能区分音量、音调、音色。3 ~ 4 个月能头转向声源;6 个月能区分父母声音;7 ~ 9 个月能听懂语气;10 ~ 12 个月能听懂名字;1 ~ 2 岁能听懂指令;4 岁左右听觉发育逐渐成熟,并持续至青少年期。

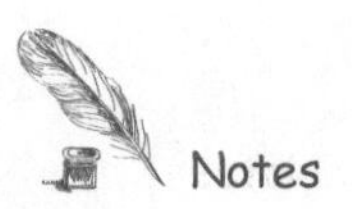

3. 味觉发育　味觉在出生时发育已很完善。生后 2 小时新生儿即可分辨出无味、甜、酸、苦、咸,并出现不同表情。4 ~ 5 个月婴儿对食物轻微味道改变很敏感,喜欢原味食物,该期是“味

觉发育关键期”。

4. **嗅觉发育**　出生时嗅觉发育已成熟。生后1～2周新生儿已可辨别母亲与他人气味，3～4个月婴儿能区别愉快与不愉快气味；7～8个月婴儿能分辨芳香气味。

5. **皮肤感觉发育**　包括痛觉、触觉、温度觉及深感觉。新生儿大脑皮层发育未完善，对痛、温度、触觉刺激不能定位，受冷热刺激所引起全身性运动，而不是局部的逃避反应。新生儿对热不敏感，因此被热水袋烫伤后也无反应。新生儿已有痛觉发育，但比较迟钝，第2个月后逐渐改善。新生儿触觉发育比较成熟，尤其眼、前额、口周、手掌、足底等部位有高度敏感性。5～6个月可区别体积和重量不同的物体；2～3岁可辨别物体属性（软、硬、冷、热等）。

三、运动发育

婴幼儿的运动发育包括大运动和精细运动发育。

（一）大运动发育

大运动（gross motor）指身体对大动作的控制，包括颈肌、腰肌的平衡能力，以及爬、站、走、跑、跳等动作（表3-5-1）。

表3-5-1　大运动发育里程碑

平均年龄（月）	大运动发育里程碑	平均年龄（月）	大运动发育里程碑
1	俯卧抬头	8	坐下 匍匐前进 拉站
2	俯卧抬头	9	自由爬行
3	俯卧抬肘	11	扶走
4	俯卧抬胸 俯卧位翻身至仰卧位	12	独走
5	仰卧位翻身至俯卧位 扶坐	15	跑
6	独坐		

（来源：Voigt RG，Macias MM，Myers SM. Developmental and Behavioral Pediatrics. American Academy of Pediatrics. 2011）

1. **抬头**　新生儿俯卧位可抬头1～2秒，2月可抬头45°～90°，4个月可俯卧撑胸。

2. **翻身**　4个月婴儿可由仰卧翻身至侧卧位。4～7个月婴儿可有意转动上下肢，继而躯干、上下肢分段转动，可从仰卧到俯卧，再翻至仰卧位。

3. **坐**　3个月龄扶坐腰背程弧形，4个月龄能竖颈，6个月能靠双手支撑坐片刻，8～9个月可坐稳，并左右转动身体。

4. **爬**　2个月龄俯卧能交替踢腿，匍匐开始。3～4个月龄可用手撑上身数分钟。7个月龄开始，婴儿能够驱使自己用腹部爬行。10个月龄能够熟练爬行，12个月能够手膝并用爬行。15个月后，能够爬楼梯。

5. **站、走**　婴儿开始站立、扶物行走并独走的年龄差别较大。8～9月龄可扶站片刻；10～14个月独站和扶走，1.5岁走得好；2～2.5岁单足站；3岁能上下楼梯；4岁能沿直线走；5～6岁能在宽的平衡木上走，能脚跟对着脚尖走直线。

6. **跑、跳**　5～6个月龄扶立时双下肢可负重，并上下跳；18～24个月龄会跑和双足跳；3岁时可并足跳远、单足跳。

（二）精细运动发育

精细运动（fine motor）指手和手指的动作，如伸手购物、抓握物品、涂画、叠方木、翻书、写字等，个体差异较大运动小。

3个月龄婴儿可玩手，试用全掌抓握物体。5～6个月龄主动伸手抓物；6～8个月龄独自玩弄小物品，出现换手、捏、敲等探索性动作。8～12个月龄拇示指钳小丸、撕纸。1～1.5岁能拿笔乱画。18个月龄能叠2～3层积木。2岁叠纸，叠6～7层积木，模仿画垂直线和圆。2～3.5岁用积木搭桥。3～4岁会使用一些"工具性"玩具。4～5岁穿鞋带，剪纸。5～6岁用笔学写字、折纸、剪复杂图形。（表3-5-2）

表3-5-2 视觉-精细运动发育里程碑

年龄（月）	发育里程碑
1	注视
2	水平和垂直方向追视
3	追视360° 对视觉刺激有反应
4	手过中线
5	伸手抓物 换手
6	全掌拾较大物体
8	全掌拾小物体
9	试用拇示指拑小物体 追看坠落物体
10	找到隐藏物体
11	熟练用拇示指拑小物体
12	故意扔掉物体
16	模仿乱画
18	自发乱画
21	搭3层积木
24	水平方向搭4节火车
30	学搭更多节数火车，并在适当方向垂直冲开火车排列 搭4节带烟囱火车
36	学画图 画有头和身体某一部分的人 认识一种颜色

四、语言发育

语言（language）是儿童全面发育的标志。语言的发育以理解为基础，同时还与听觉系统、发音系统、脑功能发育，以及一定的语言环境有关。语言能力的发展是先理解后表达，先名词、动词，后代名词、形容词、介词、助词。

婴儿早期自发的无声唇舌运动是学语音的基础。新生儿已会哭叫，1个月龄开始发咕咕音和做声音游戏，1～3个月发单音，2～4个月发笑声，3～4个月反复咿呀做声，7个月龄开始学语。1岁出现第一个有意义的单词，1.5～2岁会说短语，3岁能说简单句，4岁儿童能自言自语，6岁说话流利。儿童1.5岁后词汇量迅速发展，2～3岁增加更快，5～6岁后词汇量增长速度逐渐减慢（表3-5-3）。

表 3-5-3　语言接受和表达能力发育里程碑

年龄(月)	接受能力里程碑	表达能力里程碑
1	对声音有反应	
2	社会性微笑	
3		咕咕发声
4	头转向声源	大笑
6		牙牙学语
8		不明确发“Mama”“dada”
10	理解“不”	清楚发“Mama”“dada”
12	遵循 1 步带手势指令	2 个词
18	按要求指出 1 幅图片 区别 2 个以上身体部位	7～10 个词
21	按要求指出 2 幅图片	20 个词,2 个短语
24	遵循 2 步指令	50 个词,2 个句子(会用名词、动词)
30	理解“1” 按要求指出 7 幅图片	适当使用代词
36	遵循 2 步含介词的指令	250 个词 使用 3 个句子

(来源:Voigt RG, Macias MM, Myers SM. Developmental and Behavioral Pediatrics. American Academy of Pediatrics. 2011)

五、心理活动的发展

(一) 社会行为(personal-social behavior)

2～3 个月时婴儿出现社会性微笑,并以笑、停止啼哭等行为表示认识父母;6 个月龄开始认生;9～10 个月龄喜欢照镜子、玩躲猫猫游戏,是认生的高峰;18 个月,易与父母分开;3 岁时能和小朋友一起玩简单的游戏,学习遵循游戏规则。

(二) 注意(attention)的发展

注意是人的心理活动集中于一定的事物,是认识过程的开始。注意分为无意注意和有意注意。无意注意是自然发生的,无需意志努力的注意。有意注意是指自觉的,有预定目的的注意。婴儿期以无意注意为主,且容易转移。3 岁时逐渐发展形成有意注意,5～6 岁后儿童能较好地控制自己的注意力。

(三) 记忆(memory)的发展

记忆是一个重要的心理过程,是对经历过的事物的反映。可分为感觉、短暂记忆和长久记忆三个不同系统。长久记忆又分为再认和重现两种形式。以前感知过的事物在眼前重新出现时能被认识称为再认;过去感知过的事物不在眼前,而却在脑中重现出来,即为重现。1 岁以内的婴儿只有再认而无重现,随年龄增长,重现能力亦增强。3 岁的儿童可重现几个星期前的事情,4 岁的儿童可重现几个月前的事情。幼年儿童以机械记忆为主,随年龄的增加,逻辑记忆逐渐发展。

(四) 思维(thinking)的发展

思维是客观事物在人脑中概括的、间接的反映。1 岁以后的儿童开始产生思维。3 岁以前只有最初级的形象思维;3 岁以后开始有初步的抽象思维;6～11 岁以后儿童逐渐学会综合分析、分类比较等抽象思维方法。

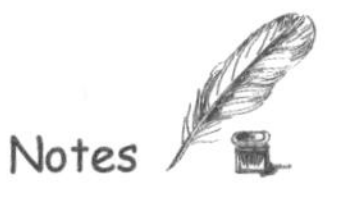

（五）想象（imagination）的发展

想象是人脑对已有表象进行加工改造而创造出新形象的过程。1～2岁儿童开始有想象的萌芽。学龄前期的儿童以再造想象为主，有意想象和创造性想象到学龄前才迅速发展。

（六）情绪、情感的发展

情绪或情感是人们对事物或观念所引起的主观体验或客观表达，通过某种外在或内在的活动以致行动表现出来。情绪多指外在的表达；情感是内心的体验，为高级的情绪体验。新生儿期的愉快、不愉快两种情绪都与生理需要的满足与否有关；婴幼儿情绪表达特点是时间短暂、反应强烈、容易变化；3岁以后，随着儿童社会生活的增加，基本的情绪活动都出现。学龄期儿童出现初步的社会性情感和道德体验，如信任感、安全感、同情感、友谊感和荣誉感。情绪的稳定性和调控能力逐渐增强。

（七）个性和性格的发展

个性是个人处理环境关系与他人不同的习惯行为方式和倾向性，是比较稳定的各种心理特征的综合。个性中最重要的心理特征是性格，其次是能力。性格是人后天生活环境中形成的心理特征，性格一旦形成就具有相对稳定性。根据艾里克森的个性发展论，性格具有阶段性：婴儿期（信赖-不信赖），所有生理需要都依赖成人，如与成人无依恋关系，将产生不安全感和情绪问题；幼儿期（自主-怀疑），开始有自理能力，但仍需依赖成人，故依赖性和违拗行为交替出现；学龄前期（主动-内疚），自理能力提高，但常因失败而产生失望和内疚；学龄期（满足-自卑），因学习能力提高和某些行为得到认可而满足，又因常失败而产生自卑；青春期（自我评价-自我意识混乱），这个阶段是儿童由童年向成人过渡的阶段，个体对自己的评价并得到成人的认可，如处理情感问题、伙伴关系、职业选择、道德价值等问题不当可产生身份紊乱。

六、睡眠发育

睡眠是一种复杂的生理及行为过程。正常的睡眠时间以及节律是反映儿童身心健康水平的重要指标。

足月新生儿的总睡眠时间在各期儿童中最长，约10～19小时/天（平均13.5～14小时）。早产儿的睡眠时间可能更长。随着年龄增长，总睡眠时间逐渐减少，到青少年期形成比较固定的每日7～9小时左右睡眠。此外，随着年龄增长，日间睡眠时间也逐渐缩短，到学龄期基本无日间短时间睡眠。

1. 婴儿睡眠　新生儿昼夜睡眠时间基本相等。正常新生儿睡眠周期约50分钟，3～4小时连续睡眠后可有1～2小时的清醒期。

婴儿在1～2个月时开始可随光线强度变化调整睡眠。2～3个月是婴儿建立昼夜睡眠规律的关键期。2～12个月婴儿每日总睡眠时间约12～13小时，夜间睡眠约9～10小时，时间睡眠约3～4小时。家长应帮助婴儿形成自己的睡眠-觉醒规律，学习自己安定入睡。

夜醒（night walking）是婴儿睡眠发育中的正常现象，是一种婴儿的自我保护机制。在睡眠中，若出现温度不适、呼吸不畅、饥饿等危害因素时，对婴幼儿起到保护作用。

2. 幼儿睡眠　多数幼儿有1次日间睡眠，每日总睡眠时间约为11～13小时，其中夜间睡眠时间平均9.5～10.5小时，日间小睡平均2～3小时。

3. 学龄前儿童睡眠　睡眠模式已接近成人。总睡眠时间约9～10小时，日间小睡逐渐消失。

4. 学龄儿童睡眠　睡眠模式已趋于稳定，夜间睡眠时间固定，基本无日间小睡。总睡眠时间约9～11个小时。

5. 青少年睡眠　充足的睡眠是青少年生长发育的保障。多种因素可以影响青少年期的睡眠模式，如昼夜节律、环境、文化差异等。青少年平均夜间睡眠时间约7～7.5小时，仅20%左右

青少年期夜间睡眠达到推荐睡眠时间(约为9～9.25小时)。

(李廷玉)

第六节　神经心理发育的评价

一、发育水平测试

发育水平测试方法包括筛查性测试和诊断性测试两大类,每种测试又有不同的适用年龄。

(一) 筛查性测试

1. 丹佛发育筛查测试(DDST)　是婴幼儿行为发育筛查常用的工具,又叫“儿童发育水平筛查量表”。于1967年在美国丹佛制定,用于儿童发育筛查以及高危儿童的发育监测。1975年第一次修改,1981年再次修改。适宜年龄为2个月龄至6岁,最适年龄为小于等于4.5岁。测试内容包括大运动、精细运动、语言、个人-社会4个能区。

2. 绘人试验(HFD)　适用于5～9.5岁儿童。要求测试对象根据自己的想象绘一个全身的、正面的人像,并以所绘人像身体部位、各部分比例和表达的合理性计分。绘人测试结果与其他智能测试的相关系数在0.5以上,与推理、空间概念、感知能力的相关性更显著。可用于个别测试或集体测试。

3. 图片词汇测试(PPVT)　适用于4～9岁儿童。可测试儿童视觉、听、知识、语言词汇、推理、综合分析、注意力、记忆力等。工具是120页组合图片,每页有黑白线条图画4幅,受试儿童需根据测试者所说词汇指出相应图画。该方法简单,且适用于语言或运动障碍者。可用于个别测试或集体测试。

(二) 诊断性测试

1. Gesell发育诊断量表(GDS)　该量表适用于4周至3岁婴幼儿,测试内容包括适应性行为、大动作、精细动作、语言和个人-社会性行为。可用于评价和诊断婴幼儿神经系统发育及功能成熟情况。结果以DQ值表示该能区发育水平。

2. Bayley婴儿发育量表(BSID)　该量表适用于1月龄至3.5岁儿童。可用于评价和诊断婴幼儿神经系统发育及功能成熟情况,也是研究儿童神经心理发育的工具。测试内容包括三部分:智能量表、运动量表、婴儿行为记录表。各量表将通过的条目分数累计得出运动量表粗分及精神量表粗分,并根据粗分查表得到总量表分。

3. 韦氏学前及初小智力量表(WPPSI)及韦氏儿童智力量表(WYCSI)　是国际儿科临床应用最广泛的儿童智力测定工具之一,至今已颁布、修订共4版。通过对儿童言语智商、操作智商、总智商以及各种能力的测定评价儿童智力水平,用于儿童智力测定以及智力障碍儿童的诊断测试。WPPSI适用于4～6.5岁儿童;WYCSI适用于6～16岁儿童。

4. 斯坦福-比奈智力量表(Stanford-Binet intelligence scale,S-B)　包括4个分量表:言语推理、抽象及视觉推理、数量推理、短时记忆,以标准年龄分表示结果。适用于2～18岁儿童及青少年。

二、行为测试

1. 婴儿-初中学生社会生活能力量表　是目前国内普遍采用的一种适应性行为检查量表。适应性行为受损已被第5版美国《心理疾病诊断及统计手册》(*Diagnostic and Statistical Manual of Mental Disorders 5th edition,DSM-5th*)纳入为智力障碍的诊断标准之一。测试内容涵盖:独立生活能力、适应能力、作业能力、交往能力、参加集体活动、自我管理。适用于6月龄～15岁儿童及青少年。

2. Conner注意力缺陷多动障碍儿童行为量表　是目前发育儿科广泛应用的注意力缺陷多

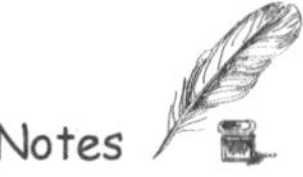

动障碍(Attention-Deficit/Hyperactivity Disorder,ADHD)评估量表之一。分为父母量表、教师量表及简明症状量表,内容涉及注意力缺陷、多动-冲动和品行问题3个方面。

3. Vanderbilt注意力缺陷多动障碍儿童行为量表　是另一个发育儿科广泛应用的ADHD评估量表。分为父母量表及教师量表,内容涉及注意力缺陷、多动-冲动、对立违抗障碍、品行障碍、焦虑/抑郁以及学习问题6个方面。

4. 孤独症婴幼儿筛查量表-修订版　是初期孤独症筛查工具,共设23个条目。由父母或带养人完成,专业人员或医生评分并给出结论。适用于16~48个月儿童。

5. 儿童孤独症评定量表(CARS)　是临床常用的孤独症诊断量表,内容包括15个方面:人际关系、模仿行为、情感反应、奇异的身体运动或仪式、对无生命物的特殊喜好、抗拒环境的改变、奇特的视觉反应、奇特的听觉反应、浅感觉反应、焦虑反应、口语沟通、非口语沟通、活动水平、智力功能、总的印象,适用于2岁以上儿童。

6. 孤独症诊断访谈量表(ADI-R)　目前国际通用的孤独症诊断量表之一,属半定式诊断访谈工具。内容涉及社会交互作用方面质的缺陷、语言及交流方面异常、刻板局限重复的兴趣与行为、已获语言或其他技能丧失、判断起病年龄、非诊断积分、特殊能力或天赋共7方面、93项内容。

7. 孤独症诊断观察量表(ADOS)　目前国际通用的另一孤独症诊断量表,属于半定式诊断工具。该量表评估个体的沟通、人际交往、游戏及想象能力。

(李廷玉)

第七节　发育行为问题与疾病

一、发育行为常见问题

发育行为问题在儿童发育过程中较常见,对儿童身心健康的影响很大。调查表明,我国少年儿童发育行为问题检出率8.3%~12.9%。发育行为问题易被家长忽视,或被过分夸大。多数儿童发育行为问题可随发育成熟度提高而消失,包括:吸吮手指、咬指甲、拔毛发和活动过多等运动性行为问题;遗尿、遗粪等大小便控制障碍;夜惊、梦魇、磨牙等睡眠障碍;害羞、发脾气、屏气发作和性格易怒等性格行为问题;说谎、攻击性、破坏性、违拗、退缩等社会性行为问题。下面介绍几种常见的一般行为问题。

1. 咬指甲　指反复咬指甲的行为。多见于学龄前期及学龄期儿童,持续至青春期。多数儿童随着年龄增长咬指甲行为可自行消失,少数顽固者可持续到成人。主要表现为反复出现咬指甲和指甲周围的皮肤,甚至足趾。情绪紧张、感情需求得不到满足时更容易出现这种行为。要寻找困扰儿童情绪不安、焦虑的原因,消除、缓解压力则可减轻和消除这种行为。

2. 屏气发作　指儿童在剧烈哭闹时突然出现呼吸暂停的现象,严重者可短时期意识丧失及四肢肌肉阵挛性抽动。全过程约1分钟左右。发作后全身肌肉放松,出现呼吸,大部分儿童神志恢复或短暂发呆,亦有立即入睡的。婴儿期多见,3~4岁以后随着语言表达能力的增强与剧烈哭闹现象减少,屏气发作自然缓解,6岁以上则很少出现。父母的焦虑、过度呵护与关注儿童,可强化屏气发作行为。矫治的关键在于正确地教养,避免粗暴打骂及过度迁就。另外,也要注意防止发作时出现意外。当发生意识丧失时,要将孩子平躺,保持呼吸通畅,防止异物吸入和头部受伤。

3. 习惯性摩擦综合征　儿童反复摩擦会阴部(外生殖器区域)的习惯性不良动作。6个月龄左右婴儿即可出现,多见于2~6岁儿童,女性多于男性。病因不清,可能与外阴局部刺激引起的瘙痒有关,如外阴部炎症、湿疹、包皮过长、包茎、蛲虫感染等。因局部发痒而摩擦,在此基础上发展为习惯性动作。发现此现象后家长不要责骂或惩罚,不要流露出焦虑或紧张的情绪,

应积极寻找局部原因并及时治疗。随着儿童年龄增大，这种习惯性动作会逐渐减少，最后消失。

二、发育行为常见疾病

发育行为疾病又称为神经发育性疾病，是一组在发育期即出现症状的疾病，通常起病于儿童进入小学以前，并存在个人-社会能力、学习或职业技能某一方面或多方面的发育缺陷特点。这类发育缺陷性疾病存在的范畴较广，可以从局限的学习或执行功能到社会技能或智力的全面损害不等。同时，患者可能同时共患其他神经发育性疾病，例如孤独症谱系障碍常合并智力障碍、注意缺陷多动障碍可以合并学习障碍等。某些发育行为疾病临床可表现为行为过度或发育里程碑行为的缺陷、迟缓。例如仅仅当患儿表现出伴有过度重复、刻板样行为和局限兴趣的社交功能缺陷时，才能够被诊断孤独症谱系障碍。

（一）注意缺陷多动障碍

注意缺陷多动障碍（attention deficit/hyperactivity disorder，ADHD）是一组描述注意力不集中、多动或冲动为主要症状的综合征，是儿童期最常见的发育行为问题之一。ADHD 可与其他儿童发育行为疾病共同存在，如学习障碍、孤独症谱系障碍、智力障碍等。儿童 ADHD 发病率约 5%，男女儿童发病率为 2∶1。我国尚缺乏相关流行病学调查数据。诊断主要依据病史和对特殊行为表现的观察及评定。临床常用评定量表有 Conner 注意力缺陷多动障碍儿童行为量表、Vanderbilt 注意力缺陷多动障碍儿童行为量表，以及 SNAP 注意力缺陷多动障碍儿童行为量表等。

ADHD 的病因和发病机制尚不明确，目前认为是由多种生物因素（如遗传因素、轻度脑损伤等）、心理和社会因素（如父母教育程度、教育方式等）所致的一组综合征。

经典 ADHD 临床分型包括：注意缺陷型、多动/冲动型、混合型（同时具备以上两种类型的临床表现）。根据 DSM-5th 的定义和分类，除了以上三种传统分型以外，临床上还存在其他特定 ADHD 和非特定 ADHD 两种类型。其他特定 ADHD 和非特定 ADHD 均指存在注意缺陷、多动/冲动临床表现并造成社会功能、职业或其他重要功能领域的损害，而不能完全满足经典 ADHD 诊断标准，且不能够归类于其他神经发育性疾病的综合征。区别在于，其他特定 ADHD 需要临床医生详细说明患者临床表现不能完全满足经典 ADHD 或其他神经发育性疾病诊断标准的原因。非特定 ADHD 则不需要进行相关说明，且包括没有足够信息支持别的特殊诊断的情况。

根据临床症状及功能损害的严重程度，ADHD 可临床分级为轻型、中型、重型。

ADHD 的治疗主要包括药物治疗和行为治疗两方面，提倡开展医院-学校-家庭的协作，并需要按照慢病管理方案进行治疗及随访。

（二）学习障碍

在不同文化及人种的学龄期儿童中，学习障碍（specific learning disorder，SLD）发病率为 5%～15%，男女比例约(2～3)∶1。根据 DSM-5th 的定义和分类，SLD 包括三种类型：阅读障碍、书写表达障碍、数学功能障碍，涉及词汇拼读、阅读速度或流畅度、阅读理解能力、拼写准确性、语法及标点符号应用准确性、书写表达清楚程度及条理性、数字敏感度、算数原则的记忆、计算准确性或流畅性、计算方法应用的准确性等方面内容。

根据 DSM-5th 对临床症状及功能损害的严重程度描述及分级，SLD 也可临床分为轻、中、重三种类型。

在拒绝上学或学习成绩差的儿童中有相当一部分是学习障碍患者，应当对这部分儿童采用特殊教育策略。

（三）孤独症谱系障碍

孤独症谱系障碍（autism spectrum disorder，ASD）是一组以社交障碍、语言交流障碍、兴趣或活动范围狭窄以及重复刻板行为为主要特征的神经发育性障碍。自 1943 年 Kanner 首次报道以来，随着对其研究和认识的不断深入，有关的名称和诊断标准也相应发生演变。1994 年的

Notes

精神疾病诊断统计手册第四版 DSM-4 中将孤独症、未分类的广泛性发育障碍、Asperger 综合征,归属于广泛性发育障碍。2013 年 5 月美国精神病学会发布精神疾病诊断统计手册第五版(DSM-5),正式提出孤独症谱系障碍(ASD)的概念。新的诊断标准同时对孤独症症状严重程度进行分级。

近年来各国患病率报道呈上升趋势,2012 年美国 CDC 最新报告,美国 14 个 ASD 检测点 8 岁儿童 ASD 的患病率为 1/88。我国对 0～6 岁残疾儿童的抽样调查显示,ASD 在儿童致残原因中占据首位。其中男孩多于女孩,男:女约为4:1。

病因及发病机制至今尚不完全清楚,多数研究认为是由多种因素导致的、具有生物学基础的心理发育性障碍,是带有遗传易感性的个体在特定环境因素作用下发生的疾病。

其主要临床表现为:社会交流障碍、语言障碍和刻板行为是 ASD 患儿的三个主要症状,同时患儿在智力、感知觉和情绪等方面也有相应的特征。临床医生需要根据 ASD 的特征行为和临床表现,通过病史询问、体格检查,以及对儿童行为观察和量表评定,参照 2013 年 DSM-5 诊断标准作出诊断(表 3-7-1)。

表 3-7-1 DSM-5 诊断标准

一、在多种场合下,社会交流和社交互动反面存在持续性的缺陷,不被其他一般发育迟缓所解释,并且表现在以下三方面
1. 社会情感互动存在缺陷(例如,从异常的社交接触和不能正常地来回对话到分享兴趣、情绪或情感的减少,到不能启动或对社交互动作出回应)
2. 在社交互动中使用非语言交流行为的缺陷(例如:语言和非语言交流的整合困难到异常的眼神接触和身体语言,或在理解和使用手势方面的缺陷到面部表情和非语言交流的完全缺乏)
3. 发展、维持和理解人际关系的缺陷(例如,从难以调整自己的行为以适应各种社交情景的困难到难以分享想象的游戏或交友的困难,到对同伴缺乏兴趣)
二、局限的,重复的行为模式、兴趣或活动,满足下面其中两项
1. 刻板或重复的躯体运动、使用物体或言语(例如:简单的躯体刻板行为,模仿语言,重复的使用物品,或特殊短语)
2. 坚持相同性,过度的固守常规或仪式化的语言或非语言的行为模式(例如:对微小的改变极端痛苦,难以转变,僵化的思维模式,仪式化的问候,需要走相同的路线或每天吃同样的食物)
3. 高度狭隘、固定的兴趣,其强度和关注度方面是异常的(例如:对不寻常物品的强烈的依恋或全神贯注,过度的局限或者持续的兴趣)
4. 对感觉输入的过度反应或反应不足,或对环境的感受方面有不寻常的兴趣(例如:对疼痛/温度的感觉麻木,对某种特殊的声音或质地的不良反应,过度的闻和触摸物品,对光线或运动的凝视)
三、症状必须存在于发育早期(但是,直到社交需求超过有限的能力时,缺陷可能才会完全表现出来,或可能被后天学会的策略所掩盖)
四、症状导致社交、职业或目前其他重要功能方面有临床意义的损害
五、这些症状不能用智力障碍或全面发育迟缓来更好的解释。智力障碍和孤独症谱系障碍常同时出现,作出孤独症谱系障碍和智力障碍的合并诊断时,其社交交流应低于预期的总体发育水平

心理评估包括智力测试,孤独症筛查及诊断量表。常用的筛查量表有孤独症行为量表(ABC)、克氏孤独症行为量表(CABS)、改良婴幼儿孤独症量表(M-CHAT)、社交反应量表(SRS)等。常用的诊断量表有孤独症诊断观察量表(ADOS)和孤独症诊断访谈量表修订版(ADI-R)。

治疗以教育干预为主,药物治疗为辅。ASD 行为干预方法主要有:应用行为分析疗法、结构化教育疗法、统合训练、关系发展疗法和地板时光。早期干预、康复训练可最大程度改善患儿预后。患儿有严重的刻板重复、攻击、自伤、破坏等行为,严重的情绪问题,严重的睡眠问题以及极端多动等可考虑使用药物辅助治疗。合理运用这些药物可以显著提高 ASD 患儿的训练和教育效果。

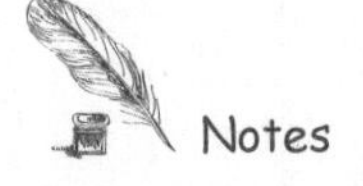

（四）智力障碍

智力障碍（Intellectual disabilities）指在发育阶段由于各种原因导致的智力缺陷，并伴有社会适应行为的显著缺陷，表现在概念、社交和实用的领域。

各国各地区的患病率报道差异很大，世界卫生组织（WHO）报道发病率为1%～2%。智力障碍属症状性诊断，病因复杂，约2/3患儿病因不明。主要有两大方面的原因引起：①遗传因素；②环境因素。遗传因素包括染色体病、单基因遗传病和多基因遗传病等；环境因素包括妊娠期、产期有害因素和生后的有害因素。另外，早期情感的剥夺、环境剥夺和教育剥夺也可导致智力障碍。

DSM-5诊断要点包括以下三点：①通过临床评估和个性化、标准化智力测试确定智力存在缺陷（智商小于70分），如推理能力、解决问题、计划、抽象思维、判断、理论学习以及经验习得能力。②适应功能的缺陷，导致不能适应符合发育水平和社会标准的个人独立性和社会责任。在没有持续的支持帮助下，适应能力的缺陷会表现为在家庭、学校、工作和社区等多种环境中的一种或多种日常生活能力受限，如沟通交流、社会参与、独立生活能力。③智力及适应能力缺陷发生于发育时期（年龄小于18岁）。根据临床症状及功能损害的严重程度，可分为轻度、中度、重度和极重度。

诊断应综合病史、体格检查、神经心理评估（智力和社会适应能力评定）、实验室检查、神经电生理检查、神经影像学检查等作出诊断。

治疗：该病的治疗原则是早期发现、早期诊断、早期干预，应运用教育训练、药物治疗等综合措施促进患儿智力和社会适应能力的发展。包括病因治疗、对症治疗、教育和康复训练。

（五）抽动障碍

抽动障碍（tic disorders）是一种起病于儿童和青少年时期，以不自主的、突然的、快速的、反复的、非节律性的单一或多部位肌肉运动或（和）发声抽动为特点的一种复杂的、慢性神经精神障碍。包括暂时性抽动障碍、持续性（慢性）运动或发声抽动障碍、Tourette综合征（又称发声与多种运动联合抽动障碍，抽动秽语综合征或妥瑞症）。由于运动或（和）发声抽动经常导致患者缺乏自尊，家庭生活、社会形象及工作表现受损和适应困难。所有形式的抽动都可因应激、焦虑、疲劳、兴奋、感冒发热而加重，因放松、全身心投入某事而减轻，睡眠时消失。

抽动障碍可发生于世界各种民族和各种社会阶层中，但是各种文献中报道的患病率相差很大。主要是由于研究人群的年龄范围不同、来源不同，以及诊断、排除标准的不同等研究方法的不一致所致。

目前国内外学者一直认为抽动障碍是儿童青少年中较为常见的一种障碍。目前报道，约5%～20%的学龄儿童曾有暂时性抽动障碍病史，慢性抽动障碍在儿童少年期的患病率为1%～2%，Tourette综合征的患病率为0.05%～3%。男孩多见，男女比例约（6～9）：1。

1. 病因及发病机制　抽动障碍的病因尚未完全明确。其中，以发声与多种运动联合抽动障碍的病因研究最多。该障碍病因复杂，可能是遗传因素、神经生理、神经生化及环境因素等相互作用的结果。

（1）遗传因素：目前研究表明该障碍与遗传因素有关，但遗传方式尚不明确，可能为常染色体显性遗传，外显率受多种因素的影响而不全。发声与多种运动联合抽动障碍易感基因的研究成为了近年来研究的重点。通过对多巴胺和去甲肾上腺素有关的基因研究，发现有许多异常，但是尚未找到肯定的致病基因，大多学者认为该病是多基因遗传。

（2）神经生化因素：该障碍与神经生化因素之间的关系非常复杂，且尚无最后定论。患儿可能存在以下异常：①多巴胺活动过度或受体超敏；②苍白球等部位谷氨酸水平增高；③去甲肾上腺素功能失调；④5-羟色胺水平降低；⑤乙酰胆碱不足，活性降低；⑥γ-氨基丁酸抑制功能降低；⑦基底节和下丘脑内啡肽功能障碍。目前，最受关注的是兴奋性氨基酸，如谷氨酸和多巴胺

Notes 

系统间相互作用的异常。

（3）脑器质性因素：约50%～60%的该障碍患儿存在非特异脑电图异常；少数患儿存在头颅CT的异常，如脑萎缩；部分患儿存在左侧基底节缩小及胼胝体减小，提示患儿可能存在皮质-纹状体-丘脑-皮质通路的异常和脑的侧化异常；PET研究提示患儿存在双侧基底节、额叶皮质、颞叶的代谢过度。

（4）社会心理因素：抽动症状明显与心理压力和紧张相关。研究也证实应激可诱发有遗传易感性的个体发生抽动障碍。

（5）其他：有研究报道该障碍可能与β溶血性链球菌感染引起的自身免疫有关。药物（中枢兴奋剂、抗精神病药）也可诱发该障碍。

2. 临床表现

（1）暂时性抽动障碍（provisional tic disorder）：该障碍多起病于3～10岁，其中4～7岁为最多，但也可早到2岁。主要临床表现为简单运动抽动，通常局限于头、颈、上肢，少数可出现简单发声抽动。抽动持续时间不超过1年。

（2）慢性运动或发声抽动障碍[persistent（chronic）motor or vocal tic disorder]：该障碍通常起病于儿童早期。主要临床表现为一种或多种运动抽动或发声抽动，但运动抽动和发声抽动并不同时存在。其中以简单或复杂运动抽动最为常见，部位多涉及头、颈、上肢。发声抽动明显少于运动抽动，并以清嗓、吸鼻等相对多见。症状相对不变，可持续数年甚至终生。

（3）Tourette综合征（Tourette syndrome）：该障碍为抽动障碍中最为严重的一型。一般起病于2～15岁，平均起病年龄为7岁。主要临床表现为进行性发展的多部位、形式多种多样的运动抽动和一种或多种发声抽动，运动抽动和发声抽动同时存在。该障碍症状一般起始于眼、面部单一运动抽动，时有时无，以后逐渐发展到颈部、肩部、肢体、躯干的抽动，并持续存在。抽动形式也从简单到复杂，最后出现秽语。通常发声抽动较运动抽动晚1～2年出现，多为简单发声抽动，复杂发声抽动较少，约15%的患儿存在秽语。该障碍症状累及部位多，次数频繁，对患儿情绪、心理影响较大。约有一半患儿伴有强迫症，一半患儿伴有注意缺陷与多动障碍，并有部分患儿伴有自伤行为、情绪障碍或学习困难。

3. 共病现象　在三类抽动障碍中TS患者最容易出现共病现象，如冲动、注意障碍、焦虑、情绪不稳定、抑郁、以及学习困难等。其中，TS伴发强迫障碍的发生率为20%～60%，TS伴发注意缺陷多动障碍的约50%。这些症状甚至可发生在抽动症状出现之前。事实上，对很多患儿来说，这些伴随症状比抽动症状更容易给患者带来精神缺损和羞耻感，对其社会功能的损害往往超过抽动本身所造成的损害。

4. 诊断与鉴别诊断

（1）诊断要点

1）暂时性抽动障碍：起病于18岁之前；有单个或多个运动抽动或发声抽动，常表现为简单运动抽动；抽动症状一日内多次出现，几乎日日如此，至少持续两周，但不超过12个月；不符合Tourette综合征或慢性运动或发声抽动障碍的诊断标准；排除小舞蹈症、药物或神经系统其他疾病所致。

2）慢性运动或发声抽动障碍：起病于18岁之前；以运动抽动或发声抽动为主要临床表现，但运动抽动和发声抽动并不同时存在；抽动常1天多次，可每天或间断出现，抽动持续时间1年以上，1年中无持续两个月以上的缓解期；不符合Tourette综合征的诊断标准；除外小舞蹈症、药物或神经系统其他疾病所致。

3）Tourette综合征：表现为多种运动抽动和一种或多种发声抽动，两者同时存在；日常生活和社会功能明显受损，患儿感到十分痛苦和烦恼；起病于18岁之前。抽动天天发生，1天多次，持续时间1年以上；或间断发生，1年中症状缓解不超过2个月；排除小舞蹈症、药物或神经系统

其他疾病所致。

（2）鉴别诊断：当患者症状非常明显，即复杂的运动性和发声性抽动症状都出现了，这时TS就很容易与其他神经系统疾病相鉴别了。但是，当运动性抽动单独出现时，或只有TS前驱症状或其他抽动时，则需要与下列疾病相鉴别：

1）风湿性舞蹈症（小舞蹈症）：儿童多见，为风湿性感染所致，以舞蹈样异常运动为特征，常单侧的舞蹈样症状，无发声抽动，有风湿性感染的体征和阳性化验结果，抗风湿治疗有效。

2）肌阵挛型癫痫：可发生于任何年龄，有多种病因，是癫痫的一种发作类型，每次发作持续时间短暂，常伴有意识障碍，脑电图高度节律异常。抗癫痫药物治疗可控制发作。

3）肝豆状核变性（Wilson病）：由铜代谢障碍所引起，有肝损害、锥体外系体征及精神障碍。可见角膜Kayser-Fleisher色素环，血浆铜蓝蛋白减低等特征可资鉴别。

4）急性运动性障碍：表现为突然不自主运动、震颤、张力障碍、扭转痉挛或舞蹈样动作。通常与神经抑制药物的使用和停用等相关。一般停药后症状可消失，鉴别不难。

5）迟发性运动障碍：主要见于传统抗精神病药物的长期应用或突然停药后所发生的不自主运动障碍。

6）癔症转换障碍：通常缺乏抽动障碍的时好时坏消长变化的特点。而且缺乏强迫和痛苦体验，反而感到轻松愉快，一般无发声抽动。症状的变化与心理因素和暗示有关。

5. 治疗与预防 治疗之前必须对患者的心理，社会，教育，及职业适应等方面做仔细而全面的评价。对抽动障碍作明确诊断之前需要了解其完整的病情，病程，家族史，及心理社会史。必须对患者的自我意识，家庭和同伴的意见以及学习参与情况进行评估。治疗以及时的综合治疗（包括药物治疗、心理治疗、饮食调整和环境治疗）为原则。

（1）药物治疗

1）针对抽动症状的治疗：①氟哌啶醇（haloperidol）：该药治疗抽动效果较好，有效率为70%～80%。起始剂量为0.5mg，睡前服。如疗效不显，无明显不良反应，可每周增加0.5mg，一般日量为0.5～6mg。服用期间应注意该药的不良反应，及时予以处理。②硫必利（tiapride）该药疗效不如氟哌啶醇，但不良反应较小。常用剂量为每次50～100mg，每日2～3次。主要不良反应有头昏、无力、嗜睡等。③可乐定（clonidine）该药为α_2肾上腺素能受体激动剂，可使约30%～40%的患儿症状得到明显改善。该药尚可治疗注意缺陷与多动障碍，因此，特别适用于伴有注意缺陷与多动障碍的抽动障碍患儿。一般日量为0.05～0.3mg，分2～3次服用。该药不良反应较小，部分患儿出现过度镇静，少数患儿出现头昏、头痛、乏力、口干、易激惹，偶见体位性低血压。长期大量服用停用时宜渐停药，以免引起血压急剧增高。④非典型抗精神病药物（atypical antipsychotics）新型非典型抗精神病药物相对于经典抗精神病药而言更易让人接受，在新型抗精神病药中，目前已有系统数据证明疗效较好的药物有阿立哌唑、利培酮、奎硫平、奥氮平、齐拉西酮，均可有效控制抽动症状。这些药物出现迟发性运动障碍的风险明显低于经典抗精神病药，但有些药物急性肌张力障碍、静坐不能、烦躁不安等副作用发生率与经典抗精神病药相似。使用利培酮、奥氮平治疗时，还有一个特殊难题是体重增加；而使用齐哌西酮则可能出现心功能异常（如QT间期延长），因此，使用药物前、后最好进行心电图监测。同时在合并药物方面须慎重，如大环内酯类抗生素等可影响细胞色素酶代谢。

2）针对共患障碍的治疗：共患强迫障碍可选用氯咪帕明、舍曲林、氟伏沙明等治疗。一般情况是需要与治疗抽动症状的药物联合应用；共患注意缺陷与多动障碍首选托莫西汀治疗，也可用可乐定或胍法辛。伴发自伤行为应用氟西汀治疗可减少自伤行为。也有报道应用阿片受体拮抗剂纳洛酮或纳曲酮治疗自伤行为有效。

（2）心理治疗：应加强支持性心理治疗、认知治疗、家庭治疗，从而帮助患儿和家长正确认识该障碍，正确看待和处理所遇到的问题（如同学的耻笑等），消除环境中对患儿症状产生不利

影响的各种因素，改善患儿情绪，增强患儿自信。习惯逆转训练、放松训练等对治疗该障碍也有一定帮助。

（3）其他治疗：应合理安排患儿生活，避免过度兴奋、紧张、劳累，预防感冒发热等，从而避免诱发或加重该障碍；注意尽量避免食用人工食物色素和食品添加剂，控制含“咖啡因”的饮料；中医药治疗也较广泛。五灵颗粒是经过国家药监局比准的中成药，即将上市。其他中医药治疗多为经验性使用；严重的 Tourette 综合征，特别是共患强迫和冲动及自伤行为者国内外开始神经外科及深部脑刺激的实验性治疗，疗效报道尚不肯定。

6. 病程与预后 短暂性抽动障碍预后良好，患儿症状在短期内逐渐减轻或消失；慢性运动或发声抽动障碍的预后也相对较好，虽症状迁延，但对患儿社会功能影响较小；Tourette 综合征预后较差，对患儿社会功能影响较大，需较长时间服药治疗才能控制症状，但停药后症状易加重或复发，大部分患儿到少年后期症状逐渐好转，但也有部分患儿症状持续到成年，甚至终生。

（李廷玉 郑毅）

参考文献

1. 王卫平，毛萌，李廷玉，等. 儿科学. 第 8 版. 北京：人民卫生出版社，2013
2. 黎海芪，毛萌. 儿童保健学. 第 2 版. 北京：人民卫生出版社，2009
3. Kliegman RM, Stanton BF, St. Geme JW, et al. Nelson textbook of Pediatrics. 19th ed. Philadelphia: W. B. Saunders Company, 2011
4. Diagnostic and statistical manual of mental disorders. 5th ed. American Psychiatric Association, 2013

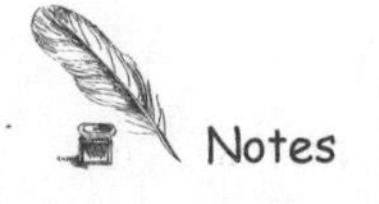

第四章　儿童保健原则

第一节　各年龄期儿童的保健要点

儿童保健的目的是在研究儿童各年龄期生长发育的规律及其影响因素的基础上，采取有效措施促进儿童健康成长。根据不同生长发育时期不同的解剖、生理、体格、神经心理发育特点，各年龄期儿童保健的具体措施和工作重点有所不同，针对性的措施能有效降低发病率、死亡率，促进儿童健康成长。

一、胎儿期保健要点

胚胎早期（3～8周）胚胎细胞高度分化，是胎儿器官形成的阶段，此期易受环境不良因素的干扰影响，发生发育缺陷与畸形，称为致畸敏感期（critical period）（图4-1-1）。胎儿的发育与孕母的营养状况、疾病、生活环境和情绪等密切相关，故胎儿期保健亦是孕母保健。通过产科的健康教育、定时孕期保健等措施保护胎儿健康生长、安全出生，属Ⅰ级预防保健。此期保健重点为预防宫内发育迟缓、宫内感染、窒息等，预防遗传性疾病与先天畸形。

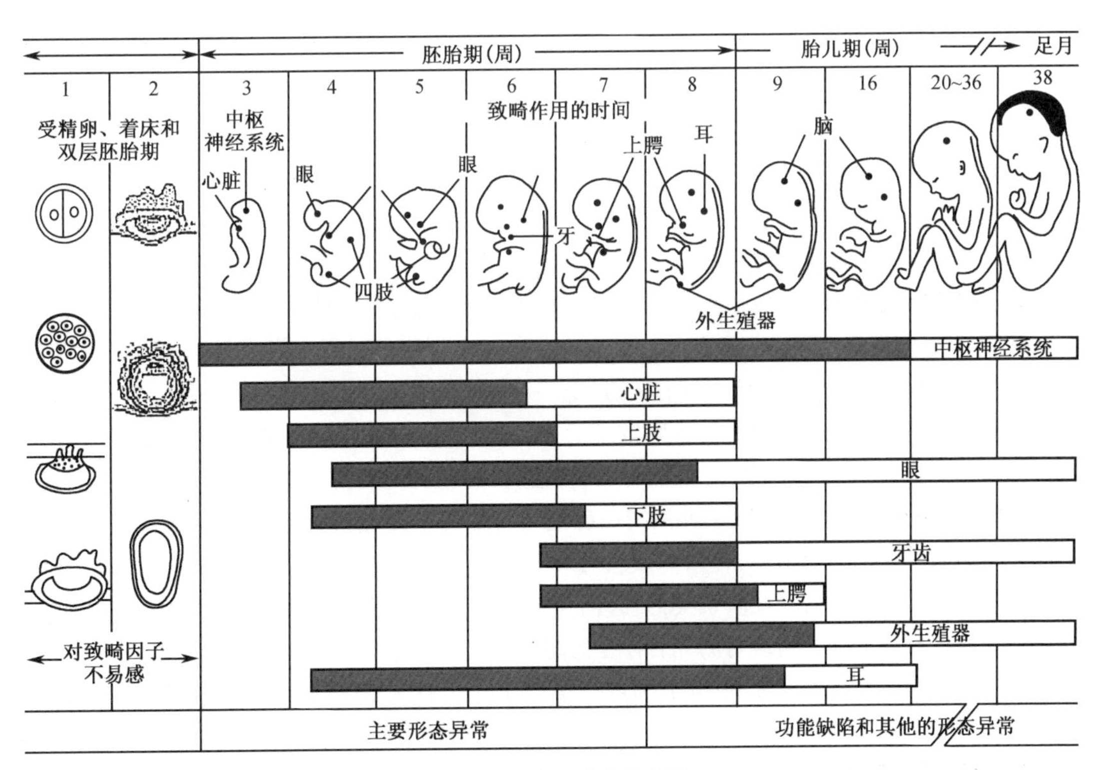

图4-1-1　胎儿致畸敏感期

（The Developing Human：clinically Oriented Embryology by Keith L. Moore，1998）

1. 预防遗传性疾病与先天畸形　婚前遗传咨询，禁止近亲结婚。遗传咨询的重点对象，是家庭成员确诊或疑诊有遗传性疾病的家庭，或患有与遗传相关的先天畸形、智能低下疾病的家庭，或连续发生不明原因疾病的家庭。

2. **预防感染** 弓形虫、风疹病毒、巨细胞病毒、单纯疱疹病毒、细小病毒 B19、乙型肝炎病毒是引起宫内感染的常见病原体，直接损害胎儿细胞，破坏免疫活性细胞，受感染细胞的分化受到抑制，导致畸形（表 4-1-1）。孕母应尽可能避免各类感染。

表 4-1-1 孕母感染对胎儿的影响

孕母感染	对胎儿的影响
风疹病毒	白内障、失聪、智能低下、先天性心脏畸形
弓形体	视网膜病、脑钙化、脑积水
水痘病毒	肢体畸形、手足指趾畸形、白内障、早产
巨细胞病毒	智能低下、失聪、早产、IUGR、小头畸形
单纯疱疹病毒	视网膜病、中枢神经系统异常
Eco 病毒	脑炎、心肌炎
柯萨奇病毒	脑炎、心肌炎
流感病毒	流产、早产、畸形
梅毒螺旋体	先天性梅毒
乙型肝炎病毒	乙型肝炎
解脲脲原体	早产、低体重
细小病毒 B19	流产、水肿、贫血、死胎、畸形
人类免疫缺陷病毒	人类免疫缺陷

我国以巨细胞病毒、乙型肝炎病毒、弓形虫感染多见。

一般母亲妊娠中、晚期常规接种疫苗比较安全，如白喉、破伤风、流感、乙型肝炎疫苗。水痘疫苗可能对胎儿有潜在的影响；麻疹、腮腺炎、风疹疫苗对胎儿有潜在的影响而不可接种。若孕母存在感染甲型肝炎的危险，应注射免疫球蛋白。育龄妇女应在接种麻疹、腮腺炎、风疹三联疫苗后超过 1 个月（最好 3 个月）受孕。

3. **避免接触放射线** 孕母应尽可能避免接触各类放射线，尤其是在妊娠早期不可接触。

4. **避免化学毒物** 烟、酒、毒品、重金属（苯、汞、铅）以及有机磷农药等化学毒物均可损害胎儿发育。环境内分泌干扰素（endocrine disruptor/endocrine disrupting chemicals）是一类外源性化学物质，通过植物、动物等食物链生物浓缩后进入人体，如果在母体脂肪中残留，则可通过胎盘传递给胎儿，干扰胎儿体内激素产生、释放、转移、代谢、结合、反应和消除。

5. **慎用药物** 药物对胚胎、胎儿的影响程度与用药的孕周、药物种类及时间长短有关。受精卵在着床阶段对药物很敏感，轻微的损害可导致胚胎死亡；器官形成期的胚胎可因此而发生畸形。母亲妊娠 3 个月后除性激素类药物外，一般药物不产生致畸作用，但可影响胎儿的生长与器官功能。目前已知的可能对胎儿有损害的药物见表 4-1-2。

应注意分娩时用药对胎儿的影响，如催产素可使胎儿缺氧，解痉降压剂硫酸镁可抑制胎儿呼吸中枢。

6. **治疗慢性疾病** 患有心肾疾病、糖尿病、甲状腺功能亢进、结核病等慢性疾病的孕母应在医生指导下进行治疗，高危产妇应定期产前检查，必要时终止妊娠。

7. **保证充足营养** 孕母妊娠后 3 个月的营养对保证胎儿生长和贮存产后泌乳所需能量非常重要，但要避免摄入过多，避免巨大儿的产生。

8. **保证良好的生活环境** 注意劳逸结合、减少精神负担，避免妊娠期发生合并症，预防流

产、早产和其他异常产的发生。

表 4-1-2　药物对胎儿的影响

药　　物	胎儿受到的影响
肾上腺皮质激素	腭裂、无脑儿
地西泮	唇裂、畸形、核黄疸
苯妥英钠	唇裂、腭裂、先天性心脏病
链霉素	失聪、小鼻、多发性骨畸形
维生素 A	畸形
四环素	牙釉质、骨骼发育不良
碘[131]	甲状腺肿、甲状腺功能低下、畸形
维生素 D	主动脉狭窄、高钙血症
甲苯磺丁脲(D860)	畸形、唇裂、腭裂、先天性心脏病
甲巯咪唑	甲状腺肿
胰岛素	死亡、畸形、唇裂、腭裂、先天性心脏病
黄体酮	男性化
环磷酰胺	畸形、死亡

9. **及时处理围生期疾病，预防产时感染**　包括围生期缺氧、窒息、低体温、低血糖、低血钙和颅内出血等疾病。对早产儿、低体重儿、宫内感染、产时异常等高危儿应予以特殊监护。

10. **预防胎儿溶血**　孕妇与丈夫 ABO 血型或 Rh 血型不合时，应完成相关实验室筛查，以便及早发现、预防和治疗胎儿溶血。

二、新生儿期保健要点

新生儿保健重点是预防出生时缺氧、窒息，预防低体温、寒冷损害综合征和感染的发生（Ⅰ级预防），并积极开展新生儿筛查（Ⅱ级预防）。

1. **出生时护理**　保持产房室温 25～28℃。新生儿娩出后迅速清理口腔内黏液，保证呼吸道通畅；及时点眼药，防治分娩时的感染性眼病；严格消毒、结扎脐带；记录出生时评分、体温、呼吸、心率，体重与身长。设立新生儿观察室，发现高危儿要及时送入新生儿重症监护室，观察 6 小时后正常者送入婴儿室/母婴室。

2. **新生儿居家保健**

（1）保暖：新生儿居室的温度与湿度应随气候变化调节，有条件的家庭在冬季使室内温度保持在 20～22℃，湿度以 55% 为宜；夏季应避免室内温度过高。新生儿不明原因的哭吵不安，应除外室内温度过高、衣服过多、空气不流通所带来的不适。

（2）喂养：尽早吸吮母乳，指导母亲正确的哺乳方法；母乳确实不足或无法进行母乳喂养的婴儿，指导母亲选用配方奶粉喂养。2008 年中国《儿童维生素 D 缺乏性佝偻病防治建议》婴儿出生后应补充维生素 D，足月儿为 400IU/天，从出生后 2 周开始补充到 2 岁；早产儿、低出生体重儿、双胎儿出生后即应补充 800～1000IU/天，3 个月后改为 400IU/天。美国儿科学会则建议，母乳喂养的婴儿应于生后头几天就开始补充维生素 D400IU/天，直至断乳，或进食配方奶或强化维生素 D 的全奶每天不足 1L 均需要额外补充。

（3）皮肤护理：新生儿皮肤娇嫩，应每日洗澡保持皮肤清洁，应特别注意保持脐带残端清洁和干燥；根据室温选择合适的衣服与尿布；“马牙”、乳房肿大、“假月经”、红斑、粟粒疹不需特别

处理，有问题及时看医生。

（4）促进新生儿感知觉、运动发育：父母应多与新生儿进行眼与眼的交流、皮肤与皮肤的接触。新生儿应衣服宽松、活动自如。2～3周后可每日俯卧1～2次，训练抬头动作。

（5）预防感染：居室保持空气新鲜；成人护理新生儿前要洗手，家人患呼吸道疾病接触新生儿时戴口罩；新生儿的用具每日煮沸消毒。新生儿期接种卡介苗、乙肝疫苗。

3. 慎用药物 新生儿肝功能不成熟，某些药物体内代谢率低，在体内蓄积发生副作用。哺乳期母亲用药应考虑乳汁中药物对新生儿的作用（表4-1-3）。

表4-1-3 哺乳期母亲用药对新生儿有害的药物

药物	有害作用	药物	有害作用
异烟肼	肝损害	放射性核素	骨髓抑制
氯霉素	骨髓抑制	抗代谢药物	抗DNA活性
磺胺类	高胆红素血症		

4. 新生儿疾病筛查 出生后即筛查，尽早诊治，减少后遗症，属Ⅱ级预防。

（1）听力筛查：目的是尽早发现有先天性听力障碍的新生儿，使其在语言发育的关键年龄之前得到早期干预，语言发育不受损害。筛查方案可据实际情况制订。

（2）遗传代谢、内分泌疾病筛查：我国“母婴保健法”规定，新生儿出生时必须筛查某些遗传代谢、内分泌疾病，以早期发现、早期诊断，预防疾病发生带来的严重后果。目前我国筛查的主要是苯丙酮尿症和先天性甲状腺功能低下症。

（3）先天性畸形：体格检查时应注意头面部、心脏、四肢、外生殖器是否有先天性疾病的体征，如先天性心脏病、先天性髋关节发育不良，后者在新生儿期难以确定。

（4）母亲滥用药物：母亲妊娠期或哺乳期滥用药物可对新生儿产生毒性作用。母亲疑有滥用药物史时，应作新生儿尿液筛查。

（5）成熟度：通过新生儿皮肤、毛发、指甲、外生殖器、非条件反射、肌张力评价新生儿成熟度，同时可帮助筛查神经系统疾病。

三、婴儿期保健要点

婴儿期保健和早期发展的主体是家庭，父母育儿水平与父母接受科学知识能力密切相关，直接影响儿童早期发展水平。

1. 高能量、高蛋白的乳类营养 婴儿期营养状况与儿童期生长发育水平密切相关。母乳是婴儿过渡到独立摄取营养最好的天然食物，提倡纯母乳喂养；部分母乳喂养和人工喂养婴儿则应正确选择配方奶。婴儿的食物应以高能量、高蛋白的乳类为主。注意维生素D的补充。4～6个月的婴儿应开始引入其他食物。在新食物的引入过程中，应指导家长避免或减少食物过敏的发生。

2. 定期进行健康检查 婴儿年龄越小，生长发育越迅速。定期进行健康检查可早期发现问题，早期干预。如果生长偏离时间长，错过生长发育最快期，纠正较困难。体检的频率，一般6个月以内每1～2个月一次，6个月之后每2～3个月一次。教会父母使用生长曲线，主动配合监测婴儿体格生长，避免发生营养不良、肥胖。坚持每日户外活动1小时，进行空气浴、日光浴和被动体操，预防维生素D缺乏性佝偻病的发生。

3. 促进感知觉和运动发育 父母应及时满足婴儿的需要，使之感到安全，对成人产生信赖感；反之则产生焦虑不安和恐惧。用带有声、光、色的玩具恰当地刺激婴儿，可促进婴儿感知觉的发育。按月龄结合婴儿实际能力进行训练，可促进婴儿感知觉、行为发育的发育水平。

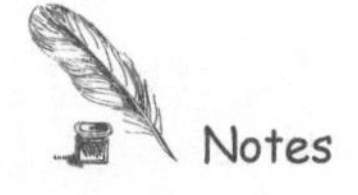

4. 生活技能培训 从婴儿期开始培养婴儿良好的生活能力，如独立睡眠习惯、进食技能，有

利于独立能力、控制情绪能力和适应社会能力的发展，是早期教育的基本内容。

5. 口腔保健 注意婴儿用奶瓶的正确姿势，避免将奶头抵压上颌，影响颌骨发育；萌牙后不宜含乳头入睡以免发生“奶瓶龋齿”。乳牙萌出后开始用指套牙刷或小牙刷给婴儿刷牙，每晚一次。婴儿后期进食粗、软食物，有利于牙齿与下颌骨发育。父母要关爱婴儿，避免婴儿在感到不愉快、寂寞、疲劳时常常用吸吮手指或空奶嘴、咬物品等行为来安定自己。不良吸吮习惯可在口腔产生异常压力，形成牙反颌、错颌、颜面狭窄等畸形。

6. 预防感染

(1) 提倡母乳喂养，母乳中特别是初乳中丰富的 SIgA 可保护肠黏膜，预防肺炎、腹泻发生。

(2) 应按计划免疫程序完成卡介苗、脊髓灰质炎、百白破、麻疹、乙型肝炎等疫苗接种。

(3) 每日洗澡、勤换衣裤；保持会阴皮肤清洁，避免泌尿系感染。

7. 疾病筛查

(1) 缺铁性贫血：生后第一次健康检查时应做 Hb 筛查，以后每 3 个月检查一次。3 个月龄后若 Hb<110mg/L，应积极治疗。正规治疗效果不佳时，应转入专科诊治。

(2) 食物过敏：有家族过敏史的婴儿，在引入其他半固体食物前可作皮肤点刺试验，阳性者需进一步确诊。

(3) 中耳炎：婴儿患中耳炎可影响听力，但婴儿中耳炎易被医生和家长忽略，婴儿出现发热、不安、食欲下降时要注意检查双耳。

(4) 先天性髋关节发育不良：体格检查时应注意有无双下肢不等长、内收肌紧张，或不站，或站不稳等症状，骨盆 X 线摄片检查可帮助确诊。

(5) 发育异常：婴儿期应常规进行发育能力筛查。筛查结果异常或可疑但无条件进行确诊时，应及时转诊到专科。

(6) 视力：应常规用“选择注视检测卡”进行视力筛查，早产儿是重点检查对象。结果异常或可疑者应转诊到专科。

(7) 听力：新生儿听力筛查可疑者，42 天应复查，若仍未通过，及时转专科诊治。有听力损害高危因素的婴儿(如有中耳炎病史、使用耳毒性药物史)，每 6 个月进行一次听力检查。及早为已确诊听力异常的婴儿佩戴合适的助听器，能促进婴儿早期语言正常发育。

(8) 泌尿、生殖系统：婴儿期泌尿系感染易被忽略。婴儿期至少作一次尿常规检查，特别是遇到不明原因发热时，应除外婴儿泌尿系感染；体检注意除外隐睾和鞘膜积液。

(9) 维生素 D 缺乏性佝偻病：有维生素 D 缺乏的高危因素，同时有可疑临床表现的婴儿，确诊需作骨 X 线与相应血生化检查。

四、幼儿期保健要点

1. 促进幼儿语言发育与运动能力的发展 重视与幼儿的语言交流，幼儿通过游戏、讲故事、唱歌等活动学习语言；选择适当玩具促进精细动作和想象、思维能力的发育。幼儿期个性的发展是学龄期儿童的自信/依赖、勤奋/退缩心理状态的基础。语言发育迟缓应到专科诊治。

2. 培养自我生活能力 2～3 岁大脑皮质的控制功能发育较完善，幼儿可逐渐自己控制排便。安排规律生活，培养幼儿独立生活能力和养成良好的生活习惯。

3. 定期健康检查 每 3～6 个月应进行体格检查一次，预防营养不良、单纯性肥胖等营养性疾病；教育家长配合医生继续用生长曲线监测儿童生长速度。注意保护儿童隐私，如检查外生殖器需得到家长许可。

4. 预防事故和疾病 监护人应避免幼儿吸入异物引起窒息，也不宜让幼儿独自外出或留在家中，应注意避免环境中致烫伤、跌伤、溺水、触电的各种不安全因素。1.5～2 岁进行白百破疫苗强化接种；根据传染病流行病学、卫生资源、经济水平、家长的自我保健需求接种乙脑、流脑、

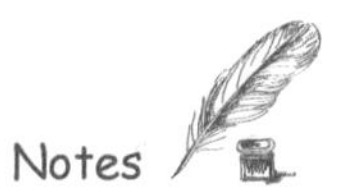

风疹、腮腺炎、水痘、肺炎、B型流感等疫苗。

5. 合理营养 供给丰富的平衡营养素，食物种类、质地接近成人，每日5～6餐适合幼儿生长需要和消化道功能水平。发展独立进食行为，防止强迫进食；避免过多液体或零食摄入。坚持每日户外活动1小时，进行空气浴、日光浴。

6. 口腔保健 家长用指套牙刷或小牙刷帮助幼儿刷牙，每晚一次，预防龋齿；1岁后应断离奶瓶，预防错颌畸形和“奶瓶龋齿”。

7. 疾病筛查

(1) 缺铁性贫血：每年1～2次Hb筛查。Hb<110mg/L，应治疗。

(2) 视力：每年一次视力筛查，可常规用“点状视力检测仪”筛查幼儿视力。异常者转专科诊治。

(3) 泌尿系感染和寄生虫感染：每年一次小便、大便常规检查，除外泌尿系感染和寄生虫感染。结果异常者，寻找原因，或转专科诊治。

(4) 外生殖器：检查男童有无小阴茎、鞘膜积液，异常者转专科诊治。

(5) 遗传代谢性骨病：幼儿如出现进行性骨骼畸形，似维生素D缺乏性佝偻病临床表现，需通过骨X线与血生化检查与低血磷抗维生素D佝偻病及其他原因的骨骼畸形鉴别。

五、学龄前期保健

1. 加强入学前期教育 包括培养学习习惯，发展儿童想象与思维能力，使之具有良好的心理素质。通过游戏、体育活动增强体质，在游戏中学习遵守规则和与人交往。活动内容安排动静结合，游戏中学习的形式可增加儿童兴趣，每次时间以20～25分钟为宜。

2. 保证充足营养 膳食结构接近成人，与成人共进主餐，每日4～5餐(3餐主食，1～2餐点心)，适合学龄前期儿童生长需要和消化道功能水平。

3. 预防感染与事故 集体机构儿童特别注意预防传染性疾病，如肝炎、麻疹、痢疾；预防儿童外伤、溺水、误服药物、食物中毒、触电等意外伤害。

4. 合理安排生活 不仅可保证儿童身体健康，还可培养儿童的集体主义精神、控制情绪和遵守规则的能力。

5. 体格检查 每年1～2次，记录结果，重点了解身高生长速度，身高生长速度下降，应寻找原因。注意儿童正确坐、走姿势，预防脊柱畸形。

6. 视力保健 每年接受一次视力筛查(视力表)和眼检查；培养良好的用眼习惯；积极矫正屈光不正；防治各种流行性眼病。

7. 口腔保健 3岁后儿童学会自己刷牙，培养每天早晚刷牙的习惯，每次2～3分钟，预防龋齿；帮助儿童纠正不良口腔习惯，包括吸吮手指、咬唇或物，预防错颌畸形。每半年或每年检查口腔一次。

8. 疾病筛查

(1) 缺铁性贫血：每年1～2次Hb筛查。Hb<110mg/L时应治疗；

(2) 小便、大便检查：每年一次小便和大便常规检查，除外泌尿系感染、肾脏疾病、寄生虫感染；

(3) 遗尿症：需鉴别是原发性/继发性遗尿症，转专科进一步治疗。

六、学龄期保健要点

1. 提供适宜的学习条件 培养良好的学习兴趣、习惯，给予正面积极教育，加强素质教育；积极开展体育锻炼，不仅可增强体质也可培养儿童毅力、奋斗精神和团队精神。

2. 平衡膳食 加强营养，满足生长发育的需要，多食富含钙的食物，如牛乳、豆制品，加强运动，使骨量发育达最佳状态，减少成年期后骨质疏松、骨折的发生。当体块指数接近或超过上限

时，应调整食谱，改善进食行为，加强体格锻炼，避免肥胖症。

3. **体格检查**　每年体格检查一次，监测生长发育，及时发现体格生长偏离及异常并及早干预。保证充足睡眠时间。预防屈光不正、龋齿的发生。

4. **进行法制教育**　增加儿童法律知识，认识家庭与自己遵纪守法的重要性。

5. **性知识教育**　按不同年龄进行教育，包括对自身的保护，正确认识性发育对青少年心理生理的影响，学习有关性病、艾滋病危险因素科普知识。

6. **预防感染与事故**　学习交通安全规则和事故的防范知识，减少伤残发生。

7. **疾病筛查**

（1）骨骼畸形：注意检查脊柱，除外脊柱侧弯、后突畸形。

（2）营养性疾病：预防缺铁性贫血、营养不良、单纯肥胖症。让儿童学会计算自己体块指数，当超过上限应到专科检查。

（3）学习困难：智力低下、注意缺陷多动障碍、情绪和行为问题、学习障碍均可引起，应转专科诊治。

（4）矮小：女孩性发育落后伴矮小，男孩睾丸小伴矮小，应到专科检查，除外特纳综合征、睾丸发育不良综合征。

8. **心理健康保健**　此期儿童的主要活动是学习，学习的成功/失败、被成人肯定/批评，成为儿童获得自信/自卑、勤奋/懒惰的重要影响因素。此期不同的教育与教养环境将培养不同性格的儿童。

七、青春期保健要点

1. **心理教育**　在集体活动与体育锻炼中锻炼意志，学习与人相处，礼貌待人，遵守规则；家庭与教师注意培养青少年有承受压力与失败的良好心理状态；帮助青少年正确认识社会的不良现象，提高识别是非能力，把握自己的行为，远离烟、酒、毒品、偷窃、斗殴、说谎等恶习。

2. **性教育**　青春期青少年的行为和生理使青少年有发生性传播疾病的危险，应进行正确的性教育。

3. **疾病筛查**

（1）性发育异常：性早熟为女孩<8岁、男孩<9岁青春期提前出现；性发育延迟为女孩>14岁，男孩>16岁无第二性征出现。

（2）月经不调：女孩如果出现月经周期紊乱、量多少不一、腹痛等内分泌不稳定现象，需专科诊疗。

（3）心理行为障碍：多数青少年在青春期发育阶段可出现暂时的情绪或行为问题，如焦虑、抑郁、紧张、易怒等，为心理社会发展失调；如持续时间长，症状变得复杂、严重，发展为心理行为障碍，需专科诊断治疗。

各年龄期儿童保健重点见表4-1-4。

表4-1-4　各期儿童保健重点

年　龄	生长特点	影响因素	保健重点	措　施
胎儿期	依赖母体 器官成形生长快	母亲： 健康、营养、疾病、毒物、射线、情绪	预防先天畸形 防早产、IUGR	定期产前检查
新生儿期 0～1个月	生长快 免疫力弱 体温中枢不成熟	营养 感染 环境温度	科学喂养 保暖 皮肤清洁	新生儿筛查 新生儿访视 预防接种

Notes 

续表

年 龄	生长特点	影响因素	保健重点	措 施
婴儿期 0~12个月	生长第一高峰 消化道不成熟 主动免疫不成熟 神经心理发育	营养 疾病 环境刺激	科学喂养:与消化道适应 早教:(语言、感知觉、运动、独立能力、体格训练、生活能力)	定期体检 ≤6个月每月1次;>6个月1~2个月1次 预防接种
幼儿期 1~3岁	生长速度减慢 心理发育进入关键期	教育环境 营养 疾病	早教:(生活习惯与能力、语言、性格、社交) 预防事故 合理营养	定期体检 3~6个月1次
学前期 3~5岁	生长稳步增长 心理发育日益成熟 免疫活跃	教育环境 营养 免疫性疾病	心理发育 预防事故 合理安排生活 营养	定期体检 6个月~1年1次
学龄期 6~12岁	部分生长进入青春期 心理发育日益成熟 免疫活跃	教育环境 营养 免疫性疾病	心理教育 预防事故 合理安排生活(体格锻炼) 营养 性教育	定期体检1年1次
青春期	生长第二高峰 性发育	教育环境 营养	心理教育 营养 性教育 体格锻炼	定期体检 1年1次

第二节 儿童保健的具体措施

儿童保健工作对象是从胎儿期的胎儿到青春期的青少年,目前的重点对象仍是7岁以下的儿童。儿童保健工作的具体内容和措施:

1. **建立儿童保健网络系统** 定期收集本地区儿童健康资料,计算机储存本地区儿童历年健康状况,常见病病死率、发病率,能基本分析本地区儿童健康状况,发现影响本地区儿童健康的主要因素,上报上级单位,为地区有关领导制定政策提供依据。

2. **散居儿童管理** 由辖区医院负责。

(1) 建立三表制:每个儿童就诊、入托有三表(体检表、发育筛查表、新生儿筛查表(听力、新生儿疾病))。

(2) 生长发育监测:按操作常规进行儿童体格测量,使用生长曲线表,跟踪儿童生长;能用参数正确解释儿童生长水平、生长速度、匀称度(体型、身材)。按检查的年龄要求定期到固定的社区儿童保健单位进行健康检查。连续纵向观察可获得个体儿童生长趋势变化及心理发育的信息。使用全国标准化的儿童发育筛查量表进行发育筛查,如小儿智能发育筛查量表(DDST)、0~6岁儿童发育筛查量表(DST),筛查阳性的儿童应及时转诊并协助随访。根据儿童生长发育速度决定定期检查时间。年龄小的儿童,检查间隔时间短,以便及时发现生长发育的偏离。6个月以内婴儿每1~2个月一次、7~12个月婴儿则2~3个月检查一次。高危儿、体弱儿可在此基础上适当增加检查次数。

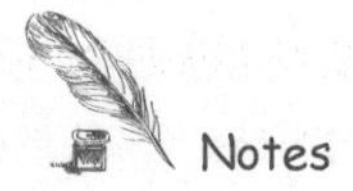

（3）疾病的筛查、诊治：常见病如肺炎、结核、骨折、髋关节发育不良、脑积水、脑瘫、矮小、宫内营养不良、骨骼畸形、视力异常、口腔疾病的筛查、转诊并协助专科随访；常见病的诊疗，如上呼吸道感染、营养不良、单纯性肥胖、贫血、佝偻病、维生素A缺乏症以及其他维生素缺乏症、寄生虫感染等。

（4）营养、喂养指导：及时对家长和有关人员进行有关母乳喂养、婴儿过渡期食物引入、幼儿期正确进食行为培养、学前及学龄期儿童的膳食安排等内容的宣教和指导。

（5）新生儿访视：社区妇幼保健人员应于新生儿出院返家至28日内家访3～4次，高危儿应适当增加家访次数。目的是早期发现新生儿问题，及时指导处理，降低和减轻新生儿发病。家访内容有：①新生儿出生情况；②生后生活状态；③预防接种情况；④喂养与护理指导；⑤体重监测；⑥体格检查，重点应注意有无产伤、黄疸、畸形、皮肤与脐部感染以及视、听觉检查。每次访视后，应认真填写访视卡，满月后转至系统保健管理。访视中发现严重问题应立即转医院诊治处理。

（6）预防接种：按照我国卫生部规定的计划免疫，1岁内必须在完成卡介苗、脊髓灰质炎三型混合疫苗、百日咳白喉破伤风类毒素混合制剂、麻疹减毒疫苗和乙型肝炎病毒疫苗等5种疫苗的接种（表4-2-1）。此外，根据流行地区和季节进行乙型脑炎疫苗、流行性脑脊髓膜炎疫苗、风疹疫苗、流感疫苗、腮腺炎疫苗、甲型肝炎病毒疫苗等的接种。

表4-2-1　中国儿童1岁以内预防接种程序表

预防疾病	结　核	脊髓灰质炎	麻　疹	百日咳、白喉、破伤风	乙型肝炎
免疫原	卡介苗（减毒活结核菌混悬液）	脊髓灰质炎减毒丸活疫苗	麻疹减毒活疫苗	百日咳菌液、白喉类毒素、破伤风类毒素的混合制剂	乙肝疫苗
接种方法	皮内注射	口服	皮下注射	皮下注射	肌内注射
接种部位	左上臂三角肌上端		上臂外侧	上臂外侧	上臂三角肌
初种次数	1	3	1	3	3
每次剂量	0.1ml	1丸三型混合疫苗	0.2ml	0.2～0.5ml	5μg
初种年龄	生后至2个月内	2个月 3个月 4个月 或2个月以上	8个月以上易感儿	3个月 4个月 5个月 或3个月以上	出生时 1个月 6个月
复种		4岁	7岁	1.5～2岁、7岁；白破二联类毒素	
反应情况及处理	接种后4～6周局部有小溃疡，保护创口不受感染。个别腋下或锁骨上淋巴结肿大或化脓时的处理：肿大用热敷；化脓用干针筒抽出脓液；溃破涂5%异烟肼软膏或20%PAS软膏	一般无特殊反应，有时可有低热或轻泻	部分小儿接种后9～12天，有发热及卡他症状，一般持续2～3天，也有个别小儿出现散在皮疹或麻疹黏膜斑	一般无反应，个别轻度发热，或局部轻度红肿、疼痛；发痒处理：多饮开水；有块硬时可逐渐吸收	一般无反应，局部红肿、疼痛，很快消退
注意点	2个月以上接种前应做结核菌试验（1∶2000），阴性接种	冷开水送服或含服，服后1小时内禁用热开水	接种前1个月及接种后2周避免用胎盘球蛋白、丙种球蛋白制剂	掌握间隔期，避免无效注射	

Notes 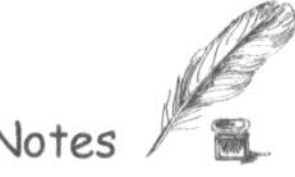

3. 指导和管理托幼园所卫生的保健 遵照卫生部、教育部有关文件要求，落实保、教结合的原则，区、县妇幼保健院是该地区托幼园所卫生保健工作的指导和管理者。在本地区卫生行政部门领导下完成以下工作：

（1）对本地区主要园所开展儿童人园体检和年度体检、教师体检、晨检、消毒、营养管理、眼保健、口腔保健、健康教育等工作。

（2）与教育部门配合，开展了“卫生保健合格证”评审发放工作。

（3）每年培训托幼园所人员并考核一次。

（4）培训、指导本地区与基层儿童保健工作。

4. 进行健康教育 给社会、家长儿童生长发育的正确知识与信息。

（李廷玉）

参考文献

1. Kliegman RM，Stanton BF，Geme JW，et al. Nelson textbook of Pediatrics. 19th ed. Philadelphia：W. B. Saunders Company，2011

2. 黎海芪，毛萌. 儿童保健学. 第 2 版. 北京：人民卫生出版社，2009

第五章　营养和营养障碍疾病

第一节　营养学基础

营养(nutrition)是指人体获得和利用食物维持生命活动的整个过程,是维持生命与生长发育的物质基础。婴幼儿期生长发育迅速,代谢旺盛,一方面需要得到足量优质的营养素供给,另一方面婴幼儿消化吸收功能尚不完善,对营养素的吸收、利用受到一定的限制。提供丰富营养食物,合理喂养,对儿童健康成长十分重要。

营养素与膳食营养素参考摄入量

膳食营养素参考摄入量(dietary reference intakes,DRIs)包括4项:平均需要量(estimated average requirement,EAR)、推荐摄入量(recommended nutrient intake,RNI)、适宜摄入量(adequate intake,AI)、可耐受最高摄入量(tolerable upper intake level,UL)。它们之间关系见图5-1-1。

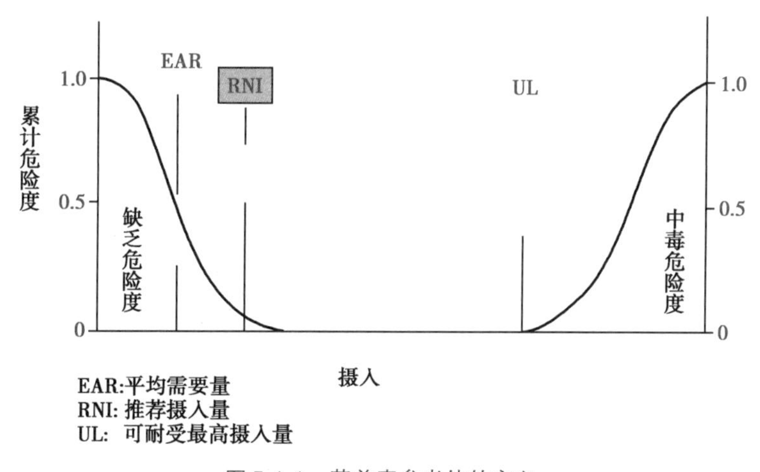

图5-1-1　营养素参考值的意义

(一) 儿童能量代谢特点

儿童所需的总能量来自蛋白质、脂肪和碳水化合物这三大宏量营养素。总能量消耗量包括基础代谢率、食物的热力作用、生长、活动和排泄5个方面。能量单位是千卡(kcal),或以千焦耳(kJ)为单位,1kcal=4.184kJ,或1kJ=0.239kcal。

1. 基础代谢率(basal metabolic rate,BMR)　儿童基础代谢的能量需要量较成人高,随年龄增长逐渐减少。大脑能量需求在全身器官中处于优先地位。婴儿的BMR约为55kcal/(kg·d)[230.12kJ/(kg·d)],7岁时BMR为44kcal/(kg·d)[184.10kJ/(kg·d)],12岁时每日约需30kcal/(kg·d)[125.52kJ/(kg·d)],成人时为25~30kcal/(kg·d)[104.6~125.52kJ/(kg·d)]。

2. 食物热力作用(thermic effect of feeding,TEF)　是指由于进餐后几小时内发生的超过BMR的能量消耗,主要用于体内营养素的代谢。与食物成分有关:碳水化合物的食物热力作用为本身产生能量的6%,脂肪为4%,蛋白质为30%。婴儿食物含蛋白质多,食物热力作用占总能量的7%~8%,年长儿的膳食为混合食物,其食物热力作用为5%。

3. 活动消耗(physical activity) 儿童活动所需能量与身体大小、活动强度、活动持续时间、活动类型有关。活动所需能量个体波动较大,并随年龄增加而增加。当能量摄入不足时,儿童首先表现为活动减少。

4. 排泄消耗(excreta) 正常情况下未经消化吸收的食物的损失约占总能量的10%,腹泻时增加。

5. 生长所需(growth) 组织生长合成消耗能量为儿童特有,生长所需能量与儿童生长的速度成正比,即随年龄增长逐渐减少。

一般基础代谢占能量的50%,排泄消耗占能量的10%,生长和运动所需能量占32% ~ 35%,食物的TEF占7% ~8%(图5-1-2)。由于人类进化早期食物稀缺,能高效贮存能量,故能量的RNI为EAR。前6个月婴儿平均能量需要量EAR下降至90kcal/(kg·d)[376.56kJ/(kg·d)],6个月龄-1岁为80kcal/(kg·d)[334.72kJ/(kg·d)],1岁后以每岁计算(附录一)。

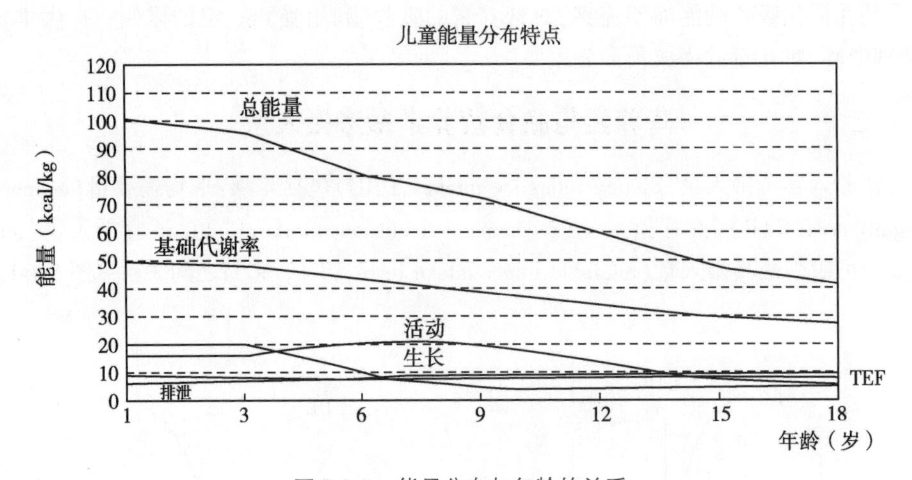

图5-1-2 能量分布与年龄的关系

(二)蛋白质

蛋白质是一切生命的物质基础和构成机体组织和器官的重要成分。正常成人体内约16% ~19%是蛋白质。构成人体蛋白质的氨基酸有20种,其中9种是必需氨基酸(亮氨酸、异亮氨酸、缬氨酸、苏氨酸、蛋氨酸、苯丙氨酸、色氨酸、赖氨酸、组氨酸)不能自己合成,需要由食物提供。组成蛋白质的氨基酸模式与人体蛋白质氨基酸模式接近的食物,生物利用率高,称为优质蛋白质。植物蛋白的氨基酸模式与人体相差甚远,生物利用度差,不能满足儿童生长。

蛋白质来源:优质蛋白质主要来源于动物类食物,植物类食物中大豆蛋白质最接近动物蛋白,我国也称其为优质蛋白,其他植物蛋白经常缺乏一种以上的必需氨基酸。合理搭配及加工可达到蛋白质互补,提高食物的生物价值。例如小麦、米、玉米等赖氨酸含量低,蛋氨酸含量高,而豆类则相反,如两者搭配可互相弥补不足。如豆制品的制作可使蛋白质与纤维素分开,利于消化。其供能作用仅占总能量的8% ~15%。6月龄前婴儿蛋白质的适宜摄入量AI为9g/d,6月龄~1岁婴儿蛋白质推荐摄入量RNI为20g/d。婴幼儿生长旺盛,优质蛋白质应占50%以上。

(三)脂类

包括脂肪(甘油三酯)和类脂,是机体除碳水化合物以外的第二供能营养素。构成脂肪的基本单位是脂肪酸。脂肪酸按碳原子数目的不同分为短链(2 ~4C)、中链(6 ~10C)和长链(12 ~26C)脂肪酸;按含双键和双键数目的多少分为饱和脂肪酸、单不饱和脂肪酸和多不饱和脂肪酸;据双键的位置分n-3系和n-6系。人体不能合成的不饱和脂肪酸为必需脂肪酸,如n-3型的α-亚麻酸(18:3 ω-3,α-linolenic acid,ALA,)和n-6型的亚油酸(18:2 ω-6,linoleic acid,LA),可在体内合成长链多不饱和脂肪酸。亚油酸可衍生多种n-6型多不饱和脂肪酸,如花生四烯酸

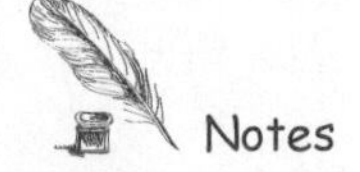

(Arachidonic acid,AA)。亚油酸在体内可转变成亚麻酸和花生四烯酸,故亚油酸是最重要的必需脂肪酸。α-亚麻酸可衍生多种 n-3 型的多不饱和脂肪酸,包括二十碳五烯酸(EPA)和二十二碳六烯酸(DHA)。这些必需脂肪酸对细胞膜功能、基因表达、防治心脑血管疾病和生长发育都有重要作用。

脂肪来源和需要量:婴儿期的多不饱和脂肪酸主要来源于母乳,母乳能够提供足够的亚油酸和亚麻酸;亚油酸主要存在于植物油、坚果类(核桃、花生);亚麻酸主要存在于深海鱼油及坚果类。

脂肪的 AI:脂肪所提供的能量占婴儿摄入总能量的 45%(35% ~50%),随着年龄的增长脂肪占能比下降,年长儿为 25% ~30%。

必需脂肪酸应占脂肪所提供的能量的 1% ~3%。DHA 和 AA 需要量尚无确切定论。推荐亚油酸(LA)/亚麻酸(ALA)为 5 ~15,占总能量至少 4.5%(0.5g/100kcal),ALA 占总能量至少 0.5%(55mg/100kcal)。一般婴儿配方奶 LA/ALA 为 10,ALA 占总能量的 1.5%。

(四)碳水化合物(糖类)

为主要的供能来源。除此外,碳水化合物还发挥其他功效,如降低胆固醇、增加钙盐吸收、在结肠内作为短链脂肪酸的来源以及增加粪便体积、促进排便等。糖类主要来源于谷类食物,各种糖最终分解为葡萄糖才能被机体吸收和利用。体内可由蛋白质和脂肪转变为糖,故不需储备很多葡萄糖或其前体糖原。2 岁以上儿童膳食中,糖类所产的能量应占总能量的 50% ~65%,新生儿和儿童碳水化合物的最大摄入量具体见附录。

为满足儿童生长发育的需要,应首先保证能量供给,其次是蛋白质。宏量营养素应供给平衡,比例适当,否则易发生代谢紊乱。

(五)矿物质

(1)常量元素:在矿物质中,人体含量大于体重的 0.01% 的各种元素称为常量元素,如钙、钠、磷、钾等,其中钙和磷接近人体总重量的 6%,两者构成人体的牙齿、骨骼等组织,婴儿期钙的沉积高于生命的任何时期,2 岁以下每日钙在骨骼增加约 200mg。但钙摄入过量可能造成一定危害,需特别注意钙的补充控制在 UL(2g/d)以下。乳类是钙的最好来源,大豆是钙的较好来源。

(2)微量元素:为构成人体体重低于 0.01% 的矿物质,或成人每天需求量在 1 ~100mg 范围内的营养素。需通过食物摄入。必须微量元素有 10 种(碘、锌、硒、铜、钼、铬、钴、铁、镁和锰),其中铁、碘、锌缺乏症是全球最主要的微量营养素缺乏症。必须微量元素具有十分重要的生理功能,是酶和辅酶必须的活性因子,构成和参与激素作用,参与核酸代谢,与其他营养素共同作用。其他的微量元素不是必需的,但是对人类健康有益(氟),或者说重要性还不明确有砷、硼、钴、硅、锰、镍,或者因潜在的毒性而变得重要有铝、锰。

(六)维生素

维生素是维持人体正常生理功能所必需的一类有机物质,在体内含量极微,但在机体的代谢所必需的酶或辅酶中发挥核心作用。维生素的种类很多,分为脂溶性和水溶性两大类。大部分不能在体内贮存,一旦发生缺乏,代谢过程就停滞或停止。对儿童来说维生素 A、维生素 D、维生素 C、维生素 B_1 是容易缺乏的维生素。

常见维生素和矿物质的作用及来源见表 5-1-1。

(七)其他膳食成分

1. 膳食纤维　指一大类重要非营养素物质,至少包括 5 种构成物,即纤维素、半纤维素、果胶、黏胶和木质素。主要功能:吸收大肠水分,软化大便,增加大便体积,促进肠蠕动等。婴幼儿可从谷类、新鲜蔬菜、水果中获得一定量的膳食纤维。1 周岁时纤维素摄入量应达到 5g/d。2 周岁以上的儿童每日纤维素摄入推荐量 =(年龄+5)g/d,波动在(年龄+10)g/d 以下都属于安全范围。

表 5-1-1 常见维生素和矿物质的作用及来源

种 类	作 用	来 源
维生素 A	促进生长发育和维持上皮组织的完整性,为形成视紫质所必需的成分,与铁代谢、免疫功能有关	肝、牛乳、奶油、鱼肝油;深色绿叶菜、黄红色水果
维生素 B_1(硫胺素)	是构成脱羧辅酶的主要成分,为糖类代谢所必需,维持神经、心肌的活动功能,调节胃肠蠕动,促进生长发育	米糠、麦麸、葵花籽仁、花生、大豆、瘦猪肉含量丰富;其次为谷类;鱼、菜和水果含量少;肠内细菌和酵母可合成一部分
维生素 B_2(核黄素)	为辅黄酶的主要成分,参与体内氧化过程	乳类、蛋、肉、内脏、谷类、蔬菜
维生素 PP(烟酸、尼克酸)	是烟酰胺腺嘌呤二核苷酸及烟酰胺腺嘌呤二核苷酸磷酸的组成成分,为体内氧化过程所必需;维持皮肤、黏膜和神经的健康,防止烟酸缺乏症,促进消化系统的功能	肝、肾、瘦肉、鱼及坚果含量丰富,谷类
维生素 B_6	为转氨酶和氨基酸脱羧酶的组成成分,参与神经、氨基酸及脂肪代谢	各种食物中,亦由肠内细菌合成一部分
维生素 B_{12}	参与核酸的合成、促进四氢叶酸的形成等,促进细胞及细胞核的成熟,对生血和神经组织的代谢有重要作用	动物性食物
叶酸	叶酸的活性形式四氢叶酸是体内转移“一碳基团”的辅酶,参与核苷酸的合成,特别是胸腺嘧啶核苷酸的合成,有生血作用;胎儿期缺乏引起神经管畸形	绿叶蔬菜、水果、肝、肾、鸡蛋、豆类、酵母含量丰富
维生素 C	参与人体的羟化和还原过程,对胶原蛋白、细胞间黏合质、神经递质(如去甲肾上腺素等)的合成,类固醇的羟化、氨基酸代谢、抗体及红细胞的生成等均有重要作用	各种水果及新鲜蔬菜
维生素 D	调节钙磷代谢,促进肠道对钙的吸收,维持血液钙浓度,有利骨骼矿化	照射日光后人皮肤合成,鱼肝油、肝、蛋黄
维生素 K	由肝脏利用、合成凝血酶原	肝、蛋、豆类、青菜;肠内细菌可合成部分
钙	凝血因子,能降低神经、肌肉的兴奋性,是构成骨骼、牙齿的主要成分	乳类、豆类为主要来源,某些绿色蔬菜
磷	是骨骼、牙齿、细胞核蛋白、各种酶的主要成分,协助糖、脂肪和蛋白质代谢,参与缓冲系统,维持酸碱平衡	乳类、肉类、豆类和五谷类
铁	血红蛋白、肌红蛋白、细胞色素和其他酶系统的主要成分,帮助氧的运输	肝、血、豆类、肉类、绿色蔬菜,动物来源吸收好
锌	为多种酶的成分	贝类海产品、红色肉类、内脏、干果类、谷类芽胚、麦麸、豆、酵母等富含锌
镁	构成骨骼和牙齿的成分,激活糖代谢酶,与肌肉神经兴奋行为有关,为细胞内阳离子,参与细胞代谢过程	谷类、豆类、干果、肉、乳类
碘	为甲状腺素的主要成分	海产品含量丰富,蛋和奶含量稍高,植物含量低

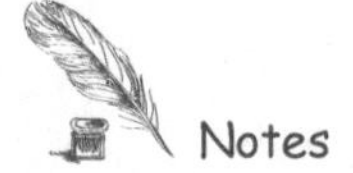

2. 水 儿童水的需要量与能量摄入、食物种类、肾功能成熟度、年龄等因素有关。婴儿新陈代谢旺盛,水的需要量相对较多,6个月前婴儿水总摄入量AI为700ml/d(主要来自母乳),6个月龄~1岁为900ml/d,1~4岁为1.3~1.6L/d见附录三。

第二节 婴儿喂养

一、母乳喂养

(一)母乳的优点

母乳是满足婴儿生理和心理发育的天然最好食物,对婴儿的健康生长发育有不可替代的作用。一个健康的母亲可提供足月儿正常生长到6个月所需要的营养素、能量、液体量。

母乳具有如下诸多优点。

1. 营养丰富 母乳营养生物效价高,易被婴儿利用。母乳含必需氨基酸比例适宜,为必需氨基酸模式。母乳所含酪蛋白为β-酪蛋白,含磷少,凝块小;母乳所含白蛋白为乳清蛋白,促乳糖蛋白形成;母乳中乳清蛋白多于酪蛋白(1:0.8),易被消化吸收。母乳中宏量营养素产能比例适宜(表5-2-1)。母乳喂养婴儿很少产生过敏。

表5-2-1 母乳与牛乳宏量营养素产能比(100ml)

	母乳	牛乳	理想标准
碳水化合物	41%(6.9g)	29%(5.0g)	40%~50%
脂肪	50%(3.7g)	52%(4.0g)	50%
蛋白质	9%(1.5g)	19%(3.3g)	11%
能量	67kcal(280.33kJ)	69kcal(288.70kJ)	

母乳中乙型乳糖(β-双糖)含量丰富,利于脑发育;利于双歧杆菌、乳酸杆菌生长,并产生B族维生素;利于促进肠蠕动;乳糖在小肠远端与钙形成螯合物,降低钠在钙吸收时的抑制作用,避免了钙在肠腔内沉淀,同时乳酸使肠腔内pH下降,有利小肠钙的吸收。

母乳含不饱和脂肪酸较多,初乳中更高,有利于脑发育。母乳的脂肪酶使脂肪颗粒易于消化吸收。

母乳中电解质浓度低、蛋白质分子小,适宜婴儿不成熟的肾发育水平。母乳矿物质易被婴儿吸收,如母乳中钙、磷比例适当(2:1),含乳糖多,钙吸收好;母乳中含低分子量的锌结合因子-配体,易吸收,锌利用率高。

胎儿通过胎盘得到免疫球蛋白G。母乳中主要的抗体亚型是IgA,保护婴儿免受肠道致病菌侵袭。初乳还包含活细胞和别的生物活性蛋白,如溶菌酶、乳铁蛋白、结合卟啉、α-1抗胰蛋白酶,转运生长因子-β和大量细胞因子。因此母乳对健康的足月婴儿是清洁而安全的营养来源。

成熟乳的主要营养的质和量在不同母亲有高度的个体差异。大多数母亲能母乳喂养成功,这可能是由于不管营养摄入量有什么变化、也不管氮和能量的利用率有什么差异,婴儿都能够适应并正常生长。某些营养物质在母乳中很少,如铁、维生素K和维生素D,可在婴儿出现缺乏。

2. 生物活性作用 这是母乳不可替代的根本原因。

(1)缓冲力小:母乳pH为3.6(牛奶pH 5.3),对酸碱的缓冲力小,不影响胃液酸度(胃酸pH 0.9~1.6),有利于酶发挥作用。

(2)不可替代的免疫成分(营养性被动免疫):初乳含丰富的SIgA,早产儿母亲乳汁的SIgA

高于足月儿。母乳中的SIgA在胃中稳定，不被消化，可在肠道发挥作用。SIgA黏附于肠黏膜上皮细胞表面，封闭病原体，阻止病原体吸附于肠道表面，使其繁殖受抑制，保护消化道黏膜，抗多种病毒、细菌。

母乳中含有大量免疫活性细胞，初乳中更多，其中85%～90%为巨噬细胞，10%～15%为淋巴细胞；免疫活性细胞释放多种细胞因子而发挥免疫调节作用。母乳中的催乳素也是一种有免疫调节作用的活性物质，可促进新生儿免疫功能的成熟。

（3）生物活性因子：母乳含较多乳铁蛋白，初乳中含量更丰富（可达1741mg/L），是母乳中重要的非特异性防御因子。母乳的乳铁蛋白对铁有强大的螯合能力，能夺走大肠埃希菌、大多数需氧菌和白念珠菌赖以生长的铁，从而抑制细菌的生长。

母乳中的溶菌酶能水解革兰阳性菌胞壁中的乙酰基多糖，使之破坏并增强抗体的杀菌效能。母乳的补体及双歧因子含量也远远多于牛乳。双歧因子促乳酸杆菌生长，使肠道pH达4～5，抑制大肠埃希菌、痢疾杆菌、酵母菌等生长。

低聚糖是母乳所特有的。母乳中低聚糖与肠黏膜上皮细胞的细胞黏附抗体的结构相似，可阻止细菌黏附于肠黏膜，促使乳酸杆菌生长。

含多种生长调节因子，对细胞增殖、发育有重要作用，如牛磺酸、激素样蛋白（上皮生长因子、神经生长因子），以及某些酶和干扰素。

3. 其他　母乳既卫生又经济（仅1/5人工喂养费用）、方便、温度适宜，有利于婴儿心理健康，保证乳母合理的营养就可以满足婴儿的需要。

（二）母乳的成分变化

1. 各期母乳成分　初乳为孕后期与分娩1周以内的乳汁；7～14日为过渡乳；14日以后的乳汁为成熟乳。母乳中的脂肪、水溶性维生素、维生素A、铁等营养素与乳母饮食有关，而维生素D、维生素E、维生素K不易由血进入乳汁，故与乳母饮食摄入关系不大（表5-2-2）。

表5-2-2　各期母乳成分（g/L）

	初乳	过渡乳	成熟乳
蛋白质	22.5	15.6	11.5
脂肪	28.5	43.7	32.6
碳水化合物	75.9	77.4	75
矿物质	3.08	2.41	2.06
钙	0.33	0.29	0.35
磷	0.18	0.18	0.15

初乳量少，淡黄色，碱性，比重为1.040～1.060（成熟乳为1.030），每日量约15～45ml；初乳含脂肪较少而蛋白质较多（主要为免疫球蛋白）；初乳中维生素A、牛磺酸和矿物质的含量颇丰富，并含有初乳小球（充满脂肪颗粒的巨噬细胞及其他免疫活性细胞），对新生儿的生长发育和抗感染能力十分重要。随哺乳时间的延长，蛋白质与矿物质含量逐渐减少。各期乳汁中乳糖的含量较恒定。

2. 哺乳过程的乳汁成分变化　每次哺乳过程乳汁的成分亦随时间而变化（表5-2-3）。

表5-2-3　各部分乳汁成分变化（g/L）

	Ⅰ阶段	Ⅱ阶段	Ⅲ阶段
蛋白质	11.8	9.4	7.1
脂肪	17.1	27.7	55.1

3. 乳量　正常乳母平均每天泌乳量随时间而逐渐增加，成熟乳量可达700～1000ml。一般产后6个月乳母泌乳量与乳汁的营养成分逐渐下降。判断奶量是否充足应以婴儿体重增长情况、尿量多少与睡眠状况等综合考虑。劝告母亲不要轻易放弃哺乳。

（三）建立良好的母乳喂养方法

建立良好的母乳喂养有三个条件：①孕母能分泌充足的乳汁；②哺乳时出现有效的射乳反射；③婴儿有力的吸吮。世界卫生组织（WHO）和我国卫生部制定的《婴幼儿喂养策略》建议生后6个月内完全接受母乳喂养。

1. 产前准备　大多数健康的孕妇都具有哺乳的能力，但真正成功的哺乳则需孕妇身、心理方面的准备和积极的措施。保证孕母合理营养，孕期体重增加适当（12～14kg），母体可贮存足够脂肪，供哺乳能量的消耗。

2. 乳头保健　孕母在妊娠后期每日用清水（忌用肥皂或酒精之类）擦洗乳头；乳头内陷者用两手拇指从不同的角度按乳头两侧并向周围牵拉，每日一次至数次；哺乳后可挤出少许乳汁均匀地涂在乳头上，乳汁中丰富的蛋白质和抑菌物质对乳头表皮有保护作用。这些方法可防止因出现乳头皲裂及乳头内陷而终止哺乳。

3. 尽早开奶、按需哺乳　吸吮是促进泌乳的关键点和始发动力。0～2个月的小婴儿每日多次、按需哺乳，使吸吮有力，乳头得到多次刺激，乳汁分泌增加。有力的吸吮使催乳素在血中维持较高的浓度，产后2周乳晕的传入神经特别敏感，诱导缩宫素分泌的条件反射易于建立，是建立母乳喂养的关键时期。吸吮是主要的条件刺激，应尽早开奶（产后15分钟至2小时内）。尽早开奶可减轻婴儿生理性黄疸，同时还可减轻生理性体重下降、低血糖的发生。

4. 促进乳房分泌　吸乳前让乳母先湿热敷乳房，促进乳房血液循环流量。2～3分钟后，从外侧边缘向乳晕方向轻拍或按摩乳房，促进乳房感觉神经的传导和泌乳。两侧乳房应先后交替进行哺乳。若一侧乳房奶量已能满足婴儿的需要，则可每次轮流哺喂一侧乳房，并将另一侧的乳汁用吸奶器吸出。每次哺乳应让乳汁排空。

5. 正确的喂哺技巧　正确的母、婴喂哺姿势可刺激婴儿的口腔动力，有利于吸吮。技巧包括如何唤起婴儿的最佳进奶状态，如哺乳前让婴儿用鼻推压或舔母亲的乳房，哺乳时婴儿的气味、身体的接触都可刺激乳母的射乳反射；等待哺乳的婴儿应是清醒状态、有饥饿感、已更换干净的尿布。

6. 乳母心情愉快　因与泌乳有关的多种激素都直接或间接地受下丘脑的调节，下丘脑功能与情绪有关，故泌乳受情绪的影响很大。心情压抑可以刺激肾上腺素分泌，使乳腺血流量减少，阻碍营养物质和有关激素进入乳房，从而使乳汁分泌减少。刻板地规定哺乳时间也可造成精神紧张，故在婴儿早期应采取按需哺乳的方式，并保证孕妇和乳母的身心愉快和充足的睡眠，避免精神紧张，可促进泌乳。

7. 医生在母乳喂养中作用的重要性　医生在母亲怀孕早期就应鼓励母乳喂养，促进形成家庭支持系统。医务人员及时回答问题、提供帮助、解决问题至关重要。

（四）不宜哺乳的情况

凡是母亲感染HIV、患有严重疾病，如慢性肾炎、糖尿病、恶性肿瘤、精神病、癫痫或心功能不全等应停止哺乳。化疗、放射性药物治疗一般禁忌母乳喂养。母亲感染结核病，在正规治疗后2周内不能母乳喂养。

被误认为禁忌证的常见疾病，如乳母患急性传染病时，可将乳汁挤出，经消毒后哺喂；母亲乙肝表面抗原阳性时，婴儿常规注射乙肝免疫球蛋白和乙肝疫苗，可以母乳喂养；丙肝感染者母乳喂养不是禁忌证；CMV感染在足月婴儿一般不引起有症状的疾病，可进行母乳喂养。

二、部分母乳喂养

同时采用母乳与配方奶或动物乳喂养婴儿为部分母乳喂养,有两种方法。

1. 补授法 母乳喂养的婴儿体重增长不满意时,提示母乳不足。补授时,母乳哺喂次数一般不变,每次先哺母乳,将两侧乳房吸空后再以配方奶或动物乳补足母乳不足部分,适合6个月内的婴儿。这样有利于刺激母乳分泌。补授的乳量由小儿食欲及母乳量多少而定,即"缺多少补多少"。

2. 代授法 用配方奶或动物乳替代一次母乳量,为代授法。母乳喂养婴儿至4~6月龄时,为断离母乳开始引入配方奶或动物乳时宜采用代授法。即在某一次母乳哺喂时,有意减少哺喂母乳量,增加配方奶量或动物乳,逐渐替代此次母乳量。依此类推直到完全替代所有的母乳。

三、人工喂养

4~6个月以内的婴儿由于各种原因不能进行母乳喂养时,完全采用配方奶或其他动物乳,如牛乳、羊乳、马乳等喂哺婴儿,称为人工喂养。

(一) 动物乳的特点(以牛乳为例)

人工喂养时常用牛乳,但成分不如母乳适合婴儿。

1. 乳糖含量低 牛乳中的乳糖含量低于母乳,主要为甲型乳糖,有利于大肠埃希菌的生长。

2. 宏量营养素比例不当 牛乳蛋白质含量较母乳为高,且以酪蛋白为主,酪蛋白易在胃中形成较大的凝块;牛乳的氨基酸比例不当;牛乳脂肪颗粒大,而且缺乏脂肪酶,较难消化;牛乳不饱和脂肪酸(亚麻酸)(2%)低于母乳(8%)。牛乳含磷高,磷易与酪蛋白结合,影响钙的吸收。

3. 肾负荷重 牛乳含矿物质比母乳多3~3.5倍,增加婴儿肾脏的溶质负荷,对婴儿肾脏有潜在的损害。

4. 缺乏免疫因子 牛乳缺乏各种免疫因子是与母乳的最大区别,故牛乳喂养的婴儿患感染性疾病的机会较多。

其他乳类:羊乳的营养价值与牛乳大致相同,蛋白质凝块较牛乳细而软,脂肪颗粒大小与母乳相仿。但羊乳中叶酸含量很少,长期哺给羊乳易致巨幼红细胞性贫血。马乳的蛋白质和脂肪含量少,能量亦低,故不宜长期哺用。

(二) 牛乳的改造

由于种类的差异,动物乳所含的营养素不适合人类的婴儿。故一般人工喂养和婴儿断离母乳时应首选配方奶。

1. 配方奶粉 是以牛乳为基础的改造奶制品,使宏量营养素成分尽量"接近"于母乳,使之适合婴儿的消化能力和肾功能,如降低其酪蛋白、无机盐的含量等;添加一些重要的营养素,如乳清蛋白、不饱和脂肪酸、乳糖;强化婴儿生长时所需要的微量营养素,如核苷酸、维生素A、维生素D、β胡萝卜素和微量元素铁、锌等。使用时按年龄选用。合理的奶粉调配在保证婴儿营养摄入中至关重要。

2. 全牛乳的家庭改造 若无条件选用配方奶而采用动物乳喂养婴儿时,必须改造,不宜直接采用动物乳喂养婴儿。

(1) 加热:煮沸可达到灭菌的要求,且能使奶中的蛋白质变性,使之在胃中不易凝成大块。

(2) 加糖:婴儿食用全牛乳应加糖。这不是为增加牛乳的甜味,或增加能量(因牛乳与母乳能量相近),而是改变牛乳中宏量营养素的比例,利于吸收,软化大便。一般每100ml牛奶中可加蔗糖5~8g。加糖过多或过少均不利于婴儿营养。

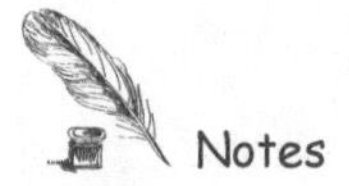

(3) 加水:降低牛乳矿物质、蛋白质浓度,减轻婴儿消化道、肾脏负荷。稀释奶仅用于新生儿,生后不满2周者可采用2:1奶(即2份牛奶加1份水);以后逐渐过渡到3:1或4:1奶;满月后

即可用全奶。

（三）奶量摄入的估计（6 月龄以内）

婴儿的体重、RNIs 以及奶制品规格是估计婴儿奶量的必备资料。

1. 配方奶粉摄入量估计　一般市售婴儿配方奶粉 100g 供能约 500kcal（2092kJ），婴儿能量需要量约为 90kcal/(kg·d)［376.56kJ/(kg·d)］，故需婴儿配方奶粉 18g/(kg·d) 可满足需要。

2. 全牛乳摄入量估计　100ml 全牛乳供能约 67kcal（280.33kJ），5% 糖牛乳 100ml 供能约 90kcal（360kJ），婴儿的能量需要量为 90kcal/(kg·d)［360kJ/(kg·d)］，婴儿需 5% 糖牛乳 100ml/(kg·d)。

（四）正确的喂哺技巧

与母乳喂养一样，人工喂养婴儿亦需要有正确的喂哺技巧，包括正确的喂哺姿势、婴儿完全醒觉状态，还应注意选用适宜的奶嘴和奶瓶、奶液的温度、喂哺时奶瓶的位置。喂养时婴儿的眼睛尽量能与父母（或喂养者）对视。

四、婴儿食物转换

婴儿期随着生长发育的逐渐成熟，需要进入到由出生时的纯乳类向固体食物转换的转乳期。转乳期的泥状食物是人类生态学发展中不可逾越的食物形态，它不仅提供营养素，对儿童功能发育和能力获得还有重要促进作用，应引起儿科医师的重视。

（一）不同喂养方式婴儿的食物转换

婴儿喂养的食物转换过程是让婴儿逐渐适应各种食物的味道，培养婴儿对其他食物感兴趣，逐渐由乳类为主食物转换为进食固体为主食物的过程。母乳喂养婴儿的食物转换问题是帮助婴儿逐渐用配方奶或动物乳完全替代母乳，同时引入其他食物；部分母乳喂养和人工喂养婴儿的食物转换是逐渐引入其他食物。

（二）转乳期食物（也称辅助食品）

是除母乳或配方奶（动物乳）外，为过渡到成人固体食物所添加的富含能量和各种营养素的泥状食物（半固体食物）（表 5-2-4）。给婴儿引入食物的时间和过程应适合婴儿的接受能力，保证食物的结构、风味等能够被婴儿接受。

表 5-2-4　转乳期食物的引入

月龄	食物性状	种类	餐数		进食技能
			主要营养源	辅助食品	
6 个月龄	泥状食物	菜泥、水果泥、含铁配方米粉、配方奶	6 次奶（断夜间奶）	逐渐加至 1 次	用勺喂
7~9 个月龄	末状食物	稀（软饭）、肉末、菜末、蛋、鱼泥、豆腐、配方米粉、水果	4 次奶	1 餐饭、1 次水果	学用杯
10~12 个月龄	碎食物	软饭、碎肉、碎菜、蛋、鱼肉、豆制品、水果	3 次奶	2 餐饭、1 次水果	抓食、断奶瓶、自用勺

注意事项：可在进食辅食后再饮奶，逐渐形成一餐代替一顿奶；食物清淡，无盐或低盐，少糖和油，不食用蜂蜜水或糖水。

添加辅食的时间应主要根据婴儿体格生长、神经发育以及摄食技能、社交技能几方面发育状况决定，一般在婴儿体重达 6.5~7kg，能保持头颈姿势稳定、控制躯干运动、扶坐、用勺进食等，此时多为 4~6 个月龄，是口腔味觉和咀嚼功能发育的关键期。

辅助食品引入的原则：①从少到多；②从一种到多种；③从细到粗；④从软到硬；⑤注意进食

技能培养。

(三)婴儿期常出现的问题

1. **溢乳** 15%的婴儿常出现溢乳,可因过度喂养、不成熟的胃肠运动类型、不稳定的进食时间造成。同时,婴儿胃呈水平位置,韧带松弛,易折叠;贲门括约肌松弛,幽门括约肌发育好的消化道的解剖生理特点使6个月内的小婴儿常常出现胃食管反流(gastroesophageal reflux,GER)。此外,喂养方法不当,如奶头过大、吞入气体过多时,婴儿也往往出现溢乳。

2. **食物引入时间和方法不当** 过早引入半固体食物影响母乳铁吸收,增加食物过敏、肠道感染的机会;过晚引入其他食物,错过味觉、咀嚼功能发育的关键年龄,造成进食行为异常,断离母乳困难,以致婴儿营养不足。引入半固体食物时采用奶瓶喂养,导致孩子不会主动咀嚼、吞咽饭菜。

3. **能量及营养素摄入不足** 8~9个月龄婴儿已可接受能量密度较高的成人固体食物。如经常食用能量密度低的食物,或摄入液量过多,婴儿可表现进食后不满足,体重增长不足、下降,或在安睡后常于夜间醒来要求进食。

婴儿后期消化功能发育较成熟,应注意逐渐增加婴儿6个月后的半固体食物能量密度比,满足生长需要。避免给婴儿过多液量影响进食。

4. **进餐频繁** 胃的排空与否与消化能力密切相关。婴儿进餐频繁(每日超过7~8次),或夜间进食,使胃排空不足,影响婴儿食欲。一般安排婴儿一日6餐有利于形成饥饿的生物循环。

5. **喂养困难** 难以适应环境、过度敏感气质的婴儿常常有不稳定的进食时间,常常表现为喂养困难。

第三节 幼儿营养与膳食安排

一、幼儿进食特点

1. **体格生长速度减慢** 1岁后幼儿体格生长逐渐平稳,进食相对稳定,较婴儿期旺盛的食欲相对略有下降。

2. **心理需求发生转变** 幼儿神经心理发育迅速,由婴儿期对食物的巨大兴趣转向玩耍,对周围世界充满好奇心,表现出探索性行为,进食时也表现出强烈的自我进食欲望。应允许儿童参与进食,满足其自我进食欲望,培养独立的进食能力。

3. **家庭成员的影响** 家庭成员进食的行为和对食物的反应可作为小儿的榜样。由于学习与社会的作用,小儿的进食过程形成了以后接受食物的类型。如给小儿食物是在积极的社会情况下(如奖励,或与愉快的社会行为有关),则小儿对食物的偏爱会增加;相反,强迫进食可使小儿不喜欢有营养的食物。

4. **进食技能发育状况** 幼儿的进食技能发育状况与婴儿期的训练有关,错过训练吞咽、咀嚼的关键期,长期食物过细,幼儿期会表现不愿吃固体食物,或"包在口中不吞咽"。

5. **食欲波动** 幼儿有准确的判断能量摄入的能力。这种能力不但是一餐中表现出来,连续几餐都可被证实。幼儿可能一日早餐吃很多,次日早餐什么也没吃;一天中早餐吃得少,可能会有吃较多的中餐和较少的晚餐。变化的进食行为提示幼儿有调节进食的能力。研究显示,幼儿餐间摄入的差别可达40%,但一日的能量摄入比较一致,只有10%的变化。

二、幼儿膳食安排及进食技能培养

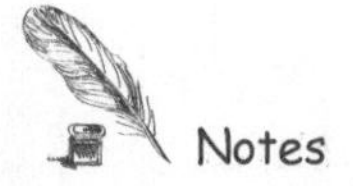

幼儿膳食中各种营养素和能量的摄入需满足该年龄阶段儿童的生理需要。蛋白质每日25g左右,其中优质蛋白(动物性蛋白质和豆类蛋白质)应占总蛋白的1/2。膳食餐次安排需

合理，以4～5餐（奶类2～3餐，主食2餐）为宜。还要注意良好的生活习惯和进食技能的培养，每餐进食时间控制在半小时内，从喂食、容许抓食过渡到自己独立进食，不容许边吃边玩。

三、1～3岁幼儿喂养指南

1. 继续给予母乳喂养或其他乳制品，逐步过渡到食物多样。
2. 选择营养丰富、易消化的食物。
3. 采用适宜的烹调方式，单独加工制作膳食。
4. 在良好环境下规律进餐，重视良好饮食习惯的培养。
5. 鼓励幼儿多做户外游戏与活动，合理安排零食，避免过瘦与肥胖。
6. 每天足量饮水，少喝含糖高的饮料。
7. 定期监测生长发育状况。
8. 确保饮食卫生，严格餐具消毒。

第四节 营养状况评价

儿童营养状况评价包括人体测量（体格生长评价）、实验室检查、体格检查、膳食调查、流行病学，即A，B，C，D，E五方面。

（一）人体测量-体格评价（anthropometric measurement & growth assessment，A）

体格生长情况是临床最基础的评价方法，工具简单，操作方便，经济，是营养评价的第一步。

（二）实验室检查（biochemical tests，B）

了解机体某种营养素贮存、缺乏水平。通过实验方法测定小儿体液或排泄物中各种营养素及其代谢产物或其他有关的化学成分，了解食物中营养素的吸收利用情况。实验室检查在营养素缺乏中变化最敏感，可用于营养缺乏的诊断。

（三）临床表现（clinical indicators，C）

除常规体格检查外，注意有关营养素缺乏的特异体征，一般临床体征出现较晚。

（四）膳食调查（dietary assessment，D）

1. 膳食调查方法 按工作要求选择不同方法，调查营养素摄入情况，对个人尤其须同时注意是否建立良好进食行为。

（1）询问法：询问对象刚刚吃过的食物或过去一段时间吃过的食物。询问法又分24小时回忆法、膳食史法和食物频度法。询问法简单，易于临床使用，结果查《中国食物成分表2010版》主要用于个人膳食调查，是目前应用最多的方法。

（2）称重法：多用于集体儿童膳食调查。

（3）记账法：多用于集体儿童膳食调查。

2. 膳食评价方法

（1）营养素摄入量与RNI（AL）比较：达到RNI有两种含义：对个体而言，表示满足身体需要的可能性是97%，缺乏的可能性小（3%）；对群体而言，这一摄入水平能够满足该群体中97%个体的需要，可能3%的个体达不到该营养素的需要。

（2）宏量营养素供能比例：糖类占总能量的50%～65%在各年龄基本一致，蛋白质产能应占总能量的10%～15%，脂肪所占比例逐渐下降，7岁以上脂类占总能量的20%～30%。

（3）膳食能量分布：每日三餐食物供能亦应适当，即早餐供能应占一日总能量的25%～30%，中餐应占总能量的35%～45%，点心占总能量的10%，晚餐应占总能量的25%～30%。

(五) 流行病学(epidemiology)

国家和地区人群对某种营养素缺乏流行情况对诊断具有重要价值。

第五节 蛋白质-能量营养不良

蛋白质-能量营养不良(protein-energy malnutrition,PEM)是由于缺乏能量和(或)蛋白质所致的一种营养缺乏症,主要见于3岁以下婴幼儿,特征为体重不增、体重下降、渐进性消瘦或水肿、皮下脂肪减少或消失,常伴全身各组织脏器不同程度的功能低下及新陈代谢失常。PEM常伴多种微量营养素缺乏,可能导致儿童生长障碍、抵抗力下降、智力发育迟缓、学习能力下降等后果,对其成年后的健康和发展也可产生长远的不利影响。

【流行病学】 据2002年中国居民营养与健康状况调查显示,我国5岁以下儿童生长迟缓率为14.3%,低体重率为7.8%。农村地区和经济不发达地区儿童营养不良率高,我国部分贫困农村地区5岁以下儿童营养良发生率高达30%以上。

【病因】 常见导致营养不良的原因具体见表5-5-1。

【评价方法】 详细营养评价的目的是判断是否现在处于营养不良状态,并寻找可能造成营养不良的原因,有助于找出治疗营养不良的方法。评价还应包括详细的个人史、食物摄入及进食行为的判定、营养不足和恰当的人体测量方法以及一些具体的诊断调查研究。

表5-5-1 常见导致营养不良的原因

1. 摄入食物的减少
吞咽机制障碍
疼痛导致的厌食症
梗阻致使的呕吐
药物治疗后产生的反胃恶心
厌食
有意或无意地抵制进食
2. 营养素吸收障碍和丢失
胰液的分泌不足
肝功异常
小肠的吸收不良
细菌过度繁殖
腹泻
肠病(例如:蛋白质丢失)
慢性寄生虫感染
3. 增加的营养素需要量(能量)
慢性感染(增加的能量消耗量和能量的不均衡)

【病理生理】

1. 新陈代谢异常

(1) 蛋白质:由于蛋白质摄入不足或蛋白质丢失过多,使体内蛋白质代谢处于负平衡,以维持基础代谢。当血清总蛋白浓度<40g/L、白蛋白<20g/L时,便可发生低蛋白性水肿。

(2) 脂肪:能量摄入不足时,体内脂肪大量消耗以维持生命活动的需要,故血清胆固醇浓度下降。肝脏是脂肪代谢的主要器官,当体内脂肪消耗过多,超过肝脏的代谢能力时可造成肝脏脂肪浸润及变性。

(3) 糖类:由于摄入不足和消耗增多,故糖原不足和血糖偏低,轻度时症状并不明显,重者可引起低血糖昏迷甚至猝死。

(4) 水、盐代谢:由于脂肪大量消耗,故细胞外液容量增加,低蛋白血症可进一步加剧而呈现水肿;PEM时ATP合成减少可影响细胞膜上钠-钾-ATP酶的运转,钠在细胞内潴留,细胞外液一般为低渗状态,易出现低渗性脱水、酸中毒、低钾血症、低钠血症、低钙血症和低镁血症。

(5) 体温调节能力下降:营养不良儿体温偏低,可能与热能摄入不足;皮下脂肪菲薄,散热快;血糖降低;氧耗量低、脉率和周围血循环量减少等有关。

2. 各系统功能低下

(1) 消化系统:由于消化液和酶的分泌减少、酶活力降低,肠蠕动减弱,菌群失调,致消化功能低下,易发生腹泻。

(2) 循环系统:心脏收缩力减弱,心搏出量减少,血压偏低,脉细弱。

(3) 泌尿系统:肾小管重吸收功能减低,尿量增多而尿比重下降。

(4) 神经系统:精神抑郁,但时有烦躁不安、表情淡漠、反应迟钝、记忆力减退、条件反射不易建立。

(5) 免疫功能:非特异性(如皮肤黏膜屏障功能、白细胞吞噬功能、补体功能)和特异性免疫功能均明显降低。患儿结核菌素等迟发性皮肤反应可呈阴性;常伴 IgG 亚类缺陷和 T 细胞亚群比例失调等。由于免疫功能全面低下,患儿极易并发各种感染。

【临床表现】 营养不良的早期表现是活动减少、精神较差、体重生长速度不增。随营养不良加重,体重逐渐下降,主要表现为消瘦。皮下脂肪层厚度是判断营养不良程度的重要指标之一。皮下脂肪消耗的顺序先是腹部,其次为躯干、臀部、四肢,最后为面颊。皮下脂肪逐渐减少以致消失,皮肤干燥、苍白、渐失去弹性,额部出现皱纹,肌张力渐降低、肌肉松弛、肌肉萎缩呈"皮包骨"时,四肢可有挛缩。营养不良初期,身高不受影响,但随病情加重,骨骼生长减慢,身高亦低于正常。轻度 PEM 精神状态正常;重度可有精神萎靡、反应差、体温偏低、脉细无力、无食欲,腹泻、便秘交替。血浆白蛋白明显下降时出现凹陷性水肿,严重时感染形成慢性溃疡。重度营养不良可伴有重要脏器功能损害。严重蛋白质-能量营养不良可分为能量摄入严重不足的消瘦型(marasmus)、蛋白质严重缺乏为主的水肿型(又称恶性营养不良,kwashiorkor)和中间型(marasmic kwashiorkor)。

PEM 常见并发症有营养性贫血,以小细胞低色素性贫血最常见。还可有多种维生素缺乏,以维生素 A 缺乏常见。营养不良时维生素 D 缺乏症状不明显,恢复期生长发育加快时可伴有维生素 D 缺乏。大部分患儿伴有锌缺乏。由于免疫功能低下,易患各种感染,加重营养不良,从而形成恶性循环。还可并发自发性低血糖,可突然表现为面色灰白、神志不清、脉搏减慢、呼吸暂停、体温不升但无抽搐,若诊治不及时,可危及生命。

【实验室检查】 营养不良的早期往往缺乏特异、敏感的诊断指标。血浆白蛋白浓度降低为其特征性改变,但其半衰期较长而不够灵敏。前白蛋白和视黄醇结合蛋白较敏感,胰岛素样生长因子 1(IGF-1)不受肝功能影响,被认为是早期诊断的灵敏、可靠的指标。

【诊断】 根据小儿年龄及喂养史、体重下降、皮下脂肪减少、全身各系统功能紊乱及其他营养素缺乏的临床症状和体征,典型病例的诊断并不困难。诊断营养不良的基本测量指标为身长和体重。5 岁以下儿童营养不良的分型和分度如下:

1. 体重低下(underweight) 体重低于同年龄、同性别参照人群值的均值减 2SD 以下为体重低下。如低于同年龄、同性别参照人群值的均值减 2SD ~ 3SD 为中度;低于均值减 3SD 为重度。该项指标主要反映慢性或急性营养不良。

2. 生长迟缓(stunting) 身长低于同年龄、同性别参照人群值的均值减 2SD 为生长迟缓。如低于同年龄、同性别参照人群值的均值减 2SD ~ 3SD 为中度;低于均值减 3SD 为重度。此指标主要反映慢性长期营养不良。

3. 消瘦(wasting) 体重低于同性别、同身高参照人群值的均值减 2SD 为消瘦。如低于同性别、同身高参照人群值的均值减 2SD ~ 3SD 为中度;低于均值减 3SD 为重度。此项指标主要反映近期、急性营养不良。

临床常综合应用以上指标来判断患儿营养不良的类型和严重程度。以上三项判断营养不良的指标可以同时存在,也可仅符合其中一项。符合一项即可作出营养不良的诊断。

【治疗】 轻中度营养不良不需住院,只需对症处理,改善肠道功能,调整饮食,加强营养。在改善营养过程中各种奶制品如酸奶是很好的营养食物,易消化吸收,并促进肠蠕动,每天热卡和蛋白质的摄入量主要取决于胃肠道功能的耐受情况。重度营养不良的治疗原则是积极处理各种危及生命的合并症、去除病因、调整饮食、促进消化功能。本处重点讲述住院患儿重度营养不良的治疗,治疗时间表见表 5-5-2。

表 5-5-2 住院重度营养不良儿童治疗时间表

	初始治疗		恢复期治疗	后期治疗
治疗或预防	第1~2天	第3~7天	第2~6周	第7~26周
低血糖	·····→			
低体温	·····→			
脱水	·····→			
纠正电解质紊乱	··········	··········	·····→	
治疗感染	··········	→		
纠正微量营养素缺乏	←····· 无铁	·····→ ··········	←··· 加铁 ···→ ·····→	
初始喂养	··········	→		
增加喂养量以恢复丢失的体重（“追赶生长”）			··········	·····→
刺激情绪和感知的发育	··········	··········	··········	·····→
准备出院			··········	·····→

整个治疗分3个阶段：

1. 第一阶段　调整机体内环境。主要包括：防治低血糖、低体温、脱水、纠正电解质紊乱以及抗感染。

2. 第二阶段　纠正微量营养素的缺乏

（1）多种维生素及矿物质的补充：所有严重营养不良的患儿都有维生素和矿物质的缺乏。采用多种维生素或矿物质纠正营养素缺乏症十分重要（表 5-5-3）。

表 5-5-3 维生素及矿物质补充时间及其剂量

营养素	开始/持续时间	补充剂量*
维生素 A	第1天	>12个月：200 000IU 6~12个月：100 000IU 0~5个月：50 000IU
叶酸	第1天	5mg/d
	至少持续到2周	1mg/d
锌	至少持续到2周	2mg/d
铜	至少持续到2周	0.3mg/(kg·d)
铁#	至少持续到2周	3mg/(kg·d)

注：*为最近1个月内未补充维生素 A 的患儿；#为仅在体重开始增加时补充

电解质/矿物质/维生素联合对严重营养不良患儿的治疗是有效的，可替代电解质/矿物质溶液和叶酸的补充，但在第1天仍应该给予大剂量维生素 A 和叶酸的补充，并在体重开始增加时补充铁剂。

（2）开始喂养：在病情稳定阶段，患儿可以进食后应马上进行喂养，给予充足的能量和蛋白质，以维持患儿基本的生理过程。

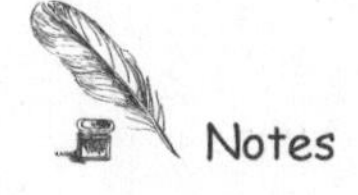

监测指标及其注意事项：包括进食量及食物的残留量、呕吐情况、水样便的频率和每日的

体重。

患儿在稳定阶段，腹泻应该逐渐减少，水肿患儿体重应该减轻。

3. **第三阶段：追赶性生长**　患儿食欲的恢复是进入康复阶段的一个信号，通常在可以进食后1周出现，建议逐步过渡，以避免当患儿突然大量进食时发生心力衰竭。在康复阶段，为达到高的摄入量和快速的体重增长[>10g/(kg·d)]，需要积极的喂养方式。建议采用每100ml能量100kcal(418.4kJ)，蛋白质2.9g的牛奶进行喂养。

4. **其他**

(1) 提供感官刺激和情绪上的支持：在严重营养不良的患儿中，精神和行为的发展均有延迟。应给予：

1) 温柔地呵护；

2) 一个快乐、有刺激的环境；

3) 结构化的游戏治疗，15～30min/d；

4) 在患儿症状好转的前提下尽早开始身体活动；

5) 母亲的参与(例如安抚、喂食、洗澡、游戏等)。

(2) 出院后的随访：患儿身高的体重达到90%可以认定为疾病康复，但因为生长迟缓，患儿年龄的体重可能仍然偏低。良好的喂养方法和感官刺激在家里也应该继续坚持。

1) 应教会父母或带养者：①怎样频繁喂食能量和营养密集型食物；②怎样给予结构化的游戏治疗。

2) 给父母或带养者的建议：①定期儿保门诊复查；②确保疫苗的接种；③确保每6个月给予一次维生素A。

【预防】

1. **合理喂养**　大力提倡母乳喂养，对母乳不足或不宜母乳喂养者应及时给予指导，采用混合喂养或人工喂养并及时添加辅助食品；纠正偏食、挑食、吃零食的不良习惯，小学生早餐要吃饱，午餐应保证供给足够的能量和蛋白质。

2. **推广应用生长发育监测图**　定期测量体重，并将体重值标在生长发育监测图上，如发现体重增长缓慢或不增，应尽快查明原因，及时予以纠正。

第六节　肥　胖　症

儿童单纯性肥胖

儿童单纯性肥胖(obesity)是由于长期能量摄入超过人体的消耗，使体内脂肪过度积聚、体重超过参考值范围的一种营养障碍性疾病。肥胖不仅影响儿童健康，且与成年期代谢综合征发生密切相关，已成为当今大部分公共健康问题的根源。目前不仅是发达国家及大城市儿童超重和肥胖发病率持续上升，一些发展中国，包括我国及农村儿童超重和肥胖发生率也有增加趋势，在我国部分城市学龄期儿童超重和肥胖已高达10%以上。

【流行病学】　据2009年"中国健康与营养调查"数据显示，我国7～18岁学龄儿童超重肥胖率从1993年的8.1%增加到18%，腹型肥胖率从15.3%增加到28.9%。据中国居民2002年营养与健康状况调查报告显示，7～17岁青少年中，大城市的超重率和肥胖率显著地高于其他地区。

【病因】

1. **能量摄入过多**　是肥胖的主要原因，过去几十年，食物的种类和消费发生巨大变化，快餐、膨化食品、煎炸类食品、烧烤类食品、含糖饮料、零摄入增多，饮食不均衡，脂肪摄入过多，多

余的能量转化为脂肪贮存体内，导致儿童肥胖。另外孕母摄入过多，选择性剖宫产知识扩展兴起，巨大儿出生增加，导致早期超重和肥胖增多。

2. 活动量过少 电子产品的流行、久坐（玩电脑、游戏机以及看电视等）活动过少和缺乏适当的体育锻炼是引发肥胖症的重要因素，即使摄食不多，也可引起肥胖。肥胖儿童大多不喜爱运动，形成恶性循环。

3. 遗传因素 与环境因素相比较，遗传因素对肥胖的作用更大。目前研究认为，人类肥胖与600多个基因、标志物和染色体区域有关。肥胖的家族性与多基因遗传有关。双亲均肥胖的后代发生肥胖者高达70%～80%；双亲之一肥胖者，后代肥胖发生率约为40%～50%；双亲正常的后代发生肥胖者仅10%～14%。

4. 其他 如进食过快，或饱食中枢和饥饿中枢调节失衡以致多食；精神创伤（如亲人病故或学习成绩低下）以及心理异常等因素亦可致儿童过量进食。

【病理生理】 引起肥胖的原因为脂肪细胞数目增多或体积增大。人体脂肪细胞数量的增多主要在出生前3个月、生后第1年和11～13岁三个阶段，若肥胖发生在这三个时期，即可引起脂肪细胞数目增多性肥胖，治疗较困难且易复发；而不在此脂肪细胞增多时期发生的肥胖，脂肪细胞体积增大而数目正常，治疗较易奏效。肥胖患儿可有下列代谢及内分泌改变。

1. 体温调节与能量代谢 肥胖儿对外界体温的变化反应较不敏感，用于产热的能量消耗较正常儿少，使肥胖儿有低体温倾向。

2. 脂类代谢 肥胖儿常伴有血浆甘油三酯、胆固醇、极低密度脂蛋白（VLDL）及游离脂肪酸增加，但高密度脂蛋白（HDL）减少。故以后易并发动脉硬化、冠心病、高血压、胆石症等疾病。

3. 蛋白质代谢 肥胖者嘌呤代谢异常，血尿酸水平增高，易发生痛风症。

4. 内分泌变化 内分泌变化在肥胖小儿较常见。

（1）甲状腺功能的变化：总T_4、游离T_4、总T_3、游离T_3、反T_3、蛋白结合碘、吸^{131}碘率等均正常，下丘脑-垂体-甲状腺轴也正常，但发现T_3受体减少，被认为是产热减少的原因。

（2）甲状旁腺激素及维生素D代谢：肥胖儿血清PTH水平升高，25-(OH)D_3及24,25-$(OH)_2D_3$水平也增高，可能与肥胖的骨质病变有关。

（3）生长激素水平的变化：肥胖儿血浆生长激素减少；睡眠时生长激素分泌高峰消失；在低血糖或精氨酸刺激下，生长激素分泌反应迟钝。但肥胖儿IGF-1分泌正常，胰岛素分泌增加，对生长激素的减少起到了代偿作用，故患儿无明显生长发育障碍。

（4）性激素的变化：女性肥胖患者雌激素水平增高，可有月经不调和不孕；男性患者因体内脂肪将雄激素芳香化转变为雌激素，雌激素水平增高，可有轻度性功能低下、阳痿，但不影响睾丸发育和精子形成。

（5）糖皮质激素：肥胖患儿尿17-羟类固醇、17-酮类固醇及皮质醇均可增加，但血浆皮质醇正常或轻度增加，昼夜规律存在。

（6）胰岛素与糖代谢的变化：肥胖者有高胰岛素血症的同时又存在胰岛素抵抗，致糖代谢异常，可出现糖耐量减低或糖尿病。

【临床表现】 肥胖可发生于任何年龄，但最常见于婴儿期、5～6岁和青春期，且男童多于女童。患儿食欲旺盛且喜吃甜食和高脂肪食物。明显肥胖儿童常有疲劳感，用力时气短或腿痛。严重肥胖者由于脂肪的过度堆积限制了胸廓和膈肌运动，使肺通气量不足、呼吸浅快，故肺泡换气量减少，造成低氧血症、气急、发绀、红细胞增多、心脏扩大或出现充血性心力衰竭甚至死亡，称肥胖-换氧不良综合征（pickwickian syndrome）。

体格检查可见患儿皮下脂肪丰满，但分布均匀，腹部膨隆下垂。严重肥胖者可因皮下脂肪

过多，使胸腹、臀部及大腿皮肤出现皮纹；因体重过重，走路时双下肢负荷过重可致膝外翻和扁平足。女孩胸部脂肪堆积应与乳房发育相鉴别，后者可触到乳腺组织硬结。男性肥胖儿因大腿内侧和会阴部脂肪堆积，阴茎可隐匿在阴阜脂肪垫中而被误诊为阴茎发育不良。

肥胖小儿性发育常较早，故最终身高常略低于正常小儿。由于怕被别人讥笑而不愿与其他小儿交往，故常有心理上的障碍，如自卑、胆怯、孤独等。

【实验室检查】 肥胖儿童常规应检测血压、糖耐量、血糖、腰围、高密度脂蛋白（HDL）、低密度脂蛋白（LDL）、甘油三酯、胆固醇等指标，根据肥胖的不同程度可能出现其中某些指标的异常，严重的肥胖儿童肝脏超声波检查常有脂肪肝。

【诊断】 儿童肥胖诊断标准有两种，一种是年龄的体质指数（body mass index，BMI），BMI是指体重(kg)/身长的平方(m^2)，当儿童的BMI在P_{85}～P_{95}为超重，超过P_{95}为肥胖；另一种方法是用身高（身长）的体重评价肥胖，当身高（身长）的体重在P_{85}～P_{97}为超重，>P_{97}为肥胖。

【鉴别诊断】

1. 伴肥胖的遗传性疾病

（1）Prader-Willi综合征：呈周围型肥胖体态、身材矮小、智能低下、手脚小、肌张力低、外生殖器发育不良。本病可能与位于15q12的SNRPN基因缺陷有关。

（2）Laurence-Moon-Biedl综合征：周围型肥胖、智能轻度低下、视网膜色素沉着、多指趾、性功能减低。

（3）Alstrom综合征：中央型肥胖、视网膜色素变性、失明、神经性耳聋、糖尿病。

2. 伴肥胖的内分泌疾病

（1）肥胖生殖无能症（Fröhlich syndrome）：本症继发于下丘脑及垂体病变，其体脂主要分布在颈、颏下、乳房、下肢、会阴及臀部，手指、足趾显得纤细、身材矮小，第二性征延迟或不出现。

（2）其他内分泌疾病：如肾上腺皮质增生症、甲状腺功能减退症、生长激素缺乏症等，虽有皮脂增多的表现，但均各有其特点，故不难鉴别。

【治疗】 肥胖症的治疗原则是减少产热能性食物的摄入和增加机体对热能的消耗，使体内脂肪不断减少，体重逐步下降。饮食疗法和运动疗法是两项最主要的措施，药物治疗效果不很肯定，外科手术治疗的并发症严重，不宜用于小儿。

1. 饮食疗法　鉴于小儿正处于生长发育阶段以及肥胖治疗的长期性，故多推荐低脂肪、低糖类和高蛋白、高微量营养素、适量纤维素食谱。低脂饮食可迫使机体消耗自身的脂肪储备，但也会使蛋白质分解，故需同时供应优质蛋白质。糖类分解成葡萄糖后会强烈刺激胰岛素分泌，从而促进脂肪合成，故必须适量限制。适量纤维素食物的体积在一定程度上会使患儿产生饱腹感，新鲜水果和蔬菜富含多种维生素和纤维素，且热能低，故应鼓励其多吃体积大而热能低的蔬菜类食品，其纤维还可减少糖类的吸收和胰岛素的分泌，并能阻止胆盐的肠肝循环，促进胆固醇排泄，且有一定的通便作用。

2. 运动疗法　适当的运动能促使脂肪分解，减少胰岛素分泌，使脂肪合成减少，蛋白质合成增加，促进肌肉发育。肥胖小儿常因动作笨拙和活动后易累而不愿锻炼，可鼓励和选择患儿喜欢和有效易于坚持的运动，如晨间跑步、散步、做操等，每天坚持至少运动30分钟，活动量以运动后轻松愉快、不感到疲劳为原则；尤其注意饭后不要立刻坐下来看电视，提倡饭后参加家务和散步，运动要循序渐进，不要求之过急。如果运动后疲惫不堪、心慌气促以及食欲大增均提示活动过度。

3. 药物治疗　一般不主张用药，苯丙胺类和马吲哚类等食欲抑制剂以及甲状腺素等增加消耗类药物对儿童均应慎用。

【预防】 由于机体对脂肪的贮存无极限，当机体长期处于能量的正平衡可能导致肥胖，其中能量的正平衡不仅源于不适当的高热量食物摄入，更重要的是长期低体力活动也有很大关

系。肥胖是一种慢性病,需要终身注意健康的饮食和生活方式。在体重控制方案起效后,患儿和家长必须把良好的行为方式保持下来。

1. 加强健康教育,保持平衡膳食,增加运动。

2. 儿童肥胖预防从孕期开始,世界卫生组织建议,预防儿童肥胖应从胎儿期开始,肥胖预防是系统工程,每一个链条都很重要,需要全社会关心(表5-6-1)。

表5-6-1 儿童肥胖预防建议

妊娠期	1. 孕前体质指数在正常范围 2. 不吸烟 3. 保持可耐受的适度运动 4. 妊娠糖尿病时,进行精确的血糖控制
产后及婴儿期	1. 至少母乳喂养3个月 2. 推迟引入固体食物和甜食(液体)
家庭	1. 固定家庭吃饭的地点和时间 2. 不要忽略进餐,尤其是早餐 3. 吃饭时不看电视 4. 使用小盘子,并使餐具远离餐桌 5. 避免不必要的甜或油腻的食物和饮料 6. 搬走儿童卧室中的电视机,限制看电视和玩游戏的时间
学校	1. 排除糖果和饼干销售的募捐活动 2. 检查自动售货机的物品,并替换成健康的物品 3. 安装饮水机 4. 对老师进行基础营养与体力活动益处的教育 5. 儿童从幼儿园到高中均进行适宜的饮食与生活方式教育 6. 制订体育教育的最低标准,包括每周2~3次,每次30~45分钟强度的运动 7. 鼓励"走学儿童",1个成人带领几组儿童走路上学
社区	1. 为各年龄段儿童增加家庭活动和游乐设施 2. 不鼓励使用电梯和自动人行道 3. 提供如何购物及准备更健康的因文化不同食物不同的信息
卫生保健人员	1. 解释生物因素和遗传因素对肥胖的影响 2. 给予儿童年龄的体重预期值 3. 把肥胖列为一种疾病,促进对肥胖的认识,医疗报销,并乐意及有能力提供治疗
企业	1. 针对儿童,提供适合儿童年龄的食物营养标签(如浅红或浅绿色食物,大小) 2. 鼓励儿童为了玩必须运动的交互式视屏游戏的营销 3. 请名人为儿童的健康食品做广告,促进儿童吃早餐及规律进食
政府和监督机构	1. 定义肥胖为疾病 2. 寻找新的途径来资助健康生活方式项目(比如食品/饮料税收的收入) 3. 政府补贴计划,促进新鲜水果和蔬菜的消费 4. 提供财政激励措施,鼓励企业生产更多的健康产品,并对消费者进行产品内容教育 5. 提供财政激励措施,鼓励学校发起体育创新活动及建立营养项目 6. 允许税前扣除减重和锻炼计划的成本 7. 为城市规划员提供建立自行车、慢跑和步行道路的基金 8. 禁止针对学龄前期儿童的快餐食品的广告,并限制针对学龄儿童的广告

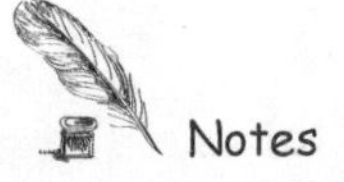

第七节　维生素 A 缺乏症

维生素 A 缺乏症(vitamin A deficiency disorder,VAD)是指机体所有形式和任何程度的维生素 A 不足的表现,包括临床型维生素 A 缺乏、亚临床型维生素 A 缺乏及可疑亚临床型维生素 A 缺乏(或边缘型维生素 A 缺乏)。临床型维生素 A 缺乏表现为经典的皮肤角化过度和眼干燥症;边缘型和亚临床型维生素 A 缺乏无特异表现,主要与反复呼吸道感染、腹泻和贫血等广泛影响有关,增加儿童发病率和死亡率。

【流行病学】 维生素 A 缺乏症是全球范围内最普遍存在的公共卫生营养问题,是三大微营养素缺乏性疾病之一。全球大约有 1.27 亿学龄前儿童为维生素 A 缺乏,其中 440 万患有一定程度的眼干燥症,发展中国家有 720 万孕妇为维生素 A 缺乏,1350 万为边缘性维生素 A 缺乏;每年有 600 多万孕妇发生夜盲症。据 2002 年中国居民营养与健康调查显示,我国 3～12 岁儿童维生素 A 缺乏率为 9.3%,边缘性缺乏率为 45.1%,农村儿童维生素 A 缺乏率(11.2%)和边缘性缺乏率(49.6%)均显著高于城市(3.0% 和 29.0%)。

【吸收与代谢】

1. 维生素 A 的来源　维生素 A 是指具有全反式视黄醇生物活性的一组类视黄醇物质,包括视黄醇(retinol)、视黄醛(retinal)、视黄酯(retinyl ester)及视黄酸(retinoic acid,RA),视黄酸是维生素 A 在体内发生多种生理作用的重要活性形式。维生素 A 主要有两大来源,一类是动物性食物的视黄酯,如乳类、蛋类和动物内脏中含量丰富;另一类是植物类食物,如类胡萝卜素(carotenoid),其中 β-胡萝卜素具有的维生素 A 活性最高,在深绿色蔬菜和黄红色水果中含量丰富,其在肠道转化为维生素 A 的比例是 6∶1,(近期研究转化率可能在 12～20∶1)。维生素 A 和 β-胡萝卜素皆为脂溶性,其消化吸收的机制与脂类相同(图 5-7-1)。

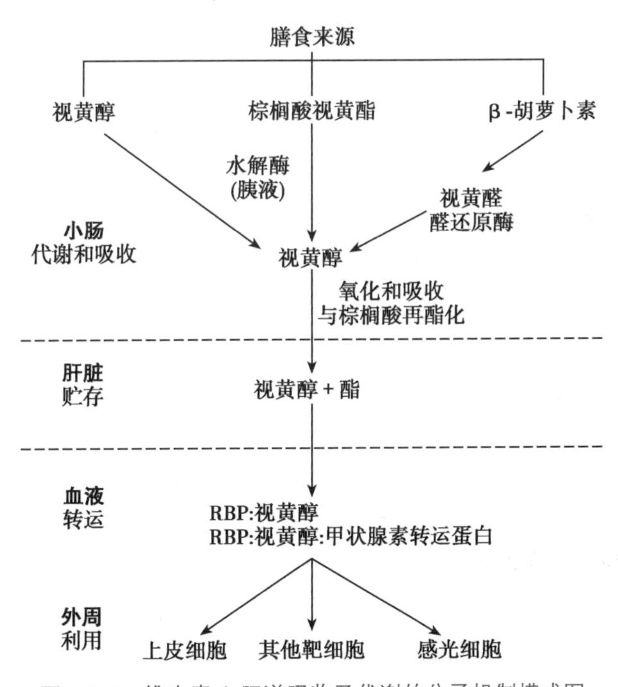

图 5-7-1　维生素 A 肠道吸收及代谢的分子机制模式图

2. 维生素 A 的转运　维生素 A 在小肠细胞吸收,与乳糜微粒结合,通过淋巴系统入血,转运到肝脏,再酯化为棕榈酸酯储存在星状细胞。当周围靶组织需要时,肝脏中的维生素 A 酯经酯酶水解为视黄醇,与肝脏合成的视黄醇结合蛋白(retinol-binding protein,RBP)结合,再与血浆

中的转甲状腺素蛋白(TTR)结合形成复合体,以减少视黄醇从肾小球滤过。

3. 维生素A的核受体 细胞内存在与类视黄醇特异结合的蛋白质,被称为细胞视黄醇结合蛋白质Ⅰ和Ⅱ(CRBP-Ⅰ,CRBP-Ⅱ)和Ⅱ,细胞视黄酸结合蛋白质Ⅰ和Ⅱ(CRABP-Ⅰ,CRABP-Ⅱ);并由这些蛋白质将视黄醇带到一定的酶处,经过代谢转变为视黄酸,视黄酸与其细胞核膜的特异性核受体相结合发挥作用。

核受体是一类配体依赖的核转录因子超家族成员。视黄酸核受体包括视黄酸受体(retinoic acid receptor,RARs)和视黄酸受体RXR(retinoic acid X receptor,RXRs)。当这些受体被激活时,能够在靶基因的启动子与“视黄酸反应成分(RARE)”结合,从而增加或减少靶基因的表达。已知有500多种基因受维生素A调节,维生素A在很多组织的发育和保持中具有中心作用。提示维生素A以一定方式参与机体一切活动过程(图5-7-2)。

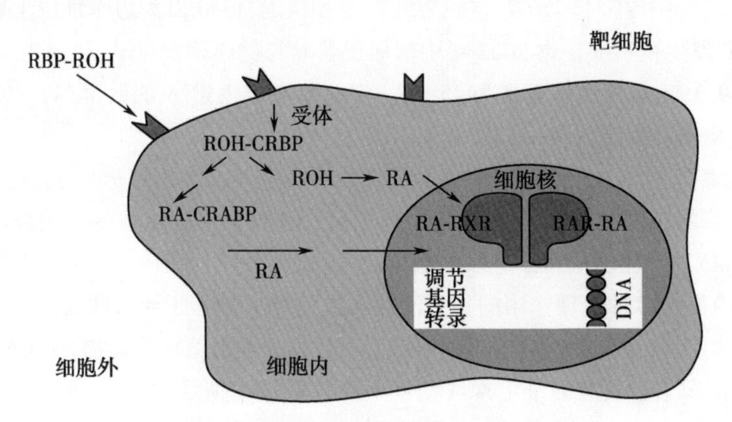

图5-7-2 维生素A代谢及信号转导模式图

CRBP=细胞内视黄醇结合蛋白(cellular retinol-binding protein);CRABP=细胞内视黄酸结合蛋白(cellular retinoic acid-binding protein);RBP=视黄醇结合蛋白(retinol-binding protein)(循环中);RXR,RAR=核视黄酸受体(nuclear retinoic acid receptors);RA=视黄酸(retinoic acid);ROH=视黄醇(retinol)

【生理功能和病理改变】

1. 构成视觉细胞内的感光物质 眼部对维生素A缺乏特别敏感,位于视网膜上视杆细胞的11-顺式视黄醛与视蛋白结合,形成与感受暗光有关的视紫红质;当光线照射到视网膜时,发生一系列复杂的生物化学反应,导致神经冲动在此过程中,除了消耗能量和酶外,还有部分视黄醛变成视黄醇被排泄,所以必须不断地补充维生素A,才能维持正常视觉过程。

2. 促进细胞分化 维生素A缺乏导致体内多出上皮组织内的黏液分泌细胞被角蛋白生成细胞所替代,这种改变导致皮肤、眼结膜和角膜干燥的病理基础。补充维生素A可以纠正这种变化,起作用的机制是视黄酸在全身各组织和器官的细胞的细胞分化中起激素样的关键作用,且视黄酸的形成通过相应的酶系统有着精确的调节机制。

3. 调节糖蛋白和黏多糖合成 糖蛋白是一种具有碳水化合物短链的多肽,黏多糖是构成细胞表面分子有关的一些化合物。类视黄醇能够调控与合成糖蛋白和黏多糖等化合物有关的酶类表达,维生素A缺乏时上述功能受损,黏蛋白分泌减少,最后导致严重眼干燥症时的角膜软化。这种变化累及全身上皮组织,尤其是呼吸道、消化道和泌尿道。

4. 维持和促进免疫功能 人体最多的组织是上皮,许多上皮组织是防御感染的重要屏障,维生素A缺乏时可对这一功能造成非特异的损伤,除此之外,维生素A以其特定的途径参与维持机体的免疫活性,帮助机体维护淋巴细胞库,参与维护T细胞介导的免疫反应,促进免疫细胞产生抗体的能力,促进T淋巴细胞产生某些细胞因子。

5. 影响造血　大量流行病学显示在发展中国家维生素 A 缺乏往往与贫血同时存在，补充维生素 A 可以改善孕妇和儿童贫血。

6. 影响生长发育　视黄酸在控制肌肉骨骼系统中具有重要作用，参与将骨成形蛋白（bone morphogenetic protein，BMP）信号通路。

7. 维生素 A 信号通路在胚胎发育过程中具有非常重要的作用　在鸟类和啮齿动物模型的研究发现视黄酸核受体与胚胎发育，胚胎发育按照一定的空间时间模式进行，RA 对胚胎的正常发育至关重要，维生素 A 可主要通过 RA 介导的二类视黄酸核受体 RARS 和 RXRS 调控靶基因的表达，从而影响胚胎的发育。

【病因】

1. 原发性因素　维生素 A 缺乏在 5 岁以下儿童中的发生率远高于成人，其主要原因是维生素 A 和胡萝卜素都很难通过胎盘进入胎儿体内，因此新生儿血清和肝脏中的维生素 A 水平明显低于母体，如在出生后不能得到充足的维生素 A 补充则极易出现维生素 A 缺乏症。

2. 消化吸收　维生素 A 为脂溶性维生素，它和胡萝卜素在小肠的消化吸收都依靠胆盐的帮助，膳食中脂肪含量与它们的吸收有密切的联系。膳食中脂肪含量过低，胰腺炎或胆石症引起胆汁和胰腺酶分泌减少，一些消化道疾病，如急性肠炎、粥样泻等造成胃肠功能紊乱都可以影响维生素 A 和胡萝卜素的消化和吸收。

3. 储存利用　任何影响肝脏功能的疾病都会影响维生素 A 在体内的储存量，造成维生素 A 缺乏。一些消耗性传染病，尤其是儿童中的麻疹、猩红热、肺炎和结核病等都会使体内的维生素 A 存储消耗殆尽，摄入量则往往因食欲不振或消化功能紊乱而明显减少，两者的综合结果势必导致维生素 A 缺乏症的发生。

【临床表现】　维生素 A 缺乏症的临床表现与其缺乏的阶段和程度有密切关系（图 5-7-3），在边缘型维生素 A 缺乏和亚临床缺乏阶段主要表现为非特异的临床表现，如感染增加和贫血等，在重度缺乏阶段才表现为维生素 A 缺乏的经典表现——眼干燥症。

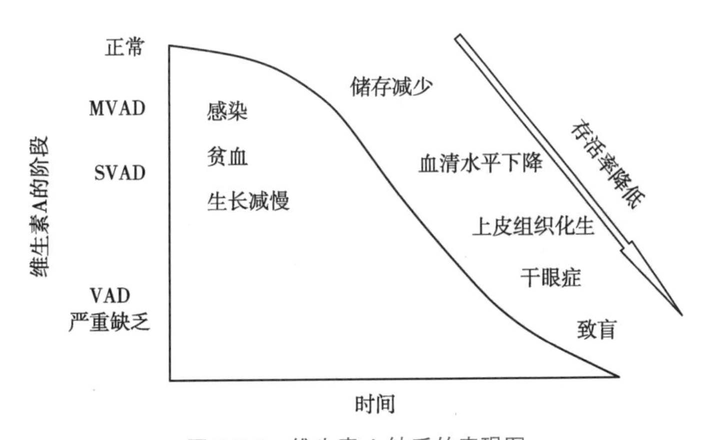

图 5-7-3　维生素 A 缺乏的表现图

1. 眼部表现　眼部的症状和体征是维生素 A 缺乏症经典的或最早被认识到的表现。夜盲或暗光中视物不清最早出现，持续数周后，开始出现眼干燥症的表现，外观眼结膜、角膜干燥，失去光泽，自觉痒感，泪减少，眼部检查可见结膜近角膜边缘处干燥起皱褶，角化上皮堆积形成泡沫状白斑，称结膜干燥斑或毕脱斑（Bitot's spots）。继而角膜发生干燥、混浊、软化、自觉畏光、眼痛，常用手揉搓眼部导致感染。严重时可发生角膜溃疡、坏死，引起穿孔，虹膜、晶状体脱出，导致失明。

2. 皮肤表现　开始时仅感皮肤干燥、易脱屑，有痒感，渐至上皮角化增生，汗液减少，角化物充塞毛囊形成毛囊丘疹。检查触摸皮肤时有粗砂样感觉，以四肢伸面、肩部为多，可发展至颈背

部甚至面部。毛囊角化引起毛发干燥,失去光泽,易脱落,指(趾)甲变脆易折、多纹等。

3. 生长发育障碍 严重缺乏时表现为身高落后,牙齿釉质易剥落,失去光泽,易发生龋齿。

4. 感染易感性增高 在维生素A亚临床或可疑亚临床缺乏阶段,免疫功能低下就已存在,主要表现为反复呼吸道和消化道感染,且易迁延不愈,增加疾病发病率和死亡率,尤其是6个月到2岁儿童。这是当前重视对亚临床型或可疑亚临床型维生素A缺乏干预的重要原因。

5. 贫血 维生素A缺乏时会出现贮存铁增加、外周血血清铁降低、类似于缺铁性贫血的小细胞低色素性贫血。

【诊断】

1. 临床诊断 长期动物性食物摄入不足,有各种消化道疾病或慢性消耗性疾病史,急性传染病史等情况下应高度警惕维生素A缺乏症。如出现夜盲或眼干燥症等眼部特异性表现以及皮肤的症状和体征,即可临床诊断。

2. 实验室诊断

(1) 血浆视黄醇:是维生素A缺乏分型的重要依据。血浆维生素A低于0.7μmol/L诊断为维生素A缺乏,如伴特异的干眼症为临床型维生素A缺乏,这时血浆维生素A一般低于0.35μmol/L,也称严重缺乏,如无特异的干眼症则为亚临床型缺乏。血浆维生素A在0.7~1.05μmol/L之间诊断为可疑亚临床维生素A缺乏或边缘型维生素A缺乏。亚临床型缺乏和边缘型维生素A缺乏与增加儿童发病率和死亡率等密切相关。

但须注意血清视黄醇不是反应体内贮存的敏感指标,其在体内贮存量很大范围内可自身控制,只有在体内贮存量很高或很低的情况下才能反应出贮存量变化。但是人群干预时维生素A血清视黄醇变化能有效反应干预效果。

(2) 相对剂量反应(relative dose response,RDR)试验:其原理在于视黄醇不足时,游离状态的RBP滞留在肝脏,补充视黄醇以后,结合状态的RBP被释放到血液循环,在给予测定剂量时,从肝脏释放的视黄醇的数量与其肝脏贮存量已经排空的程度成正比,达到间接测定体内贮存量的目的。

其方法是在空腹时采集静脉血(A0),然后口服视黄醇制剂450μg,5小时后再次采集静脉血(A5),测定两次血浆中维生素A的水平并按公式(如下)计算RDR值,如RDR值大于20%为阳性,表示存在亚临床型维生素A缺乏。

$$RDR\% = (A5 - A0) / A5 \times 100\%$$

(3) 血浆视黄醇结合蛋白(RBP)测定:与血清维生素A有很好的相关性,能很好反映血清视黄醇水平。目前正常值范围并无统一标准,有的实验室正常参考值为:男3.6~7.2g/L,女2~5.3g/L,降低有维生素A缺乏可能,但在感染、蛋白质能量营养不良时亦可降低,可同时检查C反应蛋白(CRP)。

(4) 暗适应检查:用暗适应计和视网膜电流变化检查,如发现暗光视觉异常有助于诊断。

有明确摄入不足或消耗增加的病史,以及明显的维生素A缺乏的临床表现者即可作出临床诊断,进行治疗。实验室检查结果表明血清维生素A低于正常水平则有助于确诊和疗效随访。边缘型维生素A缺乏往往没有特异的临床表现,其诊断主要依靠实验室检查和流行病学资料。

【治疗】 无论临床症状严重与否,甚或是无明显症状的边缘型和亚临床型维生素A缺乏,都应该尽早进行维生素A的补充治疗,因为多数病理改变经治疗后都可能逆转而恢复。

1. 调整饮食、去除病因 提供富含维生素A的动物性食物或含胡萝卜素较多的深色蔬菜,有条件的地方也可以采用维生素A强化的食品,如婴儿的配方奶粉和辅食等。此外,应重视原

发病的治疗。

2. 维生素 A 制剂治疗 具体见表 5-7-1。

表 5-7-1 预防性与治疗性维生素 A 大剂量补充建议

年龄	治疗性*	预防性	频 率
<6 个月龄	50 000IU	50 000IU	在 10 周龄、14 周龄和 16 周龄接种及脊髓灰质炎疫苗接种时
6～11 个月龄	100 000IU	100 000IU	每 4～6 个月 1 次
>1 岁	200 000IU	200 000IU	每 4～6 个月 1 次
妇女	200 000IU#	400 000IU	产后 6 周内

注：*为同年龄段人群，眼干燥症确诊后立即给予单剂量，24 小时后再给予 1 次，2 周后再给予 1 次；确诊为麻疹的立即给予单剂量，24 小时后再给予 1 次；蛋白质-能量营养不良确诊时给予单剂量，此后每日补充维持需要量的补充量。#为育龄期妇女（13～49 岁）确诊为活动性角膜损害的立即补充维生素 A 200 000IU，24 小时后再给予 1 次，2 周后再给予 1 次；轻度眼部体征[夜盲和（或）毕脱斑]的育龄期妇女补充维生素 A 10 000IU/d 或每周 25 000IU，至少 3 个月

3. 眼局部治疗 除全身治疗外，对比较严重的维生素 A 缺乏症患者常需眼的局部治疗。为预防结膜和角膜发生继发感染，可采用抗生素眼药水（如 0.25% 氯霉素）或眼膏（如 0.5% 红霉素）治疗，每日 3～4 次，可减轻结膜和角膜干燥不适。如果角膜出现软化和溃疡时，可采用抗生素眼药水与消毒鱼肝油交替滴眼，约 1 小时 1 次，每日不少于 20 次。治疗时动作要轻柔，勿压迫眼球，以免角膜穿孔，虹膜、晶状体脱出。

【预防】

1. 健康教育 平时注意膳食的营养平衡，如果经常食用富含维生素 A 的动物性食物和深色蔬菜和水果，一般不会发生维生素 A 缺乏。小年龄儿童是预防维生素 A 缺乏的主要对象，孕妇和乳母应多食上述食物，以保证新生儿和乳儿有充足的维生素 A 摄入。母乳喂养优于人工喂养，人工喂养婴儿应尽量选择维生素 A 强化的乳方。

2. 预防性干预 见表 5-7-1。

附：维生素 A 过多症和胡萝卜素血症

维生素 A 摄入过多可以引起维生素 A 过多症，分为急性和慢性两种。维生素 A 过量会降低细胞膜和溶酶体膜的稳定性，导致细胞膜受损，组织酶释放，引起皮肤、骨骼、脑、肝等多种脏器组织病变。脑受损可使颅压增高；骨组织变性引起骨质吸收、变形、骨膜下新骨形成、血钙和尿钙都上升；肝组织受损则引起肝脏肿大，肝功能改变。我国由于近十几年儿童保健工作的巨大进步，维生素 A 过多症在临床已经很少见到。

1. 急性维生素 A 过多症 成人一次剂量超过 30 万～100 万 IU，儿童一次剂量超过 30 万 IU 即可能发生急性中毒。从曾发生的急性维生素 A 过多症病例看，成人多为大量食用富含维生素 A 的食物，如北极熊、鲨鱼和鳕鱼等的肝而发生中毒，儿童则多因意外服用大量维生素 AD 制剂引起。

临床表现在摄入后 6～8 小时，至多在 1～2 天内出现。主要有嗜睡或过度兴奋，头痛、呕吐等高颅压症状，12～20 小时后出现皮肤红肿，继而脱皮，以手掌、脚底等厚处最为明显，数周后方恢复正常。婴幼儿以高颅压为主要临床特征，囟门未闭者可出现前囟隆起。脑脊液检查压力增高，细胞数正常，蛋白质量偏低，糖正常。血浆维生素 A 水平剧增，可达 500μg/L 以上（正常成人 100～300μg/L）。

2. 慢性维生素 A 过多症 多因不遵医嘱长期摄入过量维生素 A 制剂引起。从已发生的病案看，成人每天摄入 8 万～10 万 IU，持续半年；或每天 3 万～4 万 IU，超过 8 年可引起慢性中毒。婴幼儿每天摄入 5 万～10 万 IU，超过 6 个月即可引起慢性中毒；也有报道每天仅服 2.5 万 IU，1

个月即出现中毒症状。这种情况常见于采用口服鱼肝油制剂治疗维生素D缺乏性佝偻病时，由于许多鱼肝油制剂既含有维生素D，又含有维生素A，当口服途径使用较大治疗剂量的维生素D时极易造成维生素A的过量。

临床表现不似急性维生素A过多症那样迅速出现高颅压和皮肤损害的症状及体征。成人慢性维生素A过多症首先出现的常是胃纳减退、体重下降，继而有皮肤干燥、脱屑、皲裂、毛发干枯、脱发、齿龈红肿、唇干裂和鼻出血等皮肤黏膜损伤现象，以及长骨肌肉连接处疼痛伴肿胀，体格检查可见贫血、肝脾肿大。X线检查长骨可见骨皮质增生，骨膜增厚。脑脊液检查可有压力增高。肝功能检查可出现转氨酶升高，严重者可出现肝硬化表现。有时可见血钙和尿钙升高。

根据过量摄入维生素A的病史、临床表现、血浆维生素A浓度明显升高以及X线检查等其他实验室检查结果，对于急、慢性维生素A过多症的诊断并不困难。慢性维生素A过多症的早期临床表现可能只是个别症状或体征，容易误诊，应注意同佝偻病、坏血病等鉴别。

维生素A过多症一旦确诊，应立即停止服用维生素A制剂和含维生素A的食物。急性维生素A过多症的症状一般在1～2周内消失，骨骼改变也逐渐恢复，但较缓慢，约需2～3个月。一般不需其他治疗。高颅压引起的反复呕吐以及因此发生的水和电解质紊乱应给予对症治疗。本病预后良好，个别病程长、病情严重者可留下身材矮小后遗症。

3. 胡萝卜素血症　因摄入富含胡萝卜素的食物（如胡萝卜、南瓜、橘子等）过多，以致大量胡萝卜素不能充分迅速在小肠黏膜细胞中转化为维生素A而引起。虽然摄入的β-胡萝卜素在体内可转化为维生素A，但其吸收率只有1/3，而吸收的胡萝卜素只有一半可以转化为维生素A，所以胡萝卜素的摄入量最后仅有1/20～1/12发挥维生素A的作用，故大量摄入的胡萝卜素一般不会引起维生素A过多症，但可以使血中胡萝卜素水平增高，发生胡萝卜素血症。血清胡萝卜素含量明显升高，可达4.7～9.3μmol/L（正常为1.9～2.7μmol/L），致使黄色素沉着在皮肤内和皮下组织内，表现为皮肤黄染，以鼻尖、鼻唇皱襞、前额、手掌和足底部位明显，但巩膜无黄染。停止大量食入富含胡萝卜素的食物后，胡萝卜素血症可在2～6周内逐渐消退，一般没有生命危险。不需特殊治疗。

第八节　营养性维生素D缺乏佝偻病

一、营养性维生素D缺乏佝偻病

营养性维生素D缺乏是引起佝偻病的最主要的原因，是由于儿童体内维生素D不足导致钙和磷代谢紊乱、生长着的长骨干骺端生长板和骨基质矿化不全，表现为生长板变宽和长骨的远端周长增大，在腕、踝部扩大及软骨关节处呈串珠样隆起、软化的骨干受重力作用及肌肉牵拉出现畸形等。

【流行病学】　在20世纪，北欧和美国佝偻病发病率很高，后来作为公共卫生问题常规给婴幼儿补充维生素D使其发病率明显下降，但目前在发展中国家仍然是一个重要问题。不同年龄儿童缺乏率不同，婴幼儿特别是小婴儿，以及学龄儿童是维生素D缺乏的高危人群。不同地区儿童患病率也不同，北方佝偻病患病率高于南方。我国尚缺乏维生素D缺乏的全国流行病学资料，据各地报道，婴幼儿维生素D缺乏率从3%到90%不等。近年来，随着社会经济文化水平的提高，我国营养性维生素D缺乏性佝偻病（rickets of vitamin D deficiency）发病率逐年降低，病情也趋向轻度。

【维生素D的生理功能和代谢】　维生素D已被证明是体内钙内稳态（homeostasis）的最重要的生物调节因子之一。

1. 维生素D的来源　维生素D是一组具有生物活性的脂溶性类固醇衍生物（secosteroids），

包括维生素 D_2(麦角骨化醇,ergocalciferol)和维生素 D_3(胆骨化醇,cholecalciferol)两者。前者存在于植物中,后者系由人体或动物皮肤中的7-脱氢胆固醇经日光中紫外线的光化学作用转变而成,是体内维生素的主要来源。

婴幼儿体内维生素 D 来源有三个途径。

(1)母体-胎儿的转运:胎儿主要在孕后期通过胎盘从母体获得维生素 D,胎儿体内 25-(OH)D_3的贮存非常有限。早期新生儿体内维生素 D 的量与母体的维生素 D 的营养状况及胎龄有关。

(2)食物中的维生素 D:天然食物含维生素 D 很少,母乳含维生素 D(22IU/L)少,但配方奶粉(400IU/100g)摄入则足够维生素 D 量,无需另外补充。

(3)皮肤的光照合成:是人类维生素 D 的主要来源。人类皮肤中的7-脱氢胆骨化醇(7-DHC)是维生素 D 生物合成的前体,经日光中紫外线照射(波长 290~315nm)变为胆骨化醇,即内源性维生素 D_3。皮肤产生维生素 D_3的量与日照时间、波长、暴露皮肤的面积有关。皮肤的光照合成是儿童和青少年维生素 D 的主要来源。

2. 维生素 D 的转运 食物中的维生素 D_2在胆汁的作用下,在小肠刷状缘经淋巴管吸收。皮肤合成的维生素 D_3直接吸收入血。维生素 D_2和维生素 D_3在人体内都没有生物活性,它们被摄入血液循环后与血浆中的维生素 D 结合蛋白(DBP)相结合后转运到肝脏。维生素 D 在体内必须经过两次羟化作用后才能发挥生物效应。首先经肝细胞发生第一次羟化,生成25-羟维生素 D_3[25-(OH)D_3],这个过程受饮食维生素 D、25-(OH)D_3和 1,25-$(OH)_2D_3$的负调节。25-(OH)D_3是循环中维生素 D 的主要形式。循环中的 25-(OH)D_3与 α-球蛋白结合被运载到肾脏,在近端肾小管上皮细胞线粒体中的 1-α 羟化酶的作用下再次羟化,生成有很强生物活性的 1,25-二羟维生素 D,即 1,25-$(OH)_2D_3$。1,25-$(OH)_2D_3$被认为是一种类固醇激素,通过其核受体发挥调节基因表达的作用。

3. 维生素 D 的生理功能 从肝脏释放入血液循环中的 25-(OH)D_3浓度较稳定,可反映体内维生素 D 的营养状况。25-(OH)D_3虽有一定的生物活性,但在生理浓度范围内作用较弱,可动员骨钙入血,抗佝偻病的生物活性较低。

在正常情况下,血液循环中的 1,25-$(OH)_2D_3$主要与 DBP 结合,对靶细胞发挥其生物效应。1,25-$(OH)_2D_3$是维持钙、磷代谢平衡的主要激素之一,主要通过作用于靶器官(肠、肾、骨)而发挥其抗佝偻病的生理功能:①促小肠黏膜细胞合成一种特殊的钙结合蛋白(CaBP),增加肠道钙的吸收,磷也伴之吸收增加,1,25-$(OH)_2D_3$可能有直接促进磷转运的作用;②增加肾近曲小管对钙、磷的重吸收,特别是磷的重吸收,提高血磷浓度,有利于骨的矿化作用;③对骨骼钙的动员:与甲状旁腺协同使破骨细胞成熟,促进骨重吸收,旧骨中钙盐释放入血;另一方面刺激成骨细胞促进骨样组织成熟和钙盐沉积。

目前研究进展认为,1,25-$(OH)_2D_3$不仅与矿物质代谢有关,同时在许多分化和增殖的细胞中也发挥多方面的重要作用,包括造血系统、角化细胞及分泌甲状旁腺激素和胰岛素的细胞。此外许多类型的癌细胞(包括乳腺和前列腺癌细胞)也是维生素 D 的靶细胞。

4. 维生素 D 代谢的调节

(1)自身反馈作用:正常情况下,维生素 D 的合成与分泌是依据机体需要受血中 25-(OH)D_3的浓度自行调节,即生成的 1,25-$(OH)_2D_3$的量达到一定水平时,可抑制 25-(OH)D_3在肝内羟化、1,25-$(OH)_2D_3$在肾内羟化的过程。

(2)血钙、磷浓度与甲状旁腺、降钙素调节:肾脏生成 1,25-$(OH)_2D_3$间接受血钙浓度调节。当血钙过低时,甲状旁腺激素(PTH)分泌增加,PTH 刺激肾脏 1,25-$(OH)_2D_3$合成增多;PTH 与 1,25-$(OH)_2D_3$共同作用于骨组织,使破骨细胞活性增加,降低成骨细胞活性,骨重吸收增加,骨钙释放入血,使血钙升高,以维持正常的生理功能。血钙过高时,降钙素(CT)分泌,抑制肾小管

羟化生成 1,25-(OH)$_2$D$_3$。血磷降低可直接促进 1,25-(OH)$_2$D$_3$的增加,高血磷则抑制其合成。

【病因】

1. 围生期维生素 D 不足 母亲妊娠期,特别是妊娠后期维生素 D 营养不足,如母亲严重营养不良、肝肾疾病、慢性腹泻,以及早产、双胎均可使得婴儿体内维生素 D 贮存不足。

2. 日照不足 因紫外线不能通过玻璃窗,婴幼儿被长期过多的留在室内活动,使内源性维生素 D 生成不足。大城市高大建筑可阻挡日光照射,大气污染,如烟雾、尘埃可吸收部分紫外线。气候的影响,如冬季日照短,紫外线较弱,亦可影响部分内源性维生素 D 的生成。

3. 生长速度快,需要增加 如早产及双胎婴儿生后生长发育快,需要维生素 D 多,且体内贮存的维生素 D 不足。婴儿早期生长速度较快,也易发生佝偻病。

4. 食物中补充维生素 D 不足 因天然食物中含维生素 D 少,如为纯母乳喂养,婴儿若户外活动少,未额外补充强化维生素 D 的食物或维生素 D 制剂,亦易患佝偻病。

5. 疾病影响 胃肠道或肝胆疾病影响维生素 D 的吸收,如婴儿肝炎综合征、慢性腹泻等;肝、肾严重损害可致维生素 D 羟化障碍,1,25-(OH)$_2$D$_3$生成不足而引起佝偻病。长期服用抗惊厥药物可使体内维生素 D 不足,如苯妥英钠、苯巴比妥,可刺激肝细胞微粒体的氧化酶系统活性增加,使维生素 D 和 25-(OH)D$_3$加速分解为无活性的代谢产物。糖皮质激素有对抗维生素 D 对钙的转运的作用。

【发病机制】 维生素 D 缺乏性佝偻病可以看成是机体为维持血钙水平而对骨骼造成的损害。长期严重维生素 D 缺乏造成肠道吸收钙、磷减少和低血钙症,以致甲状旁腺功能代偿性亢进,PTH 分泌增加以动员骨钙释出,使血清钙浓度维持在正常或接近正常的水平;但 PTH 同时也抑制肾小管重吸收磷,继发机体严重钙、磷代谢失调,特别是严重低血磷的结果(图 5-8-1)。细胞外液钙、磷浓度不足破坏了软骨细胞正常增殖、分化和凋亡的程序;钙化管排列紊乱,使长骨钙化带消失、骺板失去正常形态,参差不齐;骨基质不能正常矿化,成骨细胞代偿增生,碱性磷酸

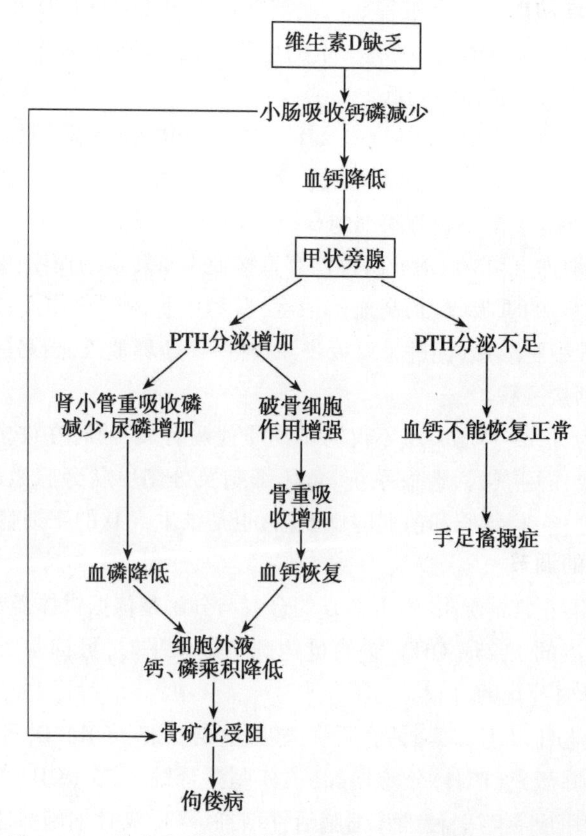

图 5-8-1 维生素 D 缺乏性佝偻病和手足抽搐症的发病机制

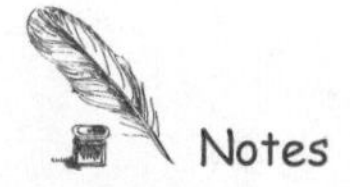

酶分泌增加,骨样组织堆积于干骺端,骺端增厚,向外膨出形成“串珠”、“手足镯”。骨膜下骨矿化不全,成骨异常,骨皮质被骨样组织替代,骨膜增厚,骨皮质变薄,骨质疏松,负重出现弯曲;颅骨骨化障碍而颅骨软化,颅骨骨样组织堆积出现“方颅”。临床即出现一系列佝偻病症状和血生化改变。

【临床表现】　由于不同年龄的骨骼生长速度不同,所以维生素D缺乏性佝偻病骨骼的临床表现与年龄密切相关。

本病在临床上可分为4期(表5-8-1)。

表5-8-1　营养性维生素D缺乏佝偻病临床4期的特点

	初期	活动期	恢复期	后遗症期
发病年龄	3个月左右	>3个月		多>2岁
症状	非特异性神经精神症状	骨骼改变和运动功能发育迟缓	症状减轻或接近消失	症状消失
体征	枕秃	生长发育最快部位骨骼改变,肌肉松弛	骨骼改变或无	骨骼改变或无
血钙	正常或稍低	稍降低	数天内恢复正常	正常
血磷	降低	明显降低	降低或正常	正常
ALP	升高或正常	明显升高	1~2个月后逐渐正常	正常
25-(OH)D_3	下降	<8ng/ml,可诊断	数天内恢复正常	正常
骨X线	多正常	骨骺端钙化带消失,呈杯口状、毛刷状改变,骨骺软骨带增宽(>2mm),骨质疏松,骨皮质变薄	长骨干骺端临时钙化带重现、增宽、密度增加,骨骺软骨盘<2mm	干骺端病变消失

1. **初期(早期)**　多见6个月以内,特别是3个月以内的小婴儿。多为神经兴奋性增高的表现,如易激惹、烦闹、汗多刺激头皮而摇头等。但这些并非佝偻病的特异症状,仅作为临床早期诊断的参考依据。血清25-(OH)D_3下降(正常11~60ng/ml),PTH升高,一过性血钙下降,血磷降低,碱性磷酸酶正常或稍高;此期常无骨骼病变,骨骼X线可正常,或钙化带稍模糊。

2. **活动期(激期)**　早期维生素D缺乏的婴儿未经治疗,继续加重,出现PTH功能亢进和钙、磷代谢失常的典型骨骼改变,表现部位与该年龄骨骼生长速度较快的部位相一致。

①颅骨:6月龄以内婴儿的佝偻病以颅骨改变为主,前囟边较软,颅骨薄,检查者用双手固定婴儿头部,指尖稍用力压迫枕骨或顶骨的后部,可有压乒乓球样的感觉。(正常婴儿的骨缝周围亦可有压乒乓球样感觉。)6个月龄以后,尽管病情仍在进展,但颅骨软化消失。额骨和顶骨中心部分常常逐渐增厚,至7~8个月时,变成“方盒样”头型,即方头(从上向下看),头围也较正常增大。②胸廓:骨骺端因骨样组织堆积而膨大,沿肋骨方向于肋骨与肋软骨交界处可扪及圆形隆起,从上至下如串珠样突起,以第7~10肋骨最明显,称佝偻病串珠(rachitic rosary)。1岁左右的小儿可见到胸骨和邻近的软骨向前突起,形成“鸡胸样”畸形;严重佝偻病小儿胸廓的下缘形成一水平凹陷,即肋膈沟或郝氏沟(Harrison's groove)。③四肢:多见于6月以上婴幼儿,手腕、足踝部可形成钝圆形环状隆起,称佝偻病“手镯”、“足镯”。由于骨质软化与肌肉关节松弛,小儿开始站立与行走后双下肢负重,可出现股骨、胫骨、腓骨弯曲,形成严重的膝内翻(O形腿)或膝外翻(X形腿),有时有K形样下肢畸形。④其他:患儿会坐与站立后,因韧带松弛可致脊柱畸形(后突或侧弯)。严重低血磷使肌肉糖代谢障碍,使全身肌肉松弛,肌张力降低和肌力减弱。

Notes 

此期血生化除血清钙稍低外，其余指标改变更加显著。

X线显示长骨钙化带消失，干骺端呈毛刷样、杯口状改变；骨骺软骨盘（生长板）增宽（>2mm）；骨质稀疏，骨皮质变薄；可有骨干弯曲畸形或青枝骨折，骨折可无临床症状（图5-8-2）。

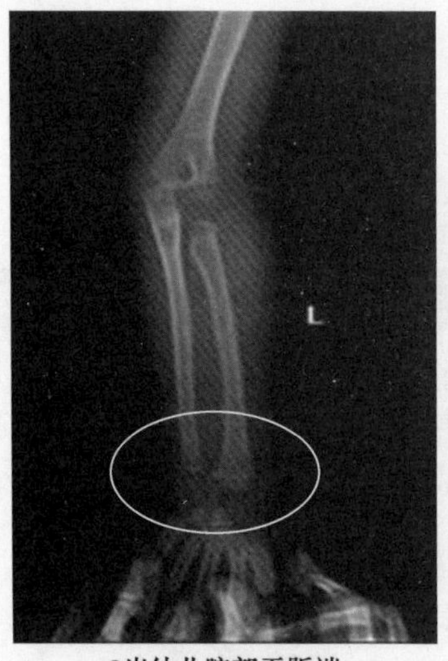

2岁幼儿腕部干骺端临时钙化线模糊

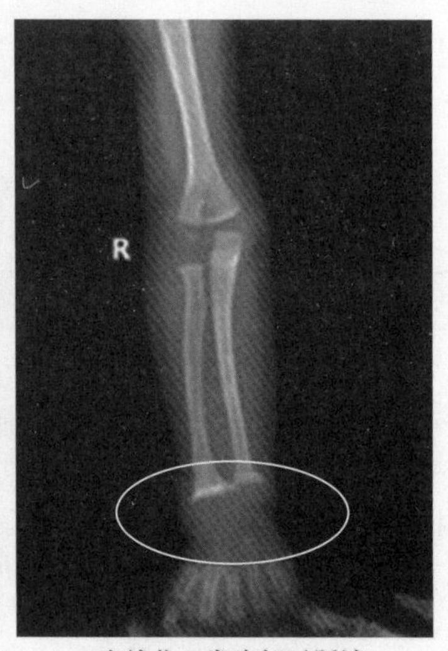

2岁幼儿正常腕部干骺端临时钙化线清楚

图5-8-2 佝偻病时骨骼X线改变

3. 恢复期 以上任何期经治疗及日光照射后，临床症状和体征逐渐减轻或消失。血钙、磷逐渐恢复正常，碱性磷酸酶约需1～2个月降至正常水平。治疗2～3周后骨骼X线改变有所改善，出现不规则的钙化线，以后钙化带致密增厚，骨骺软骨盘<2mm，逐渐恢复正常。

4. 后遗症期 多见于2岁以后的儿童。因婴幼儿期严重佝偻病，残留不同程度的骨骼畸形。无任何临床症状，血生化正常，X线检查骨骼干骺端病变消失，不需治疗。

【实验室检查】

1. 血清钙、磷、碱性磷酸酶 是诊断维生素D缺乏佝偻病最常用的指标，在基层广泛开展，注意佝偻病时血清钙只在早期一过性降低，其他各期均为正常，而磷降低和AKP增加可以诊断。

2. 骨骼X光照片 是诊断维生素D缺乏佝偻病金标准，基层均能检测，各期表现见表5-8-2。

3. 血清25-（OH）D_3 目前有ELASA、放射免疫法、化学发光法、HPLC，LC/MS/MS 5种方法可以检测，HPLC是检查维生素D缺乏的金标准。目前认为儿童适宜的血清25-（OH）D_3水平为>50nmol/L（20ng/ml）；37.5～50nmol/L（15～20ng/ml）为维生素D不足；≤37.5nmol/L（15ng/ml）为维生素D缺乏；≤12.5nmoL/L（5ng/ml）为维生素D严重缺乏。血清25-（OH）D_3>250nmol/L（100ng/ml）为维生素D过量，而>375nmoL/L（150ng/ml）为维生素D中毒。

【诊断】 诊断需解决三个问题：首先是否有佝偻病；其次如有，属于哪个期；再其次，是否需要治疗。正确的诊断必须依据维生素D缺乏的病因（高危因素）、临床表现、血生化及骨骼X线检查。应注意早期的神经兴奋性增高的症状无特异性，如多汗、烦闹等，仅依据临床表现的诊断准确率较低；骨骼的改变可靠，但不够敏感；血清25-（OH）D_3和LC/MS/MS水平在所有指标中最敏感和准确，但未广泛应用；因此血生化与骨骼X线的检查为临床实践中的“金标准”。

【鉴别诊断】

Notes

1. 与佝偻病体征的鉴别 佝偻病的骨骼表现常与黏多糖病、先天性软骨发育不良、脑积水相鉴别。

2. 不同病因佝偻病的鉴别

（1）低血磷抗维生素D佝偻病：本病多为性连锁遗传，亦可为常染色体显性或隐性遗传，也有散发病例。为肾小管重吸收磷及肠道吸收磷的原发性缺陷所致。佝偻病的症状多发生于1岁以后，因而2～3岁后仍有活动性佝偻病表现；血钙多正常，血磷明显降低，尿磷增加。用一般治疗剂量维生素D治疗佝偻病无效时应与本病鉴别。

（2）远端肾小管性酸中毒：为远曲小管泌氢不足，从尿中丢失大量钠、钾、钙，继发甲状旁腺功能亢进，骨质脱钙，出现佝偻病体征。患儿骨骼畸形显著，身材矮小，有代谢性酸中毒、多尿、碱性尿，除低血钙、低血磷之外，血钾亦低，血氨增高，并常有低血钾症状。

（3）维生素D依赖性佝偻病：为常染色体隐性遗传，可分两型：Ⅰ型为肾脏1-羟化酶缺陷，使25-(OH)D_3转变为1,25-$(OH)_2D_3$发生障碍，血中25-(OH)D_3浓度正常；Ⅱ型为靶器官1,25-$(OH)_2D_3$受体缺陷，血中1,25-$(OH)_2D_3$浓度增高。两型临床均有严重的佝偻病体征，低钙血症、低磷血症，碱性磷酸酶明显升高及继发性甲状旁腺功能亢进，Ⅰ型患儿可有高氨基酸尿症；Ⅱ型患儿的一个重要特征为脱发。

（4）肾性佝偻病：由于先天或后天原因所致的慢性肾功能障碍，导致钙磷代谢紊乱，血钙低，血磷高，甲状旁腺继发性功能亢进，骨质普遍脱钙，骨骼呈佝偻病改变。多于幼儿后期症状逐渐明显，形成侏儒状态。

（5）肝性佝偻病：肝功能不良可能使25-(OH)D_3生成障碍。若伴有胆道阻塞，不仅影响维生素D的吸收，而且由于钙皂形成，进一步抑制钙的吸收。急性肝炎、先天性肝外胆管缺乏或其他肝脏疾病时，循环中25-(OH)D_3可明显降低，出现低血钙、抽搐和佝偻病体征。

各型佝偻病（活动期）的实验室检查见表5-8-2。

表5-8-2　各型佝偻病（活动期）的实验室检查

病　名	血清							其他
	钙	磷	碱性磷酸酶	25-(OH)D_3	1,25-$(OH)_2D_3$	甲状旁腺素	氨基酸尿	
维生素D缺乏性佝偻病	正常(↓)	↓	↑	↓	↓	↑	(-)	尿磷↑
家族性低磷血症	正常	↓	↑	正常(↑)	正常(↓)	正常	(-)	尿磷↑
远端肾小管性酸中毒	正常(↓)	↓	↑	正常(↑)	正常(↓)	正常(↑)	(-)	碱性尿、高血氯、低血钾
维生素D依赖性佝偻病								
Ⅰ型	↓	↓	↑	↑	↓	↑	(+)	
Ⅱ型	↓	↓	↑	正常	↑	↑	(+)	
肾性佝偻病	↓	↑	正常	正常	↓	↑	(-)	等渗尿、氮质血症、酸中毒

【治疗】　治疗目的在于控制活动期，防止骨骼畸形。

1. 补充维生素D　不主张采用大剂量维生素D治疗，治疗的原则应以口服为主，一般剂量为每日50～125μg（2000～5000IU），持续4～6周；之后小于1岁婴儿改为400IU/d，大于1岁婴儿改为600IU/d，同时给予多种维生素。治疗1个月后复查效果，如临床表现、血生化与骨骼X线改变无恢复征象，应与抗维生素D佝偻病鉴别。

2. 补充钙剂　主张从膳食的牛奶、配方奶和豆制品补充钙和磷，只要摄入足够牛奶（每天

500ml)，不需要补充钙剂，但有低血钙表现、严重佝偻病和营养不足时需要补充钙剂。

3. **其他辅助治疗** 应注意加强营养，保证足够奶量，及时添加转乳期食品，坚持每日户外活动。

【预防】

1. **围生期** 孕母应多户外活动，食用富含钙、磷、维生素D以及其他营养素的食物。妊娠后期适量补充维生素D(800IU/d)有益于胎儿贮存充足的维生素D，以满足生后一段时间生长发育的需要。

2. **婴幼儿期** 预防的关键在于日光浴与适量维生素D的补充。出生1个月后可让婴儿逐渐坚持户外活动，冬季也要注意保证每日1～2小时的户外活动时间。

足月儿生后几天开始补充维生素D 400IU/d，早产儿(大于28周)、低出生体重儿、双胎儿生后补充维生素D 400～800IU/d，3个月后改预防量；均补充至2岁。夏季阳光充足，可在上午和傍晚户外活动，暂停或减量服用维生素D。

一般可不加服钙剂，但乳类摄入不足和营养欠佳时可适当补充微量营养素和钙剂。

二、维生素D缺乏性手足抽搐症

维生素D缺乏性手足抽搐症(tetany of vitamin D deficiency)是维生素D缺乏性佝偻病的伴发症状之一，多见于6个月以内的小婴儿。目前因预防维生素D缺乏工作的普遍开展，维生素D缺乏性手足抽搐症已较少发生。

【病因和发病机制】 维生素D缺乏时，血钙下降而甲状旁腺不能代偿性分泌增加；血钙继续降低，当总血钙低于1.75～1.8mmol/L(7～7.5mg/dl)，或离子钙低于1.0mmol/L(4mg/dl)时可引起神经肌肉兴奋性增高，出现抽搐。维生素D缺乏时机体出现甲状旁腺功能低下的原因尚不清楚，推测当婴儿体内钙营养状况较差时，维生素D缺乏的早期甲状旁腺急剧代偿分泌增加，以维持血钙正常；当维生素D继续缺乏，甲状旁腺功能因反应过度而疲惫，以致出现血钙降低。因此维生素D缺乏性手足抽搐症的患儿，同时存在甲状旁腺功能亢进所致佝偻病的临床表现和甲状旁腺功能低下所致低血钙的临床表现。

【临床表现】 主要为惊厥、喉痉挛和手足抽搐，并有程度不等的活动期佝偻病表现。

1. **隐匿型** 血清钙多在1.75～1.88mmol/L，没有典型发作的症状，但可通过刺激神经肌肉而引出下列体征：①面神经征[佛斯特征(Chvostek sign)]：以手指尖或叩诊锤骤击患儿颧弓与口角间的面颊部(第Ⅶ对脑神经孔处)，引起眼睑和口角抽动为面神经征阳性，新生儿期可呈假阳性；②腓反射(peroneal sign)：以叩诊锤骤击膝下外侧腓骨小头上腓神经处，引起足向外侧收缩者即为腓反射阳性；③陶瑟征(Trousseau sign)：以血压计袖带包裹上臂，使血压维持在收缩压与舒张压之间，5分钟之内该手出现痉挛症状，属陶瑟征阳性。

2. **典型发作** 血清钙低于1.75mmol/L时可出现惊厥、喉痉挛和手足抽搐。①惊厥：突然发生四肢抽动、两眼上窜、面肌颤动、神志不清，发作时间可短至数秒钟，或长达数分钟以上，发作时间长者可伴口周发绀。发作停止后，意识恢复，精神萎靡而入睡，醒后活泼如常，发作次数可数日一次或一日数次，甚至多至一日数十次。一般不发热，发作轻时仅有短暂的眼球上窜和面肌抽动，神志清楚。②手足抽搐：可见于较大婴儿、幼儿，突发手足痉挛呈弓状，双手呈腕部屈曲状，手指伸直，拇指内收掌心，强直痉挛；足部踝关节伸直，足趾同时向下弯曲。③喉痉挛：婴儿见多，喉部肌肉及声门突发痉挛，呼吸困难，有时可突然发生窒息、严重缺氧，甚至死亡。三种症状以无热惊厥为最常见。

【诊断和鉴别诊断】 突发无热惊厥，且反复发作，发作后神志清醒而无神经系统体征，同时有佝偻病存在，总血钙低于1.75mmol/L，离子钙低于1.0mmol/L。应与下列疾病鉴别：

1. **其他无热惊厥性疾病**

(1) 低血糖症：常发生于清晨空腹时，有进食不足或腹泻史，重症病例惊厥后转入昏迷，一

般口服或静脉注射葡萄糖液后立即恢复，血糖常低于 2.2mmol/L。

（2）低镁血症：常见于新生儿或年幼婴儿，常有触觉、听觉过敏，引起肌肉颤动，甚至惊厥、手足抽搐，血镁常低于 0.58mmol/L（1.4mg/dl）。

（3）婴儿痉挛症：为癫痫的一种表现。起病于 1 岁以内，呈突然发作，头及躯干、上肢均屈曲，手握拳，下肢弯曲至腹部，呈点头哈腰状抽搐和意识障碍，发作数秒至数十秒自停，伴智能异常，脑电图有特征性的高幅异常节律波出现。

（4）原发性甲状旁腺功能减退：表现为间歇性惊厥或手足抽搐，间隔几天或数周发作 1 次，血磷升高>3.2mmol/L（10mg/d），血钙降至 1.75mmol/L（7mg/dl）以下，碱性磷酸酶正常或稍低，颅骨 X 线可见基底核钙化灶。

2. 中枢神经系统感染　脑膜炎、脑炎、脑脓肿等大多伴有发热和感染中毒症状，精神萎靡，食欲差等。体弱年幼儿反应差，有时可不发热。有颅内压增高体征及脑脊液改变。

3. 急性喉炎　大多伴有上呼吸道感染症状，也可突然发作，声音嘶哑伴犬吠样咳嗽及吸气困难，无低钙症状，钙剂治疗无效。

【治疗】

1. 急救处理

（1）氧气吸入：惊厥期应立即吸氧，喉痉挛者须立即将舌头拉出口外，并进行口对口呼吸或加压给氧，必要时进行气管插管以保证呼吸道通畅。

（2）迅速控制惊厥或喉痉挛：可用 10% 水合氯醛，每次 40～50mg/kg，保留灌肠；或地西泮每次 0.1～0.3mg/kg 肌内或缓慢静脉注射。

2. 钙剂治疗　尽快给予 10% 葡萄糖酸钙 5～10ml 加入 10% 葡萄糖液 5～20ml 中，缓慢静脉注射或滴注，迅速提高血钙浓度，惊厥停止后口服钙剂，不可皮下或肌内注射钙剂以免造成局部坏死。

3. 维生素 D 治疗　急诊情况控制后，按维生素 D 缺乏性佝偻病给予维生素 D 治疗。

附：维生素 D 中毒

近年来屡有因维生素 D 摄入过量引起中毒的报道，应引起儿科医师的重视。维生素 D 中毒多因以下原因所致：①短期内多次给予大剂量维生素 D 治疗佝偻病；②预防量过大，每日摄入维生素 D 过多，或大剂量维生素 D 数月内反复肌内注射；③误将其他骨骼代谢性疾病或内分泌疾病诊为佝偻病而长期大剂量摄入维生素 D。维生素 D 中毒剂量的个体差异大。一般小儿每日服用 500～1250μg（2 万～5 万 IU），或每日 50μg/kg（2000IU/kg），连续数周或数月即可发生中毒。敏感小儿每日 100μg（4000IU），连续 1～3 个月即可中毒。

【发病机制】　当机体大量摄入维生素 D，使体内维生素 D 反馈作用失调，血清 $1,25\text{-}(OH)_2D_3$ 的浓度增加，肠吸收钙与磷增加，血钙浓度过高，降钙素（CT）调节使血钙沉积于骨与其他器官组织，影响其功能。如钙盐沉积于肾脏可产生肾小管坏死和肾钙化，严重时可发生肾萎缩、慢性肾功能损害；钙盐沉积于小支气管与肺泡，损坏呼吸道上皮细胞引起溃疡或钙化灶；如在中枢神经系统、心血管系统等重要器官组织出现较多钙化灶，可产生不可逆的严重损害。

【临床表现】　早期症状为厌食、恶心、倦怠、烦躁不安、低热、呕吐、顽固性便秘，体重下降。重症可出现惊厥、血压升高、心律不齐、烦渴、尿频、夜尿，甚至脱水、酸中毒；尿中出现蛋白质、红细胞、管型等改变，继而发生慢性肾衰竭。

【诊断】　有维生素 D 过量的病史。因早期症状无特异性，且与早期佝偻病的症状有重叠，如烦躁不安、多汗等，应仔细询问病史加以鉴别。早期 $25(OH)D_3$ 明显升高，血钙升高>3mmol/L（12mg/dl），尿钙强阳性（Sulkowitch 反应），尿常规检查示尿蛋白阳性，严重时可见红细胞、白细胞、管型。X 线检查可见长骨干骺端钙化带增宽（>1mm）、致密，骨干皮质增厚，骨质疏松或骨硬

化;颅骨增厚,呈现环形密度增深带;重症时大脑、心、肾、大血管、皮肤有钙化灶。可出现氮质血症、脱水和电解质紊乱。肾脏B超示肾萎缩。

【治疗】 疑维生素D过量中毒即应停服维生素D,如血钙过高应限制钙的摄入,包括减少富含钙的食物的摄入。加速钙的排泄,口服氢氧化铝或依地酸二钠减少肠钙的吸收,使钙从肠道排出;口服泼尼松抑制肠内钙结合蛋白的生成而降低肠钙的吸收;亦可试用降钙素。注意保持水及电解质的平衡。

第九节 微量元素异常

人体必需微量元素包括铁、碘、氟、锌、铬、硒、镁、钼和铜等,除铁外,锌和碘缺乏也是儿童时期较为常见的疾病。此外,需重视铅中毒对儿童的危害。

一、锌 缺 乏

锌是人体必需的微量元素之一,锌在体内的含量仅次于铁。锌与胎儿发育,儿童智力、生长发育,新陈代谢、组织修复均密切相关。锌缺乏(zinc deficiency)是由于锌摄入不足或代谢障碍导致体内锌缺乏,引起食欲减退、生长发育迟缓、皮炎和异食癖等临床表现的营养素缺乏性疾病。

目前关于锌缺乏发生率的流行病学资料还不完整。估计全球有1/4~1/3的学龄前儿童和他们的母亲受到锌缺乏的影响。美国和加拿大锌缺乏的发生率为9%,东南亚为33.1%。由于缺铁与缺锌往往同时存在,国际上认为锌缺乏是发展中国家十大疾病负担影响因素之一。通过补充和强化食物中的锌可以降低儿童的死亡率。我国尚缺乏儿童锌缺乏的全国流行病学资料,据各地报道,婴幼儿锌缺乏率达40%左右。

【病因】

1. **摄入不足** 动物性食物不仅含锌丰富,而且易于吸收,坚果类(核桃、板栗、花生等)含锌也不低,其他植物性食物则含锌少,故素食者容易缺锌。全胃肠道外营养如未加锌也可致锌缺乏。

2. **吸收障碍** 各种原因所致的腹泻皆可妨碍锌的吸收。谷类食物含大量植酸和粗纤维,这些均可与锌结合而妨碍其吸收。牛乳含锌量与母乳相似,约45.9~53.5μmol/L(300~350μg/dl),但牛乳锌的吸收率(39%)远低于母乳(65%),故长期纯牛乳喂养也可致缺锌。肠病性肢端皮炎(acrodermatitis enteropathica)是一种常染色体隐性遗传性疾病,因小肠缺乏吸收锌的载体,故可表现为严重缺锌。

3. **需要量增加** 在生长发育迅速阶段的婴儿,或组织修复过程中,或营养不良恢复期等状态下,机体对锌的需要量增多,如未及时补充,可发生锌缺乏。

4. **丢失过多和药物的使用** 如反复出血、溶血、大面积烧伤、慢性肾脏疾病、长期透析、蛋白尿以及应用金属螯合剂(如青霉胺)等均可因锌丢失过多而导致锌缺乏。过多钙剂、铁剂摄入也可导致锌吸收下降缺乏。

【临床表现】

1. **消化功能减退** 缺锌影响味蕾细胞更新和唾液磷酸酶的活性,使舌黏膜增生、角化不全,以致味觉敏感度下降,发生食欲不振、厌食和异食癖。

2. **生长发育落后** 缺锌可妨碍生长激素轴的功能以及性腺轴的成熟,表现为线性生长下降、生长迟缓、体格矮小、性发育延迟。

3. **免疫功能降低** 缺锌可导致T淋巴细胞功能损伤而容易发生感染。

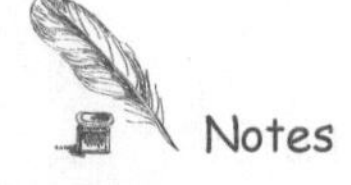

4. **智能发育延迟** 缺锌可使脑DNA和蛋白质合成障碍,脑内谷氨酸浓度降低,从而引起智

能发育延迟。

5. 其他　如脱发、皮肤粗糙、皮炎、地图舌、反复口腔溃疡、伤口愈合延迟、视黄醛结合蛋白减少而出现夜盲、贫血等。

【实验室检查】

1. 空腹血清锌浓度　正常最低值为11.47μmol/L(75μg/dl)。

2. 餐后血清锌浓度反应试验(PICR)　测空腹血清锌浓度(A0)作为基础水平,然后给予标准饮食(按全天总热量的20%计算,其中蛋白质为10%～15%,脂肪为30%～35%,糖类为50%～60%),2小时后复查血清锌(A2),按公式 $PICR=(A0-A2)/A0\times100\%$ 计算,若 $PICR>15\%$ 提示缺锌。

3. 发锌测定　不同部位的头发和不同的洗涤方法均可影响测定结果,轻度缺锌时发锌浓度降低,严重时头发生长减慢,发锌值反而增高,故发锌不能准确反映近期体内的锌营养状况。

【诊断】　根据缺锌的病史和临床表现,如线性生长下降和食欲下降等,血清锌<11.47μmol/L,PICR>15%,锌剂治疗有效等即可诊断。

【治疗】

1. 针对病因　治疗原发病。

2. 饮食治疗　鼓励多进食富含锌的动物性食物,如肉类、全谷、甲壳类动物、豆类等。初乳含锌丰富。

3. 补充锌剂　常用葡萄糖酸锌,每日剂量为元素锌0.5～1.0mg/kg,相当于葡萄糖酸锌3.5～7mg/kg,疗程一般为2～3个月。长期静脉输入高能量者,每日锌用量为:早产儿0.3mg/kg,足月儿至5岁0.1mg/kg,>5岁2.5～4mg/d。

锌剂的毒性较小,但剂量过大也可引起胃部不适、恶心、呕吐、腹泻等消化道刺激症状,甚至脱水和电解质紊乱。锌中毒可干扰铜代谢,引起低铜血症、贫血、中性粒细胞减少、肝细胞中细胞色素氧化酶活力降低等中毒表现。

【预防】　提倡母乳喂养,坚持平衡膳食是预防缺锌的主要措施,戒绝挑食、偏食、吃零食的习惯。对可能发生缺锌的情况,如早产儿、人工喂养者、营养不良儿、长期腹泻、大面积烧伤等,均应适当补锌。

二、碘缺乏症

碘缺乏症(iodine deficiency disorders,IDD)是由于自然环境碘缺乏造成机体碘营养不良所表现的一组有关联疾病的总称。土壤、水、植物、动物中含有微量的碘,膳食中的碘摄入不足通常是由环境中碘缺乏所致。缺碘的危害在快速生长发育的时期影响最大,主要影响大脑发育,因此,胎儿、新生儿、婴幼儿受缺碘的影响最大。

全球约有38%的人口生活在碘缺乏地区,是全球三大微营养素缺乏症和重要的公共卫生问题,我国于20世纪90年代初使用了全民食用碘强化盐,使碘缺乏症发生率明显下降,成为碘适宜国家。

【病因】　食物和饮水中缺碘是其根本原因,食用能干扰甲状腺摄碘功能的食物如包菜、油菜等含丰富的硫氰酸盐、高氯酸盐等,可影响碘吸收和甲状腺吸碘;服用某些阻碍酪氨酸碘化过程的药物如硫脲、磺胺及咪唑等,可引起缺碘。缺碘使甲状腺激素合成障碍,影响体格生长和脑发育。

【临床表现】　临床表现取决于缺碘的程度、持续时间和患病的年龄。胎儿期缺碘可致死胎、早产及先天性畸形;新生儿期则表现为甲状腺功能减退;儿童和青春期则引起地方性甲状腺肿、地方性甲状腺功能减退症,主要表现为儿童智力损害和体格发育障碍。儿童长期轻度缺碘则可出现亚临床型甲状腺功能减退症,常伴有体格生长落后。

Notes
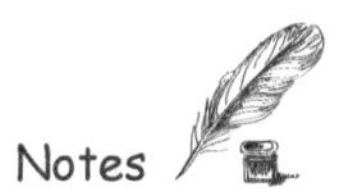

【实验室检查】 有些指标可用于个体和群体的碘营养状态的评估,如甲状腺肿率、尿碘、血浆 TSH 等。甲状腺肿的诊断可用触诊法和 B 超法判定,当两者诊断结果不一致时,以 B 超法的诊断结果为准。尿碘浓度是评估人群碘营养状态的很好的指标,$<20\mu g/L$ 为重度碘缺乏;20 ~ 49μg/L 为中度碘缺乏;50 ~ 99μg/L 为轻度碘缺乏;100 ~ 199μg/L 为正常;200 ~ 299μg/L 为大于正常值;$\geqslant 300\mu g/L$ 为碘过量。全血 TSH 可作为评价碘营养状态的间接指标,并被用于筛查新生儿甲状腺功能减退症,全血 TSH 正常值为 0. 17 ~ 2. 90μU/ml。

【诊断】 地方性克汀病或地方性亚临床克汀病的诊断标准(1999 年,卫生部发布):

1. 必备条件

(1) 流行病史和个人史:出生、居住在碘缺乏病病区。

(2) 临床表现:有不同程度的精神发育迟滞,主要表现为不同程度的智力障碍(智力低下),地方性克汀病的 IQ 为 54 或 54 以下,地方性亚临床克汀病的 IQ 为 55 ~ 69。

2. 辅助条件

(1) 神经系统障碍

1) 运动神经障碍:包括不同程度的痉挛性瘫痪、步态和姿势的异常。亚临床克汀病患者不存在这些典型的临床体征,可有轻度神经系统损伤,表现为精神运动障碍和(或)运动技能障碍。

2) 听力障碍:亚临床克汀病患者可有极轻度的听力障碍。

3) 言语障碍(哑或说话障碍):亚临床克汀病患者呈极轻度言语障碍或正常。

(2) 甲状腺功能障碍

1) 体格发育障碍:表现为非匀称性的矮小,亚临床克汀病患者可无或有轻度体格发育障碍。

2) 克汀病形象:如傻相、傻笑、眼距宽、鼻梁塌、耳软、腹膨隆、脐疝等,亚临床克汀病患者几乎无上述表现,但可出现程度不同的骨龄发育落后以及骨骺愈合不良。

3) 甲状腺功能减退表现:如黏液性水肿、皮肤干燥、毛发干粗;血清 T_3 正常、代偿性增高或下降,T_4、FT_4 低于正常,TSH 高于正常。亚临床克汀病患者一般无临床甲状腺功能减退表现,但可出现激素性甲状腺功能减退,即血清 T_3 正常;T_4、FT_4 在正常下限或降低,TSH 可增高或在正常上限。

凡具备上述必备条件,再具备辅助条件中的任何一项或一项以上者,在排除由碘缺乏以外原因所造成的疾病,如分娩损伤、脑炎、脑膜炎及药物中毒等后,可诊断为地方性克汀病或地方性亚临床克汀病。

【治疗】

1. 碘剂 主要用于缺碘所致的弥漫性重度甲状腺肿大且病程短者。复方碘溶液每日 1 ~ 2 滴(约含碘 3. 5mg),或碘化钾(钠)每日 10 ~ 15mg,连服 2 周为 1 疗程,2 疗程之间停药 3 个月,反复治疗 1 年。长期大量服用碘剂应注意甲状腺功能亢进的发生。

2. 甲状腺素制剂 参见儿科学内分泌疾病章"先天性甲状腺功能减退症"。

【预防】

1. 食盐加碘是全世界防治碘缺乏的简单易行、行之有效的措施,目前我国已经全面推行食盐加碘。

2. 育龄期妇女、孕妇补碘可防止胚胎期碘缺乏(克汀病、亚临床克汀病、新生儿甲状腺功能减退、新生儿甲状腺肿以及胎儿早产、流产、死产和先天性畸形)的发生。新生儿出生时足跟采血筛查先天性甲状腺功能减低症。

三、铅 中 毒

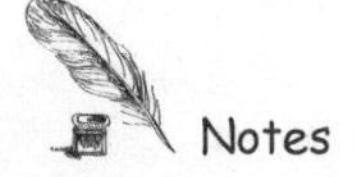

铅是最早被研究的环境污染物,目前发现即使在体内非常低的水平,也对人体健康有害。

铅中毒(lead poisoning)是因接触铅导致体内铅的负荷达到危害儿童生长发育的水平。

【流行病学】 1991 年美国 CDC 修订儿童铅中毒的血铅水平为 100μg/L,不论是否伴有任何临床表现和血液生化改变,均可诊断为铅中毒。根据这个标准,美国大约有 250 万 1~5 岁儿童高于此诊断标准。此诊断标准于 1996 年引进中国,推动了我国的防治工作进展,目前我国普通城市儿童的平均血铅水平在 50~90μg/L,其中血铅水平>100μg/L 的儿童为 5%~20%,血铅水平>200μg/L 的儿童为低于 1%,接近发达国家儿童血铅水平,但在少数工业污染区,儿童血铅水平及超过 100μg/L 的百分比明显高于这一水平。

【铅的危害及代谢】

1. 铅对人体无任何生理功能。铅对儿童的危害存在剂量效应关系,并与暴露时间长短有关。急性高水平铅暴露不仅可能导致儿童多脏器损害,而且可导致中毒性脑病,出现头痛、惊厥、呕吐、甚至死亡;慢性铅暴露可导致儿童多脏器功能损害,包括神经系统、造血系统、消化系统、免疫系统、内分泌系统及肾脏、肝脏等,从而产生相应的症状。如图 5-9-1。低水平铅暴露主要损害儿童的神经系统的发育,包括影响儿童的认知和行为发育。

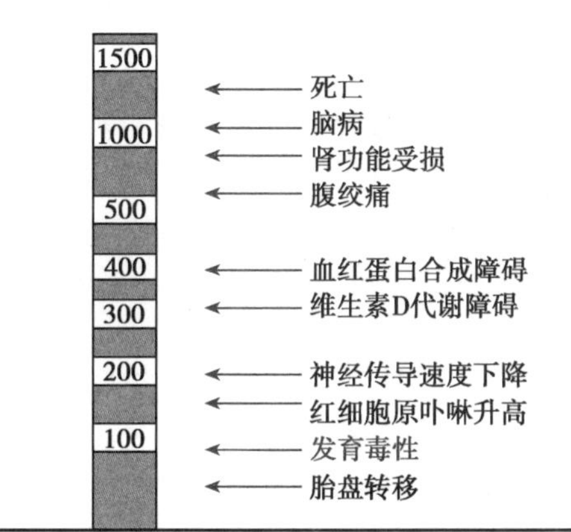

图 5-9-1 不同血铅水平对儿童产生不同程度损害的最低血铅水平

2. 铅的代谢 胎儿体内铅是从母体经血液从胎盘获得,而生后铅从消化道、呼吸道和皮肤进入儿童体内,其中 80%~85% 的铅从消化道摄入,呼吸道约占 15%,经皮肤吸收则很少。

消化道中的铅从小肠吸收入血,其在肠道吸收率受食物的影响,如空腹或食物脂肪可促进铅的吸收,钙、铁、锌等元素可抑制铅的吸收。吸收入血的铅 99% 进入红细胞内与血红蛋白结合,随血液进入脂肪、肌肉、脑、内脏等软组织,最后长期蓄积在骨骼和牙齿,仅极少部分铅从大便、小便排出。血液中铅的半衰期约为 25~35 日,骨骼中铅的半衰期长达 10~20 年,因此,血铅可反映近期铅暴露情况,而骨骼中的铅水平则反映长期铅暴露及铅在体内蓄积状况。

【高危因素】

1. 儿童是铅毒性的高危人群,儿童血脑屏障(blood brain barrier,BBB)功能发育不成熟,发育中的神经系统对铅的毒性特别敏感,同时,儿童消化道、呼吸道吸收率比成人高 5~10 倍,肾脏排泄铅的能力显著低于成人。

2. 铅的污染源 如工业源环境铅污染、生活习俗等。

3. 儿童的手-口动作多是造成铅从环境进入儿童体内的主要途经。

【诊断】 儿童高铅血症和铅中毒要依据儿童静脉血铅水平进行诊断,末梢血的铅只能作为筛查,不能作为治疗依据。高铅血症:连续两次静脉血铅水平为 100~199μg/L;铅中毒:连续两次静脉血铅水平等于或高于 200μg/L;并依据血铅水平分为轻、中、重度铅中毒。

轻度铅中毒:血铅水平为 200~249μg/L;

中度铅中毒:血铅水平为 250~449μg/L;

重度铅中毒:血铅水平等于或高于 450μg/L;

儿童铅中毒可伴有某些非特异的临床症状,如腹隐痛、便秘、贫血、多动、易冲动等;血铅等于或高于 700μg/L 时,可伴有昏迷、惊厥等铅中毒脑病表现。

【治疗】 (详见中华人民共和国卫生部《儿童高铅血症和铅中毒预防指南》和《儿童高铅血

症和铅中毒分级和处理原则》)。

(1) 治疗原则:高铅血症和轻度铅中毒应脱离铅污染源、卫生指导和营养干预,而中度和重度铅中毒则应加驱铅治疗。

(2) 脱离铅污染源(pollution source):排查和脱离铅污染源是处理儿童高铅血症和铅中毒的根本办法。儿童脱离铅污染源后血铅水平可显著下降。

(3) 卫生指导:通过开展儿童铅中毒防治知识的健康教育与卫生指导,知晓铅对健康的危害,避免和减少儿童接触铅污染源,同时教育儿童养成良好的卫生习惯,纠正不良行为。

(4) 实施营养干预(nutritional intervention):及时进行营养干预,根据儿童营养缺乏情况,针对性进行蛋白质、维生素和微量元素补充,纠正营养不良和铁、钙、锌的缺乏。

(5) 驱铅治疗:通过驱铅药物与体内铅结合并排泄,以达到阻止铅对机体产生毒性作用,驱铅治疗只用于血铅水平在中度及以上的铅中毒。

【预防】 通过环境干预、开展健康教育、有重点的筛查和监测,达到预防和早发现、早干预的目的。

(1) 健康教育:通过宣传与指导、知识讲座、发放宣传资料等,传播铅对儿童毒性作用的相关科学知识,改变人们的知识、态度和行为,预防和减少铅对儿童的危害。

(2) 筛查与监测:儿童铅中毒的发展是一个缓慢的过程,早期并无典型的临床表现。通过筛查早期发现高铅血症儿童,及时进行干预。同时通过筛查资料分析,以评价环境铅污染状况,进行定期监测。仅对于存在或怀疑有工业性铅污染地区,可考虑进行儿童铅中毒的筛查。

(李廷玉)

参考文献

1. 吴坤. 营养与食品卫生学. 第6版. 北京:人民卫生出版社,2007
2. 全国卫生技术资格考试专家委员会. 2012 全国卫生技术资格考试指导 · 营养学. 北京:人民卫生出版社,2011
3. 杨月欣. 中国食物成分表. 2002. 北京:北京大学医学出版社,2002
4. 林岩,赵昕. 视觉与生命:维生素 A 缺乏症 VADD 防治指南. 第2版. 瑞士:巴塞尔,2001
5. Bowman BA,Russell RM. 荫士安,汪之顼,王茵. 译. 现代营养学. 第9版. 北京:人民卫生出版社,2008
6. Kleinman RE,Greer FR. . Pediatric Nutrition Handbook. 7th Ed. Elk Grove Village,IL:American Academy of Pediatrics:2014
7. Kliegman RM,Stanton BF,St. Geme JW,et al. Nelson textbook of Pediatrics. 19th ed. Philadelphia:W. B. Saunders Company,2011
8. Muller O,Krawinkel M. Malnutrition and health in developing countries. CMAJ,2006,173(3):279-286
9. World Health Organization:Management of severe malnutrition:a manual for physicians and other senior health care workers,Geneva,1999
10. Speiser PW,Rudolf MCJ,Anhalt H,et al. Consensus statement:childhood obesity. J Clin Endocrinol Metabol,2005,1871:1887
11. Schanler RJ,Dooley S,Gartner LM,et al. Breastfeeding Handbook for Physicians. Elk Grove Village,IL:American Academy of Pediatrics;2006
12. 中华医学会儿科学分会儿童保健学组,《中华儿科杂志》编辑委员会. 儿童微量营养素缺乏防治建议. 中华儿科杂志,2010,4(7):502-509
13. 维生素 D 缺乏性佝偻病防治建议. 中华儿科杂志. 2008,46(3):190-191
14. 中华人民共和国卫生部:地方性克汀病和地方性亚临床克汀病诊断. 1999
15. 中华人民共和国卫生部.《儿童高铅血症和铅中毒预防指南》和《儿童高铅血症和铅中毒分级和处理原则》. 2006
16. 李廷玉,李继斌. 婴儿营养原理与实践. 北京:人民卫生出版社,2009

Notes

第六章　新生儿与新生儿疾病

第一节　新生儿基本概念及分类

新生儿学(neonatology)是研究新生儿生理、病理、疾病防治及保健等方面的医学科学,原属儿科学范畴,现已逐渐形成一门独立的学科。新生儿(neonate,newborn)系指从脐带结扎到生后28天内(<28天)的婴儿。围生期(perinatal period)是指产前、产时及产后的一段特殊时期,目前国际上有四种定义:①围生期Ⅰ:自妊娠28周(此时胎儿体重约1000克)至生后7天;②围生期Ⅱ:自妊娠20周(此时胎儿体重约500克)至生后28天;③围生期Ⅲ:自妊娠28周至生后28天;④围生期Ⅳ:自胚胎形成至生后7天。我国现在采用围生期Ⅰ的定义。

【新生儿分类】

(一)按胎龄分类

①足月儿(term infant):是指胎龄(gestational age,GA)等于或大于37周并小于42周(胎龄在259~293天之间)的新生儿;②早产儿(preterm infant):是指胎龄小于37周的新生儿(胎龄<259天),其中胎龄大于并等于34周者称为晚期早产儿或近足月儿,胎龄小于28周者称为极早早产儿(extremely preterm infants);③过期产儿(post-term infant):是指胎龄等于或大于42周(胎龄≥294天)的新生儿。

(二)按出生体重分类

是指出生1小时内的体重。①超低出生体重儿(extremely low birth weight,ELBW):指出生体重小于1000g的新生儿;②极低出生体重儿(very low birth weight,VLBW):指出生体重小于1500g并等于或大于1000g的新生儿;③低出生体重儿(low birth weight,LBW):指出生体重小于2500g并等于或大于1500g的新生儿;④正常出生体重儿(normal birth weight,NBW):指出生体重等于或大于2500g并小于或等于4000g的新生儿;⑤巨大儿(macrosomia):指出生体重大于4000g的新生儿。

(三)按出生体重和胎龄分类

①小于胎龄儿(small for gestational age,SGA):出生体重在同胎龄儿体重的第10百分位数以下的新生儿;②适于胎龄儿(appropriate for gestational age,AGA):出生体重在同胎龄儿体重的第10至第90百分位数之间的新生儿;③大于胎龄儿(large for gestational age,LGA):出生体重在同胎龄儿体重的第90百分位数以上的新生儿,见表6-1-1和图6-1-1。

表6-1-1　我国15城市不同胎龄新生儿出生体重值

胎龄(周)	平均值(g)	标准差(g)	第3百分位数(g)	第10百分位数(g)	第90百分位数(g)	第97百分位数(g)
28	1389	302	923	972	1799	2071
29	1475	331	963	1057	2034	2329
30	1715	400	1044	1175	2255	2563
31	1943	512	1158	1321	2464	2775

续表

胎龄(周)	平均值(g)	标准差(g)	第3百分位数(g)	第10百分位数(g)	第90百分位数(g)	第97百分位数(g)
32	1970	438	1299	1488	2660	2968
33	2133	434	1461	1670	2843	3142
34	2363	449	1635	1860	3013	3299
35	2560	414	1815	2051	3169	3442
36	2708	401	1995	2238	3312	3572
37	2922	368	2166	2413	3442	3690
38	3086	376	2322	2569	3558	3798
39	3197	371	2457	2701	3660	3899
40	3277	392	2562	2802	3749	3993
41	3347	396	2632	2865	3824	4083
42	3382	413	2659	2884	3885	4170
43	3359	448	2636	2852	3932	4256
44	3303	418	2557	2762	3965	4342

*摘自中国15城市新生儿体格发育科研协作组资料(中华儿科杂志,1989,27(5):316)

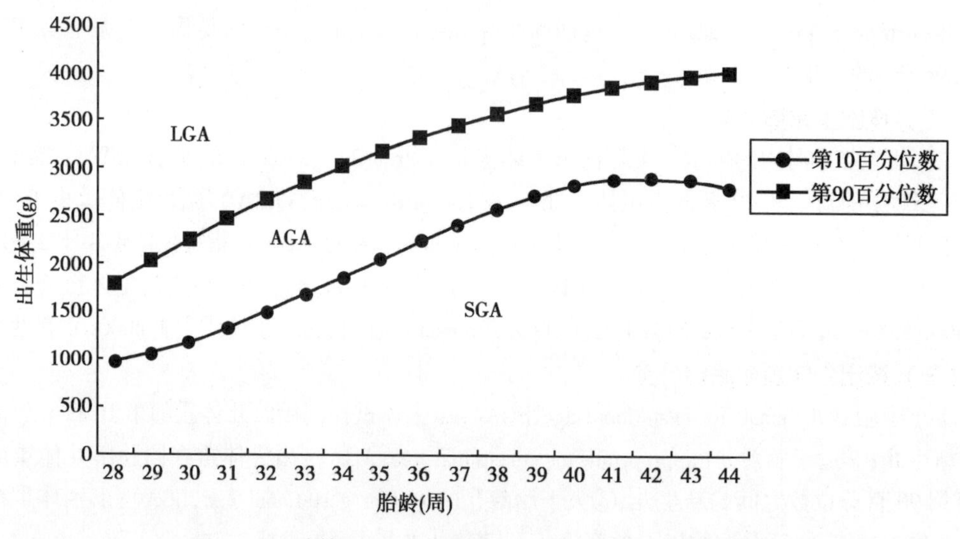

图6-1-1 胎龄28~44周新生儿出生体重的百分位数曲线

(四) 按出生后的周龄分类

①早期新生儿(early newborn):是指出生后1周内的新生儿;②晚期新生儿(late newborn):是指出生后第2周开始至第4周末的新生儿。

(五) 高危儿(high risk infant)

是指已经发生或可能发生某种严重疾病而需要监护的新生儿。常发生于如下情况:①母亲疾病史:如糖尿病,感染、吸烟、吸毒或酗酒史,母亲为Rh阴性血型,过去有死胎、死产或性传播病史等;②母孕期异常:母亲患妊娠高血压综合征、先兆子痫、子痫、羊膜早破、羊水胎粪污染、胎盘早剥、前置胎盘;③异常的分娩史:各种难产、手术产(高位产钳、胎头吸引、臀位产)、分娩过程中使用镇静和止痛药物史等;④出生时异常,如新生儿窒息、多胎儿、早产儿、小于胎龄儿、巨大

Notes

儿、宫内感染、先天畸形等。

（六）新生儿病房分级

根据医护人员的水平及病房的设备条件将新生儿病房分为三级：①Ⅰ级新生儿病房：即普通婴儿室，适于健康新生儿，主要任务是指导父母科学的护理婴儿，以及对常见遗传代谢病进行筛查；②Ⅱ级新生儿病房：即普通新生儿病房，适于胎龄>32 周和出生体重≥1500g（发达国家为胎龄>30 周和出生体重≥1200g）者、患有普通疾病如产伤、呼吸窘迫及产科麻醉并发症等无需循环或呼吸支持、以及外科手术治疗的新生儿；③Ⅲ级新生儿病房：即新生儿重症监护室（NICU）。适于各种危重新生儿的抢救及治疗，并负责接收Ⅰ、Ⅱ级新生儿病房转来的患儿。

第二节　正常足月儿的特点及处理

正常足月儿（normal term infant）系指胎龄≥37 周并<42 周，出生体重≥2500g 并≤4000g，无畸形或疾病的活产婴儿。

（一）外观特点

正常足月儿外观特征有别与早产儿（表 6-2-1），因此，对初生婴儿可根据外貌表现、体格特征和神经发育的成熟度来评价其胎龄。

表 6-2-1　足月儿与早产儿外观特点

	足月儿	早产儿
皮肤	红润、皮下脂肪多和毳毛少	鲜红发亮、水肿和毳毛多
头发	分条清楚	细、乱而软
耳壳	软骨发育好、耳舟成形并直挺	软、缺乏软骨和耳舟不清楚
指、趾甲	达到或超过指、趾端	未达到指、趾端
跖纹	足纹遍及整个足底	足底纹理少
乳腺	结节>4mm	无结节或结节<4mm
外生殖器	男婴睾丸已降至阴囊，阴囊皱纹多 女婴大阴唇遮盖小阴唇	男婴睾丸未降至阴囊，阴囊皱纹少 女婴大阴唇不能遮盖小阴唇

（二）生理特点

1. 呼吸系统　在胎儿期，肺内充满液体，约为 30～35ml/kg。分娩时由于产道挤压，约 1/3 经口鼻腔排出，其余部分在呼吸建立后经肺间质内的毛细血管和淋巴管吸收。如肺液的吸收延迟，则可导致湿肺的发生（详见本章第五节）。新生儿的呼吸频率较快，约为 40～60 次/分。胸廓呈圆桶状，肋间肌薄弱，主要靠膈肌运动，故呈腹式呼吸。呼吸道管腔狭窄，黏膜柔嫩，血管丰富，故易发生气道阻塞而导致呼吸困难。

2. 循环系统　出生后血液循环的动力学发生一系列变化，完成了胎儿循环向成人循环的转变：①脐带结扎后，胎盘-脐血循环终止；②出生后呼吸建立和肺的膨胀，使肺循环阻力下降，肺血流增加；③左心房压力增加，使卵圆孔发生了功能性的关闭；④动脉血氧分压增高、循环血中前列腺素 E2 水平降低，使动脉导管收缩，继之发生功能性关闭。正常足月儿在生后第 3～4 天，全部发生动脉导管功能性关闭，若因某种原因（缺氧或酸中毒等），使肺血管的阻力增加，当肺动脉压力超过体循环时，可使动脉导管或卵圆孔重新开放，出现右向左分流，即持续胎儿循环或持续肺动脉高压。新生儿心率波动范围较大，通常为 90～160 次/分。足月儿血压平均为 70/50mmHg（9.3/6.7kPa）。

3. 消化系统　足月儿出生时，虽吞咽功能已完善，但由于食管下部括约肌松弛，胃呈水平

位，幽门括约肌较发达，故易溢乳，甚至发生胃食管反流。消化道的面积相对较大，管壁较薄、黏膜通透性高，虽有易于乳汁中营养物质的吸收，但肠腔内的毒素和消化不全产物也容易进入血循环，引起中毒症状。消化道已能分泌充足的消化酶，但淀粉酶尚于生后4个月方达成人水平，因此不宜过早喂淀粉类食物。胎便是由胎儿肠道分泌物、胆汁及吞咽的羊水等组成，为糊状，呈墨绿色。于生后10～12小时排出，约2～3天排完，若生后24小时仍不排胎便，应检查是否有肛门闭锁或其他消化道畸形。此外，因肝内尿苷二磷酸葡萄糖醛酸基转移酶的量及活力不足，故多数生后出现生理性黄疸。

4. 泌尿系统 足月儿出生时肾结构的发育已完成，但其功能仍不成熟。肾小球滤过功能低下，肾稀释功能虽与成人相似，但浓缩功能较差，故对浓缩乳或牛乳喂养的新生儿应适当补足水分。新生儿肾排磷功能较差，故牛乳喂养儿易发生血磷偏高和低钙血症。新生儿通常在生后24小时内开始排尿，少数在48小时内排尿，尿量一般为1～3ml/(kg·h)，如48小时仍不排尿应进一步检查。

5. 血液系统 足月儿出生时血容量平均为85ml/kg，红细胞、血红蛋白和网织红细胞的水平较高。血红蛋白中胎儿血红蛋白约占70%～80%(成人<2%)，5周后降到55%，随后逐渐被成人型血红蛋白取代。白细胞总数生后第1天为15～20×10^9/L，3天后明显下降，5天后接近婴儿水平；分类在出生时以中性粒细胞为主，4～6天与淋巴细胞相近，以后以淋巴细胞占优势。血小板出生时已达成人水平。此外，由于胎儿肝脏内维生素K储存量少，凝血因子Ⅱ、Ⅶ、Ⅸ、Ⅹ活性低，故生后应常规肌注维生素K_1。

6. 神经系统 新生儿的脑相对较大，但脑沟、脑回尚未完全形成。足月儿大脑皮层兴奋性低，睡眠时间长，觉醒时间一昼夜仅为2～3小时。大脑对下级中枢抑制较弱，且锥体束、纹状体发育不全，常出现不自主和不协调动作。出生时已具备多种暂时性的原始反射，如觅食反射、吸吮反射、握持反射及拥抱反射。上述反射于生后数月自然消失，若在新生儿期这些反射减弱或消失，常提示有神经系统疾病。此外，正常足月儿也可出现年长儿的病理性反射如克氏征、巴彬斯基征和佛斯特征等。脊髓相对较长，其末端约达3、4腰椎下缘，故腰穿时应在第4、5腰椎间隙进针。

7. 体温 足月儿体温调节中枢功能尚不完善，皮下脂肪薄，体表面积相对较大，容易散热，寒冷时主要靠棕色脂肪代偿产热。足月新生儿已储备了足够的棕色脂肪，当新生儿遇寒冷刺激时，去甲肾上腺素水平增加，作用于棕色脂肪组织，使其分解产热。生后环境温度显著低于宫内温度，散热增加，如不及时保暖，可发生低体温、低氧、低血糖和代谢性酸中毒等；如环境温度高、进水少及散热不足，可使体温增高，发生脱水热。适宜的环境温度对新生儿至关重要，足月儿包被时应为24℃，生后2天内裸体为33℃，以后逐渐降低。保持适宜的环境湿度为50%～60%。

8. 免疫系统 足月儿非特异性和特异性免疫功能均不成熟。皮肤黏膜薄嫩易擦破；脐部开放，细菌易进入血液。呼吸道纤毛运动差，胃酸、胆酸少，杀菌能力不足。血脑屏障发育尚未完善，细菌易于通过。由于血中补体水平低，缺乏趋化因子，IgA和IgM不能通过胎盘，因此易患细菌感染，尤其是革兰阴性杆菌；同时分泌型IgA也缺乏，故易发生呼吸道和消化道感染。

9. 能量及体液代谢 足月儿基础热量消耗为50kcal/kg，加之活动、食物特殊动力作用、大便丢失和生长所需等，所需热量为100～120kcal/(kg·d)。体内含水量占体重的70%～80%，随日龄的增加逐渐减少。由于每日经呼吸和皮肤丢失的水分约20～30ml/kg，尿量25～65ml/kg，粪便中失水量2～5ml/kg，故生后2～3天生理需水量为50～100ml/(kg·d)。生后初期，由于体内水分丢失较多，导致体重逐渐下降，约第5～6天降到最低点(但不超过出生体重的9%)，即生理性体重下降，一般于7～10天后恢复到出生体重。

10. 常见的几种特殊生理状态

(1) 生理性黄疸：参见本章第九节。

（2）“马牙”和“螳螂嘴”在上腭中线和齿龈部位，由上皮细胞堆积或黏液腺分泌物积留所形成的黄白色小颗粒，俗称“马牙”，数周内可自然消退。新生儿两侧颊部各有一隆起的脂肪垫，俗称“螳螂嘴”，有利于乳汁吸吮。“马牙”和“螳螂嘴”均属于新生儿正常的生理表现，不可擦拭或挑破，以免发生感染。

（3）乳腺肿大：由于来自母体的雌激素中断，男婴或女婴于生后 4～7 天可有乳腺增大，如蚕豆或核桃大小，2～3 周自然消退。切勿挤压，以免发生感染。

（4）假月经：部分女婴于生后 5～7 天，阴道流出少许的血性分泌物，俗称“假月经”，也是雌激素中断所致。可持续 1 周左右。

（5）新生儿红斑及粟粒疹：生后 1～2 天，在头部、躯干及四肢的皮肤可见大小不等的多形红斑，俗称“新生儿红斑”，也可因皮脂腺堆积形成小米粒大小黄白色皮疹，称之为“新生儿粟粒疹”，几天后自然消失。

（三）处理要点

1. 保温　生后应将足月儿置于预热的自控式开放式抢救台上或自控式温箱中，设定腹壁温度为 36.5℃，抢救台或温箱可自动调节内部环境温度，保持新生儿皮温 36.5℃。4～6 小时后，移至普通婴儿床中（室温 24～26℃、空气湿度 50%～60%）。

2. 喂养　生后半小时即可哺母乳，以促进乳汁分泌，并防止低血糖，提倡按需哺乳。配方乳可每 3 小时 1 次，每日 7～8 次。喂奶后将婴儿竖立抱起、轻拍背部，以排出咽下的空气，防止溢奶。奶量以奶后安静、不吐、无腹胀和理想的体重增长（15～30g/d，生理性体重下降期除外）为标准。否则应注意查找原因。

3. 呼吸管理　保持呼吸道通畅，避免因颈部弯曲而导致呼吸道阻塞的发生。若出现青紫时，同时予以吸氧，以维持动脉血氧分压 50～70mmHg（6.7～9.3kPa）或经皮血氧饱和度 90%～95% 为宜，并积极查找原因。切忌给新生儿出生后常规吸氧。如出现呼吸暂停，轻者经弹、拍打足底或刺激皮肤等可恢复呼吸，并同时查找原因；重者需经面罩或气管插管复苏囊复苏，同时转入 NICU 监护和进一步诊治。

4. 预防感染　新生儿护理和处置均应注意无菌操作。婴儿室工作人员如患上呼吸道或皮肤感染，应暂时隔离。接触新生儿前应洗手。为预防感染还应做到以下几方面：①保持呼吸道通畅；②保持脐带残端清洁和干燥；③保持皮肤清洁等；④尽量减少有创性的医疗操作等。

5. 其他　足月儿出生后应肌注一次维生素 K_1，剂量为 1mg，以预防新生儿出血症。生后 3 天接种卡介苗；生后 1 天、1 个月、6 个月时应各注射乙肝疫苗 1 次。此外，目前已开展新生儿期某些先天代谢缺陷疾病的筛查，包括先天性甲状腺功能减低症、苯丙酮尿症及先天性肾上腺皮质增生症等。

第三节　早产儿特点及处理

一、早产儿体温调节特点及保暖

（一）体温调节功能不完善

早产儿难以维持正常的体温，除体温调节中枢发育不成熟外，还具有如下特点：①体表面积相对较大，皮下脂肪菲薄，且通透性高，更易散热。②棕色脂肪含量低，糖原储备少，代偿产热的能力差，易发生低体温。③汗腺发育差，若环境温度过高、脱水、中枢神经系统功能障碍或药物等影响，易发生体温升高。此外，严重感染、低血糖、代谢性酸中毒及氧消耗增加等均是导致低体温的高危因素。

（二）低体温临床表现

正常新生儿核心温度（直肠温度）是 36.5～37.5℃，当低于 35.0℃ 时称低体温。低体温时

可表现为：①低血压；②心动过缓；③浅慢不规则的呼吸，甚至呼吸暂停；④肢体活动减少；⑤皮肤硬肿；⑥对刺激反应差；⑦原始反射减弱；⑧腹胀或呕吐。还可同时伴有代谢性酸中毒、低血糖、高血钾、氮质血症和少尿，严重时出现广泛的出血，如肺出血等。

（三）维持适宜的中性温度

中性温度是指机体代谢、氧及能量消耗最低并能维持体温正常的环境温度。出生体重越低、胎龄越小，所需中性温度越高。低出生体重儿的中性温度设定应使核心温度维持在36.7～37.3℃，且核心温度与皮肤温度的变化小于0.2～0.3℃/h。早产儿在暖箱中，箱温仍保持适宜中性温度，一般体重在1501～2500g，箱温为32～33℃，体重在1200～1500g，箱温为33～34℃，体重<1200g，箱温为34～35℃。出生早期不同体重新生儿的中性温度有所不同，见表6-3-1。

表6-3-1 适宜的中性环境温度(℃)

出生体重(g)	0～6h	6～12h	12～24h	24～36h	36～48h	48～72h	72～96h	4～12d
<1200	35.0(34.0～35.4)	35.0(34.0～35.4)	34.0(34.0～35.4)	34.0(34.0～35.0)	34.0(34.0～35.0)	34.0(34.0～35.0)	34.0(34.0～35.0)	33.5(33.0～34.0)
1200～1500	34.1(33.9～34.4)	34.0(33.5～34.4)	33.8(33.3～34.3)	33.6(33.1～34.2)	33.5(33.0～34.1)	33.5(33.0～34.0)	33.5(33.0～34.0)	33.5(33.0～34.0)
1501～2500	33.4(32.8～33.8)	33.1(32.2～33.8)	32.8(31.8～33.8)	32.6(31.6～33.6)	32.5(31.4～33.5)	32.3(31.2～33.4)	32.2(31.1～33.2)	32.1(31.0～33.2)
>2500	32.9(32.0～33.8)	32.8(31.4～33.8)	32.4(31.0～33.7)	32.1(30.7～33.5)	31.9(30.5～33.3)	31.7(30.1～33.2)	31.3(29.8～32.8)	31.0(29.0～32.6)

（摘自Klaus MH，Fanaroff AA. The physical environment. Care of the high risk neonate. 5th ed. Philadelphia：WB Saunders；2001.）

（四）减少体热的丢失

①出生时的保暖：将刚娩出的新生儿皮肤擦干并置于辐射式保温台上，可维持体温最稳定。要重视头面部及将头发擦干。超低出生体重儿需生后立即置入聚乙烯塑料袋中，胎龄29周以下的早产儿还需要塑料帽子来防止头部散热；②窒息复苏时的保暖：复苏时应在辐射式保温台上进行，转运途中使用预热的温箱；③NICU病室内，维持适宜的中性温度，减少能量的消耗。最好是使用伺服控制模式，即预调婴儿皮肤温度来调节箱温，置传感器于婴儿某部位（如上腹部），并预调婴儿该部皮肤需达到的温度值，暖箱加热装置根据传感器所测得的皮肤温度与预定值的相差情况来供热。若小早产儿因皮肤娇嫩无法使用皮肤探头时，保温箱内的空气需要设定在适宜的温度，这样即使有环境温度的波动，温箱也能随新生儿体温的变化自动调控温度；④病情相对稳定的早产儿可以穿上衣服，戴上帽子，盖上小毯子。

此外，保持适宜的湿度也非常重要，若在没有保证湿度而仅仅加温的情况下，皮肤的水分将大量丢失，虽婴儿的皮肤温度上升，但核心温度仍然不能维持正常，一般ELBW和VLBW暖箱湿度至少在60%以上。

二、呼吸特点及呼吸支持

（一）早产儿呼吸特点

早产儿呼吸中枢及呼吸系统的发育均不成熟，呼吸浅表且节律不规整，特别是胎龄小于28

周的早产儿,出生时肺发育尚处于囊泡期,需经过4～6周逐渐过渡到肺泡期,所以常出现周期性呼吸及呼吸暂停(apnea)。呼吸暂停是指呼吸停止时间≥20秒,或伴有心动过缓(心率小于100次/分)或低氧血症(青紫或血氧饱和度下降),若持续时间超过20秒的重度呼吸暂停,会干扰大脑血流动力学,甚至影响患儿远期神经发育,因此,胎龄<35周的早产儿具有呼吸暂停高危因素,出生后至少需监护1周。与呼吸暂停相比,周期样呼吸的呼吸中断小于20秒,不伴有心动过缓和(或)血氧饱和度下降。早产儿因肺泡表面活性物质缺乏,易发生呼吸窘迫综合征。此外,与足月儿相比,由于早产儿更多接受氧疗、暴露于机械通气及炎症损伤的不利环境中,增加了支气管肺发育不良(详见本章第五节)和视网膜病的发生风险。

(二)常用呼吸支持

1. 持续气道正压(continuous positive airway pressure,CPAP)　也称自主呼吸,是指有自主呼吸的患儿在整个呼吸周期中均接受高于大气压的气体。由于呼气末增加了气体存留,功能残气量增加,防止了呼气末肺泡萎陷,从而提高肺氧合及减少肺内分流。目前CPAP通气已被广泛应用于治疗早产儿呼吸暂停、RDS及预防拔管失败。

2. 经鼻间歇正压通气(nasal intermittent positive pressure ven-tilation,NIPPV)　近年来NIPPV已被应用于早产儿呼吸支持治疗。有研究显示,与CPAP相比,拔管后使用NIPPV可减低再次插管率,而且治疗呼吸暂停也更有效,但并不能改善患儿呼吸系统的远期预后。

3. 高流量鼻导管吸氧(high flow nasal cannulae,HFNC)　与标准的鼻导管吸氧相比,不仅使氧气加温湿化,还提供流速超过患儿在吸气相的自主呼吸流速,是一种新型的无创呼吸支持模式,可用于CPAP替代治疗。HFNC简单易于操作,对患儿鼻黏膜刺激较小,目前多用于治疗早产儿RDS、呼吸暂停及预防拔管失败。

4. 常频机械通气(conventional mechanical ventilation,CMV)　其目的促进有效的通气和气体交换,维持血气结果在正常范围。常使用持续气流、时间转换、压力限制型呼吸机。基本通气模式主要包括间歇指令通气(IMV)、同步间歇指令通气(SIMV)、辅助-控制通气(A/C)、压力调节的容量控制模式(PRVC)等。呼吸机的参数吸气峰压(PIP)、呼气末正压(PEEP)、吸气时间(TI)及呼吸频率(RR)等预先设定。呼吸机相关肺炎是CMV最常见的并发症,压力过高可导致肺间质气肿、气胸、气腹、心包积气、纵隔积气等肺气漏,长时间CMV、吸入高浓度氧还可导致BPD及ROP等。

5. 高频通气(high-frequency ventilation HFV)　是治疗新生儿呼吸衰竭的重要手段之一,其通气模式包括高频正压(high-frequency positive pressure,HFPP)、高频振荡(high-frequency oscillator HFO),高频流量阻断(high-frequency flow interrupter HFFI)及高频喷射(high-frequency jet HFJ)。其目的是以快速的频率送气,潮气量等于或小于解剖无效腔。HFV主要用于CMV治疗失败的新生儿,HFJ及HFO通气模式对于肺气漏治疗优于CMV。但鉴于HFV潜在并发症及并不能减少BPD的发生,一般不推荐HFV作为新生儿首选通气模式。

三、循环系统特点及动脉导管开放的处理

(一)循环系统特点

早产儿心率偏快,由于血容量不足、心功能障碍和败血症引起的血管舒张,很容易出现低血压。研究发现平均动脉压小于30mmHg可影响脑血流灌注,因此定期监测血压,维持平均动脉压至少在4kPa(30mmHg)以上十分必要。

(二)动脉导管开放(patent ductus arteriosus,PDA)

正常足月儿出生后72小时几乎全部发生功能性关闭,而早产儿,不仅关闭延迟,即使关闭,也可因某些因素影响,如感染、呼吸窘迫综合征、液体量过多(特别是生后3天内)等再次开放。PDA与胎龄、出生体重密切相关,早产儿PDA发生率约为20%,胎龄不足30周早产儿约1/3,而

胎龄不足28的早产儿,PDA发生率则高达60%(详见本章第五节)。

(三) PDA处理

持续的PDA不仅使婴儿死亡率上升,而且也与颅内出血、坏死性小肠结肠炎、肾功能不全、脑室周围白质软化、支气管肺发育不良等疾病发生密切相关。

1. 保守处理 主要措施如下:①保证足够的肺氧合;②限制液体量:80~100ml/(kg·d),如有光疗可增加至100~120ml/(kg·d);③输注悬浮红细胞,维持红细胞比容>35%;④机械通气时,维持适当PEEP,可以减少左向右分流,增加周身循环血量;⑤如果有存在液体潴留的证据,可应用利尿剂。

2. 药物关闭

(1) 吲哚美辛:为非限制性环氧化酶抑制剂,对环氧化酶-1和环氧化酶-2均有抑制作用,能使66%~98.5%的PDA关闭。静脉制剂为首选剂型,口服剂型胃肠道反应多见。常用剂量为0.2mg/kg,间隔12~24小时,连用3剂,一般用药首剂2小时后都能观察到明显的收缩效应。常见副作用为胃肠道出血穿孔、肾功能损害、低钠血症和脏器血流暂时性减少等。

(2) 布洛芬:也属非限制性环氧化酶抑制剂,主要通过抑制花生四烯酸经环氧化酶-2催化生成前列腺素途径,促进导管关闭。大量的临床证据表明,布洛芬在关闭DA的疗效与吲哚美辛是相同的。目前推荐的剂量为首剂10mg/kg,第2剂5mg/kg,第3剂5mg/kg,每剂间隔为24h。静脉制剂最好,但口服剂型的疗效也是被公认的。由于布洛芬对环氧化酶-2作用较明显,对环氧化酶-1较弱,因此,对脏器血流的影响较小,尤其是肾脏副作用更小。

3. 手术关闭 手术结扎是目前关闭PDA的最确实方法,可以使患儿尽早撤离呼吸机及住院时间缩短。一般在使用药物治疗第二个疗程失败后,仍反复发生或持续的PDA,伴有显著左向右分流,患儿(特别是超低出生体重儿)需对呼吸支持依赖或肺部情况恶化,以及存在药物治疗禁忌证时,建议手术治疗。但手术结扎有引起气胸、乳糜胸及脊柱侧弯、左侧声带麻痹等潜在风险,故是否选择手术应根据临床认真评估。

四、体液平衡和内环境稳定

(一) 体液分布特点

从胎儿向新生儿的转变,其体液平衡调节特点也在发生变化,胎儿的总液体量(TBW)占身体组成比例将会发生一些变化。胚胎发育初期,体内95%由水分组成,主要分布在细胞外液(ECW),随着胎龄增加,细胞内液(ICW)逐渐增多,而TBW和ECW逐渐较少。因此,胎龄越小,体液占出生体重比例越大,如胎龄28周者占84%,32周占82%,36周占80%,足月儿则占74%。与足月儿相比,早产儿增多的部分主要为ECW。此外,早产儿体液中的电解质含量与足月儿稍有不同,如钠、氯稍高,钾离子稍低,是由于ECW较多和ICW较少所致。

(二) 易发生水及电解质紊乱

早产儿生后液体丢失较多,主要通过以下途径:

1. 肾脏丢失 胎龄越小,肾功能越不成熟,尿液中水、各种电解质丢失与如下因素有关:①肾小球滤过率(GFR)下降;②近端或远端肾小管钠重吸收减少;③肾脏尿浓缩或稀释能力下降;④HCO_3^-重吸收以及K^+、H^+分泌的减少。

2. 肾外性丢失 由于环境温度升高、使用辐射台、光疗、皮肤不完整或极早产等原因,早产儿不显性失水增加,每天甚至可超过150ml/kg(表6-3-2)。呼吸道不显性失水随着胎龄和呼吸频率的增快而增加,对于气管插管的患儿,吸入气体湿化不足也会导致不显性失水的增加,其他包括粪便(腹泻)、脑脊液(脑室造口引流、连续的腰穿)、鼻胃管、胸穿引流管引流等也可导致体液丢失。

(三) 早期液体疗法

早产儿出生后前5~6天,其体重可下降5%~15%。早期液体疗法见表6-3-3,超低出生体

重儿通常需要比规定更高的初始液量，并且 6～8 小时就进行一次评估，检测尿量、尿比重、血清电解质。早产儿生后 24 小时内一般不补充电解质。

表 6-3-2　不同体重生后第 1 周不显性失水

出生体重(g)	不显性失水[ml/(kg·d)]	出生体重(g)	不显性失水[ml/(kg·d)]
750～1000	82	1251～1500	46
1001～1250	56	>1501	26

* 此值在温箱内，若在光疗、开放式辐射台和发热时还会增加

摘自 John P. Cloherty, Eric C. Elchenwald et al. Manual of neonatal care. 7th ed. Philadelphia: Lippincott Williams&Wikins, 2011.

表 6-3-3　出生后 48 小时内液体疗法

出生体重(kg)	静脉葡萄糖(g/100ml)	入液量[ml/(kg·d)]		
		<24h	24～48h	48h
<1.0	5～10	100～150	120～150	140～190
1.0～1.5	10	80～100	100～120	120～160
>1.5	10	60～80	80～120	120～160

* 上述数值是指温箱中，如放置于热辐射台通常需要更高的初始液量。

摘自 John P. Cloherty, Eric C. Elchenwald et al. Manual of neonatal care. 7th ed. Philadelphia: Lippincott Williams&Wikins, 2011.

（四）评估液体及电解质情况

①血清电解质及血浆渗透压测定：反映 ECW 情况。极低出生体重儿由于不显性失水较多，在生后的第 1 周，应每 4～6 小时检测一次。②监测出入液量：正常尿量为 1～3ml/(kg·h)，会随着 ECW 下降而减少，但肾功能不成熟，即使 ECW 下降，尿量也可不减少。③尿电解质及尿比重测定：反映肾脏浓缩稀释、肾小管重吸收功能，当补充液体不足时，会导致尿比重的增加及尿量的减少或者出现尿糖。④血清尿素氮(BUN)、肌酐(Cr)测定：间接反映 ECW、GFR。⑤排钠分数(FE-Na)测定：反映肾小球钠过滤及肾小管钠重吸收功能的平衡。按公式 FE-Na=(尿 Na×血浆 Cr)/(尿 Cr×血浆 Na)×100 计算。⑥动脉血 pH、PCO_2、HCO_3^- 测定可间接反映血管内液量丢失，因组织灌注不良会引起高阴离子间隙的代谢性酸中毒(乳酸性酸中毒)。

五、营养需求及营养支持

足月儿生后能较快适应从宫内到宫外营养供给方式的转变，而早产儿不同，本身的营养储备不足，生理代谢功能不成熟，且对营养的需求比足月儿更高，加上早产儿可能需要更多的内外科干预，这些因素都会增加早产儿营养不良风险。

（一）生长发育

1. **营养储备不足**　胎儿的生长发育随胎龄而改变，在最后 3 个月营养储备迅速增加。早产本身使营养储备不足，其程度取决于出生胎龄及体重，加之生后很快被消耗，如不能及时提供相应的营养支持会出现低血糖及代谢异常。

2. **生理性体重下降**　早产儿生理性体重下降可达 15%(足月儿不超过 9%)，体重下降的最低点通常在生后 4～6 天，多数在生后 14～21 天才能恢复至出生体重。因此，应尽可能控制早产儿出生体重下降的程度和持续时间，并使其在 7～14 天恢复至出生体重。

3. **宫外生长速度**　早产儿生后生长应以达到胎儿在宫内的生长速度及宫内营养累计率作为评价标准。一般体重增长 10～15g/(kg·d)，小于 1500g 的早产儿体重增长 15～20g/(kg·d)，身长大约每周增长 1cm，头围每周增长 0.5～1cm。

4. 绘制生长曲线 早产儿生后应连续测量体重、身长、头围，并绘制生长曲线，以评估宫外生长发育状态。目前多采用 Fenton(2003)胎儿-婴儿曲线图表(图 6-3-1)。

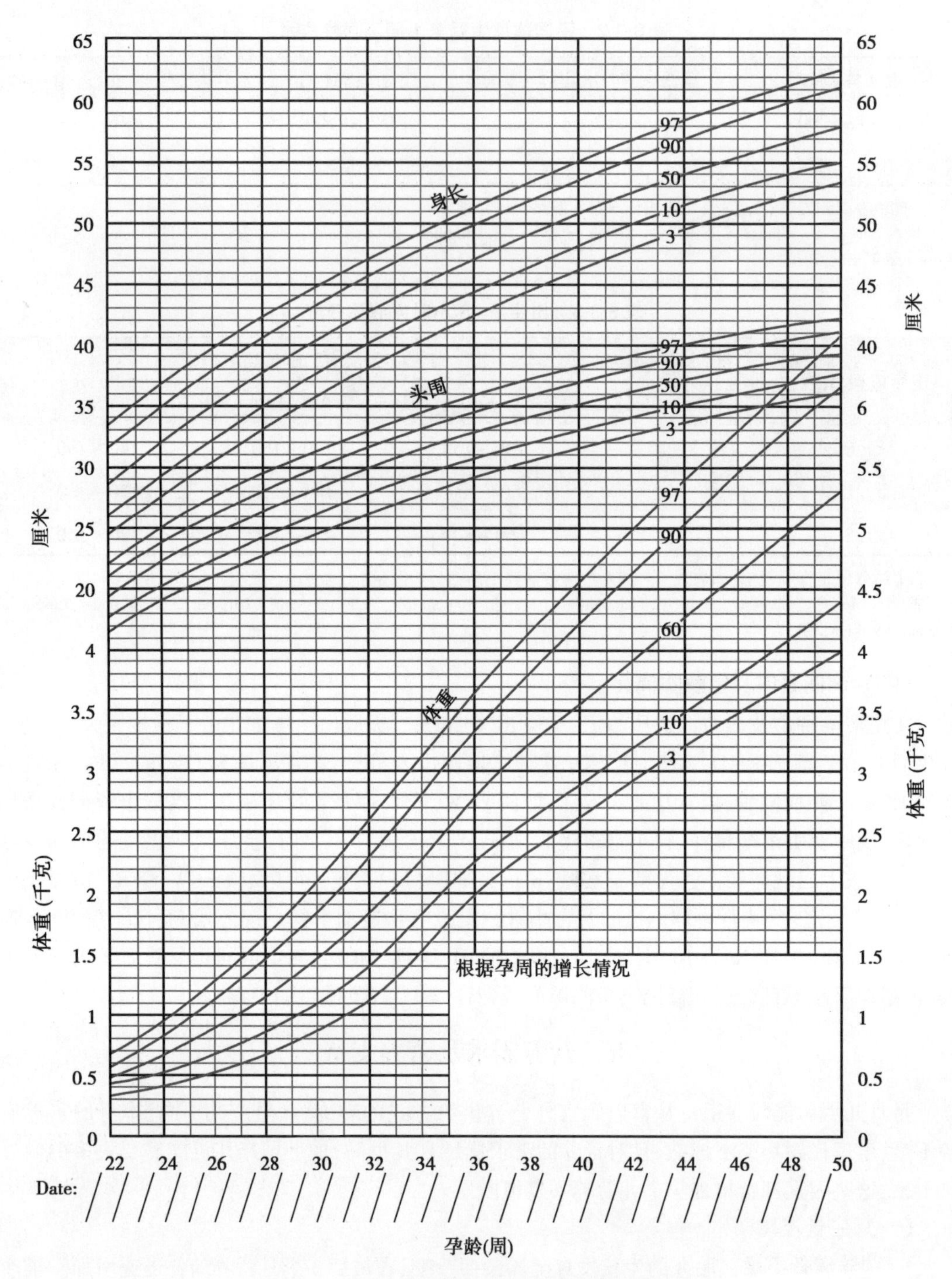

图 6-3-1 Fenton(2003)早产儿胎儿-婴儿生长图

摘自：Fenton TR. *BMC pediatrics*. 2003;3:13.

（二）营养推荐

1. 能量 足月儿约 105～130kcal/(kg·d)，早产儿需提高到约 110～135kcal/(kg·d)，部分 ELBW 达 150kcal/(kg·d)才能达到理想体重增长速度。

2. 蛋白质 足月儿需 2～3g/(kg·d)，早产儿 3.5～4.5g/(kg·d)，ELBW 4.0～4.5g/(kg·d)。足月儿的蛋白质：热量=1.8～2.7g：100kcal，早产儿蛋白质：热量=3.2～4.1g：100kcal。

3. 脂肪 一般为 5～7g/(kg·d)，占总能量 40%～50%。

4. **碳水化合物** 为10～14g/(kg·d)，占总能量的40%～50%。

(三) 营养供给方式

1. **肠内营养** 早期肠道喂养，不仅提高早产儿胃肠道激素水平，还可减少喂养不耐受、缩短静脉营养的使用时间。

(1) 乳类选择：使用母乳或早产儿配方奶，虽早产儿母乳比足月儿母乳含有更多的蛋白质、钠、氯和镁，但其营养素的水平仍低于早产儿的推荐量，因此，添加母乳强化剂的母乳，可增加能量、蛋白质、维生素以及矿物质水平，更适于早产儿的肠内喂养。

(2) 奶量及方法：初始量10～20ml/(kg·d)，喂养间隔q3h、q4h、q6h或q8h，逐渐增加奶量。胎龄大于34周早产儿，吸吮-吞咽-呼吸能力较协调，可经口喂养；部分早产儿没有建立协调的吸吮-吞咽-呼吸模式，需经口/鼻胃管喂养；严重胃残留或反流而不能耐受胃内喂养，经幽门喂养。管饲喂养的用量与添加速度逐渐递增(表6-3-4)。

表6-3-4 新生儿管饲喂养用量与添加速度[ml/(kg·d)]

出生体质量(g)	间隔时间	开始用量	添加速度	最终喂养量
<750	q2h	≤10 (1周)	15	150
750～1000	q2h	10	15～20	150
1001～1250	q2h	10	20	150
1251～1500	q3h	20	20	150
1501～1800	q3h	30	30	150
1800～2500	q3h	40	40	165
>2500	q3h	50	50	180

摘自：中华医学会肠外肠内营养学分会儿科协作组等.临床儿科杂志，2013；31(12)：1177-1182.

2. **肠外营养** 出生体重小于1500g的早产儿或出生体重大于1500g伴有3天以上肠道喂养不耐受新生儿通常需要联合肠内营养，其目标是提供足够的热量和氨基酸以维持能量和氮平衡。肠外营养液基本成分包括氨基酸、脂肪乳剂、碳水化合物、维生素、电解质、矿物质、微量元素和水，可通过外周静脉或中心静脉供给。

(1) 液体量：因个体而异，需根据不同临床情况(光疗、暖箱、呼吸机、心肺功能、各项监测结果等)调整(表6-3-5)。总液体量在20～24小时内应用输液泵均匀输入。

表6-3-5 新生儿不同日龄每天液体需要量[ml/(kg·d)]

出生体质量(g)	第1天	第2天	第3～6天	>7天
<750	100～140	120～160	140～200	140～160
750～1000	100～120	100～140	130～180	140～160
1000～1500	80～100	100～120	120～160	150
>1500	60～80	80～120	120～160	150

摘自：中华医学会肠外肠内营养学分会儿科协作组等.临床儿科杂志，2013；31(12)：1177-1182.

(2) 营养成分：①氨基酸：推荐选用小儿专用氨基酸。生后24h内即可开始(肾功能不全者例外)。初始剂量不同国家及地区有所差异，我国推荐为从1.5～2.0g/(kg·d)开始，足月儿可至3g/(kg·d)，早产儿可增至3.5～4.0g/(kg·d)。②脂肪乳：应该在生后24～48小时内添加，并按0.5～1.0g/(kg·d)的速度增加，总量不超过3g/(kg·d)，早产儿建议采用20%的脂肪乳。③碳水化合物：输糖浓度外周静脉营养时不超过12.5%，中心静脉营养可达25%，一般开始剂量

为4～6mg/(kg·min),按每天1～2mg/(kg·min)的速度递增,但需监测血糖及观察糖耐受情况,当如血糖大于6.7mmol/L,应降低输入糖浓度。此外,还应保证早产儿电解质、维生素、矿物质及微量元素的需求。

(3) 相关并发症:①胆汁淤积症:长期静脉营养可并发胆汁淤积、肝脏脂肪变性、胆泥及胆石形成,其中早产儿胃肠外营养相关性胆汁淤积(parenteral nutrition-associated cholestasis,PNAC)最常见,当长期禁食、感染、应用麻醉药物等因素时更增加胆汁淤积的风险。②代谢性骨病:早产儿代谢性骨病是由于体内钙磷代谢紊乱等因素导致的骨矿物质含量的异常,临床表现为类似佝偻病的症状甚至骨折等;代谢紊乱:如高脂血症/高甘油三酯血症、氮质血症、高氨血症、代谢性酸中毒等。

(薛辛东)

第四节 新生儿窒息

新生儿窒息(asphyxia of newborn)是指生后1分钟内无自主呼吸或未能建立规律呼吸而导致低氧血症和混合性酸中毒。我国每年出生的新生儿中,约有7%～10%(140万～200万)新生儿发生窒息,其中约30万左右留有不同程度的神经系统后遗症。

【病因】 新生儿窒息可由多种原因所致,包括产前、产时及产后,其中出生前因素约20%,出生时因素约70%,出生后仅占10%。可以是儿种病因同时存在,也可是一种病因通过不同的途径而起作用。

(1) 孕妇疾病:①缺氧:呼吸功能不全、严重贫血及CO中毒等;②胎盘循环功能障碍:心力衰竭、血管收缩(如妊娠高血压综合征)、低血压、心动过缓等。此外,年龄≥35岁或<16岁及多胎妊娠等窒息发生率较高。

(2) 胎盘异常:前置胎盘、胎盘早剥和胎盘老化等。

(3) 脐带异常:脐带受压、脱垂、绕颈、打结、过短和牵拉等。

(4) 胎儿因素:①早产儿、小于胎龄儿、巨大儿等;②某些畸形:如后鼻孔闭锁、肺膨胀不全、先天性心脏病等;③宫内感染:如神经系统受损;④呼吸道阻塞:如胎粪吸入等。

(5) 分娩因素:难产,高位产钳、胎头吸引、臀位;产程中麻醉药、镇痛药及催产药使用不当等。

【病理生理】 正常新生儿应于生后2秒开始呼吸,5秒后啼哭,10秒到1分钟出现规律呼吸。新生儿窒息其本质为缺氧。

(一) 缺氧后的细胞损伤

1. 可逆性细胞损伤 缺氧首先是线粒体内氧化磷酸化发生障碍,ATP产生减少甚至停止,从而使葡萄糖无氧酵解增强、细胞毒性水肿及细胞内钙超载发生。若此阶段能恢复血流灌注和供氧,上述变化可完全恢复,一般不留后遗症。

2. 不可逆性细胞损伤 长时间或严重缺氧导致线粒体形态异常和功能变化,细胞膜损伤及溶酶体破裂。此阶段即使恢复血流灌注和供氧,上述变化亦不可完全恢复,存活者多遗留后遗症。

3. 血流再灌注损伤 复苏后,由于血流再灌注可导致细胞内钙超载和氧自由基增加,从而引起细胞损伤的进一步加重。

(二) 窒息的发展过程

1. 原发性呼吸暂停(primary apnea) 缺氧初期,机体出现代偿性血液重新分配。由于儿茶酚胺分泌增加和其选择性血管收缩作用,优先保证脑、心及肾上腺的血液供应,而肺、肾、消化道、肌肉及皮肤等器官的血流量减少。此时由于缺氧而导致的呼吸停止,即原发性呼吸暂停。表现为肌张力存在,心率先增快后减慢,血压升高,伴有发绀。此阶段若病因解除,经清理呼吸

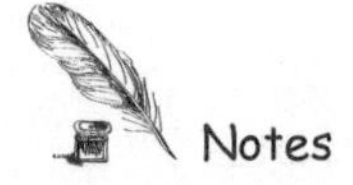

道和物理刺激即可恢复自主呼吸。

2. 继发性呼吸暂停(secondary apnea) 原发性呼吸暂停阶段病因仍不能解除,缺氧持续存在,导致心、脑等重要器官血流量减少,胎儿出现几次喘息样呼吸,继而出现呼吸停止,即继发性呼吸暂停。此时表现为肌张力消失,周身皮肤青紫加重或苍白,心率和血压持续下降,此阶段已对清理呼吸道和物理刺激无反应,需正压通气方可恢复自主呼吸。

临床上有时难以区分原发性和继发性呼吸暂停,为不延误抢救,均可按继发性呼吸暂停处理。

【临床表现】

(一) 胎儿宫内窘迫

首先出现胎动增加、胎心增快,胎心率≥160次/分;晚期则胎动减少(<20次/12小时),甚至消失,胎心减慢,胎心率<100次/分,严重时甚至心脏停搏;窒息可导致肛门括约肌松弛,排出胎便,使羊水呈黄绿色。

(二) 窒息程度判定

Apgar评分是临床评价出生窒息程度的经典而简易方法。

1. 评价时间 分别于生后1分钟和5分钟进行。

2. 内容 包括皮肤颜色(appearance)、心率(pulse)、对刺激的反应(grimace)、肌张力(activity)和呼吸(respiration)(表6-4-1)。

表6-4-1 新生儿Apgar评分内容及标准

体 征	0分	1分	2分
皮肤颜色	青紫或苍白	躯干红,四肢紫	全身红
心率(次/分)	无	<100	>100
弹足底或插鼻管后反应	无反应	有皱眉动作	哭,喷嚏
肌张力	松弛	四肢略屈曲	四肢活动
呼吸	无	慢,不规则	正常,哭声响

3. 评价标准 每项0~2分,总共10分。1分钟Apgar评分8~10为正常,4~7分为轻度窒息,0~3分为重度窒息。

4. 评估的意义 1分钟评分反映窒息严重程度,5分钟评分除反映窒息严重程度外,还可反映窒息复苏的效果及帮助判断预后。

5. 注意事项 应客观、快速及准确进行评估;胎龄小的早产儿成熟度低,虽无窒息,但评分较低;孕母应用镇静药等,评分可较实际的低。

(三) 并发症

由于窒息程度不同,发生器官损害的种类及严重程度各异,重度窒息可引起多器官损害,常见并发症有如下几种:①中枢神经系统:缺氧缺血性脑病和颅内出血;②呼吸系统:胎粪吸入综合征、呼吸窘迫综合征及肺出血等;③心血管系统:缺氧缺血性心肌损害、持续性肺动脉高压等;④泌尿系统:急性肾小管坏死(ATN),肾功能不全及肾静脉血栓形成等;⑤代谢方面:低血糖或高血糖,低钙及低钠血症等;⑥消化系统:应激性溃疡和坏死性小肠结肠炎等。此外,窒息导致血小板数量及功能异常,严重时发生DIC,还可导致黄疸加重及持续时间延长。

【辅助检查】 对宫内缺氧胎儿,胎头露出宫口时取头皮血进行血气分析,以估计宫内缺氧程度;生后应检测动脉血气、血糖、电解质、血尿素氮和肌酐等生化指标。

【诊断】 目前我国新生儿窒息的诊断及程度判定多仍沿用Apgar评分。1996年美国儿科学会(AAP)和妇产科学会(ACOG)将围生期窒息定义为:①脐动脉血气分析结果为严重的代谢

性酸中毒或混合型酸中毒(pH<7);②Apgar 评分 0~3 分持续 5 分钟以上;③新生儿早期有神经系统表现,如抽搐、肌张力低下、昏迷等;④出生早期有多器官功能不全的证据。AAP/ACOG 再次强调 Apgar 评分不应作为评估低氧及预测神经损伤的唯一依据。

【治疗与预防】 复苏(resuscitation)必须分秒必争,由产、儿科医生合作进行。

(一)复苏方案

采用国际公认的 ABCDE 复苏方案。①A(airway)清理呼吸道;②B(breathing)建立呼吸;③C(circulation)恢复循环;④D(drugs)药物治疗;⑤E(evaluation and environment)评估和环境(保温)。其中评估和环境(保温)贯穿于整个复苏过程中。执行 ABCD 每一步骤的前后,应对评价指标,即呼吸、心率(计数 6 秒钟心率然后乘 10)和皮肤颜色进行评估。根据评估结果做出决定,执行下一步复苏措施。即应遵循:评估→决定→操作→再评估→再决定→再操作,如此循环往复,直到完成复苏。严格按照 A→B→C→D 步骤进行复苏,其顺序不能颠倒。大多数经过 A 和 B 步骤即可复苏,少数则需要 A、B 及 C 步骤,仅极少数需要 A、B、C 及 D 步骤才可复苏。复苏初期可用纯氧(目前证据尚不足以证明空气复苏的有效性),以后通过监测动脉血气值或经皮血氧饱和度,逐步调整吸入气的氧浓度。

(二)复苏步骤

将出生新生儿置于预热的自控式开放式抢救台上,设置腹壁温度为 36.5℃。用温热毛巾揩干头部及全身,以减少散热;摆好体位,肩部以布卷垫高 2~3cm,使颈部轻微伸仰,然后进行复苏。

1. 清理呼吸道(A)　如羊水清或稍浑浊,应立即吸净口和鼻腔的黏液,因鼻腔较敏感,受刺激后易触发呼吸,故应先吸口腔,后吸鼻腔(图 6-4-1);如羊水混有胎粪,吸净口腔和鼻腔分泌物后心率<100 次/分,无自主呼吸,肌张力低,应立即气管插管吸净气道内的胎粪。

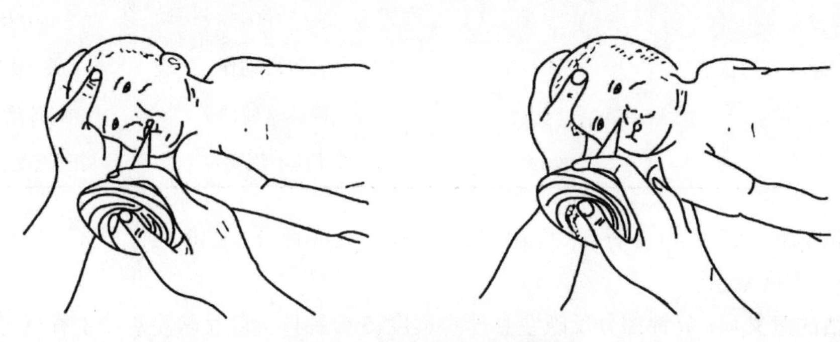

图 6-4-1　吸引先口腔后鼻腔

2. 建立呼吸(B)　包括触觉刺激和正压通气。①触觉刺激:清理呼吸道后拍打或弹足底 1~2 次或沿长轴快速摩擦腰背皮肤 1~2 次(图 6-4-2、图 6-4-3)。如出现正常呼吸,心率>100 次/分,肤色红润可继续观察。②正压通气:经触觉刺激后无自主呼吸或无规律呼吸建立,或心

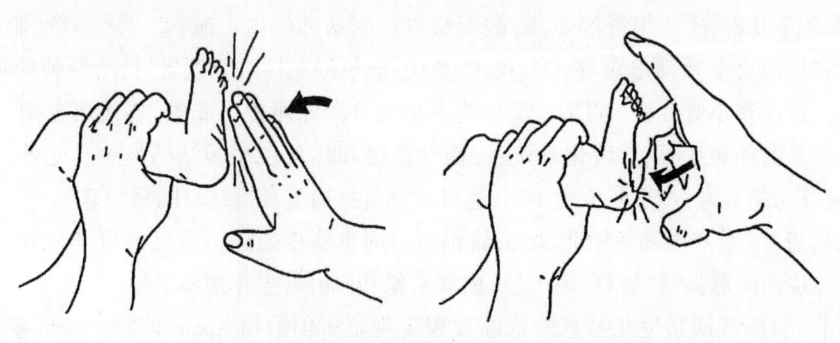

图 6-4-2　拍打及弹足底

Notes

率<100 次/分，或持续性中心性青紫，均应采用面罩和复苏囊进行正压通气（图 6-4-4）。通气频率 40～60 次/分钟，吸呼之比为 1∶2，压力 20～40cmH_2O（2.0～3.9kPa），以胸廓起伏适中和听诊呼吸音正常为宜。若面罩正压通气 30 秒后，仍无规律性呼吸或心率<100 次/分，需进行气管插管正压通气。

3. 恢复循环（C）　即胸外心脏按压。如气管插管正压通气 30 秒后，心率<60 次/分或在 60～80 次/分之间不再增加，应在继续正压通气的条件下，同时进行胸外心脏按压。通常采用双拇指或中示指按压胸骨体下 1/3 处，频率为 120 次/分（每按压 3 次，正压通气 1 次），按压深度为胸廓前后径的 1/3，见图 6-4-5。

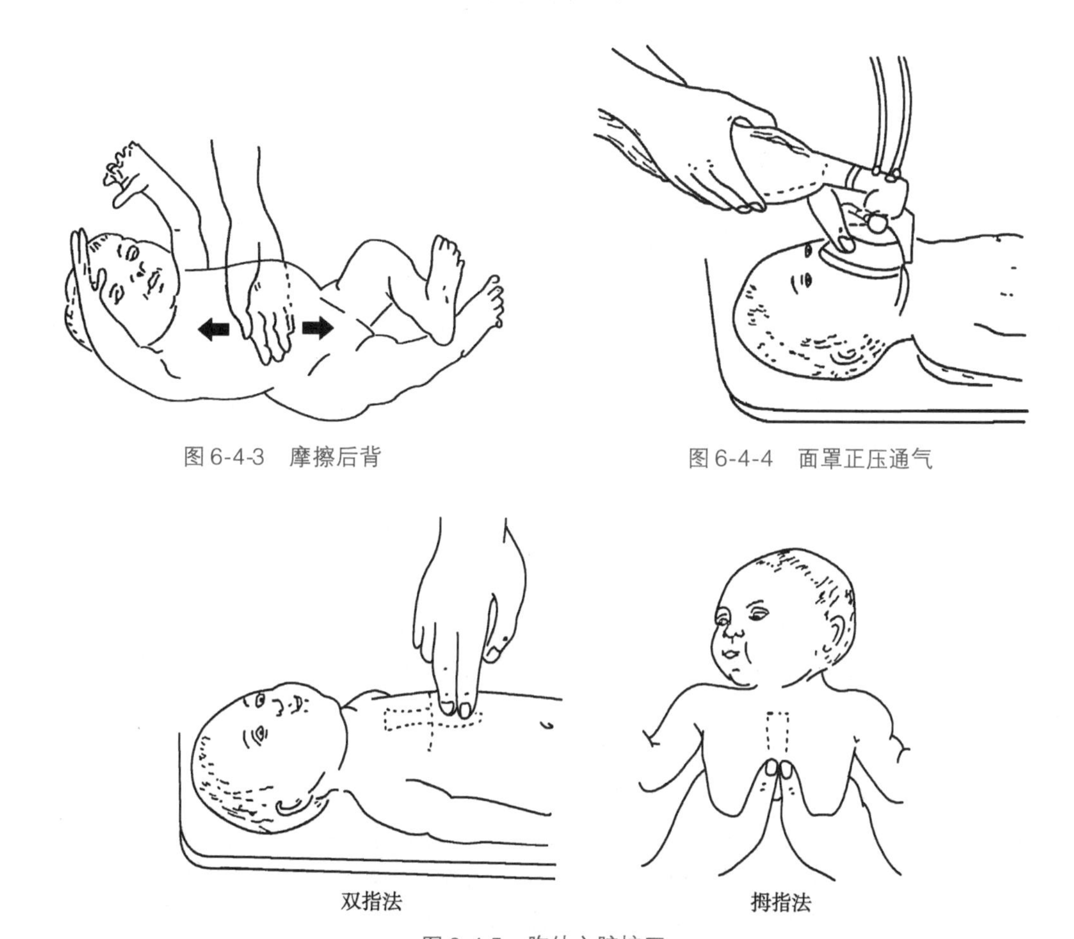

图 6-4-3　摩擦后背

图 6-4-4　面罩正压通气

图 6-4-5　胸外心脏按压

4. 药物治疗（D）　①肾上腺素：经过胸外心脏按压 30 秒后，心率仍然<80 次/分或为 0，应立即给予 1∶10 000 肾上腺素 0.1～0.3ml/kg，静推或气管内注入，5 分钟后可重复一次。②扩容剂：如有急性失血或伴有有效血容量不足的表现时，应给予扩容剂如生理盐水或全血、血浆和 5% 白蛋白等。剂量为每次 10ml/kg，静脉输注。③碳酸氢钠：如疑似或血气分析证实代谢性酸中毒存在时，在保证通气的条件下，给予 5% 碳酸氢钠 3～5ml/kg，稀释成 1.4% 后缓慢静脉推注（代谢性酸中毒是否需要碱性药物纠正尚存在争议）。④多巴胺：应用上述药物后，仍有循环不良者可加用多巴胺，开始剂量为 2～5μg/（kg·min）静脉点滴，以后根据病情可增加剂量。⑤纳洛酮：如窒息患儿的母亲产前 4 小时内用过吗啡类麻醉或镇痛药，应给予纳洛酮，每次 0.1mg/kg，静脉或肌内注射，也可气管内注入。

（三）复苏后的监护和转运

复苏后需监测体温、呼吸、心率、血压、尿量、肤色、血气、血糖和电解质等。如并发症严重，需转运到 NICU 治疗，转运中需注意保温、监护生命指标和予以必要的治疗。

【预防】 ①加强围产保健，及时处理高危妊娠；②加强胎儿监护，避免宫内胎儿缺氧；③监测临产孕妇，避免难产；④推广复苏技术，培训接产人员；⑤各级医院产房内需配备复苏设备，高危妊娠分娩时必须有掌握复苏技术的人员在场。

（薛辛东）

第五节 新生儿呼吸疾病

一、呼吸窘迫综合征

呼吸窘迫综合征（respiratory distress syndrome，RDS）是因肺表面活性物质（pulmonary surfactant，PS）缺乏所致，以生后不久出现呼吸窘迫并进行性加重的临床综合征。由于该病在病理形态上有肺透明膜的形成，故又称之为肺透明膜病（hyaline membrane disease，HMD）。多见于早产儿，其胎龄愈小，发病率愈高。

【PS成分与功能】 PS是由Ⅱ型肺泡上皮细胞合成并分泌的一种磷脂蛋白复合物，其中磷脂约占80%，蛋白质约占13%，其他还含有少量中性脂类和糖。PS的磷脂中，磷脂酰胆碱即卵磷脂（phosphatidyl cholin，PC），是起表面活性作用的重要物质，孕18～20周开始产生，继之缓慢上升，35～36周迅速增加达肺成熟水平。其次是磷脂酰甘油（phosphatidylglycerol，PG），孕26～30周前浓度很低，而后与PC平行升高，36周达高峰，随之下降，足月时约为高峰值的1/2。除卵磷脂、磷脂酰甘油外，尚有其他磷脂，其中鞘磷脂（sphingomyelin）的含量较恒定，只在孕28～30周出现小高峰，故羊水或气管吸引物中卵磷脂/鞘磷脂（L/S）比值可作为评价胎儿或新生儿肺成熟度的重要指标。此外，PS中还含有表面活性物质蛋白（surfactant protein，SP），包括SP-A、SP-B、SP-C和SP-D等，可与磷脂结合，增加其表面活性作用。中性脂类主要包括胆固醇、甘油三酯及自由脂肪酸等，目前其功能还未清楚，糖类主要有甘露糖和海藻糖等，与PS蛋白质结合。

PS覆盖在肺泡表面，其主要功能是降低其表面张力，防止呼气末肺泡萎陷，以保持功能残气量（functional residual capacity，FRC），维持肺顺应性，稳定肺泡内压和减少液体自毛细血管向肺泡渗出。此外，PS中SP-A及SP-D可能参与呼吸道的免疫调节作用。

【病因与发病机制】 1959年Avery及Mead首次发现，新生儿RDS是由于PS缺乏所致，与肺上皮细胞合成分泌PS不足密切相关。对于肺发育尚未成熟的早产儿，胎龄愈小，PS量也愈低，使肺泡表面张力增加，呼气末FRC降低，肺泡趋于萎陷。RDS患儿肺功能异常主要表现为肺顺应性下降，气道阻力增加，通气/血流降低，气体弥散障碍及呼吸功增加，从而导致缺氧、代谢性酸中毒及通气功能障碍所致的呼吸性酸中毒；由于缺氧及酸中毒使肺毛细血管通透性增高，液体漏出，使肺间质水肿和纤维蛋白沉着于肺泡表面形成嗜伊红透明膜，进一步加重气体弥散障碍，加重缺氧和酸中毒，并抑制PS合成，形成恶性循环。此外，严重缺氧及混合性酸中毒也可导致PPHN的发生。

糖尿病母亲婴儿（infant of diabetic mother，IDM）也易发生此病，是因血中高浓度胰岛素能拮抗肾上腺皮质激素对PS合成的促进作用，故IDM的RDS发生率比正常增加5～6倍。择期剖宫产儿，RDS的发生率也较高，主要与分娩未发动时行剖宫产，缺乏宫缩，儿茶酚胺和肾上腺皮质激素的应激反应较弱，影响PS的合成分泌。此外，围生期窒息，低体温，前置胎盘、胎盘早剥和母亲低血压等所致的胎儿血容量减少，均可诱发RDS。有研究发现，少数患儿PS中SP-A或SP-B基因变异或缺陷，使PS不能发挥作用，此类患儿，不论足月，还是早产，均易发生RDS。

【临床表现】 多见于早产儿，生后不久（一般6小时内）出现呼吸窘迫，并呈进行性加重是本病特点。主要表现为：呼吸急促（>60/min）主要为增加肺泡通气量，代偿潮气量的减少；鼻扇为增加气道横截面积，减少气流阻力；呼气呻吟是因呼气时声门不完全开放，使肺内气体潴留产

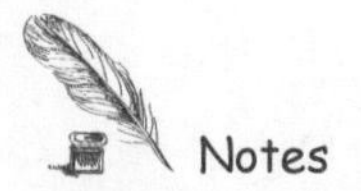

生正压，防止肺泡萎陷；吸气性三凹征是呼吸辅助肌参与的结果，以满足增加的肺扩张压；青紫是由于氧合不足，常提示动脉血中还原血红蛋白>50g/L。严重时表现为呼吸浅表，呼吸节律不整、呼吸暂停及四肢松弛。由于呼气时肺泡萎陷，体格检查可见胸廓扁平；因潮气量小听诊两肺呼吸音减低，肺泡有渗出时可闻及细湿啰音。

随着病情逐渐好转，由于肺顺应性的改善，肺血管阻力下降，约有30%～50%患儿于RDS恢复期出现PDA，分流量较大时可发生心衰、肺水肿。故恢复期的RDS患儿，其原发病已明显好转，突然出现对氧气的需求量增加、难以矫正和解释的代谢性酸中毒、喂养困难、呼吸暂停、周身发凉发花及肝脏在短时间内进行性增大，应注意本病。若同时具备脉压增大，水冲脉，心率增快或减慢，心前区搏动增强，胸骨左缘第二肋间可听到收缩期或连续性杂音，可确诊本病。

RDS通常于生后24～48小时病情最重，病死率较高，能存活3天以上者，肺成熟度增加，病情逐渐恢复。值得注意的是，近年来由于PS的广泛应用，RDS病情已减轻，病程亦缩短。对于未使用PS的早产儿，若生后12小时出现呼吸窘迫，一般不考虑本病。此外，近年来，随着选择性剖宫产的增加，足月儿RDS发病率有不断上升趋势，临床表现与早产儿相比，起病稍迟，症状可能更重，且易并发PPHN，PS使用效果不及早产儿。

【辅助检查】

（一）实验室检查

①泡沫试验（foam test）：取患儿胃液或气道吸引物1ml加95%酒精1ml，振荡15秒，静置15分钟后沿管壁有多层泡沫形成则可除外RDS。若无泡沫可考虑为RDS，两者之间为可疑。其原理是由于PS利于泡沫的形成和稳定，而酒精则起抑制作用。②肺成熟度的判定：测定羊水或患儿气管吸引物中L/S，若≥2提示“肺成熟”，1.5～2可疑、<1.5“肺未成熟”；PS中其他磷脂成分的测定也有助于诊断。③血气分析：pH值和动脉氧分压（PaO_2）降低，动脉二氧化碳分压（$PaCO_2$）增高，碳酸氢根减少。

（二）X线检查

本病的X线检查具有特征性表现，是目前确诊RDS的最佳手段。①两肺呈普遍性的透过度降低，可见弥漫性均匀一致的细颗粒网状影，即毛玻璃样（ground glass）改变（图6-5-1）；②在弥漫性不张肺泡（白色）的背景下，可见清晰充气的树枝状支气管（黑色）影，即支气管充气征（air bronchogram）（图6-5-2）；③双肺野均呈白色，肺肝界及肺心界均消失，即白肺（white out）。

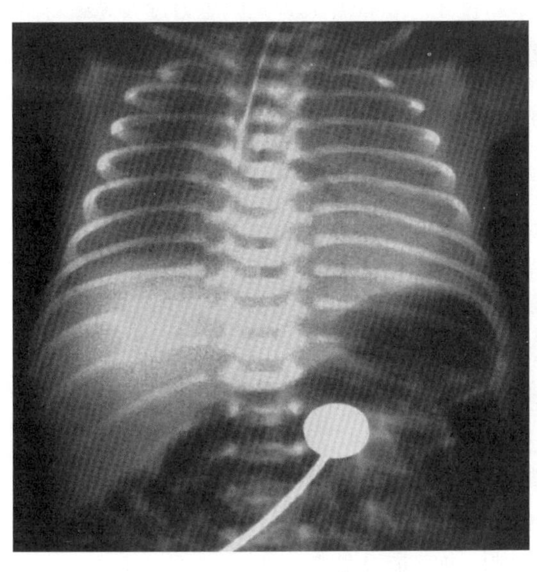

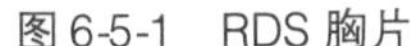
图6-5-1　RDS胸片

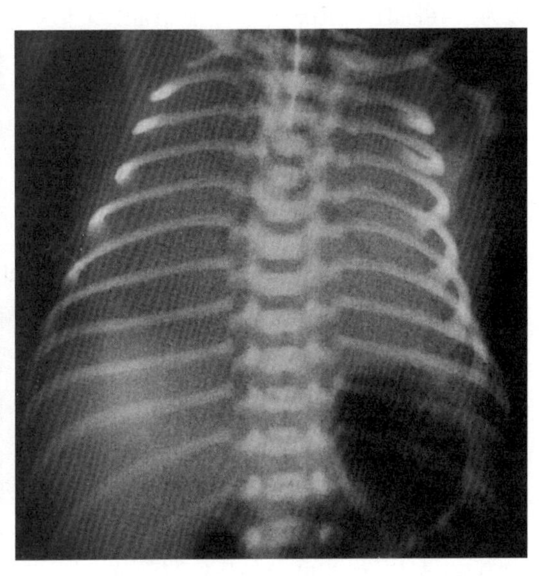

图6-5-2　RDS胸片

(三) 超声波检查

彩色 Doppler 超声有助于动脉导管开放的确定。

【诊断及鉴别诊断】 根据患儿的病史,临床表现并结合胸部X线检查,一般不难,但需与下列疾病相鉴别。

(一) 湿肺(wet lung)

多见于足月或近足月的剖宫产儿,生后很快出现呼吸急促,但多数吃奶佳、反应好。本病预后良好,多数于24小时内自行恢复(详见本章第五节)。

(二) B组链球菌肺炎(group B streptococcal pneumonia)

是由B组链球菌败血症所致的宫内感染性肺炎。其临床表现及X线征象有时与RDS难以鉴别。但前者母亲妊娠晚期多有感染、羊膜早破或羊水有异味史,母血或宫颈拭子培养有B组链球菌生长;患儿外周血象、C-反应蛋白、血培养等也可提示有感染证据,此外,病程与RDS不同,且抗生素治疗有效。

(三) 膈疝(diaphragmatic hernia)

出生不久表现为阵发性呼吸急促及发绀,查体可见腹部凹陷,患侧胸部呼吸音减弱甚至消失,可闻及肠鸣音(易被误认为是水泡音);X线胸片可见患侧胸部有充气的肠曲或胃泡影及肺不张,纵隔向对侧移位。

【治疗】 目的是保证通换气功能正常,待自身PS产生增加,RDS得以恢复。机械通气和应用PS是治疗的重要手段:

(一) 一般治疗

①保温:将婴儿置于暖箱或辐射式抢救台上,保持皮肤温度在36.5℃。②监测:体温、呼吸、心率、血压和动脉血气。③保证液体和营养供应:第1天液体量为70~80ml/(kg·d),以后逐渐增加,液体量不易过多,否则易导致动脉导管开放,甚至发生肺水肿。④纠正酸中毒。⑤抗生素:RDS患儿在败血症被排除前,建议常规使用抗生素。

(二) 氧疗(oxygen therapy)和辅助通气

1. 吸氧 轻症可选用鼻导管、面罩、头罩,维持 PaO_2 50~80mmHg(6.7~10.6kPa)和经皮血氧饱和度($TcSO_2$)90%~95%为宜。

2. CPAP ①指征:吸入氧分数(fraction of inspiratory oxygen, FiO_2)>0.3, PaO_2<50mmHg(6.7kPa)或 $TcSO_2$<90%。②方法:鼻塞最常用,也可经鼻咽管、鼻罩、面罩等进行。③参数:压力为3~8cmH_2O,RDS至少保证6cmH_2O,但一般不超过8~10cmH_2O,否则因压力过大导致心输出量减少、潮气量降低。气体流量最低为患儿3倍的每分通气量或5L/分,FiO_2则根据 SaO_2 进行设置和调整。

CPAP多适用于轻、中度RDS患儿。但对所有存在RDS高危因素的早产儿,生后即使用CPAP,可减少PS或机械通气的使用。对已确诊的RDS,越早使用CPAP,越能避免后续经气管插管呼吸机及减少机械通气使用时间。

3. 常频机械通气(conventional mechanical ventilation, CMV)

(1) 机械通气指征:目前国内外尚无统一标准,其参考标准为①FiO_2=0.6, PaO_2<50mmHg(6.7kPa)或 $TcSO_2$<85%(发绀型先心病除外);②$PaCO_2$>60~70mmHg(7.8~9.3kPa)伴pH值<7.25;③严重或药物治疗无效的呼吸暂停。具备上述任意一项者即可经气管插管应用机械通气。

(2) 呼吸机初始参数:吸气峰压(PIP)应根据患儿胸廓起伏设定,一般20~25cmH_2O,呼气末正压(PEEP)4~6cmH_2O,呼吸频率(RR)20~40bpm,吸气时间(TI)0.3~0.4秒,FiO_2 依据目标 $TcSO_2$ 调整,15~30分钟后检测动脉血气,依据结果,决定是否调整参数。

但须注意,近年来由于PS普遍应用于RDS,使得机械通气参数较前降低,机械通气时间明

显缩短。

（三）PS(pulmonary surfactant)替代疗法

可明显降低RDS病死率及气胸发生率，同时可改善肺顺应性和通换气功能，降低呼吸机参数。

1. 应用指征　已确诊的RDS或产房内防止RDS的预防性应用。

2. 临床应用PS分为4类　①天然型PS：从猪肺、小牛肺提取中提取；②改进的天然型PS：在天然提取的PS中，加入了PS的主要成分，疗效更佳；③合成PS：是由人工合成的PS主要磷脂成分按一定比例分制而成，不含有表面活性蛋白；④重组PS：又称合成的天然型PS，目前已适用于临床，疗效较好。上述①、②、③为第一代的PS产品，④为第二代的PS产品。

3. 使用方法　①时间：对母亲产前未使用激素或需气管插管稳定的极早产儿，应在产房内使用；对于已确诊RDS的患儿，越早应用PS，效果越好；对部分RDS仍在进展患儿（如持续不能离氧，需要机械通气），需使用第二剂或第三剂PS。②剂量：每种PS产品均有各自的推荐剂量，多数报道首剂100～200mg/kg，第二剂或第三剂给予100mg/kg；对已确诊RDS，首剂200mg/kg的疗效优于100mg/kg。③方法：药物（干粉剂需稀释）摇匀后，经气管插管缓慢注入肺内。

4. 其他　①因表面活性物质的粘滞可发生气道阻塞，故在PS从呼吸道扩散到肺泡内之前，应用复苏气囊加压通气或适当增加机械通气的压力。②应用PS后，当潮气量迅速增加时，应及时下调PIP，以免发生肺气漏。③预防性应用PS时，应避免因气管插管时间过长而发生低氧血症，甚至导致早产儿脑损伤。④INSURE技术：即气管插管-肺表面活性物质-拔管（intubation-surfactant-extubation），给予CPAP。近年来认为该技术可以减少早产儿BPD发生。

（四）关闭动脉导管

详见本章第三节。

【预防】　①预防早产：加强高危妊娠和分娩的监护及治疗；对欲行剖宫产或提前分娩者，应准确测量双顶径和羊水中L/S值，以判定胎儿大小和胎肺成熟度；②促进胎肺成熟：对孕24～34周需提前分娩或有早产迹象的胎儿，出生前24小时至出生7天前给孕母肌注地塞米松或倍他米松，可明显降低RDS的发病率和病死率；③PS：对胎龄<30～32周，力争生后30分钟内常规应用，若条件不允许也应争取24小时内应用。

二、胎粪吸入综合征

胎粪吸入综合征（meconium aspiration syndrome，MAS）或称胎粪吸入性肺炎，是由于胎儿在宫内或产时吸入混有胎粪的羊水而导致，以呼吸道机械性阻塞及化学性炎症为主要病理特征，以生后出现呼吸窘迫为主要表现的临床综合征。多见于足月儿或过期产儿。分娩时羊水混胎粪的发生率为8%～25%，其中仅5%发生MAS。

【病因和病理生理】

（一）胎粪吸入

当胎儿在宫内或分娩过程中缺氧，肠道及皮肤血流量减少，迷走神经兴奋，肠壁缺血，肠蠕动增快，导致肛门括约肌松弛而排出胎粪。与此同时，缺氧使胎儿产生呼吸运动将胎粪吸入气管内或肺内，或在胎儿娩出建立有效呼吸后，将其吸入肺内。MAS发生率与胎龄有关，如胎龄大于42周，发生率>30%，胎龄小于37周，发生率<2%，胎龄不足34周者极少有胎粪排入羊水的情况发生。

（二）不均匀气道阻塞

MAS的主要病理变化是由于胎粪机械性的阻塞呼吸道所致。①肺不张：部分肺泡因其小气道被较大胎粪颗粒完全阻塞，其远端肺泡内气体吸收，引起肺不张，使肺泡通气/血流降低，导致肺内分流增加，从而发生低氧血症。②肺气肿：黏稠胎粪颗粒不完全阻塞部分肺泡的小气道，则

形成“活瓣”,吸气时小气道扩张,使气体能进入肺泡,呼气时因小气道阻塞,气体不能完全呼出,导致肺气肿,致使肺泡通气量下降,发生 CO_2潴留;若气肿的肺泡破裂则发生肺气漏,如间质气肿、纵隔气肿或气胸等。③正常肺泡:部分肺泡的小气道可无胎粪,但该部分肺泡的通换气功能均可代偿性增强。由此可见,MAS 的病理特征为肺不张、肺气肿和正常肺泡同时存在,其各自所占的比例决定患儿临床表现的轻重。

(三) 化学性肺炎

于胎粪吸入后 12 ~24 小时,因胆盐(胎粪成分之一)等刺激,局部肺组织可发生化学性炎症及间质性肺气肿。此外胎粪还有利于细菌生长,故也可肺部继发细菌性炎症。此外,胎粪可使 PS 灭活,减少 SP-A 及 SP-B 的产生,其对 PS 的抑制程度与吸入的胎粪量相关,因此,MAS 时,PS 减少,肺顺应性降低,肺泡萎陷进一步影响肺泡的通换气功能。

(四) 肺动脉高压

多发生于足月儿,在 MAS 患儿中,约 1/3 可并发不同程度的肺动脉高压。在胎粪吸入所致的肺不张、肺气肿及肺组织炎症,以及 PS 继发性被灭活的基础上,缺氧和混合性酸中毒进一步加重,使患儿肺血管阻力不能适应生后环境的变化而下降,出现持续性增高,导致新生儿持续性肺动脉高压(PPHN)(详见本章第 6 节)。

【临床表现】 常见于足月儿或过期产儿,多有宫内窘迫史和(或)出生窒息史。

(一) 吸入混胎粪的羊水

是诊断的必备条件。①分娩时可见羊水混胎粪;②患儿皮肤、脐带和指、趾甲床留有胎粪污染的痕迹;③口、鼻腔吸引物中含有胎粪;④气管插管时声门处或气管内吸引物可见胎粪(即可确诊)。

(二) 呼吸系统表现

常于生后开始出现呼吸窘迫,12 ~24 小时随胎粪吸入远端气道,症状及体征则更为明显,表现为呼吸急促(通常>60 次/分)、青紫、鼻翼扇动和吸气性三凹征等,少数患儿也可出现呼气性呻吟。查体可见胸廓前后径增加似桶状胸,听诊早期有鼾音或粗湿啰音,继之出现中、细湿啰音。若呼吸困难突然加重,听诊呼吸音明显减弱,应疑似气胸的发生。

需注意,患儿症状轻重与吸入羊水的性质(混悬液或块状胎粪等)和量的多少密切相关。若吸入少量或混合均匀的羊水,可无症状或上述表现轻微;若吸入大量或黏稠胎粪者,可致死胎或生后不久即发生死亡。

(三) PPHN

主要表现为持续而严重的青紫,哭闹、哺乳或躁动时进一步加重;青紫程度与肺部体征不平行(发绀重,体征轻);部分患儿胸骨左缘第二肋间可闻及收缩期杂音,严重者可出现休克和心力衰竭。(详见本章第六节)。

此外,严重 MAS 可并发红细胞增多症、低血糖、低钙血症、HIE、多器官功能障碍及肺出血等。

【辅助检查】

(一) 实验室检查

动脉血气分析示 pH 值下降,PaO_2降低,$PaCO_2$增高;还应进行血常规、血糖、血钙和相应血生化检查,气管内吸引物及血液的细菌学培养。

(二) X 线检查

两肺透过度增强伴有节段性或小叶性肺不张,也可仅有弥漫性浸润影或并发纵隔气肿、气胸等肺气漏改变(见图 6-5-3)。上述征象在生后 12 ~24 小时最为明显。需注意,部分 MAS 患儿,其胸片的严重程度与临床表现并非呈正相关。

(三) 超声波检查

彩色 Doppler 可用于评估和监测肺动脉的压力,若探测到动脉导管或卵圆孔水平的右向左

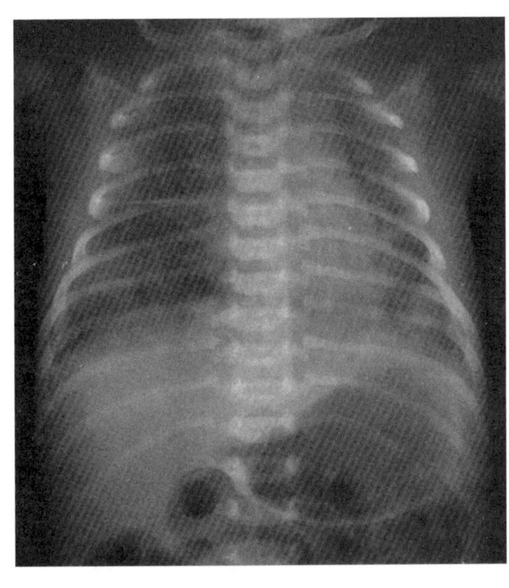

图 6-5-3　MAS 胸片

分流，以及三尖瓣反流征象，更有助于 PPHN 的诊断。

【诊断】 有明确的吸入混胎粪的羊水病史，生后不久出现呼吸窘迫，结合胸部 X 线改变，即可做出诊断。

【治疗】

（一）促进气管内胎粪排出

对病情较重且生后不久的 MAS 患儿，可气管插管后进行吸引，以减轻 MAS 引起气道阻塞。动物实验的结果证实，即使胎粪被吸入气道 4 小时后，仍可将部分胎粪吸出。

（二）对症治疗

1. 氧疗 当 PaO_2<50mmHg（6.7kPa）或 $TcSO_2$<90% 时，应依据患儿缺氧程度选用不同的吸氧方式，如鼻导管、头罩、面罩等，以维持 PaO_2 50～80mmHg（6.7～10.6kPa）或 $TcSO_2$ 90%～95% 为宜。有条件者最好用加温湿化给氧，有助于胎粪排出。

2. 机械通气治疗

（1）当 FiO_2>0.4 时，可试验性使用 CPAP，压力需个体化调节（一般 4～5cmH_2O）。当肺部查体或 X 线提示有过度充气表现时，应慎用，否则因 CPAP 加重肺内气体潴留，诱发肺气漏的发生。

（2）当 FiO_2>0.6，$TcSO_2$<85%，或 $PaCO_2$>60mmHg 伴 pH<7.25 时，应行机械通气治疗。为防止气体潴留及肺气漏，一般选择中等呼吸频率（40～60 次/分，保证胸廓起伏的最小有效 PIP，低至中 PEEP（3～5cmH_2O），足够的呼气时间（0.5～0.7s）。若出现气体潴留，呼气时间则可延长至 0.7～1.0s，PEEP 降至 2～4cmH_2O。

（3）对于常频呼吸机治疗无效或有肺气漏，如气胸、间质性肺气肿者，可使用高频通气。ECMO 对 MAS 合并难治性呼吸衰竭者，也有一定疗效。

3. 肺表面活性物质治疗 由于本病继发的 PS 失活，近年来证实，补充外源性 PS 对改善肺顺应性及氧合有效，可用于严重 MAS，如联合高频通气、NO 吸入效果更佳，但确切结论仍有待于 RCT 进一步证实。

4. 并发症治疗

（1）肺气漏治疗：少量气胸不需处理可自行吸收。但对张力性气胸，应紧急胸腔穿刺抽气，可立即改善症状，然后根据胸腔内气体的多少，必要时行胸腔闭式引流。

（2）PPHN 治疗：祛除病因是关键。详见本章第六节。

5. 其他 ①限制液体入量：严重者常伴有脑水肿、肺水肿或心力衰竭，应适当限制液体入量。②抗生素：对目前是否预防性应用抗生素仍存争议，但有继发细菌感染者，常选择广谱抗生素，并进一步根据血、气管内吸引物细菌培养及药敏结果调整抗生素。③维持正常循环：出现低体温、苍白和低血压等休克表现者，应选用生理盐水或血浆、全血、白蛋白等进行扩容，同时静脉点滴多巴胺和（或）多巴酚丁胺等。④镇静剂及肌松剂：用于较大的新生儿，可减轻患儿呼吸肌对抗及活瓣效应引起的过度通气，减少肺气漏发生。⑤其他：保温、镇静，满足热卡需要，维持血糖和血清离子正常等。

【预防】 积极防治胎儿宫内窘迫和产时窒息；对羊水混有胎粪，在胎儿肩和胸部尚未娩出前，清理鼻腔和口咽部胎粪，目前不被推荐。通过评估，如新生儿有活力（有活力定义：呼吸规则，肌张力好，心率>100 次/分）可进行观察不需气管插管吸引，如无活力，应立即气管插管，将

胎粪吸出，对不能确定是否有活力时，一般应气管插管进行吸引。在气道胎粪吸出前一般不应进行正压通气。

三、新生儿湿肺

新生儿湿肺(wet lung of newborn)又称暂时性呼吸增快(transient tachypnea)或暂时性呼吸困难(transient dyspnea)，是由于肺内液体吸收及清除延迟所致，以生后不久即出现呼吸困难为临床特征，为自限性疾病，一般2～3天症状缓解消失。

【病因和病理生理】 胎儿肺泡内含有一定量的液体(约30ml/kg)，其主要作用是促进胎肺发育及有利于出生后肺泡的充气扩张。出生前由于血中儿茶酚胺等激素水平升高，肺液分泌受到抑制；出生时胎儿通过产道，由于胸部受到挤压，约1/3肺泡液经气道由口、鼻排出；出生后其余肺液经肺淋巴或(和)静脉吸收。一般在出生后6小时左右肺液即可完全清除，但由于某些产科因素、孕母状态，以及分娩方式的影响，可导致肺液吸收清除障碍，发生湿肺。

影响肺液吸收清除障碍的常因原因如下：

1. 剖宫产儿 特别是选择性剖宫产儿，不仅缺乏分娩时的胸部挤压，更缺乏应激反应，儿茶酚胺浓度低下，使肺液潴留过多而更易发生湿肺。

2. 出生后肺泡充气扩张受限 如围生期窒息，大量吸入羊水，以及孕妇在分娩中使用大量麻醉镇静剂等。

3. 其他因素 如孕妇产程中或新生儿出生后输液过量、脐带结扎延迟、胎儿接受胎盘或另一胎输血，均可使中心静脉压升高，阻碍了胸导管回流，导致肺液清除延迟。动脉导管未闭、低蛋白血症也不利于肺液的吸收。

此外，对于早产儿，由于肺发育不成熟，肺表面活性物质缺乏，血浆蛋白含量更低，也可导致肺液吸收延迟而发生湿肺。

【临床表现】 常见于足月儿或近足月儿，病史中多有上述高危因素。生后很快出现呼吸急促(>60次/分)，甚至达100～120次/分，多数体温正常、吃奶佳、哭声响亮、反应好，但重者也可有青紫、呻吟、拒乳及反应差等。查体可见胸廓前后径增加呈"桶状胸"，听诊呼吸音减低，可闻及湿啰音，还可伴有心动过速，但血压一般正常。

本病属自限性疾病，预后良好。轻者临床表现可持续12～24小时，重者可达72小时，甚至4～5天方可恢复。

【辅助检查】

1. 动脉血气分析 轻症pH、$PaCO_2$和BE，一般都在正常范围，重症者可有低氧血症、呼吸性和代谢性酸中毒。

2. X线检查 以肺泡、肺间质、叶间胸膜积液为特征：①肺泡积液征：肺野呈斑片状、面纱样或云雾状阴影，重者出现类似RDS的毛玻璃样，甚至白肺的改变；②肺间质积液征：肺野可见网状条索影；③叶间胸膜积液征：呈毛发线样改变，多在右肺上叶与中叶之间，严重者可呈胸腔积液改变。此外，还可见肺野过度通气、肺门周围血管影增强及心影轻度增大等改变。

【诊断及鉴别诊断】 多见于足月剖宫产儿，虽呼吸急促，但一般状态较好，结合胸部X线检查，即可诊断，但少数病情严重患儿，需与下列疾病鉴别。

1. RDS 是由于肺表面活性物质缺乏所致，生后数小时出现进行性呼吸窘迫，多见于早产儿。近年来随着选择性剖宫产的增加，足月儿RDS发病率有不断上升趋势，其临床表现及X线征象有时与重度湿肺难以鉴别。足月儿RDS，起病稍迟，症状可能更重，且易并发PPHN，但使用PS后呼吸困难及胸片均会有不同程度的改善，此点更有助两者鉴别。

2. 大量羊水吸入 常有胎儿宫内窘迫或产时窒息史，症状轻重与羊水吸入量多少有关，呼吸急促大多在复苏后即发生，12～36小时达高峰。而湿肺大多数无窒息史，呼吸急促出现一般

晚于羊水吸入者,且X线征象即动态观察也助于两者鉴别。

3. 脑性过度换气 常见于窒息或其他原因(如先天性的代谢性疾病)所致的脑水肿,患儿表现为呼吸急促,常伴有呼气性碱中毒,且胸片很少有异常改变。

【治疗】

1. 一般治疗 加强监护,注意保温,保证适当的液体量及热量供给,早期可给予10%葡萄糖,可按70ml/(kg·d)静滴。

2. 氧疗及机械通气 对仅有呼吸增快,而无低氧血症的患儿,切忌常规给氧治疗。对有低氧血症者,轻症可选用鼻导管、头罩或面罩等方式给氧。若 $FiO_2>0.4$ 时,可给予鼻塞CPAP通气。个别患儿达机械通气指征,应尽早给予呼吸机治疗。

3. 抗生素治疗 本病原则上不主张使用抗生素,但在排除败血症及肺炎之前,建议给予广谱抗生素。

4. 利尿 对肺内水泡音密集,并伴有明显的液体潴留者,可考虑使用利尿剂,如呋塞米(1mg/kg)。但有研究显示,本病使用利尿剂对减轻呼吸症状及缩短住院时间并无显著效果。

四、支气管肺发育不良

支气管肺发育不良(bronchopulmonary dysplasia,BPD)是早产儿所特有的慢性呼吸系统疾病,具有独特的流行病学及临床转归,又称之为慢性肺疾病(chronic lung disease,CLD)。近年来随着ELBW及VLBW救治成活率的不断提高,早产儿BPD发生率有逐年增加趋势,胎龄越小,出生体重越低,发生率越高。其主要病理变化为肺泡及肺微血管的发育不良,不仅遗留肺功能异常,甚至成为成年后某些肺部疾病发生的诱因。

【病理改变】 "经典"BPD主要改变为过度通气引起肺不张,严重的呼吸道上皮损伤(如增生、鳞状化生等),明显的气道平滑肌增生,广泛、弥漫的肺纤维化,肺血管增生重塑,肺泡化降低及肺泡交换面积减少等。近年来随着NICU救治水平提高、产前糖皮质激素的预防性应用及生后PS的使用,"经典"BPD已较少见,取而代之是一种"新型"BPD,即肺的局灶病变减少,没有明显的气道上皮损伤,气道平滑肌轻度增生,少有肺纤维化,肺血管发育减少、畸形,肺泡数量减少、体积变大、结构简单。

【病因与发病机制】 目前尚未完全清楚,可能涉及多因素、多环节的综合作用效应。足月儿肺泡数目出生时仅为成人1/3~1/2,而早产儿数目更少,加之各种不利因素的影响,如宫内感染、出生后长时间和(或)高浓度氧暴露、机械通气所致的气压伤或容量伤、肺水肿,以及遗传易感性等,导致肺泡化障碍和肺微血管的发育紊乱,最终发生BPD(图6-5-4)。

【临床表现】 主要发生于胎龄<28周,出生体重<1000g的极早早产儿。早期不典型,通常在机械通气过程中出现呼吸机依赖或撤氧困难。早产儿在生后数天或数周内逐渐出现进行性呼吸困难、呼吸急促、喘憋、发绀、吸气凹陷和肺部啰音等,这些患儿多伴有生后感染及营养摄入不足。

本病患儿的病程较长,多数病例可逐渐撤机或离氧,少数患儿生后1年内常因反复呼吸道感染、呼吸衰竭或心力衰竭导致病情加重甚至死亡。存活患儿还可继发上气道梗阻、肺动脉高压、电解质紊乱、感染、中枢神经系统功能障碍、听力受损、ROP、肾钙质沉着症、胃食管反流、早期生长发育迟滞等。

【辅助检查】

(一) 动脉血气分析

PaO_2降低,$PaCO_2$增高,$HCO3^-$可代偿性增加。

(二) 胸部X线检查

随着疾病的进展,可出现不同的改变,"经典"BPD主要分为4期:Ⅰ期:表现同RDS患儿;

Notes 

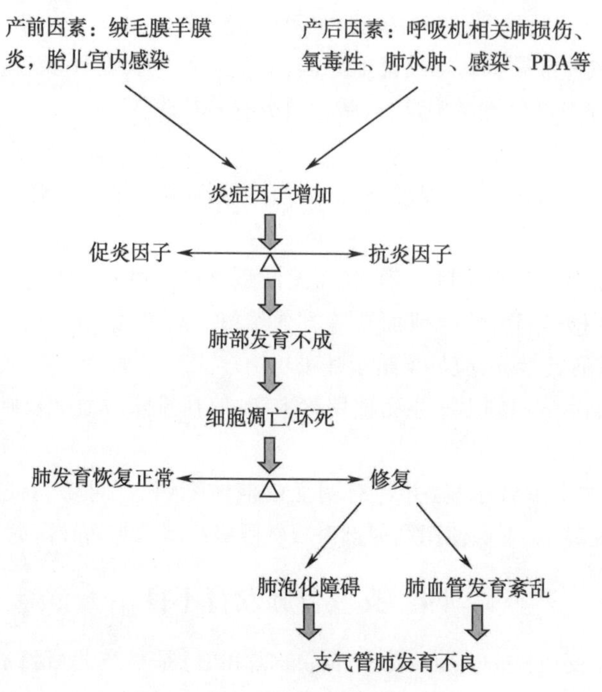

图6-5-4 BPD发生的可能机制

Ⅱ期：弥漫的毛玻璃样改变，密度增加，肺容积正常或缩小；Ⅲ期：双肺野密度不均，可见线条状或斑片状阴影间伴充气的透亮小囊腔；Ⅳ期：双肺野透亮区扩大呈囊泡状，伴两肺结构紊乱，有散在条状或斑片影及过度充气和肺不张。"新型"BPD主要为Ⅱ期改变，仅表现为肺过度充气和肺纹理弥漫的毛玻璃样改变。另外，不是所有的患儿都进展至Ⅳ期，部分患儿可直接由Ⅰ期发展至Ⅲ期，且这种影像学的异常表现可持续至儿童期。

（三）肺功能检测

呼吸道阻力增加和肺的顺应性降低是BPD的特征性表现。BPD患儿生后第1年主要表现为：用力呼气流速降低、功能残气量增加、残气量增加、残气量与肺总量的比值增加、支气管扩张剂治疗有效并伴有轻中度的气流阻塞、气体潴留和气道高反应等。

【诊断】 目前尚无统一诊断标准，多数沿用2000年6月NICHD制定的BPD诊断标准（表6-5-1），用于评估任何氧依赖（FiO_2>21%）超过28天的新生儿。

表6-5-1 "新型"的BPD诊断标准

	胎龄<32周	胎龄>32周
评估时间	纠正胎龄至36周或出院时	生后28～56天内或出院时
轻度	无需吸氧	无需吸氧
中度	仍需吸氧（氧浓度<30%）	仍需吸氧（氧浓度<30%）
重度	仍需吸氧（氧浓度≥30%）和（或）需要正压通气	仍需吸氧（氧浓度≥30%）和（或）需要正压通气

【治疗】 住院期间的治疗主要目标：尽可能降低远期肺损伤，包括肺的气压伤和容量伤，氧毒性和感染等；最大程度保证能量及营养物质的供应；提供足够的通气及氧合支持并减少氧供。

（一）机械通气

①急性期：在保证足够气体交换的前提下，尽可能降低气道压力和潮气量（通常3～5ml/kg）；早期采用NIPPV与NCPAP相比，可能会降低插管率、PS使用、以及降低拔管的失败率；避免过度通气，可允许$PaCO_2$>55mmHg，但pH>7.25；不建议常规使用高频振荡通气，因目前没有证

据表明高频振荡通气能够预防高危儿 BPD 的发病率；尽早从机械通气过渡到 NCPAP 可从一定程度上降低 BPD 的发生。②慢性期：一旦通气的策略及参数稳定，在 $PaCO_2$ 不高于 65mmHg 的情况下，维持呼吸机各项参数直至患儿的体重增长良好。

（二）氧疗

目前尚无统一标准。多数主张维持 PaO_2 在 50～60mmHg，SaO_2 在 90～93%。当 FiO_2<30% 时，可采用鼻导管吸氧，若 1L/min 流量的鼻导管吸氧不能维持 SaO_2，可改为面罩吸氧。吸氧时需监测氧浓度及 SaO_2，从而保证使用最少氧供维持 SaO_2 在适宜范围。

（三）控制液体量

早期限制液体量摄入，液体量的标准为保证每小时尿量>1ml/kg 及血钠在 140～145mmol/L。逐渐维持液体摄入量在 130ml/kg、监测尿量、提供足够的能量和营养物质的摄入。

（四）PS 替代疗法

可明显降低病死率及改善 BPD 患儿的预后，但对降低 BPD 的发病率无明显改变。

（五）支气管扩张剂

β-肾上腺受体激动剂可降低气道阻力，改善通气。心动过速是其主要的副作用，目前仅限于急性发作时雾化吸入使用。

（六）糖皮质激素

现已不推荐常规使用糖皮质激素，可短期使用小剂量激素来降低呼吸机参数，易于拔管撤机。推荐使用：初始剂量，氢化可的松 5mg/(kg·d)，地塞米松 0.15mg/(kg·d)，逐渐减量至 7～10 天。若应用 2～3 天后呼吸机参数降低，可继续使用，否则应停用。

（七）其他治疗

①维生素 A：每次 5000IU，肌注，生后 28 天内每周 3 次，可使 ELBW 患儿的 BPD 发病率降低 10%，长期预后尚未评估。②咖啡因：20mg/kg 负荷量，之后每日 5mg/kg 维持量，有报道可使 BPD 的发生率降低。③吸入 NO 治疗：疗效尚不确切，目前缺乏证据推荐使用吸入 NO 来预防或治疗 BPD。④利尿剂：常用呋塞米 0.5～1.0mg/kg/次，Qd 或 Bid 静脉注射，氢氯噻嗪 20～40mg/(kg·d)，Bid 口服。可减轻呼吸窘迫的症状、短暂改善 $PaCO_2$，但对减少呼吸机的使用、缩短住院时间及远期预后无明显作用。⑤注意补充电解质，保证能量及营养供给，适当补充维生素及微量元素。

【出院指征】 ①体重稳定增长；②不吸氧下维持 SaO_2>92%～94% 且吃奶或睡眠时无下降；③若患儿的呼吸状态平稳，但短期内不能撤氧者，有条件者可采用家庭氧疗。

【预后】 ①BPD 患儿生后第 1 年的死亡率在 10%～20%，感染是其中的一个主要因素；②呼吸增快，吸气性凹陷，呼吸困难，反复咳嗽、喘息等；③神经系统发育迟缓及异常；④生长发育受限。

（薛辛东）

第六节　新生儿持续肺动脉高压

【概述】 出生后心血管系统必须很快适应宫外生活的新需求；随着呼吸的建立，肺循环阻力降低、体循环阻力增加，心脏卵圆孔和动脉导管功能性关闭。如果循环的转换(circulation transition)不能顺利实现，不出现出生后肺血管阻力(Pulmonary Vascular Resistance，PVR)的持续下降，可引起持续肺动脉高压(pulmonary hypertension of the newborn，PPHN)。PPHN 指生后肺血管阻力持续性增高，肺动脉压超过体循环动脉压，而引起的心房及/或动脉导管水平血液的右向左分流，临床出现严重低氧血症等症状。该病是新生儿低氧性呼吸衰竭的重要原因之一，发生率占活产儿的 1/500～1500，可出现多种并发症，包括死亡、神经发育损伤和其他问题。

【病因】 PPHN多见于足月儿或过期产儿，但是早产儿亦可出现肺血管阻力的异常增高。常见病因包括：出生窒息、胎粪吸入综合征、早发型败血症、呼吸窘迫综合征（RDS）、红细胞增多症、低血糖等。母亲孕期应用非甾体类抗炎药物致宫内动脉导管关闭、孕后期使用选择性五羟色胺再摄取抑制剂（SSRI）等可使PPHN的发生增加。PPHN多数为特发性，只有少数遗传因素被证实。

【病理生理】 PPHN并不是一种单一的疾病，而是由多种因素所致的临床综合征。在胎儿期，呼吸尚未建立，肺血管阻力高于体循环，氧合血经脐静脉进入右心时通过卵圆孔和动脉导管进入体循环；生后因阻力较低的胎盘循环中断，使体循环压力显著增加；由于呼吸的建立、动脉血氧分压增加、血二氧化碳分压下降、血pH值增加和舒血管活性物质的释放增加等因素，使肺血管阻力显著降低，动脉导管和卵圆孔功能性关闭。在PPHN病人，由于肺血管阻力异常增高，肺动脉和右心室压力增高，导致生后仍持续胎儿时期的循环形式，即血液从心脏卵圆孔和（或）动脉导管水平右向左分流，使体循环血氧分压显著降低，出现严重的低氧血症。引起肺血管阻力增加的主要机制有：

（1）肺血管适应不良（mal-adaptation）：指肺血管阻力在生后不能迅速下降，而其肺小动脉数量及肌层的解剖结构正常。肺血管阻力的异常增加是由于肺实质性疾病如胎粪吸入综合征（MAS）、RDS、围产期应激、如酸中毒、低温、低氧、高碳酸血症等引起；

（2）肺血管发育不良（mal-development）：指在宫内表现为平滑肌从肺泡前（preacinar）生长至正常无平滑肌的肺泡内（intra-acinar）动脉，而肺小动脉的数量正常，属于对慢性损伤的代偿可见于慢性宫内缺氧或宫内胎儿动脉导管早期关闭；

（3）肺血管发育不全（underdevelopment）：指气道、肺泡及相关的动脉数减少，血管面积减小，使肺血管阻力增加，可见于先天性膈疝、肺发育不良等；

（4）肺血管阻塞：如红细胞增多症、完全性肺静脉异位引流、肺泡毛细血管发育不良等。不管PPHN的病因如何，总是存在因右向左分流所致的严重低氧，伴血二氧化碳分压增高或正常。

【临床表现】 患者多为足月儿或过期产儿，可有羊水被胎粪污染、围产期窒息、胎粪吸入等病史。生后除短期内有呼吸窘迫外，在生后24小时内可发现有发绀；如有肺部原发性疾病，患儿可出现气急、吸气性凹陷或呻吟；动脉血气显示严重低氧，二氧化碳分压相对正常。应强调在适当通气和给氧情况下，任何新生儿早期表现为严重的低氧血症与肺实质疾病的严重程度或胸部X线表现不成比例、并除外气胸及先天性心脏病时均应考虑PPHN的可能。当新生儿在人工呼吸机应用时，呼吸机参数未变而血氧分压非常不稳定时应考虑有PPHN可能。

【诊断和鉴别诊断】 对所有新生儿在生后早期存在发绀时，因该考虑有PPHN可能。可进行下列诊断试验：

（1）高氧试验：以头匣或面罩吸入100%氧5～10分钟，可使肺血管阻力降低；如缺氧无改善提示存在PPHN或发绀型心脏病所致的右向左血液分流存在。如血氧分压大于150mmHg，则可排除大多数发绀型先天性心脏病。

（2）高氧高通气试验：PPHN或发绀型先天型心脏病由于均存在右向左分流，在一般吸氧后血氧分压常无明显改善；高氧高通气试验具体方法是：对高氧试验后仍发绀者在气管插管或面罩下行皮囊通气，持续5～10分钟，使血二氧化碳分压下降，血氧分压上升，而发绀型心脏病人血氧分压增加不明显。

（3）动脉导管开口前后血氧分压差：当存在动脉导管水平的右向左分流时，动脉导管开口前的血氧分压高于开口后的血氧分压（图6-6-1）。可同时检查动脉导管开口前（常取右桡动脉）及动脉导管开口后的动脉（常为下肢动脉）血氧分压，当两者差值大于15～20mmHg或两处的经皮血氧饱和度差>5%，又同时能排除先天性心脏病时，可考虑存在PPHN可能。

（4）超声多普勒检查：可排除先天性心脏病的存在，证实心房或动脉导管水平右向左分流；

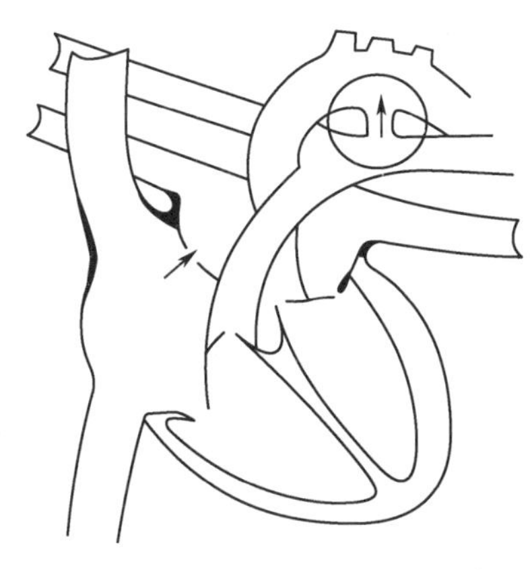

图 6-6-1　PPHN 心房和动脉导管水平的分流示意

利用肺动脉高压病人的三尖瓣反流，计算肺动脉压。

（5）其他检查：胸部 X 线摄片为正常或与肺部原发疾病有关；心电图可见右室占优势，也可出现心肌缺血表现；脑性利钠肽（brain-type natriuretic peptide，BNP）在心室充盈压力增高时分泌增加，PPHN 急性期 BNP 增高。

【治疗】　低氧性呼吸衰竭和 PPHN 有较高的死亡率和并发症，治疗的目标是纠正低氧血症，同时尽可能减少由于呼吸治疗本身而出现的并发症。经典（传统）的治疗手段有人工呼吸机的高通气、纠正酸中毒或碱化血液、纠正体循环低血压或给以正性肌力药物或液体扩容。近年来发展的新治疗方法如一氧化氮吸入（inhaled nitric oxide，iNO）、表面活性物质应用等已显著改善了该病的预后。通过机械通气使血氧分压维持正常或偏高，同时使血二氧化碳分压降低，以利于肺血管扩张和肺动脉压的下降。近年来考虑到高氧和低碳酸血症的潜在毒副作用，常使用较温和的通气，使血二氧化碳分压和氧分压维持在正常水平即可。通过提高血 pH 值以降低肺血管阻力曾经是临床治疗 PPHN 的常用手段，目前主张将其保持在 7.35～7.45 即可。提高体循环压有利于减少右向左分流。可用生理盐水、5% 的蛋白、血浆或输血等增加体循环容量；也可使用正性肌力药物如多巴胺、多巴酚丁胺、肾上腺素等提高体循环压。

应用扩血管药物降低肺动脉压力：

（1）吸入 NO 治疗（inhaled nitric oxide，iNO）：一氧化氮是血管内皮细胞产生的扩血管因子，吸入一氧化氮是目前唯一的高度选择性的肺血管扩张剂；吸入后使肺血管舒张，而进入血液之后 NO 很快被灭活，使体循环血管不受影响；它能选择性降低肺动脉压，能改善通气血流比值，降低肺内或肺外分流，使患儿氧合改善。

（2）磷酸二酯酶抑制剂（phosphodiesterase inhibitor）和其他扩血管药物：NO 引起的肺血管扩张在很大程度上取决与可溶性 cGMP 的增加，而 cGMP 通过磷酸二酯酶灭活；通过抑制磷酸二酯酶活性可“放大”NO 作用，使肺血管扩张；因肺部磷酸二酯酶-5（PDE-5）较多，故常用 PDE-5 抑制剂西地那非（sildenafil）治疗新生儿 PPHN。其他扩血管药物有：前列环素（prostacyclin，PGI_2）气管内应用能选择性降低肺血管阻力；磷酸二酯酶-3（PDE3）抑制剂米力农、内皮素抑制剂波生坦（bosentan）等均可用于 PPHN 的治疗。

体外膜氧合技术（extra-corporeal Membrane Oxygenation，ECMO）是新生儿低氧性呼吸衰竭和 PPHN 治疗的最后选择，通过将低氧合的血液引出体外进行氧合，然后循环回患儿体内，使低氧血症得到纠正，同时为肺部争取修复的时间。

【预后】　PPHN 的存活率因患儿的原发病不同而有差异，长期的预后与 PPHN 病人是否同时并发缺氧缺血性脑病及是否在治疗中能降低肺血管阻力有关；在条件较好的医疗单位，即使没有 ECMO 治疗设施，PPHN 的存活率可达 70%～80%；存活者中可有 20% 左右出现肺部、神经系统、听力等后期症。

（杜立中）

第七节　新生儿缺氧缺血性脑病

新生儿缺氧缺血性脑病（hypoxic-ischemic encephalopathy，HIE）是因围生期窒息而导致脑的缺氧缺血性损害，包括特征性的神经病理及病理生理改变，临床表现为一系列脑病的症状，部分患儿可留有不同程度的神经系统后遗症。本病仍是我国目前导致新生儿死亡及小儿致残的主

要疾病之一。

【病因与病理】

1. 病因 围生期窒息是引起 HIE 的最主要原因(详见本章第四节),凡能引起窒息的各种因素均可导致 HIE。此外,出生后因严重心肺疾病而导致的低氧血症也可引发 HIE 的发生。

2. 病理学改变 目前认为 HIE 至少有 5 种基本类型的病理改变,常见病理变化如下:①选择性神经元坏死:主要累及大脑和小脑皮质的神经元,重者累及脑干及延髓的神经元;②基底节丘脑损伤:主要累及基底神经节和丘脑损伤,常呈双侧对称性,外观如大理石样,故又称大理石样变;③大脑矢状旁区损伤:常见于足月儿,多累及大脑额中回,经旁中央区至枕后部位;④脑梗死:由于大脑动脉及其分支的阻塞而引起该供血区域的缺血坏死,大脑中动脉最易受累,左侧较右侧多见;⑤脑室周围白质软化(periventricular leukomalacia,PVL):早产儿多见,包括局灶性和弥漫性。局灶性 PVL 主要位于侧脑室的额部、体部和枕部三角区。

【发病机制】

(一)脑血流分布不平衡

缺氧缺血时,全身血流重新分配,血液优先供应一些重要器官,如心、脑、肾上腺等。尽管脑血流量增加,但并非脑内各区域的供血都均匀增加,首先保证代谢最旺盛的部位,如基底核、丘脑、脑干和小脑等,而在脑动脉终末供血区域仍然是血流分布最薄弱部位。因此,一旦体内的代偿机制丧失,使脑血流量减少,脑动脉终末供血区域将最先受累,故足月儿易发生矢状旁区损伤,早产儿易发生 PVL。

(二)脑血流自动调节功能不完善

脑血流具有自动调节功能,但新生儿的这种自主调节范围较小,轻微的血压波动即可导致脑的过度灌注或缺血。缺氧缺血时,导致脑血管的自动调节功能障碍,形成"压力被动性脑循环",即脑血液灌注随全身血压的变化而波动,若血压增高,可因脑血流的过度灌注而发生出血,若血压下降,可因脑血流的减少而发生缺血性脑损伤。

(三)脑组织代谢改变

葡萄糖是脑组织能量的主要来源。缺氧时脑组织的无氧酵解增加,组织中乳酸堆积、ATP 产生减少,细胞膜上钠-钾泵、钙泵功能不足,使 Na^{+}、Ca^{2+} 与水进入细胞内,导致细胞毒性脑水肿。此外,目前认为氧自由基、兴奋性氨基酸、一氧化氮和炎症因子等也与 HIE 发生有关,最终是脑细胞发生水肿、坏死和凋亡。

【临床表现】 主要表现为意识障碍、兴奋或抑制、肌张力及原始反射改变、惊厥和颅内高压等神经系统表现,重者可出现中枢性呼吸衰竭。惊厥常发生在出生后 12~24 小时,脑水肿则在 36~72 小时内最明显。根据临床表现可分为轻、中、重度(表 6-7-1)。

表 6-7-1 HIE 临床分度

分度	轻	中	重
肌张力	正常或稍增加	减低	松软或间歇性伸肌张力增高
拥抱反射	活跃	减弱	消失
吸吮反射	正常	正常减弱	消失
惊厥	可有肌阵挛	常有	有或持续状态
中枢性呼吸衰竭	无	有	明显
瞳孔改变	正常或扩大缩小	对光反射迟钝	不对称或扩大
病程及预后	症状在 72 小时内消失,预后好	症状在 14 天内消失,可能有后遗症	症状可持续数周,病死率高。存活者多有后遗症

【辅助检查】

1. **实验室检查**　出生时通过新生儿脐血的血气分析结果，了解患儿的宫内缺氧状况。血清肌酸激酶的同工酶CK-BB主要存在于脑和神经组织中，神经元特异性烯醇化酶（NSE）主要存在于神经元和神经内分泌细胞中，故HIE时血浆中CK-BB（正常值<10U/L）及NSE（正常值<6μg/L）活性升高，可帮助判定脑损伤的程度。

2. **影像学检查**　B超具有无创价廉的优点，并可在床旁进行操作，对脑水肿早期诊断较为敏感，但对矢状旁区的损伤难以识别。CT有助于了解颅内出血的部位和程度，对识别基底节丘脑损伤、脑梗死、脑室周围白质软化也有一定的参考作用。磁共振成像（MRI）则是目前明确HIE病理类型（特别是B超和CT难以识别的矢状旁区损伤）（图6-7-1～图6-7-4）、判定病变程度及评价预后的重要手段，特别是弥散加权成像（DWI）对早期（病后1或2天）评价脑损伤提供了重要的影像学信息。

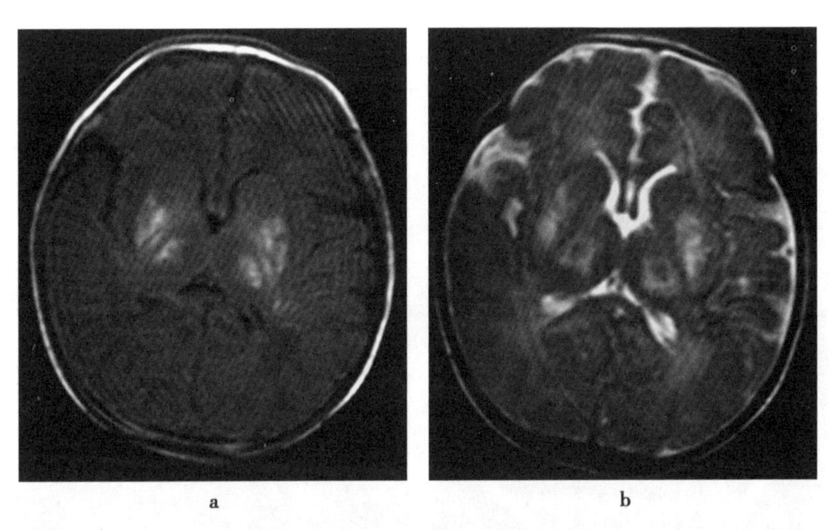

a　　b

图6-7-1　丘脑、基底节损伤（MRI）

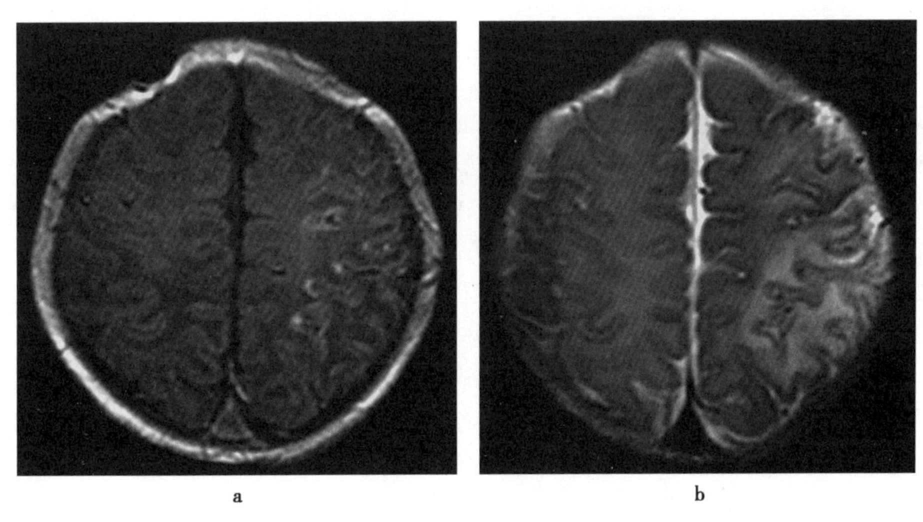

a　　b

图6-7-2　皮层损伤（MRI）

【诊断】　2005年中华医学会儿科分会新生儿学组制定了足月儿HIE的诊断标准，具体如下：

①明确的可导致胎儿宫内窒息的异常产科病史，以及严重的胎儿宫内窘迫表现（胎心<100次/分，持续5分钟以上；和/或羊水Ⅲ度污染）或者在分娩过程中有明确窒息史；②出生时有重度窒息，指Apgar评分1分钟≤3分，并延续至5分钟时仍≤5分；或者出生时脐动脉血气pH≤

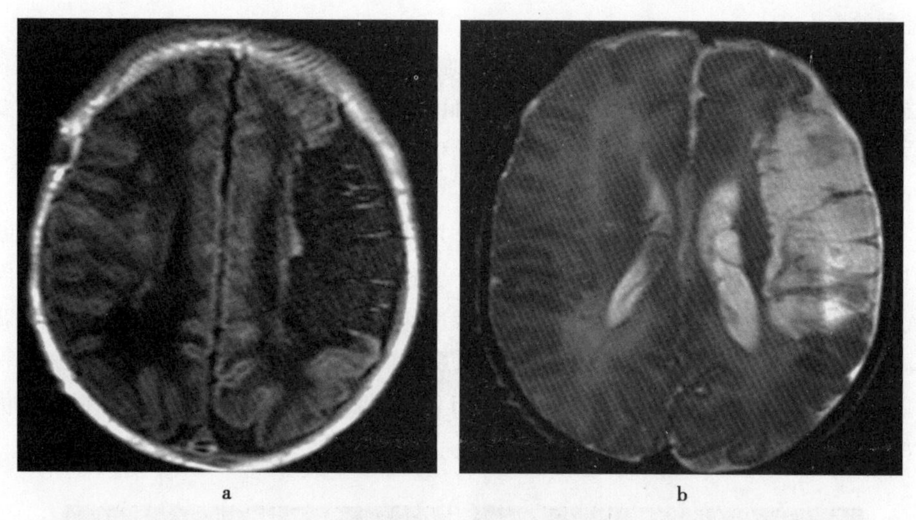

图 6-7-3 脑梗死(MRI)

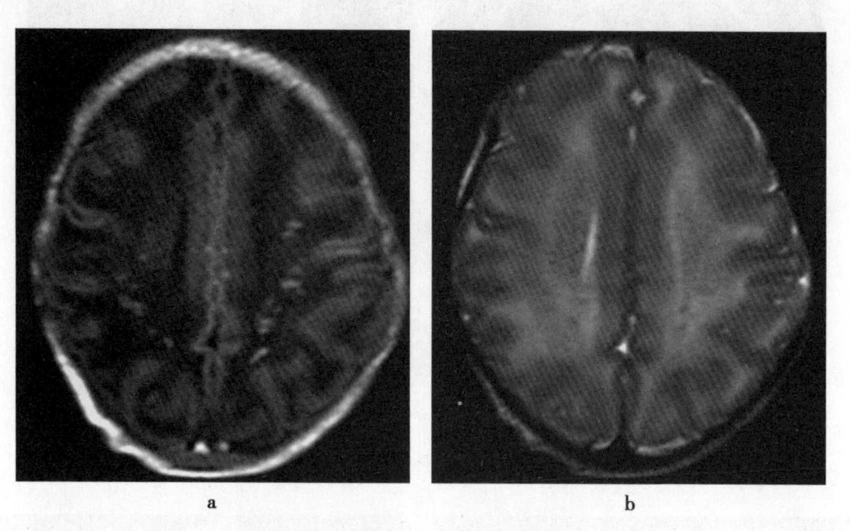

图 6-7-4 脑白质损伤(MRI)

7.00;③出生后 24 小时内出现神经系统表现,如意识改变(过度兴奋、嗜睡、昏迷),肌张力改变(增高或减弱),原始反射异常(吸吮、拥抱反射减弱或消失),惊厥,脑干症状(呼吸节律改变、瞳孔改变、对光反应迟钝或消失)和前囟张力增高;④排除低钙血症、低血糖、感染、产伤和颅内出血等为主要原因引起的抽搐,以及遗传代谢性疾病和其他先天性疾病所引起的神经系统疾患。若同时具备上述 4 条者可确诊,第 4 条暂时不能确定者可作为拟诊病例。目前尚无早产儿 HIE 的诊断标准。

但应注意,尽管上述临床表现为 HIE 的诊断和病情分度提供了主要依据,但若想明确 HIE 的病理类型,特别是需与某些具有 HIE 相似临床表现的疾病(如中枢神经系统先天发育异常,感染、低血糖及遗传代谢性疾病等所导致脑病)相鉴别,以及预后判定等诸多情况下,需依赖于影像学检查。

【治疗】

(一) 支持疗法

①维持良好的通气和换气功能,使血气和 pH 值保持在正常范围,可给予不同形式氧疗,必要时人工通气治疗;②维持良好循环功能,使心率、血压维持在正常范围,以保证各脏器的血流灌注,必要时可应用多巴胺 2 ~ 5μg/(kg · min);③维持血糖水平在正常值,以保证脑内代谢所需能量。

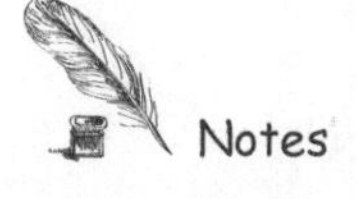

（二）对症治疗

①控制惊厥首选苯巴比妥，负荷量20mg/kg，缓慢静脉推注，若惊厥不能控制，1小时后再加用10mg/kg，12～24小时后改为维持量，每日3～5mg/kg。对顽固性惊厥，可加用咪哒唑仑（midazolam），剂量每次0.05～0.2mg/kg静脉注射，2～4小时重复1次或持续静脉滴注4～6μg/（kg·min），最大量为6μg/（kg·min）。也可用地西泮0.1～0.3mg/（kg·次）静脉缓慢注射，或每次10%水合氯醛50mg/kg，稀释后保留灌肠。应注意地西泮对呼吸有明显的抑制作用，故用药期间应密切观察呼吸情况。②降低颅内压：首选呋塞米，每次1mg/kg静脉推注。如应用呋塞米后颅高压无明显改善，可使用20%甘露醇，每次0.25～0.5g/kg静注，酌情每6～12小时给药1次。糖皮质激素多数不主张使用。

（三）亚低温疗法（mild hypothermia treatment）

目前多项高质量临床研究证据表明，亚低温治疗可以降低新生儿中重度HIE的病死率和18个月时严重伤残的发生率，但远期效果尚不确定。

（四）新生儿期后的治疗及早期干预

对HIE的新生儿，待病情稳定后根据患儿的具体情况，及早进行智能与体能的康复训练，有利于促进脑功能的恢复和减少后遗症的发生。

【预防】 积极推广新法复苏，防止围生期窒息是预防本病的关键。

（母得志）

第八节　新生儿颅内出血

颅内出血（intracranial hemorrhage of the newborn）是新生儿脑损伤的常见形式，与围生期窒息和产伤密切相关。早产儿多见，胎龄越小，其发生率越高。足月儿多为硬膜下出血和蛛网膜下腔出血，而早产儿则以脑室周围-脑室内出血为多见。

【病因与发病机制】

（一）早产

胎龄32周以下的早产儿，在脑室周围的室管膜下及小脑软脑膜下的颗粒层均存留胚胎生发层基质（germinal matrix，GM）。GM的血液供应源于大脑前动脉及中动脉，其管壁是由仅含内皮细胞的毛细血管网组成，缺乏胶原和弹力纤维的支撑。GM的内皮细胞富含线粒体，耗氧量大，对缺氧及酸中毒极其敏感，易发生坏死、崩解而出血。此外，基质区域静脉系统通过"U"字形回路汇于大脑Galen静脉，这种特殊的走行，容易因血液动力学的变化而发生血流缓慢或停滞，致使毛细血管床压力增加而破裂出血。因此，早产儿所特有的脑室管膜下胚胎生发层基质的解剖学结构的特点，是早产儿好发脑室内出血的主要原因。32周以后GM逐渐退化，至足月时基本消失，故足月儿脑室内出血较少见。

（二）血流动力学异常

缺氧、酸中毒等均可损害脑血流的自主调节功能，使其变为"压力被动性脑循环"，此时压力的波动可直接作用于末端毛细血管，使其破裂而出血。低氧和高碳酸症可使脑血管扩张，静脉淤滞，压力增高而引起栓塞和出血。此外，当新生儿存在动脉导管未闭、先心病、气胸、严重酸中毒、抽搐等情况时，或者在治疗过程中快速扩容、吸痰、机械通气时PIP或PEEP过高、出现人机对抗等各种原因，均可引起血压大幅度波动均可造成毛细血管破裂而导致出血。

（三）外伤

主要为产伤所致。如胎位不正、胎儿过大、产程过短或过长、以及使用高位产钳、胎头吸引器等，可导致天幕、大脑镰撕裂和脑表浅静脉破裂而导致硬膜下出血。此外，使用面罩加压给氧、头皮静脉穿刺、气管插管等操作时使头部过分受压，也可导致颅内出血的发生。

Notes 

(四) 其他

新生儿患有凝血机制障碍或血小板减少性疾病;母孕期服用苯妥英钠、苯巴比妥、利福平等药物;脑血管发育畸形;不适当地输入高渗溶液(如碳酸氢钠、葡萄糖酸钙、甘露醇等)等均可导致血管破裂而发生出血。

【临床表现】 与出血部位和出血量密切相关。轻者可无症状,重者在短期内可迅速死亡。主要症状及体征如下:①神志改变:烦躁不安、激惹、嗜睡,重者昏迷;②呼吸节律不规则,甚至呼吸暂停;③颅高压:前囟隆起,血压增高,抽搐,角弓反张,脑性尖叫;④眼征:凝视、斜视、眼球震颤等;⑤瞳孔不等大和对光反射消失;⑥原始反射减弱和消失。此外,若患儿不明原因的低体温、贫血、黄疸、频繁呼吸暂停及休克等应注意颅内出血的发生。

新生儿颅内出血主要包括如下几种类型:

1. 脑室周围-脑室内出血(periventricular-intraventricular hemorrhage,PVH-IVH) 常见于胎龄<32 周、体重<1500g 的早产儿,多在生后 72 小时内发生。可表现为呼吸暂停、嗜睡、肌张力减低等,还可伴有心动过缓、体温降低、代谢性酸中毒、低血压等,但有 25% ~50% 患儿可无明显症状。根据头颅 B 超或 CT 检查,按 Papile 分度法将其分为 4 级:Ⅰ级:室管膜下胚胎生发层基质出血(subependymal hemorrhage,SHE);Ⅱ级:SHE 破入脑室,引起脑室内出血,但无脑室扩大;Ⅲ级:脑室内出血伴脑室扩大;Ⅳ级:Ⅲ级出血伴发脑实质出血。其中Ⅲ、Ⅳ级常留有神经系统后遗症(图 6-8-1,图 6-8-2,图 6-8-3,图 6-8-4)。

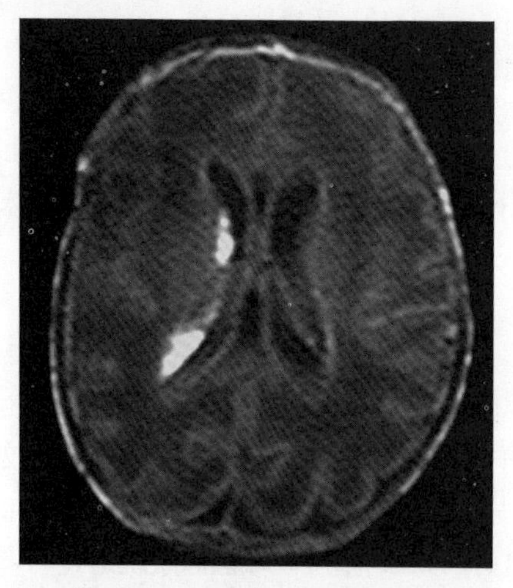

图 6-8-1 室管膜下出血(MRI)

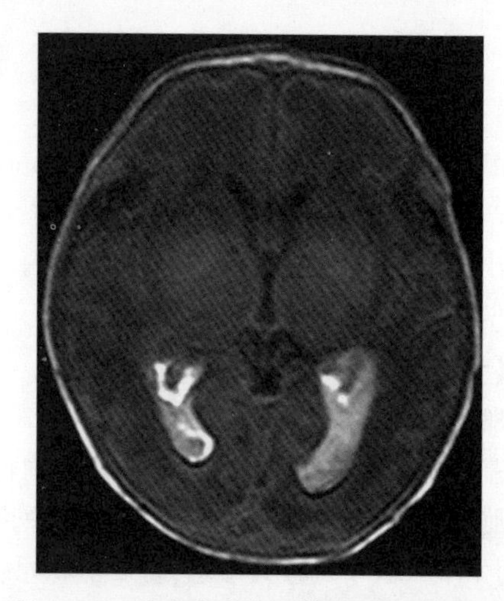

图 6-8-2 脑室内出血不伴脑室扩大(MRI)

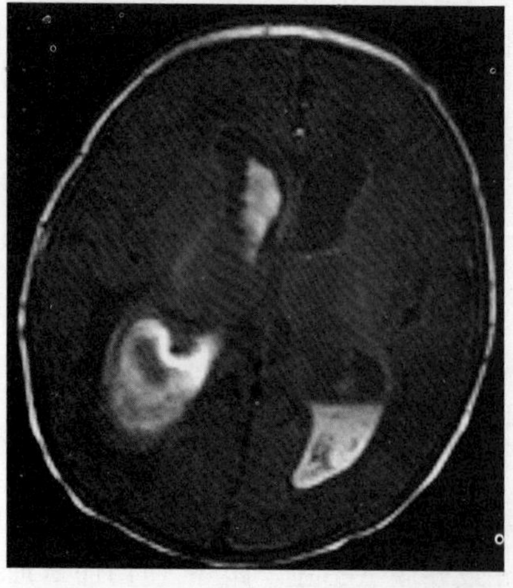

图 6-8-3 脑室内出血伴脑室扩大(MRI)

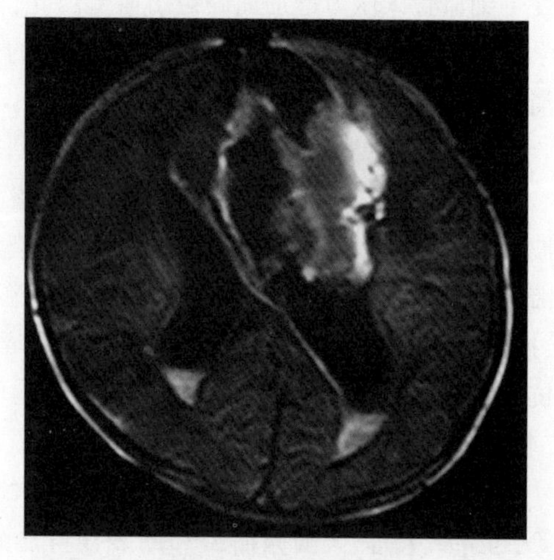

图 6-8-4 脑室内出血伴脑实质出血(MRI)

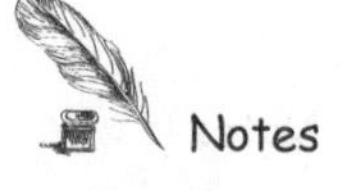

2. 蛛网膜下腔出血　系指原发于蛛网膜下腔出血(primary subarachnoid hemorrhage,SAH),而非继发于硬膜下或脑室内出血,见图6-8-5。出血多源于小静脉,如蛛网膜下腔内的桥静脉。常位于大脑表面和颅后窝内。足月儿常由产伤而引起,早产儿多与窒息缺氧等有关。少量SAH可无临床症状,预后良好。出血严重者表现为惊厥、意识障碍、肌张力减低和中枢性呼吸衰竭,甚至于短期内死亡。个别出血量较大者可因脑脊液的循环通路受阻或吸收障碍而导致脑积水。

3. 硬膜下出血(subdural hemorrhage,SDH)　多见于巨大儿、胎位异常、难产或产钳助产者。因机械性损伤使上矢状窦附近的大脑镰或小脑幕撕裂,静脉窦和大脑表浅静脉破裂引起的出血(图6-8-6)。少量出血可无症状,出血量较大者常在出生24小时后出现惊厥、偏瘫和斜视等神经系统症状。严重者可在出生后数小时内死亡。也有患儿在新生儿期症状不明显,数月后发生慢性的硬膜下积液。

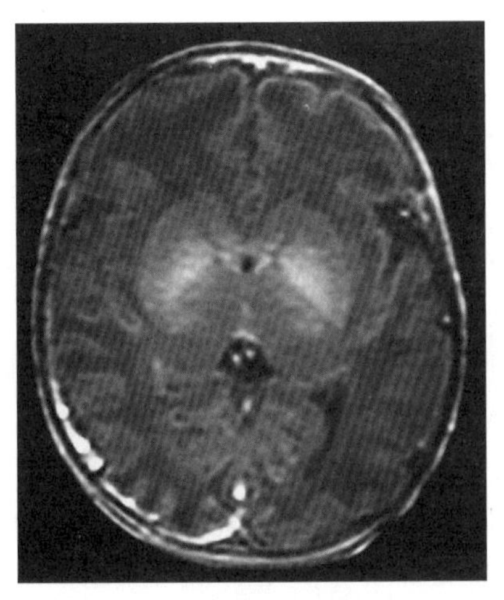

图6-8-5　蛛网膜下腔出血(MRI)

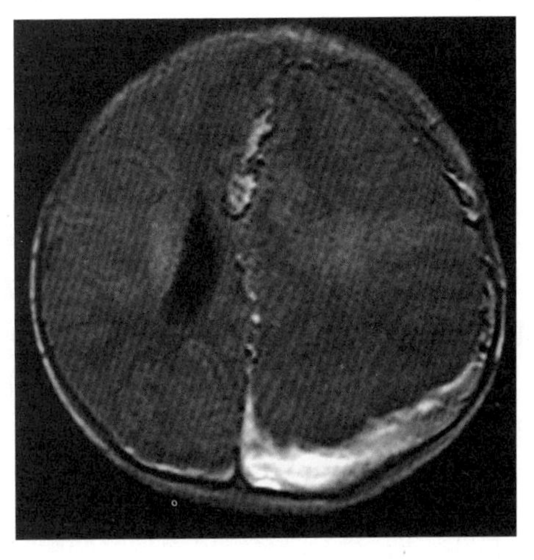

图6-8-6　硬膜下出血(MRI)

4. 脑实质出血(intraparenchymal hemorrhage,IPH)　常见于足月儿。多由于小静脉栓塞后,毛细血管压力增高导致破裂而出血。临床表现与出血部位和出血量多少密切相关。若出血位于脑干,早期可见瞳孔变化、呼吸不规则和心动过缓,前囟张力可不高。常留有不同程度的神经系统后遗症如脑瘫、癫痫和精神发育迟缓等。出血部位可液化形成囊肿,若囊肿与脑室相通,称之为脑穿通性囊肿。

5. 小脑出血(intracerebellar hemorrhage,ICH)　多有产伤和缺氧史。包括原发性小脑出血、脑室内或蛛网膜下腔出血蔓延至小脑、静脉出血性梗死、小脑撕裂和血管破裂所致。常见于32周以下的早产儿,足月儿多由产伤而引起。主要表现为脑干受压的症状,如屏气、呼吸不规则、心动过缓、眼球偏斜、面瘫、间歇性肢体张力增高、角弓反张等。病情可迅速恶化,可在发病后短时间内死亡。较大患儿病程可缓慢进展甚至临床症状改善,但不多见。

【诊断】

1. 详细询问妊娠史、分娩史、窒息及复苏等情况。

2. 观察患儿临床表现,尤其是详细进行神经系统体格检查。

3. 注意有无出、凝血机制的异常,动态观察血红蛋白及血细胞比容有无进行性下降。

4. 影像学检查是确诊的重要依据。B超对IVH-PVH诊断较灵敏,CT对蛛网膜下腔、小脑和脑干部位的出血较为敏感,MRI是目前明确出血部位及程度、预后评价的最重要检测手段。

5. 脑脊液检查有助于脑室内出血或蛛网膜下腔出血的诊断。通常表现为脑脊液压力升高,可呈血性、镜下可见红细胞或皱缩红细胞。

【治疗】

1. 一般治疗 保持患儿安静，避免搬动和尽量减少刺激性操作；维持血压正常，保证足够热量供给，注意液体平衡，纠正酸中毒。

2. 止血 可选择使用新鲜冰冻血浆，维生素 K_1、酚磺乙胺和血凝酶等。

3. 对症治疗 有惊厥时可用苯巴比妥、咪哒唑仑或地西泮等抗惊厥药；有脑水肿和颅内压增高症状者可选用呋塞米及小剂量的甘露醇；贫血及休克时应输血。

4. 其他 对大脑顶部表浅部位的硬膜下出血，如症状明显，前囟饱满者，可予前囟穿刺放血治疗。对脑室出血后脑积水治疗，脑积水早期有症状者可作侧脑室置管引流，进行性加重者可行脑室-腹腔分流术。尽管有学者主张脑室出血后脑积水早期可采用连续腰穿放液治疗，但疗效尚不确切。

【预防】 做好孕妇保健工作，避免早产，提高产科技术，减少新生儿窒息和产伤的发生，及时纠正异常凝血状况，防止血压过大波动，避免快速大量输液，纠正酸碱失衡，慎用高渗液体。

(母得志)

第九节 新生儿黄疸

新生儿黄疸(neonatal jaundice)是因胆红素在体内积聚引起的皮肤或其他器官黄染，是新生儿期最常见的临床问题。新生儿血清总胆红素超过 5～7mg/dl(成人超过 2mg/dl)可出现肉眼可见的黄疸。未结合胆红素增高是新生儿黄疸最常见的表现形式，重者可引起胆红素脑病(核黄疸)(详见本章第 10 节，新生儿溶血)，造成神经系统的永久性损害，严重者可死亡。

【胎儿和新生儿胆红素代谢的生理】 在胎儿期，肝脏相对不活跃，胎儿红细胞破坏后所产生的胆红素主要由母亲肝脏处理。如胎儿红细胞破坏过度，母亲肝脏不能完全处理所有的胆红素，脐带和羊水可呈黄染；此外，当骨髓和髓外造血不能满足需要时，可出现胎儿贫血。胎儿肝脏也能处理少量胆红素，当胎儿溶血或肝脏处理能力降低时，可使新生儿出生时脐血中也可以检测到较高水平的胆红素。

在新生儿期，多数胆红素来源于衰老红细胞。红细胞经网状内皮系统破坏后所产生的血红素约占 75%，它与其他来源的血红素(约占 25%)。血红素在血红素加氧酶(Hemo oxygenase)的作用下转变为胆绿素，后者在胆绿素还原酶(Biliverdin reductase)的作用下转变成胆红素；在血红素转变至胆绿素的过程中产生内源性的一氧化碳(CO)，故临床上可通过呼出气 CO 的产量来评估胆红素的产生速率。1g 血红蛋白可产生 35mg(600μmol)未结合胆红素；母亲某些药物应用可致新生儿溶血增多；约 25% 胆红素来源于肝脏、骨髓中红细胞前体和其他组织中的含血红素蛋白。

胆红素的转运、肝脏摄取和处理：血中未结合胆红素多数与白蛋白结合，以复合物形式转运至肝脏。未结合胆红素与白蛋白结合后一般是“无毒的”，即不易进入中枢神经系统。未与白蛋白结合的、游离状态的未结合胆红素呈脂溶性，能够通过血脑屏障，进入中枢神经系统，引起胆红素脑病；某些情况，如低血白蛋白水平、窒息、酸中毒、感染、早产和低血糖等，可显著降低胆红素与白蛋白结合率；游离脂肪酸、静脉用脂肪乳剂和某些药物，如磺胺、头孢类抗生素、利尿剂等也可竞争性影响胆红素与白蛋白的结合。胆红素进入肝脏后被肝细胞的受体蛋白(Y 和 Z 蛋白，一种细胞内的转运蛋白)结合后转运至光面内质网，通过尿苷二磷酸葡萄糖醛酸基转移酶(UDPGT)的催化，每一分子胆红素结合二分子的葡萄糖醛酸，形成水溶性的结合胆红素(conjugated bilirubin)，后者经胆汁排泄至肠道。在较大儿童或成人，肠道胆红素通过细菌作用被还原为粪胆素原(Stercobilinogen)后随粪便排出；部分排入肠道的结合胆红素可被肠道的 β-葡萄糖醛酸酐酶水解，或在碱性环境中直接与葡萄糖醛酸分离成为未结合胆红素，后者可通过肠壁经门

静脉重吸收到肝脏再行处理，形成肠-肝循环；在某些情况下，如早产儿、肠梗阻等，肠-肝循环可显著增加血胆红素水平。

【新生儿胆红素代谢特点】 新生儿期有诸多原因使血清胆红素水平处于较高水平，主要有：

（一）胆红素生成过多

新生儿每日生成的胆红素明显高于成人（新生儿 8.8mg/kg，成人 3.8mg/kg），其原因是：胎儿血氧分压低，红细胞数量代偿性增加，出生后血氧分压升高，过多的红细胞破坏；新生儿红细胞寿命相对短（早产儿低于 70 天，足月儿约 80 天，成人为 120 天），且血红蛋白的分解速度是成人的 2 倍；肝脏和其他组织中的血红素及骨髓红细胞前体较多。

（二）血浆白蛋白联结胆红素的能力不足

刚娩出的新生儿常有不同程度的酸中毒，可减少胆红素与白蛋白联结；早产儿胎龄越小，白蛋白含量越低，其联结胆红素的量也越少。

（三）肝细胞处理胆红素能力差

未结合胆红素（unconjugated bilirubin）进入肝细胞后，与 Y、Z 蛋白结合；而新生儿出生时肝细胞内 Y 蛋白含量极微（生后 5～10 天达正常），UDPGT 含量也低（生后 1 周接近正常）且活性差（仅为正常的 0～30%），因此，生成结合胆红素的量较少；出生时肝细胞将结合胆红素排泄到肠道的能力暂时低下，早产儿更为明显，可出现暂时性肝内胆汁淤积。

（四）肠肝循环（enterohepatic circulation）特点

在新生儿，肠蠕动性差和肠道菌群尚未完全建立，而肠道内 β-葡萄糖醛酸酐酶活性相对较高，可将结合胆红素转变成未结合胆红素，再通过肠道重吸收，导致肠-肝循环增加，血胆红素水平增高。此外，胎粪含胆红素较多，如排泄延迟，也可使胆红素重吸收增加。

当饥饿、缺氧、脱水、酸中毒、红细胞增多症、头颅血肿或颅内出血时，更易出现黄疸或使原有黄疸加重。

【新生儿黄疸分类】 传统基于单个血清胆红素值而确定的所谓“生理性或病理性黄疸”的观点已受到了挑战。根据临床实际，目前较被接受的高胆红素血症风险评估方法是采用日龄（表 6-9-1）或小时龄胆红素值；同时也根据不同胎龄和生后小时龄以及是否存在高危因素来评估和判断这种胆红素水平是否属于正常或安全，以及是否需要治疗干预（图 6-9-1），而不是以一固定数值表述。所谓高危因素指临床上常与重症高胆红素血症并存的因素，高危因素越多重度高胆红素血症机会多，发生胆红素脑病机会也愈大；新生儿溶血、窒息、缺氧、酸中毒、败血症、高热、低体温、低蛋白血症、低血糖等即属于高危因素。

表 6-9-1 全国 875 例足月新生儿检测 7 天内胆红素百分位值（μmol/L）

	第 1 日	第 2 日	第 3 日	第 4 日	第 5 日	第 6 日	第 7 日
50th	77.29	123.29	160.91	183.82	195.28	180.74	163.98
75th	95.41	146.71	187.42	217.51	227.43	226.74	200.75
95th	125.17	181.60	233.75	275.31	286.42	267.44	264.19

资料来源：丁国芳，张苏平，姚丹等. 我国部分地区正常新生儿黄疸的流行病学调查，中华儿科杂志，2000；38（10）：624

（一）生理性黄疸（physiological jaundice）

人类初生时胆红素产量大于胆红素排泄量，几乎我国所有足月新生儿都会出现暂时性总胆红素增高。表 6-9-1 显示了我国足月新生儿初生第 1 至第 7 日血清总胆红素浓度。

生理性黄疸是排除性诊断，其特点为：①一般情况良好；②足月儿生后 2～3 天出现黄疸，4～5 天达高峰，5～7 天消退，最迟不超过 2 周；早产儿黄疸多于生后 3～5 天出现，5～7 天达高峰，7～9 天消退，最长可延迟到 3～4 周；③每日血清胆红素升高<85μmol/L（5mg/dl）或每小时

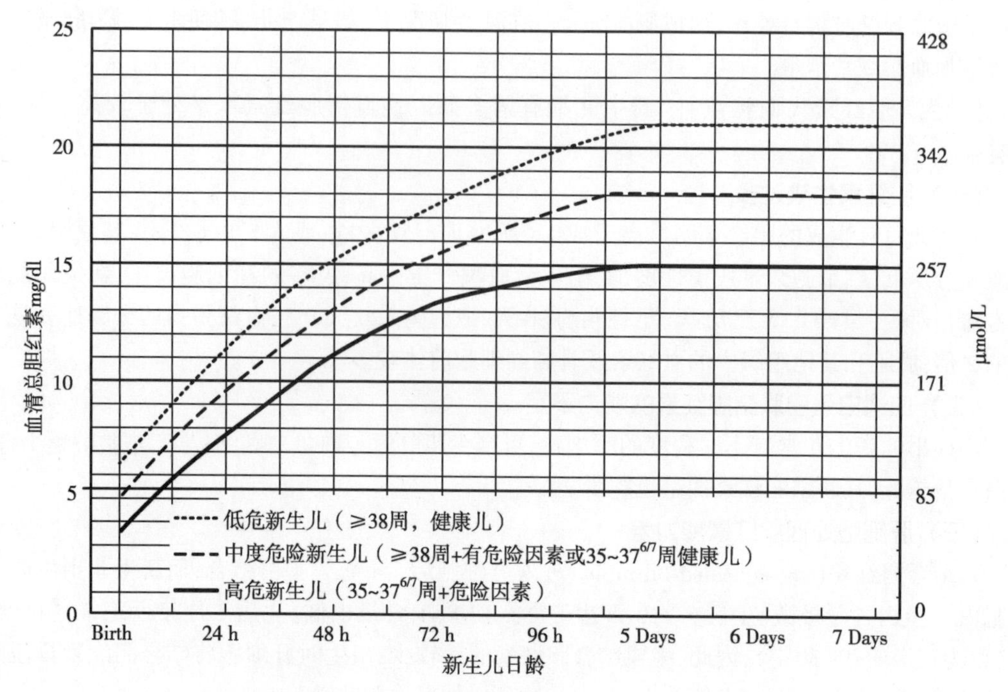

图 6-9-1 >35 周新生儿不同胎龄和生后小时龄的光疗标准

<0. 5mg/dl；④血清总胆红素值尚未达到相应日龄及相应危险因素下的光疗干预标准(图 6-9-1)。

(二) 病理性黄疸(pathologic jaundice)

或称为非生理性高胆红素血症(non-physiological hyperbilirubinemia)。病理性黄疸相对生理性黄疸而言是血清胆红素水平异常增高或胆红素增高性质的改变，某些增高是属于生理性黄疸的延续或加深，而更重要的是要积极寻找引起其增高的原发病因。下列情况应该引起注意：①生后 24 小时内出现黄疸；②血清总胆红素值已达到相应日龄及相应危险因素下的光疗干预标准(图 6-9-1)，或每日上升超过 85μmol/L(5mg/dl)，或每小时>0. 5mg/dl；③黄疸持续时间长，足月儿>2 周，早产儿>4 周；④黄疸退而复现；⑤血清结合胆红素>34μmol/L(2mg/dl)。具备其中任何一项者即可诊断为病理性黄疸。

病理性黄疸根据其发病原因分为三类。

1. 胆红素生成过多 因过多红细胞的破坏及肠肝循环增加，使胆红素增多。

(1) 红细胞增多症：即静脉血红细胞>6×10^{12}/L，血红蛋白>220g/L，红细胞比容>65%。常见于母-胎或胎-胎间输血、脐带结扎延迟、宫内生长迟缓(慢性缺氧)及糖尿病母亲所生婴儿等。

(2) 血管外溶血：如较大的头颅血肿、皮下血肿、颅内出血、肺出血和其他部位出血。

(3) 同族免疫性溶血：见于血型不合如 ABO 或 Rh 血型不合等，我国 ABO 溶血病多见。

(4) 感染：细菌、病毒、螺旋体、衣原体、支原体和原虫等引起的重症感染皆可致溶血，以金黄色葡萄球菌、大肠杆菌引起的败血症多见。

(5) 肠肝循环增加：先天性肠道闭锁、先天性幽门肥厚、巨结肠、饥饿和喂养延迟等均可使胎粪排泄延迟，使胆红素重吸收增加。

(6) 母乳喂养与黄疸：母乳喂养相关的黄疸(Breast feeding-associated jaundice)常指母乳喂养的新生儿在生后一周内，由于生后数天内母乳量少，热卡和液体摄入不足、排便延迟等，使血清胆红素升高，几乎 2/3 母乳喂养的新生儿可出现这种黄疸；上述胆红素增高常可通过增加母乳喂养量和频率而得到缓解，母乳不足时也可以添加配方奶。该情况一般不是母乳喂养的禁忌，但曾罕见有报道这种过高的胆红素血症如不处理，可以导致胆红素脑病。

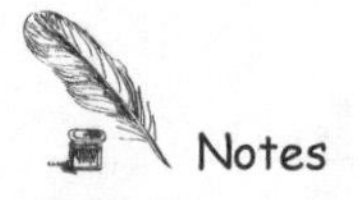

母乳性黄疸(Breast milk jaundice)常指母乳喂养的新生儿在生后 3 个月内仍有黄疸，表现为

非溶血性高未结合胆红素血症，其诊断常是排除性的。患儿黄疸现于出生1周后，2周左右达高峰，然后逐渐下降。若继续母乳喂养，黄疸可延续4～12周方消退。研究表明部分母亲母乳中的β-葡萄糖醛酸酐酶水平较高，可在肠道通过增加肠葡萄糖醛酸与胆红素的分离，使未结合胆红素被肠道再吸收，从而增加了肝脏处理胆红素的负担。母乳性黄疸一般不需任何治疗，停喂母乳24～48小时，黄疸可明显减轻；但对于胆红素水平较高者应密切观察或干预。

（7）红细胞酶缺陷：葡萄糖-6-磷酸脱氢酶（G-6-PD）、丙酮酸激酶和己糖激酶缺陷均可影响红细胞正常代谢，使红细胞膜僵硬，变形能力减弱，滞留和破坏于网状内皮系统。

（8）红细胞形态异常：遗传性球形红细胞增多症、遗传性椭圆形细胞增多症、遗传性口形红细胞增多症、婴儿固缩红细胞增多症等均由于红细胞膜结构异常使红细胞在脾破坏增加。

（9）血红蛋白病：α地中海贫血，血红蛋白F-Poole和血红蛋白Hasharon等，由于血红蛋白肽链数量和质量缺陷而引起溶血。

（10）其他：维生素E缺乏和低锌血症等，使细胞膜结构改变导致溶血。

2. 肝脏胆红素代谢障碍 由于肝细胞摄取和结合胆红素的功能低下，使血清未结合胆红素升高。

（1）缺氧和感染：如窒息和心力衰竭等，均可抑制肝脏UDPGT的活性。

（2）Crigler-Najjar综合征：即先天性UDPGT缺乏。Ⅰ型属常染色体隐性遗传，酶完全缺乏，酶诱导剂，如苯巴比妥治疗无效。生后数年内需长期光疗，以降低血清胆红素和预防核黄疸；患儿很难存活，肝脏移植可以使UDPGT酶活性达到要求。Ⅱ型多属常染色体显性遗传，酶活性低下，发病率较Ⅰ型高；酶诱导剂，如苯巴比妥治疗有效。

（3）Gilbert综合征：是一种慢性的、良性高未结合胆红素增血症，属常染色体显性遗传。是由于肝细胞摄取胆红素功能障碍和肝脏UDPGT活性降低所致。其UDPGT活性降低的机制是在基因起动子区域TA重复增加，或在亚洲人群常见基因外显子G71R基因突变，导致酶的活力降低。Gilbert综合征症状轻，通常于青春期才有表现；在新生儿期常由于肝细胞结合胆红素功能障碍而表现为高胆红素血症。当UDPGT基因突变和G-6-PD缺乏、ABO血型不符等同时存在时，高胆红素血症常更为明显。

（4）Lucey-Driscoll综合征：即家族性暂时性新生儿黄疸。某些母亲所生的所有新生儿在生后48小时内表现为严重的高未结合胆红素血症，其原因为妊娠后期孕妇血清中存在一种性质尚未明确的葡萄糖醛酸转移酶抑制物，使新生儿肝脏UDPGT酶活性被抑制。本病有家族史，新生儿早期黄疸重，2～3周自然消退。

（5）药物：某些药物如磺胺、水杨酸盐、维生素K_3、吲哚美辛、毛花苷丙等，可与胆红素竞争Y、Z蛋白的结合位点。

（6）先天性甲状腺功能低下：甲状腺功能低下时，肝脏UDPGT活性降低可持续数周至数月；甲状腺功能低下时还可以影响肝脏胆红素的摄取和转运；经甲状腺素治疗后，黄疸常明显缓解。

（7）其他：脑垂体功能低下和21-三体综合征等常伴有血胆红素升高或生理性黄疸消退延迟。

3. 胆汁排泄障碍 肝细胞排泄结合胆红素障碍或胆管受阻，可致高结合胆红素血症，如同时有肝细胞功能受损，也可伴有未结合胆红素增高。

（1）新生儿肝炎：多由病毒引起的宫内感染所致。常见有乙型肝炎病毒、巨细胞病毒、风疹病毒、单纯疱疹病毒、肠道病毒及EB病毒等。

（2）先天性代谢缺陷病：α_1-抗胰蛋白酶缺乏症、半乳糖血症、果糖不耐受症、酪氨酸血症、糖原累积病Ⅳ型及脂质累积病（尼曼匹克病、高雪病）等可有肝细胞损害。

（3）Dubin-Johnson综合征：即先天性非溶血性结合胆红素增高症，较少见。是由肝细胞分

泌和排泄结合胆红素障碍所致,可出现未结合和结合胆红素增高,临床经过良性。

(4) 胆道闭锁:由于先天性胆道闭锁或先天性胆总管囊肿,使肝内或肝外胆管阻塞,使结合胆红素排泄障碍;是新生儿期阻塞性黄疸的常见原因。在新生儿胆道闭锁,其黄疸可在2~4周出现,大便逐渐呈灰白色,血清结合胆红素显著增高。胆汁黏稠综合征是由于胆汁淤积在小胆管中,使结合胆红素排泄障碍,也可见于严重的新生儿溶血病;肝和胆道的肿瘤也可压迫胆管造成阻塞。对于新生儿胆道闭锁,早期诊断和干预很重要;在生后60内做引流手术者效果较好,后期由于胆汁性肝硬化的发生而造成肝脏不可逆的损伤。引流手术无效者,肝脏移植是治疗选择。

(杜立中)

第十节 新生儿溶血病

新生儿溶血病(hemolytic disease of newborn,HDN)指母、子血型不合引起的同族免疫性溶血(isoimmune hemolytic disease)。在已发现的人类26个血型系统中,以ABO血型不合最常见,Rh血型不合较少见。有报道ABO溶血病占新生儿溶血病的85.3%,Rh溶血病占14.6%,MN(少见血型)溶血病占0.1%。

【病因和发病机制】 由父亲遗传而母亲所不具有的显性胎儿红细胞血型抗原,通过胎盘进入母体,刺激母体产生相应的血型抗体,当不完全抗体(IgG)进入胎儿血循环后,与红细胞的相应抗原结合(致敏红细胞),在单核-吞噬细胞系统内被破坏,引起溶血。若母婴血型不合的胎儿红细胞在分娩时才进入母血,则母亲产生的抗体不使这一胎发病,而可能使下一胎发病(血型与上一胎相同)。

(一) ABO溶血

主要发生在母亲O型而胎儿A型或B型,如母亲AB型或婴儿"O"型,则不发生ABO溶血病。

1. 40%~50%的ABO溶血病发生在第一胎,其原因是:O型母亲在第一胎妊娠前,已受到自然界A或B血型物质(某些植物、寄生虫、伤寒疫苗、破伤风及白喉类毒素等)的刺激,产生抗A或抗B抗体(IgG)。

2. 在母子ABO血型不合中,仅1/5发生ABO溶血病,其原因为:①胎儿红细胞抗原性的强弱不同,导致抗体产生量的多少各异;②除红细胞外,A或B抗原存在于许多其他组织,只有少量通过胎盘的抗体与胎儿红细胞结合,其余的被组织或血浆中可溶性的A或B物质吸收。

(二) Rh溶血

Rh血型系统有6种抗原,即D、E、C、c、d、e(d抗原未测出只是推测),其抗原性强弱依次为D>E>C>c>e,故Rh溶血病中以RhD溶血病最常见,其次为RhE,由于e抗原性最弱,故Rhe溶血病罕见。传统上红细胞缺乏D抗原称为Rh阴性,而具有D抗原称为Rh阳性,中国人绝大多数为Rh阳性。但由于母亲Rh阳性(有D抗原),也可缺乏Rh系统其他抗原如E,若胎儿具有该抗原时,也可发生Rh不合溶血病。母亲暴露于Rh血型不合抗原的机会主要有:

(1) 曾输注Rh血型不合的血液;

(2) 分娩或流产接触Rh血型不合抗原,此机会可高达50%;

(3) 在孕期胎儿Rh^+血细胞经胎盘进入母体。

Rh溶血病一般不发生在第一胎,是因为自然界无Rh血型物质,Rh抗体只能由人类红细胞Rh抗原刺激产生。Rh阴性母亲首次妊娠,于妊娠末期或胎盘剥离(包括流产及刮宫)时,Rh阳性的胎儿血进入母血中,约经过8~9周产生IgM抗体(初发免疫反应),此抗体不能通过胎盘,以后虽可产生少量IgG抗体,但胎儿已经娩出。如母亲再次妊娠(与第一胎Rh血型相同),怀孕

期可有少量(低致0.2ml)胎儿血进入母体循环,于几天内便可产生大量IgG抗体(次发免疫反应),该抗体通过胎盘引起胎儿溶血。

既往输过Rh阳性血的Rh阴性母亲,其第一胎可发病。极少数Rh阴性母亲虽未接触过Rh阳性血,但其第一胎也发生Rh溶血病,这可能是由于Rh阴性孕妇的母亲(外祖母)为Rh阳性,当时孕期时已使目前的孕妇致敏,导致第一胎也发病。

抗原性最强的RhD血型不合者,也仅有1/20发病,主要由于母亲对胎儿红细胞Rh抗原的敏感性不同。另外,母亲为RhD阴性,如父亲的RhD血型基因为杂合子,则胎儿为RhD阳性的可能性为50%,如为纯合子则为100%,其他Rh血型也一样。当存在ABO血型不符合时,Rh血型不合的溶血常不易发生;其机制可能ABO血型不符所产生的抗体已破坏了进入母体的胎儿红细胞,使Rh抗原不能被母体免疫系统所发现。

【病理生理】 ABO溶血除引起黄疸外,其他改变不明显。Rh溶血造成胎儿重度贫血,甚至心力衰竭。重度贫血、低蛋白血症和心力衰竭可导致全身水肿(胎儿水肿)。贫血时,髓外造血增强,可出现肝脾肿大。胎儿血中的胆红素经胎盘进入母体,由母亲肝脏进行代谢,故娩出时黄疸往往不明显。出生后,由于新生儿处理胆红素的能力较差,因而出现黄疸。血清未结合胆红素过高可发生胆红素脑病(bilirubin encephalopathy)。

【临床表现】 症状轻重与溶血程度基本一致。多数ABO溶血病患儿除黄疸外,无其他明显异常。Rh溶血病症状较重,严重者甚至死胎。

1. **黄疸** 大多数Rh溶血病患儿生后24小时内出现黄疸并迅速加重,而多数ABO溶血病在第2~3天出现。血清胆红素以未结合型为主,但如溶血严重,造成胆汁淤积,结合胆红素也可升高。

2. **贫血** 程度不一。重症Rh溶血,生后即可有严重贫血或伴有心力衰竭。部分患儿因其抗体持续存在,也可于生后3~6周发生晚期贫血。

3. **肝脾大** Rh溶血病患儿多有不同程度的肝脾增大,ABO溶血病患儿则不明显。

【并发症】 胆红素脑病(bilirubin encephalopathy)为新生儿溶血病最严重的并发症,主要见于血清总胆红素(TSB)>20mg/dl(342μmol/L)或(和)上升速度>0.5mg/dl(8.5μmol/L)、胎龄>35周新生儿;低出生体重儿甚至在10~14mg/dl(171~239μmol/L)也可发生;多于生后4~7天出现症状。当未结合胆红素水平过高,透过血-脑屏障,可造成中枢神经系统功能障碍,如不经治疗干预,可造成永久性损害。胆红素常造成基底神经节、海马、下丘脑神经核和小脑神经元坏死;尸体解剖可见相应的神经核黄染,故又称为核黄疸(Kernicterus)。

临床上胆红素脑病和核黄疸名词常互相通用,目前推荐的分类是将生后数周内胆红素所致的中枢神经系统损害称为急性胆红素脑病(acute bilirubin encephalopathy);将胆红素所致的慢性和永久性中枢神经系统损害或后遗症称为核黄疸(Kernicterus)。胆红素升高也可引起暂时性脑病(transient encephalopathy):指胆红素引起的神经系统损伤是可逆性的,临床表现为随着胆红素水平的增高逐渐出现嗜睡、反应低下;但随治疗后胆红素的降低而症状消失;脑干听觉诱发电位显示各波形的潜伏期延长,但可随治疗而逆转。

胆红素脑病常在24小时内较快进展,临床可分为4个阶段:

第一期:表现为嗜睡、反应低下、吮吸无力、拥抱反射减弱、肌张力减低等,偶有尖叫和呕吐。持续约12~24小时。

第二期:出现抽搐、角弓反张和发热(多于抽搐同时发生)。轻者仅有双眼凝视,重者出现肌张力增高、呼吸暂停、双手紧握、双臂伸直内旋,可出现角弓反张。此期约持续12~48小时。

第三期:吃奶及反应好转,抽搐次数减少,角弓反张逐渐消失,肌张力逐渐恢复。此期约持续2周。

第四期:出现典型的核黄疸后遗症表现。可有:①手足徐动:经常出现不自主、无目的和不

Notes 

协调的动作。②眼球运动障碍:眼球向上转动障碍,形成落日眼。③听觉障碍:耳聋,对高频音失听。④牙釉质发育不良:牙呈绿色或深褐色。此外,也可留有脑瘫、智能落后、抽搐、抬头无力和流涎等后遗症。

【实验室检查】

(一) 母子血型检查

检查母子 ABO 和 Rh 血型,证实有血型不合存在。

(二) 检查有无溶血

1. 溶血时红细胞和血红蛋白减少,早期新生儿血红蛋白<145g/L 可诊断为贫血;网织红细胞增高(>6%);血涂片有核红细胞增多(>10/100 个白细胞)、球形红细胞增多;

2. 血清总胆红素和未结合胆红素明显增加。

3. 呼出气一氧化碳(ETCOc)含量的测定:血红素在形成胆红素的过程中会释放出 CO。测定呼出气中 CO 的含量可以反应胆红素生成的速度,因此在溶血症患儿可用以预测发生重度高胆红素血症的可能。若没有条件测定 ETCOc,检测血液中碳氧血红蛋白(COHb)水平也可作为胆红素生成的情况的参考。

(三) 致敏红细胞和血型抗体测定

1. 改良直接抗人球蛋白试验 即改良 Coombs 试验,是用“最适稀释度”的抗人球蛋白血清与充分洗涤后的受检红细胞盐水悬液混合,如有红细胞凝聚为阳性,表明红细胞已致敏。该项为确诊实验。Rh 溶血病其阳性率高而 ABO 溶血病阳性率低。

2. 抗体释放试验(antibody release test) 通过加热使患儿血中致敏红细胞的血型抗体释放于释放液中,将与患儿相同血型的成人红细胞(ABO 系统)或 O 型标准红细胞(Rh 系统)加入释放液中致敏,再加入抗人球蛋白血清,如有红细胞凝聚为阳性。是检测致敏红细胞的敏感试验,也为确诊实验。Rh 和 ABO 溶血病一般均为阳性。

3. 游离抗体试验(free antibody test) 在患儿血清中加入与其相同血型的成人红细胞(ABO 系统)或 O 型标准红细胞(Rh 系统)致敏,再加入抗人球蛋白血清,如有红细胞凝聚为阳性。表明血清中存在游离的 ABO 或 Rh 血型抗体,并可能与红细胞结合引起溶血。此项实验有助于估计是否继续溶血、换血后的效果,但不是确诊试验。

【诊断】

(一) 产前诊断

凡既往有不明原因的死胎、流产、新生儿重度黄疸史的孕妇及其丈夫均应进行 ABO、Rh 血型检查,不合者进行孕妇血清中抗体检测。孕妇血清中 IgG 抗 A 或抗 B 抗体水平对预测是否可能发生 ABO 溶血病意义不大。Rh 阴性孕妇在妊娠 16 周时应检测血中 Rh 血型抗体作为基础值,以后每 2～4 周检测一次,当抗体效价上升,提示可能发生 Rh 溶血病。

(二) 生后诊断

1. 溶血的诊断 新生儿娩出后黄疸出现早、且进行性加重,有母子血型不合,改良 Coombs 和抗体释放试验中有一项阳性者即可确诊。其他诊断溶血的辅助检查有:血涂片检查球形红细胞、有核红细胞增加,呼出气一氧化碳(ETCOc)或血液中碳氧血红蛋白(COHb)水平等。

2. 胆红素脑病的辅助诊断 头颅 MRI 表现为急性期基底神经节苍白球 T1WI 高信号,数周后可转变为 T2WI 高信号;脑干听觉诱发电位(BAEP)可见各波潜伏期延长,甚至听力丧失;BAEP 早期改变常呈可逆性。

【鉴别诊断】 本病需与以下疾病鉴别。

1. 先天性肾病 有全身水肿、低蛋白血症和蛋白尿,但无病理性黄疸和肝脾大。

2. 新生儿贫血 双胞胎的胎-胎间输血,或胎-母间输血可引起新生儿贫血,但无重度黄疸、血型不合及溶血三项试验阳性。

3. **生理性黄疸** 生理性黄疸期如存在喂养减少、排便延迟、头颅血肿、红细胞增多等情况时，也可出现过高的胆红素血症，甚至需要治疗干预。当ABO溶血病仅表现为病理性黄疸时，应注意鉴别。血型不合及溶血试验在鉴别中有重要意义。

【治疗】

（一）产前治疗

1. **提前分娩** 既往有输血、死胎、流产和分娩史的Rh阴性孕妇，本次妊娠Rh抗体效价逐渐升至1:32或1:64以上，分光光度计测定羊水胆红素值增高，提示宫内溶血；此时如羊水L/S>2，提示胎肺已成熟，可考虑提前分娩。

2. **血浆置换** 对血Rh抗体效价明显增高，但又不宜提前分娩的孕妇，可对孕母进行血浆置换，以换出抗体，减少胎儿溶血。在欧美国家，随着对Rh血型不符母亲抗D血清预防的广泛应用，但该治疗临床已极少应用。

3. **宫内输血** 对胎儿水肿或胎儿Hb<80g/L，而胎儿肺尚未成熟者，可直接将与孕妇血清不凝集的浓缩红细胞在B超引导下注入脐血管或胎儿腹腔内，以纠正贫血，继续妊娠。

4. **苯巴比妥** 孕妇于预产期前1～2周口服苯巴比妥，可诱导胎儿UDPGT活性增加，以减轻新生儿黄疸。

（二）新生儿治疗

1. **光照疗法（phototherapy）** 简称光疗，是降低血清未结合胆红素简单而有效的方法。

（1）指征：当血清总胆红素水平增高时，根据胎龄、患儿是否存在高危因素及生后日龄，对照日龄胆红素与光疗干预列线图（见本章第9节，新生儿黄疸，图6-9-1），当达到光疗标准时即可进行。

（2）原理：光疗作用下使未结合胆红素光异构化，形成构象异构体（configurational isomers：4Z，15 E-Bilirubin IX，ZE；4E，15Z-Bilirubin IX，EZ）和结构异构体（structural isomer），即光红素（Lumirubin，LR）；上述异构体呈水溶性，可不经肝脏处理，直接经胆汁和尿液排出。波长425～475nm的蓝光和波长510～530nm的绿光效果最佳，日光灯或太阳光也有较好疗效。光疗主要作用于皮肤浅层组织，光疗后皮肤黄疸消退并不表明血清未结合胆红素已达到了正常。

（3）设备：主要有光疗箱、光疗灯、LED灯和光疗毯等。光疗方法有单面光疗和双面光疗；影响光疗效果的因素为光源性质与强度、单面光源或多面光源、光源-光照对象距离、暴露在光照下的体表面积及光照时间。光照强度以光照对象表面所受到的辐照度计算。辐照度由辐射计量器检测，单位为$\mu W/cm^2 \cdot nm$。辐照度与光疗时总胆值下降率直接相关。标准光疗为8～$10\mu W/cm^2 \cdot nm$，强光疗>$30\mu W/cm^2 \cdot nm$。光照时，婴儿双眼用黑色眼罩保护，以免损伤视网膜，除会阴、肛门部用尿布遮盖外，其余均裸露；可以连续照射，也可间隔12小时进行。

（4）副作用：可出现发热、腹泻和皮疹，但多不严重，可继续光疗，或在暂停光疗后可自行缓解；当血清结合胆红素>68μmol/L（4mg/dl），且血清谷丙转氨酶和碱性磷酸酶增高时，光疗可使皮肤呈青铜色即青铜症，此时应停止光疗，青铜症可自行消退。此外，光疗时应适当补充水分。

（5）光疗过程中密切监测胆红素水平的变化，一般6～12小时监测一次。对于>35周新生儿，一般当血清总胆红素<13～14mg/dl（222～239μmol/L）可停光疗。

2. **药物治疗** ①供给白蛋白：当血清胆红素接近需换血的水平，且血白蛋白水平<25g/L，可输血浆每次10～20ml/kg或白蛋白1g/kg，以增加其与未结合胆红素的联结，减少胆红素脑病的发生。②纠正代谢性酸中毒：应用5%碳酸氢钠提高血pH，以利于未结合胆红素与白蛋白的联结。③肝酶诱导剂：能诱导UDPGT酶活性、增加肝脏结合和分泌胆红素的能力。常用苯巴比妥每日5mg/kg，分2～3次口服，共4～5日。④静脉用免疫球蛋白：可阻断网状内皮系统Fc受体，抑制吞噬细胞破坏已被抗体致敏的红细胞，用法为0.5～1g/kg，于2～4小时内静脉滴入，早

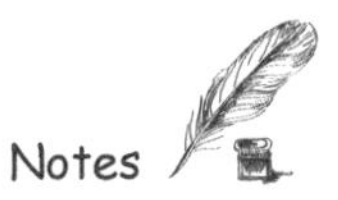

期应用临床效果较好,必要时可重复应用。

3. 换血疗法(exchange transfusion)

(1) 作用:换出部分血中游离抗体和致敏红细胞,减轻溶血;换出血中大量胆红素,防止发生胆红素脑病;纠正贫血,改善携氧,防止心力衰竭。

(2) 指征:大部分 Rh 溶血病和个别严重的 ABO 溶血病需换血治疗。符合下列条件之一者即应换血:①出生胎龄 35 周以上的早产儿和足月儿可参照(图 6-10-1),在准备换血的同时先给予患儿强光疗 4~6 小时,若血清总胆红素(TSB)水平未下降甚至持续上升,或对于免疫性溶血患儿在光疗后 TSB 下降幅度未达到 2~3mg/dl(34~50μmol/L)立即给予换血;②严重溶血,出生时脐血胆红素>4.5mg/dl(76mmol/L),血红蛋白<110g/L,伴有水肿、肝脾大和心力衰竭;③已有急性胆红素脑病的临床表现者不论胆红素水平是否达到换血标准、或 TSB 在准备换血期间已明显下降,都应换血。

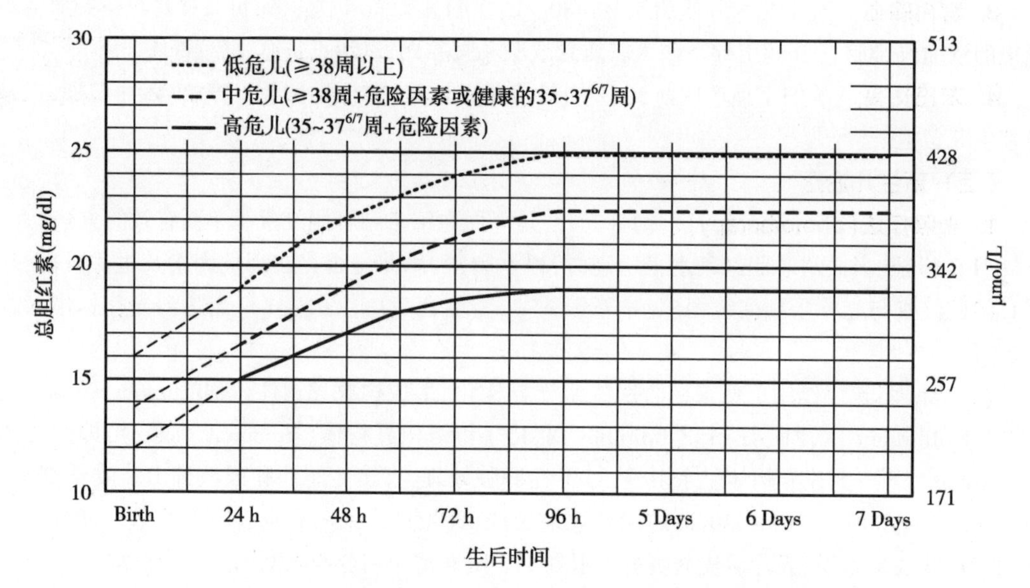

图 6-10-1 胎龄 35 周以上早产儿以及足月儿换血参考标准

(3) 方法:①血源:Rh 溶血病应选用 Rh 系统与母亲同型、ABO 系统与患儿同型的血液,紧急或找不到血源时也可选用 O 型血;母 O 型、子 A 或 B 型的 ABO 溶血病,最好用 AB 型血浆和 O 型红细胞的混合血;有明显贫血和心力衰竭者,可用血浆减半的浓缩血。②换血量:一般为患儿血量的 2 倍(约 150~180ml/kg),大约可换出 85% 的致敏红细胞和 60% 的胆红素及抗体。③途径:一般选用脐静脉或其他较大静脉进行换血,也可选用脐动、静脉进行同步换血。

4. 其他治疗 防止低血糖、低血钙、低体温,纠正缺氧、贫血、水肿、电解质紊乱和心力衰竭等。

【预防】 Rh 阴性妇女在流产或分娩 Rh 阳性胎儿后,应尽早注射相应的抗 Rh 免疫球蛋白,以中和进入母血的 Rh 抗原。临床上目前常用的预防方法,是对 RhD 阴性妇女在孕 28 周和分娩 RhD 阳性胎儿后,72 小时内分别肌注抗 D 球蛋白 300μg。上述方法使近年来欧美国家中 Rh 血型不符溶血新生儿需要换血治疗的数量明显减少,已起到了较满意的预防效果。

(杜立中)

第十一节 新生儿感染性疾病

由于新生儿、尤其是早产新生儿天然免疫能力不够成熟,感染一直是重要问题,其发病率和病死率仍占重要地位。新生儿感染的病原体包括细菌、病毒、真菌、寄生虫、支原体、衣原体和螺

旋体等。随着时代的变迁和抗菌药物的广泛应用，新生儿感染的病原也发生了一系列的变化。早年以大肠杆菌和金黄色葡萄球菌为主，近年来由于新生儿监护的广泛开展、侵袭性诊疗技术的应用和抗生素的广泛应用，表皮葡萄球菌、真菌、耐甲氧西林的金黄色葡萄球菌(MRSA)和表皮葡萄球菌(MRSE)、产超广谱β-内酰胺酶(ESBL)的G^-菌感染，甚至耐万古霉素的肠球菌(VRE)等感染问题也日益突出。新生儿感染不但常见，其临床表现也呈多样性，缺乏特异性，可涉及多个器官或系统。因此，做好新生儿感染性疾病的防治工作对降低新生儿死亡率有重要意义。

新生儿感染可发生在出生前、出生时或出生后。①出生前感染：病原体从母亲血液通过胎盘感染胎儿，又称宫内感染。常用"TORCH"来代表宫内感染的常见病原。TORCH中的"T"代表弓形虫(toxoplasma)；"O"代表其他病原(others)，如柯萨奇病毒、水痘病毒、HIV等；"R"代表风疹病毒(rubella)；"C"代表巨细胞病毒(cytomegalovirus)；"H"代表单纯疱疹病毒(herpes simplex virus)。宫内感染后可导致流产、胎儿宫内发育迟缓、先天性畸形甚至死胎。新生儿出生后表现为肝脾肿大、黄疸、贫血、皮肤瘀点、血小板减少及神经系统受损等多器官损害，即"宫内感染综合征"。此外，母亲生殖道病原体上行性感染，取绒毛标本、羊膜囊穿刺、脐带取血等有创操作时消毒不严也可导致胎儿感染；②分娩时感染：孕妇产道是有菌的，当胎膜早破、产程延长时，胎儿吸入了产道中污染的分泌物，产钳等助产时损伤胎儿皮肤等均可使胎儿感染；③出生后感染：可通过飞沫、皮肤黏膜、脐部创面、呼吸道和母乳等感染。住院期间由于空气传播、医务人员的接触、各种侵袭性操作的实施、抗菌药物的使用不当等所获得的感染，又称为医院内获得性感染(nosocomial infection)。

一、新生儿败血症

新生儿败血症(neonatal septicemia)是指病原体侵入新生儿血液并生长、繁殖、产生毒素而造成的全身性炎症反应。常见病原体为细菌，但也可为真菌、病毒或原虫等其他病原体。本节主要阐述细菌性败血症(bacterial sepsis)。尽管医学和抗生素发展迅速，但新生儿败血症的发病率和病死率仍居高不下。其发生率占活产儿的1‰～10‰，出生体重越轻，发病率越高，极低出生体重儿可达164‰。病死率13‰～50‰。本病早期诊断困难，易误诊。处理不及时，可导致败血症休克(septic shock)和多器官功能不全综合征(multiple organs dysfunction syndrome，MODS)。

【病因和发病机制】 病原菌因不同地区和年代而异，我国多年来一直以金黄色葡萄球菌和大肠杆菌感染为多见。近年来随着NICU的发展，静脉留置针、呼吸机和广谱抗生素的广泛应用、以及极低出生体重儿存活率的提高等原因，使机会致病菌(表皮葡萄球菌、铜绿假单胞菌、克雷伯杆菌、肠杆菌、变形杆菌、不动杆菌、沙雷菌、微球菌等)，厌氧菌(脆弱类杆菌、产气荚膜梭菌)以及耐药菌株所致的感染有增加趋势。空肠弯曲菌、幽门螺杆菌等已成为新的致病菌。B族链球菌(group B streptococcus，GBS)和李斯特菌为美国和欧洲新生儿感染常见的致病菌，但国内少见。

1. **非特异性免疫功能** ①屏障功能差、皮肤角质层薄、黏膜柔嫩、脐残端的创面存在；胃液酸度低、胆酸少使消化液的杀菌力弱，加上肠黏膜通透性大；血脑屏障功能薄弱；以上这些因素均有利于细菌进入；②淋巴结发育不全，缺乏吞噬细菌的过滤作用，不能将感染局限在局部淋巴结；③经典补体途径及替代补体途径的部分成分(C3、C5、调理素等)含量低，机体对细菌抗原的调理作用差；④中性粒细胞趋化性和黏附性低，白介素、纤维结合蛋白、溶菌酶含量低，吞噬和杀菌能力不足，影响中性粒细胞吞噬和杀菌能力；⑤单核细胞产生粒细胞-集落刺激因子(G-CSF)、白细胞介素8(IL-8)等细胞因子的能力低下。

2. **特异性免疫功能** ①新生儿体内IgG主要来自母体，胎龄越小，其含量越低，因此早产儿

更易感染；②IgM 和 IgA 分子量较大，不能通过胎盘，新生儿体内含量很低，因此易感染革兰阴性菌，也易患消化道及呼吸道感染；③T 细胞不能产生足量的细胞因子，对外来特异性抗原的应答差；④巨噬细胞、自然杀伤细胞活性低。

【临床表现】 根据败血症发病时间的早晚可分为早发型和晚发型。早发型在出生后 7 天内起病，感染发生在出生前或出生时，病原菌以大肠杆菌等 G^- 杆菌为主，多系统受累、病情凶险、病死率高。晚发型在出生 7 天后起病，感染发生在出生时或出生后，病原体以葡萄球菌、机会致病菌或医源性感染为主，常有脐炎、肺炎等局部感染病灶，病死率较早发型低。

新生儿败血症的早期症状常不典型，早产儿尤其如此。表现为进奶量减少、溢乳、嗜睡或烦躁不安，哭声低、发热或体温不升，不吃、反应低下、面色苍白或灰暗，神萎、嗜睡、体重不增等症状。出现以下表现时应高度怀疑败血症发生：①黄疸：有时可为败血症的唯一表现。表现为生理性黄疸消退延迟、黄疸迅速加深、或黄疸退而复现，无法用其他原因解释；②肝脾肿大：出现较晚，一般为轻至中度肿大；③出血倾向：皮肤黏膜瘀点、瘀斑、紫癜、针眼处流血不止、呕血、便血、肺出血、严重时发生 DIC；④休克：面色苍灰，皮肤花纹，血压下降，尿少或无尿；⑤其他呼吸窘迫、呼吸暂停、呕吐、腹胀、中毒性肠麻痹；⑥可合并脑膜炎、坏死性小肠结肠炎、化脓性关节炎和骨髓炎等。

【辅助检查】

1. **周围血象** 白细胞总数 $<5.0\times10^9/L$ 或 $>20\times10^9/L$，中性粒细胞中杆状核细胞所占比例 ≥0.2、出现中毒颗粒或空泡、或血小板计数 $<100\times10^9/L$ 有诊断价值。

2. **细菌培养** ①血培养 应在使用抗生素之前作，同时作 L 型细菌和厌氧菌培养可提高阳性率；②脑脊液：约有 1/3 的败血症病例合并化脓性脑膜炎，故应作脑脊液培养；③尿培养最好从耻骨上膀胱穿取标本，以免污染；④其他：胃液、外耳道分泌物、咽拭子、皮肤拭子、脐残端分泌物、肺泡灌洗液等均可作细菌培养，若培养出的细菌与血培养一致则意义更大。因新生儿抵抗力低下，故即使血中培养出机会致病菌也应予以重视，阴性结果不能排除败血症。

3. **直接涂片** 肝素血离心后吸取白细胞层涂片找细菌；脑脊液直接涂片找细菌意义大。

4. **急相蛋白** C 反应蛋白（C-reactive protein，CRP）、触珠蛋白（Hp）、α1 酸性糖蛋白（α1-AGP）、α1-抗胰蛋白酶（α1-AT）等在急性感染早期即可增高。CRP 测定国内已普遍开展，细菌感染后 6～8 小时即上升，最高可达正常值（<8mg/L）的数百倍以上，当感染被控制后短期内即可下降，因此还有助于疗效观察和预后判断。

5. **鲎试验** 用于检测血和体液中细菌内毒素，阳性提示有 G^- 细菌感染。

6. **病原菌抗原检测** 采用对流免疫电泳（countercurrent immuno-electrophoresis，CIE）、酶联免疫吸附试验（enzyme-linked immunosorbent assay，ELISA）、乳胶颗粒凝集（latex agglutination，LA）等方法用于血、脑脊液和尿中致病菌抗原检测。

7. **基因诊断方法** 应用质粒（plasmid）分析、限制性内切酶分析（restriction endonuclease analysis，REA）、核酸杂交（nucleic acid hybridization）、聚合酶链式反应（polymerase chain reaction，PCR）等方法用于鉴别病原菌的生物型和血清型，有利于寻找感染源。

【诊断】 根据病史中有高危因素、临床症状体征、周围血象改变、CRP 增高等可考虑本病诊断，确诊有赖于病原菌或病原菌抗原的检出。

【治疗】

1. **抗生素治疗用药原则** ①早用药：对临床拟诊败血症的新生儿，不必等血培养结果即应使用抗生素；②合理用药、联合用药：病原菌未明确前可结合当地菌种流行病学特点和耐药菌株情况选择两种抗生素联合使用，明确病原菌后改用药敏试验敏感的抗菌药（表 6-11-1），对临床有效、药物不敏感者也可暂不换药；③静脉给药；④疗程足：血培养阴性者经抗生素治疗病情好转时应继续治疗 5～7 天，血培养阳性者至少需 10～14 天，有并发症者应治疗 3 周以上；⑤注意

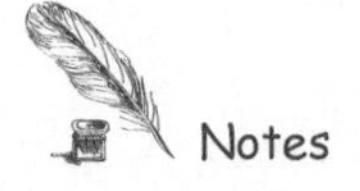

药物毒副作用:1周以内的新生儿尤其是早产儿,因肝肾功能不成熟,给药次数宜减少,每12~24小时给药1次,1周后每8~12小时给药1次;头孢曲松钠和头孢他啶易影响凝血机制,使用时要警惕出血发生;氨基糖苷类抗生素因可能产生耳毒性不宜使用。

表6-11-1　新生儿抗菌药物选择和使用方法

抗菌药物	每次剂量(mg/kg)	每日次数		主要病原菌
		<7天	>7天	
青霉素G	(5~10)万U	2	3	肺炎球菌,链球菌,对青霉素敏感的葡萄球菌,G^-球菌
氨苄西林	50	2	3	嗜血流感杆菌,G^-杆菌,G^+球菌
苯唑西林	25~50	2	3~4	耐青霉素的葡萄球菌
羧苄西林	100	2	3~4	铜绿假单胞菌,变形杆菌,多数大肠杆菌,沙门菌
哌拉西林钠	50	2	3	铜绿假单胞菌,变形杆菌,大肠杆菌,肺炎球菌
头孢拉定	50~100	2	3	金葡菌,链球菌,大肠杆菌
头孢呋辛	50	2	3	G^-杆菌,G^+球菌
头孢噻肟	50	2	3	G^-菌,G^+菌,需氧菌,厌氧菌
头孢曲松钠	50~100	1	1	G^-菌,耐青霉素葡萄球菌
头孢他啶	50	2	3	铜绿假单胞菌,脑膜炎双球菌,G^-杆菌,G^+厌氧球菌
红霉素	10~15	2	3	G^+菌,衣原体,支原体,螺旋体,立克次体
万古霉素	10~15	2	3	金葡菌,链球菌
美罗培南	20	2	3	对绝大多数G^-、G^+需氧和厌氧菌有强大杀菌作用

2. 处理严重并发症　①及时纠正休克:生理盐水扩容,血管活性药物如多巴胺和多巴酚丁胺;②纠正酸中毒和低氧血症;③积极处理脑水肿和DIC。

3. 清除感染灶　局部有脐炎、皮肤感染灶、黏膜溃烂或其他部位化脓病灶时,应及时予以相应处理。

4. 支持疗法　注意保温,供给足够热卡和液体。

5. 免疫疗法　静注免疫球蛋白每日300~500mg/kg,3~5日;对重症患儿可行换血;中性粒细胞明显减少者可应用粒细胞集落因子(G-CSF)。

二、新生儿细菌性脑膜炎

新生儿细菌性脑膜炎(neonatal bacterial meningitis),也称为新生儿败血症脑膜炎(neonatal sepsis-meningitis),是新生儿期由细菌引起的最常见的一种颅内感染性疾病,病情凶险,但治疗及时能够见效。因此,早期诊断和及时处理对新生儿细菌性脑膜炎来说十分重要。绝大多数病例与新生儿败血症有关,病原菌绝大多数由血行播散至中枢神经系统,与败血症的细菌相同。少数病例细菌可从脊柱裂、脑脊膜膨出处入侵,或者由头颅血肿继发感染、中耳炎等邻近组织的感染蔓延所致,早产儿更易发病。

【临床表现】　新生儿细菌性脑膜炎的临床表现不典型,早期诊断困难。任何患败血症的新生儿均需除外细菌性脑膜炎。早期症状与败血症相似,表现为嗜睡、喂养困难、体温不稳定、呼吸暂停、呕吐、腹胀和腹泻等。神经系统异常表现最常见为激惹和抑制交替,其他包括惊厥、前囟饱满、颅缝增宽、四肢强直、颅神经征、昏迷、角弓反张和脑膜刺激征(抬头屈颈时哭吵)等。当

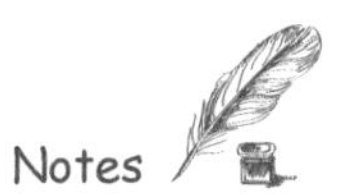

患儿出现多尿、低血钠、低渗透压时要考虑存在抗利尿激素分泌不当(inappropriate antidiuretic hormone secretion,IADHS)。IADHS可使脑水肿加重,病情恶化,应予及时处理。主要并发症有脑室管膜炎、脑梗死、硬膜下积液和脑积水等。

【诊断】 有母亲围生期感染史、绒毛膜羊膜炎、早产、胎膜早破等高危因素,可有皮肤黏膜、呼吸道、消化道、中耳等感染灶,并出现上述临床表现,脑脊液检查异常,尤其是找到细菌能够明确诊断。对任何疑有败血症的新生儿,即使当时无神经系统症状,均应考虑脑脊液检查。新生儿脑脊液的细胞数、蛋白和糖含量均高于其他年龄组,且变异大。细菌性脑膜炎时脑脊液压力增高(正常<80mmH_2O,0.79kPa),白细胞数超过$30×10^6$/L,糖降低,蛋白增高。脑脊液培养和涂片染色可发现细菌,获得与血培养一致的细菌时即可考虑为病原菌。血培养阳性结果有助于脑膜炎的诊断。头部影像学检查CT、MRI和B超检查可表现为脑实质水肿和脑膜增强,对诊断脑室管膜炎、脑梗死、脑脓肿、硬膜下积液和脑积水等并发症有较大价值。

【治疗】 早期诊断和及时有效的治疗对于减少病死率和后遗症的发生有重要的意义。

1. **抗生素治疗** 药物选用原则同新生儿败血症,由于血脑屏障的存在,还应注意选择通过血脑屏障较好的抗生素,剂量一般需加倍。

2. **对症处理** 止惊使用苯巴比妥钠;颅内压增高时用甘露醇、呋塞米等脱水;出现IADHS时限制低渗液体的摄入和补充适当的电解质。

3. **支持疗法** 保证水和电解质平衡和能量的供给;因患儿多伴有不同程度的脑水肿,每日补液量宜在60~80ml/kg,若伴有休克时,可适当增加补液量,并根据"边补边脱"原则来调整脱水剂和补液的速度;在使用脱水剂时,易引起低钠及低钾血症,宜每天监测血电解质1~2次;给予新鲜血浆、静脉免疫球蛋白(IVIG)有利于增强机体免疫力。

4. **糖皮质激素** 对年长儿细菌性脑膜炎早期使用可减少炎症渗出,减轻脑水肿和后遗症发生。新生儿可酌情使用。

三、新生儿感染性肺炎

新生儿感染性肺炎(neonatal infectious pneumonia)是新生儿常见疾病,可发生在产前、产时或产后,可由细菌、病毒或原虫等病原体引起,是新生儿死亡的重要原因之一。

【病因】 产前感染常发生在孕母受感染后,病原体通过胎盘屏障经血行传给胎儿,或吸入因胎膜早破等原因而污染的羊水而发生肺部感染。常见病原体为巨细胞病毒、弓形体、大肠埃希菌、金黄色葡萄球菌、克雷伯菌、李斯特菌和支原体等。产时感染发生在分娩过程中,胎儿吸入了母亲产道内细菌污染的分泌物所致。常见病原体为大肠杆菌、肺炎球菌、克雷伯菌、李斯特菌和B族链球菌等。产后感染病原体主要通过婴儿呼吸道、血行或医源性途径传播。常见病原体为金黄色葡萄球菌、大肠埃希菌、克雷伯菌、假单胞菌、表皮葡萄球菌、沙眼衣原体、真菌、呼吸道合胞病毒、腺病毒及解脲脲支原体(ureaplasma urealyticum)等。

【临床诊断】

1. **产前感染性肺炎** 常有窒息,复苏后呼吸快、呻吟,体温不稳定,肺部听诊可闻及呼吸音粗糙、减低或啰音。严重病例可发生呼吸衰竭。合并心力衰竭者心脏扩大、心率快、心音低钝、肝大。可发生抽搐、昏迷,或并发DIC、休克和持续肺动脉高压等。周围血象白细胞大多正常,也可减少或增加。脐血IgM>200mg/L或特异性IgM增高者对产前感染有诊断意义。X线表现在病毒性肺炎多显示为间质性肺炎改变,细菌性肺炎则多为支气管肺炎征象。

2. **产时感染性肺炎** 发病时间因不同病原体而异,一般在出生数日至数周后发病,细菌性感染在生后3~5天发病,Ⅱ型疱疹病毒感染多在生后5~10天,而衣原体则长达3~12周。生后立即进行胃液涂片找白细胞和病原体,或取血标本、气管分泌物等进行涂片、培养和对流免疫电泳等检测有助于病原学诊断。

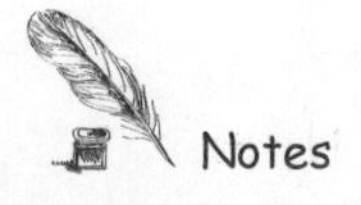

3. 产后感染性肺炎　可以有发热、少吃、反应低下等全身症状。呼吸系统表现有咳嗽、气促或呼吸不规则、鼻扇、发绀、三凹征、湿啰音、呼吸音降低等。呼吸道合胞病毒肺炎可表现为喘息,肺部听诊可闻哮鸣音。衣原体肺炎病前或同时有眼结膜炎。金黄色葡萄球菌肺炎易合并脓气胸。鼻咽部分泌物细菌培养、病毒分离和荧光抗体、血清特异性抗体检查有助于病原学诊断。X线在不同的病原感染时有所不同,细菌性肺炎表现为两肺弥漫性模糊影,或点片状浸润影,病毒性肺炎以间质病变或肺气肿多见。

【治疗】

1. 呼吸道管理　雾化吸入,体位引流,定期翻身、拍背,及时吸净口鼻分泌物,保持呼吸道通畅。

2. 供氧　有低氧血症时可用鼻导管、面罩、头罩给氧。氧气需经过温湿化后供给。呼吸衰竭时可使用人工呼吸机,维持血气在正常范围。

3. 抗病原体治疗　细菌性肺炎可参照败血症选用抗生素。重症或耐药菌感染者可用第三代头孢菌素;李斯特菌肺炎可用氨苄西林;衣原体肺炎首选红霉素;病毒性肺炎可采用利巴韦林或干扰素雾化吸入治疗。巨细胞病毒肺炎可用更昔洛韦,如有继发细菌感染,应根据病情及病原体选择合适的抗生素。

4. 支持疗法　纠正循环障碍和水、电解质平衡紊乱,输液勿过多过快,以免发生心力衰竭和肺水肿;保证能量和营养成分的供给;静脉可以输新鲜冰冻血浆或免疫球蛋白来提高机体免疫能力。

四、新生儿破伤风

新生儿破伤风(neonatal tetanus)是由破伤风梭状芽孢杆菌(clostridium tetani)侵入体内而引起的急性感染性疾病,主要表现为牙关紧闭和全身肌肉强直性痉挛,病死率高。一般在出生后4~7天发病,故俗称"七日风"。随着我国城乡新法接生技术的推广和医疗水平的提高,本病发病率已明显降低。

【临床表现】　常有不洁分娩或断脐消毒不严史。潜伏期多为4~7天,此期愈短、病情愈重、死亡率也愈高。破伤风杆菌产生的痉挛毒素侵入中枢神经系统引起全身肌肉强烈收缩和交感神经兴奋。早期仅有哭闹和吃奶困难,此时用压舌板检查口腔时,愈用力张口愈困难,称为"锁口",此点有助于本病诊断。逐渐出现张口困难、奶头无法放入口中,进一步发展为牙关紧闭、"苦笑"面容、阵发性全身肌肉强直性痉挛和角弓反张,呼吸肌和喉肌痉挛可引起呼吸停止。经合理治疗1~4周后痉挛逐渐减轻、发作间隔时间延长,能吮乳,完全恢复约需2~3个月。病程中常并发肺炎和败血症。

【治疗】　控制痉挛,预防感染和保证营养是治疗中的三大要点。

1. 止痉　①地西泮(安定):为首选药,每次0.3~0.5mg/kg,缓慢静脉注射,止痉后插胃管,鼻饲维持,剂量每日2.5~8mg/kg,分6次,使患儿处于深睡状态。以后根据病情逐渐减量。用药期间注意观察呼吸、肌张力,防止药物副作用,有条件时测定血药浓度;②苯巴比妥钠:在地西泮使用过程中仍有痉挛者加用,首次负荷量为15~20mg/kg,静脉注射,维持量为每日5mg/kg,分次肌注或静脉注射;③10%水合氯醛:一般作为痉挛发作时的临时用药。剂量每次0.5ml/kg,灌肠或由胃管注入。

2. 中和毒素　破伤风抗毒素(tetanus antitoxin,TAT)可中和游离破伤风毒素,愈早用愈好。TAT 1万~2万U稀释后缓慢静脉注射,可另取3000U作脐周注射,用前须做皮肤过敏试验,皮试阳性者需用脱敏疗法注射。也可用破伤风免疫球蛋白(tetanus immune globulin,TIG)500U肌注。TIG半衰期较TAT长,且不会发生过敏反应,不必做过敏试验。

3. 抗生素　用于杀灭破伤风梭状芽孢杆菌。青霉素每日20万U/kg,或甲硝唑,每日15mg/

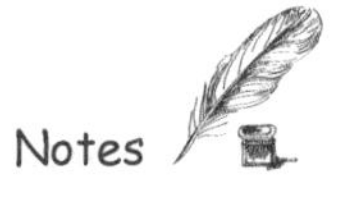

kg,分次静脉滴注,用7~10天。

4. 其他治疗 脐部用3%过氧化氢或1:4000高锰酸钾溶液清洗,涂抹碘酒以消灭残余的破伤风杆菌。发作时缺氧者予以间歇性吸氧,严重者需要气管插管,呼吸机辅助通气。有脑水肿时应用脱水剂。

5. 护理营养 患儿宜置于安静而避光的环境中,保持体温稳定,必要的操作集中进行,尽量减少刺激以减少痉挛的发作。及时清理呼吸道的分泌物,保持呼吸道通畅。病初应禁食,予以肠道外营养,待痉挛减轻后试用胃管喂养,逐渐过渡到经口喂养。

【预防】 新生儿破伤风的病死率很高,因此,必须做好预防。有效的措施是实行新法接生,接生时严格消毒。一旦接生时未能严格消毒,须在24小时内重新处置脐残端,同时肌注TAT 1500~3000U,或注射TIG 75~250U。目前已在开展给孕妇注射破伤风类毒素的方法也有助于预防新生儿破伤风的发生。

五、新生儿巨细胞病毒感染

巨细胞病毒(cytomegalovirus,CMV)属于疱疹病毒,为双链DNA病毒,因组织切片上可见受染细胞体积大,细胞核内和胞质内含有特征性的包涵体而得名。成人感染率很高,但大多为隐性感染。病毒可通过胎盘感染胎儿,是宫内感染最常见的病原体。CMV也可由于分娩时接触产道内含有CMV的分泌物或产后经母乳排毒而感染。还有少部分系输入带病毒的血液或血制品所致的医源性感染。在美国,至少1%的活产儿伴有先天性CMV感染,是导致感觉神经性耳聋和发育迟滞的最常见感染性疾病。

【临床表现】 宫内感染的患儿早期可表现为早产、宫内发育迟缓以及多脏器功能损害,如皮肤瘀点、瘀斑、肝脾肿大、黄疸、肺炎等,死亡率可高达30%。CMV肺炎的表现和其他小婴儿无热肺炎相似,有气促、咳嗽、鼻塞、呼吸暂停等。胸片可见肺部过度充气,纹理增多、增粗,局灶性肺不张。实验室检查可发现肝酶增高、高直接胆红素血症、血小板减少、贫血等。部分患儿有小头畸形、脑室周围钙化灶以及脑室扩大、皮质萎缩等神经系统病变。中枢神经系统出现异常的患儿大多出现发育落后、听力丧失、视力受损等后遗症,其中以感觉神经性耳聋为最常见。5%~15%无症状的先天性感染患儿也可逐渐出现听力丧失、智力低下、运动型痉挛等神经系统后遗症。围生期获得性感染的潜伏期为4~12周,患儿主要表现为黄疸、肝脾肿大、肺炎以及听力丧失等。CMV感染造成多脏器损害时称之为巨细胞包涵体病(cytomegalic inclusion disease,CID)。

【诊断】 新生儿期出现典型症状或母亲孕期血清学检查由阴性转阳性者应高度怀疑CMV感染。下列检查可确诊:①脱落细胞检查:取新鲜晨尿或脑脊液的沉渣作涂片,瑞氏、吉姆萨染色作光镜检查,受感染的细胞变大、核内有嗜酸性巨细胞包涵体,直径8~10μm,占核中央区的大部分,似猫头鹰眼。本法特异性高,但阳性率低,有时需多次采样才获阳性结果;②血清学检查:用ELISA方法检测血清中CMV-IgG、IgM抗体,IgG阳性,可能为来自母体的抗体,若双份血清IgG滴度超过4倍升高提示近期感染。IgM抗体不能通过胎盘,若升高有诊断价值;③病毒分离:尿、唾液、脑脊液标本或活检组织接种于成纤维细胞可分离出病毒,但耗时长,需2~6周,阳性率低。新近发展的快速病毒培养技术(Shell vial culture)用荧光标记的单克隆抗体对培养细胞进行染色,培养24~72小时后就可以检测出受染细胞中的早期抗原,为早期诊断提供依据;④聚合酶链反应:可检测尿、脑脊液和组织中的CMV-DNA,其敏感性高,但容易出现假阳性结果。

【治疗】 更昔洛韦(ganciclovir)剂量为每日5~10mg/kg,分为每12小时1次,静脉滴注,疗程6周。其疗效及安全性正在进一步研究中。研究发现更昔洛韦治疗可以减少听力损害。治疗也不足以预防其神经系统后遗症。更昔洛韦的副作用主要有骨髓抑制以后的中性粒细胞减少、血小板减少、贫血,以及肝功能损害和脉络膜视网膜炎,还可能影响精子生成。免疫球蛋白

对 CMV 感染的确切疗效尚未得到证实。

六、先天性弓形虫感染

弓形虫病(toxoplasmosis)是由刚地弓形虫(toxoplasma gondii)引起的人畜共患病,该病原在自然界广泛存在,多种哺乳动物、鸟类和人是其中间宿主,猫科动物为其终宿主。成人可以通过进食含包囊的未煮熟肉类食品或和动物的密切接触引起弓形虫感染,感染率很高,而且各地区差异较大,以欧美国家为著,法国人群阳性率更是高达80%,我国仅8%左右,这和人们的食品加工习惯及与动物的接触程度有关。但成人大多为隐性感染。母体孕期感染弓形虫后形成原虫血症,经胎盘传播至胎儿体内,导致胎儿感染。母婴传播率平均为30%~40%,孕早期感染传播率较低,但胎儿损害较重,孕晚期感染则传播率较高,对胎儿损害较轻。

【临床表现】 先天性弓形虫感染以中枢神经系统和眼部症状最常见。脉络膜视网膜炎、脑积水及脑钙化灶构成先天性弓形虫病三联症。约85%的患儿出生时无症状,直至数月、数年后才逐步出现中枢神经系统和眼的渐进性损害,少数患儿在出生时即有明显症状。中枢神经系统可表现为小头畸形、头围增大、惊厥、角弓反张、吞咽困难、肢体麻痹、耳聋等。脑脊液呈黄色,细胞数增多,以淋巴细胞为主,蛋白质增高。头部 CT 可见脑积水以及脑室周围白质和基底节钙化灶。脑积水有时是先天弓形虫感染的唯一表现,通常由导水管梗阻所致,可迅速进展。先天性弓形虫感染是导致脉络膜视网膜炎和视力受损的最常见原因之一。眼部表现还包括斜视、眼球震颤、白内障、小角膜等。坏死性视网膜炎常累及双侧。未经治疗的患儿几乎100%伴有脉络膜视网膜瘢痕的形成。其他常见的表现还有宫内发育迟缓和早产、贫血、黄疸、肝脾肿大、皮肤紫癜、淋巴结肿大、肾炎等。

【诊断】 须结合孕母感染史、临床表现和实验室检查。后者包括:①ELISA 检测血清弓形虫 IgG、IgM 抗体,该方法敏感性高,特异性强;②直接涂片找病原体或易感动物(鼠、兔)接种、组织细胞培养分离病原体,但是操作复杂,阳性率低;③聚合酶链式反应(PCR)检测弓形虫 DNA,特别是羊水中的 DNA 可用于胎儿感染的诊断。

【预防与治疗】 ①磺胺嘧啶(sulfadiazine)每次50mg/kg,每12小时1次,直至1岁;②乙胺嘧啶(pyrimethamine)每次1mg/kg,每12小时1次,2日后减为每日1次直至2~6个月,然后改为每周3次直至1岁。与磺胺嘧啶合用有协同作用,可以在几周内减轻症状,但两个药物都可引起骨髓抑制,用药期间应每周2次密切观察血象,补充叶酸10mg/次,每周3次直至停药后1周可以减轻骨髓抑制;③螺旋霉素(spiramycin)在胎盘组织中浓度高,不影响胎儿,适用于弓形虫感染的孕妇。预防应避免与猫、狗等密切接触,不吃未煮熟的食物。孕妇应进行血清学检查,妊娠初期感染弓形虫者应终止妊娠,中后期感染者应予治疗。

七、新生儿衣原体感染

新生衣原体感染(chlamydial infection)是由沙眼衣原体(chlamydia trachomatis,CT)引起的感染,主要表现为结膜炎和肺炎。CT 是一种含有 DNA 和 RNA,但缺乏 ATP 酶,必须依赖宿主细胞提供能量,因而只能寄生在活细胞内的病原体。衣原体在成人主要通过性传播,新生儿主要在分娩过程中从产道获得感染,能否通过胎盘或胎膜宫内感染胎儿目前还不明确。

【临床表现】 新生儿衣原体感染后最常见的表现为包涵体结膜炎和肺炎,此外还可引起中耳炎和鼻咽炎。阴道分娩时暴露于衣原体的新生儿大约三分之一出现衣原体结膜炎,其潜伏期一般为5~14天,分泌物初为浆液性,很快转为脓性。眼睑肿胀明显,结膜充血增厚,以下睑结膜和下穹隆处最为显著,可以有假膜形成,造成片状瘢痕。由于新生儿缺乏淋巴样组织,故滤泡增生少见。角膜一般不受累。衣原体肺炎发病较迟,大多于生后2~4周出现症状。早期表现为鼻塞、无热或低热等上呼吸道感染症状,常无明显流涕,半数病人伴有结膜炎。随后出现气

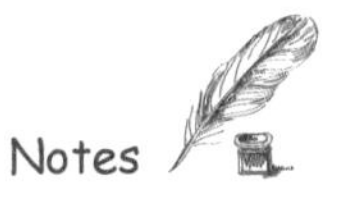

促、呼吸暂停或阵发间断性咳嗽，甚至影响进食和睡眠。吸气时常有细湿啰音或捻发音，少有呼气性喘鸣。胸部X线表现较临床症状为重，表现为肺透亮度增高，双侧对称性间质浸润，罕见胸腔积液。常持续数周至数月。如不治疗，病程迁延数周至数月。实验室检查白细胞计数正常，嗜酸性细胞常增多。

【诊断】 根据典型结膜炎和肺炎症状，结合胸片、实验室病原学检查及抗体检测，可明确诊断。因CT存在于结膜的上皮细胞内，故标本应取自眼下穹隆和下睑结膜的刮片，而非脓性分泌物。刮片用姬姆萨染色或碘染色可找到胞质内包涵体；或者用直接荧光抗体法或酶联免疫法检测CT抗原，敏感性及特异性均高，达95%以上，可用于衣原体结膜炎的快速诊断。血清学检查对衣原体肺炎的诊断很有帮助。几乎所有出现显著症状的患儿血清特异性IgM抗体都明显上升。但是IgG抗体可能来自母体。另外PCR技术检测CT的DNA具有较高敏感性。

【治疗】 结膜炎和肺炎都首选红霉素，每日50mg/kg，分4次口服，疗程14天。衣原体结膜炎局部可用0.5%红霉素眼膏、0.1%利福平或10%磺胺醋酰钠眼液，每天3～4次，持续2周，但是新生儿单纯局部用药起效慢，难以肃清病原，且操作较困难。

八、新生儿梅毒

新生儿梅毒又称先天性梅毒(congenital syphilis)，是梅毒螺旋体从母体经胎盘进入胎儿血循环所致的感染。近年来，我国先天性梅毒发病率有上升趋势。母婴传播率和母亲感染的时间有关。未经治疗的初期及二期梅毒孕妇母婴传播率极高，几乎100%。先天性感染可导致死产，胎儿水肿，或早产。存活儿发病年龄不一，2岁以内出现临床症状者为早期梅毒，2岁以后为晚期梅毒。

【临床表现】 大多数受累患儿出生时无症状，于2～3周后逐渐出现。若母亲在妊娠早期感染梅毒又未及时治疗，则新生儿发病时间早且病情重。早期先天梅毒的主要症状如下：①一般症状发育、营养差，哭声嘶哑，低热，贫血，易激惹、黄疸、低血糖等；②皮肤黏膜损害常于生后2～3周出现，皮疹为多形性，可表现为全身散在斑丘疹，梅毒性天疱疮、口周或臀部皮肤呈放射状裂痕。梅毒性鼻炎通常在1周左右出现，表现为鼻塞、脓血样分泌物，累及鼻软骨时以后形成“鞍鼻”累及喉部引起声嘶；③骨损害出现于约90%患儿，多发生于生后数周，长骨的干骺端最易受累，常因剧痛造成肢体“假性瘫痪”(Parrot's pseudoparalysis)，X线特点为长骨骨骺端出现横行透亮带；④肝、脾、全身淋巴结肿大，几乎所有患儿均有肝大。滑车上淋巴结肿大有诊断价值；⑤血液系统症状包括贫血、白细胞减少、白细胞增多、血小板减少等。新生儿早期Coomb试验阴性的溶血性贫血是特征性的表现；⑥中枢神经系统症状在新生儿罕见，多在生后3～6个月时出现急性化脓性脑膜炎样症状，但脑脊液中细胞数增加以淋巴为主，糖正常；⑦其他尚可见视网膜脉络膜炎、胰腺炎、肺炎和心肌炎等。晚期先天梅毒的症状包括神经性耳聋、“马鞍鼻”、间质性角膜炎、桑葚样磨牙、智力发育迟缓等。

【诊断】 主要根据母亲病史、临床表现和实验室检查。出生时胎盘大而苍白提示宫内感染。临床标本暗视野显微镜检查、直接荧光抗体及组织学检查发现梅毒螺旋体可以确诊，但灵敏度较低。梅毒血清学检查中的快速血浆反应素试验(rapid plasma reagin test，RPR)和性病研究实验室试验(venereal disease research laboratories，VDRL)主要作为筛查试验及观察疗效的指标；而荧光螺旋体抗体吸附试验(uorescent Treponema antibody-absorption，FTA-ABS)和梅毒螺旋体颗粒凝集试验(Treponema pallidum particle agglutination test，TPPA)由于其特异性强，可用于确诊，但不会转阴，因此不能作为疗效评价的指标。近年，FTA-ABS 19S IgM、ELISA、PCR等方法也用于先天梅毒的诊断，但临床上还未广泛开展。

【预防与治疗】 梅毒血清学试验阳性且伴有临床症状或母亲孕期未经过足疗程青霉素治疗的新生儿需要抗梅毒治疗。药物首选青霉素，生后7天内每次5万U/kg，静脉滴注，每12小

时1次,7天后改为每8小时1次,每次剂量同上,总疗程10~14天。或用普鲁卡因青霉素,5万U/kg,肌注,每天1次,共10~14天。由于红霉素无法透过血脑屏障,因此用于治疗先天梅毒是不可靠的。疗程结束后,应每2~3个月监测一次VDRL或RPR试验,直至其滴度持续下降或转阴。脑脊液检查异常的患儿每隔6个月应复查脑脊液,直至正常。对孕妇进行常规筛查并对梅毒患者及时正规治疗是降低先天梅毒发病率的最有效措施。

(母得志)

第十二节　新生儿坏死性小肠结肠炎

新生儿坏死性小肠结肠炎(neonatal necrotizing enterocolitis,NEC)是由围产期多种致病因素导致的以腹胀、呕吐、便血为主要症状的急性坏死性肠道疾病,主要发生于早产儿,但也可见于近足月儿和足月儿。其总体发生率约为(0.3~2.4)/1000活产儿,在极低出生体重儿(<1500g)的发生率为5%~10%。该病病情一般较严重,病死率为20%~30%。母乳喂养是目前唯一公认的可以预防NEC发生的因素。

【病因和发病机制】 该疾病的病因和发病机制十分复杂,尚未完全明确,目前一般认为是多因素共同作用所致。

1. **早产** 胃肠道功能不成熟,胃酸分泌少,胃肠道动力差,食物易滞留而发酵,消化酶活力低,消化道黏膜通透性高,消化吸收功能差,局部免疫反应低下,肠道内分泌型IgA水平低,有利于细菌在肠腔内过度繁殖及迁移。当喂养不当、感染或肠壁缺氧缺血时更易导致肠黏膜损伤。

2. **肠黏膜缺氧缺血** 缺氧缺血时机体重新分配全身血液以保证心、脑等重要脏器的供应,此时肠系膜血管收缩使肠道血流减少至正常的35%~50%,从而发生缺氧缺血性损伤,缺血后再灌注可造成自由基大量产生,进一步损伤肠黏膜。围生期窒息、严重呼吸暂停、严重心肺疾病、休克、交换输血、严重贫血、红细胞增多症、母亲孕期滥用可卡因等都可能通过肠壁缺氧缺血导致肠黏膜损伤。

3. **感染及肠道菌群异常** 母乳喂养的健康足月新生儿肠道菌群以双歧杆菌等益生菌为主,而早产儿或患病新生儿由于开奶延迟、长时间暴露于广谱抗生素等原因导致肠道内致病菌过度繁殖。此外,败血症、肠炎或其他严重感染时,病原微生物及其产生的毒素可直接损伤肠黏膜,或通过激活免疫细胞产生多种细胞因子而引起肠黏膜损伤,而早产儿在炎症因子作用下更易产生炎症反应。常见的致病菌有大肠埃希菌、梭状芽胞杆菌、铜绿假单胞菌、沙门菌、肺炎克雷伯杆菌、产气荚膜杆菌、链球菌、凝固酶阴性葡萄球菌、乳酸杆菌、肠球菌等。病毒(如轮状病毒)和真菌也可引起本病。

4. **肠道喂养** 约90%的NEC患儿都曾接受胃肠道喂养。摄入渗透压过高(>460mOsm/L)的配方奶、奶量过多、奶量增加过快等都和NEC的发生有关。

5. **其他** 口服某些渗透压较高的药物,如维生素E、氨茶碱、吲哚美辛、布洛芬、苯巴比妥、造影剂等,与NEC的发生有关。有报道H_2受体拮抗剂的应用以及浓缩红细胞的输注也可能会增加发生NEC的风险。

【病理】 肠道病变轻重悬殊,轻者范围仅数厘米,最常受累的是回肠末端和升结肠,重者可累及胃和整个肠道。肠腔充气,黏膜呈斑片状或大片坏死,肠壁有不同程度的积气、出血及坏死。严重时整个肠壁全层坏死并伴肠穿孔。

【临床表现】 多见于早产儿。发病时间与胎龄及出生体重相关,胎龄越小,起病越晚,大多在生后2周内发病,极低出生体重儿可迟至生后2个月,足月儿一般在生后1周内发病。临床表现轻重差异较大,初起表现为胃潴留、腹胀和呕吐等喂养不耐受的症状,以及呼吸暂停、呼吸窘迫、嗜睡、体温波动等全身症状。随后出现大便性状改变、血便。严重者发展为呼吸衰竭、休克、

DIC甚至死亡。查体可见腹部膨隆、肠型、腹壁发红、肠鸣音减弱或消失。肠穿孔和腹膜炎是常见的并发症。

【辅助检查】

1. **腹部X线平片** 对本病诊断有重要意义。主要表现为麻痹性肠梗阻、肠壁间隔增宽、肠壁积气、门静脉充气征、部分肠袢固定(表明该段肠管病变严重)、腹水和气腹。肠壁积气和门静脉充气征为本病的特征性表现,可与一般麻痹性肠梗阻相鉴别。重症新生儿不宜采用立位摄片,可以采用左侧卧位片(显示积聚于肝和右侧腹壁之间的腹腔内游离气体)或侧位片(显示前腹壁与肠曲间出现小三角形透光区)观察肠穿孔。腹腔内大量游离气体可在平卧片上见"足球征",是由于大量气体集中于中腹部与镰状韧带交织而成。

2. **超声检查** 对门脉积气的敏感性较X线片高,还可观察肠壁的厚度、腹腔积液、肠壁血流灌注等情况,且具有无辐射及无创等优点,有利于动态观察。

3. **实验室检查** 可发现白细胞增多或减少、核左移、血小板减少、血糖异常(高血糖或低血糖)、代谢性酸中毒、低钠血症、凝血功能障碍等。血、便细菌培养阳性有助于指导抗生素应用。

【诊断】 需根据临床表现与腹部X线片,目前临床仍采用修正Bell-NEC分级标准,(表6-12-1)。典型病例,如腹胀、呕吐、便血,加之腹部X线改变,不难诊断。对于不典型病例,应与自发性肠穿孔、肠扭转、感染性小肠结肠炎、结肠囊样积气症及肛裂相鉴别。

表6-12-1 Bell-NEC分级

分期	全身症状	胃肠道症状	影像学检查	治疗
Ⅰ疑似				
ⅠA	体温不稳定、呼吸暂停、心率下降	胃潴留增加、轻度腹胀、大便隐血阳性	正常或轻度肠梗阻	禁食,抗生素治疗3天
ⅠB	同ⅠA	同ⅠA,肉眼血便	同ⅠA	同ⅠA
Ⅱ确诊				
ⅡA(轻度病变)	同ⅠA	同ⅠA,肠鸣音消失和(或)腹部触痛	肠梗阻、肠壁积气	禁食,抗生素治疗7~10天
ⅡB(中度病变)	同ⅠA,轻度代谢性酸中毒、轻度血小板减少	同ⅠA及肠鸣音异常、明确腹胀、蜂窝织炎、右下腹肿块	同ⅡA及门静脉积气和(或)腹腔积液	禁食,抗生素治疗14天
Ⅲ晚期				
ⅢA(严重病变,肠道无穿孔)	同ⅡB,低血压、心动过缓、混合性酸中毒、DIC、中性粒细胞减少	同Ⅰ和Ⅱ及腹膜炎症状、明显的腹胀、腹壁紧张	同ⅡB及明确的腹腔积液	禁食,抗生素治疗14天,补液,机械通气,腹腔穿刺术
ⅢB(严重病变,肠道穿孔)	同ⅢA	同ⅢA	同ⅡB及气腹	同ⅢA及手术

资料来源:Pediatr Clin North Am,1986,33:179-201.

【治疗】

1. **一般处理** 绝对禁食时间依病情严重程度而定,一般Ⅰ期72小时,Ⅱ期7~10天,Ⅲ期14天或更长,目前多数学者认为可根据病情适当缩短禁食时间。待临床情况好转,腹胀消失,肠鸣音恢复,大便潜血转阴,X片异常征象消失后可逐渐恢复饮食。禁食期间需常规胃肠减压。

2. **抗感染** 每例患儿都应送检血、粪便培养,以寻找可能的病原菌。经验性用药一般可选氨苄西林、哌拉西林钠或第3代头孢菌素,参考培养结果,如为厌氧菌首选甲硝唑,肠球菌考虑

选用万古霉素。疗程一般为7～10天,重症14天或更长。

3. 支持疗法　动态监测生命体征、实验室及影像学检查,维持呼吸功能,必要时机械通气。维持水电解质平衡,每日供给液体量120～150ml/kg,根据胃肠道液体丢失再做增减。由于禁食时间较长,应该给予胃肠外营养,保证每日378～462kJ/kg(90～110kcal/kg)的能量供给。注意必需氨基酸、必需脂肪酸、维生素及微量元素的补充。有凝血机制障碍时可输新鲜冰冻血浆,严重血小板减少可输注血小板。出现休克时给予抗休克治疗。

4. 外科治疗　指征:①肠穿孔或弥漫性腹膜炎;②保守治疗无效的完全性肠梗阻(扩张的肠袢僵直、固定);③经内科严格保守治疗,病情逐渐加重者。术式根据患儿胎龄、手术耐受程度及肠管坏死程度选择剖腹手术(切除坏死肠段造瘘后再行肠吻合)或腹腔引流术。

5. 随访　存活者应定期随访,手术病人有10%～20%由于切除肠段过多而并发短肠综合征,另有部分病人发生肠狭窄、吸收不良、胆汁淤积、慢性腹泻、电解质紊乱等远期并发症。此外,有报道存活NEC患儿发生远期生长发育及神经发育障碍的比例增加。

(武　辉)

第十三节　新生儿硬肿症

新生儿硬肿症(sclerema neonatorum)简称新生儿冷伤,亦称新生儿寒冷损伤综合征(neonatal cold injury syndrome)。是由于寒冷或/和多种疾病所致,主要表现为低体温和皮肤硬肿,重症可发生多器官功能损害。近20年来,随着居住条件的改善、新生儿转运技术的开展和新生儿保暖技术的普及,该病的发病率已有显著下降。

【病因和病理生理】

(一)寒冷和保温不足

新生儿尤其是早产儿,发生低体温和皮肤硬肿的原因是:①体温调节中枢不成熟。环境温度低时,其增加产热和减少散热的调节功能差,使体温降低;②体表面积相对较大,皮下脂肪少,皮肤薄,血管丰富,易于失热。寒冷时散热增加,导致低体温;③躯体小,总液体含量少,体内储存热量少,对失热的耐受能力差,寒冷时即使有少量热量丢失,体温便可降低;④新生儿由于缺乏寒战反应,寒冷时主要靠棕色脂肪(brown fat)代谢产热,但其代偿能力有限;早产儿由于其储存少(胎龄越小储存越少),代偿产热能力更差;因此,寒冷时易出现低体温。棕色脂肪分布在颈、肩胛间、腋下、中心动脉、肾和肾上腺周围;⑤皮下脂肪(白色脂肪)中,饱和脂肪酸含量高(为成人3倍),由于其熔点高,低体温时易于凝固,出现皮肤硬肿。

(二)疾病

严重感染、缺氧、心力衰竭和休克等使能源物质消耗增加、热卡摄入不足,加之缺氧又使能源物质的氧化产能发生障碍,故产热能力不足,即使在正常散热的条件下,也可出现低体温和皮肤硬肿。严重的颅脑疾病也可抑制尚未成熟的体温调节中枢,其调节功能进一步降低,使散热大于产热,出现低体温,甚至皮肤硬肿。

(三)多器官损害

低体温及皮肤硬肿,可使局部血液循环淤滞,引起缺氧和代谢性酸中毒,导致皮肤毛细血管壁通透性增加,出现水肿。如低体温持续存在和/或硬肿面积扩大,缺氧和代谢性酸中毒进一步加重,可引起多器官功能损害(见本章第四节)。

【临床表现】　主要发生在寒冷季节或重症感染时。多于生后1周内发病,早产儿多见,低体温和皮肤硬肿是本病的主要表现。

1. 一般表现　反应低下,吮乳差或拒乳,哭声低弱或不哭,活动减少,也可出现呼吸暂停等。

2. 低体温(hypothermia)　新生儿低体温指体温<35℃。轻症为30～35℃;重症<30℃,可

Notes 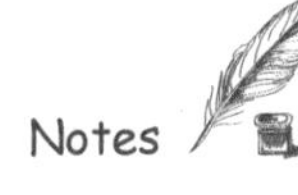

出现四肢甚或全身冰冷。低体温时常伴有心率减慢。

3. 皮肤硬肿 即皮肤紧贴皮下组织,不能移动,按之似橡皮样感,呈暗红色或青紫色。伴水肿者有指压凹陷。硬肿常呈对称性,其发生顺序依次为:下肢→臀部→面颊→上肢→全身。硬肿面积可按头颈部20%、双上肢18%、前胸及腹部14%、背部及腰骶部14%、臀部8%及双下肢26%计算。严重硬肿可妨碍关节活动,胸部受累可致呼吸困难。

4. 多器官功能损害 重症可出现休克、DIC和急性肾衰竭等。肺出血是较常见的并发症。

【辅助检查】 根据病情需要,检测血常规、动脉血气和血电解质、血糖、尿素氮、肌酐、DIC筛查试验。必要时可做ECG及X光胸片等。

【诊断】 在寒冷季节,环境温度低和保温不足,或患有可诱发本病的疾病;有体温降低,皮肤硬肿,即可诊断。临床依据体温及皮肤硬肿范围分为:轻度:体温≥35℃、皮肤硬肿范围<20%;中度:体温<35℃、皮肤硬肿范围为20%~50%;重度:体温<30℃、皮肤硬肿范围>50%,常伴有器官功能障碍。

【鉴别诊断】 应与新生儿水肿和新生儿皮下坏疽相鉴别。

(一)新生儿水肿

①局限性水肿:常发生于女婴会阴部,数日内可自愈;②早产儿水肿:下肢常见凹陷性水肿,有时延及手背、眼睑或头皮,大多数可自行消退;③新生儿Rh溶血病或先天性肾病:水肿较严重,并有其各自的临床特点。

(二)新生儿皮下坏疽

常由金黄色葡萄球菌感染所致。多见于寒冷季节。有难产或产钳分娩史。常发生于身体受压部位(枕、背、臀部等)或受损(如产钳)部位。表现为局部皮肤变硬、略肿、发红、边界不清楚并迅速蔓延,病变中央初期较硬以后软化,先呈暗红色以后变为黑色,重者可有出血和溃疡形成,亦可融合成大片坏疽。

【治疗】

(一)复温(rewarming)

目的是在体内产热不足的情况下,通过提高环境温度(减少失热或外加热),以恢复和保持正常体温。新生儿由于腋窝部皮下含有较多棕色脂肪,寒冷时氧化产热,使局部温度升高,此时腋温高于或等于肛温(核心温度)。正常状态下,棕色脂肪不产热,腋温-肛温差(TA-R)<0℃;重症新生儿硬肿症,因棕色脂肪耗尽,故TA-R也<0℃;新生儿硬肿症初期,棕色脂肪代偿产热增加,则TA-R≥0℃。因此,TA-R可作为判断棕色脂肪产热状态的指标。

1. 若肛温>30℃,可通过减少散热,使体温回升。将患儿置于已预热至中性温度的暖箱中,一般在6~12小时内可恢复正常体温。

2. 当肛温<30℃时,一般均应将患儿置于箱温比肛温高1~2℃的暖箱中进行外加温。每小时提高箱温0.5~1℃(箱温不超过34℃),在12~24小时内恢复正常体温。然后根据患儿体温调整暖箱温度。若无上述条件,也可采用温水浴、热水袋、火炕、电热毯或母亲将患儿抱在怀中等加热方法。

(二)热量和液体补充

供给充足的热量有助于复温和维持正常体温。热量供给从每日210kJ/kg(50kcal/kg)开始,逐渐增加至每日419~502kJ/kg(100~120kcal/kg)。喂养困难者可给予部分或完全静脉营养。液体量按0.24ml/kJ(1ml/kcal)计算,有明显心、肾功能损害者,在复温时因组织间隙液体进入循环,可造成左心功能不全和肺出血,故应严格控制输液速度及液体入量。

(三)控制感染

根据血培养和药敏结果应用抗生素。

(四)纠正器官功能紊乱

对心力衰竭、休克、凝血障碍、弥散性血管内凝血、肾衰竭和肺出血等,应给以相应治疗。

【预防】 ①做好围生期保健工作，宣传预防新生儿硬肿症的知识；②避免早产、产伤和窒息等，及时治疗诱发硬肿症的各种疾病；③尽早开始喂养，保证充足的热量供应；④注意保暖，产房温度不宜低于24℃，生后应立即擦干皮肤，用预热的被毯包裹。有条件者放置暖箱中数小时，待体温稳定后再放入婴儿床中，若室温低于24℃，应增加包被。极低出生体重儿生后应一直在暖箱中保温，箱温为中性温度，待体重>1800g或室温下体温稳定时，可放置于婴儿床中；⑤在新生儿外科手术、新生儿转院及各种检查过程中应注意保暖。

（母得志）

第十四节 新生儿出血症

新生儿出血症（hemorrhagic disease of the newborn）又称新生儿维生素K缺乏性出血症（vitamin K deficiency bleeding of the newborn，VKDB），是由于维生素K缺乏使体内维生素K依赖的凝血因子活性降低而导致的出血性疾病。近年来，由于对新生儿出生时常规注射维生素K_1进行预防，此病发病率已明显降低。

【病因和发病机制】 Ⅱ、Ⅶ、Ⅸ、Ⅹ等凝血因子主要在肝脏合成和贮存，这4种凝血因子必须在有维生素K的参与下才能使谷氨酸残基羧化为γ-羧基谷氨酸，具有更多的钙离子结合位点后，方有凝血的生物活性。维生素K缺乏时，上述维生素K依赖因子不能羧化，只是无功能的蛋白质，因此不能参与凝血过程而致出血。维生素K缺乏的原因主要包括：①肝脏储存量低：由于胎盘对维生素K的通透性很低，母体维生素K很少进入胎儿体内，早产儿、小于胎龄儿的储存量更低；②合成少：维生素K可由肠道细菌合成，出生后延迟喂奶或长时间使用广谱抗生素可抑制肠道正常菌群的形成，从而减少维生素K的合成。母乳喂养儿肠道内以双歧杆菌为主，合成维生素K的能力差。母亲孕期应用某些药物如抗惊厥药（苯妥英钠、卡马西平、苯巴比妥）、抗凝药（双香豆素和华法林）、抗结核药（利福平和异烟肼）等，可抑制维生素K的合成；③摄入少：维生素K在绿叶蔬菜和植物油中含量较高。母乳中维生素K的含量仅1～4μg/L，明显低于牛乳，因此新生婴儿特别是母乳喂养儿从食物摄入的维生素K量很少；④吸收少：肝胆疾病、先天性胆道闭锁或慢性腹泻时，维生素K的吸收减少。

【临床表现】 根据发病时间分为3型：①早发型：生后24小时之内发病，与母亲产前服用干扰维生素K代谢的药物有关。出血症状严重，表现为头颅血肿，脐带残端渗血，皮肤、消化道和颅内出血等；②经典型：生后第2～7天发病，早产儿可迟至生后2周发病。表现为皮肤、脐带残端、胃肠道出血，穿刺部位或手术创口渗血等，颅内出血较少见，出血量一般少到中等量；③晚发型：通常生后2～12周发病，多见于单纯母乳喂养又未补充维生素K的婴儿，以及肝胆疾患、慢性腹泻、营养不良、长期接受广谱抗生素的患儿。一半以上的患儿表现为急性颅内出血，其次为胃肠道出血，预后不良。

【辅助检查】 凝血酶原时间（prothrombin time，PT）明显延长是本病的重要诊断指标，为对照的两倍以上即有诊断意义。活化部分凝血活酶时间（activated partial thromboplastin time，APTT）和凝血时间（clotting time，CT）均可延长。但凝血酶时间（thrombin time，TT）、血小板计数、出血时间、血块退缩试验和纤维蛋白原正常。有条件的医院可直接测定Ⅱ、Ⅶ、Ⅸ、Ⅹ因子的含量或维生素K的含量，活性Ⅱ因子与Ⅱ因子总量比值小于1提示有维生素K缺乏。用免疫学方法，如血清维生素K缺乏诱导蛋白（protein induced in vitamin K antagonism，PIVKA Ⅱ法）直接测定无活性凝血酶原，阳性提示存在维生素K缺乏。

【诊断与鉴别诊断】 根据病史中有高危因素、发病时间、临床表现、PT和APTT均延长且血小板正常即可诊断。维生素K治疗后出血停止，PT缩短亦有助于本病诊断。需与以下疾病鉴别：

1. 新生儿咽下综合征 婴儿在分娩过程中咽下母血，在生后不久即呕血和便血。但本病无其他部位的出血倾向，凝血机制正常，经洗胃后不再呕血。碱变性（alkali probation test, APT）试验可鉴别呕吐物中的血是否来自母体。取1份呕吐物加5份蒸馏水，离心10分钟后取上清液4ml，加入1%氢氧化钠1ml，液体变为棕色为母血（成人血红蛋白为HB-A，抗碱性弱），仍为粉红色为婴儿血（胎儿血红蛋白为HB-F，抗碱性强）。

2. 消化道出血 坏死性小肠结肠炎、消化道应激性溃疡、胃穿孔等可出现大量呕血和便血。这些患儿常有窒息、感染或使用糖皮质激素等病史，一般情况差，腹部体征明显，容易鉴别。

3. 其他出血性疾病 血小板减少性紫癜、血管瘤-血小板减少性紫癜综合征（Kasabach-Merritt syndrome）均有血小板明显降低；血友病患儿以男性多见，且多有家族史，主要表现为手术或外伤后出血不止；DIC时，常伴有严重原发疾病，除PT和CT延长外，血小板和纤维蛋白原降低可予鉴别；临床疑为新生儿出血症，而维生素K治疗无效时，则应考虑先天性凝血因子缺乏的可能，实验室检查可见相应的凝血因子缺乏。

【治疗和预防】

1. 治疗 患儿必须保持安静，避免搬动。已发生出血的新生儿立即给予维生素K_1 1mg静脉注射。此时不宜肌注，因为容易导致注射部位的血肿。严重活动性出血者可输新鲜冰冻血浆10～20ml/kg，以提高血浆中有活性的凝血因子水平。根据不同出血部位，采取不同措施。

2. 预防 目前仍无统一的预防方法，比较公认的是母亲为孕期服用抑制维生素K合成药物者，应在妊娠最后三个月及分娩前24小时各给予维生素K_1 10mg肌注一次。新生儿出生后立即给予维生素K_1肌注一次：出生体重<1.5kg，肌注0.5mg；出生体重≥1.5kg，肌注1mg。纯母乳喂养不同意肌注者可口服维生素K_1 1mg于生后至12周每周一次，或2mg于生后、1周、4周各一次。对于胆汁淤积患儿应额外补充维生素K_1，但目前无统一剂量。

（武 辉）

第十五节 新生儿低血糖症和高血糖症

一、新生儿低血糖症

新生儿低血糖症（neonatal hypoglycemia）是新生儿期最常见的代谢问题之一，多见于早产儿及小于胎龄儿，严重者可以引起神经系统损伤。由于新生儿生后血糖浓度有一自然下降继而上升的过程，并且许多低血糖的新生儿并无任何临床症状和体征，因此，目前仍无可以针对不同胎龄、出生体重、日龄及病情的统一低血糖诊断标准，以往多数学者以全血葡萄糖<2.2mmol/L（40mg/ml）作为新生儿低血糖症的诊断标准，目前国际上多数学者认为血清葡萄糖<2.6mmol/L（47mg/ml）可以诊断为新生儿低血糖症。

【病因及发病机制】 新生儿低血糖症的原因很多，可大致概括为以下几类：

1. 肝糖原贮存不足 因肝糖原贮存主要发生于妊娠后期并取决于宫内营养状况，因此，早产儿、小于胎龄儿和双胎中体重轻者肝糖原贮存少，出生后若延迟开奶或摄入不足就容易发生低血糖。

2. 葡萄糖消耗增加 应激及严重疾病，如寒冷、创伤、窒息、呼吸窘迫、严重感染、休克等，均可使代谢增加，葡萄糖的消耗增多，因而容易并发低血糖。红细胞增多症时，血液内过多的红细胞消耗大量葡萄糖，导致低血糖。

3. 胰岛素水平过高 病因包括：①糖尿病母亲新生儿因母体高血糖致胎儿胰岛细胞代偿性增生，生后胰岛素水平较高，容易发生低血糖；②突然停止高张葡萄糖液静脉输注，而胰岛素分泌仍处于亢进状态；③新生儿溶血病：红细胞破坏致谷胱甘肽释放，刺激胰岛素分泌增加，此外，

换血时因血液保养液中葡萄糖浓度较高，亦可致胰岛素分泌增加；④胰岛素分泌过多的疾病：Beckwith-Wiedemann综合征、持续性高胰岛素血症、胰岛细胞增生症、胰岛细胞腺瘤等；⑤母亲孕期用氯磺丙脲、噻嗪类利尿剂、特布他林等药物可导致新生儿高胰岛素水平。

4. 遗传代谢性疾病　某些糖、脂肪酸、氨基酸代谢异常如半乳糖血症、糖原累积病、先天性果糖不耐受症、枫糖尿病、中链酰基辅酶A脱氢酶缺乏等。

5. 内分泌疾病　先天性垂体功能低下、肾上腺皮质功能低下、胰高血糖素缺乏、甲状腺功能低下、生长激素缺乏等。

6. 其他　肝脏疾病、慢性腹泻、营养不良、孕母应用β受体阻滞剂或口服降糖药物，此外尚有一些找不出明确原因者，称为特发性低血糖。

【临床表现】　多数患儿并无临床症状，即使出现症状也多是非特异性的。主要表现为：震颤、阵发性青紫、呼吸暂停或呼吸增快、哭声减弱或音调变高、肌张力低下、异常眼球转动、喂养困难、反应差及嗜睡、惊厥，也可出现面色苍白、多汗、体温不升、心动过速、哭闹等。一般症状出现于生后数小时至1周内，多见于生后24～72小时。糖尿病母亲的婴儿生后数小时即可出现症状。

【辅助检查】

1. 血糖测定　生后1～2小时的高危儿或有症状的新生儿应该常规筛查血糖。试纸法可用于筛查及监测，但有一定误差。此外，由于新生儿红细胞相对多，且其中还原型谷胱甘肽含量高，红细胞糖酵解增加，故全血糖值较血清糖低10%～15%，当血糖值<1.67mmol/L(30mg/dl)时，差异更大，故确诊需依据化学法（如葡萄糖氧化酶法）测定血清葡萄糖含量。应注意采血后及时测定，因在室温下葡萄糖分解可导致血糖值每小时下降0.83～1.11mmol/L(15～20mg/dl)。

2. 持续性低血糖　对于生后1周仍需要应用输注糖速超过8～10mg/(kg·min)的静脉营养才能维持血糖正常者，应酌情选测血胰岛素、胰高糖素、皮质醇、生长激素、ACTH、T_4、TSH，血、尿氨基酸，尿酮体及有机酸等。由高胰岛素血症引起的持续性低血糖可行胰腺B超或CT检查，疑有糖原贮积症时可行肝活检测定肝糖原和酶活力。

3. 头部MRI　建议对有症状低血糖患儿进行头部MRI检查，判断脑损伤程度。低血糖可引起广泛的、各种类型的脑损伤，尤其在顶枕叶皮层和皮层下白质损伤更为常见，且损伤后6天内在DWI成像上即可发现病变。

【处理】　对不论有无症状的低血糖患儿均应及时治疗，因发病越早、血糖越低、持续时间越长，越易造成中枢神经系统永久性损害。

1. 早期喂养　对于有发生低血糖高危因素无症状的新生儿，病情准许的情况下应在生后1小时内开始口服母乳或配方奶，不推荐口服糖水，进乳半小时起行血糖监测。

2. 静脉给予葡萄糖　指征：①有症状且血糖<2.2mmol/L(40mg/dl)；②无症状但进乳后血糖（出生4小时以内）<1.4mmol/L(25mg/dl)或血糖（生后4～24小时）<1.9mmol/L(35mg/dl)；③不能进食；④尽管频繁经口喂养仍持续低血糖。可先给予一次剂量的10%葡萄糖2ml/kg(200mg/kg)，按每分钟1.0ml静脉注射，以后从糖速6mg/(kg·min)开始持续静脉输注，可以逐渐增加至12mg/(kg·min)以上，静推葡萄糖后20～30分钟查血糖，以后每小时查一次，直至血糖稳定在2.2～2.8mmol/L(40～50mg/dl)。对于连续2～3天糖速都超过12mg/(kg·min)才能维持血糖正常者可以给予糖皮质激素，其具有减少外周葡萄糖的利用、促进糖异生、促进肝糖原分解及增加胰高糖素的作用，氢化可的松5mg/(kg·d)，分两次静脉给药，或口服泼尼松2mg/(kg·d)，共3～5天。

3. 持续性低血糖　①胰高血糖素，0.025～0.2mg/kg肌肉、皮下或静脉注射。最大剂量为1.0mg，其能促进糖原储备，该药仅作为短期用药；②持续高胰岛素血症者可给予二氮嗪(Diazoxide)，5～8mg/(kg·d)，分8～12小时一次口服，一般用药后5天起效，该药作为胰岛β细胞上

特异性三磷酸腺苷(ATP)敏感的钾通道兴奋剂,抑制胰岛素的释放。如无效可用二线药物奥曲肽(Octreotide),5~20μg/(kg·d),分6~8小时皮下或静脉注射,它是生长激素抑制素,可以抑制胰岛素分泌,起效较快;③持续性高胰岛素血症药物治疗无效者须行外科手术治疗;④有遗传代谢性疾病或其他原因者应采取相应治疗措施。

二、新生儿高血糖症

新生儿高血糖症尚无统一的诊断标准,目前多将全血葡萄糖>7.0mmol/L(125mg/dl),或血清葡萄糖>8.4mmol/L(150mg/dl)定义为新生儿高血糖症(neonatal hyperglycemia)。

【病因及发病机制】

1. **血糖调节功能不成熟** 是新生儿,尤其是极低出生体重儿、小于胎龄儿发生高血糖的最常见原因。新生儿对葡萄糖的耐受性个体差异很大,胎龄、体重、生后日龄越小,对糖的耐受性越差。与胰岛β细胞功能不完善,对输入葡萄糖反应不灵敏,胰岛素活性较差,存在相对性胰岛素抵抗等因素有关。极低出生体重儿即使输葡萄糖速率在4~6mg/(kg·min)时亦易发生高血糖。

2. **应激性高血糖** 应激状态下,如窒息、缺氧、感染、寒冷、创伤、休克等,血中儿茶酚胺、皮质醇、胰高血糖素水平明显升高,糖异生作用增强而引起高血糖。

3. **医源性高血糖** 葡萄糖输入浓度过大、糖速过快,母亲分娩前短时间内应用葡萄糖和糖皮质激素,或婴儿应用某些药物,如氨茶碱可抑制磷酸二酯酶,使cAMP升高,促进糖原分解,升高血糖;麻醉诱导剂和镇静剂可抑制胰岛素的作用,导致血糖升高;肾上腺素、糖皮质激素、咖啡因及苯妥英钠也可导致血糖升高。

4. **新生儿糖尿病** 是指发生于生后1个月以内持续两周以上需要胰岛素治疗的高血糖。较罕见,多见于小于胎龄儿,有如下几种:①暂时性(持续3~4周);②暂时性以后复发;③永久性糖尿病:约1/3患儿有家族史。

【临床表现】 轻者可无临床症状。血糖增高显著或持续时间长的患儿可出现高渗血症、高渗性利尿,表现为脱水、烦渴、多尿、体重下降、惊厥等,严重者甚至发生颅内出血。新生儿糖尿病可出现尿糖阳性、尿酮体阳性或阴性。

【治疗】 医源性高血糖应根据病情,暂时停用或减少葡萄糖的输入量;根据热卡需要及血糖值严格控制输糖速度,并监测血糖和尿糖;积极治疗原发病,纠正脱水和电解质紊乱;早产儿,尤其是极低出生体重儿,如果输糖速度减至4mg/(kg·min)、糖浓度减至5%时,血糖仍高于13mmol/L,可加用胰岛素:开始按每小时0.01U/kg,逐渐增至0.05~0.1U/(kg·h)静脉点滴,每30分钟监测血糖一次,当血糖开始下降要逐渐下调胰岛素输注速度,血糖下降2mmol/L,胰岛素下调0.01U/(kg·h),当血糖降为10mmol/L时停用胰岛素,之后1小时监测血糖一次,直至血糖稳定在正常范围。应用胰岛素期间,应4~6小时监测一次血钾。

(武 辉)

第十六节 新生儿低钙血症

新生儿低钙血症(neonatal hypocalcemia)指血清总钙<1.75mmol/L(7mg/dl),血清游离钙<1mmol/L(4mg/dl),是新生儿惊厥的常见原因之一。

【病因和发病机制】 胎盘能主动向胎儿转运钙,妊娠晚期母血甲状旁腺激素(parathyroid hormone,PTH)水平高,分娩时脐血总钙和游离钙均高于母血水平,使新生儿甲状旁腺功能暂时受到抑制。出生后因母亲来源的钙供应停止,外源性钙供应不足,而新生儿PTH水平较低,骨钙动员入血能力差,导致低钙血症。

（一）早期低血钙

发生于生后72小时内。常见于早产儿、小于胎龄儿、糖尿病及妊娠高血压综合征母亲所生婴儿。早产儿对甲状旁腺素的反应差、降钙素水平高、尿钙丢失多；小于胎龄儿宫内钙从胎盘向胎儿转运少；糖尿病母亲新生儿PTH水平更低，同时多伴随低镁血症。有难产、窒息、感染及产伤史者也易发生低钙血症，可能是由于细胞破坏，血磷增高所致，此外，出生窒息导致的低血钙还与肾功能不全、进乳少、降钙素水平高、PTH水平更低有关。

（二）晚期低血钙

指出生72小时后发生的低血钙。

1. 磷负荷过大　常发生于牛乳喂养的足月儿，主要是因为牛乳中磷含量高（900～1000mg/L，人乳150mg/L），钙/磷比例不适宜（1.35∶1，人乳2.25∶1）导致钙吸收差，同时新生儿肾小球滤过率低，肾小管对磷再吸收能力强，导致血磷过高，血钙沉积于骨，发生低钙血症。

2. 先天性甲状旁腺功能低下　若低血钙持续时间长或反复出现应注意本病，主要原因如下：

（1）母甲状旁腺功能亢进：多见于母亲甲状旁腺瘤。由于母血PTH水平持续增高，孕妇和胎儿高血钙，使胎儿甲状旁腺功能被严重抑制，从而生后发生顽固而持久的低钙血症，可伴发低镁血症，血磷一般高于2.6mmol/L（8.0mg/dl），应用钙剂可使抽搐缓解，疗程常需持续数周。

（2）暂时性先天性特发性甲状旁腺功能不全：是良性自限性疾病，母甲状旁腺功能正常，除用钙剂治疗外，还需用适量的维生素D治疗数月。

（3）先天性永久性甲状旁腺功能不全：系由于新生儿甲状旁腺先天缺如或发育不全所致，为X连锁隐性遗传，具有持久的甲状旁腺功能低下和高磷酸盐血症，如合并胸腺缺如、免疫缺陷、小颌畸形和主动脉弓异常则为DiGeorge综合征。

3. 其他　母妊娠期维生素D摄入不足而致新生儿维生素D缺乏亦可引起低钙血症；过度通气（如呼吸机使用不当）导致的呼吸性碱中毒或应用碳酸氢钠等碱性药物，使血中游离钙变为结合钙；换血时血液抗凝剂枸橼酸钠可结合血中游离钙；低镁血症可造成PTH分泌减少及抵抗；长期使用髓袢利尿剂，如呋塞米，可导致高钙尿症，均可致血钙降低。

【临床表现】　症状轻重不同，多出现于生后5～10天。低钙血症使细胞膜兴奋性增加，主要表现为呼吸暂停、烦躁不安、肌肉抽动及震颤、惊跳及惊厥等，手足抽搐和喉痉挛在新生儿少见。抽搐发作时常伴有呼吸暂停和发绀，严重胃肠平滑肌痉挛可致呕吐、便血等胃肠道症状，支气管痉挛可致喘息。发作间期一般情况良好，但肌张力稍高，腱反射增强，踝阵挛可呈阳性。早产儿生后3天内易出现血钙降低，其降低程度一般与胎龄成反比，通常无明显症状体征，可能与其发育不完善、血浆蛋白低和酸中毒时血清游离钙相对较高等有关。

【辅助检查】　血清总钙<1.75mmol/L（7mg/dl），血清游离钙<1mmol/L（4mg/dl），血清磷常>2.6mmol/L（8mg/dl），碱性磷酸酶多正常。必要时还应检测母亲血钙、磷和PTH水平。心电图QT间期延长（早产儿>0.2秒，足月儿>0.19秒）提示低钙血症。胸片上看不到胸腺影可能提示DiGeorge综合征。

【治疗】

1. 补充钙剂

（1）方法：①伴有惊厥发作或心力衰竭时，应立即静脉缓慢推注（10～15分钟）10%葡萄糖酸钙溶液1～2ml/kg，必要时间隔10分钟再给药1次，每日最大剂量为6ml/kg。惊厥停止后可口服补充元素钙50～60mg/（kg·d），病程长者可持续2～4周，以维持血钙在2～2.3mmol/L（8.0～9.0mg/dl）为宜；②不伴惊厥但血清游离钙<1mmol/L（4mg/dl）时应该静脉持续补充元素钙40～50mg/（kg·d）（10%葡萄糖酸钙溶液含元素钙9mg/ml），以维持游离钙水平在1.2～1.5mmol/L；③对于无症状的需要静脉营养的早产儿应每日持续给予元素钙50mg/kg，如果补钙

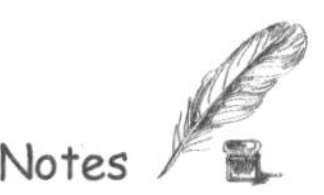

超过两天，应根据血磷值补充磷。

（2）注意事项：注意静脉内快速推注钙剂可使血钙浓度迅速升高，而抑制窦房结引起心动过缓，甚至心脏停搏，故静脉推注时应密切监测心率和心律变化。同时应防止钙剂外溢至血管外造成严重的组织坏死和皮下钙化。经脐静脉置管补钙时要注意管端不能在门静脉分支内以防造成肝坏死。

2. 补充镁剂 若使用钙剂后惊厥仍不能控制，应检查血镁。若血镁<0.6mmol/L（1.4mg/dl），可肌内注射25%硫酸镁，每次0.4ml/kg。

3. 补充维生素D 对于维生素D缺乏或甲状旁腺功能不全者，长期口服钙剂的同时还应给予维生素 D_2 10 000～25 000IU/d 或二氢速变固醇0.05～0.1mg/d 或 1,25（OH）$_2D_3$ 0.25～0.5μg/d。治疗过程中应定期监测血钙水平，调整维生素D的剂量。

4. 调整饮食 停喂含磷过高的牛乳，改用母乳或钙磷比例适当的配方乳。

（武 辉）

第十七节 新生儿产伤

产伤（birth injury）是分娩以及复苏过程中所发生的机械性损伤，其高危因素包括初产、产程延长、急产、胎位不正、巨大儿、胎头过大、胎儿畸形、母亲骨盆异常等。目前由于助产术的提高和对产前检查的重视，其发生率有所下降。

一、头颅血肿

【病因】 头颅血肿（cephalohematoma）多由于异常分娩、产钳或负压吸引助产时，因头颅受过度挤压以致血管破裂，血液积聚于骨膜下引起血肿。

【临床表现】 常见于初产妇所生新生儿，多见于顶部，偶见于枕、颞、额部，以一侧多见，也可发生于双侧。生后数小时乃至数天头颅表面可见圆形肿胀，迅速增大，大小不一。血肿受到骨膜限制，不超越骨缝。血肿表面皮肤颜色可正常，负压吸引所致者呈紫红色，初期触诊时有胀满感，吸收过程中变软而有波动感，边缘清楚，由于血肿机化（钙质沉积而骨化）从边缘开始，故在基底部形成硬环，逐渐延至血肿中央部位，吸收需1～4个月。血肿较大者，因血肿内红细胞破坏过多，黄疸加重。头颅血肿与产瘤可同时存在，血肿常隐于水肿之下，待水肿消失后显出血肿。5%～20%的患儿合并颅骨骨折，若同时出现神经系统症状者应检查头颅CT或MRI。继发感染时表现为血肿迅速增大，表面变红，波动感及张力增加。

【鉴别诊断】

1. 产瘤（caput succedaneum） 也称先锋头，见于头位产婴儿，是由于先露部位头皮血液及淋巴循环受压所致的软组织水肿。出生时出现边界不清的梭状局部肿胀，常越过骨缝，局部皮肤颜色可正常或稍红，按压时凹陷而无波动感，数天内自行吸收消失。

2. 帽状腱膜下出血（subaponeurotic hemorrhage） 是头颅帽状腱膜与骨膜间疏松组织内出血，因无骨膜限制出血量较大，易于扩散，常越过骨缝，头颅外观呈广泛性肿胀，波动感明显，眼睑、耳后和颈部皮下可见紫红色瘀斑，甚至出现低血容量性休克。

【治疗】 一般不需要治疗，大多数病儿可自行吸收而不留痕迹。注意局部皮肤清洁，不宜穿刺抽出血液，以免引起继发感染。若大血肿伴中度以上高胆红素血症者，应在严格无菌操作下抽吸血肿，并加压包扎2～3天，以避免胆红素脑病的发生。若化脓则须切开引流、清创，抽取血肿内液体培养，同时给予抗生素治疗。

二、面神经损伤

【病因】 面神经损伤（facial nerve injury）是由胎儿面部受产钳或在产道下降时受母亲骶骨

压迫受损所致的周围性面神经损伤。

【临床表现】　多数患儿为单侧面瘫，面神经的下支最常受损。表现为患侧鼻唇沟消失、眼裂不能完全闭合，哭闹时同侧前额不出现皱纹、口角向健侧歪斜。创伤性面神经损伤需要与病毒感染或其他病因所致的发育障碍或综合征相鉴别。

【治疗】　轻瘫者一般 3 周内自行痊愈，预后良好。对不能闭合的眼睛可以应用人工泪液及眼罩进行保护，个别因神经撕裂持续 1 年未恢复者需行神经修复术治疗。

三、臂丛神经损伤

【病因】　臂丛神经损伤(brachial plexus injury)多见于肩部不易娩出而用力牵拉头部或者臀位产过度牵拉头部、上肢或躯干时造成臂丛神经受压迫或撕裂，引起上肢完全或部分的弛缓性瘫痪。可能的危险因素包括孕母体重增长过快、糖尿病母亲新生儿、多胎、巨大儿以及臀位分娩。但不是所有臂丛神经损伤均为牵拉所致，部分损伤与不可避免的产时或产前因素，如胎儿的发育异常、胎儿在宫内的体位等有关。

【临床表现】　可分为三型：

1. **上臂型**　又称 Duchenne-Erb 麻痹，损伤限于 Cs，C_6神经，是最常见的类型，大约占 90%。肩部不能外展；上肢内收、内旋、下垂、不能外旋；前臂处于旋前的姿势，外伸不受影响，但不能后旋。肱二头肌反射消失，受累侧拥抱反射不能引出，握持反射存在。约 5% 的患儿伴有膈神经受损后的膈肌麻痹。

2. **下臂型**　又称 Klumpke 麻痹，损伤于 C_7，C_8，T_1神经，该型少见，占 1%。腕部屈肌及手肌无力，握持反射消失，肱二头肌反射可被引出。若第一胸椎神经根的交感神经纤维受损，可出现受损侧的眼睑下垂、瞳孔缩小、半侧面部无汗(Horner 综合征)。

3. **全臂型**　C_5至 T_1所有神经根受累，较少见，约占 9%。整条手臂瘫痪，包括握持在内的所有反射和感觉均消失。有时需与肱骨头脱离和脱臼、肱骨骨折、锁骨骨折或脑性瘫痪等鉴别。

【治疗】　生后第一周用夹板将上肢固定于外展、外旋、前臂肘关节屈曲的位置。7～10 天后可以开始理疗和被动运动以防止肌肉萎缩。

【预后】　取决于神经受损程度，75% 病例预后良好，多于 1 个月内恢复，对于 1 个月后不能完全恢复者，应行肌电图及神经传导检查，确立进一步治疗方案。部分患儿可留下后遗症。

四、锁 骨 骨 折

【病因】　锁骨骨折(fracture of clavicle)是最常见的产伤性骨折，多见于肩难产、臀位产及巨大儿，由于分娩过程中严重肩部受压及牵拉所致。

【临床表现】　分为不完全性(即青枝)骨折和完全性骨折。骨折多发生在锁骨中段外 1/3 处，此处锁骨较细，无肌肉附着，当胎儿娩出受阻时，S 型锁骨凹面正好卡在母亲耻骨弓下，容易折断。轻者常无症状，易被忽略，多因其他情况摄片时发现。患儿多表现为患侧上肢活动少，移动患侧上肢时哭闹，或因为疼痛出现患侧上肢假性瘫痪，常被误诊为臂丛神经损伤。数日后局部软组织肿胀，1～2 周后检查锁骨中外 1/3 交界处扪及肿块，触之有压痛。有骨折移位时，患侧肩部锁骨中部有突起或肿胀，触之可有摩擦感。患侧拥抱反射减弱或消失。X 线摄片可确诊。

【治疗】　不完全性骨折一般不需治疗，完全性骨折可腋下置一棉垫，并将患肢用绷带固定于胸壁，或将患侧上肢放置在长袖衣服内，固定在胸前，使肘部成 90°角屈曲。也有学者主张不需治疗，注意轻柔护理及必要的镇痛，一般两周左右即可愈合。

（武　辉）

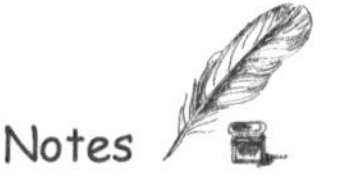

第十八节 新生儿疾病筛查

新生儿疾病筛查(neonatal diseases screening)是指医疗保健机构在新生儿群体中,用快速、简便、敏感的检验方法,对一些特定的可能危及儿童生命、严重影响儿童生长发育、导致儿童智能障碍的先天性或遗传性疾病进行群体筛检,从而使患儿在临床上未出现疾病表现,而体内生化、激素水平已有明显变化时就作出早期诊断,结合有效治疗,避免患儿重要脏器出现不可逆性损害,保障儿童正常体格和智能发育的系统服务。

一、新生儿疾病筛查发展史

新生儿疾病筛查始于20世纪60年代。1961年Guthrie建立了半定量测定血中苯丙氨酸的枯草杆菌抑制试验,并创立了干血滤纸片血样采集法,使苯丙酮尿症(phenylketonuria,PKU)的新生儿筛查成为可能。1975年,干血滤纸片采血法用于先天性甲状腺功能减低症(congenital hypothyroidism,CH)的筛查获得成功。此后,以PKU和CH为主的新生儿疾病筛查在欧美等发达国家迅速开展并逐步普及至越来越多的国家。1982年,在日本东京召开的第二届国际新生儿疾病筛查大会,提出了适合大规模筛查的四种疾病:PKU、CH、先天性肾上腺皮质增生症(congenital adrenal hyperplasia,CAH)和半乳糖血症(galactosemia,GAL)。但由于受各国政策体制、经济水平和疾病发病情况的影响,新生儿筛查的开展时间、筛查病种呈现明显的地域差异性。即使在同一国家的不同地区,新生儿疾病筛查的疾病种类也有较大差异。既往主要通过酶免疫法(EIA)、时间分辨荧光免疫法(DELFIA)、荧光酶免法、Guthrie细菌抑制法和荧光法等进行新生儿疾病筛查,筛查模式基本为“一项检测一种疾病”。但随着可筛查疾病种类的增加和筛查范围的扩大,工作量和筛查成本也大大增加,尤其是对遗传代谢病诊断和鉴别诊断的要求增加,迫切需要建立可以同时检测多种遗传代谢病的方法。1966年,Tanaka首先将气相色谱-质谱联用(GC/MS)作为化学诊断技术应用于遗传代谢病的诊断;1992年,Matsumoto将方法改进,可筛查出数种遗传代谢病的异常产物;1998年,Matsumoto将方法进一步改进,一次尿液检测可分析出氨基酸、有机酸、单糖、二糖、卟啉、嘧啶、核酸等一百余种遗传代谢病的异常代谢产物。目前,GC/MS技术结合氨基酸分析等其他生化技术已可诊断多数不同临床表型的遗传性有机酸和氨基酸代谢异常,是目前对遗传性代谢病进行高危筛查、确定诊断最为有效和广泛应用的方法。20世纪90年代,Millington等将串联质谱技术(Tandem mass spectrometry,MS/MS)应用于新生儿遗传代谢病筛查,可利用一张干血滴滤纸片对包括氨基酸病、有机酸尿症和脂肪酸氧化缺陷在内的30余种遗传性代谢病在数分钟内进行高通量筛查,大大提高了效率,在大规模群体筛查中显著降低了成本,实现了筛查工作从“一项检测一种疾病”到“一项检测多种疾病”的转变,同时使筛查过程中常见的假阳性、假阴性的发生率显著降低,大大提高了筛查质量及筛查效率,降低了筛查费用,提高了成本效益。该技术也显著扩大了遗传代谢缺陷病的筛查、诊断和研究范围,使越来越多的遗传代谢缺陷病得到及时的筛查诊断和处理。扩展的新生儿疾病筛查也包括听力筛查、宫内感染、溶酶体贮积病等其他疾病。

二、我国新生儿疾病筛查现状

我国自1980年代初在上海、武汉等地开始进行遗传代谢病的新生儿筛查(PKU、CH);1994年将新生儿筛查纳入母婴保健法,使开展新生儿筛查工作有了根本的保障。筛查病种主要为PKU和CH,部分地区含葡萄糖-6-磷酸脱氢酶(G-6-PD)缺陷。新生儿疾病筛查工作发展迅速,目前报道我国高苯丙氨酸血症/苯丙酮尿症的发病率为1/15 932;先天性甲状腺功能减低症的发病率为1/2511;先天性肾上腺皮质增生症的发病率为1/16 866。既往筛查病种局限,筛查普

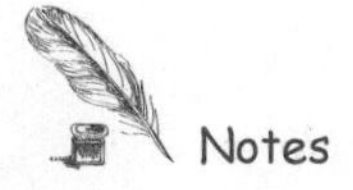

及率低,筛查技术显著落后于发达国家或地区。近年来,上海、武汉、广州、杭州、广西等单位陆续开始应用串联质谱仪、气相色谱-质谱联用仪、氨基酸分析仪开展遗传代谢病高危儿筛查诊断和新生儿筛查。由于我国人口众多,幅员辽阔,部分偏远地区医疗水平落后,新生儿疾病筛查的质量管理在实施过程中仍存在诸多问题:

(1)覆盖率:PKU 和 CH 的全国新生儿筛查覆盖率已达 88% 以上,但地域差异较大,部分偏远地区(如新疆、西藏等)受医疗资源、经济发展或地理环境等限制,新生儿疾病筛查未能较好开展。

(2)漏检率:由于宣传力度不够,社会及家长认知度较低而不能积极配合,经常出现漏检。

(3)误检率:新生儿疾病筛查结果正确性主要取决于筛查中心的质量控制和管理,各筛查中心的技术水平存在显著差异,有一定的误检率。

(4)召回率:对于筛查阳性或疑似阳性的样本应及时召回复检,但受经济条件、联系方式等限制而影响召回。

(5)确诊和治疗:部分地区筛查阳性的患儿等候确诊时间较长甚至难以确诊,不能保障及时有效的治疗;一些筛查范围内的疾病治疗费用相对昂贵,如低苯丙氨酸奶粉或其他特殊奶粉等,许多家庭难以负担。部分患者因对疾病认识不足未能坚持长期或终生治疗。

新生儿疾病筛查作为一种提高出生人口素质的有效方法,已经在全世界范围获得公认并得以推广。经过约半个世纪的实践,新生儿疾病筛查的病种逐步增多,由最初的苯丙酮尿症一种增加到几十种;筛查技术迅速发展;筛查范围显著扩大。新生儿疾病筛查逐步由发达国家向发展中国家普及,新生儿疾病筛查的社会效益和经济效益也已经得到广泛认可。为进一步巩固并提高我国新生儿疾病筛查的成果,国家宜从政府层面科学合理配置新生儿疾病筛查资源,逐步完善新生儿疾病筛查网络建设及质量控制体系。加强宣传教育,改善医疗保障,切实通过新生儿疾病筛查进一步降低出生缺陷,提高出生人口素质。

(罗小平)

第十九节 新生儿随访

随着我国围产医学领域的显著进步,新生儿死亡率大大降低,尤其是极低出生体重儿的存活率明显升高,而这些有围产期高危因素或经过抢救的存活儿,其远期生存质量更值得关注。对这些高危儿出院后的随访及指导,提高他们的生存质量已经成为新生儿急救工作的重要延续。

(一)随访目的及对象

1. 随访目的 ①早期发现体格或神经发育偏离正常的儿童;②及时对异常问题进行早期干预,减轻伤残程度;③对患儿家长进行咨询指导;④通过随访进行回顾性流行病学调查以及前瞻性临床随机对照研究,探索体格或神经发育伤残的发生率、危险因素和发病机制。

2. 随访对象 凡是在 NICU 住院过的新生儿,重点是出生体重<1500g 的早产儿、小于胎龄儿或有严重围产期合并症,可能对预后产生影响的新生儿,如窒息、宫内感染、颅内出血、脑室周围白质软化(periventricular leukomalacia,PVL)、支气管肺发育不良(bronchopulmonary dysplasia,BPD)、外科治疗的坏死性小肠结肠炎(necrotizing enterocolitis,NEC)、早产儿视网膜病(retinopathy of prematurity,ROP)等。

(二)随访方法

1. 随访时间 6 个月以内的婴儿每月 1 次,6~12 个月每 2 个月 1 次,12~24 个月每半年 1 次,然后可以 1 年 1 次。如发现异常问题则应适当缩短随访间隔,随访期限需至患儿生长发育无异常为止,一般需 2~3 年,必要时则延长至学龄期甚至青春期。

2. 随访门诊组成 包括新生儿科医生、儿内科医师和神经科医师，必要时需耳鼻喉科医师、眼科医师、心理医师、物理治疗师、营养医师等共同参与。

（三）随访内容

1. 生长发育 在定期的体格检查中，对小儿的身高、体重和头围进行测量，并分别根据年龄和纠正年龄确定其所在的百分位，以便对生长发育状况作出正确评估。目标：①体重增长：矫正胎龄3个月以内：20～30g/日，3～6个月：15g/日，6～9个月：10g/日；②身高增长：>0.8cm/周或≥25百分位；③头围增长：矫正月龄3个月以内>0.5cm/周，3～6个月>0.25cm/周。针对小儿的不同特点制定饮食计划，保证充足和均衡的营养摄入，适当补充多种维生素及微量元素，积极防治如贫血、佝偻病等慢性疾病。此外，适宜的体格锻炼有助于增强体质，促进生长发育。

2. 呼吸问题 主要是对患有BPD、反复呼吸暂停和反应性气道疾病的婴儿随访。注意了解小儿的喂养和睡眠状况、对活动的耐受水平、生长发育曲线，观察安静状态下的呼吸频率，有无三凹征、呼气相延长、喘鸣音及湿啰音。注意支气管扩张剂的应用、适当限制液体入量和应用利尿剂、保证足够的营养与热卡摄入、胸部物理治疗及避免呼吸道感染等。

3. 神经系统问题 主要针对极不成熟的早产儿、PVL、颅内出血、窒息、胆红素脑病等易发生神经系统后遗症的婴儿随访。针对不同情况通过全身运动质量评估、婴幼儿智能发育测试（CDCC）、贝利婴儿发育量表等进行神经发育测试，国内也有应用新生儿行为神经测定（NBNA）对新生儿进行评估，同时根据情况行头颅超声、头部核磁、脑电图等检查。教会家长出院后根据小儿具体情况及年龄进行以家庭为中心的早期干预。

4. 听觉障碍 常规新生儿出生3～5天应进行听力筛查，尤其对于有耳聋家族史、TORCH感染、颅面部畸形、出生体重<1500g的早产儿、严重的高胆红素血症、颅内出血、细菌性脑膜炎、重度窒息和应用耳毒性药物者。未通过者出生后1个月再次筛查，3个月时去耳鼻喉科进行诊断性听力学评估，6个月前进行干预，宫内病毒感染者即使听力筛查通过也应在12～24个月时复查。

5. 视觉障碍 我国规定进行ROP筛查的标准为：①对出生胎龄≤34周或出生体质量<2000g的早产儿，应进行眼底病变筛查，随诊直至周边视网膜血管化；②对于患有严重疾病，或有吸氧史的早产儿筛查范围可适当扩大；③首次眼底检查时间应按出生胎龄不同而有所区别，约为生后4～6周或校正胎龄32周，如果患儿病情危重且存在长期高体积分数氧吸入，初次检查时间还可适当提前；④筛查间隔时间应根据上一次检查结果而定。出院后需继续检查者，应在出院前和家属强调ROP随访的重要性，定期监测。对所有高危新生儿同时需要定期进行眼科检查，确定有无近视、斜视、弱视、远视、散光及视野限制、眼球运动异常等，并及早给予视觉刺激和眼球运动训练。

6. 心理行为问题 少数早产儿或有围产期脑损伤高危因素的小儿可遗留不同程度的智力低下、情绪障碍、多动、注意力缺陷及由此造成的学习困难等。因此，在随访中应进行心理行为方面的评定，采取专业医师、家长、社区和学校相结合的方法，有针对性的采用不同的训练和教育方式，使这些小儿的身心全面发展。

7. 牙齿问题 应注意牙釉质发育不全和颜色异常。新生儿长期口腔插管可以导致上颚和牙槽嵴变形从而影响牙齿发育，随访时应予以注意。

（武 辉）

参考文献

1. Evidence-based care guideline for necrotizing enterocolitis (NEC) among very low birth weight infants. National Guidline Clearinghouse(NGC):008203

2. Van Winckel M, De Bruyne R, Van De Velde S, et al. Vitamin K, an update for the paediatrician. Eur J Pediatr, 2009, 168:127-134

3. Committee on Fetus and Newborn, Adamkin DH. Postnatal glucose homeostasis in late-preterm and term infants. Pediatrics, 2011, 127: 575

4. Van Aerde J, Andersen J, Watt J, et al; Canadian Paediatric Society Fetus and Newborn Committee. Perinatal brachial plexus palsy. Paediatr Child Health 2006; 11(2): 111

5. McCourt MF, Griffin CM. Comprehensive primary care follow-up for premature infants. J Pediatr Health Care. 2000 Nov-Dec; 14(6): 270-279

第七章　消化系统疾病

第一节　儿童消化系统解剖生理特点

一、解剖生理特点

（一）口腔

是消化道的起端，具有吸吮、吞咽、咀嚼、消化、味觉、感觉和语言等功能。足月新生儿出生时已具有较好的吸吮及吞咽功能。新生儿及婴幼儿口腔黏膜薄嫩，血管丰富，唾液腺不够发达，口腔黏膜干燥，易受损伤和局部感染；3～4个月时唾液分泌开始增加。婴儿口底浅，尚不能及时吞咽所分泌的全部唾液，常发生生理性流涎。

（二）食管

食管长度在新生儿为8～10cm，1岁时为12cm，5岁时为16cm，学龄儿童为20～25cm，成人为25～30cm。食管全长相当于从咽喉部到剑突下的距离。插胃管时，从鼻根至剑突的距离作为插入的长度。婴儿食管横径为0.6～0.8cm，幼儿为1cm，学龄儿童为1.2～1.5cm。食管pH通常为5.0～6.8。新生儿和婴儿的食管呈漏斗状，黏膜纤弱、腺体缺乏、弹力组织及肌层尚不发达，食管下段括约肌发育不成熟，控制能力差，常发生胃食管反流。婴儿吸奶时常吞咽过多空气，易发生溢奶。

（三）胃

胃容量在新生儿约为30～60ml，1～3个月时90～150ml，1岁时250～300ml，5岁时为700～850ml，成人约为2000ml。进乳后不久幽门即开放，胃内容陆续进入十二指肠，故实际胃容量不受上述容量限制。婴儿胃略呈水平位，当开始行走时其位置变为垂直。盐酸和各种酶的分泌均较成人少，且酶活性低下，消化功能差。胃平滑肌发育尚未完善，在充满液体食物后易使胃扩张。胃排空时间随食物种类不同而异，稠厚含凝乳块的乳汁排空慢；水的排空时间为1.5～2小时；母乳2～3小时；牛乳3～4小时；早产儿胃排空更慢，易发生胃潴留。

（四）肠

儿童肠管相对比成人长，一般为身长的5～7倍（成人仅为4倍）。小肠的主要功能包括运动（蠕动、摆动、分节运动）、消化、吸收及免疫保护。大肠的主要功能是贮存食物残渣、进一步吸收水分以及形成粪便。婴幼儿肠黏膜肌层发育差，肠系膜柔软而长，结肠无明显结肠带与脂肪垂，升结肠与后壁固定差，易发生肠扭转和肠套叠。肠壁薄故通透性高，屏障功能差，加之口服耐受机制尚不完善，肠内毒素、消化不全产物等过敏原可经肠黏膜进入体内，引起全身感染和变态反应性疾病。由于婴儿大脑皮层功能发育不完善，进食时常引起胃-结肠反射，产生便意，所以大便次数多于成人。

（五）肝

年龄愈小，肝脏相对愈大。正常新生儿至1周岁，在右锁骨中线上、肋缘下1～3cm可触及肝，3岁以内大部分在右肋缘下1～2cm，4岁以后在肋弓以下不易扪及，仅少数能触及1cm以下的肝缘。在剑突下，从生后到7岁可触及2～2.5cm的肝脏。婴儿肝结缔组织发育较差，肝细胞再生能力强，不易发生肝硬变，但易受各种不利因素的影响，如缺氧、感染、药物等均可使肝细胞发生肿胀、脂肪浸润、变性、坏死、纤维增生而肿大，影响其正常功能。婴儿时期胆汁分泌较少，故对脂肪的消化、吸收功能较差。

（六）胰腺

出生后3～4个月时胰腺发育较快，胰液分泌量也随之增多，出生后一年，胰腺外分泌部分生长迅速，为出生时的3倍。胰液分泌量随年龄生长而增加，至成人每日可分泌1～2升。酶类出现的顺序为：胰蛋白酶最先，而后是糜蛋白酶、羧基肽酶、脂肪酶，最后是淀粉酶。新生儿胰液所含脂肪酶活性不高，直到2～3岁时才接近成人水平。婴幼儿时期胰液及其消化酶的分泌易受炎热天气和各种疾病的影响而被抑制，容易发生消化不良。

二、肠道细菌

在母体内，胎儿肠道是无菌的，生后数小时细菌开始经口、鼻、肛门等进入胃肠道，但主要分布在结肠和直肠，正常情况下胃及十二指肠几乎没有细菌。肠道菌群受食物成分以及周围环境的细菌污染程度的影响，单纯母乳喂养儿以双歧杆菌占绝对优势，人工喂养和混合喂养儿肠内的大肠杆菌、嗜酸杆菌、双歧杆菌及肠球菌所占比例几乎相等。正常肠道菌群除了对侵入肠道的致病菌有一定的拮抗作用外，还对一些儿童期重要生理功能如免疫、代谢、营养、消化、吸收等的发育成熟过程起着决定性的作用。婴幼儿肠道正常菌群脆弱，易受许多内外界因素影响而菌群失调，导致消化功能紊乱。

三、粪　便

食物进入消化道至粪便排出时间因年龄而异：母乳喂养的婴儿平均为13小时，人工喂养者平均为15小时，成人平均为18～24小时。

1. 胎便　新生儿最初3日内排出的粪便，形状黏稠，呈橄榄绿色，无臭味。它由脱落的肠上皮细胞、浓缩的消化液、咽下的羊水所构成，2～3日内转变为普通的婴儿粪便。

2. 母乳喂养儿粪便　为黄色、金黄色或绿色，多为均匀膏状或带少许黄色粪便颗粒，或较稀薄，不臭，呈酸性反应（pH 4.7～5.1）。平均每日排便2～4次，一般在添加辅食后次数即减少。

3. 人工喂养儿粪便　人工喂养的婴儿粪便为淡黄色或灰黄色，较干稠，呈中性或碱性反应（pH 6～8）。因牛乳含蛋白质较多，粪便有明显的蛋白质分解产物的臭味，有时可混有白色酪蛋白凝块。大便1～2次/日，易发生便秘。

4. 混合喂养儿粪便　与喂牛乳者相似，但较软、黄，添加淀粉类食物可使大便增多，稠度稍减，稍呈暗褐色，臭味加重。便次每日1～3次不等。添加各类蔬菜、水果等辅食时大便外观与成人粪便相似，初加菜泥时，常有少量绿色便排出。

第二节　儿童消化系统疾病常用检查方法

一、胃肠影像学

1. 胸腹部平片及透视　主要用于食管闭锁、胃肠道穿孔、肠梗阻、肛门闭锁、腹部肿块、脏器异位、组织钙化等病变的诊断。根据病情及诊断的需要可取仰卧位、立位、水平侧位及倒立侧卧位等进行摄片。

2. 消化道造影　常用造影剂（对比剂）有阴性造影剂和阳性造影剂。阴性造影剂有空气、氧气等。阳性造影剂有钡剂、碘剂。碘造影剂有油质及水溶性两类。

（1）上消化道造影：用于检查先天发育异常，如食管气管瘘、食管狭窄、食管裂孔疝、胃肠道旋转不良，肥厚性幽门狭窄、贲门痉挛或松弛及膈疝等疾病的检查，可以全面细致地观察各部位

黏膜及其充盈状态,并可以测量钡剂通过时间及有无反流。还可以用于胃、十二指肠溃疡、胃食管反流的诊断。

(2)钡灌肠:主要用于肠套叠、巨结肠及肠位置异常等的诊断,还可以用于结肠和小肠梗阻的鉴别。婴幼儿一般不需清洁洗肠,在检查当日不给固体食物,检查前3小时禁食。学龄前和学龄儿童应在检查前清洁洗肠。

3. 胆管造影 如经腹腔镜胆管造影和内镜逆行胰胆管造影(ERCP)。经腹腔镜造影可用于了解胆管解剖,胆管闭锁术前评估及进行冲洗、引流等治疗。

4. 电子计算机体层扫描(computed tomography,CT) 可以用于腹部包块、腹腔脓肿、外伤及肝脏和胰腺疾病的诊断,也可以用于小肠和腹部血管性病变的检查。螺旋CT扫描可增快扫描速度,减少呼吸运动造成的伪影。静脉增强扫描可清楚地显示血管的解剖及鉴别肿瘤和正常组织。

5. 磁共振成像(magnetic resonance imaging,MRI) 适用于肝脏肿瘤,特别是血管瘤与囊性病变的诊断,对于局限性脂肪浸润显示较清,对胰腺囊性纤维化伴脂肪沉积及囊肿形成有明显的诊断价值。MRI对血管的显示优于CT,特别是磁共振血管造影对肝脏病变的血管显示清晰。近年来亦将MRI技术用于小肠疾病的诊断,由于其无创、无射线的特点,得到儿科界的推崇。

二、消化道内镜检查

由于消化道内镜的不断改进,该项检查能清楚地观察微细的病变,并可用多种方式记录和保存图像,便于多人同时观看,为诊断、治疗、研究消化道疾病提供了良好的条件。同时可以做黏膜活检或微生物学检查,还可以实施一些治疗。

(一)儿童上消化道内镜检查(upper gastrointestinal endoscopy)

适用于上腹疼痛、反复呕吐、呕血和黑便、咽下困难和咽下疼痛,可以发现食管、胃及十二指肠黏膜炎症、消化性溃疡、憩室、息肉、血管瘤及血管扩张等。还可以行介入性治疗如上消化道异物取出、内镜下止血、食管静脉曲张硬化治疗、狭窄的扩张、息肉切除等。

(二)儿童结肠镜检查(colonoscopy)

适用于下消化道出血、炎症性肠病、慢性腹泻、各种息肉综合征等的诊断,经结肠镜介入治疗,如摘除息肉、取出异物、扩张狭窄及止血等。

(三)小肠镜检查(双气囊推进式)(double-balloon enteroscopy,DBE)

主要用于儿童不明原因肠道出血、腹泻等慢性小肠病变如克罗恩病的检出。其与普通内镜的区别即在内镜头部有一气囊,内镜外再置有一气囊的外套管,通过气囊的来回充气、放气和外套管移行、钩拉等动作,使内镜插入小肠深处,达到检查目的。

(四)胶囊内镜

又称医用无线内镜(wireless capsule endoscopy),是小肠病变诊断方法之一。受试者通过口服内置摄像和信号传导的胶囊,借胃肠道蠕动使其在消化道内移行并拍摄图像,医师利用体外的图像接收和成像工作站,了解受检者的消化道变化。本方法是无创伤的,但缺点是图像欠清晰且发现病灶后不能做活体组织检查或内镜治疗。

(五)内镜超声检查(endoscopic ultrasonography,EUS)

是经胃镜、肠镜导入高频微型超声探头,通过体腔在内镜直视下对消化道壁或邻近脏器进行超声扫描的方法,可以获得清晰的消化道管壁的各层次结构和周围邻近脏器的超声显像。同时,可以在超声引导下对病灶进行细针穿刺活检。此外,借助EUS引导,还可以对病变进行引流、药物的局部注射或置入治疗。

(六)内镜下逆行胰胆管造影检查(endoscopic retrograde cholangiopancreto graphy,ERCP)

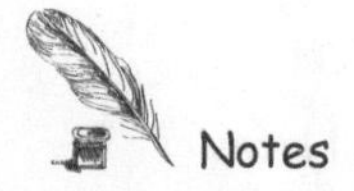

是将十二指肠镜插到十二指肠降段,在十二指肠乳头,经内镜活检孔插入一造影导管,向胆

管或胰管注入造影剂，X 线观察下做胰胆管造影，主要适用于肝内外胆管梗阻，如胆管闭锁、异位、结石及蛔虫、先天性胆管囊肿、反复发作胰腺炎、胰腺假囊肿等的诊断。在 ERCP 检查的同时，也可进行十二指肠乳头肌切开术、乳头肌球囊扩张术、胰胆管支架引流术等介入治疗。

三、胃肠动力学检查

1. **核素检查**　将标记核素的液体及固体食物给受试者服用后，借助计算机分析的摄像系统对液相和固相同时进行监测，与起始计数比较得出单位时间的排空率和半排空时间，了解胃排空及胃食管反流、肠胃胆汁反流情况。

2. **胃肠测压法**　利用连续灌注导管测压系统，用微泵向导管内匀速注水，导管末端侧孔逸水时克服的阻力即为胃肠腔内压力。常用的有食管测压、直肠肛门测压、胃内压测定、Oddi 括约肌压力测定等。

3. **超声检查**　应用实时 B 超或三维超声，观察进食一定量液体后胃各部位及十二指肠的动态运动情况，并将胃排空情况量化，得出胃排空和半排空时间。

4. **胃电图**　测定人体胃电活动的方法有腔内胃电和体表胃电记录。体表胃电记录技术，即胃电图（EGG）是一种非侵入性检查方法，其定量指标包括 EGG 的主频率、正常胃慢波所占时间百分比、胃动过速、胃动过缓及其他动力紊乱所占比例。

5. **pH 监测**　采用柔软的 pH 微电极，放置在食管和（或）胃内监测 pH，监测期间不限制正常生理活动，记录进餐、体位变化和一些症状的起止时间，数据存储在便携式 pH 记录仪上，可持续监测 24～96 小时，应用电脑程序进行数据处理。食管 pH 监测可以发现胃食管反流，了解反流与进食、体位及症状的关系。主要用于胃食管反流病的诊断，判断治疗效果；还可以用于查找一些反复发作性呼吸道疾病的病因。胃 pH 监测主要用于评价酸相关性疾病的疗效、检测十二指肠胃反流；胃与食管 pH 同时监测，以及食管胆汁反流动态监测可用于诊断碱性胃食管反流。

四、呼吸试验

（一）氢呼吸试验

哺乳动物的新陈代谢过程中不产生 H_2，呼气中的 H_2 是由肠道的细菌发酵碳水化合物而产生。在某些病理情况下，肠黏膜细胞某些酶，如乳糖酶、蔗糖—麦芽糖酶或麦芽糖酶缺乏时，相应的糖如乳糖、蔗糖和麦芽糖直接进入结肠，经结肠细菌发酵产生的 H_2 大部分从肠道排出，14%～21% 被吸收入血循环经肺呼出。通常应用气相色谱法检测收集的呼出气中 H_2。氢呼吸试验主要用于诊断乳糖、蔗糖吸收不良、小肠细菌过度生长和检测胃肠道传递时间。

（二）二氧化碳呼吸试验

CO_2 是能量代谢的终末产物，CO_2 呼吸试验是经口服或静脉注射放射性核素如 ^{13}C 或 ^{14}C 标记的化合物后，经一系列代谢最终以 $^{13}CO_2$ 或 $^{14}CO_2$ 形式从肺排出，收集呼出气，经液闪测定检测呼出气中 $^{13}CO_2$ 或 $^{14}CO_2$ 含量。CO_2 呼吸试验可用于检测脂肪、乳糖吸收不良、小肠细菌过度生长、评价肝功能等，^{14}C 或 ^{13}C-尿素呼吸试验还可以用于检测幽门螺杆菌感染。由于 ^{14}C 半衰期较长，不适用于儿童和孕妇。可采用 ^{13}C 标记化合物，^{13}C 为稳定性核素，无放射性。

第三节　口　炎

口炎（stomatitis）是指口腔黏膜由于各种感染引起的炎症，若病变限于局部如舌、齿龈、口角亦可称为舌炎、齿龈炎或口角炎等。本病多见于婴幼儿，可单独发生，亦可继发于全身疾病如急性感染、腹泻、营养不良、久病体弱和维生素 B、C 缺乏等。感染常由病毒、真菌、细菌引起。不注意食具及口腔卫生或各种疾病导致机体抵抗力下降等因素均可导致口炎的发生。目前细菌感

染性口炎已经很少见，病毒及真菌感染所致的口炎仍为儿科常见疾病。

一、鹅口疮

鹅口疮(thrush,oral candidiasis)又称雪口病，为白色念珠菌感染在口腔黏膜表面形成白色斑膜的疾病，多见于新生儿和婴幼儿，营养不良、腹泻、长期使用广谱抗生素或类固醇激素的患儿常有此症。新生儿多由产道感染或因哺乳时污染的奶头和乳具获得感染。

【临床表现】 口腔黏膜表面覆盖白色乳凝块样小点或小片状物，可逐渐融合成大片，不易擦去，周围无炎症反应，强行剥离后局部黏膜潮红、粗糙、可有溢血。不痛，不流涎，一般不影响吃奶，无全身症状。重症则全部口腔均被白色斑膜覆盖，甚至可蔓延到咽、喉头、食管、气管、肺等处，此时可危及生命。重症患儿可伴低热、拒食、吞咽困难。使用抗生素可加重病情，促其蔓延。

【治疗】 一般不需口服抗真菌药物。可用2%碳酸氢钠溶液于哺乳前后清洁口腔，或局部涂抹10万~20万U/ml制霉菌素溶液，每日2~3次。亦可口服肠道微生态制剂，纠正肠道菌群失调，抑制真菌生长。预防应注意哺乳卫生，加强营养，适当增加维生素B_2和维生素C摄入。

二、疱疹性口腔炎

疱疹性口腔炎(herpetic stomatitis)为单纯疱疹病毒Ⅰ型感染所致。多见于1~3岁婴幼儿，在公共场所感染容易传播，发病无明显季节差异。

【临床表现】 常好发于颊黏膜、齿龈、舌、唇内、唇红部及邻近口周皮肤。起病时发热可达38~40℃，1~2天后，上述各部位口腔黏膜出现单个或成簇的小疱疹，直径约2mm，周围有红晕，迅速破溃后形成溃疡，有黄白色纤维素性分泌物覆盖，多个溃疡可融合成不规则的大溃疡，有时累及软腭、舌和咽部。由于疼痛剧烈，患儿可表现为拒食、流涎、烦躁，常因拒食啼哭才被发现。体温在3~5天后恢复正常，病程约1~2周。所属淋巴结常肿大和压痛，可持续2~3周。从患者的唾液、病变皮肤和大小便中均能分离出病毒。

本病应与疱疹性咽峡炎鉴别，后者大都为柯萨奇病毒所引起，多发生于夏秋季。常骤起发热及咽痛，初起时咽部充血，并有灰白色疱疹，四周绕有红晕，2~3日后红晕加剧扩大，疱疹破溃形成黄色溃疡。疱疹主要发生在咽部和软腭，有时见于舌，但不累及齿龈和颊黏膜，此点与疱疹性口腔炎迥异。

【治疗】 保持口腔清洁，多饮水，食物以微温或凉的流质为宜，避免刺激性食物。局部可喷撒西瓜霜，锡类散等。为预防继发感染可涂2.5%~5%金霉素鱼肝油。疼痛严重者可在餐前用2%利多卡因涂抹局部。发热时可用退热剂，抗生素不能缩短病程，仅用于有继发感染者。

三、溃疡性口炎

溃疡性口炎(ulcerative stomatitis)是由链球菌、金黄色葡萄球菌、肺炎链球菌、铜绿假单胞菌或大肠杆菌等感染引起的口腔炎症。多见于婴幼儿，常发生于急、慢性感染，长期腹泻等机体抵抗力降低时，口腔不洁更利于细菌繁殖而致病。

【临床表现】 口腔各部位均可发生，常见于唇内、舌及颊黏膜等处，可蔓延到唇和咽喉部。初起黏膜充血、水肿、可有疱疹，后发生大小不等的糜烂或溃疡，创面覆盖较厚的纤维素性渗出物形成的灰白色或黄色假膜，边界清楚，易于擦去，擦后遗留溢血的糜烂面，不久又重新出现假膜。患儿患处疼痛、流稠涎多、拒食、烦躁、发热39~40℃。所属淋巴结肿大。外周血象中白细胞常增高；创面渗出液涂片染色可见大量细菌。全身症状轻者约一周左右体温恢复正常，溃疡逐渐痊愈。

【治疗】 做好口腔护理，多清洁口腔，以0.1%~0.3%依沙吖啶溶液每日1~2次清洗溃疡

面，然后局部涂以0.2%甲硝唑或5%金霉素鱼肝油、锡类散等。如果估计其致病细菌不是厌氧菌，则不必用氧化剂，特别是过氧化氢，因其酸性较强，刺激口腔黏膜可增加患儿痛苦。补充足够的营养和液体，供给多种维生素。预防和纠正水、酸碱失衡。及时控制感染，针对病因选用抗生素治疗。

第四节 胃食管反流及反流性食管炎

胃食管反流（gastroesophageal reflux，GER）是指胃内容物，包括从十二指肠流入胃的胆盐和胰酶等反流入食管甚至口咽部，分生理性和病理性两种。生理情况下，由于小婴儿食管下端括约肌（lower esophageal sphincter，LES）发育不成熟或神经肌肉协调功能差，可出现反流，往往出现于日间餐时或餐后，又称"溢乳"。病理性反流是由于LES的功能障碍和（或）与其功能有关的组织结构异常，以致LES压力低下而出现的反流，常常发生于睡眠、仰卧位及空腹时，引起一系列临床症状和并发症，即胃食管反流病（GERD）。随着直立体位时间和固体饮食的增多，到2岁时60%患儿的症状可自行缓解，部分患儿症状可持续到4岁以后。脑瘫、21-三体综合征以及其他原因的发育迟缓患儿，有较高的GER发生率。

【病因和发病机制】

1. 抗反流屏障功能低下 ①LES压力降低，是引起GER的主要原因。正常吞咽时LES反射性松弛，压力下降，通过食管蠕动推动食物进入胃内，然后压力又恢复到正常水平，并出现一个反应性的压力增高以防止食物反流。当胃内压和腹内压升高时，LES会发生反应性主动收缩使其压力超过增高的胃内压，起到抗反流作用。如因某种因素使上述正常功能发生紊乱时，LES短暂性松弛即可导致胃内容物反流入食管。②LES周围组织作用减弱，例如缺少腹腔段食管，致使腹内压增高时不能将其传导至LES使之收缩达到抗反流的作用；小婴儿食管角（由食管和胃贲门形成的夹角，即His角）较大（正常为30°～50°）；膈肌食管裂孔钳夹作用减弱；膈食管韧带和食管下端黏膜瓣解剖结构存在器质性或功能性病变时；以及胃内压、腹内压增高等，均可破坏正常的抗反流功能。

2. 食管廓清能力降低 正常情况下，食管廓清能力是依靠食管的推动性蠕动、唾液的冲洗、对酸的中和作用、食物的重力和食管黏膜细胞分泌的碳酸氢盐等多种因素发挥其对反流物的清除作用，以缩短反流物和食管黏膜的接触时间。当食管蠕动减弱、消失或出现病理性蠕动时，食管清除反流物的能力下降，这样就延长了有害的反流物质在食管内停留时间，增加了对黏膜的损伤。

3. 食管黏膜的屏障功能破坏 屏障作用是由黏液层、细胞内的缓冲液、细胞代谢及血液供应共同构成。反流物中的某些物质，如胃酸、胃蛋白酶以及十二指肠反流入胃的胆盐和胰酶使食管黏膜的屏障功能受损，引起食管黏膜炎症。

4. 胃、十二指肠功能失常 胃排空能力低下，使胃内容物及其压力增加，当胃内压增高超过LES压力时可使LES开放。胃容量增加又导致胃扩张，致使贲门食管段缩短，使其抗反流屏障功能降低。十二指肠病变时，幽门括约肌关闭不全则导致十二指肠胃反流。

【临床表现】 一般情况下，除非反流的内容物到达口腔，否则反流是难以被注意的。

1. 呕吐 新生儿和婴幼儿以呕吐为主要表现。多数患儿于生后第一周即出现呕吐，另有部分患儿于生后6周内出现症状。呕吐程度轻重不一，多发生在进食后，有时在夜间或空腹时，严重者呈喷射状。呕吐物为胃内容物，有时含少量胆汁，也有表现为溢乳、反刍或吐泡沫。年长儿以反胃、反酸、嗳气等症状多见。

2. 反流性食管炎 常见症状有①胃灼热：见于有表达能力的年长儿，位于胸骨下端，饮用酸性饮料可使症状加重，服用抗酸剂症状减轻；②咽下疼痛：婴幼儿表现为喂奶困难、烦躁、拒食，

年长儿诉吞咽时疼痛,如并发食管狭窄则出现严重呕吐和持续性吞咽困难;③呕血和便血:食管炎严重者可发生糜烂或溃疡,出现呕血或黑便症状。严重的反流性食管炎可发生缺铁性贫血。

3. **Barrette食管** 由于慢性GER,食管下端的鳞状上皮被增生的柱状上皮所替代,抗酸能力增强,但更易发生食管溃疡、狭窄和腺癌。溃疡较深者可发生食管气管瘘。

4. **食管外症状**

(1)与GERD相关的呼吸系统疾病:①呼吸道感染:反流物直接或间接引发反复呼吸道感染。②哮喘:反流物刺激食管黏膜感受器反射性地引起支气管痉挛而出现哮喘。部分发病早、抗哮喘治疗无效、无特应性疾病家族史的哮喘患儿更可能为GERD引起。③窒息和呼吸暂停:多见于早产儿和小婴儿。原因为反流所致喉痉挛引起呼吸道梗阻,表现为青紫或苍白、心动过缓,甚至发生婴儿猝死综合征。

(2)营养不良:因呕吐及食管炎引起喂食困难而摄食不足所致。主要表现为体重不增和生长发育迟缓,贫血。

(3)其他:如声音嘶哑、中耳炎、鼻窦炎、反复口腔溃疡、龋齿等。部分患儿可出现精神、神经症状:①Sandifer综合征:是指病理性GER患儿呈现类似斜颈样的一种特殊"公鸡头样"的姿势。此为一种保护性机制,以期保持气道通畅或减轻酸反流所致的疼痛,同时伴有杵状指、蛋白丢失性肠病及贫血;②婴儿哭吵综合征:表现为易激惹、夜惊、进食时哭闹等。

【辅助检查】

1. **食管钡餐造影** 可对食管的形态、运动状况、钡剂的反流和食管与胃连接部的组织结构做出判断,并能观察到是否存在食管裂孔疝等先天性疾患,以及严重病例的食管黏膜炎症改变。

2. **食管pH值动态监测** 24小时连续监测食管下端pH,如有酸性GER发生则pH下降。通过计算机软件分析可反映GER的发生频率、时间、反流物在食管内停留的状况,以及反流与起居活动、临床症状之间的关系,借助一些评分标准,可区分生理性和病理性反流,是目前最可靠的诊断方法。特别是用于一些症状不典型的患者,或用于查找一些症状如咳嗽、哽噎、喘鸣、呼吸暂停的原因。还可以同时检测食管、胃双pH,以判断食管下端pH不下降时的碱性GER和十二指肠胃食管反流。

3. **食管胆汁反流动态监测** 应用便携式24小时胆红素监测仪,将监测探头经鼻孔插入,放置在食管括约肌上方,监测24小时,记录平卧、直立、进餐及症状发生的时间,数据以专用软件处理,可提示胆汁反流至食管的十二指肠胃食管反流(DGER)。

4. **食管动力功能检查** 应用低顺应性灌注导管系统和腔内微型传感器导管系统等测压设备,了解食管运动情况及LES功能。对于LES压力正常患儿应连续测压,动态观察食管运动功能。

5. **食管内镜检查及黏膜活检** 内镜诊断及分级标准:0级:食管黏膜无异常;Ⅰ级:黏膜点状或条状发红、糜烂、无融合现象;Ⅱ级:黏膜有条状发红、糜烂并有融合但小于周径的2/3;Ⅲ级:黏膜广泛发红、糜烂融合成全周性或有溃疡。食管黏膜组织活检可发现鳞状上皮基底层细胞增生、肥厚,黏膜固有层乳头延伸进入上皮,上皮层内中性粒细胞、嗜酸细胞、淋巴细胞浸润,甚至黏膜糜烂、溃疡,肉芽组织形成和(或)纤维化。Barrette食管:鳞状上皮由腺上皮取代,出现杯状细胞的肠上皮化生。

6. **胃-食管核素闪烁扫描** 口服或胃管内注入含有^{99m}Tc标记的液体,应用γ摄像系统测定食管反流量,可了解食管运动功能。

【诊断】 GER临床表现复杂且缺乏特异性,仅凭临床症状有时难以与其他引起呕吐的疾病相鉴别,即使是GER也难以区分是生理性或病理性。凡临床发现不明原因反复呕吐、咽下困难、反复发作的慢性呼吸道感染、难治性哮喘、生长发育迟缓、营养不良、原因不明的哭吵、贫血、反

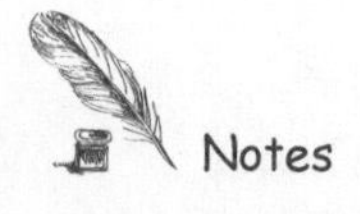

复出现窒息、呼吸暂停等症状时都应考虑到GER的可能，针对不同情况，选择必要的辅助检查以明确诊断。

【鉴别诊断】

1. **贲门失弛缓症（achalasia）** 又称贲门痉挛，是指食管下括约肌松弛障碍导致的食管功能性梗阻。婴幼儿表现喂养困难、呕吐，重症可伴有营养不良、生长发育迟缓。年长儿诉胸痛和胃灼热感，反胃。通过X线钡餐造影、内镜和食管测压等可确诊。

2. 以呕吐为主要表现的新生儿、小婴儿应排除消化道器质性病变，如：肠旋转不良、先天性幽门肥厚性狭窄、肠梗阻、胃扭转等。

3. 对反流性食管炎伴并发症的患儿，必须排除由于物理性、化学性、生物性等致病因素所引起组织损伤而出现的类似症状。

【治疗】 凡诊断为GER的患儿，特别是有合并症或影响生长发育者必须及时进行治疗。包括体位治疗、饮食治疗、药物治疗和手术治疗。

1. **体位治疗** 将床头抬高30°，小婴儿的最佳体位为前倾俯卧位，但为防止婴儿猝死综合征的发生，睡眠时应采取左侧卧位。儿童在清醒状态下最佳体位为直立位和坐位，睡眠时保持左侧卧位及上体抬高，减少反流频率及反流物误吸。

2. **饮食疗法** 以稠厚饮食为主，少量多餐，婴儿增加喂奶次数，缩短喂奶间隔时间。年长儿亦应少量多餐，以高蛋白低脂肪饮食为主，睡前2小时不予进食，保持胃处于非充盈状态，避免食用降低LES张力和增加胃酸分泌的食物，如酸性饮料、高脂饮食、巧克力和辛辣食品。此外，应控制肥胖，不能吸烟及避免被动吸烟。

3. **药物治疗** 主要基于降低胃内容物酸度和促进上消化道动力，包括促胃肠动力药、抗酸或抑酸药、黏膜保护剂等，但使用时应注意药物的适用年龄及不良反应。

（1）促胃肠动力药（prokinetic agents）：能提高LES张力，增加食管和胃蠕动，提高食管廓清能力，促进胃排空，从而减少反流和反流物在食管内的停留。①多巴胺受体拮抗剂：多潘立酮（domperidone，吗丁林）为选择性周围性多巴胺D_2受体拮抗剂，可增强食管蠕动和LES张力，增加胃窦和十二指肠运动，协调幽门收缩，促进胃排空，常用剂量为每次0.2～0.3mg/kg，每日3次，饭前半小时及睡前口服。②通过乙酰胆碱起作用的药物：西沙必利（cisapride，普瑞博思），主要作用于肠肌层神经丛运动神经原的5-羟色胺（$5\text{-}HT_4$）受体，增加乙酰胆碱释放，从而促进胃排空和增加LES压力。常用剂量为每次0.1～0.2mg/kg，3次/日，口服。莫沙必利（mosapride）为选择性5-羟色胺（$5\text{-}HT_4$）受体激动剂，作用机制同西沙比利，化学结构有所改进，无严重心律失常等心脏副作用。作为全消化道促动力剂，被广泛用于胃肠动力不足的疾病。

（2）抗酸和抑酸药：主要作用为抑制酸分泌、中和胃酸以减少反流物对食管黏膜的损伤，提高LES张力。①抑酸药：H_2受体拮抗剂（H_2-receptor blockers）如西咪替丁（cimetidine）、雷尼替丁（ranitidine）、法莫替丁（famotidine）、尼扎替丁（nizatidine）；质子泵抑制剂（proton pump inhibitors，PPI）如奥美拉唑（omeprazol）、兰索拉唑（lansoprazole）、埃索美拉唑（esomeprazole）等，可依据年龄特点选择使用。②中和胃酸药：如氢氧化铝凝胶，多用于年长儿。

（3）黏膜保护剂（mucosa protector）：硫醣铝、硅酸铝盐、磷酸铝等。（2、3两项药物治疗见本章第五节消化性溃疡病治疗）

4. **外科治疗** 及时采用体位、饮食、药物等治疗方法后，大多数患儿症状能明显改善或痊愈。具有下列指征可考虑外科手术：①内科治疗6～8周无效，有严重并发症（消化道出血、营养不良、生长发育迟缓）；②严重食管炎伴溃疡、狭窄或发现有食管裂孔疝者；③有严重的呼吸道并发症，如呼吸道梗阻、反复发作吸入性肺炎或窒息、伴支气管肺发育不良者；④合并严重神经系统疾病。手术治疗的目的是加强食管下括约肌的功能。

Notes
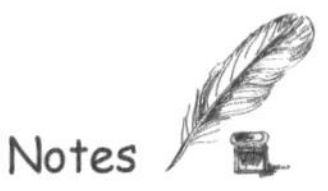

第五节 胃炎和消化性溃疡

一、胃 炎

胃炎(gastritis)是指由各种物理性、化学性或生物性有害因子引起的胃黏膜或胃壁炎性病变。根据病程分急性和慢性两种,后者发病率高。

【病因和发病机制】

1. 急性胃炎 多为继发性,是由严重感染、休克、颅内损伤、严重烧伤、呼吸衰竭和其他危重疾病所致的应激反应(又称急性胃黏膜损伤、急性应激性黏膜病变)。误服毒性物质和腐蚀剂,摄入由细菌及其毒素污染的食物,服用对胃黏膜有损害的药物,如乙酰水杨酸等非甾体类抗炎药,食物过敏,胃内异物,情绪波动、精神紧张和各种因素所致的变态反应等均能引起胃黏膜的急性炎症。

2. 慢性胃炎 是有害因子长期反复作用于胃黏膜引起损伤的结果,儿童慢性胃炎中以浅表性胃炎最常见,约占90%~95%,萎缩性胃炎极少。病因迄今尚未完全明确,可能与下列因素有关。

(1) 感染:已证实幽门螺旋杆菌(helicobater pylori,Hp)的胃内感染是胃炎的主要病因,在活动性、重度胃炎中Hp检出率很高。慢性胃炎的家族聚集倾向也表明了Hp在家族成员间的传播。

(2) 胆汁反流:各种原因引起胃肠道动力异常,十二指肠胃反流,反流的胆盐刺激减低了胃黏膜对离子通透的屏障功能,使得胃液中氢离子得以反弥散进入胃黏膜引起炎症。

(3) 长期食(服)用刺激性食物和药物:如粗糙、过硬、过冷、过热、辛辣的食品,经常暴饮、暴食、饮浓茶、咖啡,服用阿司匹林等非甾体抗炎药及类固醇激素类药物。

(4) 精神神经因素:持续精神紧张、压力过大,可使消化道激素分泌异常。

(5) 全身慢性疾病影响:如慢性肾炎、尿毒症、重症糖尿病、肝胆系统疾病、类风湿关节炎、系统性红斑狼疮等。

(6) 其他因素:如环境、遗传、免疫、营养等因素均与发病有关。

【临床表现】

1. 急性胃炎 发病急骤,轻者仅有食欲缺乏、腹痛、恶心、呕吐,严重者可出现呕血、黑便、脱水、电解质及酸碱平衡紊乱。有感染者常伴有发热等全身中毒症状。

2. 慢性胃炎 常见症状为反复发作、无规律性的腹痛,疼痛经常出现于进食过程中或餐后,多数位于上腹部、脐周,部分患儿部位不固定,轻者为间歇性隐痛或钝痛,严重者为剧烈绞痛。常伴有食欲缺乏、恶心、呕吐、腹胀,继而影响营养状况及生长发育。胃黏膜糜烂出血者伴呕血、黑便。

【辅助检查】

1. 胃镜检查 为最有价值、安全、可靠的诊断手段。可直接观察胃黏膜病变及其程度,可见黏膜广泛充血、水肿、糜烂、出血,有时可见黏膜表面的黏液斑或反流的胆汁。Hp感染胃炎时,还可见到胃黏膜微小结节形成(又称胃窦小结节或淋巴细胞样小结节增生)。同时可取病变部位组织进行幽门螺杆菌和病理学检查。

2. 幽门螺杆菌检测

(1) 胃黏膜组织切片染色与培养:Hp培养需在微氧环境下用特殊培养基进行,3~5天可出结果,是最准确的诊断方法。

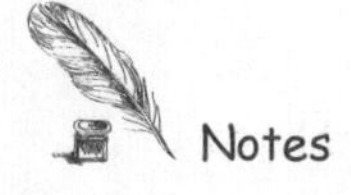

(2) 尿素酶试验:尿素酶试剂中含有尿素和酚红,Hp产生的酶可分解其中的尿素产生氨,

后者使试剂中的 pH 值上升,从而使酚红由棕黄色变成红色。将活检胃黏膜放入上述试剂(滤纸片)中,如胃黏膜含有 Hp 则试剂变为红色,此法快速、简单,特异性和敏感性可达 80% 以上。

(3) 血清学检测抗 Hp 抗体:但是抗体可在清除了 Hp 几个月后仍保持阳性,限制了其诊断意义。

(4) 核素标记尿素呼吸试验:让患儿口服一定量核素^{13}C标记的尿素,如果患儿消化道内含有 Hp,则 Hp 产生的尿素酶可将尿素分解产生$^{13}CO_2$由肺呼出。通过测定呼出气体中^{13}C含量即可判断胃内 Hp 感染的有无及程度。

【病理】

1. 急性胃炎 表现为上皮细胞变性、坏死,固有膜大量中性粒细胞浸润,无或极少有淋巴细胞、浆细胞,腺体细胞呈不同程度变性坏死。

2. 慢性胃炎 浅表性胃炎见上皮细胞变性,小凹上皮细胞增生,固有膜炎症细胞主要为淋巴细胞、浆细胞浸润。萎缩性胃炎主要为固有腺体萎缩,肠腺化生及炎症细胞浸润。

【诊断和鉴别诊断】 根据病史、体检、临床表现、胃镜和病理学检查,基本可以确诊。由于引起儿童腹痛的病因很多,急性发作的腹痛必须注意与外科急腹症、肝、胆、胰、肠等腹内脏器的器质性疾病,以及腹型过敏性紫癜相鉴别。慢性反复发作的腹痛应与消化性溃疡、嗜酸细胞胃肠炎、肠道寄生虫、肠痉挛等疾病鉴别。

1. 肠蛔虫症 常有不固定腹痛、偏食、异食癖、恶心、呕吐等消化功能紊乱症状,有时出现全身过敏症状。往往有吐、排虫史,粪便查找虫卵,驱虫治疗有效等可协助诊断。随着卫生条件的改善,肠蛔虫症在我国已经大为减少。

2. 肠痉挛 婴儿多见,可出现反复发作的阵发性腹痛,腹部无异常体征,排气、排便后可缓解。

3. 嗜酸性粒细胞胃肠炎 嗜酸性粒细胞在胃肠黏膜浸润所致的胃肠疾病,其中黏膜型与本病相似,但按一般胃炎治疗效果不佳。

4. 心理因素所致功能性(再发性)腹痛 是一种常见的儿童期身心疾病。原因不明,与情绪改变、生活事件、家庭成员过度焦虑等有关。表现为弥漫性的、发作性的腹痛,持续数十分钟或数小时而自行缓解,可以伴有恶心、呕吐等症状。临床和辅助检查往往无阳性发现。

【治疗】

1. 急性胃炎 去除病因,积极治疗原发病,避免服用一切刺激性食物和药物,及时纠正水、电解质紊乱。有上消化道出血者应卧床休息,保持安静,监测生命体征及呕吐与黑粪情况。静滴抑酸剂,口服胃黏膜保护剂,可用局部黏膜止血的方法。细菌感染者应用有效抗生素。

2. 慢性胃炎

(1) 去除病因,积极治疗原发病。

(2) 饮食治疗:养成良好的饮食习惯和生活规律。饮食定时定量,避免服用刺激性食品和对胃黏膜有损害的药物。

(3) 药物治疗:①黏膜保护剂:如次碳酸铋、硫糖铝、蒙脱石粉剂等。②H_2受体拮抗剂:常用西咪替丁、雷尼替丁、法莫替丁等。③胃肠动力药:腹胀、呕吐或胆汁反流者加用多潘立酮、西沙必利、莫沙必利等。④有幽门螺杆菌感染者应进行规范的抗 Hp 治疗(见消化性溃疡病治疗)。药物治疗时间视病情而定。

二、消化性溃疡

消化性溃疡(peptic ulcer)是指胃和十二指肠的慢性溃疡,也可发生在与酸性胃液相接触的其他胃肠道部位。各年龄儿童均可发病,以学龄儿童多见。婴幼儿多为急性、继发性溃疡,常有明确的原发疾病,胃溃疡和十二指肠溃疡发病率相近。年长儿多为慢性、原发性溃疡,以十二指

肠溃疡多见，男孩多于女孩，可有明显的家族史。

【病因和发病机制】 原发性消化性溃疡的病因与诸多因素有关，确切发病机制至今尚未完全阐明，目前认为溃疡的形成是由于对胃和十二指肠黏膜有损害作用的侵袭因子（酸、胃蛋白酶、胆盐、药物、微生物及其他有害物质）与黏膜自身的防御因素（黏膜屏障、黏液重碳酸盐屏障、黏膜血流量、细胞更新、前列腺素等）之间失去平衡的结果。一般认为，与酸增加有关因素对十二指肠溃疡的意义较大，而组织防御机制减弱对胃溃疡有更重要的意义。

1. **胃酸和胃蛋白酶的侵袭力** 酸和胃蛋白酶是对胃和十二指肠黏膜有侵袭作用的主要因素。十二指肠溃疡患者基础胃酸、壁细胞数量及壁细胞对刺激物质的敏感性均高于正常人，且胃酸分泌的正常反馈抑制机制亦发生缺陷，故酸度增高是形成溃疡的重要原因。新生儿生后1～2天胃酸分泌高，与成人相同，4～5天时下降，以后又逐渐增高，故生后2～3天亦可发生原发性消化性溃疡，因胃酸分泌随年龄而增加，因此年长儿消化性溃疡的发病率较婴幼儿为高。

2. **胃和十二指肠黏膜的防御功能** 决定胃黏膜抵抗损伤能力的因素包括黏膜血流、上皮细胞的再生、黏液分泌和黏膜屏障的完整性。在各种攻击因子的作用下，黏膜血循环及上皮细胞的分泌与更新受到影响，屏障功能受损，发生黏膜缺血、坏死而形成溃疡。

3. **幽门螺杆菌感染** 有调查表明80%以上十二指肠溃疡与50%以上的胃溃疡存在Hp感染，Hp被根除后溃疡的复发率即下降，说明Hp在溃疡病发病机制中起重要作用。

4. **遗传因素** 消化性溃疡的发生具有遗传因素的证据，部分患儿可以有家族史，胃溃疡和十二指肠溃疡同胞患病比一般人群分别高1.8和2.6倍，单卵双胎发生溃疡的一致性也较高，O型血的人十二指肠溃疡发病率较其他血型的人高；2/3的十二指肠溃疡患者家族成员血清胃蛋白酶原升高，但其家族史也可能与Hp感染的家族聚集倾向有关。

5. **其他** 精神创伤、中枢神经系统病变、外伤、手术后、饮食习惯不当如过冷、油炸食品、气候因素、对胃黏膜有刺激性的药物如非甾体抗炎药、类固醇激素等均可降低胃黏膜的防御能力，引起胃黏膜损伤。

继发性溃疡是由于全身疾病引起的胃、十二指肠黏膜局部损害。见于各种危重疾病所致的应激反应（参见急性胃炎病因）。

【病理】 十二指肠溃疡好发于球部，偶尔位于球后以下的部位称球后溃疡，多为单发，也可多发。胃溃疡多发生在胃窦、胃窦—胃体交界的小弯侧，少数可发生在胃体、幽门管内。溃疡大小不等，深浅不一，胃镜下观察呈圆形、不规则圆形或线形，底部有灰白苔，周围黏膜充血、水肿。十二指肠球部因黏膜充血、水肿，或因多次复发后，纤维组织增生和收缩而导致球部变形，有时出现假憩室。胃和十二指肠同时有溃疡时称复合溃疡。光镜下溃疡的基底可分4层：①急性炎性渗出物：由白细胞、红细胞和纤维蛋白组成；②嗜酸性坏死层：为无组织结构的坏死物；③肉芽组织：含丰富的血管和结构组织的各种成分；④瘢痕组织。

【临床表现】 由于溃疡在各年龄阶段的好发部位、类型和演变过程不同，临床症状和体征也有所不同，年龄愈小，症状愈不典型，不同年龄患者的临床表现有各自的特点。

1. **新生儿期** 继发性溃疡多见，常见原发病有：早产、出生窒息等缺血缺氧、败血症、低血糖、呼吸窘迫综合征和中枢神经系统疾病等，常表现急性起病，呕血、黑便，生后2～3天亦可发生原发性溃疡。

2. **婴儿期** 继发性溃疡多见，发病急，首发症状可为消化道出血和穿孔。原发性以胃溃疡多见，表现为食欲差、呕吐、进食后啼哭、腹胀、生长发育迟缓，也可表现为呕血、黑便。

3. **幼儿期** 胃和十二指肠溃疡发病率相等，常见进食后呕吐，间歇发作脐周及上腹部疼痛，烧灼感少见，夜间及清晨痛醒，可发生呕血、黑便甚至穿孔。

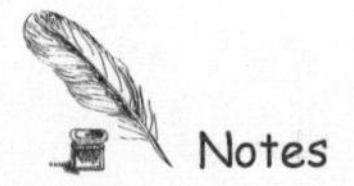

4. **学龄前及学龄期** 以原发性十二指溃疡多见，主要表现为反复发作脐周及上腹部胀痛、烧灼感，饥饿时或夜间多发。严重者可出现呕血、便血、贫血。并发穿孔时疼痛剧烈并放射至背

部或左右上腹部。也有仅表现为贫血、少数患儿表现为无痛性黑便、晕厥,甚至休克。

【并发症】 主要为出血、穿孔和幽门梗阻,常可伴发缺铁性贫血。消化道出血可以是小儿消化性溃疡的首发症状,重症可出现失血性休克。如溃疡穿孔至腹腔或邻近器官,可出现腹膜炎、胰腺炎等;如炎症和水肿较广泛,可出现急、慢性梗阻。

【辅助检查】

1. 消化道出血相关的实验室检查,如血常规示失血性贫血,便潜血试验阳性等。

2. 上消化道内镜检查 是诊断溃疡病准确率最高的方法。内镜观察不仅能准确诊断溃疡、观察病灶大小、周围炎症的轻重、溃疡表面有无血管暴露,同时又可采取黏膜活检作病理组织学和细菌学检查,还可以在内镜下控制活动性出血。内镜下溃疡可呈圆形或椭圆形病灶,边界清楚,中央有灰白色苔状物,可分为活动期(A)、愈合期(H)和瘢痕期(S),其中每个病期又可分为1~2个阶段。

3. 胃肠X线钡餐造影

虽然应用较广泛,但此诊断手段不够敏感和特异。

(1) 直接征象:发现胃和十二指肠壁龛影可确诊。

(2) 间接征象:溃疡对侧切迹,十二指肠球部痉挛、畸形对本病有诊断参考价值。因儿童溃疡浅表,钡餐通过快,检出率较成人为低,且假阳性率较高,气钡双重对比造影效果较佳。

4. 幽门螺杆菌检测 (见胃炎节)。

【诊断和鉴别诊断】 儿童消化性溃疡的症状和体征不如成人典型,故对出现剑突下有烧灼感或饥饿痛;反复发作、进食后缓解的上腹痛,夜间及清晨症状明显;与饮食有关的呕吐;粪便潜血试验阳性的贫血患儿;反复胃肠不适,且有溃疡病尤其是十二指肠溃疡家族史者;原因不明的呕血、便血者等,均应警惕消化性溃疡病的可能性,及时进行内镜检查,尽早明确诊断。以下症状应与其他疾病鉴别:

1. 腹痛 应与肠痉挛、蛔虫症、腹内脏器感染、结石、腹型过敏性紫癜等疾病鉴别。

2. 呕血 新生儿和小婴儿呕血可见于新生儿自然出血症、食管裂孔疝等;年长儿需与肝硬化致食管静脉曲张破裂及全身出血性疾病鉴别,有时还应与咯血相鉴别。

3. 便血 消化性溃疡出血多为柏油样便,鲜红色便仅见于大量出血者。应与肠套叠、梅克尔憩室、息肉、腹型过敏性紫癜及血液病所致出血鉴别。

【治疗】 目的是缓解和消除症状,促进溃疡愈合,防止复发,并预防并发症。

1. 一般治疗 培养良好的生活习惯,饮食定时定量,避免过度疲劳及精神紧张,消除有害因素如避免食用刺激性、对胃黏膜有损害的食物和药物。如有出血时,应积极监护治疗,以防止失血性休克。应监测生命体征如血压、心率及末梢循环。禁食同时注意补充足够血容量。消化道局部止血(如喷药、胃镜下硬化、电凝治疗)及全身止血。如失血严重时应及时输血。

2. 药物治疗 原则为抑制胃酸分泌和中和胃酸,强化黏膜防御能力,抗幽门螺杆菌治疗。

(1) 抑制胃酸治疗:是消除侵袭因素的主要途径。①H_2受体拮抗剂(H_2RI):可直接抑制组织胺、阻滞乙酰胆碱分泌,达到抑酸和加速溃疡愈合的目的。可用西咪替丁,每日10~15mg/kg,分4次于饭前10分钟至30分钟口服,或分1~2次/日静脉滴注;雷尼替丁,每日3~5mg/kg,每12小时一次,或每晚一次口服,或分2~3次/日静脉滴注,疗程均为4~8周。法莫替丁(farmotidine),0.9mg/kg,睡前一次口服,或1次/日(严重者每12小时一次)静脉滴注,疗程2~4周。②质子泵抑制剂(PPI):作用于胃黏膜壁细胞,降低壁细胞中的H^+-K^+-ATP酶活性,阻抑H^+从细胞质内转移到胃腔而抑制胃酸分泌。常用奥美拉唑,剂量为每日0.6~0.8mg/kg,清晨顿服,疗程2~4周。③中和胃酸的抗酸剂:起缓解症状和促进溃疡愈合的作用。

(2) 胃黏膜保护剂:①硫糖铝:在酸性胃液中与蛋白形成大分子复合物,凝聚成糊状物覆盖于溃疡表面起保护作用,还可增强内源性前列腺素合成,促进溃疡愈合。常用剂量为每日10~

25mg/kg，分4次口服，疗程4～8周。②枸橼酸铋钾：在酸性环境中沉淀，与溃疡面的蛋白质结合，覆盖其上形成一层凝固的隔离屏障。促进前列腺素分泌。铋剂还具抗幽门螺杆菌的作用。枸橼酸铋钾剂量为每日6～8mg/kg，分3次口服，疗程4～6周。本药有导致神经系统不可逆损害和急性肾衰竭等副作用，长期大剂量应用时应谨慎，最好有血铋监测。

（3）抗幽门螺杆菌治疗：有Hp感染的消化性溃疡，需用抗菌药物治疗。临床常用的药物有：枸橼酸铋钾；阿莫西林50mg/（kg·d）；克拉霉素15～20mg/（kg·d）；甲硝唑20～30mg/（kg·d）；呋喃唑酮5～10mg/（kg·d），分3次口服。目前多主张联合用药，以下方案可供参考：即以PPI为中心的"三联"药物方案：PPI+上述抗生素中的2种，持续1～2周；以铋剂为中心的"三联"、"四联"药物治疗方案：枸橼酸铋钾4～6周+2种抗生素（阿莫西林4周、克拉霉素2周、甲硝唑2周、呋喃唑酮2周），或同时+H_2RI 4～8周。

3. 消化性溃疡一般不需手术治疗。但如有以下情况，应根据个体情况考虑手术治疗：①溃疡合并穿孔；②难以控制的出血，失血量大，48小时内失血量超过血容量的30%；③有幽门完全梗阻，经胃肠减压等保守治疗72小时仍无改善；④慢性难治性疼痛。

第六节 炎症性肠病

炎症性肠病（inflammatory bowel disease，IBD）是指原因不明的一组非特异性慢性胃肠道炎症性疾病，包括溃疡性结肠炎（ulcerative colitis，UC）、克罗恩病（Crohn disease，CD）和未定型结肠炎（indeterminate colitis，IC）。近年来，儿童炎症性肠病发病率有上升趋势，严重影响着本病患儿的生长发育和生活质量。IBD特别是CD多在青少年期起病，据统计约20%～30% IBD在儿童期就被诊断。儿童炎症性肠病患者的临床表现多以初发型为主，发病年龄越小，症状越严重。

【病因和发病机制】 IBD病因与发病机制至今仍未完全明确，但公认系遗传、环境及免疫等多种因素综合作用的结果。目前认为其发病机制是由大量肠道细菌诱发的过度肠黏膜免疫反应，在具有遗传易感性的人群中导致肠黏膜损伤。

1. 遗传因素 流行病学资料表明，本病发病呈明显种族差异和家族聚集性。不同种族人群中IBD发病率存在较大差异，其中白种人发病率最高，其次为美洲黑人，亚洲人种发病率最低。随着免疫学、遗传学、分子生物学的迅速发展，特别是全基因组关联研究（GWAS）、基因芯片等技术的应用，目前已经发现多达40个基因位点与CD易感性有关，至少17个基因位点与UC易感性有关。

2. 环境因素 工业化国家儿童IBD的发病率高于非工业化国家，城市儿童的发病率高于农村和山区，迁居欧美的亚洲移民及其后代的IBD易感性明显增加，提示各种环境因素如感染、吸烟、饮食、肠道菌群、居住地气候等均可能参与了IBD的发病。

3. 免疫因素 肠黏膜上皮细胞、基质细胞、肥大细胞、内皮细胞等与免疫细胞间相互作用，调节肠黏膜免疫的动态平衡，维持肠黏膜结构的稳定。上述的相互作用失调，即可造成组织损伤和慢性炎症，导致IBD发生。中性粒细胞、巨噬细胞、T和B淋巴细胞等免疫细胞释放的抗体、细胞因子和炎症介质均可引起组织破坏和炎性病变。

【病理】 溃疡性结肠炎主要累及结肠及直肠，偶尔累及回肠末端，亦可能累及阑尾，极少累及上消化道，病变呈弥漫性、连续性分布，多位于黏膜层，浆膜层无明显异常。镜下为非特异性炎症，多局限于黏膜层及黏膜下层，固有层内可见淋巴细胞、浆细胞、单核细胞浸润，急性期常伴有多量中性粒细胞及嗜酸性粒细胞浸润。腺体破坏是该病的重要特征，肠黏膜隐窝处多见隐窝脓肿形成，腺体上皮细胞坏死、腺体破坏，同时杯状细胞减少，潘氏细胞化生，腺上皮增生，核分裂增多。

克罗恩病可侵犯整个消化道，最常累及末端回肠，病变呈节段性分布。镜下可见单核细胞、

浆细胞、嗜酸性粒细胞、肥大细胞、中性粒细胞等急、慢性炎症细胞浸润肠壁全层，有时形成裂隙样溃疡，上皮样细胞及多核巨细胞形成非干酪样坏死性肉芽肿，黏膜下层水肿，淋巴管、血管扩张，部分血管周围可见粗大、扭曲的神经纤维，神经节细胞增生，伴有纤维组织增生。

【临床表现】 UC 和 CD 共同临床特征有：两者多呈亚急性或慢性起病，也有部分以急性暴发型起病者。均可表现有腹胀、腹痛、腹泻；大便呈黏液稀便、黏膜脓便或脓血便，甚至血水样便，可伴有里急后重。可以出现有不同程度发热及各种肠外表现，如关节炎、强直性脊柱炎、皮疹、虹膜睫状体炎等。病程较长或反复发作对患儿营养和生长发育造成很大影响。两者都可能有肠出血、肠狭窄、肠梗阻、肠穿孔等并发症。

UC 和 CD 的不同临床特点：CD 患儿因常累及回盲部，腹痛多在右下腹，多表现为绞痛或痉挛性锐痛，呈阵发性发作，绞痛多发生在餐后。可以出现便秘与腹泻交替现象。因为累及小肠的消化吸收功能，对生长发育影响更明显。早期病例容易误诊为阑尾炎，迁慢过程又容易误诊为肠结核。与成人不同，儿童 CD 患者因病程短，很少有腹部包块形成，但可有肛周病变，包括肛门直肠周围瘘管、脓肿形成、肛裂及皮赘等病变。UC 患儿的肠道损害多先出现在远端结肠和乙状结肠，因此腹痛多在左下腹，以持续性隐痛或钝痛为主要特征，腹泻后腹痛可缓解。大便多呈黏液或脓血，甚至血水样便，伴里急后重多见，容易误诊为痢疾或感染性结肠炎。CD 与 UC 鉴别见表 7-6-1。

表 7-6-1　CD 与 UC 的鉴别

鉴别点	CD	UC
病变范围	全消化道	主要在结肠
病变特点	跳跃式	连续性
病变累及深度	全层，不对称	黏膜和黏膜下层，环周
内镜特征	纵行深溃疡，肉芽	弥漫性浅溃疡，假息肉
并发症	梗阻，瘘管，出血，营养吸收障碍，全身多脏器受累	出血，结肠扩张（巨结肠），癌变，狭窄
预后	差	相对好
对治疗的反应	可控制，不可治愈	可控制，可治愈
治疗难度	更大	大

【辅助检查】

1. **实验室检查**　包括全血细胞计数、血沉、C 反应蛋白（CRP）、血清白蛋白等。活动期白细胞计数可升高，CRP 可升高，血沉可加快。严重或病情持续病例血清白蛋白下降。粪便常规与培养对非 IBD 的肠道感染可起鉴别作用。血清标志物：抗中性粒细胞胞质抗体（p-ANCA）和抗酿酒酵母抗体（ASCA）分别为 UC 和 CD 的相对特异性抗体，有助于 UC 和 CD 的诊断和鉴别诊断。

2. **胃肠道内镜检查**　疑似 IBD 患儿就诊时均应完善全面的内镜检查及活检，包括食管胃十二指肠镜和结肠镜检。小肠镜检查对发生在小肠的 CD 有独特的诊断价值。镜下改变及病理结果见表 7-6-2。胶囊内镜亦可用于年长儿观察小肠 CD，但缺点是不能活体组织检查。

3. **X 线钡剂灌肠检查**　胃肠钡剂造影和气钡双重造影可显示 IBD 病变以及肠管的狭窄、僵硬和内瘘。CD 时可见黏膜呈鹅卵石样改变、溃疡、小肠襻分离、病变呈跳跃性节段性分布。

4. **腹部 CT 扫描**　可以发现节段性肠壁增厚（肠壁>3mm）；肠壁强化显示为多层，或肠壁分为两层伴有显著黏膜强化和黏膜下低密度现象；肠系膜血管呈扭曲，扩张，增多；肠系膜淋巴结肿大；并发症如瘘管、窦道、脓肿、肠穿孔、狭窄等。

Notes

表7-6-2 炎症性肠病的内镜和组织学表现

	CD	UC
内镜(胃镜/肠镜)	溃疡(阿弗他、线形、裂隙状)	溃疡
	鹅卵石样改变	红斑
	狭窄	血管纹理模糊
	瘘管	质脆
	口腔或肛周病变	自发性出血
	跳跃性病变	持续性病变(从直肠到近端结肠)
	节段性分布	假性息肉
组织学	累及黏膜下层或全层	累及黏膜层
	隐窝扭曲、变形	隐窝扭曲、变形
	隐窝脓肿	隐窝脓肿
	溃疡	杯状细胞减少
	肉芽肿(非干酪样、非黏液性)	黏液性肉芽肿(罕见)
	局部病变、灶性分布	连续性分布

5. MRI或MRI双重造影 以气体和等渗液体扩张肠道,并静脉注射钆剂增强,使肠腔内、肠壁和肠腔外的结构得以显示。MRI具有极好的对比、多平面成像和无辐射的特点,在儿童CD的诊断中得到越来越多的应用。

【诊断和鉴别诊断】 对于腹痛、腹泻、便血和体重减轻等症状持续4周以上或6个月内类似症状反复发作2次以上的患儿,临床上应高度怀疑IBD,结合患儿的肠外表现、实验室检查、内镜检查、病理检查、影像学检查等做出诊断。由于本病治疗上的特殊性,需与下述疾病相鉴别。

1. 肠结核 回盲部肠结核与克罗恩病鉴别相当困难。肠镜下两病无特征性区别,一般来说,纵行溃疡多见于克罗恩病,而横向溃疡多见于结核。肠结核不常见瘘管及肛周病变。对鉴别有困难者,建议先行诊断性抗结核治疗。

2. 急性阑尾炎 起病急,病史短,腹泻少见,常有转移性右下腹痛,血象白细胞计数增高更为显著。

3. 其他 如慢性细菌性痢疾、阿米巴肠炎、出血坏死性肠炎、腹型过敏性紫癜、白塞病、肠道淋巴瘤等,在鉴别诊断中亦需考虑。

【治疗】 儿童IBD治疗目标与成人一致:诱导并维持临床缓解及黏膜愈合,防治并发症,改善患儿生存质量,并尽可能减少对患儿生长发育的不良影响。

(一)营养支持

IBD患儿的发病高峰年龄是儿童生长发育的关键时期,除了生长发育对营养物质的需求量增加之外,IBD患儿常有食欲下降、营养物质吸收障碍和丢失增多等现象,营养治疗是IBD治疗的重要措施之一。在轻中度儿童CD的诱导缓解中,尤其强调营养治疗的重要性。有研究显示全肠内营养甚至可以取代激素治疗用于CD的诱导缓解。

(二)药物治疗

1. 氨基水杨酸类药物 5-氨基水杨酸(5-ASA)是临床治疗IBD并预防其复发的最常用药物之一,具有抑制局部炎症、清除自由基和抑制免疫反应等作用。儿童5-ASA类药物常用剂量为:艾迪莎(Etisa,美沙拉嗪缓释颗粒剂)一日20~30mg/kg,分2~3次服用;颇得斯安(Pentasa,由乙基纤维素制成包被的美沙拉嗪控释微小胶囊剂)一日30~50mg/kg,分2~3次服用;安萨科(Asacol,Eudragit-S包裹的美沙拉嗪制剂)一日30~50mg/kg,分2~3次使用。5-ASA口服和

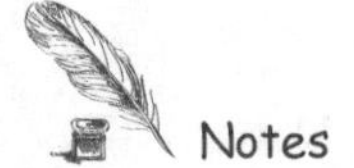
Notes

(或)直肠给药,是目前轻中度 UC 患者诱导缓解以及维持治疗的一线药物。5-ASA 用于 CD 患儿的诱导及缓解治疗尚存争议。目前认为,对于儿童轻度或轻中度回肠 CD、回结肠 CD 及结肠 CD 的患者可选择 5-ASA,剂量与 UC 患儿相同。

2. **糖皮质激素**　可以通过降低毛细血管通透性,稳定细胞膜,减少白三烯、前列腺素及血栓素等炎症因子的释放,抑制炎症反应,从而缓解临床症状,有效控制急性活动性炎症。一般适用于 IBD 急性发作期且足量 5-ASA 治疗无效时,通常不用于维持缓解治疗。儿童泼尼松口服从高剂量一日 40 ~ 60mg 开始,症状改善后,逐渐减少用量,直到彻底停药。其他还可采用氢化可的松一日 10mg/kg 或甲泼尼松龙一日 1 ~ 1.5mg/kg 静脉给予。IBD 患儿不宜长期接受糖皮质激素治疗,部分患儿对激素有依赖性,逐渐减量时,有些患儿的症状会复发,尤其是发病年龄早的患儿。

3. **免疫调节剂**　临床常用硫代嘌呤包括 6 一巯基嘌呤(6-MP),硫唑嘌呤(AZA),甲氨蝶呤,钙依赖磷酸酶抑制剂(环孢素用于 UC,他克莫司用于 CD)等。硫代嘌呤能减少 CD 患者术后临床和内镜检查复发,但起效较慢,不作为急性治疗用药,初次给药 3 个月左右见效。因此中重度 CD 患儿治疗早期即应考虑该药的应用。硫代嘌呤和甲氨蝶呤适用于以下情况:

(1) 氨基水杨酸类难以维持缓解时;

(2) 氨基水杨酸及激素类药物治疗无效或效果不佳;

(3) CD 复发激素治疗后替代用药,用于激素依赖病例的维持缓解及激素撤药;

(4) 减轻或消除 IBD 激素依赖;

(5) 瘘管治疗首选。

AZA 剂量 1.5 ~ 2.0mg/(kg・d),6-MP 剂量为 0.75 ~ 1.50mg/(kg・d)。常见的不良反应有骨髓抑制、肝功能损害和胰腺炎等。所以初次用药一般从 1/3 或半量开始,4 周左右逐渐增加到足剂量,期间需监测血常规和肝功能。

4. **生物治疗**　研究认为 IBD 患者 TNF-a 表达水平增高在疾病过程中起重要作用,故针对 TNF-α 表达过程的生物治疗,如英夫利昔单抗(Infliximab,IFX)(肿瘤坏死因子单克隆抗体)已应用于临床,其效果已获得大量临床研究证实,认为是目前诱导和维持缓解 CD 最有效的药物。IFX 适用于:

(1) 常规糖皮质激素或免疫抑制药物治疗无效的中重度活动性 CD 或 UC 患者;

(2) 传统治疗如抗生素、外科引流和(或)免疫抑制药物治疗无效的瘘管型 CD 患者。

本品用于 IBD 患儿的初始剂量为 5mg/kg,在第 0、2、6 周给予作为诱导缓解;3 剂无效者不再继续使用本品。有效者随后每隔 8 周给予相同剂量作长程维持治疗。目前尚无足够资料提出何时可以停用 IFX。IFX 的不良反应为可增加感染、肿瘤和免疫反应的发生率。

5. **抗生素**　甲硝唑和环丙沙星为 CD 治疗中最常用的抗生素。有严重感染者(并发有腹腔、盆腔脓肿)应给予广谱抗生素积极抗感染治疗。甲硝唑用法:15mg/(kg・d),每日 2 次;环丙沙星用法:20mg/(kg・d),每日 2 次,最大剂量 400mg/d。

6. **其他**　还有将益生菌,沙利度胺等用于本病治疗的报道。沙利度胺(反应停)具有免疫抑制和免疫刺激的双重作用,能抑制单核细胞产生 TNF-α 及 IL-12,改变黏附分子的水平,从而影响炎症组织的自细胞外渗并抑制炎性反应,此外还具有抗血管生成及抑制氧自由基等作用。

(三) 手术治疗

1. **急诊手术**　当 IBD 患儿出现危及生命的并发症,如肠穿孔、顽固性出血或中毒性巨结肠,而药物治疗无效者应及时手术。

2. **择期手术**　内科治疗后症状顽固不缓解、长期药物治疗不能耐受者、或者出现难治性瘘管和窦道等情况时。

(四) 心理辅导

IBD 患儿常伴有情绪低落、抑郁、自我评价降低等心理问题,进而影响其社会功能。长期疾

病的困扰、激素治疗的副作用、生长发育迟缓及青春期延迟对儿童青少年心理均产生较大的影响。因此在积极治疗原发病的同时，应尽量减轻患儿的心理负担，必要时寻求心理科医生的帮助。

儿童IBD治疗需要一个专业的治疗团队协同完成，包括儿科、儿外科、营养科、心理科、专业护理队伍（如瘘管的特殊护理）以及成人消化科（后继治疗）医师等。在这个专业团队的共同努力下，才能确保IBD患儿的最佳预后。

（孙 梅）

第七节 腹 泻 病

婴幼儿腹泻（infantile diarrhea），或称腹泻病，是一组由多病原、多因素引起的以大便次数增多和大便性状改变为特点的消化道综合征。是我国婴幼儿最常见的疾病之一。6个月～2岁婴幼儿发病率高，一岁以内患儿约占半数，是造成儿童营养不良、生长发育障碍的主要原因之一。

婴幼儿容易患腹泻病，主要与下列易感因素有关。

1. 消化系统发育尚未成熟，胃酸和消化酶分泌少，酶活力偏低，不能适应食物质和量的较大变化。婴幼儿水代谢旺盛，婴儿每日水的交换量为细胞外液量的1/2，而成人仅为1/7，对缺水的耐受力差，一旦失水容易发生体液紊乱。婴儿时期神经、内分泌、循环、肝、肾功能发育不成熟，容易发生消化道功能紊乱。

2. 生长发育快，所需营养物质相对较多，且婴儿食物以液体为主，摄入量较多，胃肠道负担重。

3. **机体防御功能差** ①婴儿胃酸偏低，胃排空较快，对进入胃内的细菌杀灭能力较弱；②血清免疫球蛋白（尤其是IgM、IgA）和胃肠道分泌型IgA（SIgA）均较低。肠黏膜的免疫防御反应及口服耐受（oral tolerance）机制均不完善。

4. **肠道菌群失调** 正常肠道菌群（normal bacteria flora）对入侵的致病微生物有拮抗作用，新生儿出生后尚未建立正常肠道菌群、改变饮食使肠道内环境改变、或滥用广谱抗生素，均可使肠道正常菌群平衡失调，而患肠道感染。同时，维生素K的合成有赖于肠道正常菌群的参与，故肠道菌群失调时除易患腹泻外，还可有呕吐物或大便中带血。

5. **人工喂养** 母乳中含有大量体液因子（SIgA、乳铁蛋白）、巨噬细胞和粒细胞、溶菌酶、溶酶体，有很强的抗肠道感染作用。家畜乳中虽有某些上述成分，但在加热过程中被破坏，而且人工喂养的食物和食具易受污染，故人工喂养儿肠道感染发生率明显高于母乳喂养儿。

【病因】 引起儿童腹泻病的病因分为感染性及非感染性原因。

（一）感染因素

肠道内感染：可由病毒、细菌、真菌、寄生虫引起，以前两者多见，尤其是病毒。

1. **病毒感染** 寒冷季节的婴幼儿腹泻80%由病毒感染引起。病毒性肠炎主要病原为轮状病毒（rotavirus，RV），属于呼肠病毒科RV属；其次有星状病毒（astrovirus）、杯状病毒（calicivirus）科的诺如病毒（norovirus），曾被称为诺沃克病毒（Norwalk virus）、札如病毒属（sapovirus）；肠道病毒包括柯萨奇病毒（coxsackis virus）、埃可病毒（echo virus）、肠道腺病毒（entrric adenovirus）等；冠状病毒（coronavirus）科的环曲病毒（torovirus）等。

（1）轮状病毒（rotavirus，RV）：是秋冬季婴幼儿腹泻病的主要病原，流行广泛，呈全世界性分布。

（2）诺如病毒（Norwalk virus）：偶可引起地方性暴发流行，多为成人及年长儿发病。

（3）肠腺病毒（enteric adero virus）：其胃肠型（血清型）40或41型是引起婴幼儿腹泻病的常见病原，发病率仅次于轮状病毒。

（4）其他星状病毒(astrovirus)：杯状病毒、埃可病毒(echo virus)，小圆病毒(small round virus)、巨细胞病毒(cytomegalovirus)也可引起腹泻病。

2. 细菌感染(本节中不包括法定传染病)

（1）致腹泻大肠杆菌：根据引起腹泻的大肠杆菌不同致病性和发病机制，已知菌株可分为5大组。①致病性大肠杆菌(enteropathogenic E. coli，EPEC)：为最早发现的致腹泻大肠杆菌。EPEC侵入肠道后，黏附在肠黏膜上皮细胞，引起肠黏膜微绒毛破坏，皱襞萎缩变平，黏膜充血、水肿而致腹泻，可累及全肠道；②产毒性大肠杆菌(enteroxigenic E. coli，ETEC)：可黏附在小肠上皮刷状缘，在细胞外繁殖，产生不耐热肠毒素(labile toxin，LT)和耐热肠毒素(stable toxin，ST)而引起腹泻；③侵袭性大肠杆菌：(enteroinvasive E. coli，EIEC)可直接侵入肠黏膜引起炎症反应，也可黏附和侵入结肠黏膜，导致肠上皮细胞炎症和坏死，引起痢疾样腹泻。该菌与志贺菌相似，两者O抗原有交叉反应；④出血性大肠杆菌(enterohemorrhagia E. coli，EGEC)：黏附于结肠产生与志贺杆菌相似的肠毒素(vero毒素)，引起肠黏膜坏死和肠液分泌，致出血性肠炎；⑤黏附-集聚性大肠杆菌(enteroadherent-aggregative E. coli，EAEC)：以集聚方式黏附于下段小肠和结肠黏膜致病，不产生肠毒素，亦不引起组织损伤。

（2）空肠弯曲菌(campylobacter jejuni)：与肠炎有关的弯曲菌有空肠型、结肠型和胎儿亚型3种，95%～99%弯曲菌肠炎是由胎儿弯曲菌空肠亚种(简称空肠弯曲菌)所引起。致病菌直接侵入空肠、回肠和结肠黏膜，引起侵袭性腹泻。某些菌株亦能产生肠毒素。

（3）耶尔森菌(Yersinia)：除侵袭小肠、结肠黏膜外，还可产生肠毒素，引起侵袭性和分泌性腹泻。

（4）其他：沙门菌(salmonella)(主要为鼠伤寒和其他非伤寒、副伤寒沙门菌)、嗜水气单胞菌(aeromonashydrophila)、难辨梭状芽孢杆菌(clostridium difficile)、金黄色葡萄球菌(staphylococcal aureus)、铜绿假单胞菌(bacillus pyeyaneus)、变形杆菌(bacillus proteus)等均可引起腹泻。

3. 真菌 致腹泻的真菌有念珠菌、曲菌、毛霉菌，婴儿以白色念珠菌(candida albicans)性肠炎多见。在机体抵抗力低下、正常菌群紊乱时可引起腹泻病。

4. 寄生虫 常见为蓝氏贾第鞭毛虫、阿米巴原虫和隐孢子虫等。

肠道外感染：有时亦可产生腹泻症状，如患中耳炎、上呼吸道感染、肺炎、泌尿系感染、皮肤感染或急性传染病时，可由于发热、感染原释放的毒素、抗生素治疗、直肠局部激惹(如膀胱炎、阑尾周围脓肿等)作用而并发腹泻。有时病原体(主要是病毒)可同时感染肠道。

使用抗生素引起的腹泻：除了一些抗生素可降低碳水化合物的转运和乳糖酶水平之外，肠道外感染时长期、大量地使用广谱抗生素可引起肠道菌群紊乱，肠道正常菌群减少，耐药性金黄色葡萄球菌、变形杆菌、铜绿假单胞菌、艰难梭菌或白色念珠菌等可大量繁殖，引起药物较难控制的肠炎，排除其他(病程中发生的病毒或者细菌感染，应用泻剂等)诱发因素，称之为抗生素相关性腹泻(antibiotic-associated diarrhea，AAD)，通常发生在抗生素治疗2～6周时。

(二) 非感染因素

1. 饮食因素 ①喂养不当可引起腹泻，多为人工喂养儿，原因为：喂养不定时，饮食量不当，突然改变食物品种，或过早喂给大量淀粉或脂肪类食品；果汁，特别是含高果糖或山梨醇的果汁，可产生高渗性腹泻；肠道刺激物(调料、富含纤维素的食物)也可引起腹泻；②过敏性腹泻，如对牛奶或大豆制品过敏而引起腹泻；③原发性或继发性双糖酶(主要为乳糖酶)缺乏或活性降低，肠道对糖的消化吸收不良而引起腹泻。

2. 气候因素 气候突然变化、腹部受凉使肠蠕动增加；天气过热消化液分泌减少或由于口渴饮奶过多等都可能诱发消化功能紊乱致腹泻。

【发病机制】 导致腹泻的机制有：肠腔内存在大量不能吸收的具有渗透活性的物质—“渗透性腹泻”；肠腔内电解质分泌过多——“分泌性”腹泻；炎症所致的液体大量渗出——“渗出

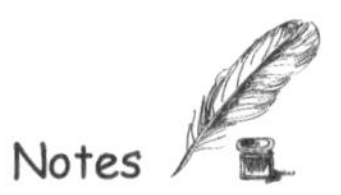

性"腹泻;及肠道蠕动功能异常——"肠道功能异常性"腹泻等。但在临床上不少腹泻并非由某种单一机制引起,而是在多种机制共同作用下发生的。

(一)感染性腹泻

病原微生物多随污染的食物或饮水进入消化道,亦可通过污染的日用品、手、玩具或带菌者传播。病原微生物能否引起肠道感染,决定于宿主防御机能的强弱、感染病原微生物的量大小及毒力。

1. 病毒性肠炎 各种病毒侵入肠道后,在小肠绒毛顶端的柱状上皮细胞上复制,使细胞发生空泡变性和坏死,其微绒毛肿胀,排列紊乱和变短,受累的肠黏膜上皮细胞脱落,遗留不规则的裸露病变,致使小肠黏膜回吸收水分和电解质的能力受损,肠液在肠腔内大量积聚而引起腹泻。同时,发生病变的肠黏膜细胞分泌双糖酶不足且活性降低,使食物中糖类消化不全而积滞在肠腔内,并被细菌分解成小分子的短链有机酸,使肠液的渗透压增高。微绒毛破坏亦造成载体减少,上皮细胞钠转运功能障碍,水和电解质进一步丧失(图 7-7-1)。新近的研究表明:轮状病毒的非结构蛋白4(NSP4)亦与发病机制关系密切。NSP4 是具有多种功能的液体分泌诱导剂,可以通过以下方式发挥作用:作用于固有层细胞,激活 Cl^-分泌和水的外流;改变上皮细胞的完整性,从而影响细胞膜的通透性;本身可能形成一个通道或是激活一种潜在的 Ca^{2+}激活通道,导致分泌增加;通过旁分泌效应作用于未感染的细胞,扩大了被感染的黏膜上皮细胞的感染效应;直接作用于肠道神经系统(ENS),产生类似于霍乱毒素引起的腹泻。

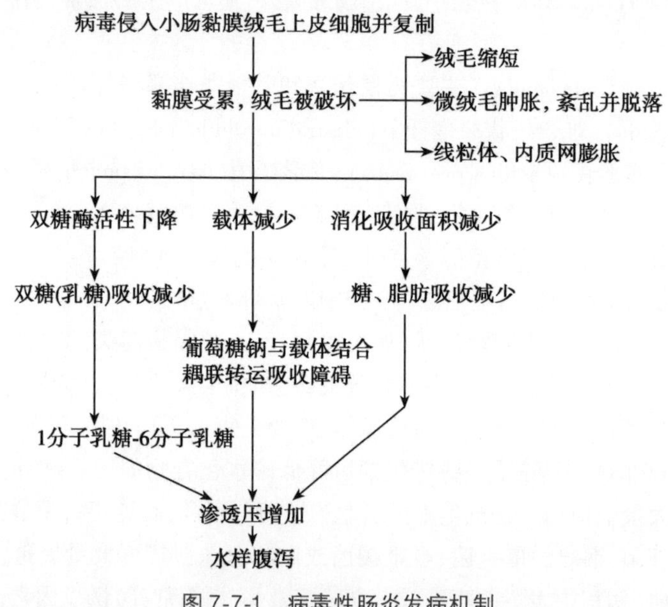

图 7-7-1 病毒性肠炎发病机制

2. 细菌性肠炎肠道感染的病原菌不同,发病机制亦不同。

(1)肠毒素性肠炎:各种产生肠毒素的细菌可引起分泌性腹泻,如霍乱弧菌、产肠毒素性大肠杆菌等,如图 7-7-2 所示。病原体侵入肠道后,一般仅在肠腔内繁殖,黏附在肠上皮细胞刷状缘,不侵入肠黏膜。细菌在肠腔释放 2 种肠毒素,即不耐热肠毒素(LT)和耐热肠毒素(ST),LT 与小肠上皮细胞膜上的受体结合后激活腺苷酸环化酶,致使三磷酸腺苷(ATP)转变为环磷酸腺苷(cAMP),cAMP 增多后即抑制小肠绒毛上皮细胞吸收 Na^+、Cl^-和水,并促进肠腺分泌 Cl^-;ST 则通过激活鸟苷酸环化酶,使三磷酸鸟苷(GTP)转变为环磷酸鸟苷(cGMP),cGMP 增多后亦使肠上皮细胞减少 Na^+和水的吸收、促进 Cl^-分泌。两者均使小肠液总量增多,超过结肠的吸收限度而发生腹泻,排出大量水样便,导致患儿脱水和电解质紊乱。

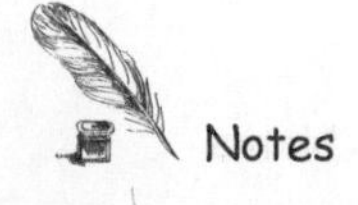
Notes

(2)侵袭性肠炎:各种侵袭性细菌感染可引起渗出性腹泻,如志贺菌属、沙门菌属、侵袭性

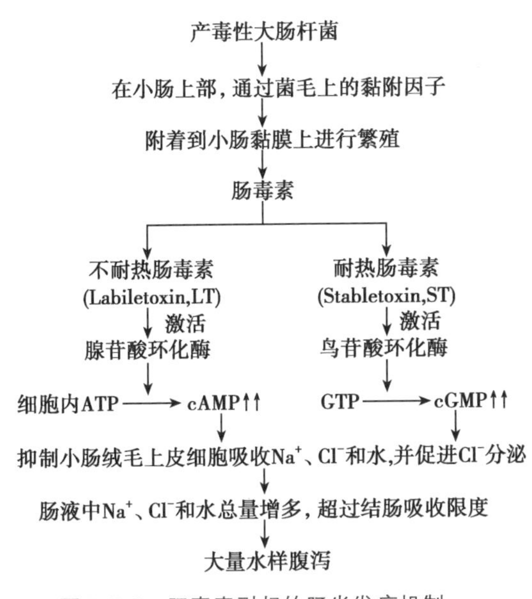

图 7-7-2　肠毒素引起的肠炎发病机制——以产毒性大肠杆菌为例

大肠杆菌、空肠弯曲菌、耶尔森菌和金黄色葡萄球菌等均可直接侵袭小肠或结肠肠壁，使黏膜充血、水肿，炎症细胞浸润引起渗出和溃疡等病变。此时可排出含有大量白细胞和红细胞的菌痢样粪便，并出现全身中毒症状。结肠由于炎症病变而不能充分吸收来自小肠的液体，并且某些致病菌还会产生肠毒素，故亦可发生水样腹泻。

（二）非感染性腹泻

主要是由饮食不当引起，如图 7-7-3 所示。当进食过量或食物成分不恰当时，消化过程发生障碍，食物不能被充分消化和吸收而积滞在小肠上部，使肠腔内酸度降低，有利于肠道下部的细菌上移和繁殖；食物发酵和腐败，分解产生的短链有机酸使肠腔内渗透压增高，腐败性毒性产物刺激肠壁使肠蠕动增加导致腹泻，进而发生脱水和电解质紊乱。

【临床表现】 不同病因引起的腹泻常各具临床特点和不同临床过程。故在临床诊断中常包括病程、严重程度及可能的病原。连续病程在 2 周以内的腹泻为急性腹泻，病程 2 周 ~2 个月为迁延性腹泻，慢性腹泻的病程为 2 个月以上。国外学者亦有将病程持续 2 周以上的腹泻统称为慢性腹泻，或难治性腹泻。

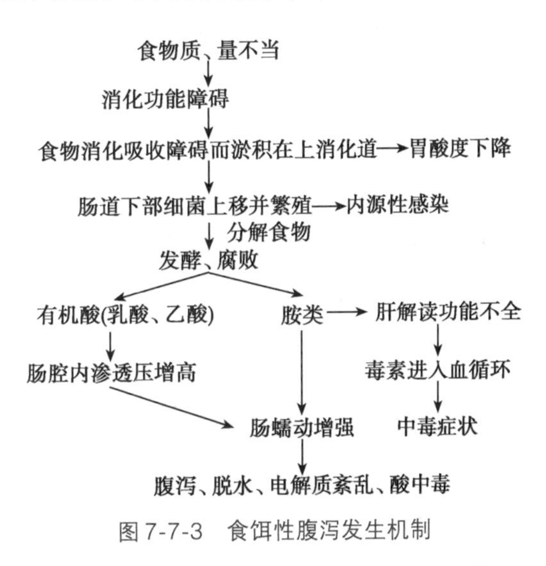

图 7-7-3　食饵性腹泻发生机制

（一）急性腹泻

1. 腹泻的共同临床表现

（1）轻型：常由饮食因素及肠道外感染引起。起病可急可缓，以胃肠道症状为主，表现为食欲缺乏，偶有溢乳或呕吐，大便次数增多，但每次大便量不多，稀薄或带水，呈黄色或黄绿色，有酸味，常见白色或黄白色奶瓣和泡沫。无脱水及全身中毒症状，多在数日内痊愈。

（2）重型：多由肠道内感染引起。常急性起病，也可由轻型逐渐加重、转变而来，除有较重的胃肠道症状外，还有较明显的脱水、电解质紊乱和全身感染中毒症状，如发热或体温不升、精神烦躁或萎靡、嗜睡，面色苍白，意识模糊甚至昏迷、休克。

胃肠道症状包括食欲低下，常有呕吐，严重者可吐咖啡色液体；腹泻频繁，大便每日 10 余次至数 10 次，多为黄色水样或蛋花样便，含有少量黏液，少数患儿也可有少量血便。

水、电解质及酸碱平衡紊乱：由于吐泻丢失体液和摄入量不足，使体液总量尤其是细胞外液量减少，导致不同程度（轻、中、重）脱水。由于腹泻患儿丧失的水和电解质的比例不尽相同，可造成等渗、低渗或高渗性脱水，以前两者多见。出现眼窝、囟门凹陷，尿少泪少，皮肤黏膜干燥、弹性下降，甚至血容量不足引起末梢循环的改变。

重型腹泻病时常出现代谢性酸中毒、低钾血症等离子紊乱。腹泻伴代谢性酸中毒的发生原因有：①腹泻丢失大量碱性物质；②进食少，肠吸收不良，热能不足使机体得不到正常能量供应导致脂肪分解增加，产生大量酮体；③脱水时血容量减少，血液浓缩使血流缓慢，组织缺氧导致

无氧酵解增多而使乳酸堆积;④脱水使肾血流量亦不足,其排酸、保钠功能低下使酸性代谢产物滞留体内。在脱水合并代谢性酸中毒时,虽然体内钾含量降低,由于血液浓缩,酸中毒时钾由细胞内向细胞外转移,尿少而致钾排出量减少等原因,体内钾总量虽然减少,但血清钾多数正常。随着脱水、酸中毒被纠正、排尿后钾排出增加、大便继续失钾以及输入葡萄糖合成糖原时需钾离子参与等因素使血钾迅速下降,出现不同程度的缺钾症状,如精神不振、无力、腹胀、心律失常、碱中毒等。

腹泻病时还可合并低钙和低镁血症:腹泻患儿进食少,吸收不良,从大便丢失钙、镁,可使体内钙镁减少,此症在活动性佝偻病和营养不良患儿更多见。但是脱水、酸中毒时由于血液浓缩、离子钙增多等原因,不出现低钙的症状,待脱水、酸中毒纠正后则出现低钙症状(手足抽搐和惊厥)。极少数久泻和营养不良患儿输液后出现震颤、抽搐,用钙治疗无效时应考虑有低镁血症可能。

2. 几种常见类型肠炎的临床特点

(1) 轮状病毒肠炎:是秋、冬季婴儿腹泻最常见的病原,故曾被称为秋季腹泻。呈散发或小流行,经粪-口传播,也可通过气溶胶形式经呼吸道感染而致病。潜伏期1~3天,多发生在6~24个月婴幼儿,4岁以上者少见。起病急,常伴发热和上呼吸道感染症状,多数无明显感染中毒症状。病初1~2天常发生呕吐,随后出现腹泻。大便次数及水分多,呈黄色水样或蛋花样便带少量黏液,无腥臭味。常并发脱水、酸中毒及电解质紊乱。轮状病毒感染亦可侵犯多个脏器,可产生神经系统症状,如惊厥等;有的患儿可表现为血清心肌酶谱异常,提示心肌受累。本病为自限性疾病,数日后呕吐渐停,腹泻减轻,不喂乳类的患儿恢复更快,自然病程约3~8天,少数较长。大便显微镜检查偶有少量白细胞,感染后1~3天即有大量病毒自大便中排出,最长可达6天。血清抗体一般在感染后3周上升。病毒较难分离,有条件者可直接用电镜检测病毒,或PCR及核酸探针技术检测病毒抗原。临床常用ELISA法或胶体金方法检测病毒抗原。

(2) 诺如病毒性肠炎:全年散发,无明显季节性,暴发易见冬季和冬春季(11月至下年2月)。在轮状病毒疫苗高普及的国家,诺如病毒感染甚至超过了轮状病毒,成为了小儿急性胃肠炎的首要元凶。该病毒是集体机构急性暴发性胃肠炎首要致病原,发生NoVs感染最常见的场所是餐馆,托幼机构和医院,其次还有游船、学校、养老院、军营、家庭等地点,因为常呈暴发性,从而造成突发公共卫生问题。潜伏期1~2天,急性起病。首发症状多为阵发痉挛性腹痛、恶心、呕吐和腹泻,全身症状有畏寒、发热、头痛、乏力和肌痛等。可有呼吸道症状。吐泻频繁者,可脱水及酸中毒、低钾。本病为自限性疾病,症状持续1~3天。

(3) 肠腺病毒肠炎:本病全年均可感染,以夏季稍多见。常侵犯2岁以下婴幼儿,潜伏期3~10天。以水样泻为主要临床表现,半数患儿伴有脱水和酸中毒。病程长,可达14天。粪便排病毒可持续1~2周。周围血象检查一般无特殊发现。

(4) 致病性大肠杆菌肠炎:本病多见于1岁以下的小儿,5~8月份为发病的高峰季节。潜伏期1~2天。起病较缓,大便次数每日可达5~10次,大便呈黄绿色蛋花汤样,有发霉臭味和较多黏液。镜检有少量白细胞,偶有脓细胞。常伴呕吐,多数病人无发热及全身中毒症状。重者可出现程度不等的脱水表现及代谢性酸中毒;病程7~14天。

(5) 黏附性大肠杆菌肠炎:EAEC黏附于小肠黏膜细胞,并大量繁殖,引起微绒毛损伤,虽不产生肠道及细胞毒素,亦无侵袭能力,但可引起与产毒性大肠杆菌同样的水样泻。目前认为,该菌可导致肠黏膜刷状缘消失、基底变平,与迁延性腹泻病密切相关,其致病作用尚待深入研究。

(6) 产毒性细菌引起的肠炎:多发生在夏季。潜伏期1~2天,起病较急。轻症仅大便次数稍增,性状轻微改变。重症腹泻频繁,量多,呈水样或蛋花样混有黏液,镜检无白细胞。伴呕吐,常发生脱水、电解质和酸碱平衡紊乱。自限性疾病,自然病程一般3~7天,亦可较长。

Notes

(7) 侵袭性细菌(包括侵袭性大肠杆菌、空肠弯曲菌、耶尔森菌、鼠伤寒杆菌等)引起的肠炎:全年均可发病,多见于夏季。潜伏期长短不等。常引起志贺杆菌性痢疾样病变。根据病原菌侵袭的肠段部位不同,临床特点各异。一般表现为急性起病,高热甚至可以发生热惊厥。腹泻频繁,大便呈黏液状,带脓血,有腥臭味。常伴恶心、呕吐、腹痛和里急后重,可出现严重的中毒症状,如高热、意识改变,甚至感染性休克。大便镜检有大量白细胞及数量不等的红细胞。粪便细菌培养可找到相应的致病菌。其中空肠弯曲菌常侵犯空肠和回肠,有脓血便,腹痛甚剧烈,易误诊为阑尾炎,亦可并发严重的小肠结肠炎、败血症、肺炎、脑膜炎、心内膜炎和心包炎等。另有研究表明吉兰-巴雷综合征与空肠弯曲菌感染有关。耶尔森菌小肠结肠炎,多发生在冬季和早春,可引起淋巴结肿大,亦可产生肠系膜淋巴结炎,症状可与阑尾炎相似,也可引起咽痛和颈淋巴结炎。鼠伤寒沙门菌小肠结肠炎,有胃肠炎型和败血症型,新生儿和<1 岁婴儿尤易感染,新生儿多为败血症型,常引起暴发流行。可排深绿色黏液脓便或白色胶冻样便。

(8) 出血性大肠杆菌肠炎:大便次数增多,开始为黄色水样便,后转为血水便,有特殊臭味。大便镜检有大量红细胞,常无白细胞。伴腹痛,个别病例可伴发溶血尿毒综合征和血小板减少性紫癜。

(9) 抗生素诱发的肠炎:①金黄色葡萄球菌肠炎:多继发于使用大量抗生素后,病程与症状常与菌群失调的程度有关,有时继发于慢性疾病的基础上。表现为发热、呕吐、腹泻、不同程度中毒症状、脱水和电解质紊乱,甚至发生休克。典型大便为暗绿色,量多带黏液,少数为血便。大便镜检有大量脓细胞和成簇的革兰阳性球菌,培养有葡萄球菌生长,凝固酶阳性;②伪膜性小肠结肠炎:由艰难梭菌引起。除万古霉素和胃肠道外用的氨基糖苷类抗生素外,几乎各种抗生素均可诱发本病。可在用药1 周内或迟至停药后4 ~6 周发病。亦见于外科手术后,或患有肠梗阻、肠套叠、巨结肠等病的体弱患者。此菌大量繁殖,产生毒素 A(肠毒素)和毒素 B(细胞毒素)致病,表现为腹泻,轻症大便每日数次,停用抗生素后很快痊愈。重症频泻,黄绿色水样便,可有假膜排出,为坏死毒素致肠黏膜坏死所形成的伪膜。黏膜下出血可引起大便带血,可出现脱水、电解质紊乱和酸中毒。伴有腹痛、腹胀和全身中毒症状,甚至发生休克。对可疑病例可行结肠镜检查。大便厌氧菌培养、组织培养法检测细胞毒素可协助确诊;③真菌性肠炎:多为白色念珠菌所致,2 岁以下婴儿多见。常并发于其他感染,或肠道菌群失调时。病程迁延,常伴鹅口疮。大便次数增多,黄色稀便,泡沫较多带黏液,有时可见豆腐渣样细块(菌落)。大便镜检有真菌孢子和菌丝,如芽胞数量不多,应进一步以沙氏培养基作真菌培养确诊。

(二) 迁延性和慢性腹泻

病因复杂,感染、营养物质过敏、酶缺陷、免疫缺陷、药物因素、先天畸形等均可引起。以急性腹泻未彻底治疗或治疗不当、迁延不愈最为常见。人工喂养、营养不良婴幼儿患病率高,其原因为:①重症营养不良时胃黏膜萎缩,胃液酸度降低,使胃杀菌屏障作用明显减弱,有利于胃液和十二指肠液中的细菌和酵母菌大量繁殖;②营养不良时十二指肠、空肠黏膜变薄,肠绒毛萎缩、变性,细胞脱落增加,双糖酶尤其是乳糖酶活性以及刷状缘肽酶活性降低,小肠有效吸收面积减少,引起各种营养物质的消化吸收不良;③重症营养不良患儿腹泻时小肠上段细菌显著增多,十二指肠内厌氧菌和酵母菌过度繁殖,由于大量细菌对胆酸的降解作用,使游离胆酸浓度增高,损害小肠细胞,同时阻碍脂肪微粒形成;④营养不良患儿常有肠动力的改变;⑤长期滥用抗生素引起肠道菌群失调;⑥重症营养不良儿免疫功能缺陷,抗革兰阴性杆菌有效的 IgM 抗体、起黏膜保护作用的分泌型 IgA 抗体、吞噬细胞功能和补体水平均降低,因而增加了对病原的易感性,同时降低了对食物蛋白抗原的口服耐受。故营养不良儿患腹泻时易迁延不愈,持续腹泻又加重了营养不良,两者互为因果,最终引起免疫功能低下,继发感染,形成恶性循环,导致多脏器功能异常。

对于迁延性、慢性腹泻的病因诊断,必须详细询问病史,全面体格检查,正确选用有效的辅助检查,如①粪便常规、肠道菌群分析、大便酸度、还原糖和细菌培养;②小肠黏膜活检了解慢性

Notes

腹泻病理生理变化;③食物过敏方面的检查,如过敏原、皮肤点刺实验等。必要时还可做蛋白质、碳水化合物和脂肪的吸收功能试验、消化道造影或CT等影像学检查、结肠镜等检查综合分析判断。

【诊断和鉴别诊断】 可根据发病季节、病史(包括喂养史和流行病学资料)、临床表现和大便性状可以做出临床诊断。必须判定有无脱水(程度和性质)电解质紊乱和酸碱失衡。注意寻找病因,从临床诊断和治疗需要考虑,可先根据大便常规有无白细胞将腹泻分为两组:

1. 大便无或偶见少量白细胞者 为侵袭性细菌以外的病因(如病毒、非侵袭性细菌、寄生虫等肠道内、外感染或喂养不当)引起的腹泻,多为水泻,有时伴脱水症状,除感染因素外应注意下列情况。

(1)“生理性腹泻”多见于6个月以内婴儿,生后不久即出现腹泻,除大便次数增多外,无其他症状,食欲好,不影响生长发育。近年来发现此类腹泻可能为乳糖不耐受的一种特殊类型,添加辅食后大便即逐渐转为正常。

(2)小肠吸收不良综合征:小肠吸收不良综合征是导致小肠消化吸收功能障碍的各种疾病的总称,可分为原发性和继发性两种。

1)原发性吸收不良:多由于小肠双糖酶缺乏引起。如乳糖酶缺乏、蔗糖-异麦芽糖缺乏、葡萄糖-半乳糖吸收不良、肠激酶缺乏等,其中以乳糖酶缺乏症最为多见。由于缺乏乳糖酶使乳糖不能分解,导致肠腔内呈高渗状态,肠腔内水分增加出现腹泻。食入不含乳糖的食物,症状则明显改善。乳糖耐量试验可协助确诊。另外原发性胆酸吸收不良,蛋白质、脂肪吸收不良,均可导致腹泻。

2)继发性吸收不良:如全身性疾病(营养不良、重度贫血、免疫功能障碍、药物反应)、胃肠部分切除、寄生虫感染及食物过敏(牛奶蛋白、大豆蛋白、小麦蛋白)等均可导致继发性吸收不良,出现腹泻。

导致小肠消化吸收功能障碍的各种疾病:如乳糖酶缺乏,葡萄糖-半乳糖吸收不良,失氯性腹泻,原发性胆酸吸收不良,食物过敏性腹泻等,可根据各病特点进行粪便酸度、还原糖试验、食物过敏原(特异性免疫球蛋白)等检查方法加以鉴别。

2. 大便有较多的白细胞者 表明结肠和回肠末端有侵袭性炎症病变,常由各种侵袭性细菌感染所致,仅凭临床表现难以区别,必要时应进行大便细菌培养,细菌血清型和毒性检测,尚需与下列疾病鉴别。

(1)细菌性痢疾:常有流行病学病史,起病急,全身症状重。便次多,量少,排脓血便伴里急后重,大便镜检有较多脓细胞、红细胞和吞噬细胞,大便细菌培养有志贺痢疾杆菌生长可确诊。

(2)坏死性肠炎:中毒症状较严重,腹痛、腹胀、频繁呕吐、高热,大便暗红色糊状,渐出现典型的赤豆汤样血便,常伴休克。腹部立、卧位X线摄片呈小肠局限性充气扩张,肠间隙增宽,肠壁积气等。

(3)婴儿过敏性直肠炎:是一种摄入外源蛋白所引起的暂时性,预后良好的疾病,发病平均年龄在2个月,多为纯母乳或合并混合喂养婴儿。表现为大便表面带有血丝,轻度腹泻(粪便含黏液/水样)或大便仍为软便。症状常无诱因突然出现,无全身其他器官系统受累。大便常规检查见红细胞增多,潜血阳性,偶见白细胞。

【治疗】 治疗原则为:调整饮食,预防和纠正脱水,合理用药,加强护理,预防并发症。不同时期的腹泻病治疗重点各有侧重,急性腹泻多注意维持水、电解质平衡及抗感染;迁延及慢性腹泻则应注意肠道菌群失调及饮食疗法。

(一)急性腹泻的治疗

1. 饮食疗法 腹泻时进食和吸收减少,而肠黏膜损伤的恢复,发热时代谢旺盛,侵袭性肠炎丢失蛋白等因素使得营养需要量增加,如限制饮食过严或禁食过久常造成营养不良,并发酸中

毒，以致病情迁延不愈影响生长发育。故应强调继续饮食，满足生理需要，补充疾病消耗，以缩短腹泻后的康复时间，应根据疾病的特殊病理生理状况、个体消化吸收功能和平时的饮食习惯进行合理调整。有严重呕吐者可暂时禁食4～6小时（不禁水），待好转后继续喂食，由少到多，由稀到稠。病毒性肠炎多有继发性双糖酶（主要是乳糖酶）缺乏，对疑似病例可暂停乳类喂养，改为豆类、淀粉类代乳品，或去乳糖配方奶粉以减轻腹泻，缩短病程。腹泻停止后逐渐恢复营养丰富的饮食，并每日加餐一次，共2周。

2. 纠正水、电解质紊乱及酸碱失衡　参照第二章第三节。（重度脱水时静脉补液见图7-7-4）。

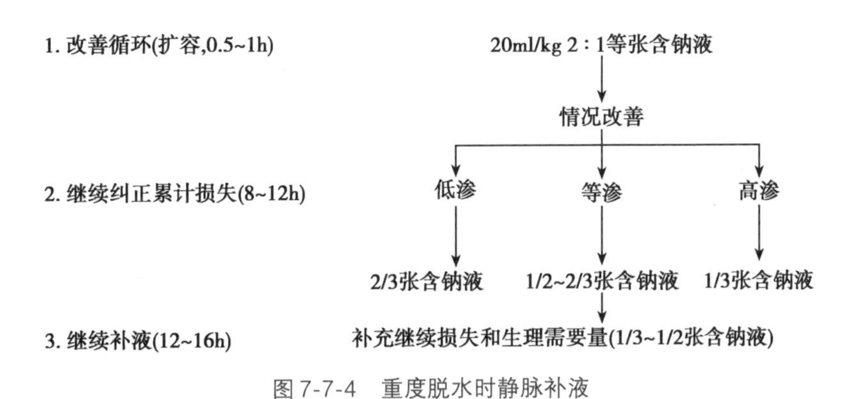

图7-7-4　重度脱水时静脉补液

3. 补钙、补镁治疗

（1）补钙补液过程中如出现惊厥、手足抽搐，可用10%葡萄糖酸钙5～10ml，用等量葡萄糖液稀释后静脉滴注。心衰病人在用洋地黄制剂时慎用。

（2）补镁在补钙后手足抽搐不见好转反而加重时要考虑低镁血症，可测定血镁浓度。同时用25%硫酸镁，每次0.2～0.4ml/Kg，深部肌内注射，每日2～3次，症状消失后停用。

4. 药物治疗

（1）控制感染：①水样便腹泻患者（在排除霍乱后，约占70%）多为病毒及非侵袭性细菌所致，一般不用抗生素。如伴有明显中毒症状不能用脱水解释者，尤其是对重症患儿、新生儿、小婴儿和衰弱患儿（免疫功能低下）应选用抗生素治疗；②黏液、脓血便患者（约占30%）多为侵袭性细菌感染，应根据临床特点，针对病原经验性选用抗菌药物，再根据大便细菌培养和药敏试验结果进行调整。大肠杆菌、空肠弯曲菌、耶尔森菌、鼠伤寒沙门菌所致感染常选用抗G^-杆菌的以及大环内酯类抗生素。金黄色葡萄球菌肠炎、伪膜性肠炎、真菌性肠炎应立即停用原使用的抗生素，根据症状可选用新青霉素、万古霉素、利福昔明、甲硝唑或抗真菌药物治疗。③寄生虫引起的腹泻：健康儿童不需要进行抗寄生虫治疗。但是，症状严重者可酌情考虑。严重贾地鞭毛虫病例可以用甲硝唑、硝唑尼特、阿苯达唑或者磺甲尼立达唑治疗；隐孢子虫病主要发生在免疫低下儿童中，用硝唑尼特治疗；阿米巴性结肠炎应该用甲硝唑治疗。

（2）肠道微生态疗法：有助于恢复肠道正常菌群的生态平衡，抑制病原菌定植和侵袭，控制腹泻。常用布拉酵母菌、鼠李糖乳杆菌、双歧杆菌、嗜酸乳杆菌、需氧芽孢杆菌、腊样芽孢杆菌制剂。益生元：是一类消化性食物，在胃、小肠内不被消化吸收，到达结肠后被双歧杆菌发酵分解利用，能促进双歧杆菌的增长并激发其活性。常用者有寡果糖，亦称双歧因子。

（3）肠黏膜保护剂：能吸附病原体和毒素，维持肠细胞的吸收和分泌功能，与肠道黏液糖蛋白相互作用可增强其屏障功能，阻止病原微生物的攻击，如蒙脱石粉。

（4）抗分泌治疗：脑啡肽酶抑制剂消旋卡多曲可以通过加强内源性脑啡肽来抑制肠道水、电解质的分泌，治疗分泌性腹泻。

（5）避免用止泻剂，如洛哌丁醇，因为它抑制胃肠动力的作用，增加细菌繁殖和毒素的吸收，对于感染性腹泻有时是很危险的。

(6) 补锌治疗:腹泻患儿补锌可减少腹泻的持续时间和严重程度,能潜在阻止部分腹泻病的复发。除了能有效缩短病程和降低发病率,补锌及应用口服补液盐增多,同时减少了抗菌药物的应用;世界卫生组织/联合国儿童基金会建议,对于急性腹泻患儿,应每日给与元素锌20mg(>6个月),6个月以下婴儿每日10mg,疗程10~14天。元素锌20mg相当于硫酸锌100mg,葡萄糖酸锌140mg。

(二) 迁延性和慢性腹泻治疗

因迁延性和慢性腹泻常伴有营养不良和其他并发症,病情较为复杂,必须采取综合治疗措施。积极寻找引起病程迁延的原因,针对病因进行治疗(图7-7-5),切忌滥用抗生素,避免顽固的肠道菌群失调。预防和治疗脱水,纠正电解质及酸碱平衡紊乱。此类病儿多有营养障碍,继续喂养对促进疾病恢复,如肠黏膜损伤的修复、胰腺功能的恢复、微绒毛上皮细胞双糖酶的产生等是必要的治疗措施。

(1) 调整饮食:应继续母乳喂养。人工喂养儿应调整饮食,保证足够热卡。

(2) 双糖不耐受患儿由于有不同程度的原发性或继发性双糖酶缺乏,食用含双糖(包括蔗糖、乳糖、麦芽糖)的饮食可使腹泻加重,其中以乳糖不耐受最多见,治疗宜采用去双糖饮食,如采用豆浆或去乳糖配方奶粉。

(3) 过敏性腹泻的治疗:如果在应用无双糖饮食后腹泻仍不改善时,应考虑食物过敏(如对牛奶或大豆蛋白过敏)的可能性,应回避过敏食物或水解蛋白配方饮食。

(4) 要素饮食:是肠黏膜受损伤患儿最理想的食物,系由氨基酸、葡萄糖、中链甘油三酯、多

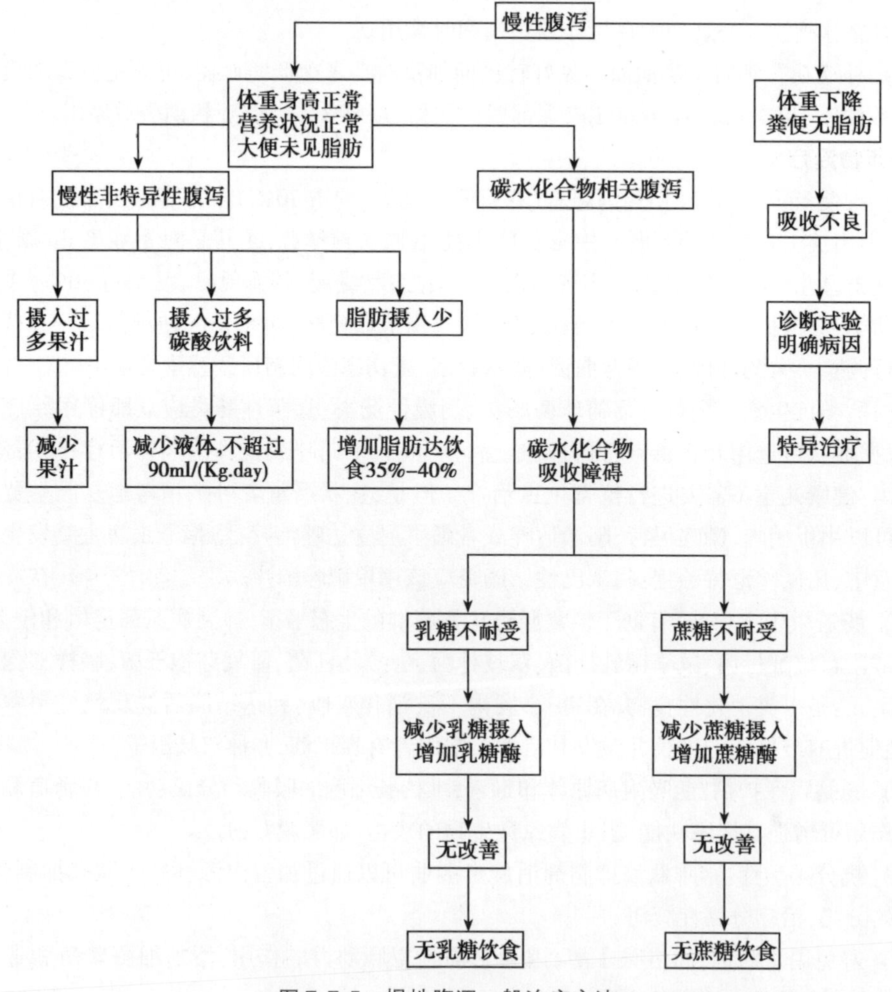

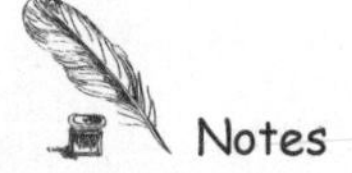

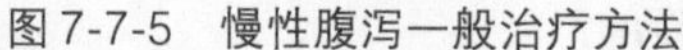
图7-7-5 慢性腹泻一般治疗方法

种维生素和微量元素组合而成。应用时的浓度和量视患儿临床状态而定。

（5）静脉营养：少数患儿不能耐受口服营养物质者，可采用静脉高营养。推荐方案为：脂肪乳剂每日2～3g/kg，复方氨基酸每日2～3g/kg，葡萄糖每日12～15g/kg，电解质及多种微量元素适量，液体每日120～150ml/kg，热卡每日50～90cal/kg。好转后改为口服。

（6）药物治疗：抗生素仅用于分离出特异病原的感染患儿，并根据药物敏感试验选用。补充微量元素和维生素：如锌、铁、烟酸、维生素A、B_{12}、B_1、C和叶酸等，有助于肠黏膜的修复。应用微生态调节剂和肠黏膜保护剂。

（7）中医辨证论治有良好疗效，并可配合中药、推拿、捏脊、针灸和磁疗等。

【预防】

1. 合理喂养，提倡母乳喂养，及时添加辅助食品，每次限一种，逐步增加，适时断奶。人工喂养者应根据具体情况选择合适的代乳品。

2. 积极防治营养不良；对于生理性腹泻的婴儿应避免不适当的药物治疗、同时注意避免由于婴儿便次多而怀疑其消化能力，而不按时添加辅食。

3. 养成良好的卫生习惯，注意乳品的保存和奶具、食具、便器、玩具和设备的定期消毒。

4. 感染性腹泻患儿，尤其是大肠杆菌、鼠伤寒沙门菌、轮状病毒肠炎的传染性强，集体机构如有流行，应积极治疗患者，做好消毒隔离工作，防止交叉感染。

5. 避免长期滥用广谱抗生素，对于即使没有消化道症状的婴幼儿，在因败血症、肺炎等肠道外感染必须使用抗生素，特别是广谱抗生素时，亦应加用微生态制剂，防止由于难治性肠道菌群失调所致的腹泻。

6. 轮状病毒肠炎流行甚广，接种疫苗为理想的预防方法，口服疫苗国内已有应用，但持久性尚待研究。

第八节 肠 套 叠

肠套叠（intussusception）是指一部分肠管及其肠系膜套入与其相连的肠腔内，并导致肠内容物通过障碍，主要症状包括腹痛（小儿阵发性哭闹）、呕吐、腹胀、腹部腊肠样包块、粉红色、果酱样或血性大便等。临床上常见的是急性肠套叠，慢性肠套叠一般为继发性。急性肠套叠最多见于婴儿期，以4～10个月婴儿多见，2岁以后随年龄增长发病逐年减少。肠套叠一年四季均有发病，以春末夏初发病率最高，可能与上呼吸道感染及病毒感染有关。在我国发病率较高，占婴儿肠梗阻的首位。在大多数婴儿中，肠套叠是由回肠通过回盲瓣套入盲肠引起的。由于肠套叠限制了相应肠段的血液供应，如果肠套叠不能及时缓解，就会引起血运障碍甚至发生肠穿孔，同时未经治疗的肠套叠很可能是致命的。

【病因和发病机制】 肠套叠发病原因尚不十分明确，目前可分为原发性和继发性两大类。

1. **原发性（急性）肠套叠** 可能与小儿胃肠功能发育不健全，饮食改变，如添加辅食时间过早、早期添加量过大、肠道感染等多种原因有关。末端回肠淋巴组织增生可导致发病，因小儿回盲部系膜固定不完善，移动度较大，易引起复杂性肠套叠；且该部位血供差，容易较早期发生肠壁缺血坏死。另外，已有研究认为轮状病毒与肠套叠有密切关系，肠道病毒感染后引起肠蠕动不协调及功能紊乱。

2. **继发性（慢性）肠套叠** 少部分病例为继发性肠套叠，多见于3岁以上，多有明显的机械因素，如梅克尔憩室、腹型过敏性紫癜所致的肠壁水肿、肿瘤、肠息肉、肠重复畸形等。由于年长儿肠管较粗大，肠套叠时不易造成完全性肠梗阻，且有可能自行松解整复，故症状不典型，病程长，一旦套叠较紧则整复较为困难，也易复发。

【临床表现】 小儿肠套叠分为婴儿肠套叠（1岁以内者）和儿童肠套叠，临床上以前者多见。

1. **婴儿肠套叠** 为原发性肠套叠，临床特点如下：

(1) 阵发性哭吵:常见既往健康肥胖的婴儿,突然出现阵发性有规律的哭闹,持续约10~20分钟,伴有手足乱动、面色苍白、拒食、异常痛苦表现,然后有5~10分钟或更长时间的暂时安静,如此反复发作。此种阵发性哭闹与肠蠕动间期相一致,由于肠蠕动将套入肠段向前推进,肠系膜被牵拉,肠套叠鞘部产生强烈收缩而引起的剧烈疼痛,当蠕动波过后,患儿即转为安静。肠套叠晚期合并肠坏死和腹膜炎后,患儿表现萎靡不振,反应低下。

(2) 呕吐:初为奶汁及乳块或其他食物,以后转为胆汁样物,1~2天后转为带臭味的肠内容物,提示病情严重。

(3) 腹部包块:在2次哭闹的间歇期检查腹部,可在右上腹肝下触及腊肠样、稍活动并有轻压痛的包块,右下腹一般有空虚感,肿块可沿结肠移动,严重者可在肛门指诊时,在直肠内触到子宫颈样肿物,即为套叠头部。

(4) 果酱样血便:婴儿肠套叠发生血便者达80%以上,为首要症状就诊,多在发病后6~12小时排血便,早者在发病后3~4小时即可出现,为稀薄黏液或胶冻样果酱色血便,数小时后可重复排出。

(5) 肛门指诊:有重要临床价值,有些来诊较早患儿,虽无血便排出,但通过肛门指诊可发现直肠内有黏液血便,对诊断肠套叠极有价值。

(6) 全身状况:依就诊早晚而异,早期除面色苍白,烦躁不安外,营养状况良好。晚期患儿可有脱水,电解质紊乱,精神萎靡不振、嗜睡、反应迟钝。发生肠坏死时,有腹膜炎表现,可出现中毒性休克等症状。

2. 儿童肠套叠 儿童肠套叠临床症状与婴儿肠套叠相比较,症状不典型。起病较为缓慢,多表现为不完全性肠梗阻,肠坏死发生时间相对比较晚。患儿也有阵发性腹痛,但发作间歇期较婴儿为长,呕吐较少见。据统计儿童肠套叠发生便血者只有40%左右,而且便血往往在套叠后几天才出现,或者仅在肛门指诊时指套上有少许血迹。儿童较合作时,腹部查体多能触及腊肠型包块。很少有严重脱水及休克表现。

【检查】

1. 腹部超声 为常用检查方法,可以通过肠套叠的特征性影像协助临床确定诊断。超声探查腹部时重点在右下腹、回盲部、结肠肝区及脾区。发现有可疑声像时应多个方向探查分辨。肠套叠的声像图表现:横断见环状低回声区包绕高低相间的混合回声区,或呈一致性高回声的圆形中心,即“同心圆”征;纵切:声像与横切类似,其套入端呈圆头结构周围为低回声区,即“套筒”征,近端肠腔扩张。

2. 空气(或钡)灌肠 空气(或钡)灌肠可以在明确诊断的同时进行复通整复。在空气灌肠前先作腹部正侧位全面透视检查,观察肠内充气及分布情况。注气后可见在套叠顶端有致密软组织肿块呈半圆形,向结肠内突出,气体前端形成明显杯口影,有时可见部分气体进入鞘部形成不同程度钳状阴影。钡灌肠时,套入部背端呈杯口状,杯口朝向近侧;少量钡剂进入鞘部呈弹簧状或套环状改变,钡剂不易通过套叠处,随着压力增加而逐渐推进。

【诊断与鉴别诊断】 当患儿出现阵发性哭闹不安(病变段邻近正常肠管蠕动时腹痛)、呕吐、果酱样血便,腹部检查触到腊肠样包块时,即可确定诊断。但临床有10%~15%病例,来院就诊时缺乏急性肠套叠的典型表现,或只有其中1~2个症状,此时应仔细检查腹部是否可触及包块,右下腹是否有空虚感,肛门指诊观察指套上是否有果酱样黏液便,以便进一步确诊。对2岁以下婴幼儿,特别是肥胖儿,突然出现可疑症状,排除嵌顿性斜疝后,尽管未出现血便或因种种原因未触及肿块,仍应高度怀疑肠套叠,必要时做腹部超声等辅助检查,协助诊断。肠套叠的误诊率很高,往往误诊为菌痢、肠炎、急性坏死性肠炎、低钾性肠麻痹、过敏性紫癜等;超声诊断肠套叠应与闭孔疝、肠重复畸形合并肠套叠、单纯性阑尾炎鉴别。

【治疗】 小儿急性肠套叠分非手术疗法和手术疗法两种。

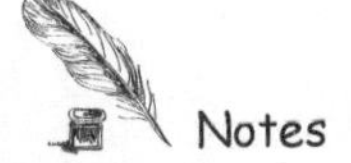
Notes

1. 非手术疗法 在非手术疗法中有空气灌肠、钡灌肠和B超下水压灌肠复位疗法,其中空气灌肠复位已被长期广泛应用。

（1）灌肠疗法的适应症：肠套叠在48小时内，全身情况良好，腹部不胀，无明显脱水及电解质紊乱。

（2）禁忌症：①病程已超过48小时，全身情况差，如有脱水、精神萎靡、高热、休克等症状者，对3个月以下婴儿尤应注意；②高度腹胀，腹部腹膜刺激征者且X线腹部平片可见多数液平面；③套叠头部已达脾曲，肿物硬而且张力大者；④多次复发疑有器质性病变者；⑤小肠型肠套叠。

（3）方法：包括①B超监视下水压灌肠；②空气灌肠；③钡剂灌肠复位三种。

（4）灌肠复位成功的表现：①拔出肛管后排出大量带臭味的粘液血便和黄色粪水；②患儿很快入睡，不再哭闹及呕吐；③腹部平软，触不到原有的包块；④灌肠复位后给予0.5～1g活性炭口服，6～8小时后有炭末排出，表示复位成功。

空气灌肠复位肠套叠：采用自动控制压力的结肠注气机，肛门插入Foley管，肛门注入气体后即见肠套叠肿块各种影像，逐渐向回盲部退缩，直至完全消失，此时可闻及气过水声，腹部中央突然隆起，可见网状或圆形充气回肠，说明肠套已复位。空气灌肠复位率可达95%以上。对于首次灌肠失败且一般情况好的患儿，可进行二次灌肠整复，尽量避免患儿受手术创伤。

空气灌肠复位并发症：严重并发症为结肠穿孔，透视下出现腹腔"闪光"现象，即空气突然出现充满整个腹腔，立位见膈下游离气体。拔出肛管无气体自肛门排出。患儿呼吸困难，心跳加快，面色苍白，病情突然恶化。应立即用消毒针在剑突和脐中间刺入排出腹腔内气体。

2. **手术疗法**　手术治疗指征：

（1）肠套叠经空气加压灌肠等非手术复位未成功者。

（2）发病超过24～48小时，临床疑有肠坏死者。

（3）复发性肠套叠，尤其发生于儿童者。

手术前应纠正脱水和电解质紊乱，禁食水、胃肠减压，必要时采用退热、吸氧、备血等措施。麻醉多采用全麻气管插管。较小婴儿可采用上腹部横切口，若经过灌肠已知肠套叠达到回盲部，也可采用麦氏切口。开腹后显露肠套叠包块，检查有无肠坏死。如无肠坏死，用压挤法沿结肠框进行肠套叠整复。肠套叠复位后要仔细检查肠管有无坏死，肠壁有无破裂，肠管本身有无器质性病变等，如无上述征象，切除阑尾，将肠管纳入腹腔，按层缝合腹壁。对不能复位及肠坏死的病例，应行坏死肠段切除吻合术。胸腹部手术术后均有继发肠套叠可能。患儿术后出现肠梗阻表现时，往往首先使人想到绞窄性肠梗阻，因此很少在再次探查术前明确肠套叠诊断。大多术后肠套叠发生于术后1个月内，平均10天左右。造影检查有助于诊断，可表现为小肠梗阻。术后肠套叠多为回回型，需手术复位，但无需肠切除。

【预后】　婴幼儿原发性回结型肠套叠如能早期诊断，早期应用灌肠复位均可治愈。如病程超过1～2天尤其是已有严重脱水、中毒或休克等症状，多需手术复位或肠切除，其病死率显著提高，达2%～5%。

第九节　急性胆囊炎

儿童急性胆囊炎（acute cholecystitis，AC）是由于胆囊管阻塞和细菌侵袭而引起胆囊发生的急性化学性和（或）细菌性炎症，好发年龄为8～12岁。可与胆石症合并存在。发病急骤，主要表现为右上腹剧痛或绞痛，常伴有呕吐、发热、寒战。

【病因】　急性胆囊炎的主要病因是胆汁滞留和细菌感染。急性胆囊炎的危险因素有：蛔虫、肥胖、胆石症等。短期服用纤维素类、噻嗪类、第三代头孢菌素类、红霉素、氨苄西林等药物，长期应用奥曲肽、激素替代治疗均可能诱发急性胆囊炎。

1. **胆囊管梗阻**　胆囊管常因结石、寄生虫、先天性狭窄、先天性胆总管畸形而形成梗阻。梗阻导致大量胆汁淤积于胆囊内，部分水分被囊壁吸收，胆汁浓缩，胆盐浓度增加，刺激胆囊黏膜，

引起胆囊的化学性炎症;同时磷脂酶作用于胆汁内的卵磷脂,产生溶血卵磷脂,产生化学性炎症。急性胆囊炎有结石性和非结石性之分。儿童结石性胆囊炎少见,但有上升趋势。非结石性胆囊炎的病因尚不清楚,如胆囊管过长、扭曲,管腔被蛔虫、黏液、胆囊带蒂息肉等阻塞,或胆道系统功能失调,胆囊管痉挛或梗阻均可能导致胆囊炎。国内农村地区胆道蛔虫症及所致的胆道感染呈减少趋势。

2. 细菌感染 细菌感染是儿童急性胆囊炎的重要病因,致病菌多为肠源性细菌。革兰阴性细菌约占2/3,为大肠埃希菌、铜绿假单胞菌、肺炎克雷伯菌;其次为革兰阳性细菌,多为粪肠球菌、屎肠球菌、表皮葡萄球菌。部分患儿可合并厌氧菌感染的混合感染。胆汁淤积利于细菌繁殖。细菌侵入途径主要有:①由十二指肠经胆总管上行侵入,最常见的有蛔虫钻入胆管,携带细菌进入;②经门静脉血入肝和胆囊,见于危重症时肠道菌群移位;③经淋巴管入肝及胆囊;④经动脉血入胆囊动脉至胆囊,少见。

3. 其他 胰液反流、胆汁成分改变、胆囊供血不足、创伤、精神因素等均可影响胆囊功能。急性胆囊炎发病与胆汁淤滞密切相关。严重创伤、烧伤、长期静脉营养等易发生胆汁淤积诱发急性胆囊炎。免疫抑制的患儿可发生机会性微生物感染导致急性胆囊炎。

【病理变化】 初始胆囊黏膜充血、水肿,继而波及胆囊壁各层,囊壁增厚,纤维蛋白渗出。严重感染时,囊壁有化脓灶。胆囊管或胆总管口括约肌痉挛,胆囊或胆总管膨胀,可发生局限性缺血和坏疽而引起穿孔、胆汁性腹膜炎。

【临床表现】 急性胆囊炎起病多与饱食、吃油腻食物、劳累及精神因素等有关,常突然发病。

(1)腹痛:起病急,主要表现为上腹痛,初为阵发性疼痛,后呈持续性胀痛,右上腹明显;出现胆囊管梗阻,呈阵发性绞痛。大龄儿童可述疼痛向右肩背部放射。患儿呈急性病容,腹式呼吸减弱,右上腹明显压痛,Murphy征阳性,有时可触及肿大的胆囊伴有触痛。合并腹膜炎可出现右上腹腹肌紧张或全腹压痛和腹肌紧张。个别重症患儿以脓毒性休克为起病,治疗后出现腹胀、全腹压痛和肌紧张等腹膜炎体征。

(2)大多数病儿伴有恶心、呕吐。多因结石或蛔虫阻塞胆囊管或胆总管扩张所致。恶心呕吐严重者可引起水、电解质紊乱。

(3)常伴有高热、寒战。其程度与炎症严重程度有关。轻型病例常有畏寒和低热。重型病例则可有寒战和高热,体温可达39℃以上,并可出现谵妄,甚至休克、昏迷。

(4)少数患儿出现黄疸,系炎症和水肿、膨胀的胆囊直接压迫胆管或并发胆管炎、胰腺炎所致。

【检查】

1. 血常规 显示白细胞总数和中性粒细胞计数增高,CRP升高(≥30mg/L)。应进行胆汁和血液培养。一般血清胆红素无明显变化,或轻度升高。肝酶轻度升高。可有血清淀粉酶轻微升高。

2. 影像学检查 B超可见胆囊明显增大,胆囊壁水肿增厚呈"双边征",胆囊腔内有絮状物或胆泥样沉积,胆囊颈部结石嵌顿,胆囊周围积液,B超检查的Murphy征阳性具有诊断意义。CT显示胆囊周围液体聚集、胆囊增大、胆囊壁增厚。MRI检查:胆囊增大、胆囊壁增厚、胆囊周围脂肪组织出现条索状高信号。放射性核素检查对诊断急性胆囊炎的敏感性为100%,特异性为95%,具有诊断价值,儿童应用较少。

【诊断】 一般根据上腹或右上腹疼痛及右上腹压痛的病史及体征,结合发热,CRP升高,白细胞升高,以及影像学检查(超声、CT、MBI)发现胆囊增大,胆囊壁增厚,胆囊颈部结石嵌顿、胆囊周围积液等表现,即可诊断。

急性胆囊炎的严重程度不同(表7-9-1),治疗方法和预后也不同。

急性胆囊炎的并发症主要有:胆囊穿孔、胆汁性腹膜炎、胆囊周围脓肿、急性胰腺炎、胆囊十二指肠瘘或胆囊结肠瘘等。急性胆囊炎患儿一旦出现并发症,往往提示预后不佳。

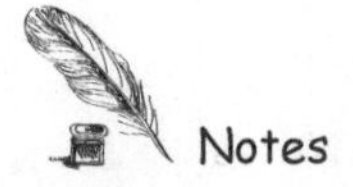

鉴别诊断应与引起腹痛(特别是右上腹痛)的疾病进行鉴别,主要有:急性胰腺炎、右下肺炎、急性膈胸膜炎、胸腹部带状疱疹早期、急性阑尾炎等。

表 7-9-1　急性胆囊炎严重程度

严重程度	评估标准
轻度	胆囊炎症较轻,未达到中、重度评估标准
中度	1. 白细胞>18×10^9/L 2. 右上腹可触及包块 3. 发病持续时间>72h 4. 局部炎症严重:坏疽性胆囊炎,胆囊周围脓肿,胆源性腹膜炎,肝脓肿
重度	1. 低血压,需要使用多巴胺>5μg/(kg·min)维持,或需要使用多巴酚丁胺 2. 意识障碍 3. 氧合指数<300mmHg(1mmHg=0.133kPa) 4. 凝血酶原时间国际标准化比值>1.5 5. 少尿(尿量<17ml/h),血肌酐>20mg/L 6. 血小板<10×10^9/L

注:中度胆囊炎:符合中度评估标准1~4项中任何1项;重度胆囊炎:符合重度评估标准1~6项中任何1项。

【治疗】

(一) 非手术治疗

主要措施有解痉、止痛、利胆、抗感染治疗和维持体液平衡。

急性胆囊炎抗菌药物治疗,轻度急性胆囊炎常为单一的肠道致病菌感染,应使用单一抗菌药物,首选第一代或二代头孢菌素;中重度急性胆囊炎可使用含β-内酰胺酶抑制剂的复合制剂、第三代及四代头孢菌素。应根据药敏试验结果选择合适的抗菌药物进行目标治疗。

解痉止痛　阿托品每次0.01mg/kg,最大不超过0.4mg。止痛治疗可适当使用非甾体类抗炎药物,可逆转胆囊炎症和胆囊收缩功能的失调。

急性胆囊炎抗菌治疗3~5天后,如果急性感染症状、体征消失,体温和白细胞计数正常可以考虑停药。若出现体温持续不降、腹痛加重或患儿一般情况不改善或恶化,应立即手术治疗。

(二) 手术治疗

1. 适应证　①化脓性坏疽性胆囊炎;②单纯性胆囊炎经非手术治疗病情恶化者;③有并发症出现;④急性腹膜炎,高度怀疑胆囊病变,经非手术治疗无好转者。

2. 手术方式　手术方式可根据患儿一般情况及局部情况决定。

(1) 腹腔镜胆囊切除术:主要适应于合并有胆囊结石的单纯性胆囊炎或反复发作的非结石性单纯性胆囊炎。该方式患儿痛苦小,恢复快。

(2) B超引导下经皮穿刺胆囊置管引流术:主要适应于化脓性坏疽性胆囊炎、病变局限并且患儿一般情况较差时。引流通畅后,病情会很快得到改善。对婴幼儿,应在全身麻醉下进行。

(3) 胆囊切除术:胆囊周围的水肿和粘连,手术中应仔细操作。当胆囊切除难以进行,应及时改行简单有效的胆囊造瘘术。胆囊穿孔合并有胆汁性腹膜炎者应行胆囊造瘘和腹腔引流术。伴有胆总管梗阻炎症或穿孔时则需行胆总管引流,同时行腹腔引流。

第十节　急性胰腺炎

急性胰腺炎(acute pancreatitis,AP)是由于胰液消化酶在胰腺内被激活而引起胰腺自身消化,是一种以化学性炎症为主的疾病,在儿童时期较少见。临床表现为上腹部的剧痛、呕吐以及血清淀粉酶增高。

【病因】　小儿急性胰腺炎发病因素较多,与成人不同,成人最常见病因以胆道疾病(如胆结石、炎症所致梗阻、肿瘤等)以及饮食因素为主。

1. 感染　引起儿童胰腺炎最常见的原因为各种感染,往往继发于身体其他部位的细菌或病

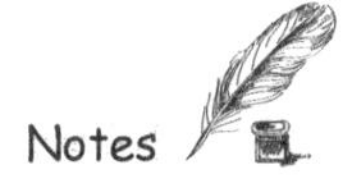

毒感染。如流行性腮腺炎病毒、风疹病毒、EB病毒、HIV病毒等病毒感染以及伤寒杆菌、大肠杆菌及各种败血症均可能引起急性胰腺炎。在儿童,还需注意的是寄生虫感染如胆道蛔虫也可引起。

2. **先天发育畸形** 上消化道疾患或胆胰交界部位畸形,胆汁反流入胰腺,引起胰腺炎。

3. **药物诱发** 肾上腺皮质激素的大量应用,免疫抑制剂、吗啡以及在治疗急性淋巴细胞白血病时应用门冬酰胺酶均可引起急性胰腺炎。

4. **手术及外伤** 腹部外伤是儿童胰腺炎的常见病因,儿童胃、胆道及脾相关手术术后亦有发生急性胰腺炎的可能。

5. **可并发于全身性系统性疾病** 如系统性红斑狼疮、过敏性紫癜、甲状旁腺功能亢进、尿毒症、过度饥饿后重新进食均可导致胰腺炎的发生。

【病理】 急性胰腺炎按病理变化分为2型

1. **水肿型胰腺炎(pancreatitis of edematous type)** 胰腺部分或全部充血水肿、体积增大,血液及尿中淀粉酶增高,临床以此型多见,约占85%~95%。

2. **出血坏死性胰腺炎(hemorrhagic necrotic pacreatitis)** 胰腺出血坏死,大量胰液流到腹腔引起弥漫性腹膜炎。作用于脂肪组织,造成广泛脂肪坏死,脂肪分解为甘油和脂肪酸。脂肪酸摄取血中钙质形成灰白色钙化灶,并导致血钙显著降低而出现手足抽搐。部分严重病例胰岛大量破坏,可影响糖代谢。

【临床表现】

1. **水肿型胰腺炎** 主要症状为上腹部疼痛,多数患儿腹痛为首发症状,常突然起病,逐渐加重至持续性剧痛。多位于中上腹,性质为钝痛,钻痛或刀割样疼痛,可向腰背部放射。进食后腹痛加重,前倾坐位或屈膝侧卧位可部分减轻疼痛。多呈持续性,并常伴恶心、呕吐。呕吐物为食物与胃、十二指肠分泌液。较重者伴有腹胀,上腹压痛为腹部唯一体征,部分患儿伴局部肌紧张。

2. **出血坏死型胰腺炎** 全身症状危重,开始烦躁不安,继之低血压、休克、呼吸困难、少尿或无尿,自觉腹痛剧烈,与腹痛体征不一致,延续时间较长。如渗液流入腹腔,则出现急性腹膜炎体征,腹水往往呈血性或紫褐色,淀粉酶含量高。如透过腹膜后进入皮下组织,可分解皮下脂肪,引起毛细血管出血,使局部皮肤出现青紫块,在脐部表现为Cullen征,腰背部表现为Grey Turner征。

3. **并发症** 早期可并发水电解质紊乱,低钙血症和手足抽搐期可并发胰腺脓肿,假性囊肿形成,亦可遗留慢性胰腺炎及糖尿病。

【辅助检查】

1. **血尿淀粉酶测定** 急性胰腺炎时血清淀粉酶升高,早期达正常的3~5倍以上。血淀粉酶在发病后2~6h开始升高,12~24h达高峰,轻型24~72h可恢复正常,一般不超过3~5d。如持续增高超过1周,常提示存在胰管阻塞或胰腺假性囊肿形成。为区分唾液腺疾病所导致的淀粉酶增高,可检测同工酶,胰腺淀粉酶(P型),唾液腺淀粉酶(S型)。

尿淀粉酶升高较慢,一般于12~24h开始升高,但可持续达1~2周。

需注意的是,肝胆疾病、肾脏疾病等均可使血淀粉酶轻度升高,尿淀粉酶则受肾功和尿浓度影响,可测定尿淀粉酶/肌酐清除率比值=尿淀粉酶/血清淀粉酶×血肌酐/尿肌酐×100%,正常比值为1%~4%,>6%提示为急性胰腺炎。

2. **血清脂肪酶及电解质测定** 血清脂肪酶在发病24h后开始升高,持续时间较长,可作为晚期病人的诊断方法。急性胰腺炎病人常发生低血钙,如血钙<1.87mmol/L可致手足抽搐。

3. **超声影像学检查** 水肿型急性胰腺炎时可见胰腺轻度弥漫增大,胰腺呈均匀低回声。出血坏死型可见胰腺重度肿大,边缘模糊不清,呈不规则回声和混合回声。假性囊肿时超声可见

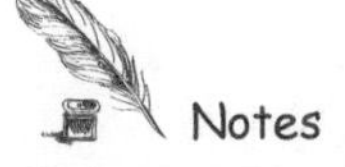

边界清楚的无回声区。

4. **CT检查** 对判断胰腺有否坏死及坏死的范围、大小具有诊断价值。水肿型胰腺炎时CT显示胰腺呈弥漫性肿大。出血时局部呈高密度,坏死时可出现低密度区。

5. **磁共振胰胆管造影术MRCP** MRCP也可显示CT所提示的信息,其对原发或手术创伤等造成的胰胆管解剖异常及胰胆管梗阻等疾病的诊断价值与ERCP相似。如MRCP正常,可不必进行ERCP和胰胆管造影等有创检查。

【诊断】 急性胰腺炎诊断标准如下:

1. 急性腹痛发作伴有上腹部压痛或腹膜刺激征。
2. 血、尿或腹水中淀粉酶增高。
3. 影像学检查或病理见到胰腺炎症、坏死、出血改变。
4. 除外其他急腹症。

【治疗】

(一)内科治疗

主要目的在于减少胰液分泌、使胰腺休息。

1. **一般治疗** 胰腺炎患儿均应禁食、重症者需胃肠减压,以减少胰液分泌,并有助于减轻呕吐、腹胀等症状。

2. **抑制胃酸分泌** 应用西咪替丁、奥美拉唑等,减少胃酸分泌,从而减少促胰液素分泌,同时可防止应激性胃黏膜病变的发生。

3. **生长抑素** 主要有8肽的奥曲肽及14肽的生长抑素,其主要作用为抑制胰腺外分泌,阻止血小板活化因子引起的毛细血管渗漏以及保护胰腺细胞。其在儿童应用经验不多,0.1mg皮下注射,1/8h,疗程5~6d。急性水肿型胰腺炎一般无需给予生长抑素。

4. **镇痛解痉** 阿托品每次0.01mg/kg,最大不超过0.4mg,必要时可4~6h重复1次。吗啡因可导致Oddi括约肌痉挛,为禁忌。

5. **控制感染** 急性胰腺炎由胆道疾病引起者或坏死胰腺组织有继发感染者,应给予广谱抗生素控制感染,并兼顾抗厌氧菌治疗。

6. **连续性血液净化** 出血坏死性胰腺炎早期行连续性血液净化可以非选择性清除多种促炎因子,可清除血浆中存在的可溶性炎症介质,并能迅速降低血胰酶水平,减轻胰液对组织器官的直接化学损伤,从而减少对组织器官的损害。

7. **营养支持治疗** 急性胰腺炎患儿的营养支持对疾病恢复尤为重要。既往认为给予全胃肠外营养(TNF),使肠道得到充分休息有利于疾病的恢复。但现有研究认为长期TNF易产生肠道细菌移位,增加胰腺感染概率,而合适的肠内营养(EN)能减少急性胰腺炎患儿肠源性感染和多器官功能障碍综合征的发生率。对于何时引入EN最合适、最有益于疾病恢复目前尚无定论,认为在早期腹痛、腹胀明显时应完全禁食,采用TNF,待腹痛缓解、病情稳定后应尽早予EN。急性胰腺炎患儿EN的途径包括有空肠置管、经胃造口或空肠造口置管以及手术空肠造口置管空肠喂养,其中鼻空肠置管为首选方法,可采用盲插、pH监测、透视、内镜引导等方法插入,导管均放置Treiz韧带以下。手术空肠造口置管适应于需要手术治疗的急性胰腺炎患儿。

(二)手术治疗

急性胰腺炎大部分不需要手术治疗,急性重症胰腺炎伴有胰腺坏死、化脓者需手术,以引流清创为主。部分病例可采用ERCP手段治疗。

手术适应证如下:

1. 诊断为胰腺炎,经内科治疗,症状及体征进一步恶化,出现并发症者。
2. 胆源性急性胰腺炎处于急性状态,需外科手术解除梗阻。
3. 考虑为出血坏死性胰腺炎,病程呈进行性加重,短时间治疗无缓解。

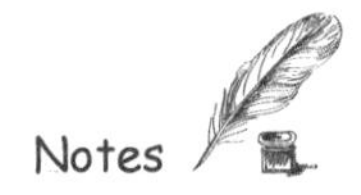

4. 假性囊肿形成者待病情缓解后可行引流术。

5. 不能除外其他急腹症需探查者。

第十一节 功能性消化不良

功能性消化不良(functional dyspepsia,FD)是一组无器质性原因的慢性或间歇性消化道症候群,患病率高,易反复发作,严重影响患儿的生长发育和身心健康。临床症状主要有上腹痛、腹胀、早饱、嗳气、厌食、胃灼热、反酸、恶心和呕吐等。

【病因和发病机制】 小儿FD多发于学龄前及学龄儿童,其病因、发病机制、病理生理仍不清楚,可能与多种因素综合作用有关,如精神心理因素、胃肠运动障碍、内脏高敏感、胃酸分泌等原因相关。特别是胃排空延缓与停滞以及十二指肠反流有密切关系。动力学检查50%~60%患者存在胃近端和远端收缩和舒张障碍。某些人口学特征,如家庭居住拥挤,居住条件恶劣,社会经济状况差或家庭内幽门螺杆菌(Hp)感染史,应考虑消化不良的症状可能与Hp感染有关。持续的消化不良症状可继发于病毒性感染或腹泻发作,即使原发病已经缓解后也可发生,对这些患者要怀疑病毒感染后的胃轻瘫。

【临床表现】 功能性消化不良患儿可有不同的临床症状,某些患儿主要表现为上腹部疼痛,另一部分患儿可以表现为上腹部不适,伴有恶心、早饱、腹胀或饱胀感为主。餐后饱胀是指正常餐量即出现饱胀感。早饱是指有饥饿感但进食后不久即有饱感,导致摄入食物明显减少。

【诊断和鉴别诊断】 必须包括以下所有条件:

1. 持续或反复发作的上腹部(脐上)疼痛或不适;

2. 排便后不能缓解,或症状发作与排便频率或粪便性状的改变无关(即除外肠易激综合征);

3. 无炎症性、解剖学、代谢性或肿瘤性疾病的证据可以解释患儿的症状,诊断前至少两个月内,症状出现至少每周一次,符合上述标准。

对于主诉表达清楚的年长儿童(>4岁),可以参考罗马Ⅲ标准,并根据主要症状的不同将FD分为餐后不适综合征(表现为餐后饱胀或早饱)和上腹痛综合征(表现为上腹痛或烧灼感)两个亚型。(与成人相比,儿童功能性消化不良难以归入溃疡样或动力障碍样消化不良中的任何一型,因此在儿童功能性消化不良的诊断标准中摒弃了这种分型。同时摒弃了为了诊断功能性消化不良强制性进行胃镜检查这条标准。因儿童存在症状描述困难,定位体征不典型等因素为诊断增加了困难。对于消化不良患儿,需详细询问病史和全面体格检查。要了解症状的严重程度与出现频率,其与进餐、排便的关系,尤其注意有否消化不良的报警症状(表7-11-1)。对有报警症状者要及时行相关检查以排除器质性疾病。

表7-11-1 与儿童/青少年非周期性腹痛相关的FGIDs的警报症状、体征和特征

—持续右上腹或右下腹痛	—生长曲线减缓
—关节炎	—消化道出血
—患儿夜间疼醒	—青春期延迟
—直肠周围肛门病变	—夜间腹泻
—吞咽困难	—无法解释的发热
—非主动控制的体重减轻	—炎性肠病、乳糜泻或消化性溃疡家族史
—持续呕吐	

【实验室检查】 应做血常规、肝肾功能、血糖、甲状腺功能、粪隐血试验和胃食管24h pH监测。其他辅助检查:应做上消化道内镜、肝胆胰超声、胸部X线检查。超声或放射性核素胃排空检查、胃肠道压力测定等多种胃肠道动力检查手段在FD的诊断与鉴别诊断上起到了十分重要

的作用。

检查目的：内镜检查主要除外食管、胃、十二指肠炎症、溃疡、糜烂、肿瘤等器质性病变。超声检查除外肝、胆、胰、肾等疾病。

【治疗】 罗马Ⅲ儿童标准认为，在儿童功能性消化不良的治疗方面，通常经验性治疗多针对主要症状：疼痛、恶心、腹胀、饱胀或早饱。对于临床表现各不相同的 FD 患儿，依据其可能存在的发病机制进行整体治疗，选择个体化方案，旨在迅速缓解症状，提高生活质量。

1. 一般治疗 帮助患儿的家长认识、理解病情，指导其改善患儿生活方式，调整饮食结构和习惯，去除与症状相关的可能发病因素，提高缓解症状的能力。应避免可加重症状的食物（如咖啡、辛辣以及油腻食物）和非甾体类抗炎药。

2. 药物治疗 根据患儿的临床表现及其与进餐的关系，可选用促动力药、抗酸药和抑酸药，一般疗程 2～4 周，治疗无效者可适当延长疗程，并可进一步检查，明确诊断后再进行治疗。新近一项 meta 分析，提示 Hp 根除治疗对 FD 患者症状的改善是有益的。所以有 Hp 感染者，需行 Hp 的根除治疗。

（1）促动力药：目前小儿常用促进胃肠排空的药物主要有：①多巴胺受体拮抗剂：甲氧氯普胺，它具有较明显的中枢止吐作用，可增强胃肠动力。可因其有导致椎体外系反应的可能，因而限制了其在婴幼儿的使用及长期大剂量使用。多潘立酮是选择性外周多巴胺 D_2 受体拮抗剂，不能透过血脑屏障，因而无椎体外系不良反应，主要作用是增加胃窦和十二指肠动力，促进胃肠排空，可明显改善 FD 患儿餐后腹胀、早饱等症状。但需要引起注意的是此类药的长期使用可导致血泌乳素升高，个别患者可能出现乳房胀痛或泌乳现象。②5-羟色胺 4（5-HT_4）受体激动剂：如枸橼酸莫沙必利，可明显改善 FD 患者腹胀、早饱等症状。

（2）抗酸及抑酸药：现在已广泛应用于功能性消化不良的治疗。目前在临床上常用的抗酸药有铝碳酸镁、复方氢氧化铝、碳酸钙口服混悬液等，在一定程度上可以缓解症状。常用的抑酸药有质子泵抑制剂（PPI），如：奥美拉唑；H_2 受体拮抗剂（H_2RA），如：西咪替丁、雷尼替丁、法莫替丁等。这类药对于缓解腹痛、腹胀、反酸、嗳气、胃灼热等症状有较显著的作用。

（3）根除 Hp 感染：新近一项 meta 分析，提示 Hp 根除治疗对 FD 患者症状的改善是有益的。因此，对于伴 Hp 感染的 FD 患儿建议进行根除 Hp 的治疗。同时有研究表明对于 Hp 阳性的 FD 患儿，使用奥美拉唑及抗生素根除 Hp 治疗后，部分患儿的症状可以得到长期改善，比单一使用奥美拉唑的患儿疗效显著。

3. 精神心理调整 心理因素在 FD 发病中已越来越受到重视。临床医生应该具备足够的同情心及耐心，给予患儿一定的行为治疗、认知治疗或心理干预，同时可以配合使用一些安慰剂，随着时间的推移大部分症状都会改善。对于促动力药和抑酸药治疗无效、且伴有明显精神心理障碍的患儿，可以在心理科医生协助诊治的情况下，适当给予抗焦虑、抗抑郁药，以此来改善症状。

【预防】 并非所有的功能性消化不良的病儿均需接受药物治疗，有些病儿根据医生诊断得知无病及检查结果亦属正常后，可通过改变生活方式与调整食物种类来预防。如：建立良好的生活习惯，避免心理紧张因素和刺激性食物，避免服用非甾体类消炎药，对于无法停药者应同时应用胃黏膜保护剂或 H_2 受体拮抗药。

第十二节 婴儿胆汁淤积症

婴儿胆汁淤积症（cholestatic jaundice）是指 1 岁以内由各种原因导致胆汁生成、分泌、排泄异常，引起以黄疸、粪便颜色变浅、肝脏肿大、结合胆红素及胆汁酸增高为主要临床表现，继而出现腹泻、体重不增、发育落后等表现的临床综合征。病因复杂，主要有宫内和围生期感染、先天遗

传代谢病、肝内胆管发育异常等,由环境、遗传等因素单独或共同造成病变。我国既往称为“婴儿肝炎综合征”。

【病因及发病机制】 胆汁淤积症的病因复杂,胆汁分泌排泄过程中任何环节出现问题,均可引起胆汁淤积。病因包括有:

1. **感染** 包括肝脏原发性感染和全身性感染累及肝脏,引起肝细胞性胆汁分泌或排泄障碍。①病毒感染,涉及巨细胞病毒(CMV)、单纯疱疹病毒、风疹病毒、呼吸道病毒、肠道病毒、细小病毒B19、乙型肝炎病毒、人类免疫缺陷病毒(HIV),以及非特异性嗜肝病毒等。②细菌和寄生虫:各种细菌如金黄色葡萄球菌、大肠杆菌、沙门菌、厌氧菌、肺炎球菌等;以及一些条件致病菌,往往全身感染时累及肝脏。梅毒螺旋体以及结核杆菌、弓形虫等感染侵袭肝脏,应引起重视。

2. **先天性代谢异常或内分泌疾病** 先天代谢异常常累及肝脏,代谢性累积病变都伴有显著肝大,肝功能损伤。按其种类包括:

(1) 碳水化合物代谢异常:如半乳糖血症、遗传性果糖不耐受症,糖原累积症与肝炎综合征相关主要有Ⅰ、Ⅲ和Ⅳ型。

(2) 氨基酸及蛋白质代谢障碍:酶缺陷时正常代谢途径发生阻滞,如酪氨酸血症、高蛋氨酸血症等,可以造成持续性肝损伤。

(3) 脂质代谢障碍:系一组遗传性疾病,由于类脂质代谢过程中某些酶的遗传性缺陷,使某些本该被酶分解的类脂质沉积在单核-巨噬细胞系统及其他组织内,呈现充脂性组织细胞增殖,如胆固醇沉积病、尼曼-匹克病、戈谢病;

(4) 胆汁酸及胆红素代谢障碍:如3β-羟基-C27-类固醇脱氢酶/异构酶缺陷(HSD3B7基因变异)、δ-4-3-氧固醇-5β-还原酶缺陷、氧固醇7α-羟化酶(CYP7B1)缺陷、25-羟化酶(CH25H)缺陷;进行性家族性肝内胆汁淤积症(progressive familial intrahepatic cholestasis, PFIC),胆汁酸合成缺陷病(HSD3B7, AKR1D1, CYP7B1等基因突变)。Citrin缺乏致新生儿肝内胆汁淤积症(NICCD);以及继发性胆汁酸代谢障碍:肝脑肾综合征、Alagille综合征、遗传性胆汁淤积伴淋巴水肿(Aagenaes)等。

(5) 其他遗传代谢病:α1-抗胰蛋白酶(α1-AT)缺乏症是由于血清中一种拮抗蛋白酶的成分α1-抗胰蛋白酶缺乏,中和蛋白酶的作用减弱,使自体组织遭到破坏,可造成肝细胞损伤、汇管区纤维化伴胆管增生以及胆管发育不良等类型改变。还包括有线粒体肝病,系MPV17, DGOUK, PLOG TK2等基因突变;以及囊性纤维病、特发性垂体功能低下、甲状腺功能低下、婴儿铜负荷过剩等。

3. **胆管梗阻** 分为肝外胆管和肝内胆管问题。

(1) 肝外胆管疾病:包括新生儿硬化性胆管炎、胆总管囊肿、胰胆管合流异常、自发性胆管破裂或穿孔、胆石症、肿瘤、胆道狭窄、胆汁浓缩甚至阻塞。

先天性胆总管囊肿是多种因素参与的先天性发育畸形。胚胎时期胰胆管分化异常,胆总管和胰管未能正常分离,胰液反流入胆管,胆总管远端狭窄,胆道内压力增高,Oddi括约肌神经肌肉功能协失调,是本病的综合致病因素。

(2) 肝内胆管阻塞性疾病:先天性肝纤维化或婴儿多囊病(肝脏和肾脏);肝内胆管囊性扩张(Caroli病)为先天性肝内胆管扩张病,常染色体隐性遗传,男性多见,以复发性胆管炎为主要特点。

先天性胆道闭锁是一种进行性病变,由于某种原因导致肝内、肝外胆管的阻塞,使胆汁排泄通道梗阻,形成不同程度的胆道闭锁。多数学者认为围生期感染(特别是病毒感染)所致的炎症病变是导致本病的重要因素,因胆道炎症造成胆道闭锁占80%,而因先天性胆管发育不良造成的胆道闭锁仅占10%。

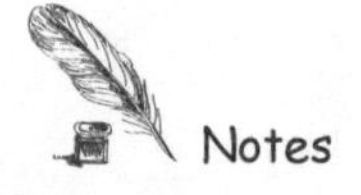

4. **毒性作用**　如头孢曲松钠等药物、肠道外营养相关性胆汁淤积(PNAC)、铝等。

5. **其他**　包括肝内占位病变和累及肝脏的全身恶性疾病,如朗格汉斯细胞组织细胞增生症、嗜血细胞淋巴组织细胞增生症等;以及21-三体综合征等染色体异常疾病。部分病例病因不明。

肝内胆汁淤积的主要机制有:

(1)肝细胞膜结构、功能和酶的活性变化,导致肝细胞摄取、转运以及排泌功能异常,导致胆汁淤积;肝细胞 Na^{+}-K^{+}-ATP 酶活性减弱,微粒体羟化酶受抑制,以及细胞膜上转运体异常,胆汁分泌受阻,胆汁流生成减少。

(2)细胞骨架改变、微丝功能的障碍:肌动蛋白失去功能,毛细胆管周围微丝收缩障碍,导致毛细胆管扩张,胆汁在毛细胆管内淤积。

(3)毛细胆管的通透性增加,水分外渗,胆汁的渗透梯度消失,引起胆汁淤积。

(4)胆管阻塞,肝内胆管的任何部位梗阻,胆汁流减少或中断,均可造成胆汁淤积。

胆汁淤积引起肝细胞损害因素:

(1)胆汁排泄障碍,胆管系统压力升高,渗透梯度破坏,渗透性发生改变,胆管逐渐扩张。

(2)胆汁排入肠道中断,中断了胆汁的抑菌功效,肠道内致病菌繁殖、逆行,通过十二指肠Oddi括约肌至胆管系统,引起胆管炎,逆行感染肝细胞;或肠道内致病菌经血源性感染肝细胞和毛细胆管细胞。

(3)胆汁淤积致使肝细胞内胆汁浓度升高,其中石胆酸、脱氧胆酸等毒性物质直接损伤肝细胞,或溶解肝细胞膜,引起肝炎;血浆中胆汁浓度增高,再次损伤肝细胞,甚至肝细胞中毒;重者发生胆汁性肝硬化。

【病理】　主要病理改变为非特异性的多核巨细胞形成。胆汁淤积、肝间质和门脉区炎症细胞浸润。轻者肝小叶结构正常,重者紊乱失常,甚至肝细胞坏死,肝纤维化。病因众多,病理有所区分,如 α_1 抗胰蛋白酶缺乏症可见PAS颗粒;Alagille综合征初期小胆管增生,后期胆管缺乏;硬化性胆管炎有肝细胞坏死表现。

【临床表现】

1. **皮肤改变**　皮肤黄疸为首发症状及显著特点,皮肤暗黄突出。皮肤颜色与胆汁淤积程度有关,梗阻性黄疸肤色灰暗甚至黄褐色。皮肤瘀斑、瘀点,或有鼻黏膜、牙龈出血,常见于肝功能受损、凝血因子合成障碍时出现。皮肤瘙痒,婴儿少见。

2. **粪便颜色改变**　大便颜色变浅,呈白陶土色,甚至灰白色。尿色变深。

3. **肝大和(或)质地异常**　肝功能受损首先出现转氨酶升高,以及肝脏增大,质韧,无明显压痛。黄疸伴胆囊肿大提示胆总管下端梗阻,见于结石、炎症及肿瘤。严重时可出现门脉高压、脾大。随胆汁淤积进展,肝功能受损逐渐加重,出现消化道出血。20%可进展为胆汁性肝硬化、肝衰竭。

4. **脂肪、脂溶性维生素吸收障碍、营养不良**　胆汁淤积在肝内,肠道胆汁减少导致腹泻、营养不良和脂溶性维生素吸收不良。维生素K吸收不良与肝功受损合成不足,致使维生素K缺乏,出现出凝血功能障碍,产生瘀点瘀斑,甚至颅内出血。维生素A、D、E等缺乏,出现佝偻病症状、夜视力受损甚至夜盲。脂肪、脂溶性维生素吸收障碍引起脂肪泻;肝功受损,蛋白合成不良,导致发育落后、营养不良。

5. **精神及神经系统异常**　遗传代谢性疾病常表现为喂养困难,嗜睡、肌张力减低,激惹、烦躁、甚至惊厥。肝功能明显受损,常导致高氨血症和肝性脑病。

6. **不同病因有其他不同的表现**　20%胆道闭锁合并其他畸形,如肠旋转不良、先天性心脏病、多脾或无脾。先天性CMV感染可合并脉络膜视网膜炎;染色体异常或Alagille综合征可伴随有心脏杂音、面容异常;右上腹可及包块可能为胆总管囊肿。

Notes

【检查】 围绕着黄疸与肝病的主题，以及相应后果而展开。包括肝组织和肝外组织受损的实验室检查和病因学检查。

1. 肝功能检测 ①胆红素代谢：血清胆红素升高，结合胆红素升高为主，尿胆红素阳性，尿胆原缺乏。②血清胆汁酸增加。③血清酶：碱性磷酸酶（ALP）、γ-谷氨酰转肽酶（γ-GT）、5′-核苷酸酶（5′-NT）、转氨酶升高。④凝血酶原时间（PT）延长、凝血因子减少。⑤血清白蛋白、血清胆固醇、血清氨基酸下降。甲胎蛋白升高提示肝细胞破坏。

2. 病因学检测

（1）细菌培养：血和十二指肠引流物的病毒血清学、细菌培养，以及尿培养、腹水检查，尤其对于新生儿或小婴儿，协助诊断宫内细菌感染。

（2）病毒学检测：包括有抗体检测、病毒DNA检测以及病毒分离。抗体检测如乙肝病毒标记物、细小病毒B19、TORCH检查等；病毒DNA检测，如HBV-DNA、EB-DNA、HIV-DNA检测等。病毒培养或分离结合血清学检查明确是否病毒感染引起。

（3）代谢病筛查：串联质谱方法检测血清及尿中氨基酸及代谢产物水平发现氨基酸及脂肪酸等代谢障碍性疾病。TSH筛查及早检测甲状腺功能减退；尿和血中半乳糖-1-磷酸尿苷酰转移酶检测半乳糖血症。血清α1-AT降低和异常蛋白酶活性降低判断α1-抗胰蛋白酶缺乏症；胰蛋白酶原免疫反应筛查和发汗试验可提示婴儿囊性纤维化（CF）。

（4）基因检测：目前基因检测广为应用。Jagged1基因诊断Alagilles综合征、SLC25A13基因诊断Citrin缺陷病。CF是常染色体隐性遗传，相关基因位于染色体7q。

3. 特异性诊断方法

（1）影像学检查：肝胆B超，腹部CT、磁共振胆管成像（MRCP），可发现肝脏及肝外胆管、结石及胆道闭锁以及发育结构异常、占位病变。

（2）肝胆核素扫描：正常^{99m}Tc-EHⅡDA静脉注射后迅速被肝细胞摄取，3～5分钟肝脏显影，左右肝管5～10分钟显影，15～30分钟胆囊、总胆管及十二指肠开始出现放射性，肝影于12～20分钟逐渐消退。正常情况下，胆囊及肠道显影不迟于60分钟。先天性胆管闭锁时肠道内始终无放射性显影。

（3）经皮肝穿或腹腔镜检查：肝脏穿刺获取活体组织标本，进行免疫组织化学、电镜、病毒培养、酶学等病理学诊断。

（4）胆汁引流：动态持续十二指肠引流查胆汁常规、细菌培养、胆红素、胆汁酸。持续引流24h，无胆汁再间断引流48～72h，期间按时喂养。若十二指肠液有黄色、胆汁酸阳性胆汁表明肝内胆汁淤积症，若十二指肠液无胆汁诊断为胆道闭锁。

【诊断】 婴幼儿应注意病史和体格检查，黄疸是首发及突出症状。婴儿大便往往呈白陶土色。持续黄疸、结合胆红素升高是肝胆管胆汁分泌及排泄障碍的信号。胆汁淤积意味着胆汁流异常，提示肝组织和肝外组织功能受损。胆汁淤积持续超过6个月称为慢性胆汁淤积。

诊断依据：

（1）临床特征：①皮肤黄疸。②粪便变白（淡黄、白色）。③尿色变深。④肝脏变大、肝脏变硬。

（2）血生化特征：①血清总胆红素和直接胆红素增高，结合胆红素升高大于2.0mg/dl，或直接胆红素/总胆红素≥20%，可诊断胆汁淤积。②反映胆汁淤积的酶增高：碱性磷酸酶（AKP）高于1.5倍正常值上限，γ-谷氨酰转肽酶（γ-GT）高于3倍正常值上限可诊断胆汁淤积性肝病。③胆汁酸增高。

（3）生理学特征：胆汁量减少或中断。

（4）胆汁淤积的后果：①脂溶性维生素吸收障碍。②营养不良。③感染。④胆汁性肝硬化。⑤门脉高压、腹水、出血。⑥肝功能衰竭。

【治疗】 胆汁淤积症在查明病因后，治疗原发病，以及利胆、对症和支持治疗。对症治疗主

要包括利胆退黄、护肝、改善肝功能。

1. **病因治疗** 抗感染治疗:针对病毒感染,如 CMV 感染应用更昔洛韦抗病毒治疗;细菌感染者应用胆汁中分布浓度高的抗生素;停用引起胆汁淤积的药物,减少或停止肠道外营养。代谢干预:半乳糖血症予无乳糖饮食,酪氨酸血症予低酪氨酸和低苯丙氨酸饮食,这 2 种氨基酸的每日摄入量均<25mg/kg。甲状腺功能减退需及早干预。Citrin 综合征应用去乳糖奶粉喂养。

2. **利胆治疗** 利胆药物促进肝细胞分泌和排泄胆汁,增加胆汁在肠道中的排泄,消除临床症状及改善肝功能,常用药物有:

(1) 熊去氧胆酸(ursodeoxycholicacid,UDCA):脱氧胆酸的异构体,促进胆汁分泌,降低胆汁中胆固醇浓度。广泛用于各种肝内胆汁淤积的治疗,剂量为 10~20mg/(kg·d),分 2 次口服,对胆道闭锁和严重肝功能异常患者禁用。

(2) 考来烯胺:一种阴离子结合树脂,口服后在肠道中能与胆汁酸结合,增加胆汁酸的排泄,剂量为 0.25~0.50g/(kg·d),在早餐前后顿服或分次口服。对胆道闭锁无效。

(3) 茵栀黄注射液:5~10ml 加入 50~100g/L 葡萄糖液 50~100ml 静脉滴注。

(4) 苯巴比妥:能诱导肝细胞微粒体葡萄糖醛酸转移酶和 Na^+-K^+-ATP 酶活性,促进胆汁排泄,剂量为 5~10mg/(kg·d),分次口服。

(5) 利福平:可能通过诱导肝细胞微粒体酶,改善胆汁酸代谢。剂量 10mg/(kg·d)。不良反应有肝细胞损害、肾功能损害等。

(6) S-腺苷蛋氨酸(S-adenosy methionine,SAME):促进胆汁酸的转运,增加胆盐的摄取和排泄;增加谷胱甘肽的合成,具有解毒和肝细胞保护作用。初始治疗 600~800mg/d 静脉注射,口服片剂维持治疗。

3. **免疫抑制剂** 皮质激素具有抑制免疫、消炎、促进胆汁分泌的作用,对各种肝内胆汁淤积具有良好的疗效,但抑制免疫功能。泼尼松 1~2mg/(kg·d)口服。

4. **对症治疗** 补充维生素及微量元素:脂溶性维生素维生素 A、维生素 D、维生素 E、维生素 K,给予量应大于需要量;并补充微量元素铁、锌等。低蛋白血症是给予白蛋白,凝血因子缺乏时可用凝血酶复合物。

5. **微生态调节剂** 能改善肝功能,降低血清胆红素水平,增加胆汁排泄量,使炎性细胞因子的产生减少。常用调节剂为双歧杆菌、乳酸杆菌、酪酸菌等。

6. **部分胆汁外分流术** 阻断胆汁酸肠肝循环,减少胆汁酸在小肠重吸收、对肝脏的不良反应。胆道闭锁应生后 60 天内行 Kasai 肝胆肠管吻合术。

第十三节 食物过敏性胃肠疾病

食物过敏(food allergy,FA)是指机体对食物变应原产生的不良免疫反应,可累及胃肠道、皮肤和呼吸道等。FA 是儿童时期引起机体过敏反应最主要的原因,其中食物过敏累及消化系时常表现为溢乳、呕吐、腹痛、腹泻、消化道出血等,可合并肠道蛋白丢失、生长发育迟缓,这些症状可突然发生,可能很轻微,也可能非常严重甚至危及生命。

由于食物过敏的诊断标准尚不明确,缺少大样本的流行病学调查,口服食物激发的双盲安慰剂对照试验难以开展等多种原因,目前缺乏食物过敏的确切流行病学资料。欧美国家资料显示,婴幼儿食物过敏的发生率约为 6%,我国尚无大样本临床资料,但是食物过敏的发病率确实有逐年上升的趋势。

【病因】 由于地区、种群、文化、饮食习惯及个体的差异,引起食物过敏的变应原在不同人群和个体中各不相同。在儿童,变应原来源于牛奶、鸡蛋、花生、坚果、豆类、谷类、鱼类及贝壳类,其中牛奶蛋白最常见。

【发病机制】 食物过敏可根据发病机制中是否涉及IgE而分为三型：IgE途径介导的食物过敏（IgE-mediated food allergy）、IgE和细胞途径共同介导的食物过敏（combined IgE- and cell mediated food allergy）以及非IgE途径介导的食物过敏（non-IgE-mediated food allergy）。

1. IgE途径介导的食物过敏 对食物过敏性胃肠病的发生起重要作用，其机制分为，食物致敏阶段、激发阶段和效应阶段。

致敏阶段：食物过敏原经消化道摄入进入机体后，诱导食物变应原特异性B细胞产生IgE抗体应答，IgE以Fc段与肥大细胞和嗜碱性粒细胞表面相应的FcεRI结合，形成致敏靶细胞，导致体内处于对食物过敏原的致敏状态；激发阶段：当相同的食物过敏原再次经消化道进入机体后，可通过与已经结合在靶细胞上的IgE发生特异反应。当食物抗原与致敏的靶细胞表面两个以上IgE抗体结合后，与膜表面FcεRI交联，在Ca^{2+}存在条件下诱导靶细胞脱颗粒，释放及合成生物活性介质，如前列腺素、白三烯、细胞因子（IL-4、IL-13）和血小板活化因子等；效应阶段：生物活性介质作用于口腔、胃肠道和其他效应组织，引起消化道或全身过敏反应。轻者表现为恶心、呕吐、腹泻、腹痛，严重者表现为过敏性休克。

2. IgE途径和细胞共同介导的食物过敏以及非IgE途径介导的食物过敏 目前来说，由于食物过敏性胃肠病的诊断标准尚未统一，且缺乏大样本临床双盲对照试验等原因，这两型的发病机制仍不明确。

【临床表现】 牛奶蛋白是婴幼儿及儿童最主要的食物过敏原，且一半以上婴幼儿及儿童对牛奶蛋白过敏是非IgE介导的，50%以上的牛奶蛋白过敏症状仅限于胃肠道（见文末彩图7-13-1）。根据不同的发病机制，食物过敏性胃肠疾病的临床表现各异（表7-13-1），但有一定的交叉（图7-13-2）。

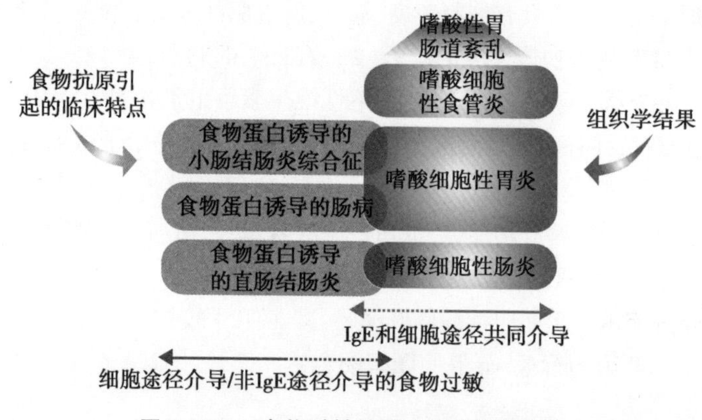

图7-13-2 食物过敏性胃肠病分类的交叉

1. IgE途径介导的食物过敏性胃肠病 主要有胃肠道过敏症（gastrointestinal anaphylaxis）。急性起病，患者在进食某种食物后数分钟至1小时内，出现恶心、呕吐、腹痛、腹泻等症状，通常伴随皮肤过敏和哮喘，甚至过敏性休克的表现。常见的过敏原为牛奶、鸡蛋、大豆、花生、海鲜等。

2. IgE和细胞途径共同介导的食物过敏性胃肠病 主要是嗜酸性胃肠道紊乱（eosinophilic gastrointestinal disorders，EGID）。包括嗜酸细胞性食管炎（eosinophilic esophagitis，EoE）、嗜酸细胞性胃炎（eosinophilic gastroenteritis）和嗜酸细胞性肠炎（eosinophilic colitis），可发生于任何年龄，多见于成人及年长儿。这类疾病的特征是食管、胃或小肠壁有嗜酸细胞浸润，常有外周血嗜酸细胞增多。嗜酸细胞浸润累及食管、胃或小肠的黏膜、肌层和（或）浆膜层，患者常表现餐后恶心、呕吐、腹痛及间歇性腹泻，偶有大便带血，婴幼儿有生长发育停滞。肌层浸润导致胃和小肠变厚和僵硬，临床可出现阻塞征象。浆膜下层浸润一般表现为嗜酸细胞性腹水。通常为多重食物过敏，如牛奶、鸡蛋、大豆、谷类及鱼类等。

表 7-13-1　食物过敏性胃肠疾病的临床表现及鉴别

疾　病	机　制	症　状	诊　断
胃肠道过敏症	IgE 介导	恶心、腹痛、呕吐及腹泻；其他器官反应（如皮肤及呼吸道）	现病史，SPTs（+）
过敏性嗜酸细胞食管炎	IgE 介导和（或）细胞介导	胃食管反流或呕吐、吞咽困难、间断腹痛、易怒及睡眠障碍等，且使用抗反流药物无效	现病史，SPTs（+），胃镜检查及活检，饮食规避试验
过敏性嗜酸细胞胃肠炎	IgE 介导和（或）细胞介导	周期性腹痛，易怒，饱腹感，间歇性呕吐，体重降低，外周血嗜酸性粒细胞增多（大约 50%）	现病史，SPTs（+），胃肠镜检查及活检，饮食规避试验
FPIP	细胞介导	大量血便、黏液及可能伴有腹泻	SPTs（-），胃镜肠检查及活检（±），饮食规避试验（去除食物蛋白后 72 小时内血便好转）
FPIES	细胞介导	持续的呕吐及腹泻，可出现便血，腹胀，特殊饮食后 1～3 小时出现的呕吐	SPTs（-），胃肠镜检查及活检（±），饮食规避试验（去除食物蛋白后 24～72 小时内症状消失，1～2 小时复出现呕吐症状），约 15% 出现低血压
食物蛋白诱导的肠病	细胞介导	腹泻或脂肪泻，腹胀，体重降低，部分可出现恶心及呕吐，口腔溃疡	胃肠镜检查及活检 IgA，饮食规避试验，腹腔出现抗麦胶蛋白及抗谷氨酰胺转移酶抗体

3. 非 IgE 途径介导的食物过敏性胃肠病　包括食物蛋白诱导的小肠结肠炎综合征（food protein induced enterocolitis syndrome，FPIES）、食物蛋白诱导的直肠结肠炎（food protein-induced proctocolitis，FPIP）、食物蛋白诱导的肠病（food protein induced enteropathy，enteropathy）。这类胃肠道过敏症的症状局限于胃肠道，病程呈亚急性或慢性，过敏原最常见为牛奶蛋白、大豆蛋白和谷物，自然病程 1～3 年。

FPIES 多发生于新生儿期和婴儿早期，最初发病的平均年龄在 5.5 个月左右。表现为反复腹泻、呕吐、精神萎靡，常伴生长迟缓，过敏食物回避后再接触则在 2 小时内重新出现呕吐、腹泻，甚至低血压。主要过敏食物有牛奶、大豆、大米，多见于配方奶喂养的婴幼儿，目前还没有关于纯母乳喂养婴幼儿发生 FPIES 的报道，也没有在母乳中发现能引起 FPIES 的变应原，提示母乳喂养对 FPIES 有重要的保护作用。

FPIP 好发于新生儿及婴儿期，主要临床表现为少量血便、黏液及可能伴有腹泻，患儿其余表现正常。与 FPIES 比较而言，FPIP 很少出现系统症状，如生长迟缓或体重不增等。临床预后良好。

食物蛋白诱导的肠病主要表现为慢性腹泻及生后数月内体重不增，有些患儿会出现轻-中度贫血及低蛋白血症。该病的临床特点类似于乳糜泻（celiac disease，CD），但 CD 不包含在该型内。

【诊断】　详尽的病史资料有助于食物过敏的诊断，包括症状的表现特征、摄食的时间与症状发生的关系、类似症状是否重复出现等。由于 IgE 介导的食物过敏症状多在进食后短时间内发生，且症状常常累及多个器官，因此病史资料对这一类食物过敏的诊断更有意义。相对来说，

由于食物蛋白诱导的小肠结肠炎的临床症状一般在数小时甚至数天后才出现，因此，病史资料的诊断价值仅提供线索与参考。

目前认为，新生儿及小婴儿食物过敏性腹泻除了EGID涉及IgE和细胞混合介导之外，其余的与血清总IgE和食物特异性IgE的相关性较小，皮肤点刺试验(skin prick tests，SPTs)及血清总IgE、食物特异性IgE测定结果阳性有助于诊断，但蛋白的交叉反应会产生假阳性，而阴性患儿也不能完全排除食物过敏的可能。此外，对非IgE介导的迟发型反应，这几种检测结果常呈阴性。

目前，国内外公认的食物过敏诊断的金标准，仍然是安慰剂对照、双盲的口服食物激发试验。但该试验必须在有充分的专业人员和设施准备的条件下进行，能够及时应对严重过敏反应，如低血压、休克等，因此还难以广泛开展。另外，食物回避也是诊断部分食物过敏的有效方法，特别是对那些具过敏性嗜酸细胞性胃肠道症状、但SPTs及食物特异性IgE测定不能找出过敏原的患儿。如果回避疑似过敏原的食物6周后患儿相应症状好转甚至消失，可诊断为该食物过敏。

对于婴幼儿，出现不能用感染、外科急腹症、先天性遗传代谢病等器质性疾病解释的反复突发性呕吐、腹泻、面色苍白、昏睡等，而近期或数小时内又有同类食物摄入者，在鉴别诊断时应考虑FPIES；对一般情况良好的、纯母乳或合并配方乳喂养儿，突发黏液稀便、带血，除考虑感染等病因外，应常规考虑FPIP的可能性；父母(尤其是母亲)具特应性体质及食物过敏史有助于FPIES的诊断；怀疑FPIP时，去除母乳和患儿食物中牛乳蛋白后48～72h内症状缓解，则有助于诊断。另外，食物过敏腹泻患儿的受累肠腔和黏膜组织病理有不同于其他特异和非特异肠炎的表现，条件允许时可行直肠结肠镜检查帮助诊断。

【治疗】

1. 食物过敏的"自愈" 随着年龄的增长，患儿胃肠道日益发育成熟，或者是长期回避某种过敏原后形成免疫耐受，过敏症状可以随着年龄的增长而日趋缓解。

2. 饮食管理 食物回避仍是食物过敏的主要治疗手段。WHO及欧洲SP-EAACI均推荐婴儿出生后4～6个月应该母乳喂养，避免接触固体食物，哺乳期母亲回避高风险食物以预防过敏性疾病。不能保证母乳者则用蛋白水解配方乳。对牛奶蛋白过敏的婴幼儿需限制牛奶蛋白的摄入，澳大利亚的指南推荐了3种婴儿配方奶，其中6个月龄以下直接牛奶蛋白过敏、FPIES及FPIP者首选深度水解配方奶粉，6个月龄以上未出现生长发育停滞者首选豆奶配方。对合并生长发育迟缓的EGID患儿，应用深度水解蛋白配方奶或氨基酸配方奶(图7-13-3)。

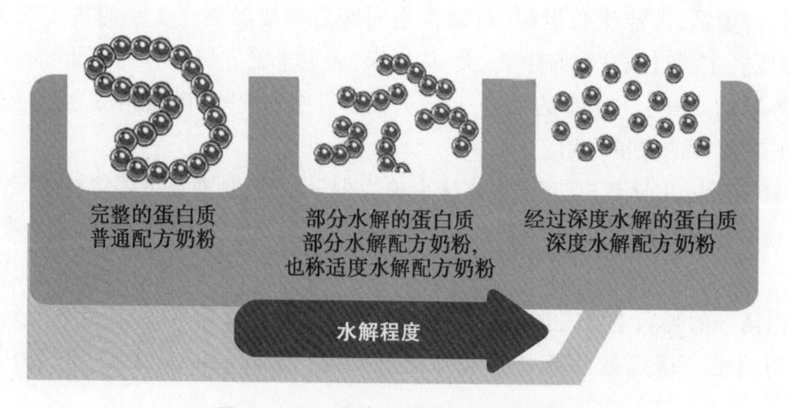

图7-13-3 深度水解蛋白配方奶粉

3. 调整肠道微生态 大量的临床和基础研究发现，益生菌对肠道功能具有保护和改善作用，肠道微生态菌群与过敏性疾病之间存在重要联系。其中双歧杆菌和乳酸杆菌的免疫调节作

用最为明显，对婴幼儿起保护作用。因此，可从婴儿期开始添加益生菌，最好在过敏症状出现之前。亦可在配方奶中同时添加益生元和益生菌(表7-13-2)。

表7-13-2　益生元与益生菌

	益生元	益生菌
概念	给益生菌提供“食物”，是益生菌的“养料”	对人和动物有益的细菌
本质	模拟母乳中的低聚糖	外部添加的细菌
作用原理	为有益细菌提供喜欢的食物来扶持它们，压制有害细菌	直接口服进活的有益菌
免疫反应	不会产生免疫反应	某些体质人群可能产生免疫反应
活性	非活性物质，以未经消化形式直达肠道，益生元不是生物，不存在存活率的问题	益生菌需要通过胃部强酸环境，只有活着到达肠道的益生菌才能发挥作用
机理	不能直接对机体起作用，而是通过刺激有益菌群的生长发挥生理作用	是外源细菌，直接作用

4. 药物治疗　对腹泻患儿首先给予对症处理，纠正水电解质及酸碱平衡紊乱，给予黏膜保护剂促进损伤黏膜的修复。抗组胺药物和激素是治疗过敏的主要方法。然而，药物疗法仅用于食物回避极其困难、或难以确定过敏食物，以及对多种食物过敏容易导致营养不良的情况。

5. 免疫疗法　食物过敏治疗的最终目的是建立持续的口服耐受，即对该抗原的低或无免疫反应的状态。一旦建立口服耐受，即使长期不接触过敏原，再次接触时也不会引起过敏症状。研究显示，大部分花生、牛奶、鸡蛋过敏患者可以通过此途径进行脱敏，对花生过敏的患者进行特异性口服免疫耐受治疗(specific oral tolerance induction，SOTI)后，显示可以减少花生特异的Th2细胞因子的产生，长期应用是安全而有效的，部分患者可以建立持续免疫耐受。

其他免疫治疗方法主要包括短肽(含有T细胞抗原表位)免疫治疗，还可以免疫接种编码特定抗原的细菌质粒DNA从而长时间地诱导Th1应答，从而降低过敏反应，其他包括应用人免疫球蛋白Fc-Fc融合蛋白使肥大细胞表面的IgE高亲和力受体发生交联，以及应用人源化单克隆鼠抗IgE的IgG1抗体与IgE的恒定区相结合，使IgE不能和肥大细胞表面的高亲和力受体相结合，从而使肥大细胞无法脱颗粒来阻断过敏反应的发生等免疫治疗方法，但仍在进一步研究中。

(王宝西)

参考文献

1. Guarino A, Ashkenazi S, Gendrel D, et al. European Society for Pediatric Gastroenterology, Hepatology, and Nutrition/European Society for Pediatric Infectious Diseases evidence-based guidelines for the management of acute gastroenteritis in children in Europe: update 2014. J Pediatr Gastroenterol Nutr. 2014, 59 (1): 132-152
2. Kliegman RM, Behrman RE, Jenson HB, et al. Nelson Textbook of Pediatrics, 19th Edition, 2011, 1273-1374
3. Yokoe M, Takada T, Strasberg SM, et al. New diagnostic criteria and severity assessment of acute cholecystitis in revised Tokyo Guidelines. J Hepatobiliary Pancreat Sci. 2012, 19(5): 578-585
4. WHO(2002). Acute intussusception in infants and children Incidence, clinical presentation and management: a global perspective. Geneva: World Health Organization. Document WHO/V&B/02. 19. 1-98
5. 中华医学会消化病学分会胰腺疾病学组. 中国急性胰腺炎诊治指南. 中华实用内科杂志. 2013, 33(7): 530-535
6. Drossman DA. The functional gastrointestinal disorders and the Rome Ⅲ process. Gastroenterology. 2006, 130

(5):1377-1390

7. 中华医学会儿科学分会消化学组. 中国儿童功能性消化不良诊断和治疗共识. 2012,50(6):423-424
8. Simons FE, Ardusso LR, Dimov V, et al. World Allergy Organization Anaphylaxis Guidelines:2013 Update of the Evidence Base. Int Arch Allergy Immunol. 2013,162 (3):193-204
9. 崔玉涛. 儿童牛奶蛋白过敏的诊断方法和治疗原则-欧洲儿科胃肠、肝病及营养学会胃肠专业委员会应用指南. 中国儿童保健杂志. 2013,21(2):220-222

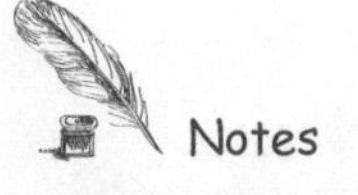

第八章　呼吸系统疾病

第一节　儿童呼吸系统解剖生理特点及检查方法

（一）呼吸系统的胚胎发育

呼吸系统的形态学发育从孕第五周开始，共分为五期。①胚胎期（4～6周）：于妊娠26～28天开始；②腺期（7～16周）：由于本期的肺组织切片与腺泡相似，故有此名。到本期末，原始气道开始形成管腔，此期气管与前原肠分离，分离不全则形成气管食管瘘，是重要的先天畸形；③成管期（17～27周）：此期支气管分支继续延长，形成呼吸管道。毛细血管和肺的呼吸部分的生长为本期特点；④成囊期（28～35周）：末端呼吸道在此期加宽并形成柱状结构，为肺泡小囊；⑤肺泡期（36周～生后3岁）：本期出现有完整的毛细血管结构的肺泡，肺泡表面扩大，这是肺泡能进行气体交换的形态学基础，肺呼吸部的主要发育是在生后。在五期中不同肺结构的发育见图8-1-1。

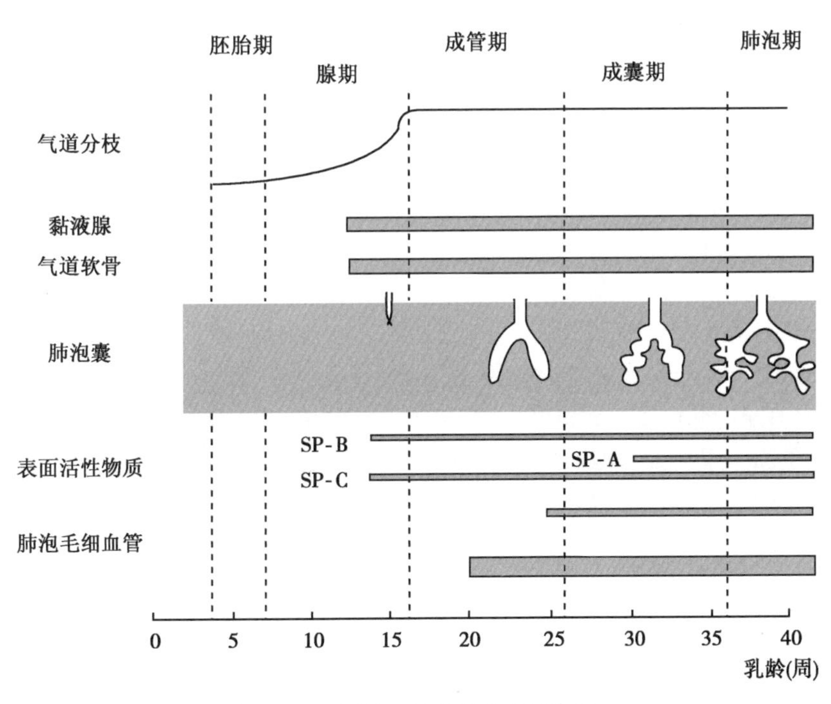

图8-1-1　五期不同肺结构的发育图

（二）解剖特点

呼吸系统以喉环状软骨下缘为界分为上、下呼吸道。上呼吸道包括鼻、鼻窦、咽、咽鼓管、会厌及喉；下呼吸道包括气管、支气管、毛细支气管、呼吸性细支气管、肺泡管及肺泡。从气管到肺泡逐级分支成23级：0～16级为传导区，包括从气管到毛细支气管各级分支，专司气体传导；17～19级为移行区，由呼吸性细支气管构成，有部分呼吸功能；20～23级为呼吸区，由肺泡管及肺泡囊组成，为肺的呼吸部分。呼吸系统下气道解剖分级见图8-1-2。

1. 上呼吸道　婴幼儿鼻腔较成人短，无鼻毛，后鼻道狭窄，黏膜柔嫩，血管丰富，易于感

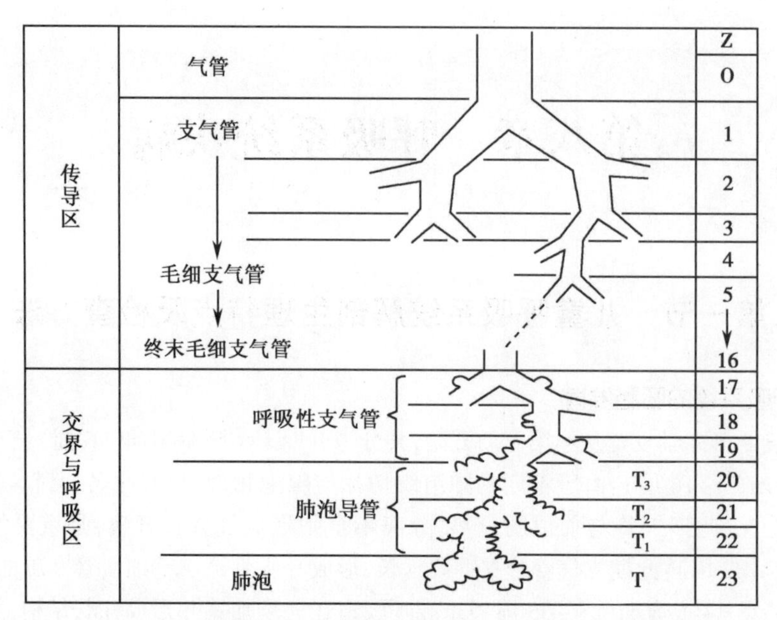

图 8-1-2 呼吸系统下气道解剖分级

染;发炎时,后鼻腔易堵塞而致呼吸与吸吮困难。由于年幼儿鼻窦发育较差,上呼吸道感染时很少发生鼻窦炎,但上颌窦口相对较大,故急性鼻炎时易致上颌窦炎。咽鼓管较宽、直、短、呈水平位,因而鼻咽炎易波及中耳,引起中耳炎。咽部亦较狭窄,方向垂直。咽扁桃体至 1 岁末逐渐增大,4～10 岁达发育高峰,14～15 岁时逐渐退化,故扁桃体炎婴儿少见。喉部呈漏斗状,喉腔较窄,声门裂相对狭窄,软骨柔软,黏膜柔嫩且富含血管及淋巴组织,轻微炎症即可引起喉狭窄。

2. 下呼吸道 婴幼儿的气管、支气管较成人狭窄;软骨柔软,缺乏弹力组织,支撑作用薄弱;小儿的气道壁占小气道面积的 30%,而成人仅为 15%,胎儿后期气道已有平滑肌分布;黏膜柔嫩,血管丰富;含有丰富的黏液腺;左支气管细长,由气管侧方伸出,而右支气管短粗,似气管直接延伸,异物较易坠入右支气管。婴儿支气管壁缺乏弹力组织,软骨柔软,细支气管无软骨,呼气时受压,可导致气体滞留,影响气体交换。

肺泡直径在早产儿仅 75μm,新生儿、成人分别为 100μm 和 250～350μm。足月新生儿肺泡数仅为成人的 8%。新生儿肺泡数约 2500 万,而成人肺泡数约 3 亿(2 亿～6 亿)。肺泡面积初生时为 2.8m^2,8 岁时 32m^2,至成人达 75m^2。因此,儿童较成人气体交换单位少,且肺泡小。成人肺泡间存在 Kohn 孔,儿童 2 岁以后才出现,故新生儿及婴儿无侧支通气。

3. 胸廓 婴幼儿胸廓短、呈桶状;肋骨水平位,肋间肌欠发达,不能在吸气时增加胸廓扩展。因胸部呼吸肌不发达,主要靠膈呼吸,而膈呈横位,且位置较高,见图 8-1-3。加以胸腔较小而肺相对较大,呼吸时胸廓活动范围小,肺不能充分扩张、影响通气和换气。由于婴儿胸壁柔软,很难抵抗胸腔内负压增加所造成的胸廓塌陷,因而肺的扩张受限制。膈肌和肋间肌中耐疲劳的肌纤维数量少,新生儿只有 25%,3 个月时亦只有 40%,容易引起呼吸衰竭。

(三) 生理特点

1. 呼吸频率、节律与呼吸类型 呼吸频率快,不同年龄小儿呼吸频率见表 8-1-1。小儿呼吸中枢调节能力差,易出现呼吸节律不齐,甚至呼吸暂停,尤以早产儿、新生儿明显。婴幼儿为腹式呼吸,呼吸肌易疲劳;学龄儿童则为胸腹式呼吸(混合式呼吸)。

2. 肺活量 肺活量小,约 50～70ml/kg。按体表面积计算成人大于小儿 3 倍。

3. 潮气量 年龄越小潮气量越小。不仅潮气量绝对值小,按体表面积计算每平方米潮气量亦小于成人,无效腔/潮气量比值大于成人。

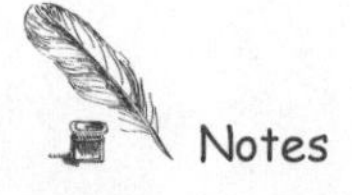

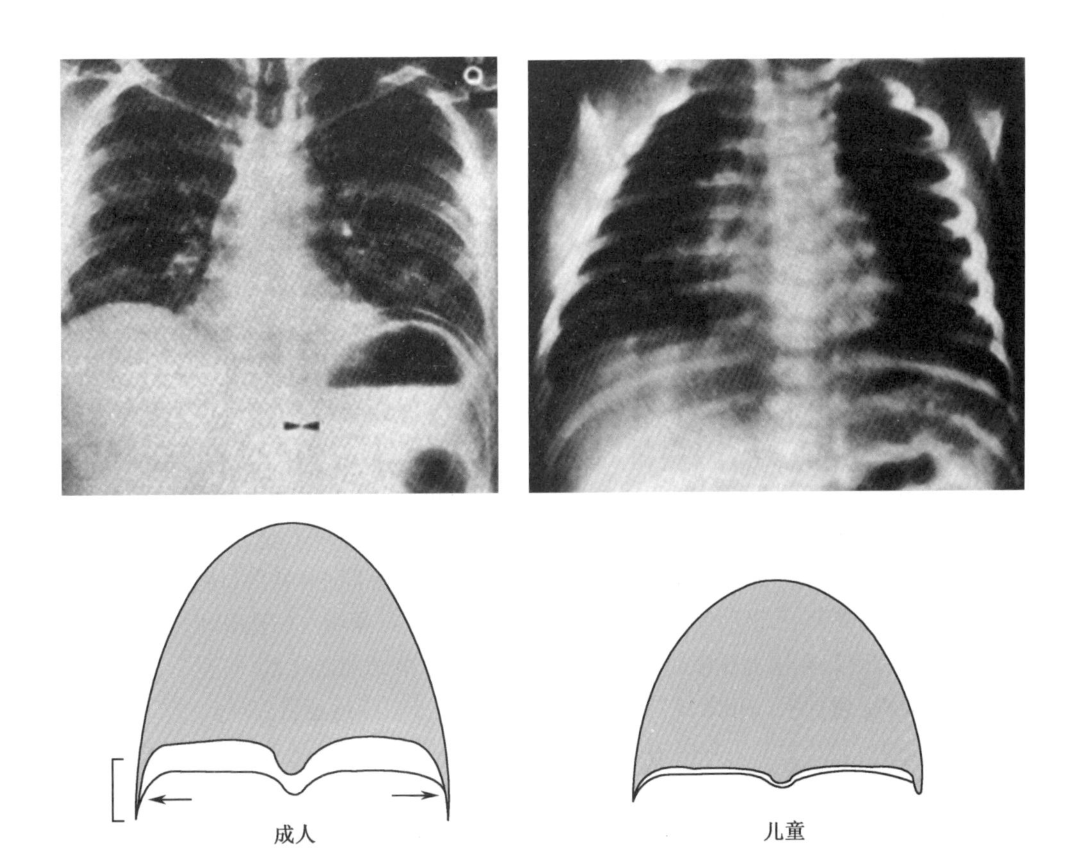

图 8-1-3　成人与儿童膈肌、肋骨的比较

表 8-1-1　不同年龄小儿呼吸频率

年龄	平均每分呼吸次数	年龄	平均每分呼吸次数
新生儿	40～44	4～7 岁	22
1 个月～1 岁	30	8～14 岁	20
1～3 岁	24		

4. **每分钟通气量**　正常婴幼儿由于呼吸频率较快，每分钟通气量若按体表面积计算与成人相近。

5. **气体弥散量**　小儿肺脏小，肺泡毛细血管总面积与总容量均较成人小，故气体弥散量亦小。但以单位肺容积计算则与成人相近。

6. **气道阻力**　气道阻力与管道半径 4 次方成反比，由于管径细小，小儿气道阻力大于成人，婴儿更甚，在呼吸道梗阻时尤为明显，见文末彩图 8-1-4。气道管径随发育而增大，阻力随年龄增大递减。

(四) 呼吸道免疫特点

小儿呼吸道的非特异性和特异性免疫功能均较差。新生儿、婴幼儿咳嗽反射弱，纤毛运动功能差，肺泡巨噬细胞功能欠佳。婴幼儿的 SIgA、IgA、IgG 和 IgG 亚类含量均低，乳铁蛋白、溶菌酶、干扰素、补体等的数量和活性不足，故易患呼吸道感染。

上述特点使小儿容易发生呼吸道感染、气道狭窄、肺气肿、肺不张。由于各项呼吸功能储备能力均较低，缺氧时其代偿呼吸量最多不超过正常的 2. 5 倍，较易发生呼吸衰竭。

(五) 检查方法

1. 呼吸系统体格检查时的重要体征

(1) 呼吸频率：呼吸增快为婴儿呼吸困难的第一征象。年龄越小越明显。在呼吸系统疾病

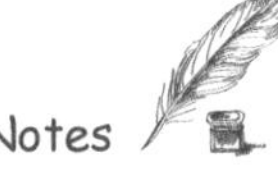

过程中出现慢或不规则的呼吸是危险的征象，需特别引起重视。

WHO 儿童急性呼吸道感染防治规划特别强调呼吸增快是肺炎的主要表现。呼吸急促指：幼婴<2 个月龄，呼吸≥60 次/分；2～12 个月龄，呼吸≥50 次/分；1～5 岁，呼吸≥40 次/分；5 岁以上，呼吸≥30 次/分。

(2) 呼吸音：儿童特别是小婴儿胸壁薄，容易听到呼吸音。要特别注意其强度，可以此估计进气量的多少，在严重气道梗阻时，几乎听不到呼吸音，称为沉默肺(silent lung)是病情危重的征象。

(3) 发绀：是血氧下降的重要表现，由于毛细血管床还原血红蛋白增加所致。毛细血管内还原血红蛋白量达 40～60g/L 可出现发绀。末梢性发绀指血流较慢，动、静脉氧差较大部位(如肢端)的发绀；中心性发绀指血流较快，动、静脉氧差较小部位(如舌、黏膜)的发绀。后者更有意义。由于发绀与还原血红蛋白量有关，所以严重贫血时虽血氧饱和度明显下降但不一定出现发绀。

(4) 吸气时胸廓凹陷：婴幼儿上呼吸道梗阻或肺实变时，由于胸廓软弱，用力吸气时胸腔内负压增加，可引起胸骨上、下及肋间凹陷，即所谓"三凹征"，其结果吸气时胸廓不但不能扩张，反而下陷，成为矛盾呼吸，在增加呼吸肌能量消耗的同时，并未能增加通气量。

(5) 吸气喘鸣：常伴吸气相延长(I：E＝3：1或4：1)是上呼吸道梗阻表现。

(6) 呼气呻吟：是小婴儿下呼吸道梗阻和肺扩张不良的表现，常见于早产儿呼吸窘迫综合征。其作用是在声门半关闭情况下，声门远端呼气时压力增加，有利于已萎陷的肺泡扩张。

(7) 杵状指：指(趾)骨末端背侧软组织增生，使甲床抬高所致，见图 8-1-5。常见于支气管扩张、亦可见于迁延性肺炎，慢性哮喘等慢性肺疾患；肺外因素有青紫型先天性心脏病等。在除外肺外原因后，杵状指(趾)可反映肺病变的进展情况。

2. 血气分析　可了解氧饱和度和血液酸碱平衡状态，为诊断治疗提供依据。小儿动脉血气体分析正常值见表 8-1-2。

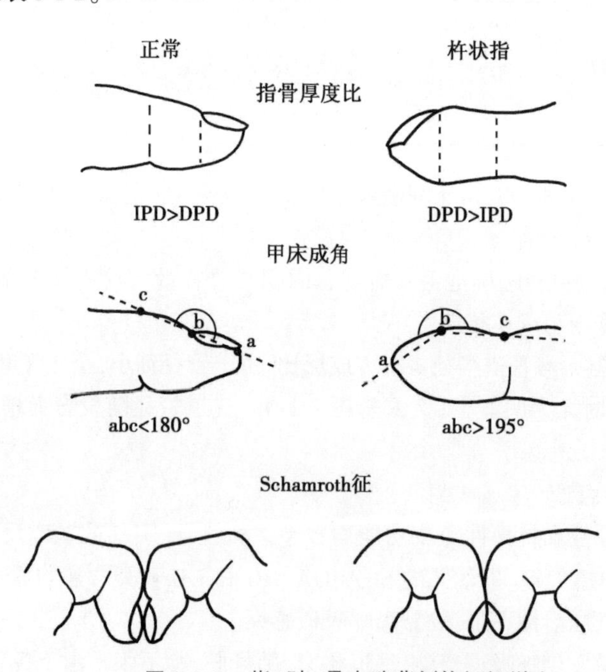

图 8-1-5　指(趾)骨末端背侧软组织增生

使甲床抬高导致 DPD>IPD，abc>195°及 Schamroth 征阳性。IPD(interphalangeal diameter)指节间厚度。DPD(distal phalangeal diameter)末端指厚度。甲床成角指(从侧面观察)连接指尖、甲床根部及末节指骨底连线所构成的角度，正常小于 180°。Schamroth 征阳性是指正常两指背侧并拢时在甲床末端构成的"宝石样"窗消失

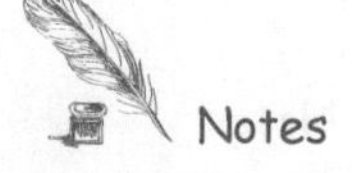

表 8-1-2　小儿动脉血气体分析正常值

项目	新生儿	~2 岁	>2 岁
pH 值	7. 35 ~ 7. 45	7. 35 ~ 7. 45	7. 35 ~ 7. 45
PaO_2(kPa)	8 ~ 12	10. 6 ~ 13. 3	10. 6 ~ 13. 3
$PaCO_2$(kPa)	4 ~ 4. 67	4 ~ 4. 67	4. 67 ~ 6. 0
HCO_3^-(mmol/L)	20 ~ 22	20 ~ 22	22 ~ 24
BE(mmol/L)	−6 ~ +2	−6 ~ +2	−4 ~ +2
SaO_2	0. 90 ~ 0. 965	0. 95 ~ 0. 97	0. 955 ~ 0. 977

3. 换气功能　反映气体在肺泡和血液间的交换，临床实用的指标有肺内分流量、肺泡动脉氧分压差、生理无效腔。这些检查方法不需患儿合作，在婴幼儿亦可应用。

4. 肺容量测定　包括潮气量、肺活量、功能残气量、残气容积、肺总量，6 岁以上小儿渐能合作，才可做上述较全面的肺功能检查。

最大呼气流速-容积曲线：检查方法与深吸气后做用力肺活量相同，但曲线描记出以流速为纵坐标，肺容量为横坐标的图形。可显示某一点的用力呼气流速。通常以 FEF_{50} 和 FEF_{75} 表示 50% 和 25% 肺活量时的流速，它们较 FEV_1 更敏感地反映了小气道的病变。在阻塞性肺疾患早期，FEF_{50} 和 FEF_{75} 即下降，见彩图 8-1-6，图 8-1-7。

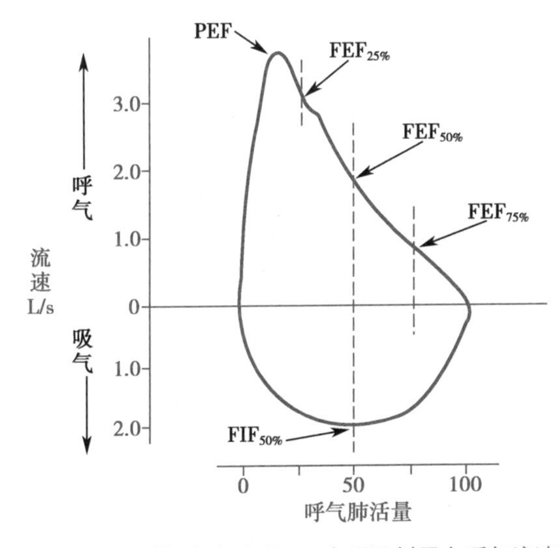

图 8-1-6　最大呼气流速-容积环(表明即刻用力呼气流速值)

5. 肺脏影像学　胸部 X 线片是最常用的检查方法。近 20 年，肺脏影像学发展迅速。CT、磁共振成像、核医学革新了肺脏影像学，数字化胸部 X 线照射术已迅速取代了传统方法，可迅速获得、传送并阅读胸部放射片。

(1) 磁共振成像术(MRI)：MRI 特别适合于肺门及纵隔肿块或转移淋巴结的检查，在显示肿块与肺门、纵隔血管关系方面优于 CT。利用三维成像技术可发现亚段肺叶中血管内的血栓。气管及血管的同时三维成像能非常清楚的显示小儿异常血管环对气道的压迫。

(2) HRCT(高分辨率 CT)：对许多肺脏疾病有无法估量的价值，尤其对慢性肺间质病变的描述。HRCT 是应用一种薄层技术(层厚 1 ~ 2mm)，详细评价肺实质病变，它能描述小至 200 ~ 300μm 病变的肺脏解剖细节，识别直径 1 ~ 2mm 的气道和直径 0. 1 ~ 0. 2mm 的血管。仿真(虚拟)支气管镜检查又称计算机断层支气管造影术可以产生非常好的气管支气管树内影像(可达 4 ~ 5 级支气管水平)，三维重建可清楚地显示气管及支气管的内外结构。

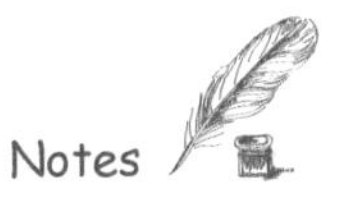

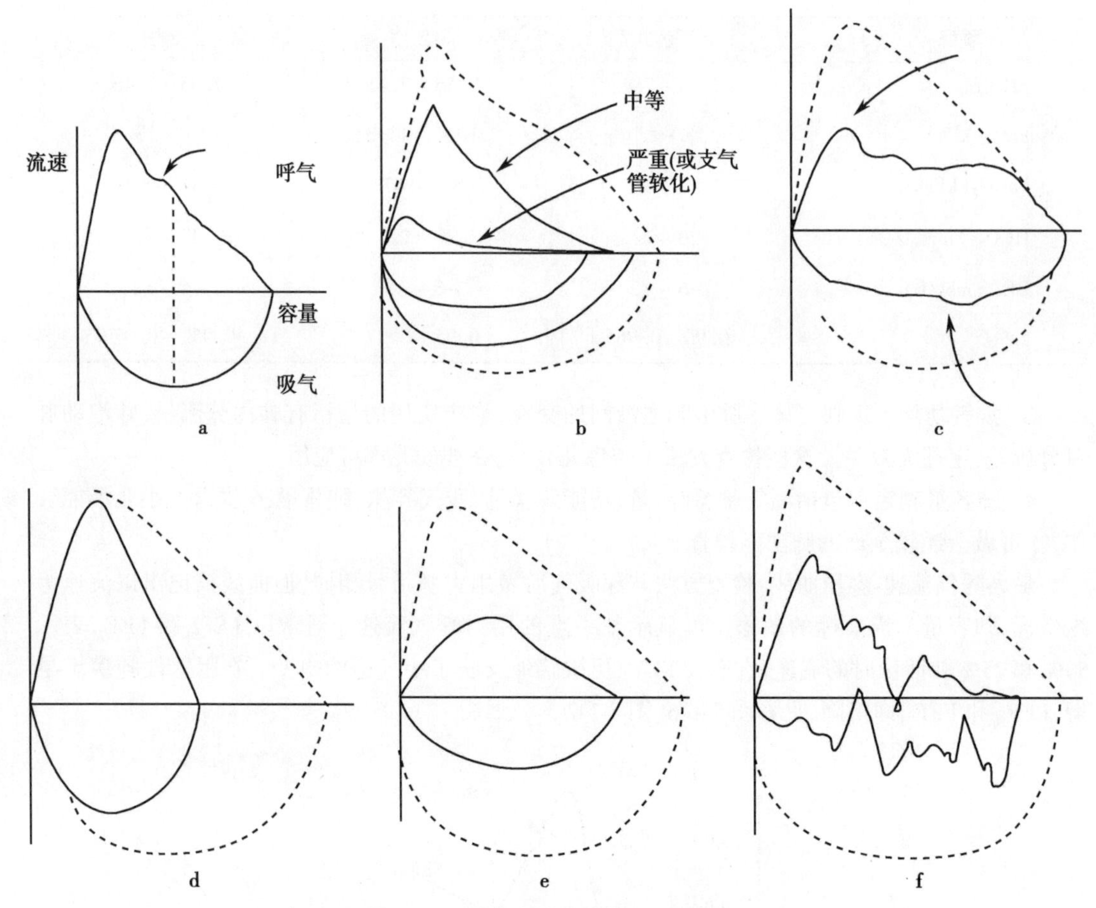

图8-1-7 几种常见肺疾病的流速-容量曲线

a. 正常;b. 呼吸道阻塞:所有呼气(及部分吸气)流速值均降低,特别是在低潮气量情况下(箭头);c. 固定的中央/上呼吸道阻塞:吸气峰流被截断(箭头)但终末呼气流及FVC正常,吸气气流受限(箭头);d. 限制性肺疾病:呼气气流不受限,但FVC降低,用力吸气正常;e. 呼吸肌减弱:PEF及FVC均降低,吸气气流降低;f. 声带功能障碍:在一次或多次测试中,特别是在吸气时所有方面(流速及容量)均存在变异性

6. 支气管镜　适用于咯血或痰中带血、慢性咳嗽、喘鸣、肺不张、肺炎、肺门增大及阴影的诊断与鉴别诊断。可钳取异物、清除分泌物,作肺活检及灌洗等。

7. 胸腔镜的应用　胸腔镜是利用带有光源的金属细管,经胸壁切口进入胸腔,用以观察胸膜及肺部病变,并治疗某些胸膜腔疾病。

第二节　急性上呼吸道感染

急性上呼吸道感染(acute upper respiratory infection,AURI)简称上感,俗称“感冒”,是小儿最常见的疾病。它主要侵犯鼻、鼻咽和咽部,导致急性鼻咽炎、急性咽炎、急性扁桃体炎等,常统称上呼吸道感染。

【病因】　各种病毒、细菌及支原体均可引起,但以病毒多见,约占90%以上,主要有鼻病毒、冠状病毒、呼吸道合胞病毒(respiratory syncytial virus,RSV)、流感病毒、副流感病毒、腺病毒、柯萨奇病毒、埃可病毒、单纯疱疹病毒、EB病毒等。病毒感染后上呼吸道黏膜失去抵抗力,细菌可乘虚而入,并发混合感染,最常见的是溶血性链球菌;其次为肺炎球菌、流感嗜血杆菌等,肺炎支原体亦可引起。

【临床表现】　本病症状轻重不一，与年龄、病原和机体抵抗力不同有关。

（一）普通感冒

婴幼儿局部症状不显著而全身症状重，多骤然起病，高热、咳嗽、食欲差，可伴呕吐、腹泻，甚至热性惊厥。年长儿症状较轻，常于受凉后1～3天出现鼻塞、喷嚏、流涕、干咳、咽痒、发热等；有些患儿在发病早期可有阵发性脐周疼痛，与发热所致阵发性肠痉挛或肠系膜淋巴结炎有关。

体检可见咽部充血，扁桃体肿大，颌下淋巴结肿大触痛等。肺部呼吸音正常。肠道病毒感染可有不同形态的皮疹。病程约3～5天，若体温持续不退或病情加重，应考虑感染可能侵袭其他部位。

（二）流行性感冒

系流感病毒、副流感病毒所致，有明显流行病学史。全身症状重，如发热、头痛、咽痛、肌肉酸痛等。上呼吸道卡他症状可不明显。

（三）两种特殊类型上感

1. 疱疹性咽峡炎（herpangina）　主要由柯萨奇A组病毒所致，好发于夏秋季。起病急，表现高热、咽痛，流涎、厌食、呕吐等。咽部充血，咽腭弓、悬雍垂，软腭处有直径2～4mm的疱疹，周围有红晕，破溃后形成小溃疡。病程1周左右。

2. 咽-结合膜热（pharyngo-conjunctival fever）　由腺病毒3、7型所致，常发生于春夏季，可在儿童集体机构中流行。以发热、咽炎、结合膜炎为特征。多呈高热、咽痛、眼部刺痛、咽部充血、一侧或两侧滤泡性眼结合膜炎，颈部、耳后淋巴结肿大，有时伴胃肠道症状。病程1～2周。

【并发症】　婴幼儿多见。可波及邻近器官或向下蔓延，引起中耳炎、鼻窦炎、咽后壁脓肿、颈淋巴结炎、喉炎、气管炎、支气管肺炎等。病原通过血液循环播散到全身，细菌感染并发败血症时，可导致化脓性病灶，如骨髓炎、脑膜炎等。年长儿若因链球菌感染可引起急性肾炎、风湿热等。

【辅助检查】　病毒感染者白细胞计数正常或偏低；鼻咽分泌物病毒分离、抗原及血清学检测可明确病原。细菌感染者血白细胞及中性粒细胞可增高，咽培养可有病原菌生长。链球菌引起者血中ASO滴度增高。

【诊断和鉴别诊断】　根据临床表现不难诊断，但需与以下疾病鉴别。

（一）急性传染病早期

上感常为各种传染病的前驱症状，如麻疹、流行性脑脊髓膜炎、百日咳、猩红热、脊髓灰质炎等，应结合流行病学史、临床表现及实验室资料综合分析，并观察病情演变加以鉴别。

（二）急性阑尾炎

上感伴腹痛者应与本病鉴别。急性阑尾炎腹痛常先于发热，以右下腹为主，呈持续性，有腹肌紧张和固定压痛点，血白细胞及中性粒细胞增高。

【治疗】

1. 普通感冒具有一定自限性，症状较轻无需药物治疗，症状明显影响日常生活则需服药，以对症治疗为主，并注意休息、适当补充水、避免继发细菌感染等。

2. 病因治疗　尚无专门针对普通感冒的特异性抗病毒药物，普通感冒者无需全身使用抗病毒药物，病程早期应用利巴韦林气雾剂喷鼻咽部可能有一定益处。流行性感冒可在病初应用磷酸奥司他韦口服，疗程五天。若病情重、有继发细菌感染，或有并发症可加用抗菌药物，常用青霉素类、头孢菌素类、大环内酯类，疗程3～5日。如证实为溶血性链球菌感染，或既往有风湿热、肾炎病史者，青霉素应用至10～14日。病毒性结合膜炎可用0.1%阿昔洛韦滴眼，1～2小时1次。

3. 对症治疗　高热可服解热镇痛剂，亦可用冷敷、温湿敷或醇浴降温。热性惊厥可予镇静、

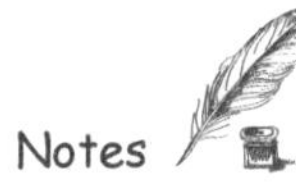

止惊等处理。咽痛可含服咽喉片。

【预防】 加强体格锻炼、增强抵抗力；提倡母乳喂养，防治佝偻病及营养不良；避免去人多拥挤的公共场所。丙种球蛋白效果不肯定。

第三节 急性感染性喉炎

儿童声门上、下、声门及气管感染较常见，统称哮吼综合征(croup syndrome)。急性感染性喉炎(acute infectious laryngitis)为喉部黏膜急性弥漫性炎症。以犬吠样咳嗽、声嘶、喉鸣、吸气性呼吸困难为临床特征。可发生于任何季节，冬春为多。常见于婴幼儿，新生儿极少发病。

【病因及发病机制】 系病毒或细菌感染引起。常见病毒为副流感病毒1型、其他有副流感病毒2及3型、流感病毒A及B型、腺病毒、RSV。亦可并发于麻疹、百日咳、流感和白喉等急性传染病。

小儿喉腔狭窄，软骨柔软，对气道的支撑能力差，容易使气道在吸气时塌陷。上气道梗阻病人可产生很大的胸腔内负压。强大的胸腔负压可致胸壁凹陷。腹腔与胸腔主动脉压力差的增加可致奇脉。强大的胸腔负压也使梗阻以下气管内负压增大，明显低于大气压，从而使梗阻下段的胸腔外气道动力性塌陷，进一步加重气道梗阻造成恶性循环，见图8-3-1。通过上气道的气流呈涡流状，可在通过声带结构时发生颤动引起喉鸣。

起初喉鸣为低调、粗糙、吸气性，随梗阻加重变为柔和、高调、并扩展至呼气相。严重梗阻时可闻呼气喘鸣，最终可发生气流突然终止。

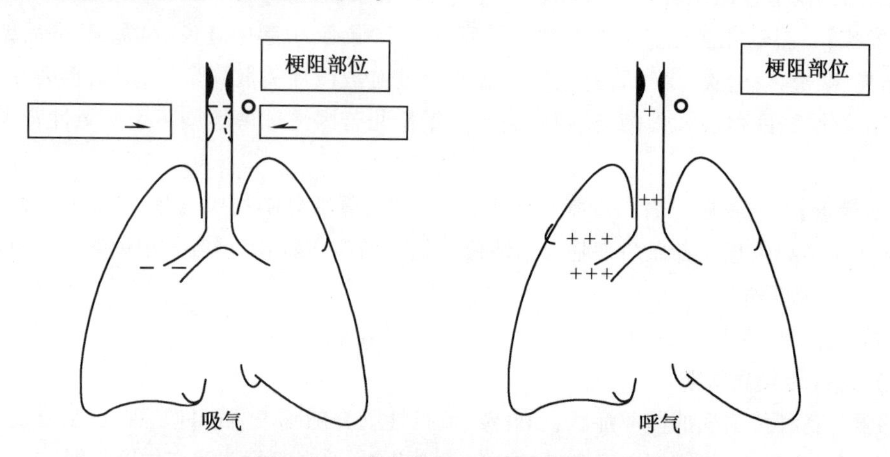

图8-3-1 喉炎患儿吸气气道梗阻加重

患儿为克服上气道梗阻，辅助呼吸肌均参与运动可产生很大的胸腔内负压。强大的胸腔负压可致胸壁凹陷及梗阻以下气管内负压增大，明显低于大气压，从而使梗阻下段的胸腔外气道动力性塌陷，进一步加重气道梗阻造成恶性循环，在患儿哭闹时更为加重。上图显示喉炎患儿在吸气时胸腔外气道内负压使梗阻段下方出现塌陷，进一步加重气道梗阻。-：负压(小于大气压)；+正压(大于大气压)；O：大气压

【临床表现】 起病急、症状重。可有发热、犬吠样咳嗽、声嘶、吸气性喉鸣和三凹征，哭闹及烦躁常使喉鸣及气道梗阻加重。症状高峰多在起病后3～4天，约经1周缓解。一般白天症状轻，夜间症状加重。严重梗阻可出现发绀、烦躁不安、面色苍白、心率加快、胸骨上及锁骨上凹陷及奇脉。喉梗阻若不及时抢救，可因吸气困难而窒息死亡。咽部充血，间接喉镜检查可见声带有轻度至明显的充血、水肿。按吸气性呼吸困难的轻重。喉梗阻分为四度，见表8-3-1。

【诊断和鉴别诊断】 根据急性发病、犬吠样咳嗽、声嘶、喉鸣、吸气性呼吸困难等临床表现不难诊断，但应与白喉、喉痉挛、急性喉气管支气管炎、支气管异物、支气管内膜结核及肺炎鉴别。

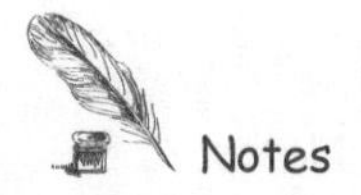

表 8-3-1　喉梗阻分度

Ⅰ	活动后出现吸气性喉鸣和呼吸困难，肺呼吸音清晰，心率无变化
Ⅱ	安静时亦出现喉鸣和吸气性呼吸困难，肺部听诊可闻喉传导音或管状呼吸音，心率增快
Ⅲ	除上述喉梗阻症状外，有烦躁不安，口唇及指趾发绀，双眼圆睁，惊恐万状，多汗，肺部呼吸音明显降低，心音低钝，心率快
Ⅳ	渐显衰竭、呈昏睡状，由于无力呼吸，三凹征反而不明显，面色苍白发灰，肺部听诊呼吸音几乎消失，仅有气管传导音，心音钝弱，心律不齐

【治疗】

1. **治疗**　保持呼吸道通畅、防止缺氧加重、吸氧。

2. **控制感染**　由于起病急、病情进展快、若难以判断系病毒抑或细菌感染，应及早静脉输入足量广谱抗生素，常用青霉素类、大环内酯类、头孢菌素类等。

3. **肾上腺皮质激素**　有抗炎、抗过敏和免疫抑制等作用，能及时减轻喉头水肿，缓解喉梗阻，应与抗生素合用。常用泼尼松 1～2mg/(kg・d)，分次口服；重症可用地塞米松或甲泼尼龙静脉注射，地塞米松 0.2～0.3mg/(kg・次)，甲泼尼龙 1～2mg/(kg・次)，共 2～3 天，至症状缓解。雾化吸入肾上腺糖皮质激素如布地奈德(budesonide)悬液具有明显效果，初始剂量多为 2mg/次单次吸入；或多剂吸入 1mg/次，2～3 次/d，疗程 3～5 天。

4. **对症治疗**　烦躁不安者宜用镇静剂，异丙嗪有镇静和减轻喉头水肿的作用。氯丙嗪则使喉肌松弛，加重呼吸困难，不宜使用。

5. **气管切开术**　经上述处理若仍有严重缺氧或 3 度及以上喉梗阻，应及时作气管切开术。

第四节　急性支气管炎

急性支气管炎(acute bronchitis)指支气管黏膜发生炎症，多继发于上呼吸道感染之后，气管常同时受累，故更宜称为急性气管支气管炎(acute tracheobronchitis)。是儿童常见的呼吸道疾病，婴幼儿多见，且症状较重。

【病因】　病原为各种病毒、细菌，支原体或混合感染，能引起上呼吸道感染的病原体都可引起支气管炎，而以病毒为主要病因。常见病毒有 RSV、流感病毒(A、B)、副流感病毒(1、2、3 型)、腺病毒、鼻病毒等。

【临床表现】　多先有上呼吸道感染症状，3～4 天后出现咳嗽，初为干咳，以后有痰，小婴儿常将痰吞咽。婴幼儿症状较重，常有发热、及伴随咳嗽后的呕吐、腹泻，呕吐物中常有黏液。一般全身症状不明显。体检双肺呼吸音粗糙，可有不固定的、散在干湿啰音，一般无气促、发绀。若症状持续不缓解，应怀疑有继发感染，如肺炎、肺不张或可能存在尚未发现的其他慢性疾病。

【辅助检查】　胸片显示正常，或肺纹理增粗，肺门阴影增深。

【诊断】　本病可完全靠临床诊断，一般不需实验室检验。除非为鉴别是否合并肺炎或肺不张，一般不需进行 X 光检查。

【治疗】

1. **一般治疗**　同上呼吸道感染，宜经常变换体位，多饮水，适当的气道湿化，以使呼吸道分泌物易于咳出。

2. **控制感染**　由于病原体多为病毒，一般不用抗生素；婴幼儿有发热、黄痰、白细胞增多时，须考虑细菌感染可适当选用抗生素。

3. **对症治疗**　一般不用镇咳或镇静剂，以免抑制咳嗽反射，影响黏痰咳出。刺激性咳嗽可用复方甘草合剂等，痰稠时可用氨溴索。喘憋严重可使用支气管舒张剂，如沙丁胺醇雾化吸入或糖皮质激素如布地奈德雾化吸入，喘息严重时可加用泼尼松口服，1mg/(kg・d)，1～3 天。

第五节 毛细支气管炎

急性毛细支气管炎(bronchiolitis)是2岁以下婴幼儿特有的呼吸道感染性疾病,多见于1～6个月的小婴儿,80%以上病例在1岁以内。

【病因及流行病学】 主要为病毒感染,1/2以上系RSV,其他病毒包括副流感病毒(3型较常见)、腺病毒、流感病毒、肠道病毒、人类偏肺病毒等,少数病人可由肺炎支原体引起。

我国北方多见于冬季和初春,广东、广西则以春夏或夏秋为多。发病率男女相似,但男婴重症较多。新生儿、早产儿症状不典型。高危人群为年龄小于6周,早产婴儿、慢性肺疾病的早产儿、先天性心脏病患儿、神经系统疾病或免疫缺陷等。

【病理变化及发病机制】 病变主要侵及直径75～300μm的毛细支气管,早期即出现纤毛上皮坏死,黏膜下水肿,管壁淋巴细胞浸润,但胶原及弹性组织无破坏。细胞碎片及纤维素全部或部分阻塞毛细支气管,并有支气管平滑肌痉挛,使管腔明显狭窄,见图8-5-1和图8-5-2。广泛肺气肿及斑点状肺不张见于毛细支气管邻近的肺泡。以上病理变化导致低氧血症、高碳酸血症、呼吸性酸、碱中毒、代谢性酸中毒。呼吸越快,低氧血症越明显。当呼吸>60次/分,即可能出现CO_2潴留,并随呼吸频率增快而增加。恢复期毛细支气管上皮细胞再生需3～4天,纤毛要15天后才出现。毛细支气管内的阻塞物则由巨噬细胞清除。

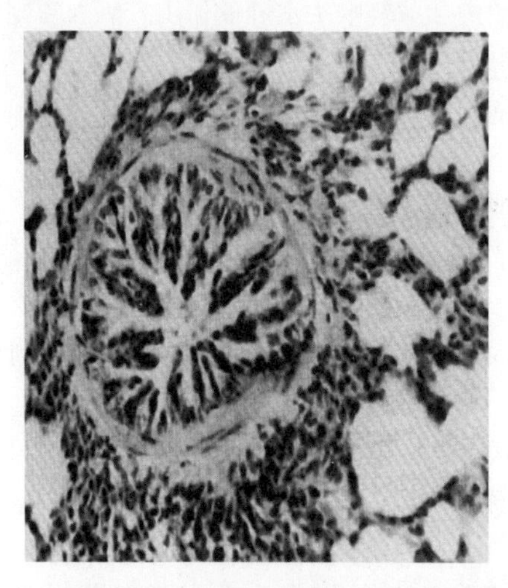

图8-5-1 毛细支气管炎时小气道被阻塞

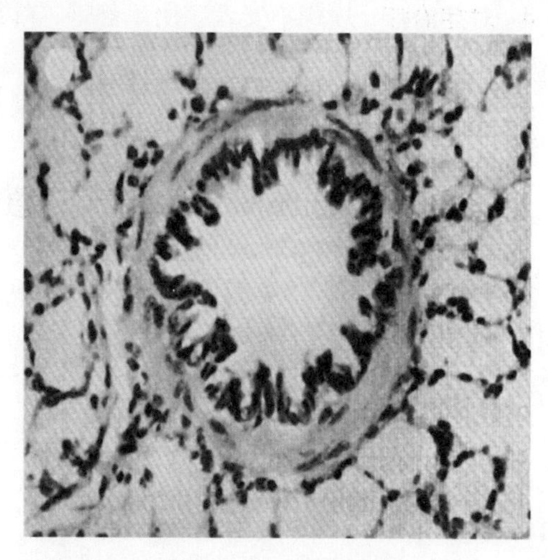

图8-5-2 正常小气道

【临床表现】 常在上感后2～3日出现持续性干咳和发作性喘憋。咳嗽与喘憋同时发生为本病特点。症状轻重不等,重者呼吸困难发展甚快,咳嗽略似百日咳但无回声。体温高低不一,少见高热,与病情并无平行关系。因肺气肿及胸腔膨胀压迫腹部,常影响吮奶及进食。

体格检查的突出特点为呼吸浅快,约60～80次/分,甚至100次以上,脉快而细,常达160～200次/分,有明显鼻扇、三凹征。重症病儿面色苍白或发绀。胸部叩诊呈鼓音,常伴呼气相呼吸音延长,呼气性喘鸣。当毛细支气管接近完全梗阻时,呼吸音明显减低,或听不见。在喘憋发作时往往听不到湿啰音,当喘憋稍缓解,可有弥漫性细湿啰音或中湿啰音。发作时肋间隙增宽、肋骨横位,横膈及肝、脾因肺气肿可推向下方。由于存在肺气肿,即使无心力衰竭肝脏也常在肋下数厘米。因不显性失水增加和液体摄入不足,部分患儿有较严重的脱水,小婴儿还可能有代谢性酸中毒。重者可发展成心力衰竭及呼吸衰竭。

本病最危险的时期是咳嗽及呼吸困难发生后的48～72小时。病死率为1%,主要死于长时间呼吸暂停、严重失代偿性呼吸性酸中毒、严重脱水等。病程一般5～15日,平均10日。细菌性合并症不常见。

【辅助检查】

1. X线检查 可见全肺有不同程度的梗阻性肺气肿，肺纹理增粗，可显现周围炎征象。1/3病人有散在小实变（肺不张或肺泡炎症），但无大片实变。

2. 实验室检查 白细胞总数及分类多在正常范围。病情较重的小婴儿血气分析多有代谢性酸中毒，约1/10病例可有呼吸性酸中毒。用免疫荧光技术、酶标抗体染色法或ELISA等方法可进行病毒快速诊断。

【诊断及鉴别诊断】 患儿年龄偏小，病初即呈明显的发作性喘憋，体检及X线检查，在初期即有明显肺气肿，与其他急性肺炎较易区别。鉴别诊断包括：

1. 支气管哮喘 婴儿的第一次感染性喘息发作，多为毛细支气管炎，若反复多次发作，亲属有哮喘等变应性疾病史，则有支气管哮喘可能。

2. 其他疾病 如百日咳、粟粒性肺结核、充血性心力衰竭、心内膜弹力纤维增生症、吸入异物，也可发生喘憋，需予鉴别。

【治疗】 轻症常常在家治疗。注意观察，补充足够液体即可。有中重度呼吸困难的病人要住院治疗。

（一）一般治疗与护理

参阅支气管肺炎节。

（二）监测及支持治疗

对病人进行监测，及时发现低氧血症、呼吸暂停、呼吸衰竭；注意温度调节及足够的液体入量。增加空气内的湿度极为重要，室内应用加湿器。

1. 雾化吸入治疗 雾化吸入激素可以消除气道非特异性炎症、改善通气。急性期使用布地奈德混悬液1mg/次，每6～8小时1次，可以联合使用支气管舒张剂（如沙丁胺醇或特布他林和异丙托溴胺溶液），重症病例在第一小时可以20分钟给药一次，以后按需可4、6、8h再重复。超声雾化只在有呼吸道痰堵时应用，吸雾后要拍背吸痰。

2. 吸氧 除轻症外均应吸氧，30%～40%的湿化氧可纠正大多数低氧血症。定期测定血氧饱和度并调整吸入氧浓度使血氧饱和度保持在94%～96%。

3. 补液 争取多次口服液体以补充因快速呼吸失去的水分，必要时静脉点滴补液。但静脉输液需注意限制液体入量，并控制输液速度。

4. 全身糖皮质激素应用 喘憋严重病例可以使用，甲泼尼龙或泼尼松龙1～2mg/(kg·d)，1～3天。

5. CPAP或机械通气等呼吸支持 进行性加重的呼吸困难（三凹征、鼻扇及呻吟）、呼吸急促，吸氧下不能维持正常的血氧饱和度；呼吸暂停，需应用CPAP或机械通气等呼吸支持。

6. 镇静 适当镇静可减少氧消耗，但应注意镇静后影响痰液排出，加重呼吸困难。

（三）发现并治疗可能出现的并发症

如代谢性、呼吸性酸中毒，心力衰竭及呼吸衰竭等。

（四）特异性抗病毒

利巴韦林（ribavirin）为广谱的抗病毒药物，但并不常规全身性应用于RSV毛细支气管炎。偶用于严重的RSV感染及有高危因素的RSV感染患儿，应限于疾病早期。可用利巴韦林雾化吸入治疗。干扰素雾化治疗RSV感染亦在研究中。

（五）抗生素

不常规使用抗生素。在合并细菌感染时或胸片提示有大片状阴影时，可以考虑应用。

（六）RSV特异治疗及预防

呼吸道合胞病毒免疫球蛋白（RSV-IGIV）含高浓度特异性抗RSV中和抗体，对RSV的A、B两个亚型均有作用。国外用于RSV流行季节高危病人的预防，每月注射1次，可明显降低RSV感染率、早产儿及支气管肺发育不良儿的住院率。

【预后】 近期预后多数良好,在住院的毛细支气管炎患儿中,病死率约为1%,原有心肺疾病和其他先天畸形的婴儿以及新生儿、未成熟儿的死亡危险性高。婴儿患毛细支气管炎者易于病后半年内反复咳喘,有报告随访2~7年有1/4~1/2发生哮喘。危险因素包括过敏体质、哮喘家族史、抗RSV-IgE、先天性气道发育异常等。部分患儿肺功能异常持续数月至数年。

第六节 肺 炎

肺炎(pneumonia)系由不同病原体或其他因素所致之肺部炎症。临床表现为发热、咳嗽,有时有气促、呼吸困难,及肺部固定湿啰音。分类见表8-6-1,临床上若病原明确,则按病因分类,以利指导治疗,否则按病理分类。

表8-6-1 肺炎分类

病理	大叶肺炎、支气管肺炎(小叶肺炎)、间质性肺炎、毛细支气管炎
病因	感染性肺炎 病毒性肺炎:最常见者为RSV,其次为副流感病毒(1、2、3型)和流感病毒(A、B型)。其他包括腺病毒、巨细胞病毒、鼻病毒、人类偏肺病毒、EB病毒、麻疹病毒等 细菌性肺炎:常见细菌为肺炎链球菌、流感嗜血杆菌、A群链球菌、金黄色葡萄球菌、大肠埃希菌、肺炎克雷伯菌、厌氧菌等 其他感染性肺炎:支原体、衣原体、真菌、原虫(以肺孢子虫为主)等 非感染病因引起的肺炎:吸入性肺炎、坠积性肺炎、嗜酸细胞性肺炎、过敏性肺炎、类脂性肺炎、脱屑性肺炎等
病程	<1个月者为急性;1~3个月为迁延性;>3个月者称慢性
病情	轻症以呼吸系统症状为主,无全身中毒症状;重症除呼吸系统症状外,其他系统亦受累,且全身中毒症状明显。见表8-6-2
临床表现	典型肺炎:系由肺炎链球菌、流感嗜血杆菌、金黄色葡萄球菌及革兰阴性杆菌及厌氧菌引起 非典型肺炎:常见病原体为肺炎支原体、衣原体、军团菌
感染地点	社区获得性肺炎(community acquired pneumonia,CAP):是指无明显免疫抑制的患儿在医院外或住院48h内发生的肺炎 院内获得性肺炎(hospital acquired pneumonia,HAP):指住院48h后发生的肺炎,又称医院内肺炎(nosocomial pneumonia,NP)

表8-6-2 儿童肺炎病情严重度评估

临床特征	轻症CAP	重症CAP
一般情况	好	差
拒食或脱水征	无	有
意识障碍	无	有
呼吸频率	正常或略增快	明显增快*
发绀	无	有
呼吸困难(呻吟、鼻翼扇动、三凹征)	无	有
肺浸润范围	≤1/3的肺	多肺叶受累或≥2/3的肺
胸腔积液	无	有
脉搏血氧饱和度	>0.96	≤0.92
肺外并发症	无	有
判断标准	出现上述所有表现	存在以上任何一项

*注:呼吸频率明显增快:婴儿RR>70次/分钟,年长儿RR>50次/分钟

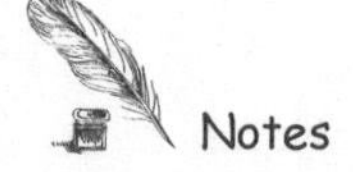

儿童不同年龄阶段肺炎常见病原体不同，见表 8-6-3。

表 8-6-3　儿童不同年龄阶段肺炎常见病原体

年龄组和病因	显著的临床特征
出生～生后 20 天	
B 族链球菌	肺炎是早发脓毒症的一部分，病情通常很严重、病变涉及双肺并呈弥漫性感染灶
革兰阴性肠道细菌	通常为院内感染，所以经常在出生 1 周后才发现
巨细胞病毒	肺炎为全身巨细胞病毒感染的一部分，通常存在其他先天性感染体征
莫氏厌氧菌	肺炎是早发性脓毒症的一部分
3 周～3 个月	
沙眼衣原体	由母亲的生殖器感染所引起，不发热或低热，咳嗽剧烈，类似百日咳样咳嗽
RSV	发病的高峰年龄为出生后 2～7 个月；临床特点通常为：喘鸣（很难区别细支气管炎与肺炎）、大量的流涕，在隆冬或早春发病
副流感病毒 1、2、3 型	与 RSV 感染非常相似，但它主要影响稍大些的婴儿，在冬季并不流行
肺炎链球菌	可能为细菌性肺炎的最常见原因，即便在低年龄组也如此
百日咳博德特菌属	主要引起支气管炎，在重症病例也可引起肺炎
金黄色葡萄球菌属	较前几年相比，现在已成为较少见的致病原因。引起重症肺炎，其特征为可同时出现肺浸润、肺脓肿、肺大疱、脓胸或脓气胸
4 个月～4 岁	
RSV	在这个年龄组中，该病毒是较低年龄患儿的最常见致病因素
副流感病毒、流感病毒、腺病毒和鼻病毒	流感病毒和腺病毒是引起婴幼儿重症肺炎的常见病毒病原
肺炎链球菌	常引起肺叶性或（和）节段性肺炎、但也可能存在其他形式
流感嗜血杆菌属	在广泛应用疫苗的地区，b 型感染几近消失；但在发展中国家，b 型、其他型及未分类型的感染还很常见
肺炎支原体	在这个年龄组中，主要为较大年龄儿童的感染，但近年的研究结果显示婴儿并不少见
5～15 岁	
肺炎支原体	为这个年龄组肺炎的主要致病原因，放射影像学表现变化多样
肺炎衣原体	可能是该年龄组较大年龄患儿的重要病因
肺炎链球菌	最有可能引起大叶性肺炎，但也可能引起其他形式的病变

一、支气管肺炎

支气管肺炎（bronchopneumonia）是小儿时期最常见的肺炎，全年均可发病，以冬、春寒冷季节较多。营养不良、先天性心脏病、低出生体重儿、免疫缺陷者更易发生。

【病因】 肺炎的病原微生物大多为细菌和病毒。国内肺炎链球菌、金黄色葡萄球菌和流感嗜血杆菌是重症细菌性肺炎的重要病因。前三种病毒依次为 RSV、人鼻病毒和副流感病毒。病原体常由呼吸道侵入，少数经血行入肺。

【病理】 肺炎的病理变化以肺组织充血、水肿、炎性浸润为主。肺泡内充满渗出物，经肺泡壁通道（Kohn 孔）向周围肺组织蔓延，形成点片状炎症病灶。若病变融合成片，可累及多个肺小

叶或更广泛。当小支气管,毛细支气管发生炎症时,可致管腔部分或完全阻塞、引起肺不张或肺气肿。不同病原体引起的肺炎病理改变亦有不同:细菌性肺炎以肺实质受累为主;而病毒性肺炎则以间质受累为主,亦可累及肺泡。临床上支气管肺炎与间质性肺炎常同时并存。

【病理生理】 当炎症蔓延到支气管、细支气管和肺泡时,支气管因黏膜炎症水肿变窄;肺泡壁因充血水肿而增厚;肺泡腔内充满炎性渗出物,导致通气与换气功能障碍。通气不足引起 PaO_2 降低(低氧血症)及 $PaCO_2$ 增高(高碳酸血症);换气功能障碍则主要引起低氧血症,PaO_2 和 SaO_2 降低,严重时出现发绀。为代偿缺氧,患儿呼吸和心率加快,以增加每分钟通气量。为增加呼吸深度,呼吸辅助肌亦参与活动,出现鼻扇和三凹征,进而发展为呼吸衰竭。缺氧、二氧化碳潴留和病毒血症/菌血症等可导致机体代谢及器官功能障碍。

(一)循环系统

常见心肌炎、心力衰竭及微循环障碍。病原体和毒素侵袭心肌,引起心肌炎;缺氧使肺小动脉反射性收缩,肺循环压力增高,形成肺动脉高压,增加右心负担。肺动脉高压和中毒性心肌炎是诱发心衰的主要原因。重症患儿常出现微循环障碍、休克甚至弥散性血管内凝血。

(二)中枢神经系统

缺氧和 CO_2 潴留使 $PaCO_2$ 和 H^+ 浓度增加、血与脑脊液 pH 降低;同时无氧酵解增加致使乳酸堆积。高碳酸血症使脑血管扩张、血流减慢、脑血管淤血、毛细血管通透性增加;严重缺氧和脑供氧不足使 ATP 生成减少影响 Na-K 离子泵运转,引起脑细胞内钠、水潴留,可形成脑水肿,导致颅压增高。病原体毒素作用亦可引起脑水肿。

(三)消化系统

低氧血症和毒血症使胃肠黏膜受损,可发生黏膜糜烂、出血等应激反应,导致黏膜屏障功能破坏。胃肠功能紊乱,出现厌食、呕吐及腹泻,严重者可致中毒性肠麻痹和消化道出血。

(四)水、电解质和酸碱平衡失调

重症肺炎常有混合性酸中毒。严重缺氧时体内无氧酵解增加,酸性代谢产物增多,加以高热、饥饿、吐泻等原因,常引起代谢性酸中毒;CO_2 潴留、$H_2CO_3^-$ 增加又可导致呼吸性酸中毒。缺氧和 CO_2 潴留将使肾小动脉痉挛;重症肺炎缺氧常有 ADH 分泌增加均可致水钠潴留。此外缺氧使细胞膜通透性改变、钠泵功能失调,Na^+ 进入细胞内,可造成稀释性低钠血症。若消化功能紊乱、吐泻严重,则钠摄入不足、排钠增多,可致脱水和缺钠性低钠血症。因酸中毒、H^+ 进入细胞内和 K^+ 向细胞外转移,血钾通常增高(或正常)。但若伴吐泻及营养不良则血钾常偏低。血氯由于代偿呼吸性酸中毒,可能偏低。

综上所述,重症肺炎可出现呼吸功能衰竭、心力衰竭、中毒性脑病、中毒性肠麻痹、DIC、水电酸碱平衡紊乱。

【临床表现】

1. 一般症状 起病急骤或迟缓。发病前常有上呼吸道感染数日。体温可达 38～40℃,大多数为弛张型或不规则发热。小婴儿多起病缓慢,发热不高,咳嗽和肺部体征均不明显。其他表现可有拒食、呕吐、呛奶。

2. 呼吸系统症状及体征 主要症状为发热、咳嗽、气促。①热型不定,多为不规则发热,亦可为弛张热、稽留热,新生儿、重度营养不良患儿可不发热或体温不升;②咳嗽及咽部痰声,一般早期就很明显。新生儿、早产儿则表现为口吐白沫;③气促多发生于发热、咳嗽之后,呼吸加快,可达 40～80 次/分,并有鼻翼扇动,重者呈点头状呼吸、三凹征明显、唇周发绀。肺部体征早期不明显或仅呼吸音粗糙,以后可闻固定的中、细湿啰音,叩诊多正常。若病灶融合扩大累及部分或整个肺叶,则出现相应的肺实变体征,如语颤增强、叩诊浊音,听诊呼吸音减弱或出现支气管呼吸音。

3. 其他系统的症状及体征 多见于重症患儿。

（1）循环系统：轻度缺氧可致心率增快，重症肺炎可合并心肌炎和心力衰竭。重症革兰阴性杆菌肺炎还可发生微循环障碍。

（2）神经系统：轻度缺氧表现烦躁、嗜睡；脑水肿时出现意识障碍，惊厥，呼吸不规则，前囟隆起，有时有脑膜刺激征，瞳孔对光反应迟钝或消失。

（3）消化系统：轻症常有食欲减退、吐泻、腹胀等；重症可引起中毒性肠麻痹，肠鸣音消失，腹胀严重时加重呼吸困难。消化道出血可呕吐咖啡样物，大便隐血阳性或排柏油样便。

【辅助检查】

1. 外周血检查

（1）白细胞检查：细菌性肺炎白细胞总数和中性粒细胞多增高，甚至可见核左移，胞质中可有中毒颗粒。病毒性肺炎白细胞总数正常或降低，有时可见异型淋巴细胞。

（2）C-反应蛋白（CRP）：细菌感染时，血清 CRP 浓度上升，一般情况下随感染的加重而升高。

2. 病原学检查

（1）细菌培养：采集血、痰、气管吸出物、支气管肺泡灌洗液、胸腔穿刺液、肺穿刺液、肺活检组织等进行细菌培养，可明确病原菌。但常规培养需时较长，且在应用抗生素后阳性率也较低。

（2）病毒分离和鉴定：应于发病 7 日内取鼻咽或气管分泌物标本作病毒分离，阳性率高，但需时亦长，不能用作早期诊断。

（3）其他病原体的分离培养：肺炎支原体、沙眼衣原体、真菌等均可通过特殊分离培养方法进行检查。

（4）病原特异性抗原检测：检测到某种病原体的特异抗原即可作为相应病原体感染的证据，对诊断价值很大。

（5）病原特异性抗体检测：急性期与恢复期双份血清特异性 IgG 有 4 倍升高，对诊断有重要意义。急性期特异性 IgM 测定有早期诊断价值。

（6）聚合酶链反应（PCR）或特异性基因探针检测病原体 DNA：此法特异、敏感，但试剂和仪器昂贵。

（7）其他：冷凝集试验可用于肺炎支原体感染的过筛试验。

3. X 线检查　早期肺纹理增粗，以后出现小斑片状阴影，以双肺下野、中内带及心膈区居多，并可伴肺不张或肺气肿。斑片状阴影亦可融合成大片，甚至波及节段。若并发脓胸，早期示患侧肋膈角变钝，积液较多时，患侧呈一片致密阴影，肋间隙增大，纵隔、心脏向健侧移位。并发脓气胸时，患侧胸膜腔可见液平面。肺大疱时则见完整薄壁、多无液平面。支原体肺炎肺门阴影增重较突出。

【并发症】　支气管肺炎最多见的并发症为不同程度的肺气肿或肺不张。细菌性肺炎应注意脓胸、脓气胸、肺脓肿、心包炎及败血症等。有些肺炎还可并发中毒性脑病、弥散性血管内凝血、胃肠出血或黄疸、噬血细胞综合征、呼吸衰竭、心力衰竭、水电解质紊乱和酸碱失衡等。

【诊断】　典型支气管肺炎一般有发热、咳嗽、气促或呼吸困难，肺部有较固定的中细湿啰音，据此可临床诊断。必要时可做胸 X 线片检查。诊断后，须判断病情轻重，有无并发症，并作病原学检查，以指导治疗。

【鉴别诊断】

1. 急性支气管炎　以咳嗽为主，一般无发热或仅有低热，肺部呼吸音粗糙或有不固定的干湿啰音。婴幼儿全身症状较重，且因气道相对狭窄，易致呼吸困难，重症支气管炎有时与肺炎不易区分，应按肺炎处理。

2. 肺结核　婴幼儿活动性肺结核的症状及 X 线影像改变与支气管肺炎颇相似，但肺部啰

音常不明显。应根据结核接触史、结核菌素试验、X线胸片、随访观察等加以鉴别。

3. 支气管异物 吸入异物可致支气管部分或完全阻塞而致肺气肿或肺不张，且易继发感染引起肺部炎症。但多有异物吸入，突然出现呛咳病史，胸部X线检查，特别是透视可助鉴别，必要时行支气管镜检查。

【治疗】 应采取综合措施，积极控制炎症，改善肺的通气功能，防止并发症。

1. 一般治疗 保持室内空气清新，室温以18～20℃为宜，相对湿度60%。保持呼吸道通畅，及时清除上呼吸道分泌物，变换体位，以利痰液排出。加强营养，饮食富含蛋白质和维生素、少量多餐，重症不能进食者，可给予静脉营养。条件许可不同病原体患儿宜分室居住，以免交叉感染。

2. 病原治疗 按不同病原体选择药物。

(1) 抗生素治疗：怀疑细菌性肺炎或非典型肺炎患儿应用抗生素治疗。住院患儿一般先用青霉素类或头孢菌素，不见效时，可改用其他抗生素。怀疑非典型病原感染的患儿，应给予大环内酯类抗生素。对原因不明的病例，可先联合应用两种抗生素，一般选用β内酰胺类联合大环内酯类。在明确病原后，则给予针对性治疗。疗程应持续至体温正常后5～7天，临床症状基本消失后3天。支原体肺炎至少用药2～3周，以免复发。葡萄球菌肺炎比较顽固，易复发及产生并发症，疗程宜长，体温正常后继续用药2周，总疗程4～6周。表8-6-4显示可根据病情轻重及年龄对儿童社区获得性肺炎进行治疗。重症肺炎应住院治疗。如病原菌明确，可根据病原及药敏试验选择合适的抗生素。

表8-6-4 根据患儿是否住院所推荐的儿童社区获得性肺炎的药物治疗

年龄组	门诊病人	住院病人，无肺叶或肺小叶浸润、无胸膜渗出或二者都无	住院病人，有脓毒症体征、肺泡浸润、大量的胸膜渗出或三者皆具备
出生～产后20天	收入院	氨苄西林，可联合使用或不用头孢噻肟	静脉使用氨苄西林，可联合使用或不用头孢噻肟
3周～3个月	不发热，口服红霉素出现发热或缺氧症状立即收住院治疗	不发热，静脉应用红霉素；如果发热，加用头孢噻肟或头孢呋辛	静脉使用头孢噻肟或头孢呋辛
4个月～4岁	怀疑细菌性肺炎者口服阿莫西林、阿莫西林/克拉维酸或头孢羟氨苄、头孢克洛；病毒性肺炎患儿，不应使用任何抗生素；怀疑非典型病原使用大环内酯类抗生素	对于病毒性肺炎患儿，不应使用任何抗生素；如果怀疑细菌性肺炎，可考虑静脉使用氨苄西林治疗；非典型病原使用大环内酯类抗生素	静脉使用头孢噻肟或头孢呋辛
5～15岁	口服红霉素、克拉霉素或阿奇霉素	静脉红霉素或口服阿奇霉素。如果有确凿的证据提示为细菌感染时(例如：白细胞计数高、寒战，门诊时对大环内酯类药物无效等)，加用氨苄西林	静脉使用头孢噻肟或头孢呋辛。假如患儿病情无改善可考虑加用阿奇霉素

(2) 抗病毒治疗：目前尚无理想的抗病毒药物，用于临床的有：①利巴韦林：10mg/(kg·d)，静脉滴注或超声雾化吸入，可用于治疗流感、副流感病毒、腺病毒以及RSV。②干扰素：人α干扰素治疗病毒性肺炎有效，疗程3～5天。③更昔洛韦目前是治疗CMV感染的首选药物。④奥司他韦是神经氨酸酶抑制剂，可用于甲型和乙型流感病毒的治疗。

Notes

3. 对症治疗

（1）氧疗：凡有呼吸困难、喘憋、口唇发绀、面色苍灰应立即给氧。鼻前庭给氧流量为0.5～1L/min，氧浓度不超过40%。氧气应湿化，以免损伤气道上皮细胞的纤毛。缺氧明显可用面罩或头罩给氧，氧流量2～4L/min，氧浓度50%～60%，若出现呼吸衰竭，则应使用人工呼吸机。

（2）保持呼吸道通畅：应清除鼻内分泌物，有痰时用祛痰剂（如氨溴索口服液），痰多时可吸痰。0.5%麻黄素滴鼻可减轻鼻黏膜肿胀。

（3）止咳平喘治疗：咳喘重时可雾化吸入布地奈德或丙酸氟替卡松，联合β_2受体激动剂和抗胆碱药。肾上腺皮质激素短期治疗对喘憋症状明显者有效，可静点氢化可的松每次5mg/kg，每6～8小时1次，连用2～4次；或甲泼尼龙每次1～2mg/kg。

（4）治疗心力衰竭：除镇静、给氧外，要增强心肌收缩力；减慢心率，增加心搏出量；减轻体内水钠潴留，以减轻心脏负荷。

（5）腹胀的治疗：伴低钾血症者及时补钾。如系中毒性肠麻痹，应禁食、胃肠减压，皮下注射新斯的明，亦可联用酚妥拉明及间羟胺。

（6）感染性休克、脑水肿、呼吸衰竭的治疗　参阅相关章节。

（7）纠正水、电解质与酸碱平衡　参阅相关章节。

4. 激素治疗　一般肺炎不需用肾上腺皮质激素。严重的细菌性肺炎，用有效抗生素控制感染的同时，在下列情况下可加用激素：①中毒症状严重，如出现休克、中毒性脑病、超高热（体温在40℃以上持续不退）等。②支气管痉挛明显。③早期胸腔积液，为了防止胸膜粘连也可局部应用。以短期治疗不超过3～5天为宜。

5. 并存症和并发症的治疗　对并存佝偻病、营养不良者，应给予相应治疗。并发脓胸、脓气胸应及时抽脓、排气。必要时胸腔闭式引流。

6. 其他胸部理疗　有促进炎症消散的作用；胸腺肽为细胞免疫调节剂，并能增强抗生素作用；维生素C、维生素E等氧自由基清除剂能清除氧自由基，有利于疾病康复。

二、几种不同病原体所致肺炎的特点

（一）腺病毒肺炎（adenovirus pneumonia）

为腺病毒所致，3、7两型是主要病原体，11、21型次之。主要病理改变为支气管和肺泡间质炎，严重者病灶互相融合，气管、支气管上皮广泛坏死，引起支气管管腔闭塞，加上肺实质的严重炎性病变，致使病情严重、病程迁延，易引起肺功能损害和其他系统功能障碍。本病多见于6个月～2岁，起病急，表现稽留高热，萎靡嗜睡，面色苍白，咳嗽较剧烈，频咳或阵咳，可出现喘憋、呼吸困难、发绀等。肺部体征出现较晚，发热4～5日后始闻湿啰音，病变融合后有肺实变体征。少数患儿并发渗出性胸膜炎。X线特点为四多三少两一致。即肺纹理多；肺气肿多；大病灶多；融合病灶多。圆形病灶少；肺大疱少；胸腔积液少（图8-6-1）。X线与临床表现一致。病灶吸收缓慢，需数周至数月。腺病毒肺炎远期合并症有闭塞性细支气管炎、支气管扩张及其他慢性阻塞性肺疾病。目前病毒检测方法包括免疫荧光技术（间接法较直接法更为适用）、酶联免疫吸附试验、咽拭子腺病毒PCR检测。一般治疗参阅支气管肺炎治疗节。对于重症病毒感染，可考虑应用人血丙种球蛋白，400mg/（kg·d），连用3～5天。

（二）葡萄球菌肺炎（staphylococcal pneumonia）

葡萄球菌肺炎致病菌包括金黄色葡萄球菌和白色葡萄球菌。冬、春季发病较多，新生儿及婴幼儿常见细菌由呼吸道入侵或经血行播散入肺。主要病理是化脓性渗出或脓肿形成，病变进展迅速，很快出现多发性脓肿，胸膜下小脓肿破裂，则形成脓胸或脓气胸，有时可侵蚀支气管形成支气管胸膜瘘，图8-6-2和图8-6-3。炎症易扩散至其他部位（如心包、脑、肝、皮下组织等处），引起迁徙化脓病变。多起病急，病情重，进展快。常呈弛张高热，婴儿可呈稽留热。中毒症状明

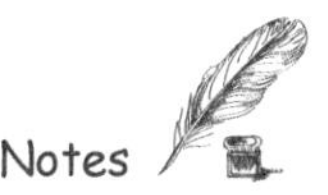

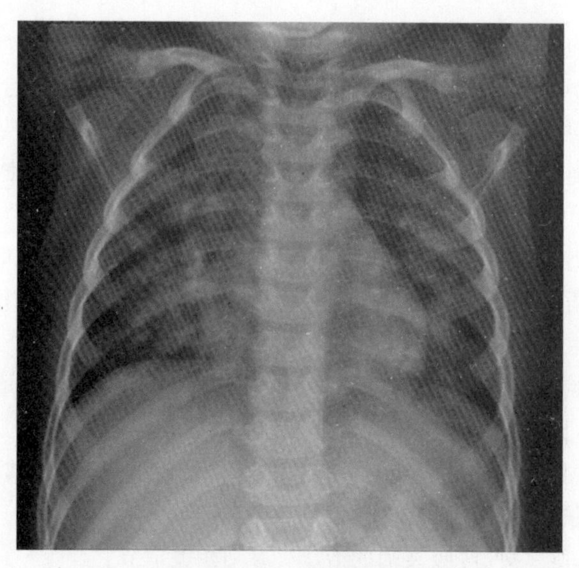

图 8-6-1 腺病毒肺炎
双肺渗出病变，可见融合病灶、肺气肿

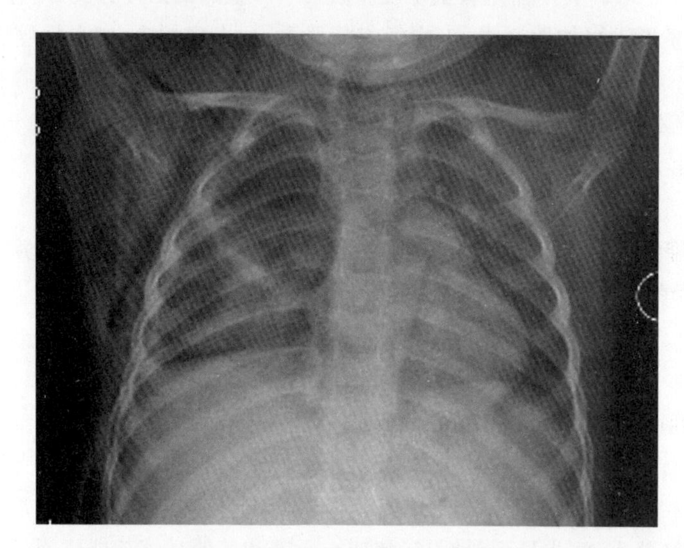

图 8-6-2 胸 X 线片 金葡肺炎
右肺实变、胸腔积液、上叶肺大疱、纵隔皮下气肿

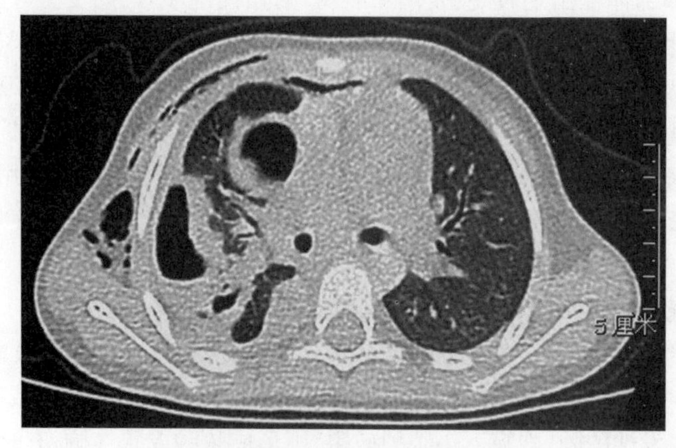

图 8-6-3 胸 CT 金葡肺炎
右侧胸腔积液、肺脓肿、纵隔皮下气肿

显，面色苍白，咳嗽、呻吟、呼吸困难。可有消化道症状，如呕吐、腹泻、腹胀（由于中毒性肠麻痹）及嗜睡或烦躁不安或惊厥等感染中毒症状，甚至呈休克状态。肺部体征出现较早，双肺可闻中、细湿啰音。皮肤常见猩红热样或荨麻疹样皮疹。并发脓胸、脓气胸时呼吸困难加剧，叩诊浊音、语颤及呼吸音减弱或消失。X线检查特点为：①临床症状与胸片所见不一致。初起时，症状已很严重，但X线征象却很少，仅表现肺纹理重，一侧或双侧小片浸润影；当临床症状已明显好转时，胸片却可见明显病变如肺脓肿和肺大疱等。②病变发展迅速，甚至数小时内，小片炎变就可发展成脓肿。③病程中，易发生小脓肿、脓气胸、肺大疱。甚至并发纵隔积气、皮下气肿及支气管胸膜瘘。④胸片病灶阴影持续时间一般较长，2月左右阴影仍不能完全消失。实验室检查白细胞一般>15～30×10^9/L，中性粒细胞增高，可见中毒颗粒。半数幼婴白细胞可<5×10^9/L，但中性粒细胞百分比仍较高，多示预后严重。对气管咯出或吸出物及胸腔穿刺抽出液进行细菌培养多可获阳性结果，有诊断意义。本病的治疗见支气管肺炎章节。一般在体温正常后7天，大部分肺部体征消失时可停用抗生素，疗程至少3～4周。

葡萄球菌肺炎并发症包括：①脓胸（empyema）：常累及一侧胸膜。患儿呼吸困难加重、患侧呼吸运动受限，语颤减弱，叩诊浊音，听诊呼吸音减弱或消失。当积液较多时，纵隔、气管移向对侧。②脓气胸（pyopneumothorax）：肺脏边缘脓肿破裂与肺泡或小支气管相通即造成脓气胸。患儿病情突然加重，咳嗽剧烈、烦躁不安、呼吸困难、面色青紫。胸部叩诊在积液上方为鼓音，下方为浊音，呼吸音明显减弱或消失。若支气管胸膜瘘的裂口处形成活瓣，空气只进不出，即形成张力性气胸。发展成脓胸或脓气胸时，如脓液量少可采用反复胸腔穿刺抽脓治疗；但多数患儿脓液增长快、黏稠而不易抽出，宜施行闭式引流术排放。③肺大疱（pneumatocele）：细支气管管腔因炎性肿胀狭窄，渗出物黏稠，形成活瓣阻塞，空气能吸入而不易呼出，导致肺泡扩大、破裂而形成肺大疱。其大小取决于肺泡内压力和破裂肺泡的多少。体积小者，可无症状；体积大者引起急性呼吸困难。此外还可引起肺脓肿、化脓性心包炎、败血症等。

（三）肺炎支原体肺炎（mycoplasma pneumoniae pneumonia）

肺炎支原体肺炎的致病菌为肺炎支原体（MP），它是非细胞内生长的最小微生物，含DNA和RNA，无细胞壁。本病占小儿肺炎的20%左右，在密集人群可达50%。常年皆可发生，流行周期为4～6年。主要经呼吸道传染，MP尖端吸附于纤毛上皮细胞受体上，分泌毒性物质，损害上皮细胞，使黏膜清除功能异常，且持续时久，导致慢性咳嗽。由于MP与人体某些组织存在部分共同抗原，故感染后可形成相应组织的自身抗体，导致多系统免疫损害。

MP感染见于各个年龄组小儿，尤其是学龄前期和学龄期儿童MP肺炎发生率较高，且其发病年龄有低龄化趋势。症状轻重不一。大多起病不甚急，有发热、热型不定，大多数在39℃左右，热程1～3周。刺激性咳嗽为突出表现，初期干咳，继而分泌痰液（偶含少量血丝），有的稍似百日咳。年长儿可诉咽痛、胸闷、胸痛等症状。肺部体征常不明显。婴幼儿则起病急，病程长、病情重，以呼吸困难、喘憋和双肺哮鸣音较突出，可闻湿啰音。部分患儿有多系统受累，如心肌炎、心包炎、溶血性贫血、血小板减少、脑膜炎、格林巴利综合征、肝炎、胰腺炎、脾肿大、消化道出血、各种皮疹、肾炎、血尿、蛋白尿等。可直接以肺外表现起病，也可伴有呼吸道感染症状。

胸X线片改变分为4种：①以肺门阴影增重为主；②支气管肺炎；③间质性肺炎；④均一的肺实变。临床常表现两个不一致，咳嗽重而肺部体征轻微；体征轻微但胸片阴影显著。检测血清中支原体IgM抗体有诊断意义。

支原体首选大环内酯类抗生素，常用药物为阿奇霉素及红霉素。8岁以上儿童可选用盐酸米诺环素或多西环素口服。重症患儿加用肾上腺皮质激素。存在大叶实变、肺含气不良或肺不张者可电子支气管镜灌洗治疗。针对不同并发症给予不同对症处理。

几种不同肺炎的鉴别诊断见表8-6-5。

表 8-6-5 几种不同肺炎的鉴别诊断

	大叶肺炎(肺炎链球菌)	支气管肺炎(肺炎链球菌等)	金黄色葡萄球菌肺炎	腺病毒肺炎	副流感病毒肺炎	毛细支气管炎	支原体肺炎
多发年龄	较大儿童	婴幼儿	任何年龄	6个月~2岁	婴儿	小婴儿	儿童,幼儿
热型	突然起病稽留高热	不定	弛张	稽留或弛张高热	中度热	低热或无热偶高热	不规则
发热日数	2周左右	1~2周	1~3周	1~3周	1~8天	1~5天	1周以上
一般病情	较重,可见休克型	较轻	中毒症状较重,可见皮疹	中毒症状较重,早期嗜睡	较轻	喘重	频咳
肺部体征	早期体征不显	弥漫	弥漫	3~5天后体征方显	弥漫	喘鸣音,啰音多	较少或局限
X线所见	全叶或节段	多为斑片状	常见脓肿、肺大疱、脓气胸	大片较多,重者有积液	小片较多,可见气肿	多肺气肿或点片影	单侧斑片影或实变影
白细胞数	明显增高	多数见增加	增加或下降	多数正常或减少	多数正常或减少	多数减少或正常	多数正常或偏高
青霉素或头孢类抗生素治疗	可能有效	可能有效	大剂量可能有效	无效	无效	无效	无效

第七节 化脓性胸膜炎

化脓性胸膜炎(purulent pleurisy)是胸膜腔积脓,故又称为脓胸(empyema),在婴幼儿最多见。一般胸腔穿刺液在试管内静置沉积24小时后,1/10~1/2应为固体成分。

【病因】 主要是由于肺内感染灶中的病原菌直接侵袭胸膜或淋巴组织而引起。由肺炎发展而来的占大多数(2/3)。另外,如纵隔炎、肺脓肿、膈下脓肿、胸壁感染,以及胸部创伤、胸部手术等操作直接污染也有可能。脓胸最常见的病原体是肺炎链球菌和葡萄球菌,其次是革兰阴性菌。

【病理变化过程】 病初,胸膜脏层及壁层发炎,大量浆液渗出,压迫使肺萎陷。如感染能早期控制,则脓液吸收,渗出停止,炎症消退愈合,肺再张开。如不能早期吸收,1个月或数月后,可见胸膜增厚渗出物机化或纤维化,脓腔闭合,以后瘢痕化而收缩,以致发生胸廓畸形。

【临床表现】 脓胸大多在肺炎的早期发生,其最初症状就是肺炎的症状。有发热、咳嗽、咳脓性痰、气促、心动过速,年长儿可诉胸痛。阳性体征为:①患侧肋间隙饱满,呼吸运动减弱。②气管、纵隔及心脏向对侧移位。③语言震颤减弱或消失。④叩诊可呈实音(积液较多时)或浊音(积液较少时)。⑤听诊呼吸音减弱或消失。⑥积液如在右侧,可使肝脏向下方移位。慢性期脓胸可见患侧胸廓运动受限。脓胸病儿中毒症状严重的,较早就出现营养不良和贫血、精神不佳、对环境淡漠。

【并发症】 常见的并发症有支气管胸膜瘘、张力性气胸,涉及纵隔胸膜时还可见食管胸膜瘘、心包炎及腹膜炎、肋骨骨炎。

Notes

【影像学检查】 X线检查可见密度均匀的阴影,在正位片上其上界呈弧形曲线,自积液区达胸壁上方,外侧高于内侧,只在空气进入胸腔后才可出现气液接触的水平面。大量积液时见一侧肺呈致密暗影，患侧肋间隙增大，气管、心脏向健侧移位及膈肌下降。在胸片上不含气的肺与胸水密度相似，因此胸部超声检查及CT扫描有助于进一步诊断。

【诊断】 根据严重的中毒症状，呼吸困难，气管和心浊音界向对侧移位，病侧叩诊大片浊音，且呼吸音明显降低，大致可拟诊为脓胸。进行胸部X线检查，可协助诊断胸腔积液。从胸膜腔抽出脓液可确诊。黄色脓液多为葡萄球菌，黄绿色脓液多为肺炎球菌，淡黄稀薄脓液为链球菌，绿色有臭味脓液常为厌氧菌。胸腔脓液均应作培养并作药物敏感试验，为选择抗生素做依据。

【鉴别诊断】

1. 肺内脓肿　脓胸的形状为循胸壁向邻近扩展。而典型的肺脓肿多呈球形，不沿胸壁走行或沿胸壁扩展，并被肺炎包围。

2. 膈疝　胸部透视或X线直立位胸片可见病变侧多发气液影或大液面，患侧肺受压，看不到膈影，易误诊为脓胸。钡餐检查可明确。

3. 膈下脓肿　胸腔会有反应性胸腔积液，肺内通常无病灶，B超有助于脓肿定位。

4. 结缔组织病合并胸膜炎　胸水外观为渗出液而非典型脓液，胸水涂片及培养无菌。

【治疗】 脓胸治疗要求在下列三方面都取得肯定的结果才能奏效：排除脓液解除胸腔压迫；控制感染；改善全身情况。

1. 如果脓胸处于急性期，使用针对性抗生素控制局部感染和全身感染，排空脓液，使肺复张并封闭胸膜无效腔。抗生素选择见支气管肺炎章节。

2. 对于慢性脓胸，以胸腔积气为主而无张力时，无需局部治疗，可等待自然吸收。如果发热不退，脓不减，或抽脓后迅速增多，采取开放引流或脓腔清创术。

3. 支气管胸膜瘘　存在支气管胸膜瘘时，如过度抽吸则不利于瘘口愈合。支气管胸膜瘘的持续存在应手术解决。

第八节　气　　胸

气胸(pneumothorax)指胸膜腔内蓄积有气体。可为自发性气胸或继发于疾病、外伤或手术后(表8-8-1)。

表8-8-1　常见引起气胸的原因

外伤性	穿通伤或钝挫伤	毒物吸入后	一氧化碳吸入 可卡因吸入 有毒烟雾
医源性	气压伤(机械通气) 中心静脉导管 经气道的操作(气管插管及经支气管活检) 腹腔镜和胸腔镜检查 经皮胸腔和腹腔活检	先天畸形	肺先天性畸形(大叶性肺气肿) 先天性肺囊肿 Marfan 综合征
感染后	麻疹 细菌(金黄色葡萄球菌) 结核 肺孢子虫 寄生虫(棘球蚴病)	其他	异物吸入 哮喘 囊性纤维化 组织细胞增生症 肿瘤及转移瘤
自发性	家族性 特发性		

【病理生理】 当胸膜破裂，胸膜腔内的负压消失，使肺发生萎陷，直至破口愈合或两个相同的腔内的压力变得相等为止。如果胸膜破口形成了活瓣性阻塞，即形成张力性气胸。

【临床表现】 小量局限性气胸可全无症状,只有X线检查可以发现。如果气胸范围较大,可致胸痛、持续性咳嗽、发憋和青紫。体征:轻者可无阳性体征。重者胸部叩诊鼓音及病侧呼吸音减弱或消失等。胸腔内大量积气,特别为张力性气胸时,可见肋间饱满,膈肌下移,气管与心脏均被推移至健侧,同时气促加重,严重缺氧,脉甚微、血压降低,发生低心搏出量休克,都是张力性气胸所致的危象。

【影像学表现】 X线正及侧位片可协助诊断,可见萎缩之肺边线即气胸线,压迫性肺不张的肺组织被推向肺门呈一团状。气胸部分呈过度透明,不见任何肺纹理。张力性气胸时可见气管及心脏被推向健侧,横膈下移。胸部CT与胸部X线片相比在发现气胸病因方面占有一定优势。

【诊断及鉴别诊断】 根据典型症状、体征、X线正侧位胸片诊断不难。在胸片上根据受压肺容积的百分数来估计气胸量,可作为随访比较的依据。影像学改变不典型的患者应与肺大疱、大叶性肺气肿、先天性肺囊肿或横膈疝等鉴别。胸部CT、B超、胸腔镜、胸膜腔造影等对气胸的病因、诊断及类型判断均有一定的价值。

【治疗】 小容积的气胸,如气胸占胸腔容积不到20%,可先观察,经过1~2月空气大多可自行吸收。大容积的气胸可吸纯氧1~2小时造成胸膜腔及血液的氧梯度差增大,有利于气胸吸收。气胸量较大引起呼吸困难时,应在锁骨中线第2或第3肋间隙或腋中线乳头水平行胸腔穿刺抽气急救,然后采用胸腔闭式引流。出现下列表现时应考虑手术治疗:①经水封瓶引流1周气胸未愈;②CT扫描发现肺部疾病;③复发性气胸;④肺不能完全张开。手术方法采用开胸或经胸腔镜行瘘口闭合和脏层胸膜切除。

（申昆玲）

第九节　先天性肺囊肿

先天性肺囊肿(pulmonary cysts)是肺组织胚胎发育异常所形成的畸形,是较常见的先天性肺部发育异常,多在婴幼儿期出现症状,也可于新生儿期发病。囊肿可为单个或多个,部分患儿同时伴有多囊肾、多囊肝等其他先天畸形。

【病因和分类】 肺芽在胚胎发育第4~6周开始分支。本病是胚胎发育过程中由于肺芽分支发育异常,造成支气管的一段或多段完全或不完全闭锁,与肺芽分离,支气管远端逐渐扩张形成盲囊,囊内细胞分泌黏液聚集膨大而形成囊肿。如肺芽在未分支前形成囊肿,仅涉及一个肺芽,则形成孤立性肺囊肿;如不发育的索条状部分已分支,涉及多个胚芽,则形成多发性肺囊肿。

先天性肺囊肿可分为支气管源性,肺泡源性和混合型三种,以支气管源性囊肿最为多见。囊肿发生在支气管称为支气管源性肺囊肿,囊肿可发生于一个或多个部位,多数位于纵隔内或靠近纵隔,肺外囊肿也有报道,如肾上腺区、颈部、心包、舌底和前胸壁皮下,甚至椎管内。囊肿发生于近肺泡的细支气管称为肺泡源性肺囊肿,多位于肺叶外周的肺实质内,可侵及一个或多个肺叶,多与支气管相通。

形态学上有气囊肿、液囊肿和气液囊肿三种类型。支气管盲端呈囊状扩张,内含气体,称为气囊肿;如囊肿与正常支气管不相通,囊内仅有黏液,称为液囊肿。如相通的部位形成活瓣,空气易进不易出,则形成张力性气囊肿,可压迫肺组织形成纵隔疝。

【病理】 支气管源性囊肿其囊壁为支气管结构,壁内衬纤毛柱状上皮细胞或立方上皮细胞,外覆纤维组织壁,同时可见透明软骨、支气管型腺体;因与正常的支气管树不相通,不参加呼吸活动,故无碳末沉积。肺泡源性肺囊肿以囊壁内缘覆盖单层柱状上皮或单层纤毛上皮为特征,外层无肌纤维。

【临床表现】 无特异性，主要表现为肺部感染及肺、气管受压。临床表现轻重取决于囊肿大小、部位以及有无并发感染、气胸等。超过三分之一的患儿生后可无症状，在胸部X射线检查时发现。有症状者多在婴幼儿期发病，临床表现与囊肿压迫周围脏器有关；如压迫气管通常表现为咳嗽、喘鸣、呼吸困难。当囊内合并出血和继发感染时，囊内压突然增大，可出现感染和急性压迫症状。若囊肿破裂，形成张力性气胸，则出现严重呼吸困难、发绀，患侧叩诊呈鼓音、呼吸音减弱、纵隔移位，严重者可危及生命。

【辅助检查】

(一) X线检查

胸部正侧位片是诊断和随访的重要检查，单发囊肿表现为圆形或类圆形的透亮影，密度均匀，边缘清楚，囊壁菲薄；多发囊肿可表现为多个圆形或类圆形阴影。若囊肿与支气管相通，可见液气平。

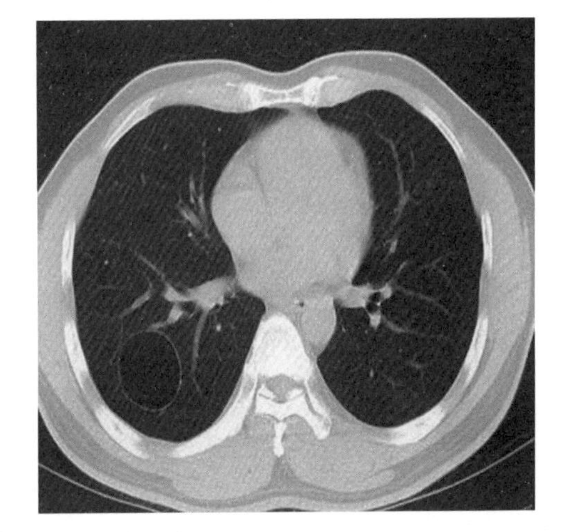

图8-9-1　先天性肺囊肿（胸部CT）

(二) CT检查

CT可以更好地显示囊肿的大小、数目、囊壁厚度、气液平，囊肿与邻近结构的关系并准确定位，为外科手术提供可靠的解剖信息（图8-9-1）。

(三) MRI检查

MRI可更好显示病变血供情况，且有助于发现肺外囊肿，如脊柱、肾上腺区等部位的囊肿。

(四) 超声检查

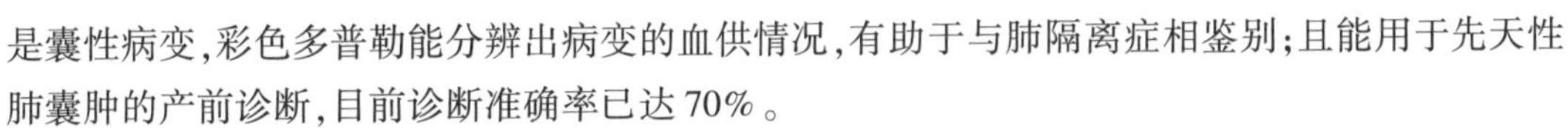

B超能分辨出靠近胸壁的病变为实质性还是囊性病变，彩色多普勒能分辨出病变的血供情况，有助于与肺隔离症相鉴别；且能用于先天性肺囊肿的产前诊断，目前诊断准确率已达70%。

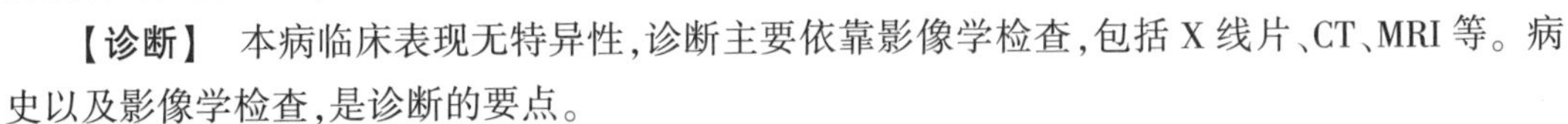

【诊断】 本病临床表现无特异性，诊断主要依靠影像学检查，包括X线片、CT、MRI等。病史以及影像学检查，是诊断的要点。

先天性肺囊肿易被误诊，应与肺炎、肺大疱、肺脓肿、肺结核空洞、肺隔离症、支气管扩张、气胸及膈疝等鉴别。

【治疗】 治疗主要以外科手术为主。一经确诊，在无急性炎症情况下应尽早手术治疗，任何年龄都可以进行手术。囊肿并肺部感染而病情一般者，宜先行抗感染治疗，待感染控制后再行手术。并发张力性气胸患儿，囊内放引流管减压后，急诊手术。无症状性肺囊肿也应择期手术。手术治疗的原则是既要彻底切除病变组织，又要尽可能保留正常肺组织。手术切除的方法及范围应根据病变的范围、数目、部位以及周围肺组织的情况而定。

（农光民）

第十节　支气管哮喘

支气管哮喘（asthma）是由多种细胞（如嗜酸性粒细胞、肥大细胞、T淋巴细胞、中性粒细胞及气道上皮细胞等）和细胞组分共同参与的气道慢性炎症性疾患。这种慢性炎症导致气道高反应性，当接触多种刺激因素时，气道发生阻塞和气流受限，出现反复发作的喘息、气促、胸闷、咳嗽等症状，常在夜间和（或）清晨发作或加剧，多数患儿可经治疗缓解或自行缓解。

【病因】 遗传过敏体质（特应性体质，atopy）对本病的形成关系很大，多数患者有婴儿湿

疹、过敏性鼻炎或/和食物(药物)过敏史。特应性是通过多基因以复杂方式进行遗传。约20%的病人有家族史,遗传与环境因素共同作用导致发病。

【发病机制】 主要为慢性气道炎症、气流受限及气道高反应性。以肥大细胞的激活、嗜酸性粒细胞与活化T淋巴细胞浸润、许多炎性介质产生为特点。此时有四种原因致使气流受限:急性支气管痉挛、气道壁肿胀、慢性黏液栓形成、气道壁重塑。支气管哮喘发病机制见图8-10-1。

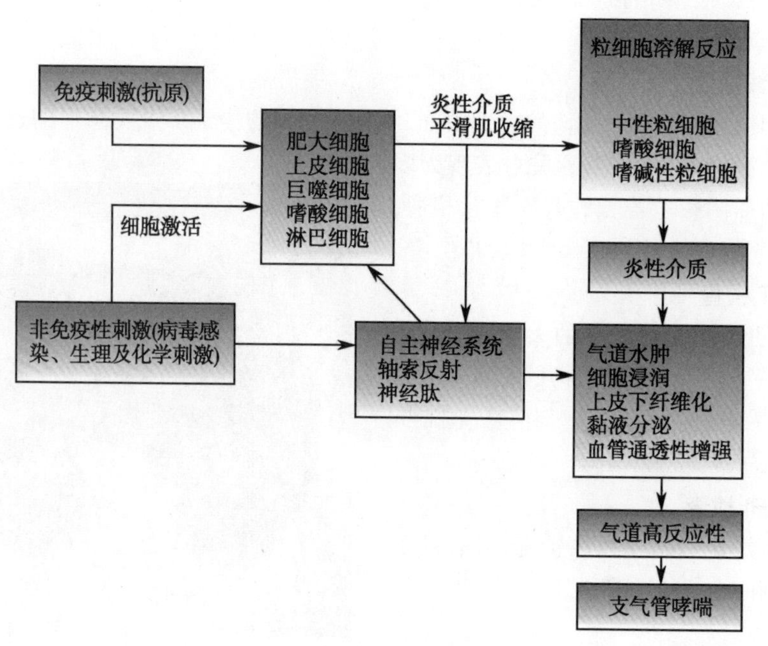

图8-10-1 支气管哮喘发病机制

支气管哮喘病人用过敏原激发后会出现即刻及迟发反应。即刻反应为支气管平滑肌痉挛所致,表现为FEV_1在初期迅速下降然后恢复正常。4~6小时后,出现迟发性气道反应,表现为FEV_1再次逐渐下降,见文末彩图8-10-2。迟发反应是由于黏液产生增加,黏膜水肿及炎症所致。

【病理】 大体标本可见肺组织有明显肺气肿,肺过度膨胀。大、小气道内填满黏液栓,见文末彩图8-10-3和文末彩图8-10-4。显微镜下见支气管及毛细支气管的上皮细胞脱落、管壁嗜酸性粒细胞和单核细胞广泛浸润、血管扩张及微血管渗漏、基底膜增厚、平滑肌肥厚和增生、杯状细胞增加、黏膜下腺体增生,见文末彩图8-10-5。黏液栓由黏液、血清蛋白、炎症细胞、细胞碎片混合组成。

【支气管哮喘加重的诱因】 过敏原极多,包括室内的尘螨、动物毛屑、花粉等;呼吸道感染,尤其是病毒及支原体感染;强烈情绪变化;运动和过度通气;冷空气;药物如阿司匹林;职业粉尘及气体。

【临床表现】 支气管哮喘的典型症状为咳嗽、胸闷、喘息及呼吸困难,特别是上述症状反复出现并常于夜间或清晨加重,在除外其他病因后要高度怀疑支气管哮喘。儿童慢性或反复咳嗽有时可能是支气管哮喘的唯一症状,即咳嗽变异性哮喘。

哮喘急性发作时可见吸气时出现三凹征,呼气相延长,同时颈静脉显著怒张。叩诊两肺呈鼓音,并有膈肌下移,心浊音界缩小。呼吸音减弱,全肺可闻喘鸣音及干性啰音。

特别严重的病例可见患儿烦躁不安,呼吸困难,以呼气困难为著,往往不能平卧,坐位时耸肩屈背,呈端坐样呼吸。查体面容惶恐不安,面色苍白、甚至冷汗淋漓、鼻翼扇动、口唇及指甲发绀。哮喘重度发作,由于肺通气量减少,两肺几乎听不到呼吸音,称“沉默肺”(silent lung),是支气管哮喘最危险的体征。

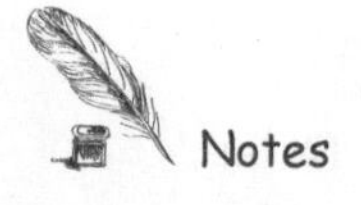

发作间歇期多数患儿症状可全部消失,肺部听不到哮鸣音。

【辅助检查】

1. **胸部X线检查**　均应摄胸部X线片以除外肺实质病变、先天异常、直接或间接的异物征象。哮喘急性发作时胸片可正常，或有肺气肿、支气管周围间质浸润及肺不张。偶见气胸、纵隔气肿。

2. **过敏状态的评估**　常用为体内试验或体外试验，其中体内试验多应用变应原作皮肤点刺试验，体外试验主要是血清变应原特异性IgE测定。

3. **肺功能检查**　可确定是否有气流受限；在支气管舒张剂使用前后测定可确定气流受限的可逆性；也可用于监测病情变化及昼夜改变；在哮喘加重时，可判断气流受限程度及对治疗的反应。主要用一秒用力呼气容积/用力肺活量（FEV_1/FVC）及呼气峰流速两种方法测定气流受限是否存在及其程度。适用于5岁以上病儿。儿童FEV_1/FVC正常值>85%。凡低于70%～75%提示气流受限，比值越低气流受限程度越重。若FEV_1/FVC测定有气流受限，在吸入支气管扩张剂15～20分钟后FEV_1增加12%或更多，表明有可逆性气流受限，是诊断支气管哮喘的有利依据（图8-10-6）。

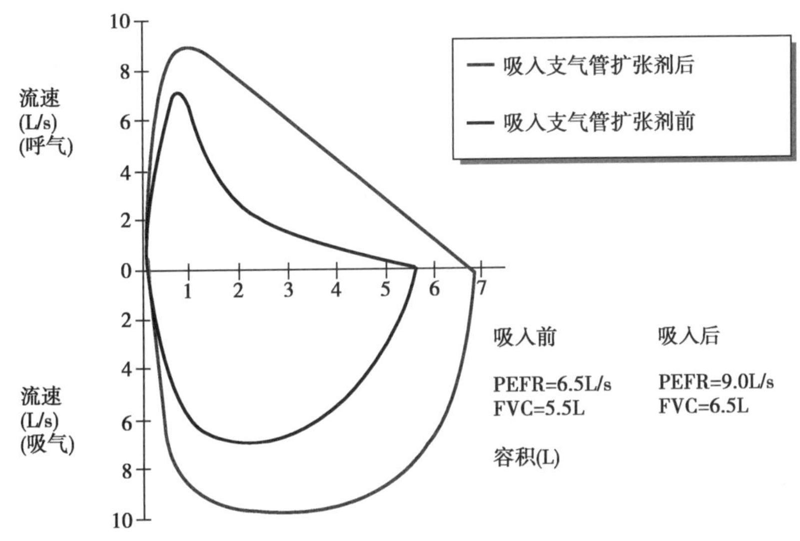

图8-10-6　吸入支气管舒张试验前后的流速-容积环的变化，表明吸入支气管舒张剂后气道梗阻的可逆性。吸入支气管舒张剂后15分钟，FEV_1及FVC均增加，FEV_1/FVC也从56%增加至75%

此外可查呼气峰流速（peak expiratory flow，PEF），与FEV_1的相关性好，正常PEF在24小时中是有变化的，但变异率小于20%。若日间变异率>20%、使用支气管舒张剂后增加20%可以诊断为支气管哮喘。夜间和/或清晨有症状，伴随每日PEF变异率大于20%是哮喘非常显著的特点，且可反映病情轻重。

4. **气道高反应性**　肺功能在正常范围时，可用激发试验（醋甲胆碱、组胺或运动试验）观察气道高反应性（图8-10-7，图8-10-8）。

【诊断与鉴别诊断】　支气管哮喘常可通过详细的病史询问作出诊断，如症状、触发因素、疾病过程、典型发作、对治疗的反应、家族及个人过敏史。并排除其他原因。有气流受限的证据，且气流受限及症状具可逆性。

1. 中华医学会儿科分会呼吸学组2008年修订的儿童哮喘诊断标准：

（1）反复发作喘息、咳嗽、气促、胸闷，多与接触变应原、冷空气、物理、化学性刺激、呼吸道感染以及运动等有关，常在夜间和（或）清晨发作或加剧。

（2）发作时在双肺可闻及散在或弥漫性，以呼气相为主的哮鸣音，呼气相延长。

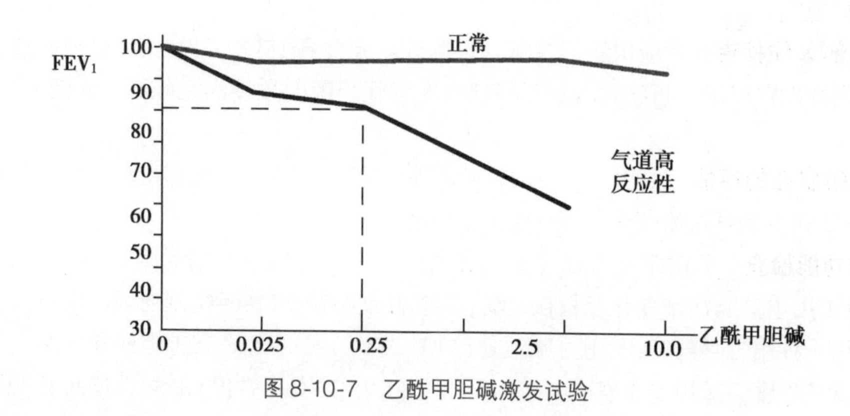

图 8-10-7 乙酰甲胆碱激发试验

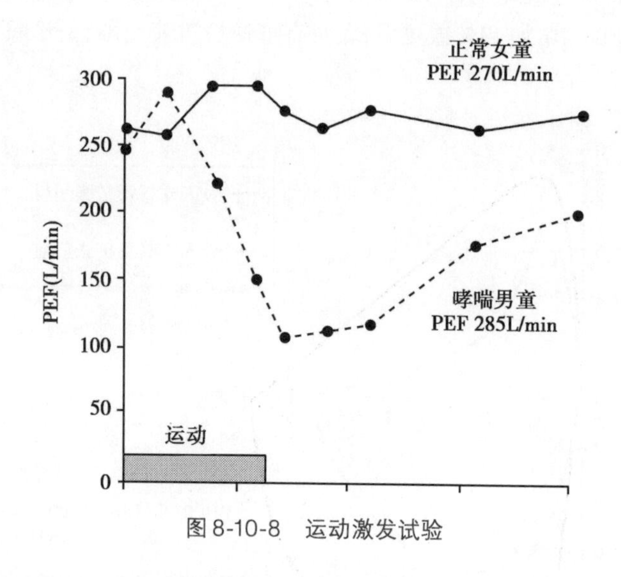

图 8-10-8 运动激发试验

（3）上述症状和体征经抗哮喘治疗有效或自行缓解。

（4）除外其他疾病所引起的喘息、咳嗽、气促和胸闷。

（5）临床表现不典型者（如无明显喘息或哮鸣音），应至少具备以下 1 项：①支气管激发试验或运动激发试验阳性；②证实存在可逆性气流受限：a. 支气管舒张试验阳性：吸入速效 β_2 受体激动剂（如沙丁胺醇）后 15 分钟第一秒用力呼气量（FEV_1）增加≥12%；或 b. 抗哮喘治疗有效：使用支气管舒张剂和口服（或吸入）糖皮质激素治疗 1～2 周后，FEV_1 增加≥12%；c. 最大呼气流量（PEF）每日变异率（连续监测 1～2 周）≥20%。

符合第（1）～（4）条或第（4）、（5）条者，可以诊断为哮喘。

2. 咳嗽变异性哮喘（cough variant asthma）诊断标准

（1）咳嗽持续>4 周，常在夜间和（或）清晨发作或加重，以干咳为主；

（2）临床上无感染征象，或经较长时间抗生素治疗无效；

（3）抗哮喘药物诊断性治疗有效；

（4）排除其他原因引起的慢性咳嗽；

（5）支气管激发试验阳性和（或）PEF 每日变异率（连续监测 1～2 周）≥20%；

（6）个人或一、二级亲属特应性疾病史，或变应原检测阳性。

以上 1～4 项为诊断基本条件。

主要的鉴别诊断包括：

（1）毛细支气管炎：此病多见于 1 岁内小婴儿，冬春两季发病较多。也有呼吸困难和喘鸣音，但起病较缓，支气管舒张剂无显著疗效。病原主要为 RSV，其次为副流感病毒。

（2）气管、支气管异物：有突然剧烈呛咳病史，可出现持久或间断的哮喘样呼吸困难，并随体位变换加重或减轻。一般异物多数阻塞在气管或较大支气管，以吸气困难为主要表现，异物若在一侧气管内，喘鸣音及其他体征仅限于患侧，有时尚可听到特殊拍击音，既往无喘息反复发作病史。经 X 胸透可见纵隔摆动，支气管镜检查不但可明确诊断，还可取出异物。

【治疗】

（一）治疗原则

坚持长期、持续、规范、个体化的治疗原则。①发作期：快速缓解症状、抗炎、平喘；②缓解期：长期控制症状、抗炎、降低气道高反应性、避免触发因素、自我保健。

（二）治疗目标

①尽可能控制消除哮喘症状（包括夜间症状）；②使哮喘发作次数减少，甚至不发作；③肺功能正常或接近正常；④能参加正常活动，包括体育锻炼；⑤β_2 激动剂用量最少，乃至不用；⑥所用药物副作用减至最少，乃至没有；⑦预防发展为不可逆性气道阻塞。

哮喘发作的治疗流程见表 8-10-1。哮喘发作的治疗，首先应对哮喘的严重程度进行判断，见表 8-10-2。

表 8-10-1　哮喘发作的治疗流程

基础医疗：病人以急性或亚急性哮喘发作就医

↓

评估病情：是否哮喘？
哮喘相关死亡的危险因素？
发作严重度？

↓

轻度或中度：
说话成短句，喜坐位，
无烦躁不安
呼吸频率增加
无辅助呼吸肌运动
心率100～120 bpm
氧饱和度90%～95%
(不吸氧)

重度：
说话成词，前屈坐位，
烦躁不安
呼吸频率>30/分钟
辅助呼吸肌运动
心率 >120 bpm
氧饱和度<90%(不吸氧)
PEF≤50%预计值或最佳值

危及生命：
嗜睡、萎靡或寂静肺

紧急

转运至紧急医疗团队：
等待时：给予SABA、氧疗、
全身皮质激素

（轻度或中度）↓

开始治疗：
SABA：4～10喷，使用pMDI+储雾罐，
间隔20分钟吸入1次至1小时
强的松龙：成人1mg/kg，最大量
50mg；儿童1～2mg/kg，最大量40mg
控制吸氧(若可行)：目标氧饱和度
93%～95%(儿童94%～98%)

↓

继续治疗：按需使用SABA
1小时评估治疗反应(或更早评估)

↓ 较前改善

评估是否出院
症状改善，不需SABA
PEF改善 >60%～80%个人最佳
或预计值
氧饱和度 >94%室内空气环境下
家庭医疗资源充足

出院医嘱
缓解用药：继续按需使用
控制用药：开始或升级，检查吸入技术
和依从性
强的松龙：继续，常5～7天（儿童3~5天）
随访：2～7天内

↓

紧急医疗团队的哮喘发作管理：如急诊室

初始评估 A:气道 B:呼吸 C:循环	**是否有如下情况** 嗜睡、萎靡、沉默肺

Notes

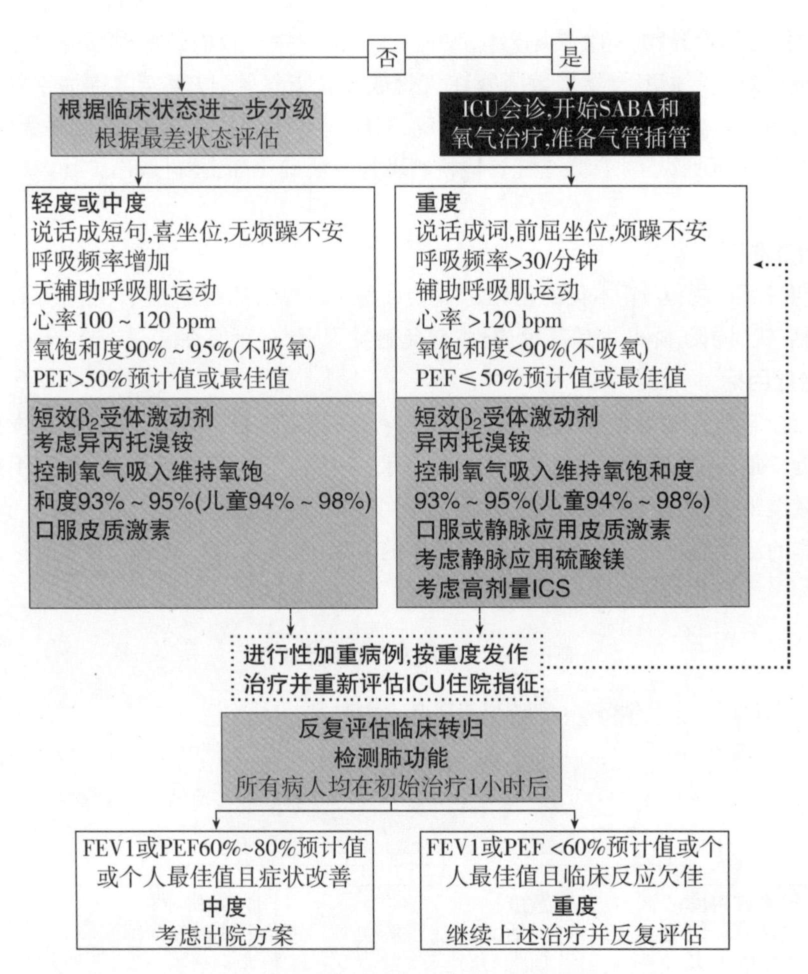

表 8-10-2 哮喘急性发作的严重度

临床特点	轻 度	中 度	重 度	危重度
气促	走路时	说话时	休息时	
体位	可平卧	喜坐位	前弓位	
讲话方式	能成句	成短句	说单字	难以说话
精神意识	可有焦虑、烦躁	常焦虑、烦躁	常焦虑、烦躁	嗜睡、意识模糊
呼吸频率	轻度增加	增加	明显增加	减慢或不规则
辅助呼吸肌活动及三凹征	常无	可有	通常有	胸腹反常运动
哮鸣音	散在,呼气末期	响亮、弥漫	响亮、弥漫、双相	减弱乃至消失
脉率	略增加	增加	明显增加	减慢或不规则
奇脉(kPa)	不存在 <1.33	可有 1.33～3.33	通常有 2.67～5.33	不存在(提示呼吸肌疲劳)
使用速效 β_2 受体激动剂后 PEF 占正常预计值或本人最佳值的百分数(%)	>80	60～80	<60 或治疗效应维持<2h	<33
PaO_2(吸空气)(kPa)	正常	>8	<8,可能有发绀	呼吸衰竭
$PaCO_2$(kPa)	<6	<6	≥6,短时间内明显上升	呼吸衰竭
SaO_2(吸空气)	>0.95	>0.92～0.95	0.90～0.92	<0.90

注:(1)正常儿童清醒时呼吸频率上限:<2 个月,<60 次/min;～12 个月,<50 次/min;～5 岁,<40 次/min;～8 岁,<30 次/min;(2)正常儿童脉率上限:2～12 个月,<160 次/min;～2 岁,<120 次/min;～8 岁,<110 次/min;(3)小龄儿童较年长儿和成人更易发生高碳酸血症(低通气);(4)判断急性发作严重度时,只要存在某项严重程度的指标(不必全部指标存在),就可归入该严重度等级

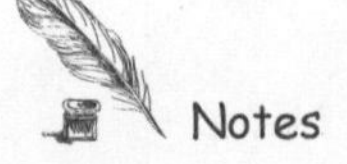

（三）阶梯治疗方案

任何年龄患儿治疗方案的确定，均要根据平时病情轻重程度而定，之后根据病情变化及治疗反应进行调整。每 1～3 个月审核一次治疗方案，若哮喘控制 3 个月以上时，可逐步降级治疗。若未能控制，要立即升级治疗，但首先应审核患儿用药技术、是否遵循用药方案、如何避免变应原和其他触发因素等。

（四）吸入治疗

是目前治疗哮喘最好的方法，见图 8-10-9。吸入药物以较高浓度迅速到达病变部位，因此起效迅速，且所用药物剂量较小，即使有极少量药物进入血液循环，也可在肝脏迅速灭活，全身不良反应较轻，故应大力提倡。

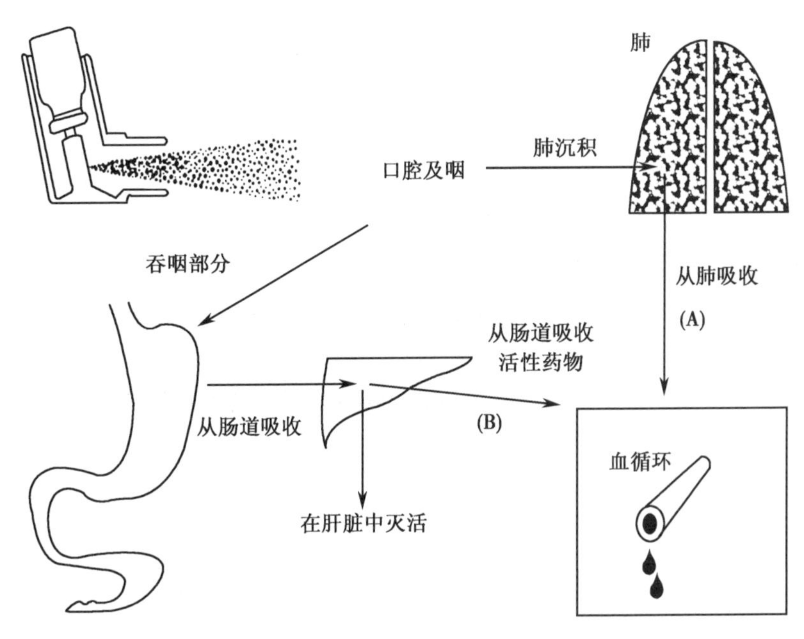

图 8-10-9　吸入药物的代谢途径

<2 岁、2～5 岁可用气流量≥6L/min 的氧气或压缩空气（空气压缩泵）作动力，通过雾化器吸入药物；也可采用有活瓣的面罩储雾罐及压力式定量气雾装置（metered dose inhaler，MDI）。5～7 岁除上法外，亦可用吸入器吸入干粉剂。>7 岁已能使用 MDI，也可用干粉剂或有活瓣的储雾罐吸入。

（五）哮喘常用药物

1. 糖皮质激素　是最有效的抗炎药物。吸入用药具有较强的呼吸道局部抗炎作用，用于哮喘发作的预防。在哮喘急性发作时应与吸入 β_2 激动剂或茶碱类合用。吸入药物局部不良反应为口咽部念珠菌感染、声音嘶哑、或上呼吸道不适。吸药后用清水漱口可减轻局部反应和胃肠吸收。急性发作的患儿，如吸入糖皮质激素不能缓解，可早期口服糖皮质激素，以防病情恶化。严重哮喘发作时应及早静脉滴注糖皮质激素，如琥珀酸氢化可的松，每次 5～10mg/kg，或甲泼尼龙每次 1～2mg/kg。

2. 肥大细胞膜稳定剂　色甘酸钠（disodium cromoglycate）是一种非糖皮质激素类抗炎制剂，可抑制 IgE 诱导的肥大细胞释放介质。吸入用药用于预防哮喘发作，也可预防运动、冷空气等引起的急性气道收缩及季节性哮喘发作。MDI 每次 5～10mg，每日 3～4 次。

3. 白三烯受体拮抗剂　是非糖皮质激素类抗炎药物，如孟鲁司特。在哮喘治疗中可作为 2 级治疗的单独用药或 2 级以上治疗的联合用药。

4. 支气管舒张剂　可舒张气道平滑肌，增加黏液纤毛清除功能，调节肥大细胞、嗜碱性粒细

胞介质的释放。吸入用药包括沙丁胺醇和特布他林,通过气雾剂或雾化器吸入,5~10分钟即可见效,维持4~6小时。多用于治疗哮喘急性发作或预防运动性哮喘。切忌过分或盲目增加次数。过量使用可引起危及生命的心律失常,甚至猝死。长效β_2激动剂,如沙美特罗和福莫特罗,主要与吸入型糖皮质激素联合使用。

5. **茶碱** 茶碱具有舒张支气管平滑肌、强心、利尿、扩张冠状动脉作用,此外还可兴奋呼吸中枢和呼吸肌,还具有抗炎和免疫调节作用。但由于其安全性问题,临床不推荐常规应用,但茶碱缓释片有一定应用地位。

6. **抗胆碱药** 吸入抗胆碱药物,如溴化异丙托品,可阻断节后迷走神经传出支,通过降低迷走神经张力而舒张支气管,其舒张支气管的作用较β_2激动剂弱,起效也较缓慢,可与β_2激动剂联合吸入。

7. **特异性免疫治疗** 在无法避免接触过敏原或药物治疗无效时,可考虑针对过敏原进行特异性免疫治疗。如用花粉或尘螨提取物作脱敏治疗。

8. **免疫调节剂** 因反复呼吸道感染诱发喘息发作者可酌情加用。

9. **中药** 急性发作期要辨证施治。缓解期用健脾、补肾等扶正。“三伏贴”穴位疗法可作为辅助治疗,但其有效性尚需进一步临床验证。

(六)缓解期的处理

病情缓解后应继续吸入维持量糖皮质激素,至少6个月~2年或更长时间。

第十一节 儿童阻塞性睡眠呼吸暂停综合征

儿童阻塞性睡眠呼吸暂停低通气综合征(obstructive sleep apnea hypopnoea syndrome, OSAHS)是指由于睡眠过程中频繁的部分或全部上气道阻塞,扰乱睡眠过程中的正常通气和睡眠结构而引起的一系列病理生理变化。

【病因】 临床上引起儿童OSAHS的常见原因,主要是由于各种因素引起的解剖结构异常、神经肌肉调控异常因而导致上气道梗阻、阻力增高和顺应性改变。其中,引起儿童OSAHS最常见的病因是腺样体肥大和扁桃体肥大所致上气道梗阻。其他,如中面部发育不良,小下颌,肥胖,以及各种伴有颅面畸形、神经肌肉调节障碍的先天综合征或遗传代谢病等,均可发生OSAHS。

【临床表现】 儿童睡眠呼吸暂停主要临床表现为睡眠打鼾、张口呼吸、憋气、反复惊醒、遗尿、多汗、多动等。白天可发生嗜睡,但较少见,而以活动增多为主要表现。其他白天症状有:张口呼吸,晨起头痛,或易激惹;学龄儿童则表现为上课精力不集中、乏力,学习成绩下降。

体征包括:夜间睡眠时出现呼吸困难,鼻扇、肋间和锁骨上凹陷,吸气时胸腹矛盾运动。家长可能注意到患儿睡眠中出现呼吸停止,典型睡眠姿势为俯卧位,头转向一侧,颈部过度伸展伴张口呼吸。

【并发症】 OSAHS儿童可出现语言缺陷、食欲降低和吞咽困难,并有非特异性行为异常,如不正常的害羞、反叛和攻击行为等。严重的病例可发生认知缺陷,记忆力下降,学习困难。长期未经治疗的患儿可出现呼吸系统、心血管系统并发症,如高血压、肺水肿、肺心病、心律失常、充血性心力衰竭、呼吸衰竭。

【辅助检查】 夜间多导睡眠监测仪(polysomnography, PSG)是目前诊断睡眠呼吸疾病的标准方法,任何年龄的患儿均可实施。没有条件行PSG检查的患儿,可参考病史、体格检查、X线鼻咽部侧位摄片(图8-11-1)、鼻咽喉内镜、鼾声录音、录像、脉氧仪等手段协助诊断。鼻咽侧位X线片或CT有助于气道阻塞部位的确定。

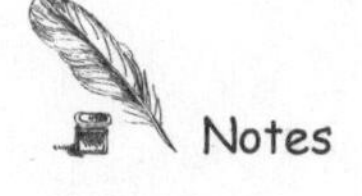

标准的多导睡眠监测应在夜间连续监测6~7小时以上,包括脑电图、眼动电图、下颏肌电

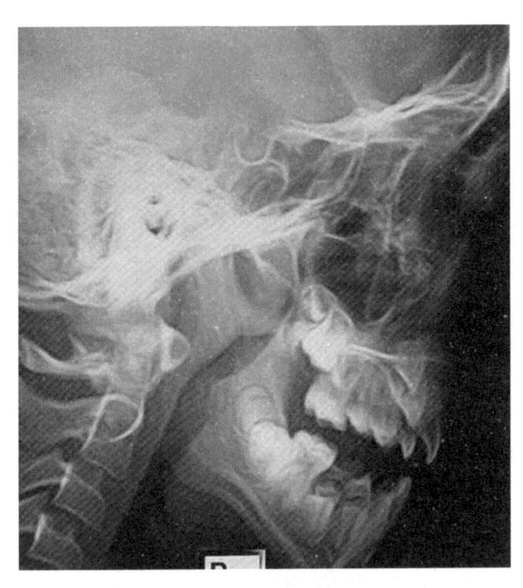

图 8-11-1　鼻咽 X 线侧位片
显示腺样体肥大

图、腿动图和心电图,同时应监测血氧饱和度、胸腹壁运动、口鼻气流、鼾声等(见文末彩图 8-11-2)为阻塞性睡眠呼吸暂停事件图例。

【诊断】　OSAHS 的诊断应结合临床表现、体检及多导睡眠监测仪检查的结果。病史应特别注意睡眠方面的情况,如睡眠的环境、时间、姿势、深睡状态、憋醒、打鼾、喘息等,体检时应注意颅面部结构、鼻咽部气道的通畅情况、舌、软硬腭的位置、悬雍垂的大小、长度等。

【鉴别诊断】

(一) 原发鼾症

原发鼾症患儿夜间打鼾但没有呼吸暂停和低通气,不伴血氧下降及觉醒;中枢性呼吸障碍胸腹运动和口鼻气流同时停止或减低。

(二) 发作性睡病

表现为白天嗜睡明显,病史中有发作性猝倒、睡瘫、睡眠幻觉等,多次小睡潜伏期试验有助于嗜睡程度的判断以及发现异常的快眼动睡眠。根据临床病史、体格检查及多导睡眠监测仪可资鉴别。

【治疗】　治疗原则:早诊断、早治疗,解除上气道梗阻因素,预防和治疗并发症。

(一) 外科治疗

1. **腺样体切除术和扁桃体切除术**　是治疗儿童 OSAHS 的主要有效方法。需要指出的是,部分患儿腺样体、扁桃体切除术后仍有 OSAHS 残留,需要进一步的其他治疗。

2. **其他外科治疗**　包括颅面正颌手术,严重的病例可行气管切开术。但一些外科手术可能影响儿童的生长发育及生活质量,应非常慎重。

(二) 持续气道正压通气治疗(continuous positive airway pressure,CPAP)

是治疗 OSAHS 的有效方法,可适用于各年龄段儿童。不能耐受 CPAP 压力者,可试用双水平正压通气治疗(Bi-level positive airway pressure BiPAP)。CPAP/BiPAP 的压力滴定必须在睡眠实验室完成,并且需要定期调整。

(三) 其他治疗

包括体位治疗、肥胖病人减肥、吸氧、药物治疗等。由于过敏性鼻炎、鼻窦炎等鼻部疾病导致上气道阻塞者,应系统、规范地对症治疗。

第十二节　特发性肺含铁血黄素沉着症

特发性肺含铁血黄素沉着症(idiopathic pulmonary hemosiderosis,IPH)是一组病因未明的弥漫性肺泡毛细血管出血性疾病,以大量含铁血黄素沉积于肺内为特征,多见于儿童。典型的临床表现为贫血、咯血和弥漫性肺浸润三联征,痰、胃液或支气管肺泡灌洗液检查可见含铁血黄素细胞。在中国儿童弥漫性肺间质性疾病中,IPH 可能是首位的病因。随着对 IPH 治疗经验的积累,该病预后已较既往有所改善。

【病因及发病机制】　尚不清楚,可能与免疫、遗传、牛乳过敏、环境因素及接触有毒物质等有关。

免疫因素:多数学者认为 IPH 的发生与机体异常的免疫因素有关。有报道 IPH 患儿可合并

Notes 

出现自身免疫性甲状腺炎、自身免疫性溶血性贫血等自身免疫性疾病，推测可能由于自身抗体与肺泡基底膜等自身抗原结合后通过激活补体、抗体依赖的细胞介导的细胞毒性作用（ADCC）、形成抗原抗体复合物等免疫反应，导致肺泡上皮细胞及肺毛细血管的破坏，引起肺毛细血管扩张，出血；糖皮质激素和免疫抑制剂治疗有效也支持上述观点。

遗传因素：已有一些家族性病例的报道，提示 IPH 可能存在遗传学背景，但至今未发现与本病相关的候选致病基因。

IPH 还可能与牛奶过敏、环境因素、接触杀虫剂等有毒化学物质等相关。此外，肺泡上皮细胞发育与功能异常、肺泡上皮受损也可能是导致肺泡反复出血的原因。

因此，IPH 的病因及发病机制复杂，目前难以用单一因素解释其发生机制，IPH 的发生可能是外界因素作用于具有特殊遗传学背景的人群，由免疫因素介导其发病。

【病理生理】 肺泡毛细血管反复出血，血流入肺泡腔可引起咯血或呕血；失血及肺组织中铁的沉积引起缺铁性贫血；肺泡毛细血管出血渗入到肺间质，血红蛋白转化为含铁血黄素，巨噬细胞吞噬含铁血黄素后成为含铁血黄素细胞；长期反复出血导致肺间质大量含铁血黄素沉积、肺间质纤维化病变还可引起肺动脉内膜下增生、硬化，轻度支气管动脉肌层增厚；随着病程进展可最终形成肺动脉高压。

【病理】 肺大体检查见肺重量和体积增加，切面呈弥漫性棕色色素沉着。光镜下见肺泡内出血，含铁血黄素细胞浸润，肺间质不同程度纤维化。电镜下见肺泡上皮细胞肿胀，肺泡毛细血管基底膜局部增厚、断裂及不规则的胶原沉积等修复现象，但至今仍未发现血管炎、毛细血管炎、肉芽肿形成或任何特异性免疫复合物沉积等病理改变。

【临床表现】 典型的临床表现为贫血、咯血和弥漫性肺浸润的三联征，但在儿童常以不能解释的缺铁性贫血为最早的临床表现，缺乏呼吸道症状。临床上可分为三期：急性出血期、慢性反复发作期、静止期或后遗症期。

（一）急性出血期

可有面色苍白、咯血、咳嗽、气促、疲乏等表现，合并感染时出现发热。小儿不会咳痰常无咯血，多以面色苍白为主要表现，有时伴呕血、黑便或轻度黄疸，久之出现疲乏、食欲缺乏、生长发育落后。严重病例可呈大咯血表现。体征可有呼吸音增粗，湿啰音。贫血患者可出现心尖部收缩期杂音。

（二）慢性反复发作期

常有慢性咳嗽、气促及贫血所致的心悸、乏力，部分病人出现肝脾肿大、杵状指（趾）。

（三）静止期或后遗症期

轻微咳嗽、气促，常无咯血或贫血。病程后期可并发肺动脉高压、肺心病和呼吸衰竭。

个别报道 IPH 可同时伴发乳糜泻（Celiac Disease，CD）或其他自身免疫性疾病。

【辅助检查】

（一）实验室检查

1. 血常规　血红蛋白降低比红细胞数减少明显，呈小细胞低色素性贫血，网织红细胞比例升高。

2. 铁代谢检查　血清铁、转铁蛋白饱和度和血清铁蛋白浓度降低，总铁结合力升高，但不一定同时出现。典型的骨髓象为增生性红细胞生成和髓内铁储存降低。

3. 肺含铁血黄素细胞检查　痰液、胃液、支气管肺泡灌洗液（BALF）普鲁士蓝染色后可见巨噬细胞中充满含铁血黄素颗粒，称为含铁血黄素细胞。对于可疑病例，应反复多次检查以提高阳性率。BALF 中含铁血黄素细胞的阳性率最高，可达 92%，因此，痰液、胃液找含铁血黄素细胞阴性者，可做支气管肺泡灌洗检查。

4. 病理检查　肺活检是诊断 IPH 的金标准。重要的特征为肺组织中发现含铁血黄素细胞

和完整的红细胞，并且没有免疫复合物沉积、毛细血管炎、脉管炎、肉芽肿及恶性肿瘤的表现。

5. 免疫指标的检测 主要用以除外风湿及免疫系统疾病，包括免疫球蛋白、抗核抗体（ANA）、抗中性粒细胞抗体（ANCA）、抗磷脂抗体、抗肾小球基底膜（GBM）抗体和类风湿因子（RF）等均为阴性；怀疑并乳糜泻者检测抗麦胶蛋白麦醇溶蛋白抗体（AGA）。

（二）胸部影像学检查

影像学变化与病变过程密切相关。早期无特异性表现。在急性肺出血期，两肺野透亮度普遍减低，呈磨玻璃样改变及大片云絮状阴影，以肺门及中下肺野多见。肺部病变经治疗后多在1～2周内明显吸收，有时可延续数月或反复出现。在慢性反复发作期，两肺广泛分布的小结节影及细小的网状影。进入静止期或后遗症期，肺纹理增多而粗糙，可有小囊样透亮区或纤维化改变，并可出现肺动脉高压和肺心病征象。胸部CT尤其是高分辨CT可更早发现弥漫性小结节状阴影（图8-12-1），对本病的早期诊断有重要意义。

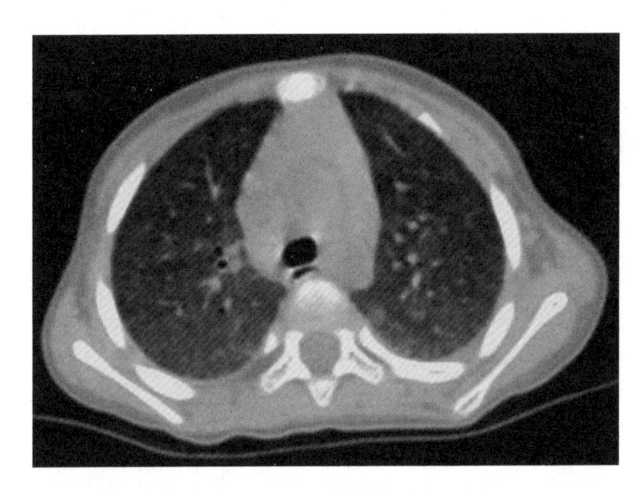

图8-12-1 特发性含铁血黄素沉着症（胸部HRCT）

（三）肺功能

早期肺功能正常，随着病情进展可以出现限制性通气功能障碍和弥散功能障碍。部分病人异常的肺功能可在肺出血吸收后恢复正常。

【诊断和鉴别诊断】 根据不明原因缺铁性贫血伴反复咯血、血丝痰，及肺内弥漫性病变可做出初步诊断，通过痰液、胃液、支气管肺泡灌洗液及肺活检标本中找到含铁血黄素细胞，并根据临床特征、实验室检查及影像学表现诊断不难，但应注意的是，诊断应排除肺血管炎等其他疾病所引起的弥漫性肺泡出血症。

值得注意的是，近年来发现各项指标均符合IPH诊断，但肺活检证实为肺毛细血管炎等继发性肺含铁血黄素沉着症的病例逐渐增多；因此，条件许可的患者可行肺活检以确诊。

鉴别诊断包括：

继发性肺含铁血黄素沉着症：最常见是继发于心脏病，如风湿性心脏病，尤其是二尖瓣狭窄和各种原因引起的慢性左心衰竭的肺含铁血黄素沉着症，常有心脏病史、体征及心电图、心脏彩超等改变，痰呈污褐色，镜检可见心力衰竭细胞，普鲁士蓝反应阳性。

Goodpasture综合征：其临床特点是反复咯血和进行性肾功能障碍。常有镜下血尿、蛋白尿及血清肌酐升高。血清中抗肾小球基底膜抗体阳性，肾穿活检发现肾小球基底膜上有IgG和补体C_3沉积。

血行播散型肺结核：该病常有不规则发热、盗汗、食欲减退、乏力、消瘦等症状，X线显示肺部弥漫性粟粒状阴影，痰含铁血黄素细胞阴性，抗结核治疗有效。

其他原因所致肺泡出血症：系统性红斑狼疮、系统性血管炎、韦格纳肉芽肿等自身免疫性疾

病、胸部外伤、青霉胺过敏等所致肺泡出血症。

【治疗】 IPH缺乏特异性的治疗方法。常用的药物包括肾上腺皮质激素、免疫抑制剂、抗疟药等。出现急性肺出血时可危及生命,迅速处理十分重要。

（一）药物治疗

肾上腺皮质激素　可明显改善患者症状,目前仍是治疗首选药物。对严重威胁生命的IPH患者,可予甲泼尼龙10~20mg/(kg·d),连续静脉滴注3天,病情缓解后改为口服泼尼松1~2mg/(kg·d),逐渐减量至能控制症状的最低维持量,持续治疗6个月或更长时间(维持时间至少3~6个月);症状较重者,X线病变未静止及减药过程中有反复的患者,疗程可适当延长至1~2年。激素减量宜缓慢,停药过早易出现复发,复发时应调整激素用量,强调激素治疗的个体化。长期口服激素应注意全身不良反应。

免疫抑制剂　对激素效果不佳、激素依赖或肺功能持续下降者可考虑联合应用免疫抑制剂治疗,但长期应用时必须密切观察其副作用,如骨髓抑制及合并感染,肝肾功能损害及对视网膜的影响等。

(1) 硫唑嘌呤:小剂量的硫唑嘌呤联用肾上腺皮质激素可能有较好的效果,剂量从1~2mg/(kg·d)增加到3~5mg/(kg·d),病情控制后适量维持约1年。

(2) 环磷酰胺:可用于较难控制的反复肺出血患者,剂量1~2mg/(kg·d)维持数月或酌减。

(3) 环孢素A:剂量5mg/(kg·d),维持数月或酌减。

(4) 羟氯喹3~5mg/(kg·d),维持数月或酌减。

中医中药　除急性发作期外,可试用活血化瘀及提高免疫功能的中药,如丹参、当归等。雷公藤多苷可辅助治疗肺纤维化,间断或长期应用均可。

（二）对症支持治疗

1. 一般治疗　停服牛乳和乳制品,伴有麸麦过敏者予无谷胶饮食,注意避免接触可能的变应原。急性发作期应卧床休息,吸氧或正压通气。镇咳、止血,合并感染时选用抗生素,重症患者可考虑血浆置换改变病人的免疫状态。

2. 呼吸支持　严重出血者需机械通气,呼气末正压通气可限制肺毛细血管出血。

3. 输血　严重贫血者输血纠正贫血。

4. 静止期注意预防感染和锻炼肺功能。

（三）肺移植

有报道保守治疗无效的晚期病例进行肺移植治疗,但均在术后复发,提示可能存在系统性的致病因素;但目前肺移植例数较少,疗效无法评价。

【预后】 既往认为儿童IPH预后较差,患者通常死于急性肺出血或呼吸衰竭,平均存活时间为3~5年。近年的报道显示,接受长疗程激素和免疫抑制剂的患者总体预后较好,部分患者可获得长期存活,甚至临床痊愈,提示尽早诊断、合理药物治疗可能有助于改善预后;但就个例而言,预后难测,有规律治疗患者突然大量肺出血死亡。

(农光民)

第十三节　气管支气管异物

气管支气管异物是儿科的急症,可造成儿童的突然死亡。本病多见于学龄前儿童,以婴幼儿最多见。男孩多于女孩,5岁以下患者占80%~90%。

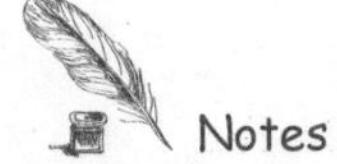

【病因及发病机制】 小儿臼齿未萌出且咀嚼功能差;喉头保护性反射功能不良;进食时爱哭笑打闹;学龄前儿童喜欢将一些小玩具、笔帽、珠子等含于口中玩耍,当受到惊吓、哭闹时,深

吸气时极易将异物吸入呼吸道。异物位于主气管内，患儿在短时间内发生吸气性呼吸困难甚至发生窒息而危及生命；异物位于支气管内，阻塞一侧，而另一侧支气管仍保持通畅，仍然能够保证呼吸；少数病人双侧支气管异物，与正气管异物情况相似。由于右支气管短粗，似气管直接延伸，异物较易坠入右支气管。

临床上，气管支气管异物分为两类：外源性异物，多见，可分为固体性、液体性。临床上常见的有瓜子、花生、果核、笔帽等，也可见到消化道造影时钡剂的误吸；内生性异物，较少见，如肉芽、假膜、分泌物栓、支气管淋巴结结核破溃等。

【临床表现】 异物进入气管后，多有刺激性呛咳及憋气，部分异物可被咯出，之后引起反射性呕吐及呼吸困难，片刻后症状减轻或缓解。视异物的大小和停留于气道的部位而产生不同的症状。如异物嵌于声门区可发生严重的呼吸困难，甚至窒息死亡。较小的异物可无症状。异物停留时间较长者，可有疼痛及咯血等。异物若停留在气管，多随呼吸移动而引起剧烈的阵发性咳嗽，睡眠时咳嗽及呼吸困难均减轻。呼吸困难多为吸气性的，若异物较大，嵌在气管隆凸之上，则吸气、呼气均困难，同时呼气有喘鸣音，极似支气管哮喘，需鉴别。

一般气管异物有以下三个典型症状：①喘息：因空气经过异物阻塞处而发生，于张口呼吸时听得更清楚。②气管拍击音：异物随呼出气流撞击声门下发生，咳嗽时更为显著，异物固定不动时无此音。③气管撞击音：发生原理同气管拍击音，触诊气管可有撞击感。

异物停留于一侧支气管，患儿咳嗽、呼吸困难及喘息症状可减轻，仅有轻度咳嗽及喘鸣，即“无症状的安静期”。继之，感染而出现相应症状，如发热、咳嗽、咳痰等慢性支气管炎、慢性肺炎、支气管扩张或肺脓肿等症状。

【辅助检查】

（一）实验室检查

继发感染后外周血白细胞增高，CRP 增高。

（二）影像学检查

对于可透过 X 线的异物，可以通过观察呼吸道梗阻的情况，如肺气肿、肺不张及纵隔移位等协助诊断。对于不透过 X 线的异物，可通过影像学确定其部位、大小及形状，以区别气道或食管异物。肺部螺旋 CT 对于难以诊断的和形态特异的异物具有一定的诊断意义。

1. 气管异物　在透视下可表现双侧肺透亮度增高，横膈位置低平。因气道有阻塞，呼气末肺变暗及横膈上升不明显，心影有反常大小（正常小儿吸气时心影缩小，呼气时心影增大；气管异物患儿呼气时心影横径反较吸气时缩小，即所谓心影有反常大小）。

2. 支气管异物　如果患侧有阻塞性肺气肿时，透视时可见患侧肺透亮度高，横膈低平，活动度受限，纵隔向健侧移位。吸气时，纵隔向患侧摆动，随即回到原位。如果支气管异物患侧有阻塞性肺不张时，透视时可见患侧肺透亮度减低，横膈上升，健侧有代偿性肺气肿，吸气时纵隔向患侧移位。

【诊断】 对于典型病例，根据病史、症状、体征即可诊断。病史较长的支气管异物病例多诊断为肺炎。

（一）误吸异物的病史

病史是诊断呼吸道异物的重要依据，一般家长都能详述，少数家长需反复询问。

（二）胸部体征

与梗阻的部位及性质有关。活动于气管的异物，除咳嗽时可闻及拍击音之外，两肺有不同程度的呼吸音降低及痰鸣。若异物梗阻一侧支气管，可表现一侧或某叶肺不张或肺气肿的体征，患侧肺部叩诊或浊音或鼓音，但听诊呼吸音均减低，如有继发感染，则可闻及痰鸣或喘鸣音。异物取出后，有时可闻及中小水泡音，这是因为潴留的分泌物排出所致，一般术前多不易听到。

（三）影像学检查

对不透 X 线的异物，可确定其部位、大小及形状。对于能透 X 线的异物，需要透视观察气道

Notes 

受阻塞的间接征象。

（四）支气管镜检查

支气管镜检查是确诊支气管异物最直接准确的方法。

【鉴别诊断】 需要鉴别的疾病包括支气管哮喘、支气管炎、肺炎、支气管内膜结核、塑型性支气管炎等。

【治疗】 异物进入气管或支气管，自然咯出的几率只有1%左右，因此必须设法将异物取出。

1. 气管和支气管镜治疗。

2. **胸科手术** 对于异物位置深，嵌塞时间长，局部肉芽增生包裹明显，周围局部支气管压迫严重的情况，或者采用气管镜取出难度大，容易造成支气管撕裂、大出血等危险，可考虑采取胸科手术治疗。

3. **并发症的处理** 严重并发症包括气胸、纵隔气肿、心力衰竭等并发症，需立即处理。硬质气管镜取异物后有可能损伤喉部而发生喉水肿，术后应给予抗生素及肾上腺皮质激素治疗，喉梗阻严重者应行气管切开术。

【预防】 气管支气管异物是完全可以预防的。应广泛地向家长及保育员进行宣教，3岁以下的小儿不应给花生、瓜子、豆类及其他带核的食物。小儿进食时不要乱跑乱跳，进食时不可惊吓、逗乐或责骂。教育儿童改掉口含笔帽、小玩具等坏习惯。对于幼儿可能吸入或吞下的物品，均不应作为玩具。

（申昆玲）

参考文献

1. 胡亚美，江载芳. 诸福棠实用儿科学. 第7版. 北京：人民卫生出版社，2002
2. 中华医学会儿科学分会呼吸学组，《中华儿科杂志》编辑委员会. 儿童社区获得性肺炎管理指南（2013年修订）. 中华儿科杂志，2013，51（10）：745-752
3. 申昆玲，李云珠，李昌崇，等. 糖皮质激素雾化吸入疗法在儿科应用的专家共识. 临床儿科杂志，2011，29（1）：86-91
4. 中华医学会儿科学分会呼吸学组，《中华儿科杂志》编辑委员会. 儿童支气管哮喘诊断与防治指南. 中华儿科杂志，2008，46：745-753
5. Global Strategy for Asthma Management and Prevention 2014（revision）：www.ginasthma.org
6. 中华医学会儿科学分会呼吸学组全国儿童弥漫性实质性肺疾病/间质性肺疾病协作组. 中国儿童间质性肺疾病的临床研究. 中华儿科杂志，2011，49（10）：734-739
7. Marcus CL, Brooks LJ, Draper KA, et al. Clinical Practice Guideline: Diagnosis and Management of Childhood Obstructive Sleep Apnea Syndrome. PEDIATRICS, 2012, 130: 576-584

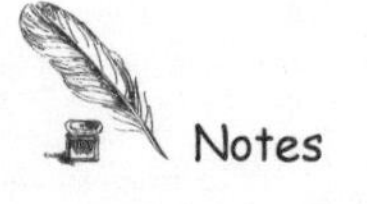

第九章　心血管系统疾病

第一节　儿童正常心血管生理解剖

一、心脏的胚胎发育

胚胎早期3周左右由胚胎腹面咽喉下部两侧的心脏原基所形成的两个血管源性管状结构在胚胎中轴两侧向中线融合，形成了原始心管。胎龄22～24天，在一系列基因的调控下，心管先后发生四个收缩环和相应的四个膨大部分，由头至尾，形成了动脉干、心球、心室、心房与静脉窦等结构，与此同时心管发生扭转，心球转至右尾侧位，心管逐渐扭曲旋转，心室的扩展和伸张较快，逐渐向腹面突出，这样使出自心球、原来处于心管前后两端的动脉干和静脉窦都位于心脏的前端。心脏的流入及排出孔道并列在一端，四组瓣膜环也连在一起，组成纤维支架（图9-1-1）。

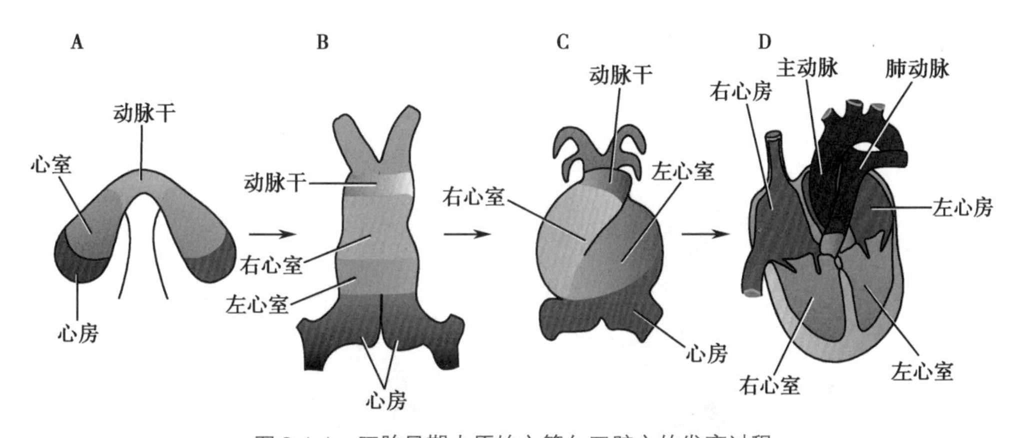

图9-1-1　胚胎早期由原始心管向四腔心的发育过程

心房和心室的最早划分为房室交界的背侧和腹侧长出一心内膜垫，背侧内膜垫与腹侧内膜垫相互融合成为中间的分隔结构，将房室分隔开。心房的左右之分起始于第三周末，在心房腔的顶部向下长出一镰状隔，名第一房间隔，其下缘向心内膜垫生长，暂时未长合时所留孔道名第一房间孔。在第一房间孔未闭合前，第一房间隔的上部形成另一孔，名第二房间孔，这样使左右心房仍保持相通。至第五、六周，于第一房间隔右侧又长出一镰状隔，名第二房间隔，此隔在向心内膜垫延伸过程中，其游离缘留下一孔道，名卵圆孔，此孔与第一房间隔的第二房间孔，并非叠合而系上下相对。随着心脏继续成长，第一房间隔与第二房间隔渐渐接近而黏合，第二房间孔被第二房间隔完全掩盖，此时卵圆孔处第一房间隔紧贴着作为此孔的帘膜，血流可由右侧推开帘膜流向左侧，反向时帘膜遮盖卵圆孔而阻止血液自左心房流向右心房（图9-1-2）。心室间隔的形成有三个来源：①肌隔，由原始心室底壁向上生长，部分地将心室分为左、右心室；②心内膜垫向下生长与肌隔相合，完成室间隔；③小部分为动脉干及心球分化成主动脉与肺动脉时的中隔向下延伸的部分。后两部分形成室间隔的膜部。二尖瓣、三尖瓣分别由房室交界的左右侧及腹背侧的心内膜垫及圆锥隔发育分化而成。

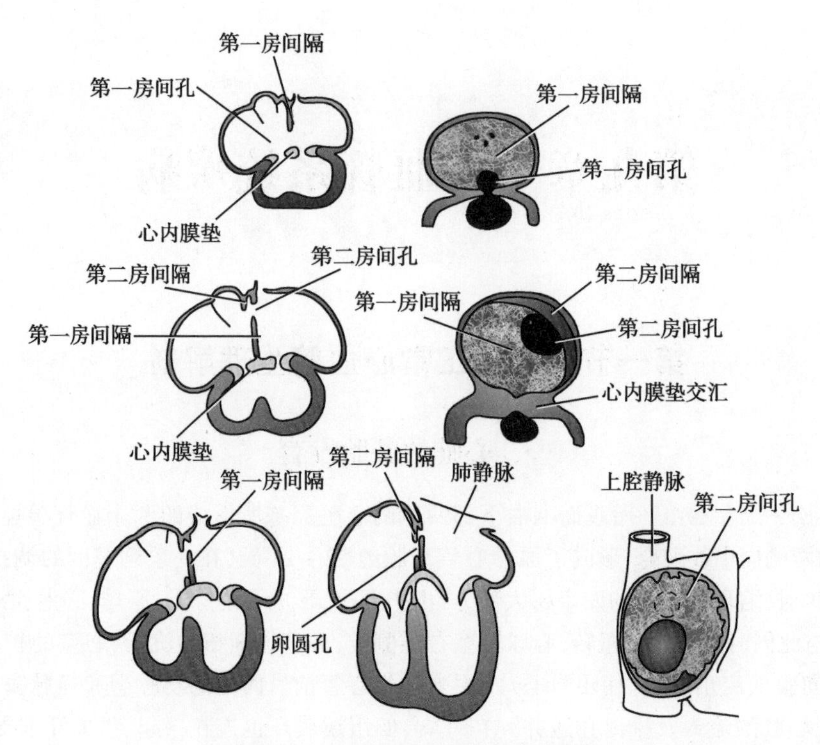

图 9-1-2 胚胎心脏房间隔的发育过程

原始心脏的出口是一根动脉总干，在总干的内层对侧各长出一纵嵴，两者在中央轴相连，将总干分为主动脉与肺动脉(图 9-1-3)。由于该纵隔自总干分支处成螺旋形向心室生长，使肺动

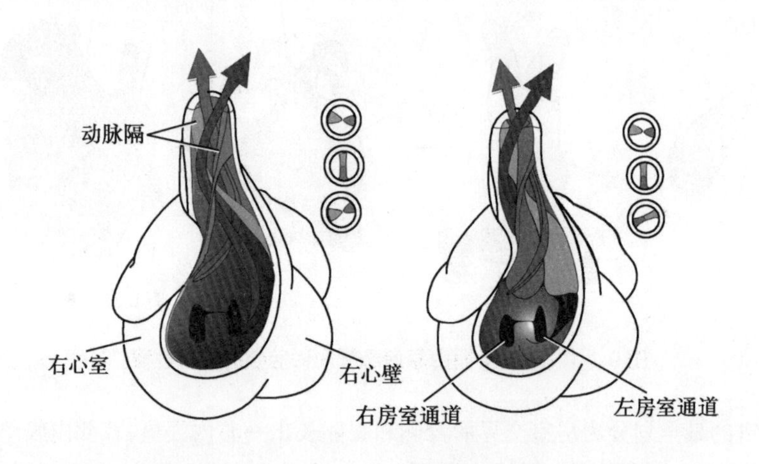

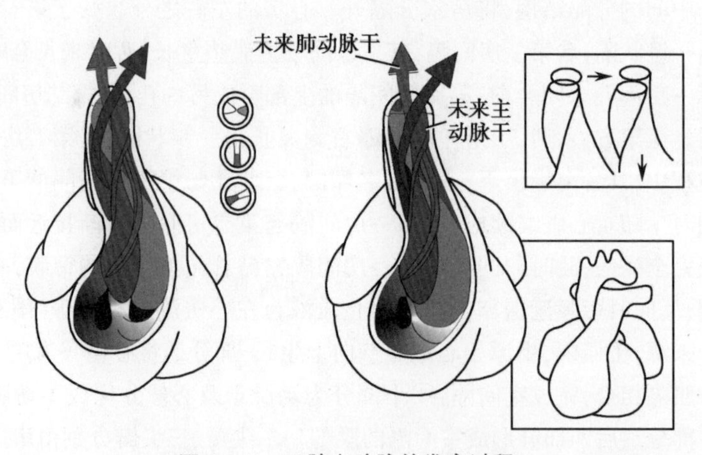

图 9-1-3 胚胎大动脉的发育过程

脉向前、向右旋转与右心室连接，主动脉向左、向后旋转与左心室连接。原始心脏于胚胎第2周开始形成后，约于第4周起有循环作用，至第8周房、室间隔已完全长成，即成为四腔心脏。先天性心脏畸形的形成主要就是在这一时期。

二、胎儿新生儿循环转换

胎儿时期的营养和气体代谢是通过脐血管和胎盘与母体之间通过弥散方式而进行交换的。由胎盘来的动脉血经脐静脉进入胎儿体内，至肝脏下缘，约50%血流入肝与门静脉血流汇合，另一部分经静脉导管流入下腔静脉，与来自下半身的静脉血混合，共同流入右心房。由于下腔静脉瓣的阻隔，使来自下腔静脉的混合血（以动脉血为主）入右心房后，约三分之一经卵圆孔流入左心房，再经左心室流入升主动脉，主要供应心脏、脑及上肢；其余的流入右心室。从上腔静脉回流的、来自上半身的静脉血，入右心房后绝大部分流入右心室，与来自下腔静脉的血一起进入肺动脉。由于胎儿肺脏处于压缩状态，故肺动脉的血只有少量流入肺脏经肺静脉回到左心房，而约80%的血液经动脉导管与来自升主动脉的血汇合后，进入降主动脉（以静脉血为主），供应腹腔器官及下肢，同时经过脐动脉回至胎盘，换取营养及氧气（图9-1-4）。故胎儿期供应脑、心、肝及上肢的血氧量远远较下半身为高。右心室在胎儿期不仅要克服体循环的阻力，同时承担着远较左心室多的容量负荷。

出生后脐血管被阻断，呼吸建立，肺泡扩张，肺小动脉管壁肌层逐渐退化，管壁变薄并扩张，肺循环压力下降；从右心经肺动脉流入肺脏的血液增多，使肺静脉回流至左心房的血量也增多，左心房压力因而增高。当左心房压力超过右心房时，卵圆孔帘膜先在功能上关闭，到出生后5～7个月，解剖上大多闭合。自主呼吸使血氧增高，动脉导管壁平滑肌受到刺激后收缩，同时，低阻

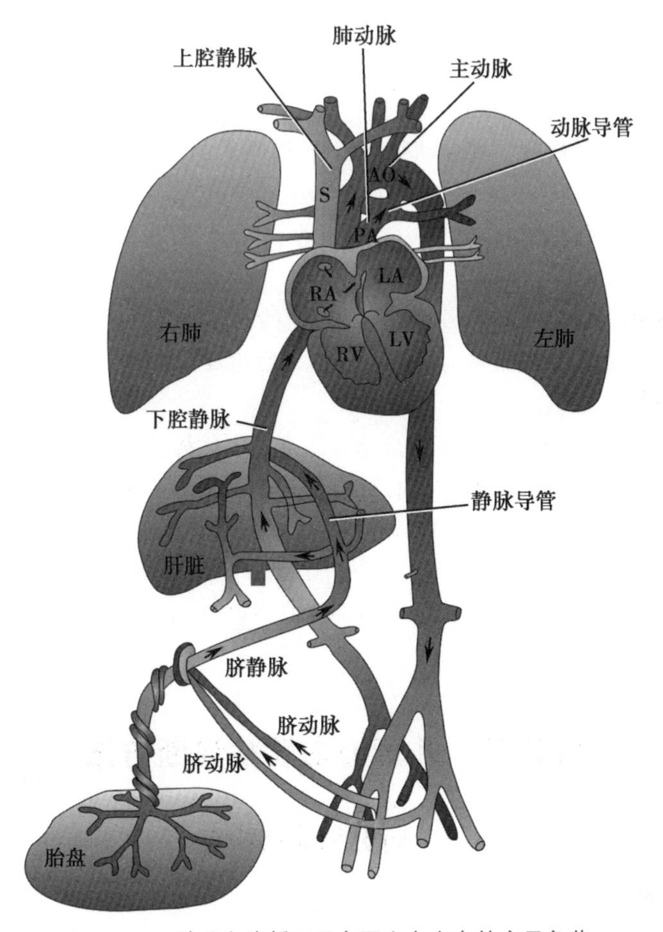

图9-1-4　胎儿血液循环示意图左心室多的容量负荷

力的胎盘循环由于脐带结扎而终止,体循环阻力增高,动脉导管处逆转为左向右分流,高的动脉氧分压加上出生后体内前列腺素的减少,使导管逐渐收缩、闭塞,最后血流停止,成为动脉韧带。足月儿约80%在生后24小时形成功能性关闭。约80%婴儿于生后3个月、95%婴儿于生后1年内形成解剖上关闭。脐血管则在血流停止后6~8周完全闭锁,形成韧带。

三、儿童时期心血管解剖生理特点

(一)解剖特点

1. **心脏位置** 小儿心脏的位置随年龄的增长而变化。新生儿心脏位置较高并呈横位,心尖搏动在第4肋间隙左锁骨中线外;2岁以后心脏位置下移并逐渐变为斜位,心尖搏动于第5肋间隙。

2. **心脏重量** 新生儿心脏相对比成人大,其重量为20~25g,占体重的0.8%,而成人只占0.5%。出生后6周内心脏增长很少,此后呈持续增长,1岁时心脏重量为出生时的2倍,5岁时为4倍,9岁时为6倍,青春期后增长到出生时的12~14倍,达到成人水平。除青春期初期外,男孩的心脏重量均比女孩重。

3. **心腔容积** 四个心腔的容积初生时为20~22ml,出生后第一年增长最快,1岁时达到初生时的2倍,2岁半时达到3倍,近7岁时增至5倍,约100~120ml;其后增长缓慢,至青春期开始,其容积仅约140ml;青春期后增长又渐迅速,至18~20岁时达240~250ml,为初生时的12倍。

4. **心房、心室发育** 新生儿心房、心耳相对较大,生后第1年其增长速度较心室快;1岁以后则心室的增长速度迅速并快于心房增速。出生时左、右心室壁厚度约为0.5cm,右心室壁稍厚于左心室壁,并构成心尖的一部分。随后由于肺循环阻力下降而左心室负荷增加,故左心室的重量及室壁厚度的增长均快于右心室,并逐渐构成心尖的主要部分。5~6岁时左心室壁厚度约10mm,而右心室壁约6mm。15岁时左心室壁厚度增长到初生时的2.5倍,而右心室壁厚度仅增长初生时厚度的1/3;左室壁的厚度可超过右室壁的1倍。左心室的迅速增长过程中,心脏长径较横径增大更多,故心脏从球形发育成椭圆形。

5. **血管特点** 成人的静脉内径较动脉大1倍,而小儿的动、静脉内径相差较小。在大血管方面,10岁以前肺动脉内径较主动脉宽;至青春期主动脉的直径开始超过肺动脉。血管壁的弹力纤维较少,至12岁时才达到成人水平。在婴儿期,心、肺、肾及皮肤供血较好,主要是因为该时期这些器官的微血管较粗。

6. **心脏传导系统** 新生儿期窦房结起搏细胞原始,过渡细胞较少。房室结区相对较大。心房、心室之间可残留心肌细胞的连续。大约至1岁以后始发育成熟。

(二)生理特点

出生时自主神经系统不成熟,心脏的交感神经支配占优势,而迷走神经中枢紧张度较低,对心脏抑制作用较弱;之后随着年龄的增长心脏的自主神经系统不断发育成熟,5岁时开始具有成人的特征,10岁时完全成熟。故年龄愈小,心率及血流速度也愈快。婴儿血液循环时间平均12秒,学龄期儿童需15秒,年长儿则需18~20秒。小儿每分钟心脏输出量相对较成人大,新生儿期可达400~500ml/(kg·min),婴儿约180~240ml/(kg·min),以后逐渐降低至成人水平,约为100ml/(kg·min)。

第二节 儿童心血管病诊断方法

一、病史和体格检查

(一)病史采集

Notes

小儿时期的心血管疾病以先天性心脏病比较多见。后天性心脏病中婴幼儿期主要是川崎病合并冠状动脉病变、心肌病等；学龄期为风湿性心脏病及病毒性心肌炎等。病史询问重点内容包括下列几项：

（1）青紫：是右向左分流型先心病的重要症状，应询问出现时间、部位，是否为持续性，是否伴有呼吸困难、蹲踞现象。

（2）心脏杂音：往往提示心血管病变。需询问心脏杂音是何时何地、在什么情况下发现的，例如：小型室间隔缺损、轻度肺动脉瓣狭窄等轻症先心病平素可以没有其他症状，而只是在体检时被发现有心脏杂音。

（3）生长发育迟缓：如体重不增、体格增长迟滞，常见于左向右分流型先心病。如伴随喂养困难、活动耐力下降，则往往提示慢性心功能不全。

（4）水肿：表现在眼睑或下肢，应询问出现的时间和一天中的变化，以及伴随症状，如合并心动过速、气促、呼吸困难等，提示存在心力衰竭。

（5）心悸：常见于患心动过速、期前收缩的年长儿童，偶见于甲亢、二尖瓣脱垂等。

（6）胸痛：可见于冠状动脉病变等情况。应询问发生时间、诱因、持续时间、性质等。

（7）关节痛：是风湿热的重要症状。询问疼痛部位、关节活动情况，是否为游走性，近期是否有发热、咽痛、皮疹等。

（8）晕厥：见于严重心律失常、重度主动脉或肺动脉瓣狭窄、血管迷走性晕厥等。

（9）反复下呼吸道感染：常常提示严重左向右分流型先心病。

（10）母亲妊娠史：包括孕期早期感染、放射线接触、药物使用、缺氧、酗酒、吸毒、代谢性疾病、结缔组织病等。

（11）家族史：有无心脏病、猝死以及其他遗传代谢性疾病史。

（二）体格检查

1. 全身检查　应从全身的评价开始，准确测量身高和体重。评价生长发育，注意特殊面容及其他合并畸形、精神状态、体位和呼吸频率。检查有无发绀、杵状指（趾）；发绀在口唇、指（趾）甲床口唇、鼻尖、指（趾）端等毛细血管丰富部位最明显，杵状指（趾）一般在发绀出现后几个月至一年逐渐形成。有发绀者不仅体格发育落后，严重时智能发育也可受影响。注意颈动脉搏动，肝颈回流征，肝脾大小、质地及有无触痛，下肢有无水肿。心力衰竭者肝脏增大，肝颈静脉回流征阳性，并可有全身水肿。体格检查还应注意有无特殊面容和身体其他部位有无伴随的先天畸形存在，如白内障、唇裂、腭裂、以及蜘蛛状指（趾）等。皮肤黏膜瘀点是感染性心内膜炎血管栓塞的表现，而皮下小结、环形红斑是风湿热的表现。

2. 心脏检查

（1）望诊：心前区有无隆起，心尖搏动的位置、强弱及范围。心前区隆起者多示有心脏扩大，应注意与佝偻病引起的鸡胸相鉴别。正常<2岁的小儿，心尖搏动见于左第四肋间，其左侧最远点可达锁骨中线外1cm，5～6岁时在左第五肋间，锁骨中线上。正常的心尖搏动范围不超过2～3平方厘米，若心尖搏动强烈、范围扩大，提示心室肥大。左心室肥大时，心尖搏动最强点向左下偏移；右心室肥大时，心尖搏动弥散，有时扩散至剑突下。心尖搏动减弱见于心包积液和心肌收缩力减弱。右位心的心尖搏动则见于右侧。消瘦者心尖搏动易见，而肥胖者相反。

（2）触诊：进一步确定心尖搏动的位置、强弱及范围，心前区有无抬举冲动感及震颤。左第5～6肋间锁骨中线外的抬举感为左心室肥大的佐证，胸骨左缘第3～4肋间和剑突下的抬举感提示右心室肥大。震颤的位置有助于判断杂音的来源。

（3）叩诊：可粗略估计心脏的位置及大小。

（4）听诊：心率的快慢、节律是否整齐。第一、二心音的强弱，是亢进、减弱还是消失，有无分裂，特别是肺动脉瓣区第二音（P2）意义更大。P2亢进提示肺动脉高压，而减弱则支持肺动脉狭窄的诊断；正常儿童在吸气时可有生理性P2分裂，P2固定性分裂是房间隔缺损的特征性的体

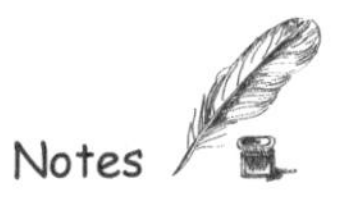

征。杂音对鉴别先心病的类型有重要意义,需注意其位置、性质、响度、时相及传导方向。

3. 周围血管征 比较四肢脉搏及血压,如股动脉搏动减弱或消失,下肢血压低于上肢,提示主动脉缩窄。脉压增宽,伴有毛细血管搏动和股动脉枪击音,提示动脉导管未闭或主动脉瓣关闭不全等。

二、特殊检查

(一) 普通 X 线检查

包括透视和摄片,透视可动态地观察心脏和大血管的搏动、位置、形态以及肺血管的粗细、分布,但不能观察细微病变。摄片可弥补这一缺点,并留下永久记录,常规拍摄正位片,必要时辅以心脏三位片。分析心脏病 X 线片时,应注意以下几点:

1. 摄片质量 要求理想的胸片应为吸气相拍摄,显示肺纹理清晰,对比良好,心影轮廓清晰,心影后的胸椎及椎间隙可见。

2. 心胸比值 年长儿应小于 50%,婴幼儿小于 55%,呼气相及卧位时心胸比值略增大。

3. 肺血管影 是充血还是缺血,有无侧支血管形成。

4. 心脏 位置、形态,各房室有无增大,血管有无异位,肺动脉段是突出还是凹陷,主动脉结是增大还是缩小。

5. 确定有无内脏异位 注意肝脏、胃泡及横膈的位置,必要时可拍摄增高电压(100 ~ 140kV)的高 kV 胸片,观察支气管的形态。

(二) 心电图

对心脏病的诊断有一定的帮助,特别对各种心律失常,心电图是确诊的手段。对心室肥厚、心房扩大、心脏位置及心肌病变有重要参考价值,24 小时动态心电图及各种负荷心电图可提供更多的信息。有些先心病有特征性的心电图,如房间隔缺损的 V1 导联常呈不完全性右束支传导阻滞。在分析小儿心电图时应注意年龄的影响:

1. 年龄越小,心率越快,各间期及各波时限较短,有些指标的正常值与成人有差别。

2. QRS 综合波以右心室占优势,尤其在新生儿及婴幼儿,随着年龄增长逐渐转为左心室占优势。

3. 右胸前导联的 T 波在不同年龄有一定改变,如生后第一天,V1 导联 T 波直立,4 ~ 5 天后转为倒置或双向。

(三) 超声心动图

是一种无创检查技术,不仅可以提供详细的心脏解剖结构信息,还能提供心功能及部分血流动力学信息,有以下几种。

1. M 型超声心动图 能显示心脏各层结构,特别是瓣膜的活动,常用于测量心腔、血管内径,结合同步记录的心电图和心音图可计算多种心功能指标。

2. 二维超声心动图 是目前各种超声心动图诊断的基础,可实时地显示心脏和大血管各解剖结构的活动情况,以及它们的空间毗邻关系。经食管超声使解剖结构显示更清晰,已用于心脏手术和介入性导管术中,进行监护及评估手术效果。

3. 多普勒超声 有脉冲波多普勒、连续波多普勒及彩色多普勒血流显像三种,可以检测血流的方向及速度,并换算成压力阶差,可用于评估瓣膜、血管的狭窄程度,估算分流量及肺动脉压力,评价心功能等。

4. 三维超声心动图 成像直观、立体感强、易于识别,较二维超声心动图可提供更多的解剖学信息;还可对图像进行任意切割,充分显示感兴趣区,为外科医师模拟手术进程与切口途径选择提供了丰富的信息,显示了极大的临床应用价值与前景。

(四) 心导管检查

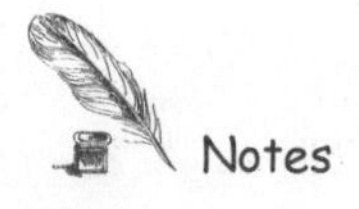

是进一步明确诊断和决定手术前的一项重要检查方法之一,根据检查部位不同分为右心导

管、左心导管检查两种。右心导管检查系经皮穿刺股静脉,插入不透X线的导管,经下腔静脉、右心房、右心室至肺动脉;左心导管检查时,导管经股动脉、降主动脉逆行至左心室。检查时可探查异常通道,测定不同部位的心腔、大血管的血氧饱和度和压力,进一步计算心输出量、分流量及血管阻力。通过肺小动脉楔入压测定可以评价肺高压病人的肺血管床状态,对左心房入口及出口病变、左心室功能的评价等有一定意义。连续压力测定可评价瓣膜或血管等狭窄的部位、类型、程度。此外,经心导管还可进行心内膜活检、电生理测定和各种介入治疗。

(五)心血管造影

心导管检查时,根据诊断需要将导管顶端送到选择的心腔或大血管,并根据观察不同部位病损的要求,采用轴向(成角)造影,同时进行快速摄片或电影摄影,以明确心血管的解剖畸形,尤其对复杂性先心病及血管畸形,心血管造影仍是主要检查手段。数字减影造影技术(DSA)的发展及新一代造影剂的出现降低了心血管造影对人体的伤害,使诊断更精确。

(六)放射性核素

常用的放射性核素为99m-锝,静脉注射后,应用γ闪烁照相机将放射性核素释放的γ射线最终转换为点脉冲,所有的数据均由计算机记录、存储,并进行图像重组及分析。常用的心脏造影有初次循环心脏造影及平衡心脏血池造影。主要用于左向右分流及心功能检查。

(七)磁共振成像

磁共振成像(MRI)具有无电离辐射损伤、多剖面成像能力等特点,有多种技术选择,包括自旋回波技术(SE)、电影MRI、磁共振血管造影(MRA)及磁共振三维成像技术等。常用于诊断主动脉弓畸形、肺动脉分支狭窄和冠状动脉等血管病变,可很好地显示肺血管发育情况。

(八)计算机断层扫描

电子束计算机断层扫描(EBCT)和螺旋形CT已应用于心血管领域。对下列心血管疾病有较高的诊断价值:大血管及其分支的病变;心脏瓣膜、心包和血管壁钙化,心腔内血栓和肿块;心包缩窄、心肌病等。此外,对于血管环压迫气管、支气管有很高的诊断价值。

第三节 先心病概述及分类

先天性心脏病(先心病,congenital heart disease,CHD)是指胎儿时期心脏血管发育异常而致的心血管畸形,是小儿最常见的心脏病。在1000个出生存活的新生儿中,发生本病者约6~8名。据1989—1991年上海市杨浦和徐汇两个区的联合调查资料,婴儿出生后一年内先心病的发病率为6.87‰。中国每年大约有15万新生婴儿患有各种类型的先心病。近三十多年来,由于超声心动图、心导管检查、心血管造影术等的应用,以及在低温麻醉、体外循环下心脏直视手术的发展,使得绝大多数先心病得到准确的诊断,多数可获得彻底根治,预后已大为改观。

先心病的发生主要由遗传和环境因素及其相互作用所致。据目前了解,由单基因和染色体异常所导致的各类先心病约占15%左右。例如:21三体综合征的病人,40%合并有心血管畸形,以房室隔缺损为最多见;13、15和18三体综合征大多合并室间隔缺损、房间隔缺损和动脉导管未闭等畸形;在动脉单干、肺动脉狭窄和法洛四联症等多种畸形中,存在第22对染色体长臂11带区缺失;主动脉瓣上狭窄可能与Elastin基因突变有关;马凡综合征与Fibrillin基因突变有关等。

但一般认为,多数先心病由多基因异常和环境因素共同作用所致,与心血管畸形相关性较强的因素主要为:①早期宫内感染,如风疹、流行性感冒、腮腺炎和柯萨奇病毒感染等;②孕母有与大剂量的放射线接触和服用药物史(抗癌药、抗癫痫药物等);③孕妇代谢紊乱性疾病(糖尿病、高钙血症等);④引起子宫内缺氧的慢性疾病等;⑤妊娠早期酗酒、吸食毒品等。

虽然引起先心病的病因迄今尚未完全明确,但加强对孕妇的保健,特别是在妊娠早期积极预防病毒感染性疾病、避免与发病有关的一些高危因素,对预防先心病的发生具有重要意义。

通过胎儿超声心动图及染色体、基因诊断等手段可以在怀孕的早、中期对部分先心病进行早期诊断、早期干预。

先心病的种类很多,临床上根据心脏左、右两侧及大血管之间有无血液分流分为三大类。

(1) 左向右分流型(left-to-right shunt lesions):为心血管左、右两侧之间存在异常通道,如室间隔缺损、房间隔缺损和动脉导管未闭等。一般情况下,由于体循环压力高于肺循环,故血液从左向右分流而不出现发绀。但在剧哭、屏气等情况下,致使肺动脉或右心室压力增高并超过左心室压力时,则可使血液自右向左分流而出现暂时性发绀;如果肺动脉压力进行性增高致使右心压力超过左心,也可导致发绀,故此型也称为潜在发绀型先心病。

(2) 右向左分流型(right-to-left shunt lesions):也称为发绀型先心病,为右心血液通过异常通道直接流入左心,出现持续性发绀。常见者如法洛四联症和大动脉换位等。

(3) 无分流型(non-shunt lesions):即心脏左、右两侧或动、静脉之间无异常通路和分流的先心病,如肺动脉瓣狭窄和主动脉缩窄等。

先心病的诊断根据步骤通常采用 Van Praagh 顺序节段分析(sequential segmental analysis)方法及命名。分段诊断概念对推动和提高先心病的诊断和治疗水平发挥了非常重要的作用。该方法将心房、心室、大动脉(瓣膜水平)的位置分别以字母表示,例如正常心脏可以[S、D、S]来表示,即心房位置正常(S)、右襻心室(D)和大动脉位置正常(S),主动脉位于肺动脉右后方。镜像右位心时则为[I、L、I],即心房反位(I)、左襻心室(L),大动脉反位(I),主动脉位于肺动脉左后方,以上各段连接均正常。心房位置正常、右襻心室、主动脉位于肺动脉右前与右心室连接的大动脉换位,为完全性大动脉转位,用[S、D、D]表示。

完整的 Van Praagh 顺序分段诊断包括:心房位置、心室位置、房-室连接、大动脉位置、心室-大动脉连接,以及心脏位置及合并畸形的诊断等。正确判断心房、心室及大动脉的分布是顺序分段诊断的基础。

第四节 较常见的先天性心脏病

一、房间隔缺损

【概述】 房间隔缺损(atrial septal defect,ASD)是小儿常见的先心病,约占先心病发病总数的10%左右。根据解剖病变部位的不同,可分为三种类型:第一孔型(原发孔)缺损、第二孔型(继发孔)缺损和静脉窦型缺损。房间隔缺损可单独存在,也可合并其他畸形,较常见的为肺静脉异常回流、肺动脉瓣狭窄及二尖瓣裂缺等。

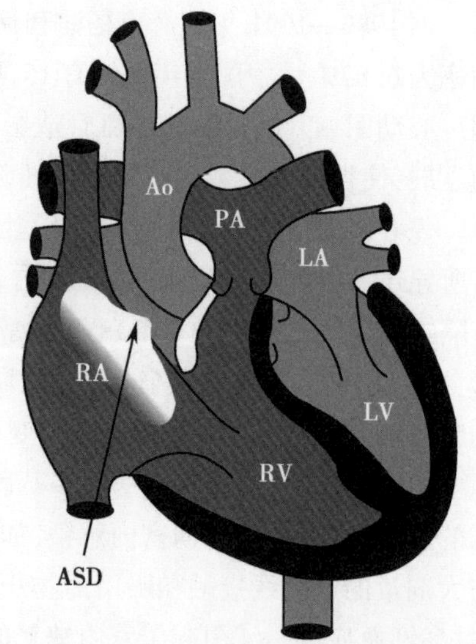

图 9-4-1 房间隔缺损(继发孔型)箭头所示

【病理生理】 房间隔缺损时左向右分流量取决于缺损的大小、两侧心室的相对顺应性和体、肺循环的相对阻力。新生儿及婴儿早期,由于左、右两侧心室充盈压相似,通过房间隔缺损的分流量受到限制,随着体循环压力的增高,肺阻力及右心室压力的降低,心房水平自左向右的分流增加。小型房间隔缺损分流量小;大型房间隔缺损时,左心房水平大量含氧量高的血流向右心房分流,右心房接受腔静脉回流血量加上左心房分流的血量,导致右心室舒张期容量负荷过重,肺循环血流量可为体循环的2~4倍(图9-4-1)。小部分病例当分流量已超过肺血

Notes

管床容量的限度,可产生肺动脉高压。

【临床表现】

1. 症状 婴儿期房间隔缺损大多无症状。一般由常规体格检查或闻及杂音而发现此病。儿童期可表现为乏力,活动后气促。大分流量病例可引体循环血量不足而影响发育,患儿体格较小、消瘦、乏力、多汗和活动后气促,并因肺循环充血而易患支气管炎或肺炎。当哭闹、患肺炎或心力衰竭时,右心房压力可超过左心房,出现暂时性右向左分流而呈现青紫。在成人可能发生心力衰竭和持续发绀。

2. 体征 心前区较饱满,右心搏动增强,心浊音界扩大。第一心音正常或分裂,后者主要由于二尖瓣关闭音提前所致。通过肺动脉瓣的血流增加,造成肺动脉瓣相对狭窄,胸骨左缘第2、3肋间产生收缩中期Ⅱ~Ⅲ级喷射性杂音。肺动脉瓣延迟关闭,产生不受呼吸影响的肺动脉瓣区第二心音固定分裂(fixed splitting)。分流量大时,通过三尖瓣的血流量增多,造成三尖瓣相对狭窄,胸骨左缘下方可闻及舒张期隆隆样杂音。肺动脉扩张明显或有肺动脉高压者,可在肺动脉瓣区听到第二音亢进和收缩早期喀喇音(early systolic click)。如同时合并二尖瓣脱垂,心尖区可闻及全收缩期或收缩晚期杂音。

【辅助检查】

1. 心电图 电轴右偏,显示右心室肥大,右侧心前区联可有不完全右束支传导阻滞,QRS波群呈为rsR'型,P-R间期可延长,可能为室上嵴肥厚和右心室扩张所致。少数可有P波高尖。如果电轴左偏,提示原发孔型房间隔缺损伴二尖瓣裂缺。

2. X线检查 右心房、右心室、肺动脉均可扩大,肺门血管影增粗(图9-4-2),搏动强烈,透视下可见肺动脉总干及分支随心脏搏动而一明一暗的"肺门舞蹈"征。原发孔型房缺二尖瓣有严重反流时,左心房、左心室扩大。

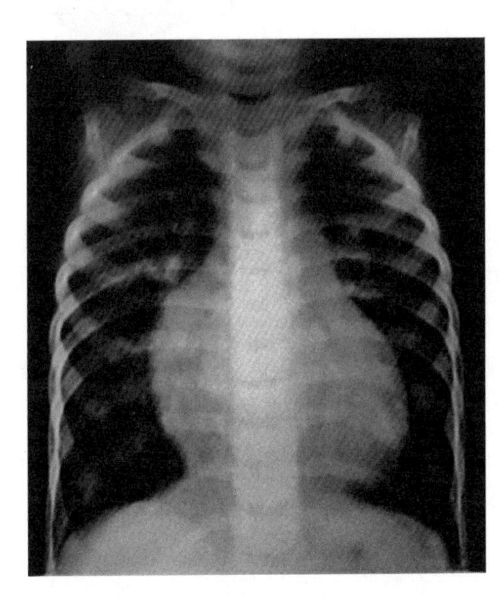

图9-4-2 房间隔缺损的X线表现

3. 超声心动图 右心房、右心室、右心室流出道扩大,室间隔与左心室后壁呈矛盾运动(即同向运动),系右心室舒张期容量负荷过重所致。二维超声心动图可直接探测到房间隔缺损的部位及大小,通过叠加脉冲和彩色多普勒观察血流特点可进一步明确诊断。大多数单纯房间隔缺损经超声心动图检查后可明确诊断,无需心导管检查而可直接接受矫治手术。

4. 心导管检查 当临床资料与诊断不一致,或怀疑有严重肺动脉高压存在,需做心导管检查。右心导管可发现右心房血氧含量较上、下腔静脉平均血氧高。导管可通过缺损经右心房进入左心房,还能了解肺动脉压力、阻力及分流大小。

【并发症】 继发孔型房间隔缺损在儿童时期能较好地被耐受,通常到20岁左右才有症状。肺动脉高压、房性心律失常、三尖瓣或二尖瓣的关闭不全及心力衰竭是晚期的表现。感染性心内膜炎(infective endocarditis,IE)很少见。

【治疗】 房间隔缺损患儿症状明显者宜早期施行手术治疗。临床症状较轻或无症状、但有血液动力学异常改变者,宜在2~6岁行手术修补治疗。部分病人可通过心导管植入扣式双盘堵塞装置(Sideris)、蚌状伞(Cardio Seal)或蘑菇伞(Amplazer)关闭继发孔型房间隔缺损,目前适用于年龄大于2岁患儿,缺损周围有足够房间隔边缘。近-中期效果良好,长期疗效有待随访观察。

二、室间隔缺损

【概述】 室间隔缺损(ventricular septal defect,VSD)是儿童先心病中最常见的类型,占先心病总数的25%左右。根据缺损部位可分为三种类型:①膜周部缺损:单纯膜部缺损很少,而是表现为膜部及其周边组织缺损,故称为膜周型(perimembranous),此型最多见,占60%~70%。②肌部缺损:缺损位于肌部室间隔,占15%~25%。③漏斗部缺损:缺损位于右心室流出道、室上嵴与肺动脉瓣环之间,该型在西方国家占3%~6%,但东方人发生率较高,占19%。室间隔缺损可单独存在,也可与心脏其他畸形并存。

【病理生理】 在胚胎第4~8周由心室间隔将原始心室分隔成左、右心室,室间隔包括圆锥间隔部、膜部及肌部,室间隔缺损是由于室间隔组成部分的发育不良或发育障碍所致。由于左心室的收缩压显著高于右心室,因此室间隔缺损时,分流方向为从左心室到右心室,造成肺循环血流量增加。室间隔缺损的血液动力学改变与缺损大小及肺血管床发育状况有关。小型缺损(按体表面积校正,<5mm/m²)分流量很小,可以无功能上的紊乱。中等大小缺损(5~10mm/m²)时,有明显分流,肺循环血流量超过正常2~3倍,肺动脉压正常或轻度升高;大型缺损(>10mm/m²),肺循环血流量可为体循环的3~5倍(图9-4-3)。肺循环量增加使肺小动脉痉挛,产生动力型肺动脉高压,以后,渐渐引起继发性肺小动脉内膜和中层的增厚及硬化,形成阻力型肺动脉高压。此时,左向右分流量逐渐减少,继而呈现双向分流,甚至反向分流,临床上出现发绀,发展成为艾森曼格(Eisenmenger)综合征。

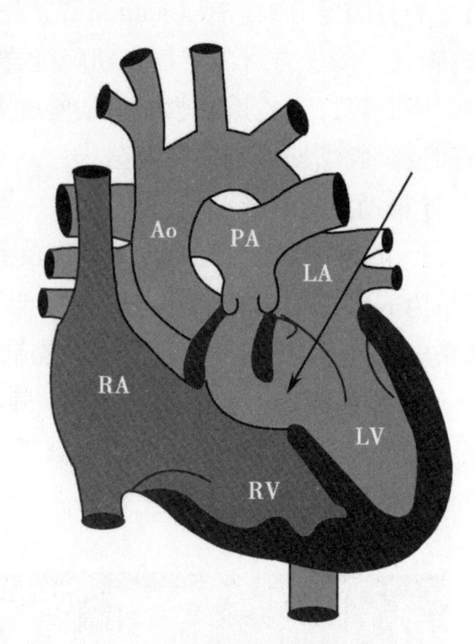

图9-4-3 室间隔缺损(箭头示大的室间隔缺损)

【临床表现】

1. **症状** 小型室间隔缺损,多无临床症状,往往在体格检查时,因闻及胸骨左缘下方粗糙的全收缩期杂音而被发现。中、大型缺损在新生儿后期及婴儿期即可出现症状,如喂养困难、吮乳时气急、苍白、多汗,体重不增,反复呼吸道感染,出生后半年内常发生充血性心力衰竭。

2. **体征** 胸骨左缘下方响亮粗糙的全收缩期吹风样杂音,向心前区及后背传导,并有震颤(thrill),心尖部可闻及较短的舒张期隆隆样杂音(因为分流量较大导致相对性二尖瓣狭窄)。肺动脉高压时肺动脉瓣区第二音增强;当有明显肺动脉高压或艾森曼格综合征时,临床出现发绀,并逐渐加重,此时心脏杂音往往减轻,肺动脉瓣区第二音显著亢进。

【辅助检查】

1. **心电图** 小型室间隔缺损心电图属正常范围,而大型缺损为左、右心室合并肥大。

2. **X线检查** 小型缺损心肺X线检查无明显改变。大型缺损心影呈中度或以上增大,肺动脉段明显突出,肺血管影增粗,搏动强烈,左、右心室增大,左心房也大,主动脉影正常或较小,肺动脉高压者以右心室增大为主(图9-4-4)。

3. **超声心动图** 二维超声心动图可以准确地探查室间隔缺损的部位、大小、数目和类型,叠加彩色血流显像还可以明确分流方向、速度。在无肺动脉口狭窄的病例,尚可利用连续波多普勒技术无创性估测肺动脉压力。

Notes

4. **心导管检查及选择性左心室造影** 单纯性室间隔缺损者不需施行创伤性心导管检查。如有重度肺动脉高压、主动脉瓣脱垂、继发性右心室漏斗部狭窄或合并其他心脏畸形时,才需要

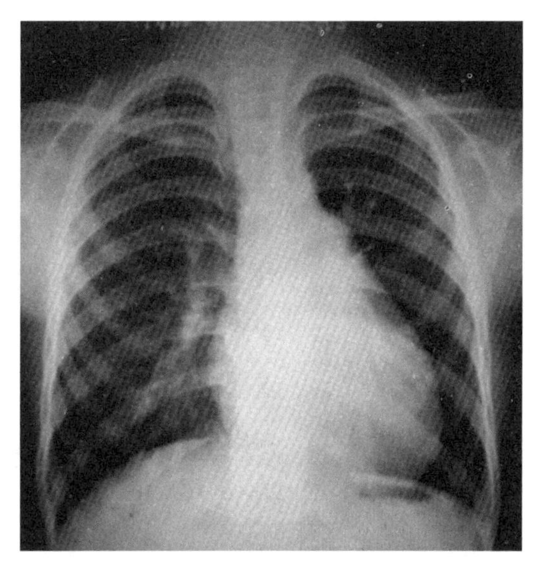

图 9-4-4　室间隔缺损

作心导管检查。右心导管检查可以发现右心室血氧含量高于右心房，并可测定肺动脉压力及推算肺小动脉阻力情况。

【并发症】 常见的并发症包括感染性心内膜炎、充血性心力衰竭、主动脉瓣脱垂和继发性漏斗部狭窄。

【治疗】 25% ~40% 的膜周部、肌部缺损可能自行关闭，大多在 3 岁之前，主要由于三尖瓣隔瓣的粘连、间隔肌的增厚或纤维组织增生所致，有的会形成膜部瘤。因此，血液动力学变化较轻、没有明显症状者可以随访观察。因有发生感染性心内膜炎的危险，一般建议在学龄前进行外科手术或介入治疗。大型缺损症状明显、内科治疗无效或婴儿期出现肺动脉高压及漏斗部缺损者等有手术指征。如出现艾森曼格综合征则大多失去手术指征。

三、动脉导管未闭

【概述】 动脉导管未闭(patent ductus arteriosus，PDA)占先心病发病总数的 15%。胎儿期动脉导管开放是血液循环的重要通道，出生后，随着首次呼吸的建立，动脉氧分压的增高、肺循环阻力的降低，动脉导管渐渐关闭，经数月到一年，在解剖学上也完全关闭。若持续开放，并产生病理生理改变，即称为动脉导管未闭。未闭动脉导管的大小、长短和形态不一，一般分为三型：①管型：导管长度多在 1cm 左右，直径粗细不等；②漏斗型：长度与管型相似，但其近主动脉端粗大，向肺动脉端逐渐变窄；③窗型：肺动脉与主动脉紧贴，两者之间为一孔道，直径往往较大。动脉导管未闭大都单独存在，但有 10% 的病例合并其他心脏畸形，如主动脉缩窄、室间隔缺损、肺动脉狭窄等。

【病理生理】 出生后动脉导管关闭的机制包括多种因素。在组织结构方面，动脉导管的肌层丰富，含有大量凹凸不平的螺旋状弹性纤维组织，易于收缩闭塞。而出生后体循环中氧分压的增高，强烈刺激动脉导管平滑肌收缩。此外自主神经系统的化学解体如激肽类的释放也能使动脉导管收缩。未成熟儿动脉导管平滑肌发育不良、平滑肌对氧分压的反应低于成熟儿，故早产儿动脉导管未闭发病率高，占早产儿的 20%，且伴呼吸窘迫综合征的发病率更高。分流量的大小与导管的粗细及主、肺动脉的压差有关。由于主动脉在收缩期和舒张期的压力均超过肺动脉，因而通过未闭动脉导管的左向右分流的血液连续不断，使肺循环及左心房、左心室、升主动脉的血流量明显增加(图 9-4-5)，左心容量负荷加重，其排血量达正常时的 2 ~4 倍，部分病人左心室搏出量的 70% 可通过大型动脉导管进入肺循环，导致左心房、左心室扩大，甚至发生充血性心力衰竭。大量血流向肺循环的冲击，肺小动脉可有反应性痉挛，形成动力性肺动脉高压；继之管壁增厚硬化导致梗阻性肺动脉高压，此时右心室收缩期负荷过重，右心室代偿性肥厚，一旦失代偿则导致心力衰竭。当肺动脉压力超过主动脉压时，左

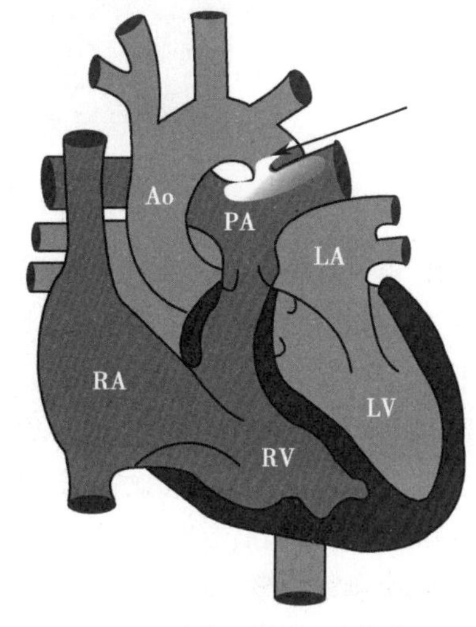

图 9-4-5　动脉导管未闭(箭头示)

向右分流明显减少或停止，产生肺动脉血流逆向分流入主动脉，患儿呈现差异性发绀(differential cyanosis)，下半身青紫，左上肢可有轻度青紫，右上肢正常。

【临床表现】

1. 症状 动脉导管细小者临床上可无症状。导管粗大者可有反复呼吸道感染、喂养困难及生长发育落后等。

2. 体征 胸骨左缘第一肋间可闻及连续性“机器”样杂音(continuous machinery murmur)，占整个收缩期与舒张期，于收缩末期最响，杂音向左锁骨下、颈部和背部传导，当合并肺动脉高压时，杂音的舒张期成分可能减弱或消失。新生儿期因肺动脉压力较高，往往仅听到收缩期杂音。分流量大者因相对性二尖瓣狭窄而在心尖部可闻及较短的舒张期杂音。肺动脉瓣区第二音增强。由于舒张压降低，脉压差增宽，可出现周围血管体征，如水冲脉、指甲床毛细血管搏动等。

早产儿动脉导管未闭时，出现周围动脉搏动宏大，锁骨下或肩胛间闻及收缩期杂音(偶闻及连续性杂音)，心前区搏动明显。

【辅助检查】

1. 心电图 分流量大者可有不同程度的左心室肥大，偶有左心房肥大，显著肺动脉高压者，左、右心室肥厚，严重者甚至以右心室肥厚为主。

2. X线检查 动脉导管细者心血管影可正常。分流量大者示心胸比率增大，左心室增大，心尖向下扩张，左心房亦轻度增大。肺血增多，肺动脉段突出，肺门血管影增粗。肺动脉高压时，肺门处肺动脉总干及其分支扩大，而远端肺野肺小动脉细小，右心室有扩大肥厚征象。主动脉结正常或凸出(图9-4-6)。

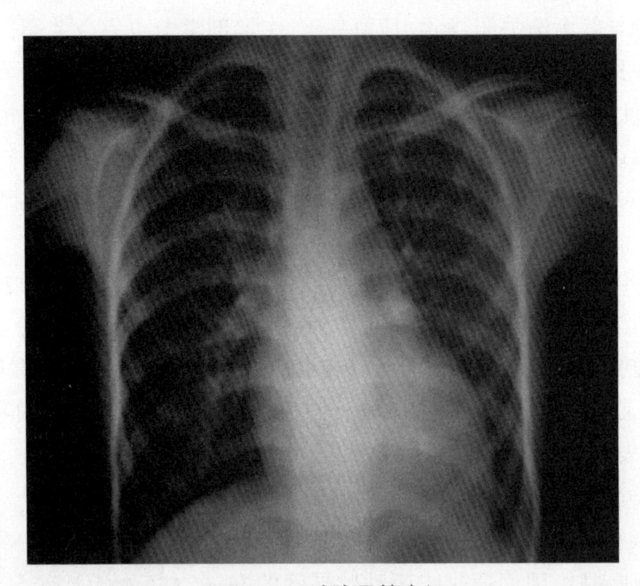

图9-4-6 动脉导管未闭

3. 超声心动图 二维超声心动图可以直接探查到未闭合的动脉导管。脉冲多普勒在动脉导管开口处也可探测到典型的收缩期与舒张期连续性湍流频谱。叠加彩色多普勒可见红色血流讯号出自降主动脉，通过未闭导管沿肺动脉外侧壁流动；在重度肺动脉高压时，可见蓝色血流讯号自肺动脉经未闭导管反向进入降主动脉。

4. 心导管检查 当肺血管阻力增加或疑有其他合并畸形时有必要施行心导管检查，可发现肺动脉血氧含量较右心室为高。有时心导管可以从肺动脉通过未闭导管插入降主动脉。

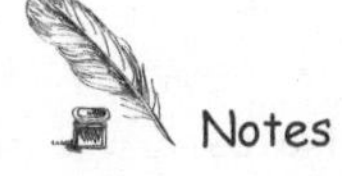

5. 心血管造影 逆行主动脉造影对复杂病例的诊断有重要价值，在主动脉根部注入造影剂可见主动脉与肺动脉同时显影，未闭动脉导管也能显影(图9-4-7)。

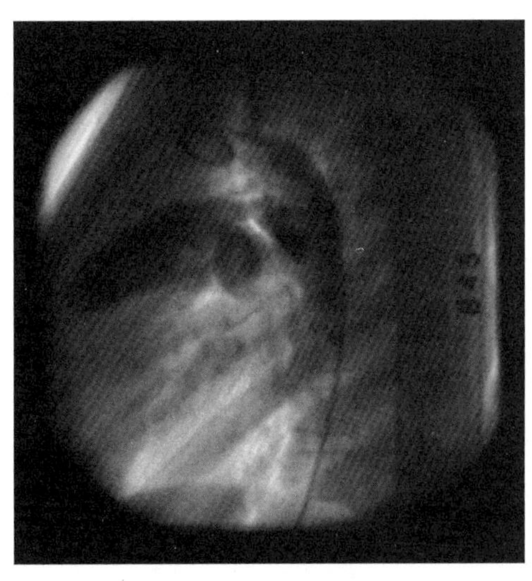

图 9-4-7　动脉导管未闭

【并发症】　感染性动脉炎、心内膜炎、充血性心力衰竭等是常见的并发症。少见的并发症有肺动脉和动脉导管瘤样扩张、动脉导管钙化及血栓形成。

【治疗】　为防止感染性心内膜炎，有效治疗和控制心功能不全和肺动脉高压，不同年龄、不同大小的动脉导管均应手术或经介入方法予以关闭。早产儿动脉导管未闭的处理视分流大小、呼吸窘迫综合征情况而定。症状明显者，需抗心力衰竭治疗，生后一周内使用吲哚美辛治疗，但仍有 10% 的病人需手术治疗。采用介入疗法目前选择弹簧圈（coil）或蘑菇伞（Amplazer）等堵塞装置关闭动脉导管。

四、肺动脉瓣狭窄

【概述】　肺动脉瓣狭窄（pulmonary stenosis，PS）是一种常见的先心病，单纯性肺动脉瓣狭窄约占先心病的 10%，约有 20% 的先心病合并肺动脉瓣狭窄。可分为两种类型：①典型肺动脉瓣狭窄：肺动脉瓣瓣叶交界处互相融合，使瓣膜开放受限，瓣口狭窄；瓣叶结构完整，瓣环正常，肺动脉干呈狭窄后扩张。②发育不良型肺动脉瓣狭窄：肺动脉瓣叶形态不规则且明显增厚或呈结节状，瓣叶间无粘连，瓣叶启闭不灵活，瓣环发育不良，肺动脉干不扩张或发育不良。此病常有家族史，Noonan 综合征大多合并此病变。

【病理生理】　右心室向肺动脉射血遇到瓣口狭窄的困阻，右心室必须提高收缩压方能向肺动脉泵血，其收缩压提高的程度与狭窄的严重性成比例，右心室向心性肥厚，狭窄严重者，心室腔小，心内膜下心肌可有缺血性改变，可导致右心衰竭（图 9-4-8）。右心房有继发性增大，心房壁增厚，卵圆孔开放，或伴有房间隔缺损。轻、中度肺动脉瓣狭窄患儿的体、肺循环血流量随年龄而增长，故右心室收缩压必须不断增加以维持心输出量，而且随着年龄增长、心率下降，每搏量也将相应增加，这将加重右心室的阻力负荷。如肺动脉瓣狭窄很重，右心室输出量大减，腔静脉血回右心房后大多通过卵圆孔或房间隔缺损流入左心房、左心室，青紫明显。

【临床表现】

1. 症状　轻度狭窄可完全无症状；中度狭窄在二、三岁内无症状，但年长后劳动时即感易疲劳及气促；严重狭窄者中度体力劳动亦可呼吸困难和乏力，突有昏厥甚至猝死。亦有患者活动时感胸痛或上腹痛，可能由于心排出量不能相应提高，致使心肌供血不足或心律失常所致，提示预后不良，应着手准备手术。

2. 体征　生长发育多正常，半数患儿面容硕圆，面颊和指端可能暗红；狭窄严重者可有青紫，大多由于经卵圆孔的右向左分流所致，如伴有大型房间隔缺损可有严重青紫，并有杵状指（趾）。颈静脉有明显的搏动者提示狭窄严重，该收缩期前的搏动在肝区亦可扪及。心前区可较饱满，有心力衰竭时心脏扩大；左侧胸骨旁可触及右心室的抬举搏动，心前区搏动弥散，甚至可延伸到腋前线。胸骨左缘第二、三肋间可及收缩期震颤并可向

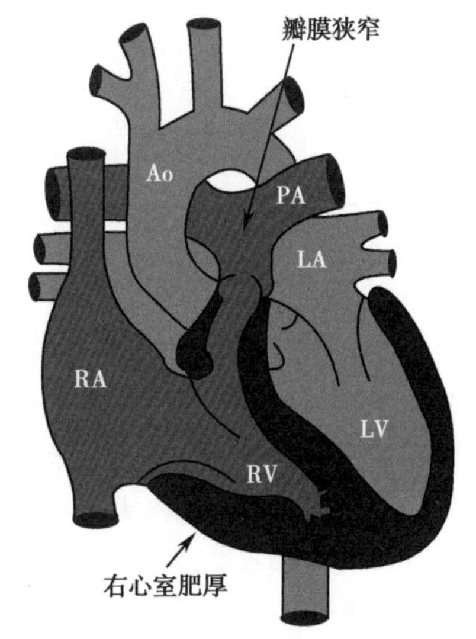

图 9-4-8　肺动脉瓣狭窄

Notes

胸骨上窝及胸骨左缘下部传导。听诊时胸骨左缘上部有宏亮的Ⅳ/Ⅵ级以上喷射性收缩期杂音，向左上胸、心前区、颈部、腋下及背面传导。第一心音正常，轻度和中度狭窄者可听到收缩早期喀喇音，狭窄越重，喀喇音出现越早，甚至与第一音相重，使第一音呈金属样的声音。喀喇音系由于增厚但仍具弹性的瓣膜在开始收缩时突然绷紧所致。第二心音分裂，分裂程度与狭窄严重程度成比例。

【辅助检查】

1. **心电图** 显示右心房扩大、P 波高耸，右心室肥大，电轴右偏，其程度取决于狭窄的严重程度。右胸前导联显示 R 波高耸，狭窄严重时出现 T 波倒置、ST 段压低。

2. **X 线检查** 轻、中度狭窄时心脏大小可正常，重度狭窄时如心功能尚可，心脏仅轻度增大；如有心力衰竭，则心脏明显增大，主要为右心室和右心房扩大。狭窄后的肺动脉扩张为本病特征性的改变，有时扩张延伸到左肺动脉，但在婴儿期扩张多不明显。

3. **超声心动图** 二维超声心动图可显示肺动脉瓣的厚度、收缩时的开启情况及狭窄后扩张。多普勒超声可检查心房水平有无分流，更重要的是可较可靠地通过测量右心室与肺动脉之间的收缩期压差估测肺动脉瓣狭窄的严重程度。

4. **心导管检查** 右心室压力明显增高，可与体循环压力相等，而肺动脉压力明显降低，心导管从肺动脉向右心室退出时的连续曲线显示明显的无过渡区的压力阶差。

5. **心血管造影** 右心室造影可见明显的“射流征”，同时可显示肺动脉瓣叶增厚或/和发育不良及肺动脉总干的狭窄后扩张（图 9-4-9）。

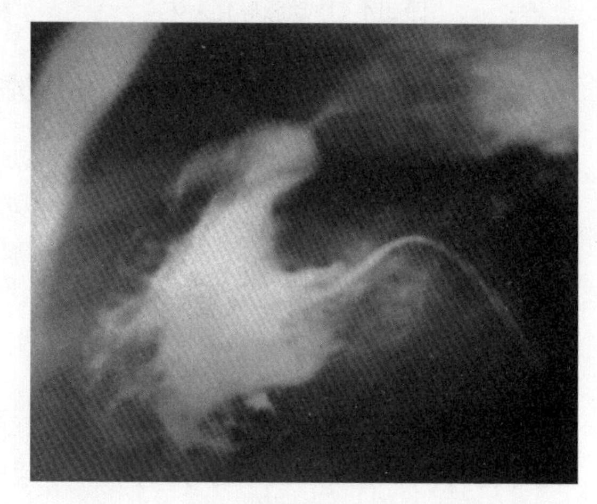

图 9-4-9 右心室造影显示肺动脉瓣狭窄

【并发症】 可发生感染性动脉炎、心内膜炎、心力衰竭等并发症。

【治疗】 目前，球囊扩张瓣膜成形术是大多数肺动脉瓣狭窄患儿的首选治疗方法。严重肺动脉瓣狭窄患儿应尽早接受治疗，如无介入治疗适应证，如合并肺动脉瓣环发育不良，则应接受外科手术。部分肺动脉瓣狭窄可伴有漏斗部肥厚、狭窄，但一旦肺动脉瓣狭窄解除，大多数漏斗部肥厚可逐渐消退。

五、法洛四联症

【概述】 法洛四联症（tetralogy of Fallot，TOF）是 1 岁以后最常见的发绀型先心病，占所有先心病的 10%。1888 年法国医生 Etienne Fallot 详细描述了该病的病理特点及临床表现。法洛四联症由 4 个畸形组成：①右心室流出道梗阻；②室间隔缺损；③主动脉骑跨；④右心室肥厚。约 20% 合并右位主动脉弓。

【病理生理】 其基本畸形是由于室间隔漏斗部（infundibulum）的前移所致。室间隔缺损通常很大，接近主动脉口的直径，多位于主动脉右冠瓣下方。主动脉根部骑跨于室间隔之上。肺动脉梗阻的部位各异，50% 病例为漏斗部狭窄，20% ~25% 同时伴有肺动脉瓣狭窄，少数病例为肺动脉瓣上及周围肺动脉狭窄，或一侧（通常左侧）肺动脉缺如。血液动力学变化主要取决于右心室流出道的梗阻程度，当梗阻严重时，肺动脉血流显著减少，大量未氧合的体静脉血流通过室间隔缺损、骑跨主动脉产生右向左分流（图 9-4-10）。临床呈现严重发绀，血液粘滞度增高，红细胞增多。此时，支气管动脉、动脉导管或其他侧支循环常参与肺部血供。

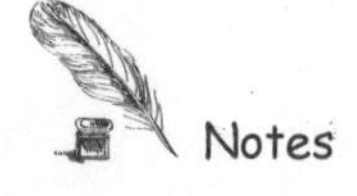

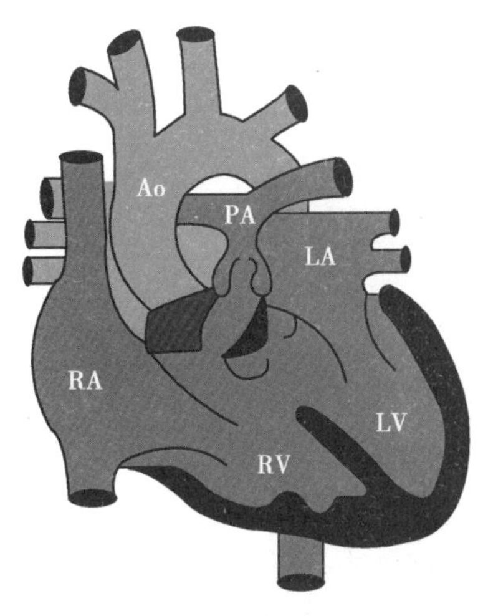

图 9-4-10　法洛四联症

【临床表现】

1. 症状

(1) 青紫:为其主要表现,其程度和出现的早晚与肺动脉口狭窄程度有关,大多在出生 3 个月后出现,此时动脉导管关闭,缺氧症状加重。多见于毛细血管丰富的浅表部位,如唇、指(趾)甲床、球结合膜等。活动耐力差,稍一活动如啼哭、情绪激动、体力劳动、寒冷等,即可出现气急及青紫加重。

(2) 蹲踞症状:多有蹲踞症状,每于行走、游戏时,常主动下蹲片刻。蹲踞时下肢屈曲,使静脉回心血量减少,减轻了心脏负荷,同时下肢动脉受压,体循环阻力增加,使右向左分流量减少,从而缺氧症状暂时得以缓解。不会行走的小婴儿,常喜欢大人抱起,双下肢呈屈曲状。

(3) 缺氧发作:多见于婴儿,发生的诱因为吃奶、哭闹、情绪激动、贫血、感染等。表现为阵发性呼吸困难,严重者可表现为突然昏厥、抽搐,甚至死亡。其原因是由于在肺动脉漏斗部狭窄的基础上,突然发生该处肌部痉挛,引起一时性肺动脉梗阻,使脑缺氧加重所致。年长儿常诉头痛、头昏。

2. **体征**　生长发育一般较迟缓,智能发育亦可能稍落后于正常儿。心前区略隆起,胸骨左缘第 2 ~4 肋间可闻及Ⅱ ~ Ⅲ级粗糙喷射性收缩期杂音,此为肺动脉狭窄所致,一般无收缩期震颤。肺动脉瓣区第二音减弱。部分患儿可听到单一、响亮的第二心音,乃由于主动脉增宽占据肺动脉瓣听诊区的缘故,多见于肺动脉狭窄较严重者。狭窄极严重者或在阵发性呼吸困难发作时,可听不到杂音。有时可听到侧支循环的连续性杂音。发绀持续 6 个月以上,出现杵状指(趾),表现为指(趾)端膨大如鼓槌状,此乃由于患儿长期缺氧,可使指、趾端毛细血管扩张增生,局部软组织和骨组织也增生肥大。

【辅助检查】

1. **心电图**　常显示右心室肥大,其次右心房肥大。

2. **X 线检查**　心影大小属正常范围,呈“靴形”。肺血管影显著减少,主动脉弓可能位于右侧,升主动脉通常扩大,侧支循环丰富者两肺呈网状肺纹理(图 9-4-11)。

3. **超声心动图**　显示主动脉增宽,主动脉前壁与室间隔连续中断,右心室流出道狭窄,肺动

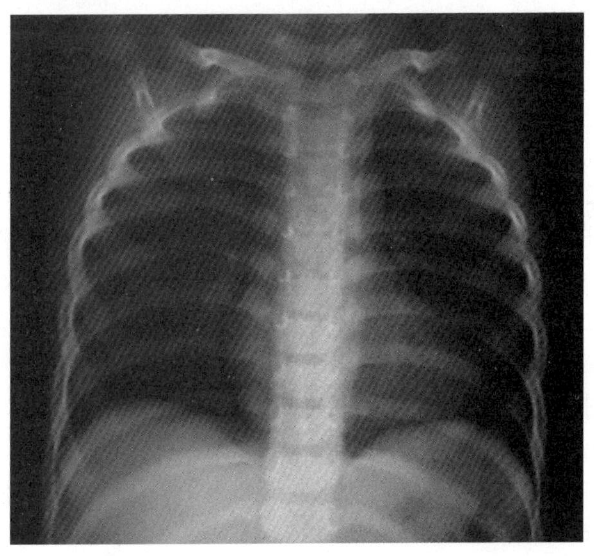
图 9-4-11　法洛四联症胸部 X 线正位片

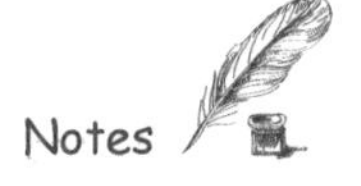

脉及其分支发育不良,大型室间隔缺损一般位于膜周部延及主动脉瓣下(图 9-4-12)。彩色血流显像可见室间隔水平呈双向分流,右心室将血流直接注入骑跨的主动脉。

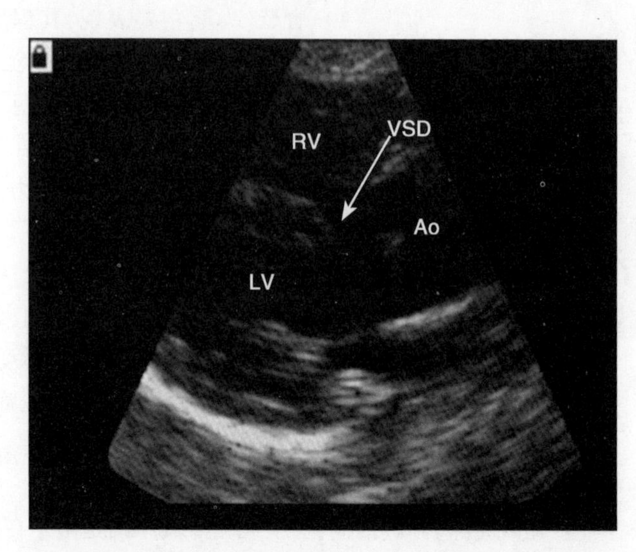

图 9-4-12 法洛四联症胸超声心动图胸骨旁长轴切面图

4. **心导管检查及选择性右心室造影** 可全面评估右心室流出道、肺动脉瓣、瓣环的结构、肺动脉及其主要分支内径以及冠状动脉情况。

【并发症】 易发生以下几种并发症:由红细胞增多引起的栓塞,其中尤以脑栓塞多见,可发生脑脓肿,多见于2岁以上。感染性心内膜炎可发生在右心室漏斗部、三尖瓣、肺动脉瓣或主动脉瓣。

【治疗】 平时应预防感染,防治脱水和并发症。缺氧发作轻者使其取胸膝位即可缓解,重者应立即吸氧,给予普萘洛尔(心得安)每次 0.1mg/kg;必要时也可皮下注射吗啡每次 0.1～0.2mg/kg;纠正酸中毒,给予5%碳酸氢钠 1.5～5.0ml/kg 静注。以往常有缺氧发作者,可口服普萘洛尔 1～3mg/(kg·d)。平时应去除引起缺氧发作的诱因,如贫血、感染,尽量保持患儿安静,经上述处理后仍不能有效控制发作者,应考虑急症外科手术修补。近年来外科根治术的死亡率不断下降。轻症患者可考虑于幼儿期行一期根治手术,但重的患儿应尽早行根治术。重症患儿可在婴儿期先行姑息手术,等肺血管发育好转后,再作根治术。目前常用的姑息手术有:锁骨下动脉-肺动脉分流术(改良的 Blalock-Taussig 手术),上腔静脉-右肺动脉吻合术(Glenn 手术)等。

六、完全性大动脉换位

【概述】 完全性大动脉换位(transposition of the great arteries,TGA)是新生儿期最常见的发绀型先心病,约占先心病的5%。主要畸形为主动脉出自于解剖右心室,肺动脉出自于解剖左心室,主动脉与二尖瓣间的纤维连续中断。大多数患者的主动脉位于肺动脉的右前方,又称右型大动脉换位(D-TGA)。若不及时治疗,30%死于出生后1周,90%死于1岁以内。

【病理生理】 胚胎发育的5～7周,动脉干被一纵隔分成肺动脉和主动脉,随后纵隔的近端发生螺旋形扭转,使主动脉与左心室相连,肺动脉与右心室相连。若扭转不全或未呈螺旋形扭转,则形成主、肺动脉换位,此时主动脉位于右前方,与右心室相连接,肺动脉位于左后方,与左心室相连(图 9-4-13)。这样体、肺循环各自成为两个独立平行的循环,出生后此两循环之间必须要有交通,患儿才得以生存,2/3 病例有动脉导管未闭,约1/2 病例伴随室间隔缺损,几乎所有病例均存在心房之间的交通。

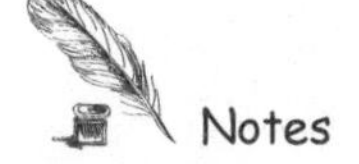

动脉血氧饱和度主要取决于两个循环间存在的分流量大小。不论体、肺循环间的交通何处

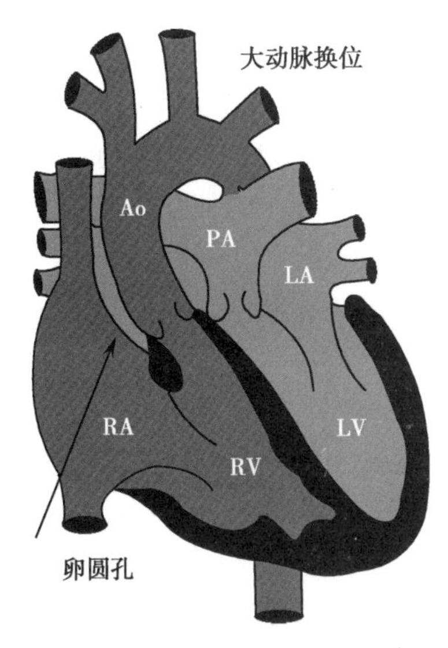

图 9-4-13　大动脉换位

有分流，血液的聚积总偏于一侧。例如，向左分流的血仍回到左心，向右分流者仍回到右心，使该侧心腔容量增大，压力增高；而当压力增高后，血液分流方向即发生改变，血又逐渐聚积于另一侧。这样周而复始，临床上发生左、右心室周期性扩大和缩小现象，引起两心室的扩张和肥厚，终因缺氧和心力衰竭而死亡。

【临床表现】

1. **症状**　出生体重往往大于正常。出生后即有发绀、气急，可有充血性心力衰竭。青紫出现早，半数于出生时即存在，绝大部分始于 1 个月以内。青紫的程度取决于是否有其他畸形合并存在。青紫的分布一般为全身性，但如同时有动脉导管未闭，则动脉血自左心室排出，经肺动脉通过动脉导管入降主动脉，再分布到躯干及下肢，因此下肢青紫较上肢为轻。青紫还取决于两循环间的混合状态。重度低氧血症者常见于仅有小的卵圆孔未闭或动脉导管未闭以及室间隔完整者，或是由于左心室流出道狭窄所致肺血流量相对减少者。如有粗大的动脉导管未闭或大型室间隔缺损者，发绀可不严重，而心力衰竭则为主要问题。

2. **体征**　完全性大动脉换位伴室间隔完整（intact ventricular septum）的婴儿，听不到心脏杂音，仅有半数以下大型动脉导管未闭呈连续性杂音。伴有大型室间隔缺损者则在生后 1～10 天内通常有全收缩期杂音。

【辅助检查】

1. **心电图**　呈现电轴右偏，右心房扩大，右心室肥厚，都反映右心成为体循环的泵室。伴有大型室间隔缺损，且肺血量增多者可能呈现双心室肥厚。

2. **X 线检查**　出生后第 1 天，尤其是室间隔完整者，胸片可以表现为正常。随后 X 线检查常常高度提示本病的诊断，包括：①婴儿早期进行性的心脏扩大；②前后位显示心脏的轮廓呈斜置的蛋形，乃由于主、肺动脉干呈前后排列，大血管影狭小；③肺血管影增加。

3. **超声心动图**　二维超声心动图在大血管水平短轴观可显示主动脉与肺动脉的前后排列关系，右前位的主动脉出自右心室，左后位的肺动脉出自左心室。超声心动图还可以发现伴随畸形，如室间隔缺损和左心室流出道梗阻等。

4. **心导管检查及心血管造影**　在新生儿期心导管检查术主要用于姑息性球囊房间隔造口术（balloon atrial septostomy），以期扩大心房之间的交通，改善血氧饱和度。测得的股动脉血氧含量低，肺动脉血氧含量高于主动脉。血液动力学变化还包括右心室压力与主动脉相仿，而左心室压力的高低则取决于肺动脉血流、肺血管阻力及左心室流出道梗阻存在与否等因素。

选择性心血管造影可显示前位的主动脉出自于右心室、后位的肺动脉与二尖瓣相连并出自于左心室、动脉导管的状况及室间隔缺损的大小。但目前主要用于观察是否合并冠状动脉畸形以及左心室流出道梗阻等。

【并发症】　以充血性心力衰竭为常见。

【治疗】　诊断后首先纠正低氧血症和代谢性酸中毒等。

1. 姑息手术

（1）球囊房隔成形术（Rashkind procedure）：缺氧严重而又不能进行根治手术时可行球囊房隔造口术，使血液在心房水平大量混合，提高动脉血氧饱和度，使患儿存活至适合根治手术。

（2）肺动脉环缩术：完全性大动脉转位伴大型室间隔缺损者，可在 6 个月内作肺动脉环缩术，预防充血性心力衰竭及肺动脉高压引起的肺血管病变。

2. 根治手术

(1)生理纠治术(Senning 或 Mustard 手术):可在生后 1~12 个月内进行,即用心包膜及心房壁在心房内建成板障,将体循环的静脉血导向二尖瓣口而入左心室,并将肺静脉的回流血导向三尖瓣口而入右心室,形成房室连接不一致及心室大血管连接不一致,以达到生理上的纠治。

(2)解剖纠正手术(Jetene 手术):即主动脉与肺动脉互换及冠状动脉再植,达到解剖关系上的纠正。室间隔完整的大动脉换位一般需要在生后 2~4 周内进行,伴室间隔缺损者则可以稍晚进行。

七、主动脉缩窄

【概述】 主动脉缩窄(coarctation of the aorta)是指主动脉管腔狭窄,占先心病的 7%~8%。缩窄可发生在主动脉弓到髂动脉分叉处的任何部位,但绝大多数发生在主动脉峡部,即动脉导管(或韧带)附近,多为局限性,程度不一。缩窄的范围多为 1cm 左右,并常伴有缩窄后扩张。多数病例接近缩窄处的主动脉局部发育不良,升主动脉常增宽。主动脉缩窄可单独存在,但常合并室间隔缺损、动脉导管未闭、主动脉二瓣畸形等。

【病理生理】 主动脉缩窄引起左心室后负荷增加,左室壁代偿性肥厚和劳损,之后可发生心力衰竭。狭窄段近端动脉压力增高,血管扩张,上肢及头颈部血供增多;远端降主动脉血压减低,下肢血供减少。因缩窄远端的血供不足,可代偿性地形成广泛的侧支循环。

【临床表现】 主要为幼婴期的心力衰竭和年长后的上肢高血压。早期出现症状的导管前型患儿预后极差,不经治疗多在 1 岁内死亡。导管后型婴儿期可无特异症状,稍年长则有头痛、头昏、下肢阵痛等。死因大多为充血性心力衰竭、心肌梗死、心内膜炎、脑血管意外、主动脉瘤等。上肢血压增高,下肢血压明显降低,有时甚至测不到(正常下肢血压超过上肢 20~40mmHg),若缩窄累及锁骨下动脉开口处,则左侧脉搏较右侧明显减弱。桡动脉搏动强烈,而股动脉及足背动脉搏动却延迟、减弱或消失。心尖搏动强烈,心界向左下扩大。在胸骨左缘第 2~3 肋间隙可闻及柔和收缩中期喷射性杂音,在背部听诊更明显,常提示主动脉缩窄的部位。年长儿在肩胛骨附近、胸骨旁、腋窝处可听到侧支循环形成的连续性杂音。若同时伴主动脉瓣狭窄,则在右侧第 2 肋间近胸骨旁听到粗糙Ⅱ~Ⅳ级喷射性收缩期杂音,并传导至颈部。

【辅助检查】

1. **心电图** 可正常或示左心室高电压,左心室肥厚。标准各导联 R 波及左胸导联 $R_{V5、V6}$ 波均增高,T 波可平坦、双向或倒置。

2. **X 线检查** 心影可正常或增大,大多示左心室增大。肺动脉及肺血管影正常。升主动脉明显突出。有时有缩窄后扩张,食管吞钡时见降主动脉处形成"E"字形的两个切迹,第一切迹在缩窄前,另一切迹为缩窄后扩张所致,中间为缩窄部分。

3. **超声心动图** 二维超声心动图显示主动脉缩窄部位及其长度;彩色血流显像显示缩窄段有变细的高速彩色血流讯号通过;频谱多普勒在缩窄部位测及高速湍流频谱;连续波多普勒显示缩窄两端存在明显压力差。另可显示动脉导管未闭、室间隔缺损、主动脉瓣畸形、二尖瓣畸形、侧支循环等合并畸形,以及左、右心室或双心室增大、室壁肥厚等征象。

4. **心导管检查及心血管造影** 逆行性左心导管及主动脉造影可了解左心室压力的大小、缩窄部位严重程度及侧支循环的状况。也可通过卵圆孔进行左心导管检查、左心室造影。

【并发症】 最常见的严重并发症为高血压脑病或脑血管意外(Willis 环动脉瘤破裂),但在小儿期少见,其他如升主动脉破裂、感染性心内膜炎、心力衰竭,大多发生于成人期。

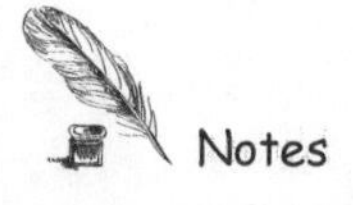

【治疗】 外科或介入手术治疗是根本方法,缩窄两端压差超过 30mmHg 就具备适应证。对无症状的患儿手术年龄可在 4~6 岁,如有上肢高血压、心力衰竭或其他并发症可更早进行。

八、完全性肺静脉异位引流

【概述】 完全性肺静脉异位引流(total anomalous pulmonary venous connection)是指4支肺静脉的血流不直接与左心房相连,而与右心房相通或借道体静脉系统间接引流入右心房,约占先心病的2.6%。可分为四型:①心上型:4支肺静脉在左心房后方汇合后通过垂直静脉引流入左无名静脉,有时引流入上腔静脉或奇静脉;②心内型:全部肺静脉直接引流入右心房或在左心房后侧汇合成肺静脉总干引流至冠状静脉窦;③心下型:全部肺静脉在心脏后方汇合后经垂直静脉下行通过膈肌食管裂孔进入门静脉、下腔静脉或静脉导管等;④混合型:4支肺静脉血流分别通过不同途径汇入右心房。约75%的患儿伴有卵圆孔未闭,25%伴有房间隔缺损。其他并存的心脏血管畸形有动脉导管未闭、主动脉缩窄、单心室、永存动脉干及大动脉转位等。若不接受手术治疗,80%患儿在婴儿期死于右心衰竭。

【病理生理】 由于右心房同时接受来自肺静脉和腔静脉的血液,导致右心室血容量显著增加。肺静脉回流可因血管内狭窄或血管外压迫形成梗阻,导致肺静脉淤血、高压,继而使肺动脉压力升高,引起肺动脉高压而致右心衰竭。右心房内小部分混合血通过房间隔缺损或卵圆孔未闭分流入左心房以维持体循环,其分流量的大小取决于房间隔缺损或未闭卵圆孔的大小、肺血管床的阻力以及肺静脉是否有梗阻。当伴有肺动脉高压时,右心室顺应性降低,右心室舒张末期容量及肺血流量减少,心房水平的右向左分流量增加,随之患儿发绀加重。当心房水平分流量小(小的房间隔缺损或卵圆孔未闭)或肺静脉阻塞时则肺动脉高压明显。

【临床表现】 无肺静脉梗阻及心房水平分流限制者,临床表现与大型房间隔缺损相似。伴肺静脉梗阻者,出生后1~2天内出现发绀,可出现呼吸急促、发绀、颈静脉饱满及肝脏进行性增大等。体征与房间隔缺损相似,胸骨左缘2~3肋间可闻及喷射性收缩期杂音,肺动脉瓣区第二音增强分裂,分流量大者胸骨左缘3~4肋间可闻及相对性三尖瓣狭窄所致的舒张期隆隆样杂音。

【辅助检查】

1. **心电图** 心电轴右偏,右心房增大,右心室肥大。伴肺静脉梗阻者很少有右心房增大。

2. **X线检查** 心影增大。伴肺静脉梗阻者,肺野呈弥漫、模糊的网状改变(肺淤血)。无肺静脉梗阻时,右心房、右心室增大,肺充血,肺动脉段凸出。心上型者肺静脉与左无名静脉连接的心影可呈8字形或雪人形(由左侧垂直静脉、左无名静脉及右上腔静脉扩张使上纵隔向两侧膨隆所致)。

3. **超声心动图** 二维超声可见左心房小,无肺静脉与之连接,右心房、右心室增大。结合多种切面检查可发现肺静脉异位引流的部位。多普勒超声有助诊断肺静脉梗阻。

4. **心导管检查及心血管造影** 心导管在异常部位可插入肺静脉,左无名静脉、右上腔静脉或右心房血氧饱和度明显增高为诊断依据。确诊有赖于选择性肺动脉造影。

【治疗】 伴肺静脉梗阻、严重发绀及呼吸困难者应积极手术治疗。无肺静脉梗阻者,在心导管造影检查时若发现心房水平分流限制,应作球囊房隔造口术。明确诊断后均应尽可能争取早期手术治疗。

九、三尖瓣闭锁

【概述】 三尖瓣闭锁(tricuspid atresia)为三尖瓣完全未发育,右心房与右心室间无交通,约占先心病的0.3%~3.7%。三尖瓣闭锁处多为肌性组织,也有呈膜性组织。可合并室间隔缺损、肺动脉狭窄、体静脉回流异常、主动脉缩窄及动脉导管未闭等。

【病理生理】 三尖瓣闭锁患者右心室发育不良,腔狭小。卵圆孔未闭或房间隔缺损为右心房血流的出路。左心室血通常通过室间隔缺损进入右心室,肺血流量取决于室间隔缺损的大

小、是否存在肺动脉狭窄及其严重程度、有无动脉导管未闭等。室间隔完整者，肺血流量减少，早期出现发绀；室间隔缺损大而无右心室流出道梗阻者，肺血流量增加，则主要表现为心力衰竭；伴大动脉转位者，左心室血直接流入肺动脉，而体循环血液必须经室间隔缺损和右心室到达主动脉，因肺血流大量增加，早期即可有心力衰竭。

【临床表现】 伴肺动脉狭窄或闭锁者出生后即可有发绀，动脉导管关闭后发绀急骤加重，6个月以下常有缺氧发作，严重者可因重度缺氧、酸中毒而死亡。如无肺动脉狭窄，尤其伴大动脉转位者，多见肺水肿、充血性心力衰竭。沿胸骨左缘可听到肺动脉狭窄及室间隔缺损的收缩期杂音。肺动脉瓣区第二音增强或减弱，心尖搏动（左心室搏动）明显，肝大，出生时即表现为生长发育落后。感染性心内膜炎及脑脓肿为三尖瓣闭锁常见的并发症。

【辅助检查】

1. **心电图** 电轴左偏。右心房增大，常见左心室肥大。

2. **X线检查** 由于心影右缘平直，肺动脉段凹陷，左心室增大使心影呈“方形”。合并大型室间隔缺损、肺血流量增加者，肺血管影增多，心影可增大明显。3%～8%病例合并有右位主动脉弓。

3. **超声心动图** 可以确诊三尖瓣闭锁，并可观察房间隔缺损、室间隔缺损、肺动脉狭窄、大动脉连接关系、右心室腔小及左心室腔扩大等。彩色多普勒可显示心房、心室及大动脉水平的分流及右心室流出道狭窄的射流。频谱多普勒超声可显示血流速度及压力差，评估分流量及狭窄严重程度。

4. **心导管检查及心血管造影** 心导管不能由右心房进入右心室，右心房造影显示造影剂迅速从右心房进入左心房，随之左心室和主动脉显影。由于无血流直接注入右心室，使右心房与左心室间充盈缺损。此外，造影有助于确定三尖瓣闭锁的病理类型、肺血管发育情况及肺血流来源途径等。

【治疗】 出生后发绀严重、肺血流量减少者可用前列腺素E1维持动脉导管开放以增加肺血流量，可采用体-肺循环分流术增加肺血流量。对限制性心房间交通的患儿，球囊房隔造口术可增加心房水平分流。肺血流量多、心力衰竭时采用地高辛及利尿剂，必要时行肺动脉环束术以减少心力衰竭症状及保护肺血管床，之后行Fontan手术。

十、右位心

【概述】 右位心（dextrocardia）指心脏主要在右侧胸腔，心尖向右，腹部脏器位置正常或转位，为少见的先心病。分为二型：①心房、内脏反位：左、右心房和胸腹部脏器位置全部对换，宛如正常结构的镜中像，又称镜像右位心。多数心脏本身无其他畸形。②心房、内脏正常位或异位：左、右心房和胸腹部脏器位置并未形成镜像倒转，其中心脏位于右胸但心房内脏正常位者称孤立性右位心。伴心房异位者可表现为两侧心房形态相似，而伴有内脏异位（如肝脏中位、胃肠异位等）者，常合并多脾或无脾。这类患者几乎均伴其他心脏畸形。

【病理生理】 取决于合并的心血管畸形，单纯性右位心无血液动力学异常。

【临床表现】 单纯镜像右位心，不伴其他心脏畸形者，房室腔与大动脉关系正常，一般无任何症状，仅在体格检查时发现。心房、内脏位置正常或异位者多伴有其他先天性心脏畸形，并根据畸形的不同及其程度而在婴幼儿期即出现相应的体征。

【辅助检查】

1. **心电图** 典型镜像右位心，心电图可以确诊，Ⅰ导联各波形态为正常时的“镜像”，即QRS主波向下，Ⅰ导联、V1导联P波倒置，aVR导联P直立；Ⅱ、Ⅲ导联互换，aVR、aVL波互换；从V1～V6，R波渐减小，S波渐增深，R/S比例渐减小。

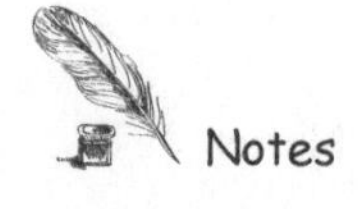

2. **X线检查** 镜像右位心伴全部内脏反位者，X线可见心影偏右侧，胃泡位于右上腹，肝在

左侧，其他腹腔脏器也都左右颠倒。内脏不转位者，则 X 线可见心影在右侧，但胃泡仍在左上腹部。

3. **超声心动图**　显示心脏的大部分和心尖位于右侧胸腔，可判定心房方位、房室连接、心室形态及心室大动脉连接，并显示相关的心内畸形如瓣膜、瓣环、房室间隔的改变及心内异常血流。

4. **心导管检查及心血管造影**　伴有复杂心血管畸形时需要作心导管检查及心血管造影以协助诊断。

【预后】　右位心伴内脏反位而心脏无其他畸形者预后好，与正常孩子一样。伴有其他先天畸形者则死亡率与伴发畸形的严重程度密切相关。

【治疗】　右位心无临床症状不需处理，如伴有其他心血管畸形者则根据不同疾患进行矫治。

第五节　心律失常

正常情况下，心搏的冲动起源于窦房结，经结间束传至房室结，再经希氏束传至左、右束支，并通过普肯耶纤维网与心肌纤维相连。心搏冲动的频率、起源及传导的异常均可形成心律失常(arrhythmia)。小儿心律失常的病因及各种心律失常的发生率与成人不尽相同。在小儿，窦性心律不齐最常见，其次为各种期前收缩，阵发性室上性心动过速亦不少见；心房颤动、心房扑动及完全性束支传导阻滞较少见。先天性完全性房室传导阻滞以及先天性心脏病术后心律失常较成人多见。

一、窦性心律失常

窦性心动过速

【概述】　新生儿心率超过 200 次/分，婴儿超过 150 次/分，年长儿超过 120 次/分，即为心动过速；P 波为窦性，是为窦性心动过速(sinus tachycardia)。

【病因】　窦性心动过速是一种代偿性反应，往往出现在发热、哭闹、运动或情绪紧张时。若发生在睡眠时，则应详细检查其原因，如贫血、慢性传染病、先天性心脏病、心肌炎、风湿热、心力衰竭及甲状腺功能亢进以及应用肾上腺素或阿托品等。

【临床表现】　正常时小儿心率波动较大，一般随年龄增长心率减慢。新生儿期窦房结可以发放高达 190 次/分的冲动。这种快速心率常是发生于患儿对外界刺激的反应，如情绪激动、发热、贫血、过度活动和劳累等。

【心电图检查】　表现为每个 QRS 波前均有 P 波，P-Q 间期、Q-T 间期均在正常范围内。但婴儿在烦躁、哭闹时，窦性心动过速甚至超过每分钟 200 次，此时心电图可出现 T 波与 P 波重叠或融合，需与阵发性心动过速相鉴别。窦性心动过速的频率为逐渐增快的，P-P 间隔略有不匀齐，刺激迷走神经、压迫颈动脉窦可使心率稍减慢。

【治疗】　可根据病因治疗或加用镇静剂。毛地黄类药物对心力衰竭所引起的窦性心动过速，可控制心力衰竭而减慢心率；而对其他原因所引起的窦性心动过速则无效。普萘洛尔对甲状腺功能亢进所致的心动过速效果较好。

窦性心动过缓

【概述】　新生儿心率<90 次/分，婴儿<80 次/分，年长儿<60 次/分为心动过缓。P 波为窦性，是为窦性心动过缓(sinus bradycardia)。

【病因】　常是由于迷走神经张力过高或窦房结受损害引起。

【临床表现】　窦性心动过缓可见于健康小儿，也可见于甲状腺功能低下和颅内压增高的疾病，如脑出血、脑肿瘤、脑膜炎等，应用洋地黄、利血平时，心率也可缓慢。持久性心动过缓可为

病态窦房结综合征之早期症状,应密切观察。

【心电图检查】 表现为QR间期延长,Q-T间期正常。在心率缓慢时常有逸搏发生。

【治疗】 一般针对原发病治疗。

窦性心律不齐

【概述】 窦性心律不齐(sinus arrhythmia)指脉搏在吸气时加速而在呼气时减慢,是小儿时期常见的生理现象。

【病因】 大多属于生理现象。在早产儿尤其多见,特别是伴有周期性呼吸暂停者。游走性心律在儿科多见,为窦房结起搏点在窦房结内或窦房结与房室结之间游走不定,P波形态及P-R间期呈周期性改变,常伴有窦性心律不齐。其临床意义同窦性心律不齐。

【临床表现】 临床表现为心律不规则。主要由于迷走神经张力变化影响窦房结起搏的频率。多数与呼吸有关,吸气时心率增快,呼气时相反。因此,加深呼吸、发热、惊厥以及应用增强迷走神经张力的药物如地高辛时,心律不齐症状更明显;活动、屏气和应用阿托品后可消除心律不齐。

【心电图检查】 表现为窦性P波,P-R间期正常,P-P间距不一致,相差>0.12秒。

【治疗】 一般不需要特殊处理。

二、异位心律

过早搏动

【概述】 过早搏动(premature beat)是由心脏异位兴奋灶发放的冲动所引起,为小儿时期最常见的心律失常。异位起搏点可位于心房、房室交界或心室组织。分别引起房性、交界性及室性期前收缩,其中以室性期前收缩为多见。

【病因】 常见于无器质性心脏病的小儿。可由疲劳、精神紧张、自主神经功能不稳定等所引起,但也可发生于心肌炎、先心病或风湿性心脏病。有些药物如:拟交感胺类、洋地黄、奎尼丁中毒及缺氧、酸碱平衡紊乱、电解质紊乱、心导管检查、心脏手术等均可引起过早搏动。健康学龄儿童中约1%~2%有过早搏动。

【临床表现】 常缺乏主诉。年长儿可述心悸、胸闷。期前收缩次数因人而异,同一患儿在不同时间亦可有较大出入。某些患儿于运动后心率增快时期前收缩减少,但也有反而增多者。前者常提示无器质性心脏病,后者则可能有器质性心脏病。

【心电图检查】

(1) 房性期前收缩(atrial premature beat)的心电图特征:①P'波提前,并可与前一心动的T波重叠;②P'-R间期在正常范围;③期前收缩后代偿间隙不完全;④如伴有变形的QRS波则为心室内差异传导所致(图9-5-1)。

(2) 交界性期前收缩的心电图特征:①QRS波提前,形态、时限与正常窦性基本相同;②期前收缩所产生的QRS波前或后有逆行P'波,P'-R<0.10s。有时P'波可与QRS波重叠,而辨认不清;③代偿间歇往往不完全(图9-5-2)。

(3) 室性期前收缩(ventricular premature beat)的心电图特征:①QRS波提前,其前无异位P波;②QRS波宽大、畸形,T波与主波方向相反;③期前收缩后多伴有完全代偿间歇(图9-5-3)。

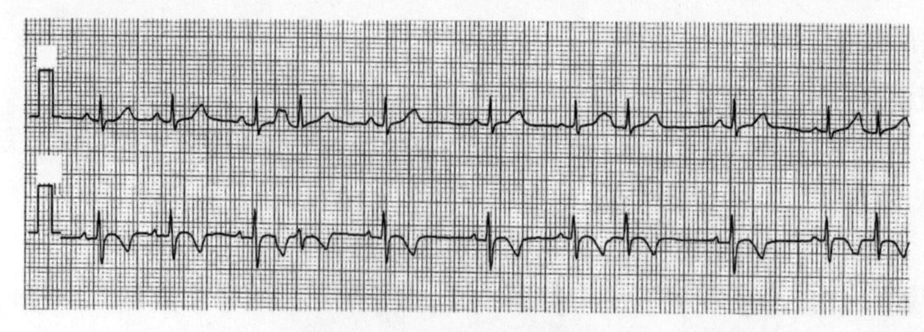

图9-5-1 房性期前收缩

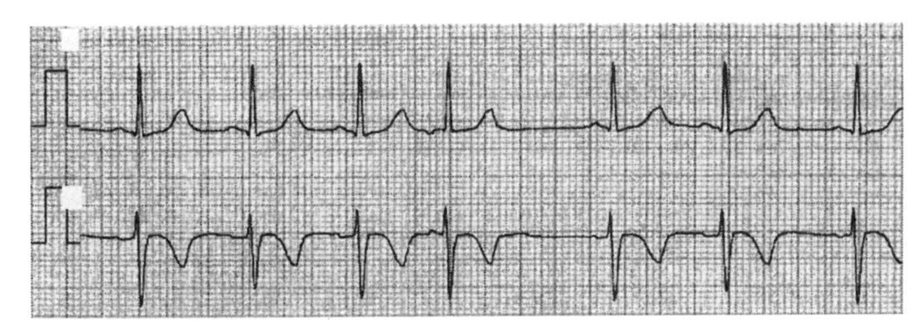

图 9-5-2　交界性期前收缩

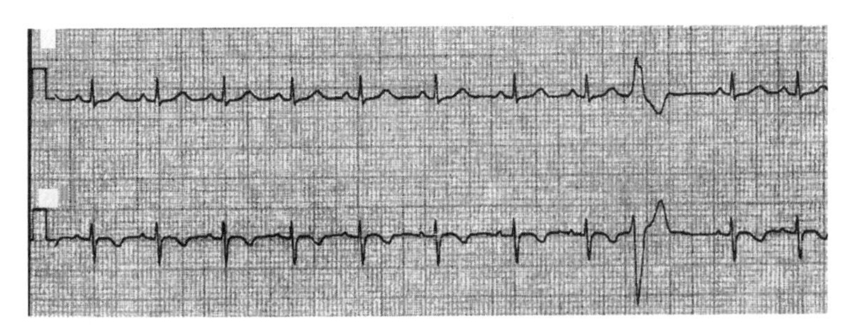

图 9-5-3　室性期前收缩

【治疗】　一般认为若期前收缩次数不多,无自觉症状,或期前收缩虽频发呈联律性,但形态一致,活动后减少或消失无需用药治疗。有些病人期前收缩可持续多年,但不少病人最终自行消退。对在器质性心脏病基础上出现的期前收缩或有自觉症状、心电图上呈多源性者,则应予以抗心律失常药物治疗。根据期前收缩的不同类型选用药物。可服用普罗帕酮或普萘洛尔等β受体阻滞剂。房性期前收缩若用之无效可改用洋地黄类。室性期前收缩必要时可选用利多卡因、慢心律美西律和莫雷西嗪等。同时应积极治疗原发病。

阵发性室上性心动过速

【概述】　阵发性室上性心动过速(supra-ventricular tachycardia)是小儿最常见的异位快速性心律失常。是指异位激动在希氏束以上的心动过速。主要由折返机制造成,少数为自律性增高或平行心律。本病可发生于任何年龄,容易反复发作,但初次发病以婴儿时期多见。

【病因】　可发生于先心病、预激综合征、心肌炎、心内膜弹力纤维增生症等疾病基础上。但多数患儿无器质性心脏疾患。感染为常见诱因,但也可因疲劳、精神紧张、过度换气、心脏手术时和手术后、心导管检查等诱发。

【临床表现】　常突然烦躁不安,面色青灰,皮肤湿冷,呼吸增快,脉搏细弱,常伴有干咳,有时呕吐。年长儿还可自诉心悸、心前区不适、头晕等。发作时心率突然增快在160～300次/min之间,多数在200次/min以上,一次发作可持续数秒钟乃至数日。发作停止时心率突然减慢,恢复正常。此外,听诊时第一心音强度完全一致,发作时心率较固定而规则,阵发性等为本前病的特征。发作持续超过24小时者,易引发心力衰竭。

【心电图检查】　P波形态异常,往往较正常时小,常与前一心动的T波重叠,以致无法辨认。如能见到P波则P-R间期常在0.08～0.13秒。QRS波形态同窦性(图9-5-4)。发作持续时间较久者,可有暂时性ST段及T波改变。部分患儿在发作间歇期可有预激综合征表现。发作的突然起止提示这类心律失常。以往的发作史对诊断也很有帮助。体格检查心律绝对规则、匀齐、心音强度一致,心率往往超出一般窦性范围,再结合上述心电图特征,诊断不太困难,但有时需与窦性心动过速及室性心动过速相鉴别。

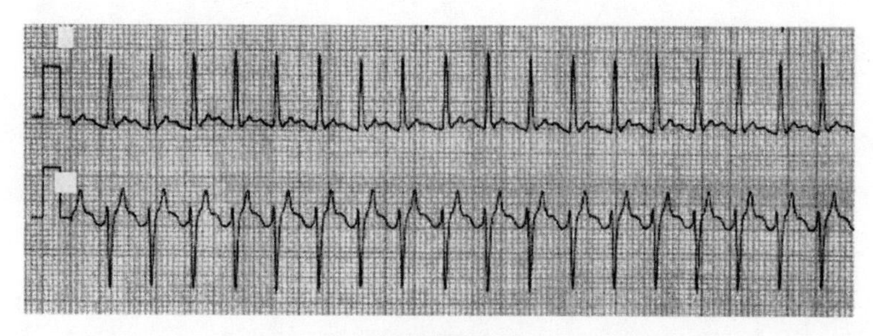

图 9-5-4 阵发性室上性心动过速

【治疗】

1. 兴奋迷走神经终止发作

(1) 刺激咽部:对无器质性心脏病,无明显心力衰竭者可先用此方法,以压舌板或手指刺激患儿咽部,使之产生恶心、呕吐及使患儿深吸气后屏气。

(2) 压迫颈动脉窦法:以上方法无效时可试用此法,在甲状软骨水平扪到颈动脉搏动,以大拇指向颈椎方向压迫,先压迫右侧,时间为 10～20 秒,如无效可用同样方法法再试压左侧,但禁忌两侧同时压迫。一旦心律转为正常,便停止压迫。

(3) 潜水反射法:用于年长儿或婴儿,将 5℃左右冷水毛巾敷于面部 15 秒左右。年长儿可令其吸气后屏气,将面部浸入 5℃冷水,未终止者可停数分钟后重复。

2. 药物治疗 以上方法无效或当即有效但很快复发时,可考虑下列药物治疗。

(1) 洋地黄类药物:对病情较重,发作持续 24 小时以上,有心力衰竭者,宜首选洋地黄类药物。此药能增强迷走神经张力,减慢房室交界处传导,并能增强心肌收缩力,控制心力衰竭。室性心动过速或洋地黄中毒引起的室上性心动过速禁用此药。低钾、心肌炎、阵发性室上性心动过速伴房室传导阻滞或肾功能减退者慎用。

(2) β 受体阻滞剂:可试用普萘洛尔小儿静注剂量为每次 0.01～0.15mg/kg,以 5% 葡萄糖溶液稀释后缓慢推注,不少于 5～10 分钟,必要时每 6～8 小时重复 1 次。重度房室传导阻滞,伴有哮喘及心力衰竭者禁用。

(3) 维拉帕米:为选择性钙离子拮抗剂。抑制钙离子进入细胞内,疗效显著。不良反应为血压下降,并可加重房室传导阻滞。剂量为每次 0.1mg/kg,静脉滴注或缓慢推注,不超过 1mg/min。

(4) 升压药物:通过升高血压,使迷走神经兴奋对阵发性室上性心动过速伴有低血压者更适宜。常用制剂有甲氧明(美速克新命)、去氧肾上腺素(新福林)等。因增加心脏后负荷,需慎用。

3. 电学治疗 对个别药物疗效不佳者,除洋地黄中毒外可考虑用直流电同步电击转律。有条件者,可使用经食管心房调搏或经静脉右心房内调搏终止室上速。

4. 射频消融术(radiofrequency ablation) 药物治疗无效,发作频繁,逆传型房室折返型可考虑使用此方法。

三、室性心动过速

【概述】 室性心动过速(ventricular tachycardia)是指起源于希氏束分叉处以下的 3 个以上宽大畸形 QRS 波组成的心动过速。

【病因】 可由心脏手术、心导管检查、严重心肌炎、先心病、感染、缺氧、电解质紊乱等原因引起。但不少病例没有明确病因。

【临床表现】 与阵发性室上性心动过速相似,但症状比较严重。小儿烦躁不安、苍白、呼吸

急促。年长儿可主诉心悸、心前区疼痛，严重病例可有晕厥、休克、充血性心力衰竭等。发作短暂者血液动力学的改变较轻；发作持续24小时以上者则可发生显著的血液动力学改变。体检发现心率增快，常在150次/min以上，节律整齐，心音可有强弱不等现象。

【心电图检查】 心电图特征：①心室率常在150～250次/分钟之间。QRS波宽大畸形，时限增宽。②T波方向与QRS波主波相反。P波与QRS波之间无固定关系。③Q-T间期多正常，可伴有Q-T间期延长，多见于多形性室速（图9-5-5）。④心房率较心室率缓慢，有时可见到室性融合波或心室夺获。心电图是诊断室性心动过速的重要手段，但有时与室上性心动过速伴心室内差异传导的鉴别比较困难，必须综合临床病史、体检、心电图特点、对治疗措施的反应等仔细加以区别。

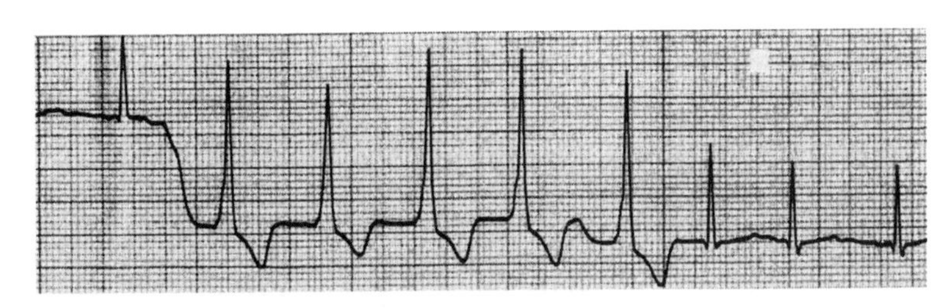

图9-5-5　室性心动过速

【治疗】 室性心动过速是一种严重的快速心律失常，可发展成心室颤动，致心脏性猝死。同时有心脏病存在者病死率可达50%以上，所以必须及时诊断，予以适当处理。

药物可选用利多卡因，每次0.5～1.0mg/kg静脉滴注或缓慢推注。必要时可每隔10～30分钟重复，总量不超过5mg/kg。此药能控制心动过速，但作用时间很短，剂量过大能引起惊厥、传导阻滞等毒性反应。伴有血压下降或心力衰竭者首选同步直流电击复律[1～2J/(s·kg)]，转复后再用利多卡因维持。预防复发可用口服美西律、普罗帕酮、莫雷西嗪。

对多型性室速伴Q-T间期延长者，如为先天性因素，则首选β受体阻滞剂，禁忌Ⅰa，Ⅰc，及Ⅲ类药物和异丙基肾上腺素。而后天性因素所致者，可选用异丙基肾上腺素，必要时可试用利多卡因。

四、房室传导阻滞

【概述】 房室传导阻滞是指由于房室传导系统膜部位的不应期异常延长，电激动从心房向心室传播过程中传导延缓或部分甚至全部不能下传的现象，临床上将房室传导阻滞分为三度：①Ⅰ度房室传导阻滞；②Ⅱ度房室传导阻滞；③Ⅲ度房室传导阻滞。

【病因】 Ⅰ度房室传导阻滞在小儿中比较常见，大部分由急性风湿性心脏炎引起，但也可发生于发热、心肌炎、肾炎、先心病以及个别正常小儿；在应用洋地黄时也能延长P-R间期。Ⅱ度房室传导阻滞产生原因有风湿性心脏病、各种原因引起的心肌炎、严重缺氧、心脏手术后及先心病（尤其是大动脉换位）等。Ⅲ度房室传导阻滞在小儿较少见，病因可分为获得性与先天性两种，获得性者以心脏手术引起的最为常见，其次为心肌炎，此外新生儿低血钙与酸中毒也可引起，但一般为一过性；先天性者约50%患儿无心脏形态学改变，部分患儿有先心病或心内膜弹力纤维增生症等。

【临床表现】

1. **Ⅰ度房室传导阻滞**　本身对血液动力学并无不良影响，临床听诊，除第一心音较低钝外，并无其他特殊体征，诊断主要通过心电图检查。但小儿P-R间期延长，直立或运动后可使P-R间期缩短至正常。此种情况说明P-R间期延长与迷走神经的张力过高有关。

2. **Ⅱ度房室传导阻滞**　临床表现取决于基础心脏病变以及由传导阻滞而引起的血液动力

学改变。当心室率过缓时可引起胸闷、心悸,甚至产生眩晕和晕厥。听诊时除原有心脏疾患所产生的听诊改变外,尚可发现心律不齐,脱漏搏动。Ⅱ度房室传导阻滞有莫氏Ⅰ型和莫氏Ⅱ型两种,前者较多见,但后者的预后则比较严重,容易发展为完全性房室传导阻滞,发生阿-斯综合征。

3. Ⅲ度房室传导阻滞　部分小儿并无主诉。获得性者以及有先心病者病情较重,因心搏出量减少而自觉乏力、眩晕、活动时气短。最严重的表现为阿-斯综合征发作,小儿知觉丧失,甚至发生死亡。某些患儿则表现为心力衰竭以及对应激状态的耐受能力降低。体格检查时脉率缓慢而规则。第一心音强弱不一,有时可闻及第三心音或第四心音。绝大多数患儿心底部可听到Ⅰ~Ⅱ级喷射性杂音,为心脏每次搏出量增加引起的半月瓣相对狭窄所致。由于经过房室瓣的血量也增加,所以可闻及舒张中期杂音。X线检查发现不伴有其他心脏疾患的Ⅲ度房室传导阻滞者中60%患儿亦有心脏增大。

【心电图特征】

1. Ⅰ度房室传导阻滞　房室传导时间延长,心电图表现为P-R间期超过正常范围,但每个心房激动都能下传到心室(图9-5-6)。

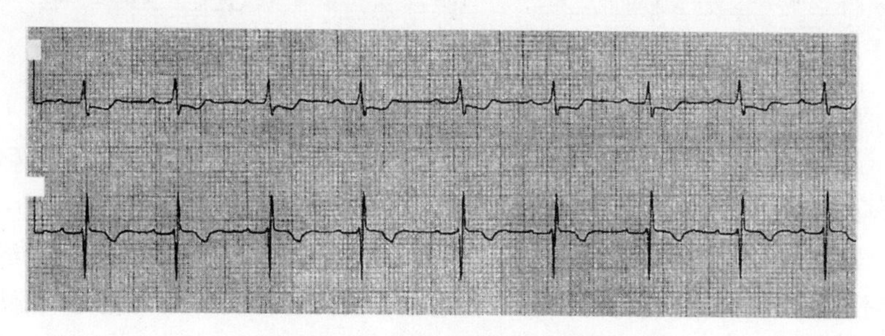

图9-5-6　Ⅰ度房室传导阻滞

2. Ⅱ度房室传导阻滞　窦房结的冲动不能全部传达心室因而造成不同程度的漏搏。又可分为两型:

(1) 莫氏Ⅰ型,又称为文氏现象。特点是P-R间期逐步延长,最终P波后不出现QRS波,在P-R间期延长的同时,R-R间期往往逐步缩短,且脱漏的前后两个R波的距离小于最短的R-R间期的两倍(图9-5-7)。

(2) 莫氏Ⅱ型。此型特点为P-R间期固定不变,心房搏动部分不能下传到心室,发生间歇性心室脱漏。且常伴有QRS波的增宽(图9-5-8)。

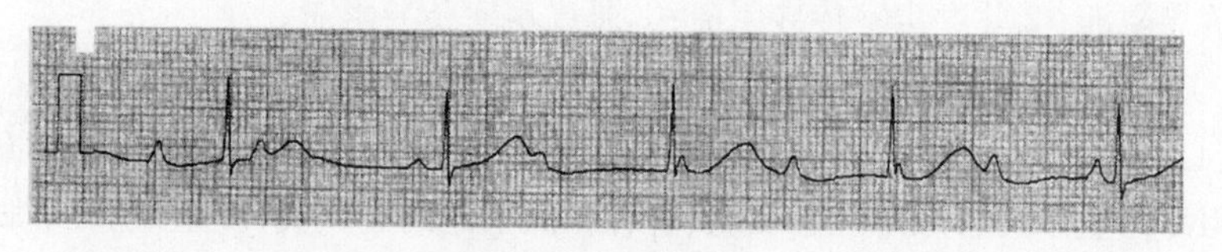

图9-5-7　莫氏Ⅰ型

3. Ⅲ度房室传导阻滞　房室传导组织有效不应期极度延长,使P波全部落在了有效不应期内,完全不能下传到心室,心房与心室各自独立活动,彼此无关。心室率较心房率慢(图9-5-9)。

【治疗】

1. Ⅰ度房室传导阻滞　应着重病因治疗,基本上不需特殊治疗,预后较好。

2. Ⅱ度房室传导阻滞　应积极治疗原发疾病。当心室率过缓、心脏搏出量减少时,可用阿托品、异丙肾上腺素治疗。预后与心脏的基本病变有关。由心肌炎引起者最后可完全恢复。当阻滞位于房室束远端,有QRS波增宽者预后较严重,可能发展为完全性房室传导阻滞。

Notes

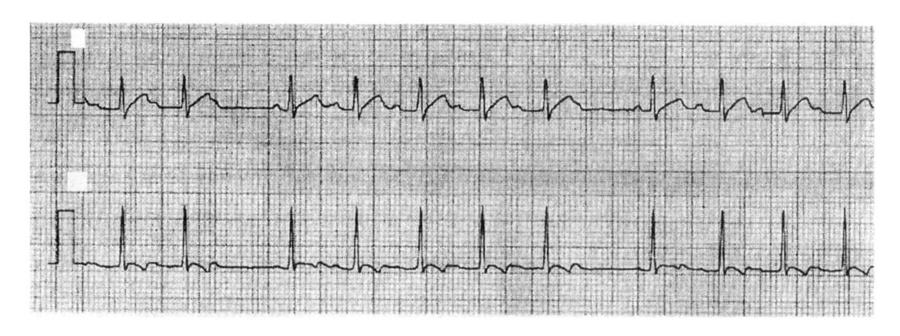

图9-5-8　莫氏Ⅱ型

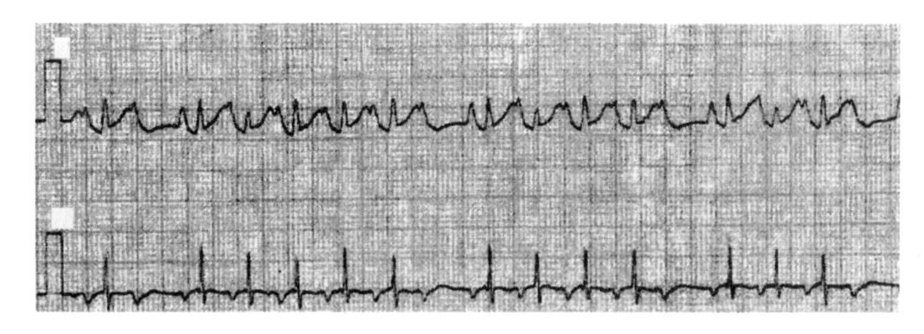

图9-5-9　Ⅲ度房室传导阻滞

3. **Ⅲ度房室传导阻滞**　有心功能不全症状或阿-斯综合征表现者需积极治疗。纠正缺氧与酸中毒可改善传导功能。由心肌炎或手术暂时性损伤引起者，肾上腺皮质激素可消除局部水肿。可口服阿托品、麻黄素或异丙基肾上腺素舌下含服，重症者应用阿托品0.01～0.03mg/kg皮下或静脉注射，异丙肾上腺素1mg溶于5%～10%葡萄糖溶液250ml中，持续静脉滴注，速度为0.05～2μg/(kg·min)，然后根据心率调整速度。具备以下条件者应考虑安装起搏器：反复发生阿-斯综合征，药物治疗无效或伴心力衰竭者。一般先安装临时起搏器，经临床治疗可望恢复正常，若观察4周左右仍未恢复者，考虑安置永久起搏器。

第六节　病毒性心肌炎

【概述】　病毒性心肌炎(viral myocarditis)即由病毒侵犯心脏所引起的以心肌炎性病变为主要表现的疾病，有时病变也可累及心包或心内膜，其病理特征为心肌细胞的变性、坏死。儿童期的发病率尚不确切。国外资料显示在因意外事故死亡的年轻人尸体解剖中检出率为4%左右。流行病学资料显示，儿童中可引起心肌炎的常见病毒有柯萨奇病毒(B组和A组)、埃可病毒、脊髓灰质炎病毒、腺病毒、传染性肝炎病毒、流感和副流感病毒、麻疹病毒及单纯疱疹病毒以及流行性腮腺炎病毒等。值得注意的是新生儿期柯萨奇病毒B组感染可导致群体流行，其死亡率可高达50%以上。

【发病机制】　本病的发病机制尚不完全清楚，但随着分子病毒学、分子免疫学的发展，认为涉及病毒对被感染的心肌细胞的直接损害和病毒触发人体自身的免疫反应而引起的心肌损害。在病毒性心肌炎急性期柯萨奇病毒和腺病毒对细胞的直接损害与心肌细胞的受体有关，病毒通过受体引起病毒复制和细胞变性，导致细胞坏死溶解。机体的细胞和体液免疫反应使机体产生抗心肌抗体，通过白介素-Iα、肿瘤坏死因子α和γ干扰素诱导产生的细胞黏附因子，促使免疫细胞有选择地向损害的心肌组织黏附、浸润。

【临床表现】

1. **症状**　轻重不一，取决于年龄和感染的急性或慢性过程，预后大多良好。部分病人起病

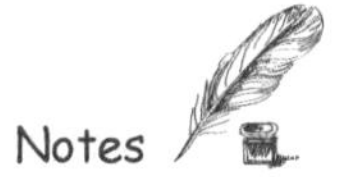
Notes

隐匿,有乏力、活动受限、心悸、胸痛等症状,少数重症病人可发生心力衰竭,并发严重心律失常、心源性休克(cardiogenic shock),甚至猝死(sudden death)。少部分病人呈慢性进程,演变为扩张性心肌病。新生儿患病时病情进展快,常见高热、反应低下、呼吸困难和发绀,常有神经、肝脏和肺的并发症。

2. 体征 心脏轻度扩大,伴心动过速、心音低钝及奔马律,可导致心力衰竭及昏厥等。反复心力衰竭者,心脏明显扩大,肺部出现湿啰音,肝、脾肿大,呼吸急促和发绀。重症患者可突然发生心源性休克,脉搏细弱,血压下降。

【辅助检查】

1. 心电图 可见严重心律失常,包括各种期前收缩、室上性和室性心动过速、房颤、室颤、Ⅱ度或Ⅲ度房室传导阻滞。心肌受累明显时可见 T 波降低、ST-T 段改变,但是心电图缺乏特异性,强调动态观察的重要性。

2. 血生化指标 血清肌酸磷酸激酶(CPK)在早期多有增高,其中以来自心肌的同工酶(CK-MB)为主。血清乳酸脱氢酶(SLDH)同工酶增高在心肌炎早期诊断有提示意义。心肌肌钙蛋白(cTnI 或 cTnT)的变化对心肌炎诊断的特异性更强。

3. 超声心动图检查 可显示心房、心室扩大,心室收缩功能受损程度,可观察有无心包积液以及瓣膜功能损害。

4. 病毒学诊断 疾病早期可从咽拭子、咽冲洗液、粪便、血液中分离出病毒,但需结合血清抗体测定才更有意义。恢复期血清抗体滴度比急性期增高 4 倍以上,病程早期血中特异性 IgM 抗体滴度在 1∶128 以上,利用聚合酶链反应或病毒核酸探针原位杂交自血液或心肌组织中查到病毒核酸可作为某一型病毒存在的依据。

5. 心肌活检 仍被认为是诊断的金标准,但由于取样部位的局限性,阳性率仍然不高,而且因为具有创伤性而限制了其临床应用。

附:中国儿童病毒性心肌炎诊断标准(1999 年修订,中华儿科杂志 2000 年 2 月第 38 卷第 2 期)

1. 临床诊断依据

(1) 心功能不全、心源性休克或心脑综合征。

(2) 心脏扩大(X 线片、超声心动图检查具有表现之一)。

(3) 心电图改变:以 R 波为主的 2 个或 2 个以上主要导联(Ⅰ、Ⅱ、aVF、V5)的 ST-T 改变持续 4 天以上伴动态变化,窦房、房室传导阻滞,完全右束支或左束支传导阻滞,成联律、多型、多源、成对或并行期前收缩,非房室结及房室折返引起的异位性心动过速,低电压(新生儿除外)及异常 Q 波。

(4) CK-MB 升高或心肌肌钙蛋白(cTnI 或 cTnT)阳性。

2. 病原学诊断依据

(1) 确诊指标:自心内膜、心肌、心包(活检、病理)或心包穿刺液检查发现以下之一者可确诊。①分离到病毒;②用病毒核酸探针查到病毒核酸;③特异性病毒抗体阳性。

(2) 参考依据:有以下之一者结合临床表现可考虑心肌炎由病毒引起。①自粪便、咽拭子或血液中分离到病毒,且恢复期血清同型抗体滴度较第一份血清升高或降低 4 倍以上;②病程早期血中特异性 IgM 抗体阳性;③用病毒核酸探针自患儿血中查到病毒核酸。

3. 确诊依据 具备临床诊断依据两项,可临床诊断。发病同时或发病前 1~3 周有病毒感染的证据支持诊断者:①同时具备病原学确诊依据之一者,可确诊为病毒性心肌炎;②具备病原学参考依据之一者,可临床诊断为病毒性心肌炎;③凡不具备确诊依据,应给予必要的治疗或随诊,根据病情变化,确诊或除外心肌炎;④应除外风湿性心肌炎、中毒性心肌炎、先天性心脏病、

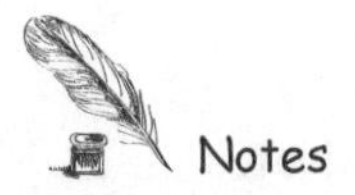

由风湿性疾病以及代谢性疾病(如甲状腺功能亢进症)引起的心肌损害、原发性心肌病、原发性心内膜弹力纤维增生症、先天性房室传导阻滞、心脏自主神经功能异常、β受体功能亢进及药物引起的心电图改变。

4. 分期

(1) 急性期:新发病,症状及检查阳性发现明显且多变,一般病程在半年以内。

(2) 迁延期:临床症状反复出现,客观指标迁延不愈,病程多在半年以上。

(3) 慢性期:进行性心脏增大,反复心力衰竭或心律失常,病情时轻时重,病程在1年以上。

【治疗】

(一) 休息

急性期需卧床休息,减轻心脏负荷。

(二) 药物治疗

1. 抗病毒治疗　对于仍处于病毒血症阶段的早期病人,可选用抗病毒治疗,但疗效不确定。

2. 改善心肌营养　1,6二磷酸果糖可改善心肌能量代谢,促进受损细胞的修复,常用剂量为100～250mg/kg,静脉滴注,疗程10～14天。同时可选用大剂量维生素C、辅酶Q10(CoQ10)、维生素E和维生素Bco、中药生脉饮、黄芪口服液等。

3. 大剂量丙种球蛋白　通过免疫调节作用减轻心肌细胞损害,剂量2g/kg,静脉滴注。

4. 糖皮质激素　一般病例不主张使用。对重型病人合并心源性休克、致死性心律失常(Ⅲ度房室传导阻滞、室性心动过速)、心肌活检证实慢性自身免疫性心肌炎症反应者应足量、早期应用,可用氢化可的松10mg/(kg·d)。

5. 抗心力衰竭治疗　可根据病情联合应用利尿剂、洋地黄、血管活性药物,应特别注意用洋地黄时饱和量应较常规剂量减少,并注意补充氯化钾,以避免洋地黄中毒。参见本章第九节。

6. 心律失常治疗　参见本章第五节。

第七节　心　肌　病

一、扩张性心肌病

【概述】 扩张性心肌病(dilated cardiomyopathy)以心脏极度增大,左、右心室内径、尤其是左心室扩张为特征。传统上分为原发性和继发性两类,近年来,随着心脏分子生物学的发展,原来认为是原发性的病例,发现了特异的致病原因,有些与基因的缺陷有关,有的与病毒感染相关。国外资料显示,儿童扩张性心肌病发病率为36/100 000。

【病因】 病因尚不明确,可能与病毒感染有关,一部分病毒性心肌炎可能最终可发展为扩张性心肌病。在2%～10%病人中病理检查存在病毒性心肌炎征象。本病与遗传因素也有一定关系,20%病人有家族史,表现为常染色体隐性遗传、X-连锁遗传等类型。

【临床表现】 病程进展缓慢、隐匿,因此确定起病日期往往有困难。症状轻重不一,多表现为进行性充血性心力衰竭,出现气喘、乏力、水肿。体检可见脉搏减弱,脉压减小,颈静脉充盈,肝大等症状,心率增快,可有奔马律。

【辅助检查】

1. 心电图　左心房、左心室肥大,左心室肥大为主;单纯右心室肥大少见。可有室性期前收缩、传导阻滞、ST-T改变等。

2. X线检查　心影多有不同程度的增大,心脏搏动减弱,肺淤血,有时可有少量胸腔积液。

3. 超声心电图　左心房、左心室扩大,心肌收缩力降低,特征性表现为左心室呈球形扩张,而二尖瓣开放幅度小,形成"大心腔、小瓣口"征象。多普勒探测可见主动脉口流速减慢,二尖瓣

反流信号。

【治疗】 扩张性心肌病可按抗心力衰竭给予积极治疗，在一段时间内症状可有改观，但仍无法阻止其病情的进行性发展，生存率仍不容乐观。病人多死于严重的心律失常或栓塞。因此，积极治疗心律失常和抗血栓形成对延长生命有一定作用。近年来采用血管紧张素转换酶抑制剂（如依那普利）和β受体阻滞剂（如卡维地洛）等治疗显示有一定疗效，但儿科应用的资料还很有限。采用心脏移植治疗国外资料显示已取得了令人鼓舞的结果，但由于移植手术难度大，费用高，而且供体相当缺乏，目前尚无法成为我国的主要治疗手段。

二、肥厚性心肌病

【概述】 儿童肥厚性心肌病（hypertrophic cardiomyopathy）发病率为2/100 000。其病理特征为广泛性左心室壁、室间隔肥厚部分累及右心室，左心室腔缩小，心肌出现不同程度的纤维化，由此造成左心室顺应性降低，舒张期充盈受限。约20%病人有不同程度的左心室流出道梗阻，部分病人还可出现二尖瓣关闭不全。

【病因】 肥厚性心肌病有很强家族遗传倾向，表现为常染色体遗传有不同外显率。先证者在儿童期可不发病，多在青少年期出现症状。30%左右家族性病例可检出心肌球重链蛋白基因的突变。α原肌球蛋白、肌球连接蛋白等基因也可能与此病有关。

【临床表现】 肥厚性心肌病约50%的病人是在因心脏杂音或家族成员发病进行体格检查时才被发现。临床症状有因肺淤血引起呼吸困难，由于左心室流出道梗阻可引起心绞痛、晕厥甚至猝死。有左心室流出道梗阻时可在主动脉瓣听诊区闻及收缩期杂音，二尖瓣反流时可听到心尖部收缩期杂音。有第二心音反向分裂。

【辅助检查】

1. **心电图** 左心室肥大；异常Q波；如有心肌纤维化可有室内传导阻滞，表现为QRS时限延长；ST-T改变。

2. **X线检查** 心影正常或扩大。如合并心力衰竭，则有肺纹理增多、肺淤血现象。

3. **超声心电图** 肥厚性心肌病表现为左心室壁特别是室间隔肥厚，并累及二尖瓣前瓣，二尖瓣的前瓣有收缩期先前运动，主动脉瓣提前关闭。当多普勒在左心室流出道收缩期测得压力阶差，表示该部位已有梗阻。

【治疗】 必须严格限制剧烈的体育活动，以防猝死发生。诊断明确的病例应禁止使用洋地黄、正性肌力药物和利尿剂，β肾上腺能受体阻滞剂和钙离子通道阻滞剂能缓解流出道梗阻和心肌肥厚进程，改善临床症状，但并未改变长期的临床预后。一部分频发心绞痛、晕厥的病例通过心脏外科手术切除肥厚的室间隔，以此减轻左心室流出道的梗阻，改善冠状动脉血供和减轻二尖瓣反流。

三、限制性心肌病

【概述】 儿童限制性心肌病（restrictive cardiomyopathy）发病率为2/100 000。其病理特征为心室顺应性丧失，心内膜弥漫性增厚，舒张期心房向心室充盈受限，心房扩大，心排血量减少，进而引起心功能不全。与缩窄性心包炎血流动力学非常相似。

【临床表现】 常于儿童及青少年期起病，进展隐缓。临床表现与受累心室及病变程度有所不同。右心病变主要表现为静脉压升高，颈静脉怒张、肝大、腹水及下肢水肿，酷似缩窄性心包炎。左心病变常有气短，咳嗽，甚至咯血，后期伴有肺动脉高压的表现，很像风湿性二尖瓣病变。体检见血压偏低，脉压小，脉搏细弱，可有奇脉，颈静脉怒张。心前区膨隆，心界扩大，心尖搏动弱，心率快，心音有力，可有奔马律，多数无杂音或仅有轻度收缩期杂音。腹部胀大，叩诊有移动性浊音。下肢凹陷性水肿。

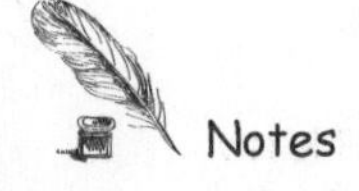

【辅助检查】

1. **心电图**　左心房肥大；节律改变或传导阻滞，如有心肌纤维化可有室内传导阻滞，表现为QRS时限延长；ST-T改变。

2. **X线检查**　心影中至重度增大。右心病变时心影呈球形或烧瓶状，右房高度增大，肺血减少。左心病变时则心影轻至中度增大，左房扩大，肺淤血或有不同程度肺动脉高压表现。双心室病变为以上综合改变，常以右心室病变所见为主。

3. **超声心电图**　心房扩大，心室腔正常或略小，室间隔及左心室壁有向心性增厚，室间隔与左心室内膜增厚发亮，搏动弱，左心室等容舒张期延长。

【治疗】　预后不良，出现心力衰竭后往往数年内死亡。治疗以控制心力衰竭为主，但由于其基本病变为心肌纤维化和心腔缩小，故通常洋地黄类药物作用不佳，需要综合治疗。对腹水及水肿可用利尿剂。近年曾试用外科手术治疗，行心内膜切除或心瓣膜修补或置换术等。后期需要心脏移植治疗。

四、心内膜弹力纤维增生症

【概述】　心内膜弹力纤维增生症（endocardial fibroelastosis）又名心内膜硬化症、心内膜纤维化、胎儿心内膜炎等。其主要病理改变为心内膜下弹力纤维及胶原纤维增生，病变以左心室为主。多数于1岁以内发病。原因尚未完全明确，部分病例可能由病毒性心肌炎发展而来；心内膜供血不足及缺氧亦很可能为发病的原因。

【临床表现】　主要表现为充血性心力衰竭，按症状的轻重缓急，可分为三型。

1. **暴发型**　起病急骤，突然出现呼吸困难、口唇发绀、面色苍白、烦躁不安、心动过速、心音减低，可听到奔马律，肺部常听到干、湿啰音，肝脏增大，少数出现心源性休克，甚至于数小时内猝死。此型多见于6个月内的婴儿。

2. **急性型**　起病亦较快，但心力衰竭发展不如暴发型急剧。常并发支气管肺炎，肺部出现细湿啰音。部分患者因心腔内附壁血栓的脱落而发生脑栓塞。此型发病年龄同暴发型。如不及时治疗，多数死于心力衰竭。

3. **慢性型**　症状同急性型，但进展缓慢。患儿生长发育多较落后。经适当治疗可获得缓解，存活至成年期，但仍可因反复发生心力衰竭而死亡。

【辅助检查】

1. **心电图检查**　多呈左心室肥大，少数表现右心室肥大或左、右心室合并肥大，可同时出现ST段、T波改变以及房室传导阻滞。

2. **X线胸片**　以左心室肥大为明显，左心缘搏动多减弱，肺纹理增多。

3. **心导管检查**　左心室舒张压增高，其波形具有诊断意义；结合选择性造影则可见左心室增大、室壁增厚及排空延迟。

【治疗】　主要应用洋地黄控制心力衰竭，一般反应较好，需长期服用，直到症状消失，X线、心电图恢复正常后1～2年方可停药。本病如不治疗，大多于2岁前死亡。对洋地黄治疗反应良好而又能长期坚持治疗者，预后较好，有痊愈可能。

第八节　感染性心内膜炎

感染性心内膜炎（infective endocarditis，IE）指各种病原体感染引起的心内膜炎症病变，常累及心脏瓣膜，也可累及室间隔缺损处、心内膜或未闭动脉导管、动静脉瘘等处，在住院病人中发生率为0.5/1000～1/1000。致病微生物除了最常见的细菌外，尚有真菌、衣原体、立克次体及病毒等。近年来随着新型抗生素的不断出现，外科手术的进步，死亡率已显著下降，但由于致病微

生物的变迁，心脏手术和心导管检查的广泛开展，长期静脉插管输液的增多等因素，最近几年，儿童感染性心内膜炎的发病率似乎有上升趋势。在应用抗生素治疗前本病的死亡率几乎为100%。经合理应用抗生素治疗以来，近年病死率已下降为20%～25%。

【病因】

1. **易感因素** 92%的感染性心内膜炎患者有原发心脏病变，其中以先心病最为多见，约占78%，室间隔缺损最常见，其他为法洛四联症、动脉导管未闭、肺动脉瓣狭窄、主动脉瓣狭窄、主动脉瓣二叶畸形等；后天性心脏病如风湿性瓣膜病、二尖瓣脱垂综合征等也可并发感染性心内膜炎。随着小儿心脏外科技术的发展，越来越多的小儿心脏病得以纠正、根治，但因此而留置在心腔内的装置或材料（如心内补片、人造心脏瓣等）是近年感染性心内膜炎常见的易感因素。

2. **病原体** 几乎所有细菌均可导致感染性心内膜炎，草绿色链球菌为最常见的致病菌，但近年来所占比例已显著下降；金黄色葡萄球菌、白色葡萄球菌，以及肠球菌、产气杆菌等革兰阴性杆菌引起的感染性心内膜炎显著增多。真菌性心内膜炎极少见，多有其他致病因素如长期应用抗生素、糖皮质激素或免疫抑制剂等。立克次体及病毒感染所致的心内膜炎罕见。少数情况下，感染性心内膜炎由一种以上的病原体引起，常见于人工瓣膜手术者。

3. **诱发因素** 约三分之一的患儿在病史中可找到诱发因素，常见的诱发因素为纠治牙病和扁桃体摘除术。近年心导管检查和介入性治疗、人工瓣膜置换、心内直视手术的广泛开展，也是感染性心内膜炎的重要诱发因素之一，其他诱发因素如长期使用抗生素、糖皮质激素和免疫抑制剂等。

【病理机制】 正常人口腔和上呼吸道常聚集一些细菌，一般不会致病，只有在机体防御功能低下时可侵入血流特别是口腔感染、拔牙、扁桃体摘除术时易侵入血流，当心内膜、特别是心瓣膜存在病理改变时，细菌易附着在损伤处生长繁殖，从而形成心内膜炎。例如，当左、右心室或主、肺动脉之间存在异常交通时，两侧间较大的压力差能够产生高速的血流，冲击心内膜面，使之损伤并暴露心内膜下胶原组织，与血小板和纤维蛋白聚积形成无菌性赘生物。当有菌血症时，细菌易在上述部位黏附、定植和繁殖，形成有菌赘生物。受累部位多在压力低的一侧，如室间隔缺损感染性赘生物常见于缺损的右缘、三尖瓣的隔叶及肺动脉瓣。狭窄瓣孔及异常通道两侧心室或管腔之间的压力差越大、湍流越明显，压力低的一侧越容易形成血栓和赘生物。

基本病理改变是心瓣膜、心内膜及大血管内膜面附着疣状感染性赘生物。赘生物由血小板、白细胞、红细胞、纤维蛋白、胶原纤维和致病微生物等组成。心脏瓣膜的赘生物可致瓣膜溃疡、穿孔；若累及腱索和乳头肌，可使腱索缩短及断裂。累及瓣环和心肌，可致心肌脓肿、室间隔穿孔和动脉瘤，大的或多量的赘生物可堵塞瓣膜口或肺动脉，致急性循环障碍。

赘生物受高速血流冲击可有血栓脱落，随血流散布到全身血管导致器官栓塞。右心的栓子引起肺栓塞；左心的栓子引起肾、脑、脾、四肢、肠系膜等动脉栓塞。微小栓子栓塞毛细血管产生皮肤瘀点，即欧氏小结（Osler's node）。肾栓塞时可致梗死、局灶性肾炎或弥漫性肾小球肾炎。脑栓塞时可发生脑膜、脑实质、脊髓、颅神经等弥漫性炎症，产生出血、水肿、脑软化、脑脓肿、颅内动脉瘤破裂等病变。后者破裂可引起颅内各部位的出血如脑出血、蛛蛛膜下腔出血。

【临床表现】 起病缓慢，症状多种多样。大多数患者有器质性心脏病，部分病人发病前有龋齿、扁桃体炎、静脉插管、介入治疗或心内手术史。

1. **感染症状** 发热是最常见的症状，几乎所有的病例都有过不同程度的发热，热型不规则，热程较长，个别病例无发热，此外患者有疲乏、盗汗、食欲减退、体重减轻、关节痛、皮肤苍白等表现，病情进展较慢。

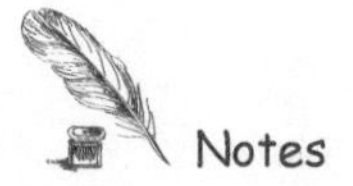

2. **心脏方面的症状** 原有的心脏杂音可因心脏瓣膜的赘生物而发生改变，出现粗糙、响亮、呈海鸥鸣样或音乐样的杂音。原无心脏杂音者可出现音乐样杂音。约一半患儿由于心瓣膜病

变、中毒性心肌炎等导致充血性心力衰竭，出现心音低钝、奔马律等。

3. 栓塞症状　视栓塞部位的不同而出现不同的临床表现，一般发生于病程后期，但约1/3的患者为首发症状，皮肤栓塞可见散在的小瘀点，指(趾)屈面可有隆起的紫红色小结节，略有触痛，此即欧氏小结。内脏栓塞可致脾大、腹痛、血尿、便血，有时脾大很显著。肺栓塞可有胸痛、咳嗽、咯血和肺部啰音。脑动脉栓塞则有头痛、呕吐、偏瘫、失语、抽搐甚至昏迷等。病程久者可见杵状指(趾)，但无发绀。

同时具有以上三方面症状的典型患者不多，尤其2岁以下婴儿往往以全身感染症状为主，仅少数患儿有栓塞症状和(或)心脏杂音。

【辅助检查】

1. 血培养　血细菌培养阳性是确诊感染性心内膜炎的重要依据，凡原因未明的发热、体温持续在1周以上，且原有心脏病者，均应反复多次进行血培养，以提高阳性率。若血培养阳性，尚应做药物敏感试验。

2. 超声心动图　能够检出直径大于2mm以上的赘生物，因此对诊断感染性心内膜炎很有帮助，此外在治疗过程中超声心动图还可动态观察赘生物大小、形态、活动和瓣膜功能状态，了解瓣膜损害程度，对决定是否做换瓣手术有参考价值。该检查还可发现原有的心脏病。

3. CT检查　对怀疑有颅内病变者应及时做CT，了解病变部位和范围。

4. 其他　血常规可见进行性贫血，多为正细胞性贫血，白细胞数增高和中性粒细胞升高，血沉快，C反应蛋白阳性，血清球蛋白常常增多，免疫球蛋白升高，循环免疫复合物及类风湿因子阳性，尿常规有红细胞，发热期可出现蛋白尿。

【诊断】　对原有心脏病的患儿，如出现1周以上不明原因的发热应想到本病的可能，诊断除了病史、临床表现外，血培养是确诊的关键，超声心动图对判断赘生物的数目、大小、形态、位置和瓣膜的功能有重要的价值，但结果阴性不能排除本病的诊断。

中华医学会儿科学分会心血管学组2010年发布了诊断标准建议。

一、病理学指标

1. 赘生物(包括已形成栓塞的)或心脏感染组织经培养或镜检发现微生物。

2. 赘生物(包括已形成栓塞的)或心脏感染组织经病理检查证实伴活动性心内膜炎。

二、临床指标

(一) 主要指标

1. 血培养阳性　分别2次血培养有相同的感染性心内膜炎的常见微生物(如草绿色链球菌、金黄色葡萄球菌、凝固酶阴性葡萄球菌、肠球菌等)。

2. 心内膜受累证据(超声心动图征象)：

(1) 附着于瓣膜、瓣膜装置、心脏或大血管内膜、人工材料上的赘生物。

(2) 腱索断裂、瓣膜穿孔、人工瓣膜或缺损补片有新的部分裂开。

(3) 心腔内脓肿。

(二) 次要指标

1. 易感染条件　基础心脏疾病、心脏手术、心导管术、经导管介入治疗、中心静脉内插管。

2. 较长时间的发热(≥38℃)，伴贫血。

3. 原有心脏杂音加重，出现新的心脏杂音，或心功能不全。

4. 血管征象　重要动脉栓塞、感染性动脉瘤、瘀斑、脾大、颅内出血、结膜出血、Janeway斑。

5. 免疫学征象　肾小球肾炎、Osler结、Roth斑、类风湿因子阳性。

6. 微生物学证据　血培养阳性，但未符合主要指标中的要求。

(三) 诊断依据

1. 具备以下①~⑤项任何之一者可诊断为感染性心内膜炎：①临床主要指标2项；②临床

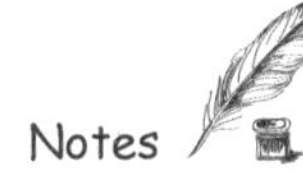

主要指标1项和次要指标3项;③心内膜受累证据和临床次要指标2项;④临床次要指标5项;⑤病理学指标1项。

2. 有以下情况时可排除感染性心内膜炎诊断:有明确的其他诊断解释临床表现;经抗生素治疗≤4天临床表现消除;抗生素治疗≤4天,手术或尸检无感染性心内膜炎的病理证据。

3. 临床考虑感染性心内膜炎,但不具备确诊依据的仍应进行治疗,根据临床观察及进一步的检查结果确诊或排除感染性心内膜炎。

【治疗】 积极抗感染、加强支持疗法。在应用抗生素之前必须先做几次血培养和药物敏感试验,以指导选用抗生素及剂量。

1. 抗生素 应用原则是早期、联合应用、剂量足、选用敏感的杀菌药、疗程要长。在具体应用时,对不同的病原菌感染选用不同的抗生素。

(1) 草绿色链球菌:首选青霉素G 40万~60万U/(kg·d),每6小时1次,静脉滴注,疗程4~6周;加庆大霉素4~6mg/(kg·d),每8小时1次,疗程2周。对青霉素过敏者可选用头孢菌素类或万古霉素。

(2) 金黄色葡萄球菌:对青霉素敏感者选用青霉素G 40万~60万U/kg·d,加庆大霉素,用法同上;青霉素耐药时才选用苯唑西林钠或萘夫西林200~300mg/(kg·d),每6小时1次,静脉滴注。治疗不满意或对青霉素过敏者选用头孢曲松或万古霉素:40~60mg/(kg·d),分2~3次静脉滴注,疗程6~8周。

(3) 革兰阴性杆菌或大肠杆菌:选用氨苄西林300mg/(kg·d),每6小时1次,静脉滴注,疗程4~6周;或用头孢哌酮或头孢曲松200mg/(kg·d),每6小时1次,静脉滴注,疗程4~6周,加用庆大霉素2周。铜绿假单胞菌感染可加用阿莫西林200~400mg/(kg·d),每6小时1次,静脉滴注。

(4) 真菌:应停用抗生素,选用两性霉素B 0.1~0.25mg/(kg·d),以后每日逐渐增加至1mg/(kg·d),静脉滴注1次。可合用5-氟胞嘧啶50~150mg/(kg·d),分3~4次服用。

(5) 病原菌不明或术后者:选用萘夫西林加氨苄西林及庆大霉素,或头孢菌素类,或万古霉素。

上述抗感染药物应连用4~8周,用至体温正常,栓塞现象消失,血象、血沉恢复正常,血培养阴性后逐渐停药。

2. 一般治疗 保证患者充足的热量供应,可少量多次输新鲜血或血浆,也可输注丙种球蛋白。

3. 手术治疗 近年早期外科治疗感染性心内膜炎取得了良好效果。对心脏赘生物和污染的人造代用品清创,修复或置换损害的瓣膜,挽救了严重患者,提高了治愈率。手术指征为:①瓣膜功能不全引起的中重度心力衰竭;②赘生物阻塞瓣口;③反复发生栓塞;④真菌感染;⑤经最佳抗生素治疗无效;⑥新发生的心脏传导阻滞。

【预防】 有先天性或风湿性心脏病患儿平时应注意口腔卫生,防止齿龈炎、龋齿;预防感染;若施行口腔手术、扁桃体摘除术、心导管和心脏手术时,可于术前1~2小时及术后48小时内肌注青霉素80万U/d,或长效青霉素120万U 1剂。青霉素过敏者,可选用头孢菌素类或万古霉素静脉注射一次,然后改口服红霉素30mg/(kg·d),分4次服用,连续2天。

第九节 心功能不全

心功能不全(cardiac disfunction)或称心力衰竭(heart failure),是指由于心肌病变或结构异常导致心脏负荷过重引起心泵功能减退,心排血量不能满足机体代谢需要而表现的临床综合征。小儿各年龄期均可发生,以婴幼儿最常见。如不及时控制,往往威胁小儿生命。

【病因】 心泵血功能受心肌收缩力、前负荷、后负荷、心率等多种因素的影响。任何因素导致心肌收缩力下降或负荷过重，超出心脏代偿能力时均可引发心功能不全。小儿时期心功能不全的病因依年龄而异。

1. 新生儿期 以先心病引起者最多见，如主动脉缩窄、大动脉转位、左心发育不良综合征等。其他如持续性肺动脉高压、呼吸窘迫综合征、早产儿动脉导管未闭等亦可引起。

2. 婴幼儿期 先心病仍占主要地位，肺动脉狭窄、主动脉狭窄等流出道梗阻使后负荷增加，而左向右分流和瓣膜反流则导致前负荷增加。心肌疾病如心内膜弹力纤维增生症、心肌炎等，心律失常如阵发性室上性心动过速均可引起。其他疾病如支气管肺炎、感染引起者在此期也常见。少数可因严重贫血、维生素 B_1 缺乏等引起。

3. 学龄前期及学龄期 先心病仍然是常见原因，患者多由于继发感染、肺动脉高压或心脏手术或并发心律失常而诱发心功能不全。风湿性心脏病和急性肾炎所致的心力衰竭也较多见。川崎病冠状动脉病变也是这一时期心功能不全的重要原因。

慢性心功能不全者可由于以下诱因使心力衰竭症状突然加重：①感染：呼吸道感染、感染性心内膜炎；②剧烈哭吵；③血容量过多：如输血、补液过多、速度过快、急性输入大量脱水剂（如甘露醇）；④心律失常：如阵发性室性心动过速、心房颤动等；⑤其他：如贫血、缺氧、电解质紊乱等。

【病理生理】 心脏功能从正常发展到心力衰竭，经过一段代偿期，心脏出现心率增快、心肌肥厚或心脏扩大，以维持心排血量，当心排血量通过代偿不能满足身体代谢需要时，即出现心力衰竭。心力衰竭时心排血量一般减少到低于正常休息时的心排血量，称为低心输出量心力衰竭。但由甲状腺功能亢进、严重贫血、动静脉瘘等引起的心力衰竭，心排血量减少，但仍可超过正常休息时的心排血量，称为高心输出量心力衰竭。

心力衰竭时心室收缩期排血量减少，心室内残余血量增多，故舒张期充盈压力增高，回心血量减少，心房和静脉淤血，组织缺氧；组织缺氧激活交感神经系统，引起皮肤内脏血管收缩，血液重新分布，以保证重要器官的血供；同时，肾素-血管紧张素-醛固酮系统激活，使近端和远端肾曲小管对钠的再吸收增多，体内水钠潴留，引起血容量增多，体液淤积。近年来发现，交感神经激活肾素-血管紧张素-醛固酮系统，引起β受体-腺苷酸环化酶系统调节紊乱，可加剧心室重塑，使心力衰竭恶化。

【临床表现】

1. 全身症状 由于心输出量下降、组织灌注不足以及静脉淤血引起，表现为精神萎靡、乏力、多汗、食欲减退、消化功能低下、体重不增等。

2. 肺循环淤血表现 心功能不全导致肺静脉充盈、压力升高，液体渗出至肺间质甚至渗入肺泡，从而影响呼吸功能。婴幼儿心功能不全发病较急，往往先出现呼吸系统症状。

（1）呼吸急促：由于肺淤血，间质水肿，肺顺应性下降，致呼吸快而表浅。严重者肺泡、支气管黏膜水肿增剧，影响肺通气、换气功能，出现呼吸困难，甚至端坐呼吸。婴幼儿多在哭吵、喂养时气急显著。婴幼儿发病较急者常突然表现气急、呻吟、烦躁不安，不能安睡，不能平卧，要竖抱，伏在大人肩上时稍能安睡（类似于端坐呼吸表现）。

（2）咳嗽：由于支气管黏膜淤血、水肿而出现干咳；严重者因肺水肿可咳出泡沫样血痰或鲜血。

（3）发绀：严重肺淤血可影响肺循环血液氧合过程而出现不同程度青紫。

（4）哮鸣及肺部啰音：液体进入肺泡时肺部出现湿性啰音。婴幼儿易出现哮鸣，大多因气管、支气管黏膜水肿而引起，常表示病情严重。

3. 体循环淤血表现

（1）肝大：肝淤血致肿大、压痛、边缘圆钝，为心功能不全的早期最常见表现。病情改善后肝脏迅速回缩。

(2) 颈静脉怒张：患者坐位时颈静脉充盈，肝颈静脉反流征阳性。婴幼儿由于颈短，皮下脂肪多，颈静脉怒张不易观察。有时可以通过手背静脉充盈情况判断静脉淤血，即置患儿于半坐位(躯体成45°角)，将手抬至胸骨上窝水平略高时观察手背静脉是否充盈。

(3) 水肿：由于体循环淤血、静脉压增高、水钠潴留，液体积聚于间质而出现水肿。最先见于下垂部位如踝部、胫前部。严重者伴胸水、腹水、心包积液。婴幼儿水肿可不明显，有时仅见眼睑、面部轻微水肿或伴手背、足背略肿，但体重增加。

4. **心脏体征**　除原发疾病的症状和体征外，心功能不全时常示心脏增大、心音低钝、心动过速，易出现奔马律。

【辅助检查】

(1) X线检查：心影多呈普遍性扩大，搏动减弱，肺门附近阴影增加，肺部淤血、纹理增多。

(2) 心电图检查：有助于病因诊断及指导洋地黄应用。

(3) 超声心动图检查：可见心室和心房扩大，射血分数(ejection fraction)降低。心脏舒张功能不全时，多普勒超声检测二尖瓣口舒张期血流 E/A 比值<1；组织多普勒技术检测二尖瓣环运动 e/a 比值<1。

【诊断】

1. **临床诊断依据**

(1) 安静时心率增快，每分钟心率婴儿>180次，幼儿>160次，不能用发热或缺氧解释者。

(2) 呼吸困难，青紫突然加重，安静时每分钟呼吸婴儿>60次，幼儿>50次，儿童>40次。

(3) 肝大达肋下3cm以上，或在密切观察下短时间内较前增大，而不能以横膈下移等原因解释者。

(4) 心音明显低钝，或出现奔马律。

(5) 突然烦躁不安，面色苍白或发灰，而不能用原有疾病解释。

(6) 尿少、下肢水肿，以除外营养不良、肾炎、维生素 B_1 缺乏等原因所造成者。

2. **其他检查**　上述前4项为临床诊断的主要依据。尚可结合其他几项以及胸部X线摄片、心电图和超声心动图检查结果进行综合分析判断。

3. **心力衰竭程度判断**　临床上一般依据病史、临床表现及劳动耐力的程度，将心脏病患者心功能分为以下四级：

Ⅰ级：患者体力活动不受限制。学龄期儿童能够参加体育课，并且能像正常儿童一样活动。

Ⅱ级：患者体力活动轻度受限。休息时没有任何不适，但一般活动时出现症状如疲乏、心悸和呼吸困难。学龄期儿童能够参加体育课，但活动量比同龄正常儿童小。可能存在继发性生长障碍。

Ⅲ级：患者体力活动明显受限。轻劳动时即有症状，例如步行15分钟即有疲乏、心悸和呼吸困难。学龄期儿童不能参加体育活动。存在继发性生长障碍。

Ⅳ级：在休息状态亦有症状，完全丧失劳动力。存在继发性生长障碍。

上述心功能分级对婴儿不适用。婴儿心功能评价可参考改良 Ross 心衰分级计分法(表9-9-1)。

【治疗】　治疗原则为加强心肌收缩力，减轻心脏负荷状态，控制水电解质酸碱平衡紊乱，治疗急性肺水肿和严重心律失常等危急症状，防治各种并发症，以及消除病因。

1. **一般治疗**

(1) 休息与镇静：平卧或半卧位，尽力避免患儿烦躁、哭闹，以减轻心脏负担，必要时可适当应用镇静剂，苯巴比妥、吗啡皮下或肌内注射常能取得满意效果，但需警惕呼吸抑制。

(2) 吸氧：气急、发绀者适当给予吸氧。

(3) 饮食：很少需要严格的极度低钠饮食，但水肿者一般饮食中钠盐应适当减少。每日入

表 9-9-1　改良 Ross 心衰分级计分方法

症状和体征	计　分		
	0	1	2
病史			
出汗	仅在头部	头部及躯干(活动时)	头部及躯干(安静时)
呼吸过快	偶尔	较多	常有
体格检查			
呼吸	正常	吸气凹陷	呼吸困难
呼吸次数(次/min)			
0～1 岁	<50	50～60	>60
1～6 岁	<35	35～45	>45
7～10 岁	<25	25～35	>35
11～14 岁	<18	18～28	>28
心率(次/min)			
0～1 岁	<160	160～170	>170
1～6 岁	<105	105～115	>115
7～10 岁	<90	90～100	>100
11～14 岁	<80	80～90	>90
肝大(肋缘下)	<2cm	2～3cm	>3cm

注:0～2 分无心衰,3～6 分轻度心衰,7～9 分中度心衰,10～12 分重度心衰。

液量不超基础需要量(婴幼儿 60～80ml/kg,年长儿 40～60ml/kg)。应给予容易消化及富有营养的食品。

(4) 防治感染及其他并发症:呼吸道感染既是心力衰竭的常见并发症,也是心功能不全加重的重要诱因,应注意预防和及时治疗。此外,心力衰竭时,患者易发生酸中毒、低血糖等,一旦发生应给予及时纠正。

2. 强心苷类药物

(1) 常用洋地黄制剂及其选择:小儿时期常用的洋地黄制剂为地高辛,可口服和静脉注射,作用时间较快,排泄亦较迅速,半衰期为 24～48 小时。急性心功能不全也可选用毛花苷丙,作用快,但排泄也快,故不宜作为长期维持用药。洋地黄的剂量和疗效的关系受到多种因素的影响,所以使用要个体化。

(2) 洋地黄化法:静脉给药时首次给洋地黄化总量的 1/2,余量分 2 次,每隔 4～6 小时给予,多数患儿可于 8～12 小时内达到洋地黄化。对于能口服的患者可给予口服地高辛,首次给洋地黄化总量的 1/3 或 1/2,余量分 2 次,每隔 6～8 小时给予。

(3) 维持量:洋地黄化后 12 小时可开始给予维持量。维持量的疗程视病情而定,急性心力衰竭者往往不需用维持量或仅需短期应用;短期难以去除病因者如先心病、心内膜弹力纤维增生症或风湿性心瓣膜病等,则应长期给药。

(4) 注意事项:用药前应了解患儿近期洋地黄使用情况,以防药物过量。心肌炎患儿对洋地黄耐受性差,一般按常规剂量的 2/3 使用,且饱和时间不宜过快。早产儿和 2 周以内的新生儿因肝肾功能尚不完善,洋地黄化剂量应偏小,可按婴儿剂量减少 1/2～1/3,以免洋地黄中毒。钙剂对洋地黄有协同作用,低血钾可促使洋地黄中毒,故应予注意。临床上以测定地高辛血药浓度作为用药参考:婴儿地高辛血浓度约(2.8±1.9)ng/ml,年长儿及成人约(1.3±0.6)ng/ml。婴儿地高辛血浓度>4ng/ml,年长儿及成人>2ng/ml,一般视为中毒浓度。但洋地黄中毒与药物血

Notes 

浓度并非绝对一致,应注意临床观察及心电图监护。

(5) 洋地黄毒性反应:洋地黄中毒表现在三个方面:

1) 心律失常如房室传导阻滞、室性期前收缩和阵发性心动过速等;

2) 消化道症状如恶心、呕吐;

3) 神经系统症状如嗜睡、头昏、色视等。

(6) 洋地黄中毒的处理:洋地黄中毒时应立即停用洋地黄和利尿剂。小剂量钾盐能控制心律失常,但肾功能不全和合并房室传导阻滞时忌用静脉给钾。

3. 非强心苷类正性肌力药物

(1) 多巴胺:每分钟 5~10μg/kg 静脉滴注可增强心肌收缩力。

(2) 多巴酚丁胺:每分钟 5~10μg/kg 静脉滴注可增加心排量而降低体循环血管阻力,适用于心排量减少及左心室舒张期充盈压增高者。

4. 利尿剂 对急性心力衰竭可选用快速强效利尿剂。慢性心力衰竭一般联合使用噻嗪类与保钾利尿剂,并采用间歇疗法维持治疗,防止电解质紊乱。

5. 血管扩张剂

(1) 血管紧张素转换酶抑制剂:通过减少循环中血管紧张素Ⅱ的浓度而发挥效应,常用的有卡托普利(巯甲丙脯酸)和依那普利(苯酯丙脯酸),一般为口服。

(2) 硝普钠:对急性心力衰竭伴周围血管阻力明显增加者效果显著。在治疗心脏手术后低心排综合征时联合多巴胺效果更佳。有低血压者禁用。

6. 磷酸二酯酶抑制剂 常用药物有氨力农和米力农,可用于对常规治疗无效的低心排患者,有增强心肌收缩和舒血管作用,可增加心排量和降低外周阻力、减少心脏后负荷,一般用于手术后急性心功能不全。

7. β受体阻滞剂 常用药物为卡维地洛,美托洛尔,用于心力衰竭患者的长期治疗,为扩张型心肌病心力衰竭综合治疗的重要药物。不推荐使用于急性心力衰竭。

8. 病因治疗 需及时治疗引起心功能不全的原发疾病。

9. 急性肺水肿的治疗

(1) 镇静:患儿往往有烦躁不安,应立即注射吗啡0.1~0.2mg/kg 或哌替啶1mg/kg,达到镇静效果,而且吗啡可以扩张周围血管,减少回心血量,减轻心脏前负荷。但吗啡可抑制呼吸,故伴呼吸衰竭者慎用。

(2) 体位:取坐位,双腿下垂,以减少回心血量,减轻心脏前负荷。

(3) 吸氧:大量泡沫痰者可在水封瓶中加入50%~70%乙醇,每间隔15~30分钟吸通过酒精的氧气10分钟,以促使肺泡内泡沫痰破裂,改善气体交换。动脉血氧分压明显降低者应使用呼吸机。

(4) 洋地黄和利尿剂:静脉注射快速洋地黄制剂及速效利尿剂。

(5) 血管扩张剂:危急病例可给予血管扩张剂如硝普钠静脉注射。

(6) 解除支气管痉挛:急性心力衰竭、肺水肿可出现心源性哮喘,使用肾上腺皮质激素可解除支气管痉挛、减轻水肿而改善通气,可静脉滴注氢化可的松或地塞米松。此外,氨茶碱有解除小支气管痉挛、增强心肌收缩力、扩张冠状动脉和利尿的作用,亦可选用。

第十节 心 包 炎

一、急性心包炎

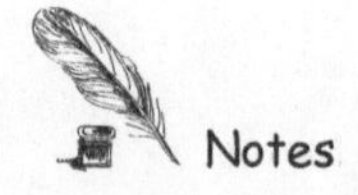

急性心包炎(acute pericarditis)是指各种原因引起的心包急性炎症,可单独存在或表现为全

身疾病的一部分，以感染性心包炎最多见。

【病因】

1. **感染性** 包括耐药性金黄色葡萄球菌、肺炎球菌、链球菌、大肠杆菌等。病毒以柯萨奇病毒、埃可病毒、流感病毒及腺病毒为主。少见的病原体有结核杆菌、真菌、寄生虫、立克次体等。

2. **非感染性** 较常见的有结缔组织病如风湿热、川崎病、类风湿关节炎、系统性红斑狼疮等。其他因素如尿毒症、血清病、心包切开后综合征、放射线、化学药物等也可以引起。

【临床表现】 主要表现为心前区疼痛，程度不一，可为钝痛或尖锐剧痛，平卧、深呼吸时疼痛加剧，坐位、前俯位时减轻；婴儿则表现为哭吵、烦躁不安。可出现左肩、背部及上腹部的反射性疼痛，往往是因为炎症累及附近的胸膜、横膈或纵隔所致。少量心包积液时亦可仅有心前区闷胀不适。大量渗出时，因心脏及邻近脏器受压可引起呼吸困难，甚至发绀。气管、支气管、喉返神经、食管受压可出现干咳、声嘶、吞咽困难等。

体检时心前区听到心包摩擦音，以胸骨左缘第3、4、5肋间最明显，于坐位身体略前倾时最易听到，心包摩擦音可出现数小时、数日或数周。大量积液时心浊音界向左右两侧扩大，心尖搏动减弱或消失，心率增快，心音低而遥远；大量积液压迫左肺下叶致肺不张时可出现左肩胛下浊音及支气管呼吸音（Ewart征）。

心包积液迅速发生可引起急性心包填塞。此时由于心搏出量不足，动脉压下降，静脉压不断上升，心动过速，脉搏细弱，严重者出现休克。由于回心血流受阻，体循环淤血，坐位时见到颈静脉充盈、有搏动，肝颈静脉征阳性，腹水、肝大、水肿等。

多数患儿伴有炎症引起的全身反应如发热、乏力、食欲缺乏、多汗等。

【辅助检查】

1. **实验室检查** 随病因而异，可有白细胞增高、血沉增快等。

2. **X线检查** 少量心包积液时心影改变不明显；心包内渗液量超过150ml时即可显示心影增大；大量心包积液时，立位显示心脏扩大如“烧瓶状”，心缘各弓消失。卧位时心底部增宽，透视下见心脏搏动减弱或消失。肺纹理无改变。

3. **心电图检查** 发病初期因心外膜下心肌产生损伤电流，表现多数导联ST段抬高，avR导联ST段压低，约持续数小时至数日后，ST段回到等电线，继之出现T波低平、双向或倒置。随着心包炎症状的消失，T波逐渐恢复正常。大量心包积液时常出现低电压和T波变化。

4. **超声心动图检查** 为确定心包积液最安全、可靠的方法。极少量积液时，在收缩期左心室后壁后方即可显示有液性暗区；中等量积液时，于收缩期及舒张期均见液性暗区；大量积液时右心室前壁前方亦出现液性暗区，此时心房和心室均处于受压状态。

【诊断】 根据心前区疼痛、心包摩擦音，有心包积液或心包填压征象，结合心电图、X线片或超声波等检查，可诊断心包炎。但病因诊断有时存在一定困难，应根据病史及各种伴随症状加以分析。一般需要采用心包穿刺术通过检查心包内液体以明确病因。化脓性心包炎的心包穿刺液呈脓性混浊，涂片和培养可找到细菌。病毒性心包炎的穿刺液呈浆液性或血性浆液性，含单核细胞及多形核细胞，有时可分离出病毒。结核性、肺吸虫等引起的心包炎和心包肿瘤均可呈血性心包积液，应注意鉴别。风湿性心包炎和川崎病急性期心包炎渗出液较少，大多随着急性期症状好转而吸收，根据其他相应的主要临床症状可以做出诊断。

【治疗】 应针对病因或原发疾病进行治疗，大量心包积液时应予心包穿刺抽液。急性期应卧床休息，加强全身支持治疗。对于化脓性心包炎，给予有效的抗生素治疗和心包引流。病毒性以一般治疗及对症处理为主。结核性心包炎应给予抗结核治疗和解除心包填塞。风湿热和川崎病引起的心包炎以治疗原发病为主，一般不需要特殊处理。

二、缩窄性心包炎

缩窄性心包炎（constrictive pericarditis）是指心脏部分或全部被坚厚、僵硬的心包所包裹，以

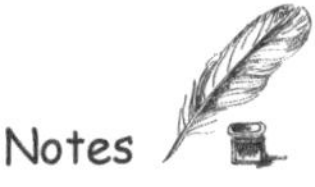

致在舒张期不能充分扩张,心室不能正常充盈。可发生于急性心包炎后数周,也可由心包疾病经数月或数年缓慢发展而致。

【病因】 小儿时期多由结核性或化脓性心包炎引起。部分缓慢地发展而引起者,病因大多不明。

【病理生理】 心包壁层与脏层广泛粘连,纤维组织增生,心包显著增厚,甚至可达2cm,形成僵硬的纤维组织外壳,心包腔闭塞,紧紧压迫心脏和大血管,使心脏不能在舒张期有效地扩张,静脉入口处心包增厚、缩窄,静脉回流受阻,静脉显著淤血,心室充盈不足,心搏出量减少。肝、肺及其他脏器均呈慢性淤血,近似慢性充血性心力衰竭。心包有时与邻近组织粘连,部分病例出现心包钙化。由于心肌长期受压、缺血,可发生心肌变性、萎缩及纤维化,从而使心肌收缩功能受损。

【临床表现】 急性化脓性心包炎2~3周后可出现本症,部分病例经数月或数年后出现症状,表现为全身水肿、静脉充盈、静脉压增高、肝大、腹水等,持续存在,进行性加重。有些病例起病隐匿、缓慢,出现乏力、呼吸困难、咳嗽、食欲缺乏、腹胀、肝区疼痛、腹围增大、水肿等,并日益加重。体格检查发现明显颈静脉及周围静脉充盈。心界正常或稍大,心尖搏动不明显,由于心包与邻近组织粘连,有时可出现收缩期回缩(即于收缩期出现心尖附近胸壁内陷)。心率增快,心音低远,无心脏杂音或心包摩擦音,有时可在第二心音后听到心包叩击音。肝大显著。腹水的出现早于肢体水肿,程度亦较重。脉压缩小,静脉压增高。

【实验室检查】

1. **X线检查** 心脏外形不正常,可呈三角形,左、右心缘变直,心搏动微弱或消失。主动脉弓缩小,上腔静脉扩张。部分病例可见到心包钙化。

2. **心电图检查** 明显低电压及T波变化。

3. **超声心动图检查** 心室壁僵硬,在舒张期呈低平运动,二尖瓣开放幅度减小,舒张期血流E/A比值<1,表示左心室灌注充盈受限。室间隔运动异常。房室交界常可见强回声纤维组织。

【诊断】 凡临床症状类似慢性心包填塞、而心脏无明显增大应考虑本病,结合X线、心电图及超声心动图检查可以做出诊断。但应注意与慢性充血性心力衰竭等鉴别。后者常有器质性心脏病,心脏增大,多伴心脏杂音或奔马律,腹水往往不明显,针对心力衰竭治疗后症状缓解。

【治疗】 施行心包切除术,将压迫心脏的纤维硬壳剥除。需要注意的是,心包剥除后,长期受压塞的心脏因突然接受大量血液充盈使容量负荷过重,可发生心功能不全,故有人主张在术中及术后给予洋地黄制剂,同时应严格限制补液及输血量。

第十一节 原发性高血压

【概述】 小儿高血压是指血压超过同年龄、同性别组儿童血压平均值的2个标准差,其中80%以上由某些疾病所致,称为继发性高血压;病因未明者称为原发性高血压,较少见,多见于较大的儿童。

【病因】 成人高血压的起病可始于儿童时期,肥胖者高血压的发病率明显高于体重正常者,往往在青春期就出现高血压倾向,其可能机制为肾上腺皮质功能亢进、水钠潴留以及肾素-血管紧张素系统功能亢进、小动脉收缩。此外,肥胖者摄入较多的盐和高脂肪、高胆固醇的食品,可造成动脉硬化、血压增高。

【病理生理】 高血压的基本病理生理改变为全身小动脉痉挛,周围血管阻力增高,同时导致各个脏器缺血,其中以肾脏、心脏和脑所受的影响最为重要。肾脏缺血可刺激肾素-血管紧张素-醛固酮系统的活性,从而加重小动脉痉挛,使血压持续增高,同时也更加重了肾缺血,使高血压进行性加重。肾小动脉硬化最终可逐渐发展为肾功能不全,致使水钠潴留,血容量增加,左心

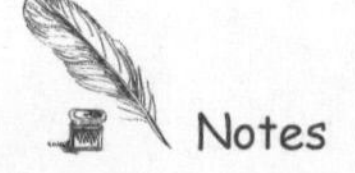

室前负荷加重。冠状动脉痉挛和硬化导致心脏缺氧，高血压早期即可表现为左心室顺应性减退，左心室舒张功能障碍，左心房压力增高、扩大；另一方面，高血压增加了左心室的后负荷，引起左心室肥厚；这些因素最后引发持续的左心衰竭，肺静脉回流障碍，继而逐渐引起肺动脉高压，逐渐导致右心衰竭。

【临床表现】 初期大多无自觉症状，部分患儿有头疼、恶心或食欲缺乏等。随着病情不断进展，脑、眼底、肾脏和心脏等器官的小动脉出现明显病变，可出现眩晕、视力障碍、惊厥、偏瘫、失语、胸闷和活动量减少等。晚期则可发生心、肾衰竭。如果血压持续增高，可合并视网膜渗出、出血或视盘水肿、面神经瘫痪和复视等；如果血压突然增高，可使病情急骤恶化，发生高血压危象，表现急剧进展的心、肾衰竭或出现脑症状。

【辅助检查】 目的在于排除继发性高血压，明确是否存在心、脑、肾、眼底等靶器官损害及损害程度。

1. **动态血压监测**　观察异常的血压昼夜节律变化；判断高血压的严重程度和持续性。

2. **血液检查**　空腹血糖、总胆固醇、甘油三酯、高密度脂蛋白、低密度脂蛋白、尿酸、电解质、肾功、全血细胞计数、甲状腺功能等。

3. **小便常规检查**　血尿、蛋白尿及管型尿等对发现肾性高血压及高血压病肾损害有价值。

4. **心电图、胸片、超声心动图检查**　心电图可发现左心室肥厚、心肌缺血、传导阻滞或心律失常。胸片可了解心脏轮廓、大动脉及肺循环情况。超声心动图可了解心脏及主动脉弓病变。

5. **眼底检查**　可发现眼底的血管病变和视网膜病变，并估计高压的严重程度。

【诊断】 原发性高血压的诊断需在确定高血压的前提下，排除继发性高血压后方能作出诊断。一般而言，学龄前儿童血压>120/80mmHg，学龄儿童血压>130/90mmHg，即可诊断为高血压。但百分位法是目前国内外采用最多的用于诊断儿童高血压的方法，一般认为3次或3次以上平均收缩压和(或)舒张压大于等于同性别、年龄和身高儿童血压的第95百分位可诊断为高血压。

【治疗】

1. **非药物治疗**　可作为初步治疗，如控制饮食，限制钠盐摄入，加强体格锻炼，减轻体重；如为急性高血压，还需限制水的摄入量。

2. **药物治疗**

(1) 常用药物：①血管紧张素转换酶抑制剂，如依那普利(Enalapril)。②钙通道阻滞剂，如硝苯地平(Nifedipin)、阿罗地平(Amlodipine，络活喜)。③利尿剂，如呋塞米、双氢克尿噻和螺内酯等。④β受体阻滞剂，如普萘洛尔(Propranolol，心得安)、美托洛尔(Metoprolol，倍他乐克)等。⑤α-受体阻滞剂，如哌唑嗪(Prazosin)。⑥中枢α-受体激动剂，如甲基多巴(Methyldopa)、可乐定(Clonidine)。⑦血管扩张剂，如肼苯拉嗪(Hydralazine)、米诺地尔(Minoxidil，长压定)、二氮嗪(diazoxide)、硝普钠(Nitroprusside)、利血平等。

(2) 一般病例的治疗：对于没有明显临床症状的高血压患儿，可根据血压的轻重选择药物。药物治疗的原则为先用一种药物，从小剂量开始，逐渐加量，达最大剂量而效果不明显或治疗中出现副作用时需考虑更换其他药物。

(3) 高血压危象的治疗：出现高血压危象时应予以紧急处理。治疗原则是尽快将血压降低到安全水平，防止后遗症的发生，但必须注意避免血压下降过快、甚至低于正常水平。可选用硝普钠、二氮嗪或利血平。

此外，有急性或慢性肾衰竭者应注意保持水、电解质平衡，必要时作透析疗法；高血压脑病者予以镇静和降低颅内压；有心力衰竭者使用洋地黄、利尿剂和扩血管药物。

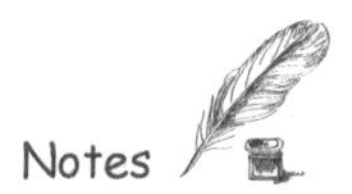

第十二节 血管迷走性晕厥

【概述】 血管迷走性晕厥(vasovagal syncope,VVS)是指由自主神经介导、多种因素触发的周围血管扩张,进而导致一过性脑缺血,临床表现为短暂意识障碍,同时伴有肌张力丧失,不能维持站立姿势而晕倒。

【病因】 VVS属功能性疾病,多在青春期发病,多有持久站立、体位突然改变、环境闷热、紧张或运动等诱因。

【临床表现】 VVS晕厥前可有头晕、头疼、眼前发黑、恶心、腹痛、面色苍白、出汗等晕厥先兆症状。在一段时间内可反复发作,持续时间多<5分钟,平卧后意识较快恢复,苏醒后可出现全身无力、头晕、口渴等。体格检查多无异常体征。

【辅助检查】

1. 直立倾斜试验(head-up tilt test,HUTT) 帮助诊断VVS及进行不同血液动力学分型。HUTT包括基础直立倾斜试验及药物激发直立倾斜试验,儿童首选激发药物为硝酸甘油。

2. 其他检查 如心电图、超声心动图、24小时动态心电图、脑电图、头颅影像学等主要用于其他原因引起的晕厥。

【诊断】 小儿VVS临床诊断包括:有晕厥表现;HUTT达到阳性标准;除外其他疾病。HUTT诊断VVS的阳性标准为:在HUTT过程中发生晕厥或晕厥先兆伴以下任一情况者,①血压下降:收缩压≤80mmHg,或舒张压≤50mmHg,或平均血压下降≥25%;②心率下降:4~6岁<75次/分,7~8岁<65次/分,8岁以上<60次/分;③出现窦性停搏代之以交界性逸搏心律;④一过性Ⅱ度或Ⅱ度以上房室传导阻滞及长达3秒的心脏停搏。

根据患儿在HUTT中的表现分为3种临床类型:

(1) 以心率下降、收缩压无明显变化为主要特点的心脏抑制型。

(2) 以血压下降较明显,心率无明显下降的血管抑制型。

(3) 混合型则表现为血压和心率均下降明显。

【治疗】

(一) 非药物治疗:

1. 物理疗法

(1) 直立训练:嘱患儿每天身体靠墙站立,逐渐延长站立时间,1个月后复查直立试验。

(2) 自身调节:如发生晕厥先兆应立即进行自身调节,通过适当改变体位,如取仰卧位姿势、抬高大腿、蹲踞动作等保护性姿势,促进静脉回流,使晕厥或晕厥先兆症状消失。

2. 增加患儿的盐及液体的摄入量 饮食中增加盐和(或)液体的摄入可扩充VVS患儿的血容量。口服补液盐最常用,应注意定期监测电解质,常用剂量为250~500ml/d。

(二) 药物治疗

适用于非药物治疗无效、持续反复晕厥发作的少数患者。常用药物主要为β-肾上腺素能受体阻断剂和α-肾上腺素能受体激动剂。

1. β-肾上腺素能受体阻断剂 通过阻断心肌β_1-受体,防止心室过度收缩,同时也能拮抗儿茶酚胺的作用。对于HUTT阳性反应前有一过性心动过速的VVS患儿可以考虑选用此类药物。

2. α-肾上腺素能受体激动剂 以盐酸米多君为常用,可降低血浆去甲肾上腺素浓度,抑制交感神经活性,且对静脉系统的影响大于动脉系统,减少外周静脉容量而发挥疗效。对于外周血管扩张明显,血压下降明显的患儿优先考虑。

(黄国英 桂永浩)

参考文献

1. 杨思源,陈树宝. 小儿心脏病学. 第4版. 北京:人民卫生出版社,2012
2. 黄国英. 小儿超声心动图学. 上海:上海科学技术出版社,2015
3. 中华医学会儿科学分会心血管学组,中华儿科杂志编辑委员会. 小儿心力衰竭诊断与治疗建议. 中华儿科杂志,2006,44:753-757
4. Allen HD,Shaddy RE,Driscol DJ. Moss & Adams's Heart Disease in Infants,Children and Adolescents. 7th ed. Philadelphia:Walters Kluwer,2008
5. Feltes TF,Bacha E,Beekman RH 3rd,et al. Indications for cardiac catheterization and intervention in pediatric cardiac disease:a scientific statement from the American Heart Association. Circulation,2011,123:2607-2652
6. Ma XJ,Huang GY,Liang XC,et al. Transesophageal echocardiography in monitoring,guiding and evaluating surgical repair of congenital cardiac malformations in children. Cardiol Young,2007,17:301-306
7. Hu XH,Huang GY,Pa M,et al. Multidetector CT angiography and 3D reconstruction in young children with coarctation of the aorta. Pediatr Cardiol, 2008,29:726-731
8. Schlapbach LJ,Gripsb M,Justob R,et al. Extracorporeal membrane oxygenation as a bridge to diagnosis in a 20-month old girl with pulmonary hypertension and right ventricular failure. Interact CardioVasc Thorac Surg,2012,15:1088-1089

Notes

第十章　泌尿系统疾病

第一节　概　述

一、儿童泌尿系统解剖生理特点

（一）解剖特点

1. 肾脏　小儿年龄愈小，肾脏相对愈重，新生儿两肾重量约为体重的1/125，而成人两肾重量约为体重的1/220。婴儿肾脏位置较低，其下极可低至髂嵴以下第4腰椎水平，2岁以后始达髂嵴以上。由于右肾上方有肝脏，故右肾位置稍低于左肾。由于婴儿肾脏相对较大，位置又低，加之腹壁肌肉薄而松弛，故2岁以内健康小儿腹部触诊时容易扪及肾脏。由于胚胎发育残留痕迹，婴儿肾脏表面呈分叶状，至2～4岁时，分叶完全消失。

2. 输尿管　婴幼儿输尿管长而弯曲，管壁肌肉和弹力纤维发育不良，容易受压及扭曲而导致梗阻，易发生尿潴留而诱发感染。

3. 膀胱　婴儿膀胱位置比年长儿高，尿液充盈时，膀胱顶部常在耻骨联合之上，顶入腹腔而容易触到，随年龄增长逐渐下降至盆腔内。

4. 尿道　新生女婴尿道长仅1cm（性成熟期3～5cm），且外口暴露而又接近肛门，易受细菌污染。男婴尿道虽较长，但常有包茎，尿垢积聚时也易引起上行性细菌感染。

（二）生理特点

肾脏有许多重要功能：①排泄体内代谢终末产物如尿素、有机酸等；②调节机体水、电解质、酸碱平衡，维持内环境相对稳定；③内分泌功能，产生激素和生物活性物质如促红细胞生成素、肾素、前列腺素等。肾脏完成其生理活动，主要通过肾小球滤过和肾小管重吸收、分泌及排泄。小儿肾脏虽具备大部分成人肾的功能，但其发育是由未成熟逐渐趋向成熟。在胎龄36周时肾单位数量已达成人水平（每肾85万～100万），出生后上述功能已基本具备，但调节能力较弱，储备能力差，一般至1～1.5岁时达到成人水平。

1. 胎儿肾功能　人胎于12周末，由于近曲小管刷状缘的分化及小管上皮细胞开始运转，已能形成尿。但此时主要通过胎盘来完成机体的排泄和调节内环境稳定，故无肾的胎儿仍可存活和发育。

2. 肾小球滤过率（GFR）　新生儿出生时GFR平均约20ml/（min·1.73m^2），早产儿更低，生后1周为成人的1/4，3～6个月为成人1/2，6～12个月为成人3/4，故不能有效地排出过多的水分和溶质。2岁GFR达成人水平〔青年男性：130ml/（min·1.73m^2）；青年女性：120ml/（min·1.73m^2）〕。

血肌酐作为反映肾小球滤过功能的常用指标，由于身高和肌肉发育等因素影响，不同年龄儿童有不同的正常参考值（表10-1-1）。

3. 肾小管重吸收及排泄功能　新生儿葡萄糖肾阈较成人低，静脉输入或大量口服葡萄糖时易出现糖尿。氨基酸和磷的肾阈也较成人低。新生儿血浆中醛固酮浓度较高，但新生儿近端肾小管回吸收钠较少，远端肾小管回吸收钠相应增加，生后数周近端肾小管功能发育成熟，大部分钠在近端肾小管回吸收，此时醛固酮分泌也相应减少。新生儿排钠能力较差，如输入过多钠，容

表 10-1-1　正常小儿血清肌酐浓度(μmol/L)

年龄(岁)	新生儿	0.5~3	~5	~7	~9	~11	~18
肌酐浓度(X±SD)	44.2±7.1	28.3±6.2	33.6±6.2	37.1±7.1	44.2±8.8	46.0±8.0	50~80

易发生钠潴留和水肿。低体重儿排钠较多,如输入不足,可出现钠负平衡而致低钠血症。生后头 10 天的新生儿,钾排泄能力较差,故有血钾偏高。

4. **浓缩和稀释功能**　新生儿及幼婴儿由于髓袢短,尿素形成量少(婴儿蛋白合成代谢旺盛)以及抗利尿激素分泌不足,使浓缩尿液功能不足,在应激状态下保留水分的能力低于年长儿和成人。婴儿每由尿中排出 1mmol 溶质需水分 1.4~2.4ml,而成人仅需 0.7ml。脱水时幼婴尿渗透压最高不超过 700mmol/L,而成人可达 1400mmol/L,故入量不足时易发生脱水甚至诱发急性肾功能不全。新生儿及幼婴尿稀释功能接近成人,可将尿稀释至 40mmol/L,但因 GFR 较低,大量水负荷或输液过快时易出现水肿。

5. **酸碱平衡**　新生儿及婴幼儿易发生酸中毒,主要原因有:①肾保留 HCO_3^- 的能力差,碳酸氢盐的肾阈低,仅为 19~22mmol/L;②泌 NH_3 和泌 H^+ 的能力低;③尿中排磷酸盐量少,故排出可滴定酸的能力受限。

6. **肾脏的内分泌功能**　新生儿的肾脏已具有内分泌功能,其血浆肾素、血管紧张素和醛固酮均高于成人,生后数周内逐渐降低。新生儿肾血流量低,因而前列腺素合成速率较低。由于胎儿血氧分压较低,故胚肾合成促红细胞生成素较多,生后随着血氧分压的增高,促红细胞生成素合成减少。婴儿血清 $1,25(OH)_2D_3$ 水平高于儿童期。

7. **小儿排尿及尿液特点**

(1) 排尿次数:93% 新生儿在生后 24h 内,99% 在 48h 内排尿。生后头几天内,因摄入量少,每日排尿仅 4~5 次;1 周后,因小儿新陈代谢旺盛,进水量较多而膀胱容量小,排尿突增至每日 20~25 次;1 岁时每日排尿 15~16 次,至学龄前和学龄期每日 6~7 次。

(2) 排尿控制:正常排尿机制在婴儿期由脊髓反射完成,以后建立脑干-大脑皮层控制,至 3 岁已能控制排尿。在 1.5~3 岁,小儿主要通过控制尿道外括约肌和会阴肌控制排尿,若 3 岁后仍保持这种排尿机制,不能控制膀胱逼尿肌收缩,则出现不稳定膀胱,表现为白天尿频尿急,偶然尿失禁和夜间遗尿。

(3) 每日尿量:小儿尿量个体差异较大,新生儿生后 48 小时正常尿量一般每小时为 1~3ml/kg,2 天内平均尿量为 30~60ml/d,3~10 天为 100~300ml/d,~2 个月为 250~400ml/d,~1岁为 400~500ml/d,~3 岁为 500~600ml/d,~5 岁为 600~700ml/d,~8 岁为 600~1000ml/d,~14 岁为 800~1400ml/d,>14 岁为 1000~1600ml/d。若新生儿尿量每小时<1.0ml/kg 为少尿,每小时<0.5ml/kg 为无尿。学龄儿童每日排尿量少于 400ml,学龄前儿童少于 300ml,婴幼儿少于 200ml 时为少尿;每日尿量少于 50ml 为无尿。

(4) 尿的性质

1) 尿色:生后头 2~3 天尿色深,稍混浊,放置后有红褐色沉淀,此为尿酸盐结晶。数日后尿色变淡。正常婴幼儿尿液淡黄透明,但在寒冷季节放置后可有盐类结晶析出而变混,尿酸盐加热后,磷酸盐加酸后可溶解,可与脓尿或乳糜尿鉴别。

2) 酸碱度:生后头几天因尿内含尿酸盐多而呈强酸性,以后接近中性或弱酸性,pH 多为 5~7。

3) 尿渗透压和尿比重:新生儿的尿渗透压平均为 240mmol/L,尿比重为 1.006~1.008,随年龄增长逐渐增高;婴儿尿渗透压为 50~600mmol/L,1 岁后接近成人水平,儿童通常为 500~800mmol/L,尿比重范围为 1.003~1.030,通常为 1.011~1.025。

4）尿蛋白：正常小儿尿中仅含微量蛋白，通常≤100mg/(m^2·24h)，定性为阴性；一次随机尿的尿蛋白（mg/dl）/肌酐（mg/dl）≤0.2。若尿蛋白含量>150mg/d 或>4mg/(m^2·h)，或>100mg/L，定性试验阳性为异常。尿蛋白主要来自血浆蛋白，2/3 为白蛋白，1/3 为 Tamm-Horsfall 蛋白和球蛋白。

5）尿细胞和管型：正常新鲜尿液离心后沉渣镜检，红细胞<3 个/HP，白细胞<5 个/HP，偶见透明管型。

二、肾功能和结构的检查方法

（一）肾功能检查

1. 肾小球功能检查 包括血尿素氮（BUN）、血肌酐（SCr）、血清胱蛋白酶抑制剂 C 测定（cystatin C）、肾小球滤过率（GFR）、肾小球滤过分数（FF）、肾血浆流量（RPF）及放射性核素肾图等。

2. 肾小管功能检查 ①肾小管葡萄糖最大吸收量（TmG）测定是检查近端肾小管最大重吸收能力；②肾小管对氨基马尿酸最大排泄量（TmPAH）测定是检查近端肾小管排泌功能；③尿浓缩和稀释试验；④肾小管酸中毒的酸碱负荷试验；⑤尿酶检查：尿溶菌酶来自血液，经肾小球滤过，大部分为肾小管所重吸收，尿中该酶升高，表示肾小管吸收功能障碍；N-乙酰-β-氨基葡萄糖苷酶（NAG）和 γ-谷氨酸转肽酶（γ-GT）分别存在于近端肾小管上皮细胞溶酶体和刷状缘，两酶释出愈多，表示肾小管损伤程度愈重。

3. 分肾功能检查 包括排泄性静脉肾盂造影（IVP）、放射性核素肾图、肾显像、肾动脉血管造影等。

4. 肾脏内分泌功能检查 肾脏内分泌功能包括三部分：①肾内分泌的内分泌激素，如肾素、血管紧张素、前列腺素、促红细胞生成素等；②以肾脏作为靶器官的肾外分泌的多种激素，如抗利尿激素、甲状旁腺激素等；③以肾脏作为降解场所的肾外分泌的内分泌激素，如胰岛素等。测定这些激素的浓度或活性，可了解肾脏在内分泌方面的功能，从而帮助病情的分析和疾病的诊断及治疗。

（二）影像学检查

1. B 型超声波检查 可检测肾脏位置、大小，了解肾结构有无异常，有无积水、囊肿、占位性病变及结石等。

2. X 线检查 腹部平片可观察肾脏有无钙化病灶及不透 X 线结石。静脉肾盂造影（IVP）用以了解肾脏排泌功能、肾位置、形态、结构，有无先天畸形、结石、结核、肿瘤、尿路梗阻等。排尿性膀胱尿路造影可确定有无膀胱输尿管反流及严重程度。其他尚有肾血管造影、数字减影血管造影（DSA）、CT 检查等可结合临床选用。

3. 放射性核素检查 目前检测儿童肾脏疾病常用的放射性核素检查方法有肾动态显影，肾静态显影和膀胱显影。可估价肾脏的血液供应、显示肾实质功能和形态，对上尿路梗阻性疾病、肾内占位性病变的诊断和鉴别诊断有较大的临床价值，并可提供功能方面的定量数据，如肾有效血浆流量（FRPF）、GFR 等，便于判断疾病的转归和疗效，是急性肾小管坏死、肾梗死诊断的首选方法。^{99m}Tc DTPA 肾动态显像目前已成为单侧肾血管性高血压的常规筛选试验。^{67}Ga 肾显像还有利于发现隐匿性肾盂肾炎或间质性肾炎。

（三）肾穿刺活组织检查

包括光镜、电镜及免疫荧光检查，以明确病理分型、病变严重程度及活动情况，对指导治疗和估计预后起重要作用。由于此项检查有一定损伤性，故须严格掌握适应证。

1. 肾活检的适应证 ①非典型或重症急性肾炎综合征或病程大于 3 个月者；②急进性肾小球肾炎；③原因不明的持续性或发作性血尿病程持续 3 个月以上者；④肾炎综合征、迁延性肾

Notes

炎、慢性肾炎；⑤无症状持续性非直立性蛋白尿者；⑥对糖皮质激素呈依赖、耐药或多次复发的肾病综合征及先天性或婴儿型（生后第1年内）肾病综合征；⑦不明原因的急、慢性肾衰竭；⑧肾小管间质性肾炎；⑨继发性肾炎如狼疮性肾炎、乙肝病毒相关肾炎和紫癜性肾炎、结节性多动脉炎等；⑩遗传性肾小球肾炎；溶血尿毒综合征；肾移植后排斥反应。

2. 肾活检的禁忌证　①肾脏畸形，包括多囊肾、孤立肾、马蹄肾、对侧肾发育不良及萎缩肾、或肾动脉狭窄者；②急性肾内感染者（含肾结核或肾周围脓肿）；③肾肿瘤、血管瘤及肾囊肿；④出血性疾病或出血倾向未纠正者；⑤严重高血压或血压控制正常在一周以内者；⑥骨骼发育畸形使肾脏定位困难者；⑦肾盂积水者。

（易著文）

第二节　肾小球疾病

一、儿童肾小球疾病的分类

（一）儿童肾小球疾病的临床分类

中华医学会儿科学分会肾脏病学组于2000年11月珠海会议对1981年修订的关于小儿肾小球疾病临床分类再次修订如下：

1. 原发性肾小球疾病（primary glomerular diseases）

（1）肾小球肾炎（glomerulonephritis）

1）急性肾小球肾炎（acute glomerulonephritis，AGN）：急性起病，多有前期感染，以血尿为主，伴不同程度的蛋白尿，可有水肿、高血压或肾功能不全，病程多在1年内。可分为：①急性链球菌感染后肾小球肾炎（acute poststreptococcal glomerulonephritis，APSGN）：有链球菌感染的血清学证据，起病6～8周内有血补体低下。②非链球菌感染后肾小球肾炎（non-poststreptococcal glomerulonephritis）。

2）急进性肾小球肾炎（rapidly progressive glomerulonephritis，RPGN）：起病急，有尿改变（血尿、蛋白尿、管型尿）、高血压、水肿，并常有持续性少尿或无尿，进行性肾功能减退。若缺乏积极有效的治疗措施，预后严重。

3）迁延性肾小球肾炎（persistent glomerulonephritis）：指有明确急性肾炎病史，血尿和（或）蛋白尿迁延达1年以上，或没有明确急性肾炎病史，但血尿和蛋白尿超过半年，不伴肾功能不全或高血压。

4）慢性肾小球肾炎（chronic glomerulonephritis）：病程超过1年，或隐匿起病，有不同程度的肾功能不全或肾性高血压的肾小球肾炎。

（2）肾病综合征（nephrotic syndrome，NS）

诊断标准：大量蛋白尿（尿蛋白3+～4+；24小时尿蛋白定量≥50mg/kg）；低白蛋白血症；血浆胆固醇高于5.7mmol/L；一定程度的水肿。以上四项中以大量蛋白尿和低白蛋白血症为必要条件。依临床表现分为两型：单纯型肾病（simple type NS）和肾炎型肾病（nephritic type NS）。凡具有以下四项之一或多项者属于肾炎型肾病：①2周内分别3次以上离心尿检查RBC>10个/HPF，并证实为肾小球源性血尿者；②反复或持续高血压，并除外糖皮质激素等原因所致。学龄儿童≥130/90mmHg，学龄前儿童≥120/80mmHg；③肾功能不全，并排除由于血容量不足等所致；④持续低补体血症。

（3）孤立性血尿或蛋白尿（isolated hematuria or proteinuria）

1）孤立性血尿（isolated hematuria）：指肾小球源性血尿，分为持续性（persistent）和复发性（recurrent）；

Notes 

2）孤立性蛋白尿(isolated hematuria)：分为体位性(thostatic)和非体位性(non-thostatic)。

2. 继发性肾小球疾病(secondary glomerular diseases)

(1) 紫癜性肾炎(purpura nephritis)。

(2) 狼疮性肾炎(lupus nephritis)。

(3) 乙肝病毒相关性肾炎(HBV-associated glomerulonephritis)。

(4) 其他毒物、药物中毒，或其他全身性疾患致的肾炎及相关性肾炎。

3. 遗传性肾小球疾病(hereditary glomerular diseases)

(1) 先天性肾病综合征(congenital nephrotic syndrome)指在生后3个月内发病，临床表现符合肾病综合征，可除外继发所致者(如TORCH或先天性梅毒感染所致等)，分为：

1）遗传性：芬兰型，法国型(弥漫性系膜硬化，DMS)。

2）原发性：指生后早期发生的原发性肾病综合征。

(2) 遗传性进行性肾炎(hereditary progressive nephritis)，即Alport综合征。

(3) 家族性再发性血尿(familiar recurrent hematuria)。

(4) 其他，如甲-膑综合征。

（二）肾小球疾病的病理分类

原发性肾小球疾病病理分型参照联合国世界卫生组织(WHO)1982年的分类：

1. 微小病变和轻微病变

2. 局灶-节段性病变　①局灶-节段性增生性肾炎；②局灶-节段性坏死性肾炎；③局灶-节段性肾小球硬化。

3. 弥漫性肾小球肾炎

(1) 非增生性病变膜性肾小球肾炎(膜性肾炎)。

(2) 增生性肾小球肾炎：①系膜增生性肾小球肾炎(非IgA性)；②毛细血管内增生性肾小球肾炎(内皮系膜增生性肾炎)；③系膜毛细管性肾小球肾炎(膜增生性肾炎Ⅰ、Ⅲ型)；④致密沉积物病(膜增生性肾炎Ⅱ型)；⑤新月体性肾小球肾炎(毛细血管外增生性肾炎)。

(3) 硬化性肾小球肾炎。

4. IgA肾病

5. 未分类的其他肾小球肾炎

二、急性肾小球肾炎

急性肾小球肾炎(acute glomerulonephritis，AGN)简称急性肾炎，是指一组病因不一，临床表现为急性起病，多有前期感染，以血尿为主，伴不同程度蛋白尿，可有水肿、高血压，或肾功能不全等特点的肾小球疾患。可分为急性链球菌感染后肾小球肾炎(acute poststreptococcal glomerulonephritis，APSGN)和非链球菌感染后肾小球肾炎(non-poststreptococcal glomerulonephritis)。本节急性肾炎主要是指ASPGN。APSGN可以散发或流行的形式出现，2005年发展中国家儿童APSGN年发病率为2.43/10万，发达国家为0.6/10万。本病多见于儿童和青少年，以5～14岁多见，小于2岁少见，男女之比为2∶1。

【病因】 尽管本病有多种病因，但绝大多数的病例属急性链球菌感染后引起的免疫复合物性肾小球肾炎。溶血性链球菌感染后，肾炎的发生率一般在20%以内。急性咽炎(主要为12型)感染后肾炎发生率约为10%～15%，脓皮病与猩红热后发生肾炎者约1%～2%。

呼吸道及皮肤感染为主要前期感染。国内105所医院资料表明，各地区均以上呼吸道感染或扁桃体炎最常见，占51%，脓皮病或皮肤感染次之占25.8%。

除乙型溶血性链球菌之外，其他细菌如绿色链球菌、肺炎双球菌、金黄色葡萄球菌、伤寒杆菌、流感杆菌等，病毒如柯萨基病毒B4型，ECHO病毒9型，麻疹病毒，腮腺炎病毒，乙型肝炎病

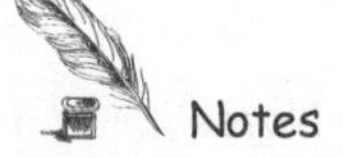

毒,巨细胞病毒,EB 病毒,流感病毒等,还有疟原虫,肺炎支原体,白色念珠菌,丝虫,钩虫,血吸虫,弓形虫,梅毒螺旋体,钩端螺旋体等也可导致急性肾炎。

【发病机制】 目前认为急性肾炎主要与可溶血性链球菌 A 组中的致肾炎菌株感染有关,是通过抗原抗体免疫复合物所引起的一种肾小球毛细血管炎症病变,包括循环免疫复合物和原位免疫复合物形成致病学说。此外,某些链球菌株可通过神经氨酸苷酶的作用或其产物如某些菌株产生的唾液酸酶,与机体的 IgG 结合,脱出免疫球蛋白上的涎酸,从而改变了 IgG 的化学组成或其免疫原性,经过自家源性免疫复合物而致病。

所有致肾炎菌株均有共同的致肾炎抗原性,过去认为菌体细胞壁上的 M 蛋白是引起肾炎的主要抗原。1976 年后相继提出由内链球菌素(endostreptocin)和"肾炎菌株协同蛋白"(nephritis strain associated protein,NSAP)引起。

另外在抗原抗体复合物导致组织损伤中,局部炎症介质也起了重要作用。补体具有白细胞趋化作用,通过使肥大细胞释放血管活性胺改变毛细血管通透性,还具有细胞毒直接作用。血管活性物质包括色胺、5-羟色胺、血管紧张素Ⅱ和多种花生四烯酸的前列腺素样代谢产物均可因其血管运动效应,在局部炎症中起重要作用。

急性链球菌感染后肾炎的发病机制见图 10-2-1。

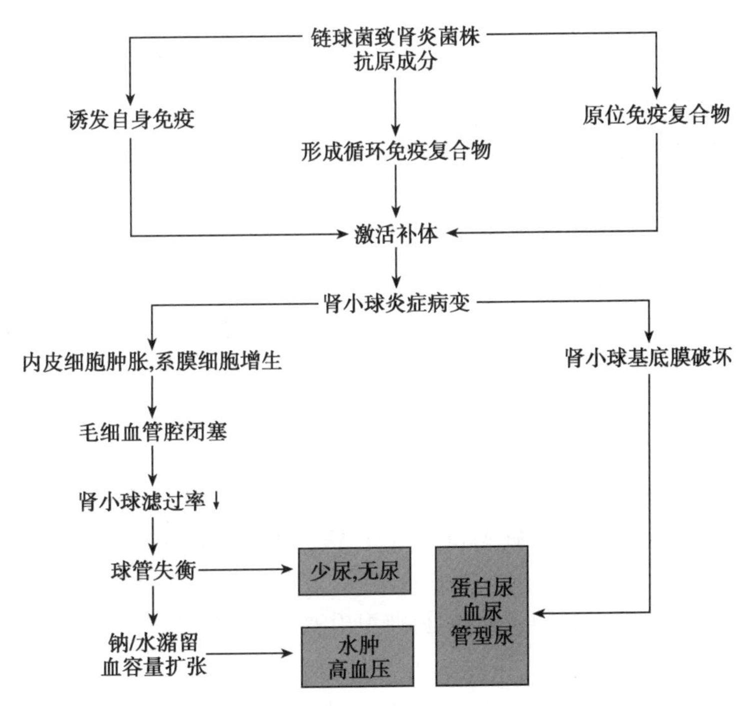

图 10-2-1　急性链球菌感染后肾炎发病机制示意图

【病理】 在疾病早期,肾脏病变典型,呈毛细血管内增生性肾小球肾炎改变。在疾病恢复期可见系膜增生性肾炎表现。

【临床表现】 急性肾炎临床表现轻重悬殊,轻者全无临床症状而检查时发现无症状镜下血尿,重者可呈急进性过程,短期内出现肾功能不全。

(一) 前期感染

90%病例有链球菌的前期感染,以呼吸道及皮肤感染为主。在前期感染后经 1～3 周无症状的间歇期而急性起病。咽炎引起者 6～12 天,平均 10 天,多表现有发热、颈淋巴结大及咽部渗出。皮肤感染引起者 14～28 天,平均 20 天。

(二) 典型表现

急性期常有全身不适、乏力、食欲缺乏、发热、头痛、头晕、咳嗽、气急、恶心、呕吐、腹痛及

Notes 

鼻出血等。约70%的病例有水肿,一般仅累及眼睑及颜面部,重的2~3天遍及全身,呈非凹陷性。50%~70%病人有肉眼血尿,持续1~2周即转镜下血尿。蛋白尿程度不等,约20%的病例可达肾病水平蛋白尿。部分病例有血压增高。尿量减少,肉眼血尿严重者可伴有排尿困难。

(三)严重表现

少数患儿在疾病早期(指2周之内)可出现下列严重症状:

1. 严重循环充血 常发生在起病后第一周内,由于水、钠潴留,血浆容量增加而出现循环充血。当肾炎患儿出现呼吸急促和肺部出现湿啰音时,应警惕循环充血的可能性,严重者可出现呼吸困难,端坐呼吸,颈静脉怒张,频咳,吐粉红色泡沫痰,两肺布满湿啰音,心脏扩大,甚至出现奔马律、肝大而硬、水肿加剧。少数可突然发生,病情急剧恶化。

2. 高血压脑病 由于脑血管痉挛,导致缺血、缺氧、血管渗透性增高而发生脑水肿。近年来也有人认为是脑血管扩张所致。常发生在疾病早期,血压突然上升之后,血压往往在150~160/100~110mmHg以上,年长儿会主诉剧烈头痛、呕吐、复视或一过性失明,严重者突然出现惊厥、昏迷。

3. 急性肾功能不全 常发生于疾病初期,出现尿少、尿闭等症状,引起暂时性氮质血症、电解质紊乱和代谢性酸中毒,一般持续3~5日,不超过10天。

(四)非典型表现

1. 无症状性急性肾炎 患儿仅有镜下血尿而无其他临床表现。

2. 肾外症状性急性肾炎 有的患儿水肿、高血压明显,甚至有严重循环充血及高血压脑病,此时尿改变轻微或尿常规检查正常,但有链球菌前期感染和血C3水平明显降低。

3. 以肾病综合征表现的急性肾炎 少数病儿以急性肾炎起病,但水肿和蛋白尿突出,伴轻度高胆固醇血症和低白蛋白血症,临床表现似肾病综合征。

【辅助检查】 尿蛋白可在+~+++之间,且与血尿的程度相平行,尿镜检除多少不等的红细胞外,可有透明、颗粒或红细胞管型,疾病早期可见较多的白细胞和上皮细胞,并非感染。血白细胞一般轻度升高或正常,血沉加快。咽炎的病例抗链球菌溶血素O(ASO)往往增加,10~14天开始升高,3~5周达高峰,3~6个月恢复正常。另外咽炎后APSGN者抗双磷酸吡啶核苷酸酶(ADNase)滴度升高。皮肤感染的病人ASO升高不明显,抗脱氧核糖核酸酶(ANDase-B)的阳性率高于ASO,可达92%。另外脱皮后APSGN者抗透明质酸酶(AHase)滴度升高。80%~90%的病人血清C3下降,至第8周,94%的病例血C3已恢复正常。明显少尿时血尿素氮和肌酐可升高。肾小管功能正常。持续少尿无尿者,血肌酐升高,内生肌酐清除率降低,尿浓缩功能也受损。

肾穿刺活检指征:①需与急进性肾炎鉴别时;②临床、化验不典型者;③病情迁延者进行肾穿刺活检,以确定诊断。

【诊断及鉴别诊断】 临床上在前期感染后急性起病,尿检有红细胞、蛋白和管型,或有水肿、尿少、高血压者,均可诊断急性肾炎。

我国相关急性肾小球肾炎的循证诊治指南中提出APSGN诊断依据:①血尿伴(或不伴)蛋白尿伴(或不伴)管型尿;②水肿,一般先累及眼睑及颜面部,继而下行性累及躯干和双下肢,呈非凹陷性;③高血压;④血清C3短暂性降低,到病程第8周94%的患者恢复正常;⑤3个月内链球菌感染证据(感染部位细菌培养)或链球菌感染后的血清学证据;⑥临床考虑不典型的急性肾炎,或临床表现或检验不典型,或病情迁延者应考虑肾组织病理检查,典型病理表现为毛细血管内增生性肾小球肾炎。APSGN满足以下第①、④、⑤三条即可诊断,如伴有②、③、⑥的任一条或多条则诊断依据更加充分。

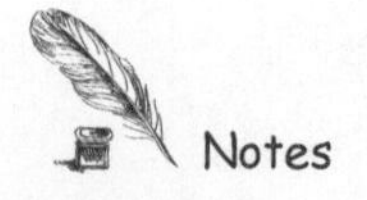

典型急性肾炎诊断一般不困难。但临床有时需与下列疾病鉴别,见表10-2-1。

表 10-2-1　急性肾小球肾炎鉴别诊断表

疾病	临床表现	尿改变	血生化检查
急性肾炎	①链球菌感染后 1 ~ 3 周起病 ②非凹陷性水肿 ③血尿伴少尿 ④高血压	血尿为主，红细胞管型，尿比重偏高	血清补体多下降，病后 6 ~ 8 周恢复，ASO 升高
有肾病综合征表现的急性肾炎	①具有急性肾炎的临床表现 ②同时伴有肾病综合征表现	大量蛋白尿 血尿	血清补体多正常
急进性肾炎	①临床起病同急性肾炎 ②伴进行性肾衰竭	同急性肾炎	血清补体正常 ASO 可升高
慢性肾炎急性发作	①链球菌感染可诱发，但前驱期短 ②凹陷性水肿 ③显著贫血 ④持续高血压 ⑤氮质血症	蛋白尿为主 尿比重低且固定在 1.010	BUN 升高 ASO 可升高
病毒性肾炎	①病毒感染早期（1 ~ 5 天内）起病 ②症状轻，大多无水肿，少尿及高血压	血尿为主，常有肉眼血尿，尿脱落细胞可找到包涵体	血清补体正常
IgA 肾病	①多在上呼吸道感染后 24 ~ 48 小时出现血尿 ②表现为反复发作性肉眼血尿 ③多无水肿、高血压	以血尿为主	血 C3 正常

【治疗】 本病无特异治疗。

（一）休息

急性期需卧床 2 ~ 3 周，直到肉眼血尿消失，水肿减退，血压正常，即可下床作轻微活动。血沉正常可上学，但仅限于完成课堂学业。3 个月内应避免重体力活动。尿沉渣细胞绝对计数正常后方可恢复体力活动。

（二）饮食

对有水肿高血压者应限盐及水。食盐以 60mg/(kg · d) 为宜。水分一般以不显性失水加尿量计算。有氮质血症者应限蛋白，可给优质动物蛋白 0.5g/(kg · d)。尿量增多、氮质血症消除后应尽早恢复蛋白质供应，以保证小儿生长发育的需要。

（三）抗感染

有感染灶时应给予青霉素类或其他敏感抗生素治疗 10 ~ 14 天。经常反复发生的慢性感染灶如扁桃体炎、龋齿等应予以清除，但须在肾炎基本恢复后进行。本症不同于风湿热，不需要长期药物预防链球菌感染。

（四）对症治疗

1. **利尿**　经控制水盐入量仍水肿少尿者可用氢氯噻嗪（hydrochlorothiazide，DHCT）1 ~ 2mg/(kg · d) 分 2 ~ 3 次口服。尿量增多时可加用螺内酯（spironolactone，Antisterone）2mg/(kg · d) 口服。无效时需用呋塞米（furosemide），注射剂量每次 1 ~ 2mg/kg，每日 1 ~ 2 次，静脉注射剂量过

Notes 

大时可有一过性耳聋。

2. 降压 凡经休息，控制水盐、利尿而血压仍高者均应给予降压药。可根据病情选择钙通道阻滞剂（硝苯地平 nifedipine）和血管紧张素转换酶抑制剂（ACEI）等。

3. 激素治疗 APSGN 表现为肾病综合征或肾病水平的蛋白尿时，给予糖皮质激素治疗有效。

（五）严重循环充血治疗

1. 矫正水钠潴留，恢复正常血容量，可使用呋塞米注射。

2. 表现有肺水肿者除一般对症治疗外可加用硝普钠（sodium nitroprusside），5～20mg 加入 5% 葡萄糖液 100ml 中，以 1μg/（kg·min）速度静滴，用药时严密监测血压，随时调节药液滴速，每分钟不宜超过 8μg/kg，以防发生低血压。滴注时针筒、输液管等须用黑纸覆盖，以免药物遇光分解。

3. 对难治病例可采用腹膜透析或血液滤过治疗。

（六）高血压脑病的治疗原则

高血压脑病的治疗原则为选用降压效力强而迅速的药物。

1. 首选硝普钠，用法同上。通常用药后 1～5 分钟内可使血压明显下降，抽搐立即停止，并同时每次静注呋塞米 2mg/kg。

2. 有惊厥者应及时止痉。持续抽搐者首选地西泮（diazepam），按每次 0.3mg/kg，总量不大于 10mg，缓慢静脉注射。

（七）急性肾衰竭的治疗（见第六节）

【预防】 防治感染是预防急性肾炎的根本。减少呼吸道及皮肤感染，对急性扁桃体炎、猩红热及脓疱患儿应尽早地、彻底地用青霉素类或其他敏感抗生素治疗。另外，感染后 1～3 周内应随访尿常规，及时发现和治疗本病。

【预后】 急性肾炎急性期预后好。95% APSGN 病例能完全恢复，小于 5% 的病例可有持续尿异常，死亡病例在 1% 以下。目前主要死因是急性肾衰竭。远期预后小儿比成人佳，一般认为 80%～95% 终将痊愈。转入慢性者多呈自身免疫反应参与的进行性肾损害。影响预后的因素可能有：①与病因有关，一般病毒所致者预后较好；②散发者较流行性者差；③成人比儿童差，老年人更差；④急性期伴有重度蛋白尿且持续时间久，肾功能受累者预后差；⑤组织形态学上呈系膜显著增生者，40% 以上肾小球有新月体形成者，“驼峰”不典型（如过大或融合）者预后差。

三、肾病综合征

小儿肾病综合征（nephrotic syndrome，NS）是一组由多种原因引起的肾小球基膜通透性增加，导致血浆内大量蛋白质从尿中丢失的临床综合征。临床有以下四大特点：①大量蛋白尿；②低白蛋白血症；③高脂血症；④明显水肿。以上第①、②两项为必备条件。

NS 在小儿肾脏疾病中发病率仅次于急性肾炎。NS 按病因可分为原发性、继发性和先天遗传性三种类型。本节主要叙述原发性肾病综合征（primary nephrotic syndrome，PNS）。PNS 约占小儿时期 NS 总数的 90%，是儿童常见的肾小球疾病。国外报道儿童 NS 年发病率约 2～4/10 万，患病率为 16/10 万，我国部分省、市医院住院患儿统计资料显示，PNS 约占儿科住院泌尿系疾病患儿的 21%～31%。男女比例约为 3.7∶1。发病年龄多为学龄前儿童，3～5 岁为发病高峰。

【病因及发病机制】 PNS 肾脏损害使肾小球通透性增加导致蛋白尿，而低蛋白血症、水肿和高胆固醇血症是继发的病理生理改变。

PNS 的病因及发病机制目前尚不明确。但近年来的研究已证实下列事实：①肾小球毛细血管壁结构或电化学的改变可导致蛋白尿。实验动物模型及人类肾病的研究看到微小病变时肾小球滤过膜多阴离子的丢失，致静电屏障破坏，使大量带阴电荷的中分子血浆白蛋白滤出，形成高选择性蛋白尿。分子滤过屏障的损伤，则尿中丢失大中分子量的多种蛋白，而形成低选择性

蛋白尿。②非微小病变型肾内常见免疫球蛋白和(或)补体成分沉积,局部免疫病理过程可损伤滤过膜的正常屏障作用而发生蛋白尿。③微小病变型肾小球未见以上沉积,其滤过膜静电屏障损伤原因可能与细胞免疫失调有关。肾病患者外周血淋巴细胞培养上清液经尾静脉注射可致小鼠发生大量蛋白尿和肾病综合征的病理改变,表明T淋巴细胞异常参与本病的发病。

近年来研究发现NS的发病具有遗传基础。国内报道糖皮质激素敏感NS患者以HLA-A_1、B_8、DR_3、DR_7、DRW_{52}出现的频率明显增高,而儿童HLA-DR_7抗原频率高达38%,频复发NS患儿则与HLA-DR_9相关。另外NS还有家族性表现,且绝大多数是同胞患病。在流行病学调查发现,黑人患NS症状表现重,对激素反应差。提示NS发病与人种及环境有关。

自1998年以来,对足细胞及裂孔膈膜的认识从超微结构跃升到细胞分子水平,研究认识了"足细胞分子"nephrin、CD2-AP、podocin、α-actinin-4等,并证实这些分子是肾病综合征发生蛋白尿的关键分子。近年来肾脏病学领域的一个突破性进展为遗传性肾病综合征相关基因的发现,目前至少有18个与遗传性肾病综合征有关的基因已经被克隆、定位,这些基因的编码蛋白大多为肾小球裂孔膈膜蛋白分子(如NPHS1、NPHS2、KIRREL)或者足细胞分子(podpcyte molecules,如ACTN4、CD2AP、TRCP6);一些基因编码的蛋白为肾小球基底膜结构分子(如LAMB2、ITGB4);还有一些基因编码蛋白是与正常足细胞功能和发育所必需的转录因子或酶(如WT1、LMX1B、PLCE1、GLA);另一些基因编码产物为溶酶体(SCARB2)、线粒体(COQ2、PDSS2、MTTL1)蛋白或DNA核小体重组调节子(SMARCAL1)。明确这些不同基因突变所致遗传性肾病综合征的新近研究进展有助于根据不同致病基因做出遗传性肾病综合征的诊断以及进一步的分子分型,从而在临床工作中做出正确诊断和制订有针对性的治疗方案。

【病理】 PNS可见于各种病理类型。最主要的病理变化是微小病变型占大多数。少数为非微小病变型,包括系膜增生性肾小球肾炎、局灶性节段性肾小球硬化、膜增生性肾小球肾炎、膜性肾病等。

疾病发展过程中微小病变型可进展为系膜增生性肾小球肾炎和局灶性节段性肾小球硬化。

【临床表现】 水肿最常见,开始见于眼睑,以后逐渐遍及全身。未治疗或时间长的病例可有腹水或胸腔积液。一般起病隐匿,常无明显诱因。大约30%左右有病毒感染或细菌感染发病史,上呼吸道感染也可导致微小病变型NS复发。70%肾病复发与病毒感染有关。尿量减少,颜色变深,无并发症的病人无肉眼血尿,而短暂的镜下血尿可见于大约15%的病人。大多数血压正常,但轻度高血压也见于约15%的病人,严重的高血压通常不支持微小病变型NS的诊断。由于血容量减少而出现短暂的肌酐清除率下降约占30%,一般肾功能正常,急性肾衰竭少见。部分病例晚期可有肾小管功能障碍,出现低血磷性佝偻病,肾性糖尿、氨基酸尿和酸中毒等。

【并发症】

(一)感染

肾病患儿极易罹患各种感染。常见的感染有呼吸道、皮肤、泌尿道等处的感染和原发性腹膜炎等,其中尤以上呼吸道感染最多见,占50%以上。呼吸道感染中病毒感染常见。结核杆菌感染亦应引起重视。另外肾病患儿的医院感染不容忽视,以呼吸道感染和泌尿道感染最多见,致病菌以条件致病菌为主。

(二)电解质紊乱和低血容量

常见的电解质紊乱有低钠、低钾、低钙血症。患儿可因不恰当长期禁盐或长期食用不含钠的食盐代用品,过多使用利尿剂,以及感染、呕吐、腹泻等因素均可致低钠血症。在上述诱因下可出现厌食、乏力、懒言、嗜睡、血压下降甚至出现休克、抽搐等。另外由于低蛋白血症,血浆胶体渗透压下降、显著水肿、而常有血容量不足,尤在各种诱因引起低钠血症时易出现低血容量性休克。

（三）血栓形成和栓塞

NS 高凝状态易致各种动、静脉血栓形成。①肾静脉血栓形成常见，表现为突发腰痛、出现血尿或血尿加重，少尿甚至发生肾衰竭；②下肢深静脉血栓形成，两侧肢体水肿程度差别固定，不随体位改变而变化；③皮肤血管血栓形成，表现为皮肤突发紫斑并迅速扩大；④阴囊水肿呈紫色；⑤顽固性腹水；⑥下肢动脉血栓形成，出现下肢疼痛伴足背动脉搏动消失等症状体征。股动脉血栓形成是小儿 NS 并发的急症状态之一，如不及时溶栓治疗可导致肢端坏死而需截肢；⑦肺栓塞时可出现不明原因的咳嗽，咯血或呼吸困难而无明显肺部阳性体征，其半数可无临床症状；⑧脑栓塞时出现突发的偏瘫、面瘫、失语、或神志改变等神经系统症状在排除高血压脑病，颅内感染性疾病时要考虑颅内血管栓塞。血栓缓慢形成者其临床症状多不明显。

（四）急性肾衰竭

5% 微小病变型肾病可并发急性肾衰竭。当 NS 临床上出现急性肾衰竭时，要考虑以下原因：①急性间质性肾炎，可由使用合成青霉素、呋塞米、非类固醇消炎药引起；②严重肾间质水肿或大量蛋白管型致肾内梗阻；③在原病理基础上并发大量新月体形成；④血容量减少致肾前性氮质血症或合并肾静脉血栓形成。

（五）肾小管功能障碍

NS 时除了原有肾小球的基础病可引起肾小管功能损害外，由于大量尿蛋白的重吸收，可导致肾小管，主要是近曲小管功能损害。临床上可见肾性糖尿或氨基酸尿，严重者可呈 Fanconi 综合征。

（六）生长延迟

肾病患儿的生长延迟多见于频繁复发和接受长期大剂量糖皮质激素治疗的病例。

【辅助检查】

（一）尿液分析

①尿常规检查尿蛋白定性多在+++以上，大约有 15% 有短暂的镜下血尿，大多数可见到透明管型、颗粒管型和卵圆脂肪小体。②尿蛋白定量：24 小时尿蛋白定量检查>50mg/(kg·d) 为肾病范围的蛋白尿。尿蛋白/尿肌酐(mg/mg)，正常儿童上限为 0.2，肾病范围的蛋白尿>3.5。

（二）血清蛋白、胆固醇和肾功能测定

血清白蛋白浓度为 25g/L（或更少）可诊断为 NS 的低白蛋白血症。由于肝脏合成增加，α_2、β 球蛋白浓度增高，IgG 减低，IgM、IgE 增加。胆固醇>5.7mmol/L 和三酰甘油升高，LDL 和 VLDL 增高，HDL 多正常。BUN、Cr 可升高，晚期病儿可有肾小管功能损害。

（三）血清补体测定

微小病变型 NS 血清补体水平正常，降低可见于其他病理类型及继发性 NS，及部分脂肪代谢障碍的病人。

（四）感染依据的检查

对新诊断病例应进行血清学检查寻找链球菌感染的证据，及其他病原学的检查，如乙肝病毒感染等。

（五）系统性疾病的血清学检查

对新诊断的肾病病人需检测抗核抗体（ANA），抗-dsDNA 抗体，Smith 抗体等。对具有血尿、补体减少并有临床表现的病人尤其重要。

（六）高凝状态和血栓形成的检查

大多数原发性肾病患儿都存在不同程度的高凝状态，血小板增多，血小板聚集率增加，血浆纤维蛋白原增加，D-二聚体增加，尿纤维蛋白裂解产物（FDP）增高。对疑及血栓形成者可行彩色多普勒 B 型超声检查以明确诊断，有条件者可行数字减影血管造影（DSA）。

（七）经皮肾穿刺组织病理学检查

大多数儿童 NS 不需要进行诊断性肾活检。NS 肾活检指征：①对糖皮质激素治疗耐药、频繁复发者；②对临床或实验室证据支持肾炎性肾病，慢性肾小球肾炎者。

【诊断与鉴别诊断】 临床上根据血尿、高血压、氮质血症、低补体血症的有无将原发性肾病综合征分为单纯性和肾炎性（见本章第二节）。

PNS 还需与继发于全身性疾病的肾病综合征鉴别。儿科临床上部分非典型的链球菌感染后肾炎、系统性红斑狼疮性肾炎、紫癜性肾炎、乙型肝炎病毒相关性肾炎及药源性肾炎等均可有 NS 样表现。临床上须排除继发性 NS 后方可诊断 PNS。

有条件的医疗单位应开展肾活体组织检查以确定病理诊断。

【治疗】

（一）一般治疗

①休息：水肿显著或大量蛋白尿，或严重高血压者均需卧床休息。病情缓解后逐渐增加活动量。在校儿童肾病活动期应休学。②饮食：显著水肿和严重高血压时应短期限制水钠摄入，病情缓解后不必继续限盐。活动期病例供盐 1～2g/d。蛋白质摄入 1.5～2g/(kg·d)，以高生物价的动物蛋白（乳、鱼、蛋、禽、牛肉等）为宜。在应用激素过程中食欲增加者应控制食量，足量激素时每日应给予维生素 D400U 及钙 800～1200mg。③防治感染。④利尿：对激素耐药或使用激素之前，水肿较重伴尿少者可配合使用利尿剂，但需密切观察出入水量、体重变化及电解质紊乱。⑤对家属的教育：应使父母及患儿很好地了解肾病的有关知识，并且应该教给用试纸检验尿蛋白的方法。⑥心理治疗：肾病患儿多具有内向、情绪不稳定性或神经质个性倾向，出现明显的焦急、抑郁、恐惧等心理障碍，应配合相应心理治疗。

（二）激素敏感型 NS（steroid-sensitive NS，SSNS）的治疗

根据中华医学会儿科学分会肾脏病学组制定的激素敏感、复发/依赖肾病综合征诊治循证指南（试行）：

初发 NS 的激素治疗　可分以下两个阶段：

（1）诱导缓解阶段：足量泼尼松（或泼尼松龙）60mg/(m^2·d) 或 2mg/(kg·d)（按身高的标准体重计算），最大剂量 80mg/d，先分次口服，尿蛋白转阴后改为每晨顿服，疗程 6 周。

（2）巩固维持阶段：隔日晨顿服 1.5mg 或 40mg/m^2（最大剂量 60mg/d），共 6 周，然后逐渐减量。这里进入巩固维持阶段是隔日晨顿服 1.5mg，一下子就把泼尼松剂量每 2 日总量减少了八分之五，是否对维持缓解有力，尚缺乏临床证据。根据全国儿肾学组 2000 年 11 月珠海会议制定的原发性肾病综合征的治疗方案，巩固维持阶段以泼尼松原足量两天量的 2/3 量，隔日晨顿服 4 周，如尿蛋白持续阴性，然后每 2～4 周减量 2.5～5mg 维持，至 0.5～1mg/kg 时维持 3 个月，以后每 2 周减量 2.5～5mg 至停药。此方案仍然是可行的。

激素治疗的副作用：长期超生理剂量使用糖皮质激素可见以下副作用：①代谢紊乱，可出现明显库欣貌，肌肉萎缩无力，伤口愈合不良，蛋白质营养不良，高血糖，尿糖，水钠潴留，高血压，尿中失钾，高尿钙，骨质疏松。②消化性溃疡和精神欣快感、兴奋、失眠甚至呈精神病、癫痫发作等；还可发生白内障、无菌性股骨头坏死，高凝状态，生长停滞等。③易发生感染或诱发结核灶的活动。④急性肾上腺皮质功能不全，戒断综合征。

（三）非频复发 NS 的治疗

1. 寻找诱因　积极寻找复发诱因，积极控制感染，少数患儿控制感染后可自发缓解。

2. 激素治疗

（1）重新诱导缓解：足量泼尼松（或泼尼松龙）每日分次或晨顿服，直至尿蛋白连续转阴 3 天后改 40mg/m^2 或 1.5mg/(kg·d) 隔日晨顿服 4 周，然后用 4 周以上的时间逐渐减量。

（2）在感染时增加激素维持量：患儿在巩固维持阶段患上呼吸道感染时改隔日口服激素治

疗为同剂量每日口服，可降低复发率。

（四）FRNS/SDNS的治疗

1. 激素的使用

（1）拖尾疗法：同上诱导缓解后泼尼松每4周减量0.25mg/kg，给予能维持缓解的最小有效激素量（0.5～0.25mg/kg），隔日口服，连用9～18个月。

（2）在感染时增加激素维持量：患儿在隔日口服泼尼松0.5mg/kg时出现上呼吸道感染时改隔日口服激素治疗为同剂量每日口服，连用7天，可降低2年后的复发率。

（3）改善肾上腺皮质功能：因肾上腺皮质功能减退患儿复发率显著增高，对这部分患儿可用促肾上腺皮质激素（ACTH）静滴来预防复发。对SDNS患儿可予ACTH 0.4U/（kg·d）（总量不超过25U）静滴3～5天，然后激素减量。每次激素减量均按上述处理，直至停激素。

（4）更换激素种类：对泼尼松疗效较差的病例，可换用其他糖皮质激素制剂。

2. 免疫抑制剂治疗

（1）环磷酰胺（CTX）剂量：2～3mg/（kg·d）分次口服8周，或8～12mg/（kg·d）静脉冲击疗法，每2周连用2d，总剂量≤200mg/kg，或每月1次静注，500mg/（m^2·次），共6次。

副作用有：白细胞减少，秃发，肝功能损害，出血性膀胱炎等，少数可发生肺纤维化。最令人瞩目的是其远期性腺损害。病情需要者可小剂量、短疗程，间断用药，避免青春期前和青春期用药。

（2）其他免疫抑制剂：可根据相关指南分别选用：①环孢素A（CsA）；②他克莫司（FKS06）；③利妥昔布（rituximab，RTX）；④长春新碱（VCR）。

3. 免疫调节剂　左旋咪唑：一般作为激素辅助治疗，适用于常伴感染的FRNS和SDNS。剂量：2.5mg/kg，隔日服用12～24个月。左旋咪唑在治疗期间和治疗后均可降低复发率，减少激素用量，在某些患儿可诱导长期缓解。

副作用可有胃肠不适，流感样症状、皮疹、中性粒细胞下降，停药即可恢复。

（五）SRNS的治疗

1. 缺乏肾脏病理诊断的治疗　在缺乏肾脏病理检查的情况下，国内外学者将环磷酰胺（CTX）作为SRNS的首选治疗药物。中华医学会儿科学分会肾脏病学组制定的激素耐药肾病综合征诊治循证指南推荐采用激素序贯疗法：泼尼松2mg/（kg·d）治疗4周后尿蛋白仍阳性时，可考虑以大剂量甲泼尼龙（MP）15～30mg/（kg·d），每天1次，连用3d为1疗程，最大剂量不超过1g。冲击治疗1疗程后如果尿蛋白转阴，泼尼松按激素敏感方案减量；如尿蛋白仍阳性者，应加用免疫抑制剂，同时隔日晨顿服泼尼松2mg/kg，随后每2～4周减5～10mg，随后以一较小剂量长期隔日顿服维持，少数可停用。

注意事项：建议MP治疗时进行心电监护。下列情况慎用MP治疗：①伴活动性感染；②高血压；③有胃肠道溃疡或活动性出血者；④原有心律紊乱者。

2. 根据不同病理类型选用不同的治疗方案

（1）病理类型为微小病变型：①CTX静脉冲击：为首选药物。②环孢素（CsA）。③雷公藤多苷（TW）。

（2）病理类型为FSGS：①CsA：为首选药物。②他克莫司（TAC）。③激素联合CTX治疗。④其他：尚可以长春新碱（VCR）冲击、利妥昔布单抗（Rituximab）静脉滴注和吗替麦考酚酯（MMF）口服等治疗。

（3）病理类型为MsPGN：可参考选用静脉CTX冲击、CsA、TAC、TW等治疗。

（4）病理类型为MPGN：可选用大剂量MP冲击序贯泼尼松和CTX冲击，也可以考虑选用其他免疫抑制剂如：CsA或TAC或MMF。

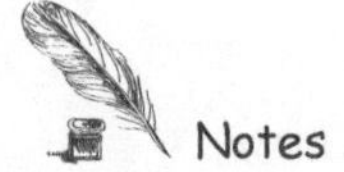
Notes

（5）病理类型为MN：儿童原发性膜性肾病很少。成人MN治疗建议首选ACEI（或）ARB类药物,若大量蛋白尿、肾功能不断恶化或经上述治疗无明显好转,可选用 CsA 和低剂量泼尼松治疗,至少 6 个月,或咪唑立宾(MZR)或 TAC 治疗。

3. **重视辅助治疗**　ACEI 和(或)ARB 是重要的辅助治疗药物,不仅可以控制高血压,而且可以降低蛋白尿和维持肾功能;有高凝状态或静脉血栓形成的患者应尽早使用抗凝药物如普通肝素或低分子肝素;有高脂血症者重在调整饮食,10 岁以上儿童可考虑使用降脂药物如他汀类药物;有肾小管与间质病变的患儿可加用冬虫夏草制剂,其作用能改善肾功能,减轻毒性物质对肾脏的损害,同时可以降低血液中的胆固醇和甘油三酯,减轻动脉粥样硬化;伴有肾功能不全可应用大黄制剂。

(六) 抗凝及纤溶药物疗法

由于肾病往往存在高凝状态和纤溶障碍,易并发血栓形成,需加用抗凝和溶栓治疗。

1. **肝素钠**　1mg/(kg・d),加入 10% 葡萄糖液 50 ~ 100ml 中静脉点滴,每日 1 次,2 ~ 4 周为一疗程。亦可选用低分子肝素。病情好转后改口服抗凝药维持治疗。

2. **尿激酶**　有直接激活纤溶酶溶解血栓的作用。一般剂量 3 万 ~ 6 万 U/d,加入 10% 葡萄糖液 100 ~ 200ml 中,静脉滴注,1 ~ 2 周为一疗程。症状严重者可使用尿激酶冲击治疗。

3. **口服抗凝药**　双嘧达莫,5 ~ 10mg/(kg・d),分 3 次饭后服,6 个月为一疗程。

(七) 血管紧张素转换酶抑制剂(ACEI)治疗

对改善肾小球局部血流动力学,减少尿蛋白,延缓肾小球硬化有良好作用。尤其适用于伴有高血压的 NS。常用制剂有卡托普利(Captopril)、依那普利(Enalapril)、福辛普利(Fosinopril)等。

(八) 中医药治疗

NS 属中医“水肿”、“阴水”、“虚劳”的范畴。可根据辨证施治原则立方治疗。

【预后】　肾病综合征的预后转归与其病理变化关系密切。微小病变型预后最好,灶性肾小球硬化和系膜毛细血管性肾小球肾炎预后最差。微小病变型 90% ~95% 的病儿对首次应用糖皮质激素有效。其中 85% 可有复发,复发在第一年比以后更常见。如果一个小儿 3 ~ 4 年还没有复发,其后有 95% 的机会不复发。微小病变型发展成尿毒症者极少,绝大多数死于感染或激素严重副作用等。对于 SRNS 经久不愈者应尽可能检查有否相关基因突变,以避免长期无效的药物治疗。

四、紫癜性肾炎

过敏性紫癜(Henoch-Schonlein purpura,HSP)是一种以皮肤紫癜、出血性胃肠炎、关节炎及肾脏损害为特征的综合征,基本病变是全身弥漫性坏死性小血管炎。伴肾脏损害者称为紫癜性肾炎(Henoch-Schonlein purpura nephritis,HSPN)。本病好发于儿童,据国内儿科报告,HSPN 占儿科住院泌尿系疾病 8%,仅次于急性肾炎和原发性肾病综合征而居第三位。男女儿童均可发病,男∶女约1.6∶1。平均发病年龄 9.0±2.8 岁,90% 以上患儿年龄在 5 ~ 13 岁之间。四季均有发病,9 月 ~ 次年 3 月为发病高峰季节,发病率占全年发病的 80% 以上。农村患儿和城市患儿发病率无差别。

【病因与发病机制】

(一) 病因

1. **感染**　HSP 发生多继发于上呼吸道感染。

2. **疫苗接种**　某些疫苗接种如流感疫苗、乙肝疫苗、狂犬疫苗、流脑疫苗、白喉疫苗、麻疹疫苗也可能诱发 HSP,但尚需可靠研究证据证实。

3. **食物和药物因素**　有个案报导某些药物的使用也能触发 HSP 发生。目前尚无明确证据证明食物过敏是导致过敏性紫癜的原因。

4. 遗传因素 HSP存在遗传好发倾向，白种人的发病率明显高于黑种人。近年来有关遗传学方面的研究涉及的基因主要有HLA基因、家族性地中海基因、血管紧张素转换酶基因(ACE基因)、甘露糖结合凝集素基因、血管内皮生长因子基因、PAX2基因、TIM-1等。文献报道黏附分子P-selectin表达增强及基因多态性可能与HSP发病相关，P-selectin基因启动子-2123多态性可能与儿童HSP发病相关。

（二）发病机制

1. 紫癜性肾炎与免疫 HSPN患儿的免疫学紊乱十分复杂，包括免疫细胞(如巨噬细胞、淋巴细胞、嗜酸性细胞)和免疫分子(如免疫球蛋白、补体、细胞因子、黏附分子、趋化因子)的异常，它们在HSPN的发病机制中起着关键的作用。

2. 凝血与纤溶 90年代后，对凝血与纤溶过程在紫癜性肾炎发病中的作用的探讨，更多的关注在交联纤维蛋白(Cross-linked fibrin，xFb)。交联纤维蛋白(xFb)主要沉积于内皮细胞和系膜区，与系膜及内皮损伤有关。

3. 遗传学基础 本病非遗传性疾病，但存在遗传好发倾向。①C4基因缺失可能直接参与HSPN发病；②IL-1ra基因型——IL-1RN*2等位基因的高携带率，使机体不能有效拮抗IL-1致炎作用可能是HSPN发病机制中非常重要的因素之一。

【病理改变与分级】

（一）常见病理改变

紫癜性肾炎病理特征以肾小球系膜增生，系膜区IgA沉积以及上皮细胞新月体形成为主，可见到各种类型的肾损害。

光镜：肾小球系膜细胞增生病变，可伴内皮细胞和上皮细胞增生，新月体形成，系膜区炎性细胞浸润，肾小球纤维化，还可见局灶性肾小球坏死甚至硬化。间质可出现肾小管萎缩，间质炎性细胞浸润，间质纤维化等改变。

免疫荧光：系膜区和肾小球毛细血管袢有IgA，IgG，C3备解素和纤维蛋白原呈颗粒状沉积。

电镜：系膜区有不同程度增生，系膜区和内皮下有电子致密物沉积。

（二）病理分级标准

1975年国际儿童肾脏病研究中心(ISKDC)按肾组织病理检查将其分为六级。Ⅰ级：轻微肾小球异常；Ⅱ级：单纯系膜增生；Ⅲ级：系膜增生伴<肾小球50%新月体形成；Ⅳ级：系膜增生伴50%～75%肾小球新月体形成；Ⅴ级：系膜增生伴>肾小球75%新月体形成；Ⅵ级：膜增生性肾小球肾炎。其中Ⅱ～Ⅴ级又根据系膜病变的范围程度分为：(a)局灶性(b)弥漫性。

【临床表现】

（一）肾脏症状

HSPN主要表现为血尿，蛋白尿，亦可出现高血压，水肿，氮质血症甚至急性肾衰竭。肾脏症状可出现于HSPN的整个病程，但多发生在紫癜后2～4周内，个别病例出现于HSP 6个月后，故尿常规追踪检查是及时发现肾脏损害的重要手段。目前，对肾损害较一致的看法是即使尿常规正常，肾组织学已有改变。个别紫癜性肾炎患者，尿常规无异常发现，只表现为肾功能减退。

中华医学会儿科学分会肾脏病学组2009年发布的儿童紫癜性肾炎的诊治循证指南将HSPN临床分型为：①孤立性血尿型；②孤立性蛋白尿型；③血尿和蛋白尿型；④急性肾炎型；⑤肾病综合征型；⑥急进性肾炎型；⑦慢性肾炎型。临床上以①型、②型、③型多见。

（二）肾外症状

典型的皮肤紫癜，胃肠道表现(腹痛，便血和呕吐)及关节症状为紫癜性肾炎肾外的三大主要症状，其他如神经系统，生殖系统，呼吸循环系统也可受累，甚至发生严重的并发症，如急性胰腺炎、肺出血、肠梗阻、肠穿孔等。

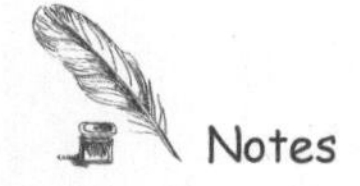

【实验室检查】

1. 血常规 白细胞正常或轻度增高，中性或嗜酸性细胞比例增多。

2. 尿常规 可有血尿、蛋白尿、管型尿。

3. 凝血功能检查 正常，可与血液病致紫癜相鉴别。

4. 毛细血管脆性实验 急性期毛细血管脆性实验阳性。

5. 血沉、血清 IgA 及冷球蛋白 血沉增快，血清 IgA 和冷球蛋白含量增加。但血清 IgA 增高对本病诊断无特异性。

6. 补体 血清 C3、C1q、备解素多正常。

7. 肾功能 多正常，严重病例可有肌酐清除率降低和 BUN、血 Cr 增高。

8. 血生化 表现为肾病综合征者，有血清清蛋白降低和胆固醇增高。

9. 皮肤活检 无论在皮疹部或非皮疹部位，免疫荧光检查均可见毛细血管壁有 IgA 沉积。此点也有助于和除 IgA 肾病外的其他肾炎作鉴别。

10. 肾穿刺活检 肾穿刺活组织检查有助于本病的诊断，也有助于明了病变严重度和评估预后。

【诊断与鉴别诊断】

（一）诊断标准

2009 年中华医学会儿科学分会肾脏病学组制定的儿童紫癜性肾炎的诊治循证指南中诊断标准为：在过敏性紫癜病程 6 个月内，出现血尿和（或）蛋白尿诊断为 HSPN。其中血尿和蛋白尿的诊断标准分别为：血尿——肉眼血尿或镜下血尿；蛋白尿——满足以下任一项者：①1 周内 3 次尿常规蛋白阳性；②24h 尿蛋白定量>150mg；③1 周内 3 次尿微量白蛋白高于正常值。极少部分患儿在过敏性紫癜急性病程 6 个月后，再次出现紫癜复发，同时首次出现血尿和（或）蛋白尿者，应争取进行肾活检，如为 IgA 系膜内沉积为主的系膜增生性肾小球肾炎，则亦应诊断为 HSPN。

（二）鉴别诊断

HSPN 应与原发性 IgA 肾病、急性肾炎、Goodpasture 综合征、狼疮性肾炎及多动脉炎等鉴别。

【治疗】

（一）一般治疗

急性期有发热、消化道和关节症状显著者，应注意休息，进行对症治疗。

1. 饮食控制 目前尚无明确证据证明食物过敏是导致 HSP 的病因，故仅在 HSP 胃肠道损害时需注意控制饮食，以免加重胃肠道症状。HSP 腹痛患儿若进食可能会加剧症状，但是大部分轻症患儿可以进食少量少渣易消化食物。呕血严重及便血者，应暂禁食，给予止血、补液等治疗。严重腹痛或呕吐者可能需要营养要素饮食或肠外营养支持。

2. 抗感染治疗 有明确的感染或病灶时应选用敏感的抗生素，但应尽量避免盲目的预防性用抗生素。

（二）肾损害的治疗

根据中华医学会儿科学分会肾脏病学组制定的儿童紫癜性肾炎的诊治循证指南：

1. 孤立性血尿或病理Ⅰ级 仅对过敏性紫癜进行相应治疗。应密切监测患儿病情变化，建议至少随访 3～5 年。

2. 孤立性蛋白尿、血尿和蛋白尿或病理Ⅱa 级 建议使用血管紧张素转换酶抑制剂（ACEI）和（或）血管紧张素受体拮抗剂（ARB）类药物，有降蛋白尿的作用。国内也有用雷公藤多苷进行治疗，疗程 3 个月，但应注意其胃肠道反应、肝功能损伤、骨髓抑制及可能的性腺损伤的副作用。

3. 非肾病水平蛋白尿或病理Ⅱb、Ⅲa 级 用雷公藤多苷疗程 3～6 个月。也可激素联合免

疫抑制剂治疗，如激素联合环磷酰胺治疗、联合环孢素 A 治疗。

4. **肾病水平蛋白尿、肾病综合征或病理Ⅲb、Ⅳ级** 该组患儿临床症状及病理损伤均较重，现多采用激素联合免疫抑制剂治疗，其中疗效最为肯定的是糖皮质激素联合环磷酰胺治疗。若临床症状较重、病理呈弥漫性病变或伴有新月体形成者，首选糖皮质激素联合环磷酰胺冲击治疗，当环磷酰胺治疗效果欠佳或患儿不能耐受环磷酰胺时。可更换其他免疫抑制剂。

5. **急进性肾炎或病理Ⅳ、Ⅴ级** 这类患儿临床症状严重、病情进展较快，现多采用三至四联疗法，常用方案为：甲泼尼龙冲击治疗 1～2 个疗程后口服泼尼松+环磷酰胺（或其他免疫抑制剂）+肝素+双嘧达莫。亦有甲泼尼龙联合尿激酶冲击治疗+口服泼尼松+环磷酰胺+华法林+双嘧达莫治疗。

（三）肾外症状的治疗

1. **关节症状治疗** 关节痛患儿通常应用非甾体类抗炎药能很快止痛。口服泼尼松（1mg/kg·d，2 周后减量）可降低 HSP 关节炎患儿关节疼痛程度及疼痛持续时间。

2. **胃肠道症状治疗** 糖皮质激素治疗可较快缓解急性 HSP 的胃肠道症状，缩短腹痛持续时间。腹痛明显时需要严密监测患儿出血情况（如呕血、黑便或血便），必要时需行内镜检查。严重胃肠道血管炎，应用丙种球蛋白、甲泼尼龙静滴及血浆置换或联合治疗均有效。

3. **急性胰腺炎的治疗** 予对症、支持疗法，卧床休息，少蛋白低脂少渣半流饮食，注意维持水电解质平衡，并监测尿量和肾功能。

4. **肺出血的治疗** 应在强有力支持疗法的基础上，排除感染后早期使用甲泼尼龙静脉冲击，并配合使用环磷酰胺或硫唑嘌呤，加强对症治疗，如贫血严重可予输血，呼吸衰竭时及早应用机械通气，并发 DIC 可按相关诊疗指南治疗。

【预后】 病理类型与预后有关，病理改变中新月体<50% 者，预后好，仅 5% 发生肾衰竭，而新月体>50% 者，约 30% 发生肾衰竭，而新月体超过 75% 者约 60%～70% 发生肾衰竭。按 ISKDC 分类法Ⅱ级、Ⅲa 级预后较好，Ⅲb、Ⅳ及Ⅴ级的预后差。且肾小管间质改变严重者预后差，电镜下见电子致密物沉积在上皮下者预后差。对 HSPN 患儿应加强随访，病程中出现尿检异常的患儿则应延长随访时间，建议至少随访 3～5 年。

五、狼疮性肾炎

系统性红斑狼疮（systemic lupus erythematosus，SLE）是一种累及多系统，多器官的具有多种自身抗体的自身免疫性疾病。该病在亚洲地区女孩发病率最高，有报道白种女孩为 1.27～4.4/10 万，而亚洲女孩则为 6.16～31.14/10 万。我国发病率约为 70/10 万人口，其中女性占 85%～95%，多数发生在 13～14 岁。当 SLE 并发肾脏损害时即为狼疮性肾炎。一般认为狼疮性肾炎占 SLE 的 46%～77%，而对 SLE 病人肾活检发现 SLE 病人 100% 有轻重不等的肾损害。儿童 LN 损害发生率高于成人，SLE 起病早期可有 60%～80% 肾脏受累，2 年内可有 90% 出现肾脏损害。肾脏病变程度直接影响 SLE 的预后。肾受累及进行性肾功能损害是 SLE 的主要死亡原因之一。

【病因及发病机制】

（一）本病病因不明，目前认为可能致病因素有

1. **病毒感染** C 型 DNA 病毒（慢病毒）感染有关。

2. **遗传因素** 本病遗传易感基因位于第 6 对染色体中，遗传性补体缺陷易患 SLE，带 HLA-DW3，HLA-BW15 者易发生 SLE。

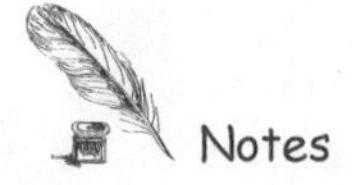

3. **性激素** 不论男女患者体内雌激素增高，雄激素降低，雌激素增高可加重病情。

4. 自身组织破坏　日晒紫外线可使40%的病人病情加重。某些药物如氨基柳酸,青霉素,磺胺等可诱发或加重SLE。

（二）LN的发病机制

较为复杂,尚不完全明了。目前研究认为SLE患儿体内存在多种自身抗体,在LN的发生、发展过程中占有非常重要的地位,其产生与细胞凋亡密切相关:主要是自身反应性T、B淋巴细胞逃脱细胞凋亡而处于活化增殖状态,引起机体对自身抗原的外周耐受缺陷,导致自身免疫异常而致病。促发因素包括:①遗传:小儿SLE有家族遗传倾向:13.8%小儿SLE患者的三代亲属中有一或更多亲属有结缔组织病,同卵双胎一致发病的百分比高达70%。②病毒感染、日光、药物等。

近些年来,人们对LN的发病机制有了更深刻的认识,普遍观点认为自身抗体通过核小体介导与肾脏结合而致病。细胞凋亡的产物核小体(由组蛋白与DNA两部分组成)作为自身抗原诱导机体产生自身抗体,即抗核小体抗体。近来的研究表明,在LN的病程中抗核小体抗体可早于抗dsDNA抗体而出现,其敏感性及特异性均优于后者,且血中抗体水平与蛋白尿、疾病活动性呈显著相关。目前认为:核小体的一端通过组蛋白或DNA与肾小球基底膜、系膜细胞等相结合,另一端暴露出抗体的结合位点,从而介导自身抗体与肾脏结合,导致补体活化、炎症细胞聚集和细胞因子释放,诱发LN。核小体中组蛋白或DNA与肾小球不同成分的结合,可以导致自身抗体在不同的部位形成沉积,从而产生不同的临床表现和病理分型。

此外,细胞凋亡对维持肾小球内环境的稳定也同样具有重要意义。近年来,认识到LN时除了整体水平上的淋巴细胞凋亡异常外,肾小球局部也存在着细胞凋亡调节的紊乱。

【病理】

（一）病理分类标准

国际肾脏病协会(ISN)和肾脏病理学会(RPS)于2004年正式公布最新LN的病理学分类:Ⅰ型-系膜轻微病变型狼疮性肾炎;Ⅱ型-系膜增生型狼疮性肾炎;Ⅲ型-局灶型狼疮性肾炎;Ⅳ型-弥漫型狼疮性肾炎;Ⅴ型-膜型狼疮性肾炎;Ⅵ型-进行性硬化型狼疮性肾炎。

据报道儿童LN中Ⅰ~Ⅱ型占25%,Ⅲ~Ⅳ型占65%,Ⅴ型占9%。值得注意的是,上述各型之间转型常见。此外,LN免疫荧光检查典型表现是以IgG为主,早期补体成分如C4、C1q通常与C3一起存在。三种免疫球蛋白加上C3、C4、C1q均存在时,称满堂亮,见于1/4~2/3病人。

（二）间质和小管损伤

LN的间质和小管损伤相当常见,表现为肾小管变性、萎缩和坏死,炎性细胞浸润,基膜变厚和间质纤维化。免疫荧光可见IgG、C1q、C3、C4局灶性沉积于肾小管基膜。电镜下可见电子致密物沿肾小管基膜沉积。少数以急性小管间质肾炎单独存在,可表现为急性肾衰竭。

（三）血管损伤

血管免疫沉积、透明和非炎症性坏死性病变、伴血管壁淋巴和单核细胞浸润的真性血管炎均可见,罕见肾内小动脉血栓,这些血管病变预示不良预后,偶见血栓性微血管病。

（四）活动性病变和慢性病变的判断

LN活动性指数(AI)和慢性指数(SI)的判断是评估疾病活动性及预后的标准指标。

【临床表现】　狼疮性肾炎的临床表现多种多样,主要表现为两大类。

（一）LN的肾脏表现

其中大约1/4~2/3的SLE患者会出现狼疮性肾炎(LN)的临床表现。LN 100%可出现程度不同的蛋白尿、80%镜下血尿,常伴有管型尿、水肿、高血压及肾功能障碍,夜尿增多也常常是LN的早期症状之一。

根据中华医学会儿科学分会肾脏病学组2010年制定的《狼疮性肾炎的诊断治疗指南》儿童LN临床表现分为以下7种类型:①孤立性血尿和(或)蛋白尿型;②急性肾炎型;③肾病综合征

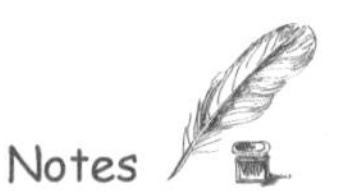

型;④急进性肾炎型;⑤慢性肾炎型;⑥肾小管间质损害型;⑦亚临床型:SLE 患者无肾损害临床表现,但存在轻重不一的肾病理损害。

（二）LN 的全身性表现

可表现为发热、皮肤黏膜症状、关节症状、肌肉骨骼症状、多发性浆膜炎、血液系统和心血管系统损害、肝脏、肺脏、中枢神经系统症状等,甚至出现急性危及生命的狼疮危象。其他临床表现可见眼部病变,如眼底静脉迂曲扩张、视神经盘萎缩,典型的眼底改变是棉绒斑,还可见巩膜炎、虹膜炎等。

【诊断与鉴别诊断】 LN 诊断标准:根据中华医学会儿科学分会肾脏病学组 2010 年制定的《狼疮性肾炎的诊断治疗指南》,SLE 患儿有下列任一项肾受累表现者即可诊断为 LN:①尿蛋白检查满足以下任一项者:1 周内 3 次尿蛋白定性检查阳性;或 24h 尿蛋白定量>150mg;或 1 周内 3 次尿微量白蛋白高于正常值;②离心尿每高倍镜视(HPF)RBC>5 个;③肾功能异常(包括肾小球和(或)肾小管功能);④肾活检异常。

SLE 的临床表现多种多样,临床误诊率较高,尤其是临床表现不典型和早期 SLE,诊断时应注意与原发性肾小球疾病、感染性疾病、慢性活动性肝炎、特发性血小板减少性紫癜等相鉴别。

【治疗】 LN 的治疗较为复杂,应按照肾脏病理类型进行相应的治疗。治疗的早晚、是否正确用药及疗程的选择是决定 LN 疗效的关键。

（一）治疗原则

①伴有肾损害症状者,应尽早行肾活检,以利于依据不同肾脏病理特点制订治疗方案。②积极控制 SLE/LN 的活动性。③坚持长期、正规、合理的药物治疗,并加强随访。④尽可能减少药物毒副作用,切记不要以生命的代价去追求药物治疗的完全缓解。

（二）一般对症治疗

包括疾病活动期卧床休息,注意营养,避免日晒,防治感染,避免使用引起肾损害和能够诱发本病的药物。不作预防注射。

所有 LN 均加用羟氯喹(HCQ)为基础治疗。HCQ 一般剂量 4～6mg/(kg·d),最大剂量 6.5mg/(kg·d),对于眼科检查正常的患者通常是安全的;对于 GFR<30ml/min 的患者有必要调整剂量。

（三）狼疮性肾炎的治疗

根据我国儿童《狼疮性肾炎的诊断治疗指南》按照病理分型治疗:

1. Ⅰ型、Ⅱ型 一般认为,伴有肾外症状者,予 SLE 常规治疗;儿童患者只要存在蛋白尿,应加用泼尼松治疗,并按临床活动程度调整剂量和疗程。

2. Ⅲ型 轻微局灶增生性肾小球肾炎的治疗,可予泼尼松治疗,并按临床活动程度调整剂量和疗程;肾损症状重、明显增生性病变者,参照Ⅳ型治疗。

3. Ⅳ型 该型为 LN 病理改变中最常见、预后最差的类型。指南推荐糖皮质激素加用免疫抑制剂联合治疗。治疗分诱导缓解和维持治疗两个阶段。

诱导缓解阶段:共 6 个月,首选糖皮质激素+CTX 冲击治疗。泼尼松 1.5～2.0mg/(kg·d),6～8 周,根据治疗反应缓慢减量。CTX 静脉冲击有 2 种方法可选择:①500～750mg/(m^2·次),每月 1 次,共 6 次;②8～12mg/(kg·d),每 2 周连用 2d,总剂量 150mg/kg。肾脏增生病变显著时需给予环磷酰胺冲击联合甲泼尼龙冲击。甲泼尼龙冲击 15～30mg/(kg·d),最大剂量不超过 1g/d,3d 为 1 个疗程,根据病情可间隔 3～5d 重复 1～2 个疗程。MMF 可作为诱导缓解治疗时 CTX 的替代药物,在不能耐受 CTX 治疗、病情反复或 CTX 治疗无效情况下,可换用 MMF,指南推荐儿童 MMF 剂量 20～30mg/(kg·d)。CTX 诱导治疗 12 周无反应者,可考虑换用 MMF 替代 CTX。

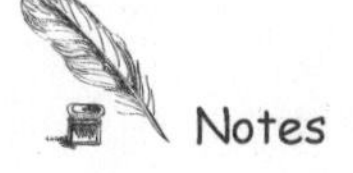

维持治疗阶段:至少 2～3 年。在完成 6 个月的诱导治疗后呈完全反应者,停用 CTX,泼尼松

逐渐减量至每日 5～10mg 口服，维持至少 2 年；在最后一次使用 CTX 后两周加用硫唑嘌呤(AZA)1.5～2mg/(kg·d)(1 次或分次服用)；或 MMF。初治 6 个月非完全反应者，继续用 CTX 每 3 个月冲击 1 次，至 LN 缓解达 1 年；近年来，MMF 在维持期的治疗受到愈来愈多的关注。MMF 可用于不能耐受 AZA 的患者，或治疗中肾损害反复者。

4. Ⅴ型　临床表现为蛋白尿者，加用环孢霉素或 CTX 较单独糖皮质激素治疗者效果好。合并增生性病变者，按病理Ⅳ型治疗。近年有报道针对Ⅴ+Ⅳ型患者采取泼尼松+MMF+FK506 的多靶点联合治疗有效，但尚需进一步的多中心 RCT 的验证。

5. Ⅵ型　具有明显肾功能不全者，予以肾替代治疗(透析或肾移植)，其生存率与非狼疮性肾炎的终末期肾病患者无差异。如果同时伴有活动性病变，仍应当给予泼尼松和免疫抑制剂治疗。

(四) 血浆置换和血浆免疫吸附

血浆置换能够有效降低血浆中的免疫活性物质，清除导致肾脏损伤的炎症介质，因此能够阻止和减少免疫反应，中断或减缓肾脏病理进展。对激素治疗无效或激素联合细胞毒或免疫抑制剂无效，肾功能急剧恶化者，或Ⅳ型狼疮活动期，可进行血浆置换。近年来发展的血浆免疫吸附治疗 SLE/LN 适用于：①活动性 SLE/LN 或病情急性进展者；②伴有狼疮危象者；③难治性病例或复发者；④存在多种自身免疫性抗体者；⑤因药物不良反应而停药病情仍活动者。常与激素和免疫抑制剂合用提高了疗效。

(五) 抗凝治疗

狼疮性肾炎常呈高凝状态，可使用普通肝素 1mg/(kg·d)，加入 50～100ml 葡萄糖溶液中静脉点滴，或低分子肝素 50～100AxaIU/(kg·d)，皮下注射；已有血栓形成者可用尿激酶 2 万～6 万 U 溶于葡萄糖中静脉滴注，每日 1 次，疗程 1～2 周。

(六) 透析和肾移植

肾衰竭者可进行透析治疗和肾移植，但有移植肾再发 LN 的报道。

【预后】　不定期随诊、不遵循医嘱、不规范治疗和严重感染是儿童 LN 致死的重要原因。影响 LN 预后有诸多因素，若出现下列因素者提示预后不良：①儿童时期(年龄≤15 岁)发病；②合并有大量蛋白尿；③合并有高血压；④血肌酐明显升高，≥120μmol/L；⑤狼疮肾炎活性指数≥12 分和(或)慢性损害指数≥4 分；⑥病理类型为Ⅳ型或Ⅵ型。

(易著文)

六、乙型肝炎病毒相关性肾炎

乙型肝炎病毒相关性肾炎(hepatitis B virus associated glomerulonephritis，HBV-GN)是指继发于乙型肝炎病毒感染的肾小球肾炎。本病是儿童时期较为常见的继发性肾小球疾病之一，主要表现为肾病综合征或蛋白尿、血尿，病理改变以膜性肾病最多见。1992 年我国将乙肝疫苗纳入计划免疫，儿童 HBV 感染率开始显著降低，HBV-GN 的发病率也呈下降趋势，占儿童肾活检的比例近年已不足 5%。

【病因】　本病由 HBV 感染所致，HBV 是直径为 42～45nm 的球形颗粒(Dane 颗粒)，系 DNA 病毒，由双层外壳及内核组成，内含双股 DNA 及 DNA 多聚酶，其中一条负链为长链约 3.2kb，另一条正链是短链，约 2.8kb，长链 DNA 上有 4 个阅读框架，分别编码 HBsAg、HBcAg、HBeAg、DNA 多聚酶和 X 蛋白，HBsAg、HBcAg 和 HBeAg 可以沉积于肾小球毛细血管壁导致肾炎发生，HBV 基因变异也可能在肾炎的发生中起一定作用。

【发病机制】　HBV-GN 的发病机制尚不清楚，目前有以下几种研究结果。

1. 免疫复合物导致的损伤

(1) 循环免疫复合物，HBsAg 和 HBcAg 与其相应的抗体形成免疫复合物沉积于系膜区或

Notes

内皮下，引起系膜增生性肾炎或系膜毛细血管性肾炎。HBeAg 与其抗体形成的免疫复合物沉积于基膜引起膜性肾病；

（2）原位免疫复合物，主要是 HbeAg 先植入基膜，其抗原再与抗体结合，引起膜性肾病。

2. 病毒直接对肾脏细胞的损害 病毒可以感染肾脏细胞，或者通过产生诸如 X 蛋白等导致细胞病变。

3. 自身免疫性损害 HBV 感染机体后，可以刺激机体产生多种自身抗体，如抗 DNA 抗体、抗细胞骨架成分抗体和抗肾小球刷状缘抗体等，从而产生自身免疫反应，导致肾脏损害。

【病理】 儿童 HBV-GN 大多表现为膜性肾病，其次为膜增生性肾小球肾炎，系膜增生性肾小球肾炎，局灶节段性系膜增生或局灶节段硬化性肾小球肾炎，IgA 肾病。往往伴有轻中度的系膜细胞增生且增生的系膜有插入，但多限于旁系膜区，很少伸及远端毛细血管内皮下。免疫荧光检查 IgG 及 C_3 呈颗粒样沉积在毛细血管壁和系膜区，也常有 IgM、IgA 及 C_{1q} 沉积，肾小球内一般都有 HBV 抗原（HBsAg、HBcAg 和 HBeAg）沉积。电镜检查可见电子致密物在上皮下、内皮下及系膜区沉积。

【临床表现】 本病多见于学龄前期及学龄期儿童，男孩明显多于女孩。起病隐匿，家庭多有 HBV 感染携带者。

1. 肾脏表现 大多表现为肾病综合征或者肾炎综合征，对肾上腺皮质激素治疗一般无反应。水肿多不明显，少数患儿呈明显凹陷性水肿并伴有腹水，高血压和肾功能不全较少见。

2. 肝脏表现 约半数患儿转氨酶升高，黄疸少见。

【辅助检查】

1. 尿液 可出现血尿及蛋白尿、管型尿，尿蛋白主要为白蛋白。

2. 血生化 往往有白蛋白下降，胆固醇增高，谷丙转氨酶及谷草转氨酶可升高或正常，血浆蛋白电泳 α_2 及 β 球蛋白升高，γ 球蛋白则往往正常。

3. HBV 血清学标记 大多数病人为乙肝大三阳（HBsAg、HBeAg 及 HBcAb 阳性），少数病人为小三阳（HBsAg、HBeAb 及 HBcAb 阳性），单纯 HBsAg 阳性者较少。

4. HBV-DNA 血清 HBV-DNA 阳性。

5. 免疫学检查 部分病人血清 IgG 降低，C3 降低。

6. 肾活检 肾活体组织检查是确定 HBV-GN 的最终手段，是诊断 HBV-GN 的必备条件。

【诊断】 诊断参考 2010 年中华医学会儿科学分会肾脏病学组制定的《儿童乙型肝炎病毒相关性肾炎诊断和治疗循证指南》。

1. 血清乙肝病毒标志物阳性。

2. 患肾病或肾炎并除外其他肾小球疾病。

3. 肾组织切片中找到乙肝病毒（HBV）抗原或 HBV-DNA。

4. 肾组织病理改变 绝大多数为膜性肾炎，少数为膜增生性肾炎和系膜增生性肾炎。

值得说明的是：①符合第 1、2、3 条即可确诊，不论其肾组织病理改变如何；②只具备 2、3 条时也可确诊；③符合诊断条件中的第 1、2 条且肾组织病理确诊为膜性肾炎时，尽管其肾组织切片中未查到 HBV 抗原或 HBV-DNA，但儿童原发膜性肾病非常少，也需考虑乙肝肾炎的诊断；④我国为 HBV 感染高发地区，如肾小球疾病患者同时有 HBV 抗原血症，尚不足以作为 HBV-GN 相关肾炎的依据。

【治疗】

1. 一般治疗 包括低盐、适量优质蛋白饮食；水肿时利尿，一般口服利尿剂，严重水肿时可静脉应用呋塞米，有高凝倾向者需抗血小板或者肝素治疗。

2. 抗病毒治疗 是儿童 HBV-GN 主要的治疗方法，抗病毒治疗适合血清 HBV DNA≥10^5 拷贝/ml（HBeAg 阴性者≥10^4 拷贝/ml）伴血清 ALT≥2×ULN 的 HBV-GN。大量蛋白尿患儿血清

ALT<2×ULN 但 HBV DNA≥10^5 拷贝/ml 也可考虑抗病毒治疗。方法有 α-干扰素隔日注射，每次 300 万/m^2，疗程半年以上；拉米夫定 3mg/(kg·d)(<100mg/d)，疗程 1 年以上。

3. **糖皮质激素与免疫抑制剂**　对儿童 HBV-GN 应以抗病毒治疗为主，在抗病毒治疗同时应慎用糖皮质激素治疗，因为有增加 HBV 复制的风险，不推荐单用激素和免疫抑制剂治疗。

4. **免疫调节剂**　可用胸腺肽和中药增强免疫治疗，对抑制 HBV 增殖有一定效果。

（周建华）

七、遗传性肾小球肾炎

近年发现的遗传性肾小球疾病越来越多，但遗传性肾炎通常指 Alport 综合征(Alport syndrome，AS)，该病以血尿为主，逐步出现蛋白尿，肾功能进行性减退，常伴有神经性高频听力减低及眼部异常。

【病因及遗传学】　AS 是组成基底膜的Ⅳ型胶原的 α5、α3、α4 链的基因突变所致，导致不能形成完整的Ⅳ型胶原网，因而肾小球基底膜广泛撕裂、分层、厚薄不均，眼和耳等肾外脏器也有Ⅳ型胶原结构同样出现缺陷，而出现相应症状。

Ⅳ型胶原有 6 种不同 α 链(α1～α6)，其编码基因为 *COL4A1*～*COL4A6*。α5 链基因(*COL4A5*)位于 X 染色体，α3 链基因(*COL4A3*)和 α4 链基因(*COL4A4*)位于第 2 号染色体上。约 85% 的 AS 为性连锁显性遗传(X-Linked AS，XLAS)，由 COL4A5 突变所致，15% 为常染色体隐性遗传，由 *COL4A3/COL4A4* 突变所致，还有少数为常染色体显性遗传。

【病理】　早期肾小球正常或轻度上皮细胞增生及系膜基质增加，晚期发展到肾小球硬化，40% 病例在皮髓质交界处的间质中有泡沫细胞浸润。免疫荧光检查通常为阴性。偶而也能见到某些免疫球蛋白如 IgM，补体 C_3 等在肾小球内少量沉积。电镜下肾小球基底膜广泛撕裂、分层、厚薄不均，其间含有电子致密颗粒，肾小球上皮部分足突融合或伴微绒毛形成。

【临床表现】

(一) 肾脏表现

持续显微镜下血尿，可有间歇性肉眼血尿，蛋白尿程度不等。受累男孩几乎全部发展至尿毒症，根据出现发生尿毒症时年龄可分为早发肾衰型(<31 岁前)和晚发肾衰型(>31 岁)。

(二) 神经性耳聋

随着年龄的增长，患者逐渐出现高频区(4000～8000Hz)神经性耳聋，男性尤多见。两侧耳聋程度可以不完全对称，但为进行性的，耳聋将渐及全音域。

(三) 眼病变

具特征性的眼部异常为前圆锥形晶状体，其他常见的眼部异常为黄斑周围色素改变，在黄斑区中心凹周围有致密微粒沉着，先天性白内障、眼球震颤等。

(四) 其他

巨血小板减少症；食管平滑肌瘤，也可出现在气管和女性生殖道(如阴蒂、大阴唇及子宫等)等部位。

【诊断和鉴别诊断】　有以血尿为主要特点的肾脏表现，伴或者不伴有神经性耳聋和眼病变，肾活检有特征性肾小球基底膜分层、撕裂和厚薄不均等变化即可以确诊。肾脏Ⅳ型胶原的 α5、α3 链或者皮肤的 α5 免疫组化染色以及 *COL4A3/COL4A4/COL45* 基因突变分析也可诊断本病，并确定遗传类型。

主要需与良性家族性血尿相鉴别，后者主要表现为无症状性单纯性血尿，肾脏病变不呈进行性故又名良性血尿。病理改变光镜下正常，电镜下特征为弥漫性 GBM 变薄，故又称薄基底膜病。

【治疗】　Alport 综合征治疗以减少蛋白尿，对症、控制并发症为主，防止过度疲劳及剧烈体

育运动。遇有感染时避免应用肾毒性药物。发展至终末期肾衰竭则需长期透析或者肾移植。Alport 综合征病人肾移植后可产生抗 GBM 的抗体,发生抗 GBM 肾炎(Goodpasture 综合征)。

(周建华)

第三节 肾小管疾病

一、肾小管酸中毒

肾小管酸中毒(renal tubular acidosis,RTA)是由于近端肾小管对 HCO_3^- 重吸收障碍和(或)远端肾小管排泌氢离子障碍所致的一组临床综合征。其主要表现为:①慢性高氯性代谢性酸中毒;②电解质紊乱;③肾性骨病;④尿路症状等。原发性者为先天遗传缺陷,多有家族史,早期无肾小球功能障碍。继发性者可见于许多肾脏和全身疾病。RTA 一般分为 4 个临床类型:①远端肾小管酸中毒(RTA-Ⅰ);②近端肾小管酸中毒(RTA-Ⅱ);③混合型或Ⅲ型肾小管酸中毒(RTA-Ⅲ);④高钾型肾小管酸中毒(RTA-Ⅳ)。

远端肾小管酸中毒(Ⅰ型)

远端肾小管酸中毒(distal renal tubular acidosis,dRTA)是由于远端肾小管排泌 H^+ 障碍,尿 NH_4^+ 及可滴定酸排出减少所致。

【病因】 Ⅰ型肾小管酸中毒有原发性和继发性,原发者为遗传性肾小管 H^+ 泵缺陷,常染色体隐性遗传涉及编码 V-ATP 酶的 α4 亚基的基因 *ATP6V0A4* 和 β1 亚基的基因 *ATP6V1B1* 突变,以及编码阴离子交换通道 1(anion exchanger 1,AE1)的基因 *SCL4A1* 突变。常染色体显性遗传仅涉及 *SCL4A1* 基因突变。继发者可见于很多疾病,如肾盂肾炎、特发性高 γ-球蛋白血症、干燥综合征、原发性胆汁性肝硬化、系统性红斑狼疮、纤维素性肺泡炎、甲状旁腺功能亢进、甲状腺功能亢进、维生素 D 中毒、特发性高钙尿症、Wilson 病、药物性或中毒性肾病、髓质囊性病、珠蛋白生成障碍性贫血、碳酸酐酶缺乏症等。

【发病机制】 正常情况下远曲小管 HCO_3^- 重吸收很少,排泌的 H^+ 主要与管腔液中 Na_2HPO_3 交换 Na^+,形成 NaH_2PO_4,与 NH_3 结合形成 NH_4^+。$H_2PO_4^-$ 与 NH^{4+} 不能弥散至细胞内,因此产生较陡峭的小管腔液-管周间 H^+ 梯度。Ⅰ型 RTA 病人不能形成或维持小管腔液-管周间 H^+ 梯度,故使 H^+ 储积,而体内 HCO_3^- 储备下降,血液中 Cl^- 代偿性增高,尿液酸化功能障碍,尿 pH>5.5,净酸排泄减少,因而发生高氯性酸中毒。

由于泌 H^+ 障碍,Na^+-H^+ 交换减少,必然导致 Na^+-K^+ 交换增加,大量 K^+、Na^+ 被排出体外,因而造成低钾、低钠血症。病人由于长期处于酸中毒状态,致使骨质脱钙、骨骼软化而变形,骨质游离出的钙可导致肾钙化或尿路结石。

【临床表现】 本病的临床表现主要有:①高氯性代谢性酸中毒;②电解质紊乱主要为高氯血症和低钾血症;③尿 NH_4^+ 和可滴定酸(TA)排出减少,尿钾排出增多;④碱性尿,即使在酸中毒或酸负荷时,始终尿 pH>5.5;⑤高尿钙,常有肾钙化或肾结石表现;⑥尿路症状等。原发性病例,可在出生后即有临床表现。临床上分为婴儿型和幼儿型。慢性代谢性酸中毒表现有厌食、恶心、呕吐、腹泻、便秘及生长发育落后等。低钾血症病人出现全身肌无力和周期性麻痹。肾性骨病常表现为软骨病或佝偻病,囟门宽大且闭合延迟,出牙延迟或牙齿早脱,维生素 D 治疗效果差。病人常有骨痛、骨折,小儿可有骨骼畸形、侏儒等。由于肾结石和肾钙化,患儿可有血尿、尿痛等表现,易导致继发感染与梗阻性肾病。肾脏浓缩功能受损时,病人还常有多饮、多尿、烦渴等症状。

【辅助检查】

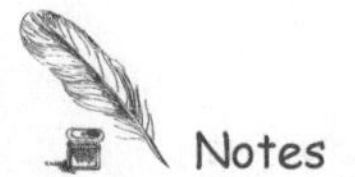

1. 血液生化检查 ①血浆 pH、HCO_3^- 或 CO_2CP 降低;②血氯升高,血钾、血钠降低,血钙和

血磷偏低，阴离子间隙正常；③血 ALP 升高。

2. **尿液检查** ①尿比重低；②尿 pH>5.5；③尿钠、钾、钙、磷增加；④尿铵显著减少。

3. **HCO_3^-排泄分数<5%** 方法：从每日口服碳酸氢钠 2～10mmol/kg 起，逐日增加剂量至酸中毒纠正，然后测定血和尿中 HCO_3^- 和肌酐（Cr），按下列分式计算：FE HCO_3^- =（尿 HCO_3^-/血 HCO_3^-）÷（尿 Cr/血 Cr）×100

4. **肾功能检查** 早期为肾小管功能降低。待肾结石、肾钙化导致梗阻性肾病时，可出现肾小球滤过率下降，血肌酐和 BUN 升高。

5. **X 线检查** 骨密度普遍降低和佝偻病表现，可见陈旧性骨折。腹部平片可见泌尿系结石影和肾钙化。

6. **判别试验** 对于不典型病例及不完全型 RTA 及判别机制类型，有赖于下列试验诊断方法：

（1）尿 pH 及 NH_4Cl：负荷试验酸中毒时肾小管泌 H^+增加，尿 pH 下降。通常血 pH<7.35 时，尿 pH 应<5.5。NH_4Cl 负荷试验对明显酸中毒者不宜应用。当血 HCO_3^-降至 20mmol/L 以下时，尿 pH>5.5，具有诊断价值。尿 pH<5.5，则可排除本症。

（2）尿 TA 和 NH_4^+的测定：Ⅰ型 RTA 者尿 TA 和尿 NH_4^+排出明显减少，但Ⅱ型 RTA 尿 NH_4^+排出量正常，甚至代偿增加。此试验可估计Ⅰ型 RTA 酸化功能损害程度及鉴别Ⅰ型和Ⅱ型。

（3）尿二氧化碳分压（U-PCO_2）测定：在碱性尿的条件下，远端肾小管泌 H^+增加，H_2CO_3 延迟脱水，是 U-PCO_2 升高的主要原因，以 U-PCO_2 作为判断完全性或不完全性Ⅰ型 RTA 的 H^+分泌缺陷。正常 U-PCO_2>30mmHg，完全性或不完全性Ⅰ型 RTA H^+分泌缺陷者<30mmHg。在本试验中应注意出现代谢性碱中毒，低血钾，水潴留等不良反应。

【诊断与鉴别诊断】 根据以上典型临床表现，排除其他原因所致的代谢性酸中毒，尿 pH>5.5 者，即可诊断 dRTA，确定诊断应具有：①即使在严重酸中毒时，尿 pH 也不会低于 5.5；②有显著的钙、磷代谢紊乱及骨骼改变；③尿铵显著降低；④FE HCO_3^-<5%；⑤氯化铵负荷试验阳性。对于不典型病例及不完全型 RTA，诊断有赖于判别诊断试验。鉴别诊断主要是与各种原因所致的继发性 dRTA 相区别。

【治疗】

1. **纠正酸中毒** 在儿童，即使 RTA-Ⅰ，亦有 6%～15% 的碳酸氢盐从肾脏丢失（在成人<5%），故可给予 2.5～7mmol/（kg·d）的碱性药物。常用口服碳酸氢钠（sodium bicarbonate）或用复方枸橼酸溶液（Shohl 液，含枸橼酸 140g，枸橼酸钠 98g，加水 1000ml），每 ml 相当于 1mmol 的碳酸氢钠盐。开始剂量 2～4mmol/（kg·d），最大可用至 5～14mmol/（kg·d），直至酸中毒纠正。

2. **纠正电解质紊乱** 低钾血症可服 10% 枸橼酸钾（potassium citrate）0.5～1mmol/（kg·d），每日 3 次。不宜用氯化钾，以免加重高氯血症。

3. **肾性骨病的治疗** 可用维生素 D、钙剂。维生素 D 剂量 5000～10 000IU/d。但应注意：①从小剂量开始，缓慢增量；②监测血药浓度及血钙、尿钙浓度及时调整剂量，防止高钙血症的发生。

4. **利尿剂的使用** 噻嗪类利尿剂可减少尿钙排泄，促进钙回吸收，防止钙在肾内沉积。如氢氯噻嗪 1～3mg/（kg·d），分 3 次口服。

5. **其他** 补充营养，保证入量，控制感染及原发疾病的治疗均为非常重要的措施。

【预后】 如早期发现，长期治疗，防止肾钙化及骨骼畸形的发生，预后良好，甚至可达正常的生长发育水平。有些病人可自行缓解，但也有部分病人可发展为慢性肾衰竭死亡。

近端肾小管酸中毒（Ⅱ型）

近端肾小管酸中毒（proximal renal tubular acidosis，pRTA）是由于近端肾小管重吸收 HCO_3^-

功能障碍所致。

【病因】 Ⅱ型 RTA 病因亦可分为原发性和继发性。①原发性:为常染色体隐性遗传,为编码近端肾小管上皮细胞 $Na-HCO_3^-$ 共转运离子通道基因(*SCL4A4*)突变;②继发性:可继发于重金属盐中毒、过期四环素中毒、甲状旁腺功能亢进、高球蛋白血症、半乳糖血症、胱氨酸尿症、Wilson 病、干燥综合征、髓质囊性病变、多发性骨髓瘤等。

【发病机制】 患儿肾小管 HCO_3^- 阈值一般为 15～18mmol/L,显著低于正常阈值(21～25mmol/L),故即使血液 HCO_3^- 浓度低于 21mmol/L,亦有大量的 HCO_3^- 由尿中丢失,此时患儿产生酸中毒而其尿液呈碱性。由于其远端肾小管泌 H^+ 功能正常,故当患儿 HCO_3^- 下降至 15～18mmol/L,尿 HCO_3^- 丢失减少,尿液酸化正常,故尿 pH 可低于 5.5。补碱后尿中排出大量碳酸氢盐。远端肾小管 K^+-Na^+ 交换增多,可导致低钾血症。

【临床表现】 本型男性患儿稍多,症状类似但较轻于Ⅰ型肾小管酸中毒,特点有:①生长发育落后,但大多数无严重的骨骼畸形,肾结石、肾钙化少见;②明显的低钾表现;③高氯性代谢性酸中毒;④可同时有其他近端肾小管功能障碍的表现。患儿常有多尿、脱水、烦渴症状;⑤少数病例为不完全型,无明显代谢性酸中毒,但进一步发展可为完全型。

【辅助检查】

1. **血液生化检查** ①血 pH、HCO_3^- 或 CO_2CP 降低;②血氯显著升高,血钾显著降低,阴离子间隙可正常。

2. **尿液检查** ①尿比重和渗透压降低;②当酸中毒加重,血 $HCO_3^- < 16$mmol/L 时,尿 pH < 5.5。

3. HCO_3^- 排泄分数(FE HCO_3^-)$>15\%$。

4. **判别试验氯化铵负荷试验** 尿 pH<5.5。

【诊断与鉴别诊断】 在临床上具有多饮、多尿,恶心呕吐和生长迟缓,血液检查具有持续性低钾高氯性代谢性酸中毒特征者应考虑 pRTA,确定诊断应具有:①当血 $HCO_3^- < 16$mmol/L 时,尿 pH<5.5;②FE $HCO_3^- > 15\%$;③尿钙不高,临床无明显骨骼畸形、肾结石和肾钙化;④氯化铵试验阴性。

当患儿伴有其他近端肾小管功能障碍时须注意与下列疾病相鉴别:①原发性 Fanconi 综合征;②胱氨酸尿;③肝豆状核变性;④毒物或药物中毒等引起的继发性 RTA。

【治疗】

1. **纠正酸中毒** 因儿童肾 HCO_3^- 阈值比成人低,故患儿尿中 HCO_3^- 丢失更多,治疗所需碱较 RTA-Ⅰ为大,其剂量约 10～15mmol/(kg·d)给予碳酸氢钠或复方枸橼酸溶液(Shohl 液)口服。也可使用 10% 枸橼酸钠钾溶液,配方:枸橼酸钠 100g,枸橼酸钾 100g,加水至 1000ml,每毫升含 Na^+、K^+ 各 1mmol,含 HCO_3^- 2mmol,每天 5～10ml/(kg·d)。

2. **纠正低钾血症**

3. **重症者可予低钠饮食并加用氢氯噻嗪** 可减少尿 HCO_3^- 排出,促进 HCO_3^- 重吸收。

【预后】 本型预后较好,多数患儿能随年龄增长而自行缓解。

混合型或Ⅲ型肾小管酸中毒

混合型 RTA 指Ⅰ、Ⅱ型混合存在。有人认为此型为Ⅱ型肾小管酸中毒的一个亚型。尿中排出大量 HCO_3^-,尿可滴定酸及铵排出减少,即使在血浆 HCO_3^- 浓度正常时,尿 HCO_3^- 排出也$>15\%$ 的滤过量。此型的临床症状一般较重。而所谓的Ⅲ型肾小管酸中毒是指Ⅰ型 RTA 伴有 HCO_3^- 丢失,与混合型 RTA 相似,有人认为是Ⅰ型的一个亚型。病人有着Ⅰ、Ⅱ两型的临床表现。当血浆 HCO_3^- 正常时,尿 HCO_3^- 排泄分数在 5%～10% 之间,酸中毒时,排出量则更大。治疗与Ⅰ、Ⅱ型相同。

高钾型肾小管酸中毒(Ⅳ型)

高钾型肾小管酸中毒是因肾脏分泌肾素功能不足,而致低肾素血症、低醛固酮血症及高钾血症。临床上以高氯性酸中毒及持续性高钾血症为主要特点,一般无糖尿、高氨基酸尿、高磷酸盐尿等其他近曲小管功能异常。此病常有不同程度的肾小球功能不全,并且与酸中毒的严重程度不成比例。尿酸化功能障碍与Ⅱ型肾小管酸中毒相似,但尿中 HCO_3^- 排泄分数<10%,常常仅有 2% ~3%。

【病因】 多认为是继发性,临床常见为慢性肾脏病及肾上腺疾患。

【发病机制】 本型多伴有醛固酮分泌低下,肾小管因醛固酮相对缺乏或对醛固酮失敏,不能潴 Na^+,排 K^+、Cl^- 与 H^+ 而引起高氯酸中毒与高血钾。其发病机制尚未明,可能的原因如下:①肾素血管紧张素系统功能异常或被阻断;②醛固酮的合成、释放、作用障碍;③利尿药如氨苯蝶啶引起 Na^+ 通透性异常;④小管间质病变及 Na^+-K^+-ATP 酶的损害均可使肾小管发生转运障碍;⑤细胞旁 Cl^- 通透性增加导致 Na^+ 转运分流;⑥少数病例血醛固酮不低,系肾小管对醛固酮失敏;⑦最近有人提出此型发病是由于肾远曲小管再吸收氯过多,而致体内 NaCl 增多,细胞外液扩张,血压增高,血肾素及醛固酮分泌低下,引起高血钾与酸中毒。

【临床表现】 本型在临床上以高氯性酸中毒及持续性高钾血症为主要表现,伴有不同程度的肾功能不全,但是高钾血症、酸中毒与肾小球滤过率的下降不成比例。尿可呈酸性(pH<5.5),尿 NH_4^+、K^+ 排出减少。

【诊断】 凡代谢性酸中毒伴持续高钾血症,不能以肾功能不全及其他原因解释时,应考虑本病。结合尿 HCO_3^- 排量增多,尿铵减少,血阴离子间隙正常及醛固酮低可诊断本病。

【治疗】

1. **纠正酸中毒** 用碳酸氢钠 1.5 ~2.0mmol/(kg·d),同时有助于减轻高血钾。

2. **高血钾治疗** 应限制钾盐摄入,口服阳离子交换树脂及袢利尿剂(如呋塞米、氢氯噻嗪)。同时袢利尿剂可刺激醛固酮的分泌。

3. **盐皮质激素** 低肾素、低醛固酮病人,可使用盐皮质激素,如 9-α-氟氢可的松,此药具有类醛固酮作用。

4. **刺激醛固酮分泌** 近年发现多巴胺拮抗剂甲氧氯普胺(metoclopramide)能刺激醛固酮释放,可试用。

5. **限钠饮食** 虽可刺激肾素和醛固酮释放,但常加重高钾性酸中毒,故应避免长期限钠饮食。

二、近端肾小管多发性功能障碍

近端肾小管多发性功能障碍也称 Fanconi 综合征(Fanconi syndrome),临床上较为少见,以多种肾小管功能紊乱为特征,小分子蛋白、氨基酸、葡萄糖、磷酸盐、碳酸氢盐等不能在近端肾小管重吸收而从尿中丢失,出现代谢性酸中毒、低磷血症、低钙血症、脱水、佝偻病、骨质疏松、生长过缓等表现。起病缓慢,且多于青壮年出现症状。

【病因和分类】 本病可分为先天性或获得性,原发性或继发性,完全性或不完全性。幼儿大多为原发或者继发于遗传代谢性疾病,年长儿多继发于免疫性疾病、毒物或药物中毒以及各种肾脏病。

【发病机制】 本病发病机制尚未完全清楚,由于近端小管上皮细胞刷状缘缺失、细胞内回漏、基底侧细胞膜转运障碍、细胞紧密连接处反流入管腔增加等多种原因导致蛋白质、氨基酸、葡萄糖和电解质重吸收障碍,而相应出现代谢性酸中毒、低磷血症、低钙血症、脱水、佝偻病、骨质疏松、生长过缓等表现。

【临床表现】 本病临床表现取决于肾小管功能障碍的类型和程度。全氨基酸尿、糖尿以及高磷酸盐尿导致低磷血症为本症的三大特征,不完全性 Fanconi 综合征不是全部具备上述三个

特征，只具备其中1至2项。

（一）原发性Fanconi综合征

1. 婴儿型 ①起病早，6～12个月发病；②常因烦渴、多饮、多尿、脱水、消瘦、呕吐、便秘、无力而就诊；③生长迟缓、发育障碍，出现抗维生素D佝偻病及营养不良、骨质疏松甚至骨折等表现；④肾性全氨基酸尿，但血浆氨基酸可正常；⑤低血钾，低血磷，碱性磷酸酶活性增高，高氯血症性代谢性酸中毒，尿糖微量或增多，血糖正常；⑥预后较差，可死于尿毒症或继发感染。

2. 幼儿型 2岁后发病，症状较婴儿型轻，以抗维生素D佝偻病及生长迟缓为最突出表现。

3. 成人型 10岁左右或更晚发病，多种肾小管功能障碍：如糖尿、全氨基酸尿、高磷酸盐尿、低血钾、高氯酸中毒，往往突出表现软骨病，晚期可出现肾衰竭。

（二）继发性Fanconi综合征

除有上述表现外，还因原发病不同而表现相应特点。

【诊断与鉴别诊断】 本病无特异诊断试验，根据生长迟缓、佝偻病，多尿及脱水、酸中毒、电解质紊乱相应的临床表现，血生化检查见低血钾、低血磷、低血钠、高血氯性酸中毒、尿糖阳性而血糖正常，全氨基酸尿、X线检查有骨质疏松、佝偻病表现均有助于诊断，注意询问家族史。应注意原发病的诊断，如胱氨酸储积病者，眼裂隙灯检查可见角膜有胱氨酸结晶沉着，骨髓或血白细胞中胱氨酸含量增加并见到胱氨酸结晶。由于多种类型Fanconi综合征可通过特异性治疗及对症处理取得良好疗效，因此病因诊断尤为重要。

【治疗】

（一）病因治疗

对已明确病因的继发性Fanconi综合征，可进行特异性治疗。可通过饮食疗法减少或避免有毒代谢产物积聚（半乳糖血症，遗传性果糖不耐受，酪氨酸血症Ⅰ型）或者促进蓄积的重金属排泄（Wilson病、药物或者重金属中毒）。对于由肾脏疾病或全身疾病引起的Fanconi综合征则相应针对原发病治疗。

（二）对症治疗

1. 纠正酸中毒 根据肾小管受损的程度给予碱性药物，剂量2～10mmol/kg·d，可采用碳酸氢钠或枸橼酸钠钾合剂，全天剂量分4～5次口服，然后根据血中HCO_3^-浓度调整剂量，同时注意补钾。

2. 纠正低磷血症 口服中性磷酸盐以纠正低磷血症，剂量为1～3g/d，分3～4次服，不良反应有胃肠不适和腹泻。磷酸盐有可能加重低钙血症，诱发甲状旁腺功能亢进，可加钙剂和维生素D预防。中性磷酸盐配方：$Na_2HPO_4 \cdot 7H_2O$ 145g，$NaH_2PO_4 \cdot H_2O$ 18.2g，加水至1000ml，每100ml供磷2g。

3. 其他 应补充血容量，防脱水，纠正低钾血症。对于低尿酸血症、氨基酸尿、糖尿及蛋白尿，目前尚缺乏有效的治疗方法。肾功能不全者，则酌情采用保守式肾脏替代治疗。

【预后】 本病预后取决于原发病、脏器受累程度以及治疗情况，严重者死于严重水、电解质紊乱及肾衰竭。

三、Bartter综合征

Bartter综合征（Bartter syndrome）是一种肾脏失钾性肾小管病，以低血钾性碱中毒、血浆肾素、血管紧张素和醛固酮增高而血压正常为特点。本病1962年由Bartter首次报告而得名，此后各地陆续有类似报告，迄今已报告几百例，但更多病例可能被漏诊。本病女性稍多于男性，5岁以下小儿多见，低血钾症状突出，表现为多尿、烦渴、便秘、厌食和呕吐等。按照发病年龄，Bartter综合征临床上可以分为先天型（婴儿型）、经典型和成人型。成人型Bartter综合征易与Gitelman综合征混淆，后者由噻嗪敏感的Na/Cl共转运离子通道基因（*SLC12A3*）突变所致，同样具备低血

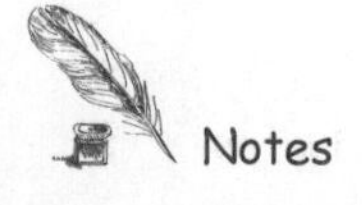

钾性碱中毒、血浆肾素和醛固酮增高而血压正常的特点，还有低镁血症和尿排钙减低。

【病因】 已证实本病是常染色体隐性遗传病，由髓袢升枝粗段或者远端肾小管上皮细胞的离子通道基因突变所引起的临床综合征，迄今已先后发现5种Batter综合征遗传基因突变。先天型(婴儿型)Batter综合征(高前列腺素E综合征)中，发现呋塞米敏感的$Na^+/K^+/2Cl^-$共同离子通道基因(*SLC12A1*)或肾脏外髓的钾通道基因(*KCNJ1*)突变。在经典型Bartter综合征患儿中，发现Cl离子通道CLC-Kb基因(*CICNKB*)突变。在有耳聋的先天型(婴儿型)Batter综合征(高前列腺素E综合征伴耳聋)患儿中，存在编码Barttin(上述Cl^-通道的β亚基)的基因(*BSND*)突变，Cl离子通道CLC-Ka基因(*CICNKA*)和CLC-Kb基因(*CICNKB*)同时缺陷也可引起。

【发病机制】 上述几种离子通道基因突变，导致$Na^+/K^+/Cl^-$重吸收减少，引起排K^+增多，低钾血症等临床表现。此外，肾脏前列腺素产生过多在本病发生中起重要作用。前列腺素E_2导致血管壁对血管紧张素Ⅱ反应低下，血管张力减低，肾脏灌注减少，刺激肾小球旁器代偿性增生肥大，使肾素、血管紧张素和醛固酮分泌增多，排K^+增多，加重低血钾。由于血管对血管紧张素Ⅱ反应低下，故血压正常。

【病理】 肾小球旁器的增生和肥大是Bartter综合征主要病理特点，此外，还可见膜增生性肾小球肾炎，间质性肾炎，肾钙化等病理学改变。肾小球旁器细胞可见到肾素合成增加的征象，电镜检查可见粗面内质网和高尔基复合体肥大，可能为肾素沉着，肾素合成增加。

【临床表现】 本病临床表现复杂多样，以低血钾症状为主。小儿常见症状为烦渴多尿、乏力消瘦、抽搐、生长延缓，成人型常表现为乏力、疲劳、肌肉痉挛，其他较少见症状有轻瘫、感觉异常、遗尿、夜尿多、便秘、恶心、呕吐甚至肠梗阻、嗜盐、直立性低血压、智力障碍、肾钙化、肾衰竭、佝偻病、低镁血症、耳聋等。值得注意的是，有少数病人没有症状，因其他原因就诊时发现。曾报告2例患者有特殊面容，头大、前额突出、三角形脸、耳廓突出、大眼睛、口角下垂。

先天性Bartter综合征在胎儿期表现为间歇性发作的多尿，孕22～24周出现羊水过多，需反复抽羊水，以阻止早产。

【辅助检查】 大多数病例有显著低血钾症，一般在2.5mmol/L以下，最低可至1.5mmol/L。代谢性碱中毒也常见，还可出现低钠或低氯血症，婴幼儿低氯血症和碱中毒最为严重，血氯可低至62mmol/L。血浆肾素、血管紧张素和醛固酮升高。低渗碱性尿，约30%病人有少量蛋白尿。血镁正常或稍低，尿镁正常，尿钙正常或者增加。

【诊断与鉴别诊断】 本病诊断要点有：①低钾血症(1.5～2.5mmol/L)；②高尿钾(>20mmol/L)；③代谢性碱中毒(血浆HCO_3^->30mmol/L)；④高肾素血症；⑤高醛固酮血症；⑥对外源性加压素不敏感；⑦肾小球旁器增生；⑧低氯血症；⑨血压正常。

临床上主要与引起低钾性碱中毒的疾病相鉴别，包括：①原发性醛固酮增多症：可出现低血钾和高醛固酮血症，但有高血压和低肾素血症，对血管紧张素反应敏感；②假性醛固酮增多症(Liddle综合征)：也呈低血钾性代谢性碱中毒，但有明显高血压，且肾素和醛固酮水平减低；③假性Bartter综合征：由滥用利尿剂泻剂或长期腹泻引起，丢失钾和氯化物，出现低钾血症、高肾素血症和高醛固酮血症，但停用上述药物，症状好转；④Gitelman综合征：同样具备低血钾性碱中毒、血浆肾素和醛固酮增高而血压正常的特点，还有持续低镁血症，尿镁增加，尿排钙减低，而Bartter综合征。Gitelman综合征基因检测可发现噻嗪敏感的Na/Cl共转运离子通道基因(*SCI12A3*)突变。

【治疗】 没有根治方法，主要治疗是纠正低钾血症，防治并发症。包括：口服氯化钾、保钾利尿剂、吲哚美辛、卡托普利等，有一定疗效。有持续低镁血症，可以口服氧化镁纠正。上述药物可以联合应用，疗效好于单用一种药物。

【预后】 婴儿期发病者，症状重，1/3有智力障碍，可因脱水，电解质紊乱及感染而死亡。5

岁以后发病者,几乎都有生长迟缓,部分患者呈进行性肾功能不全,甚至发展为急性肾衰竭。有报道11例死亡病例中,10例年龄在1岁以下,多死于脱水,电解质紊乱或反复感染,年长及成人多死于慢性肾衰竭。

（周建华）

第四节　泌尿道感染

泌尿道感染(urinary tract infection,UTI)是指病原体直接侵入尿路,在尿液中生长繁殖,并侵犯尿路黏膜或组织而引起损伤。按病原体侵袭的部位不同,一般将其分为肾盂肾炎(pyelonephritis)、膀胱炎(cystitis)、尿道炎(urethritis)。肾盂肾炎又称上尿路感染,膀胱炎和尿道炎合称下尿路感染。由于小儿时期感染局限在尿路某一部位者较少,且临床上又难以准确定位,故常不加区别统称为UTI。UTI病人临床上可根据有无症状,分为症状性泌尿道感染(symptomatic UTI)和无症状性菌尿(asymptomatic bacteriuria)。尿路感染是小儿时期常见疾病之一,尿路感染是继慢性肾炎之后,引起儿童期慢性肾功能不全的主要原因之一。儿童期症状性尿路感染的年发病率在男孩为1.7~3.8/1000人,女孩为3.1~7.1/1000人,发病年龄多在2~5岁;无症状性菌尿则多见于学龄期女童。据我国1982年全国105家医院儿童住院病人调查显示,UTI占泌尿系统疾病的8.5%;1987年全国21省市儿童尿过筛检查统计,UTI占儿童泌尿系疾病的12.5%。无论在成人或儿童,女性UTI的发病率普遍高于男性,但在新生儿或婴幼儿早期,男性的发病率却高于女性。

无症状性菌尿也是儿童UTI的一个重要组成部分,它可见于所有年龄、性别的儿童中,甚至包括3个月以下的小婴儿,但以学龄女孩更常见。

【病因】 任何致病菌均可引起UTI,但绝大多数为革兰阴性杆菌,如大肠杆菌、副大肠杆菌、变形杆菌、克雷伯杆菌、铜绿假单胞菌,少数为肠球菌和葡萄球菌。大肠杆菌是UTI中最常见的致病菌,约占60%~80%。初次患UTI的新生儿、所有年龄的女孩和1岁以下的男孩,主要的致病菌仍是大肠杆菌,而在1岁以上男孩主要致病菌多是变形杆菌。对于10~16岁的女孩,白色葡萄球菌亦常见;至于克雷伯杆菌和肠球菌,则多见于新生儿UTI。

【发病机制】 细菌引起UTI的发病机制是错综复杂的,其发生是个体因素与细菌致病性相互作用的结果。

（一）感染途径

①血源性感染:现已证实,经血源途径侵袭尿路的致病菌主要是金黄色葡萄球菌;②上行性感染:致病菌从尿道口上行并进入膀胱,引起膀胱炎,膀胱内的致病菌再经输尿管移行至肾脏,引起肾盂肾炎,这是UTI最主要的途径。引起上行性感染的致病菌主要是大肠杆菌,其次是变形杆菌或其他肠杆菌。膀胱输尿管反流(vesicoureteric re. ux,VUR)是细菌上行性感染的重要原因;③淋巴感染和直接蔓延:结肠内的细菌和盆腔感染可通过淋巴管感染肾脏,肾脏周围邻近器官和组织的感染也可直接蔓延。

（二）个体因素

①婴幼儿输尿管长而弯曲,管壁肌肉和弹力纤维发育不良,蠕动力差,容易扩张或受压及扭曲而导致梗阻,易发生尿流不畅或尿潴留而诱发感染;②尿道菌种的改变及尿液性状的变化,为致病菌入侵和繁殖创造了条件;③细菌在尿路上皮细胞黏附是其在泌尿道增殖引起UTI的先决条件;④某些患儿分泌型IgA的产生缺陷,尿中的SIgA减低;⑤先天性或获得性尿路畸形,增加尿路感染的危险性;⑥新生儿和小婴儿易患尿路感染是因为其机体抗菌能力差。婴儿使用尿布,尿道口常受细菌污染,且局部防卫能力差,易致上行感染;⑦糖尿病、高钙血症、高血压、慢性肾脏疾病、镰刀状贫血及长期使用糖皮质激素或免疫抑制剂的患儿,其UTI的发病率可增高;

⑧ACE基因多态性：DD基因型患儿是肾瘢痕发生的高危人群，其发生机制与ACE活性增高致使血管紧张素Ⅰ向Ⅱ转化增多有关。后者通过引发局部血管收缩、刺激TGF-β产生和胶原合成导致间质纤维化和肾小球硬化。⑨细胞因子：急性肾盂肾炎患儿尿中IL-1、IL-6和IL-8增高，且IL-6水平与肾瘢痕的严重程度呈正相关。

（三）细菌毒力

除了以上个体因素所起的作用外，对没有泌尿系结构异常的尿路感染儿童，感染细菌的毒力是决定其能否引起UTI的主要因素。

【临床表现】

（一）急性UTI的临床症状随着患儿年龄组的不同存在着较大差异

（1）新生儿：新生儿临床症状极不典型，多以全身症状为主，如发热或体温不升，苍白、吃奶差、呕吐、腹泻、黄疸等较多见，部分患儿可有嗜睡、烦躁甚至惊厥等神经系统症状。新生儿UTI常伴有败血症，但尿路刺激症状多不明显，在30%的病儿血和尿培养出的致病菌一致。

（2）婴幼儿：婴幼儿UTI的临床症状常不典型，常以发热最突出。此外，拒食、呕吐、腹泻等全身症状也较明显。有时也可出现黄疸和神经系统症状如精神萎靡、昏睡、激惹甚至惊厥。在3个月龄以上的儿童可出现尿频、排尿困难、血尿、脓血尿、尿液混浊等。细心观察可发现排尿时哭闹不安，尿布有臭味和顽固性尿布疹等。

（3）年长儿：以发热、寒战、腹痛等全身症状突出，常伴有腰痛和肾区叩击痛，肋脊角压痛等。同时尿路刺激症状明显，患儿可出现尿频、尿急、尿痛、尿液浑浊，偶见肉眼血尿。

（二）慢性UTI

是指病程迁延或反复发作持续一年以上者。常伴有贫血、消瘦、生长迟缓、高血压或肾功能不全。

（三）无症状性菌尿

在常规的尿过筛检查中，可以发现健康儿童存在着有意义的菌尿，但无任何尿路感染症状。这种现象可见于各年龄组，在儿童中以学龄女孩常见。无症状性菌尿患儿常同时伴有尿路畸形和既往症状尿路感染史。病原体多数是大肠杆菌。

【辅助检查】

1. 尿常规检查及尿细胞计数　①尿常规检查：如清洁中段尿离心沉渣中白细胞>10个/HPF，即可怀疑为尿路感染；血尿也很常见。肾盂肾炎病人有中等蛋白尿、白细胞管型尿及晨尿的比重和渗透压减低；②1小时尿白细胞排泄率测定，白细胞数$>30\times10^4$/h为阳性，可怀疑尿路感染；$<20\times10^4$/h为阴性，可排除尿路感染。

2. 尿培养细菌学检查尿细菌培养及菌落计数　是诊断尿路感染的主要依据。通常认为中段尿培养菌落数$\geqslant10^5$/ml可确诊。$10^4\sim10^5$/ml为可疑，$<10^4$/ml系污染。应结合病儿性别、有无症状、细菌种类及繁殖力综合分析评价临床意义。由于粪链球菌一个链含有32个细菌，一般认为菌落数在$10^3\sim10^4$/ml间即可诊断。通过耻骨上膀胱穿刺获取的尿培养，只要发现有细菌生长，即有诊断意义。至于伴有严重尿路刺激症状的女孩，如果尿中有较多白细胞，中段尿细菌定量培养$\geqslant10^2$/ml，且致病菌为大肠杆菌类或腐物寄生球菌等，也可诊断为UTI，临床高度怀疑UTI而尿普通细菌培养阴性的，应作L-型细菌和厌氧菌培养。

3. 尿液直接涂片法　油镜下找细菌，如每个视野都能找到一个细菌，表明尿内细菌数$>10^5$/ml以上。

4. 亚硝酸盐试纸条试验（Griess试验）和尿白细胞酯酶检测　大肠杆菌、副大肠杆菌和克雷伯杆菌试纸条亚硝酸盐试验呈阳性，产气杆菌、变形杆菌、铜绿假单胞菌和葡萄球菌亚硝酸盐试验呈弱阳性，而粪链球菌、结核菌为阴性。

5. 影像学检查　目的在于：①检查泌尿系有无先天性或获得性畸形；②了解以前由于漏诊

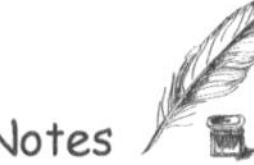

或治疗不当所引起的慢性肾损害或瘢痕进展情况;③辅助上尿路感染的诊断。

常用的影像学检查有B型超声检查、静脉肾盂造影加断层摄片(检查肾瘢痕形成)、排泄性膀胱尿路造影(MCU检查VUR)、动态、静态肾核素造影、CT扫描等。核素肾静态扫描(99mTc-DMSA)是诊断急性肾盂肾炎(APN)的金标准。APN时,由于肾实质局部缺血及肾小管功能障碍致对DMSA摄取减少。典型表现呈肾单个或多个局灶放射性减低或缺损,也可呈弥漫的放射性稀疏伴外形肿大。其诊断该病的敏感性与特异性分别为96%和98%。推荐在急性感染后3个月行99mTc-DMSA以评估肾瘢痕。

1. <2岁的患儿　UTI伴有发热症状者,无论男孩或女孩,在行尿路B超检查后无论超声检查是否异常,均建议在感染控制后行MCU检查。家属对MCU有顾虑者,宜尽早行DMSA检查。

2. >4岁的患儿　B超显像泌尿系异常者需在感染控制后进行MCU检查。

3. 2~4岁患儿　可根据病情而定。

【诊断与鉴别诊断】 UTI的诊断年长儿症状与成人相似,尿路刺激症状明显,常是就诊的主诉。如能结合实验室检查,可立即得以确诊。但对于婴幼儿、特别是新生儿,由于排尿刺激症状不明显或阙如,而常以全身表现较为突出,易致漏诊。故对病因不明的发热患儿都应反复作尿液检查,争取在用抗生素治疗之前进行尿培养,菌落计数和药敏试验;凡具有真性菌尿者,即清洁中段尿定量培养菌落数≥10^5/ml,或耻骨上膀胱穿刺尿定性培养有细菌生长,即可确立诊断。

完整的UTI的诊断除了评定泌尿系被细菌感染外,还应包括以下内容:①本次感染系初染、复发或再感;②确定致病菌的类型并做药敏试验;③有无尿路畸形如VUR、尿路梗阻等,如有VUR,还要进一步了解"反流"的严重程度和有无肾脏瘢痕形成;④感染的定位诊断,即是上尿路感染还是下尿路感染。

UTI需与肾小球肾炎、肾结核及急性尿道综合征鉴别。急性尿道综合征的临床表现为尿频、尿急、尿痛、排尿困难等尿路刺激症状,但清洁中段尿培养无细菌生长或为无意义性菌尿。

【治疗】 治疗目的是控制症状,根除病原体,去除诱发因素,预测和防止再发。

(一)一般处理

①急性期需卧床休息,鼓励患儿多饮水以增加尿量,女孩还应注意外阴部的清洁卫生;②鼓励患儿进食,供给足够的热卡、丰富的蛋白质和维生素,以增强机体的抵抗力;③对症治疗,对高热、头痛、腰痛的患儿应给予解热镇痛剂缓解症状。对尿路刺激症状明显者,可用阿托品、山莨菪碱等抗胆碱药物治疗或口服碳酸氢钠碱化尿液,减轻尿路刺激症状。有便秘者改善便秘。

(二)抗菌药物治疗选用抗生素的原则

①感染部位:对肾盂肾炎应选择血浓度高的药物,对膀胱炎应选择尿浓度高的药物;②感染途径:对上行性感染,首选磺胺类药物治疗。如发热等全身症状明显或属血源性感染,多选用青霉素类、氨基糖苷类或头孢菌素类单独或联合治疗;③根据尿培养及药敏试验结果,同时结合临床疗效选用抗生素;④药物在肾组织、尿液、血液中都应有较高的浓度;⑤药物的抗菌能力强,抗菌谱广;⑥对肾功能损害小的药物。

1. 上尿路感染/急性肾盂肾炎的治疗　①<3个月婴儿:静脉敏感抗生素治疗10~14天;②>3个月:口服敏感抗生素7~14天(若没有药敏试验结果,推荐使用头孢菌素,氨苄西林/棒酸盐复合物);可先静脉治疗2~4天后改用口服抗生素治疗,总疗程7~14天;③在抗生素治疗48小时后需评估治疗效果,包括临床症状、尿检指标等。若抗生素治疗48小时后未能达到预期的治疗效果,需重新留取尿液进行尿培养细菌学检查。

2. 下尿路感染/膀胱炎的治疗　①口服抗生素治疗7~14天(标准疗程);②口服抗生素

2～4 天（短疗程）：短疗程（2～4 天）口服抗生素治疗和标准疗程（7～14 天）口服抗生素治疗相比，两组在临床症状持续时间、菌尿持续时间、UTI 复发、药物依从性和耐药发生率方面均无明显差别；③在抗生素治疗 48 小时后也需评估治疗效果。

3. 无症状菌尿的治疗　单纯无症状菌尿一般无需治疗。但若合并尿路梗阻、VUR 或其他尿路畸形存在，或既往感染使肾脏留有陈旧性瘢痕者，则应积极选用上述抗菌药物治疗。疗程 7～14 天，继之给予小剂量抗菌药物预防，直至尿路畸形被矫治为止。

4. 复发性泌尿道感染（recurrent urinary tract infection）的治疗　复发性 UTI 包括：①UTI 发作 2 次及以上且均为 APN；②1 次 APN 且伴有 1 次及以上的下尿路感染；③3 次及以上的下尿路感染。

复发性 UTI 者在进行尿细菌培养后选用 2 种抗菌药物治疗，疗程 10～14 天为宜，然后需考虑使用预防性抗生素治疗以防复发。预防用药期间，选择敏感抗生素治疗剂量的 1/3 睡前顿服，首选呋喃妥因或磺胺甲基异噁唑。若小婴儿服用呋喃妥因出现消化道副反应严重者，可选择阿莫西林-克拉维酸钾或头孢克洛类药物口服。如果患儿在接受预防性抗生素治疗期间出现了尿路感染，需换用其他抗生素而非增加原抗生素的剂量。

（三）积极矫治尿路畸形

小儿 UTI 约半数可伴有各种诱因，特别在慢性或反复复发的病人，多同时伴有尿路畸形。其中以 VUR 最常见，其次是尿路梗阻和膀胱憩室。一经证实，应及时予以矫治。否则，UTI 难被控制。

（四）UTI 的局部治疗

常采用膀胱内药液灌注治疗，主要治疗顽固性慢性膀胱炎经全身给药治疗无效者。灌注药液可根据致病菌特性或药敏试验结果选择。

【预后】　急性 UTI 经合理抗菌治疗，多数于数日内症状消失、治愈，但有近 50% 患者可复发。复发病例多伴有尿路畸形，其中以 VUR 最常见，而 VUR 与肾瘢痕关系密切，肾瘢痕的形成是影响儿童 UTI 预后的最重要因素。由于肾瘢痕在学龄期儿童最易形成，10 岁后进展不明显。一旦肾瘢痕引起高血压，如不能被有效控制，最终发展至慢性肾衰竭。

【预防】　UTI 是可以预防的，可从以下几方面入手：①注意个人卫生，勤洗外阴以防止细菌入侵；②及时发现和处理男孩包茎、女孩处女膜伞、蛲虫感染等；③及时矫治尿路畸形，防止尿路梗阻和肾瘢痕形成。

（周建华）

第五节　膀胱输尿管反流和反流性肾病

膀胱输尿管反流（vesicoureteric reflux，VUR）是指排尿时尿液从膀胱反流至输尿管和肾盂。反流性肾病（reflux nephropathy，RN）是由于 VUR 和肾内反流（intrarenal reflux，IRR）伴反复尿路感染（urinary tract infection，UTI），导致肾脏形成瘢痕、萎缩，肾功能异常的综合征。如不及时治疗和纠正可发展到慢性肾衰竭。VUR 不仅发生在小儿，而且在反复 UTI 基础上持续到成年，导致肾功能损害。大量资料表明 RN 是终末期肾衰的重要原因之一。

【病因及分类】　导致 VUR 的主要机制是膀胱输尿管连接部异常。按发生原因可分以下两类：

1. 原发性 VUR　最常见，为先天性膀胱输尿管瓣膜机制不全，包括先天性膀胱黏膜下输尿管过短或水平位，输尿管开口异常，膀胱三角肌组织变薄、无力，Waldeyer 鞘先天异常等。膀胱逼尿肌功能异常者可致反流，占 53%。

2. 继发性VUR 导致Waldeyer鞘功能紊乱的因素有UTI,膀胱颈及下尿路梗阻、创伤、妊娠等,小儿UTI并发反流者高达30%～50%。UTI时膀胱输尿管段因炎症、肿胀、变形、而失去正常瓣膜作用。UTI的主要病原菌中伞状大肠杆菌易与尿道上皮细胞结合而削弱输尿管的蠕动功能,使其产生反流,控制感染后反流可渐消失,若炎症迁延反复,则反流持续不易消除。尿路畸形合并反流者约占40%～70%。此外膀胱输尿管功能不全,如原发性神经脊髓闭合不全,包括脑脊膜膨出等,约有19%病例发生VUR。

【发病机制】 RN的发病机制目前仍未阐明,VUR引起肾损害可能是多因素所致。

1. 菌尿反流 把细菌带到肾内,肾组织损害认为是直接侵犯的后果。

2. 尿动力学改变 由于输尿管口呈鱼口状,反流量大,即使无感染,当肾盂内压力增高达40mmH_2O时,可出现肾内反流而导致肾损害。残余尿是VUR最重要的结果之一,残余尿量可能在UTI的复发病因学方面起相当重要的作用。

3. 尿液漏入肾组织 尿液经肾盏,肾乳头的Bellin管或穹隆角的破裂处漏入肾间质。尿液在肾间质可直接刺激或通过自身免疫反应(抗原可能为尿液中的细菌或Tamm-Horsfall蛋白),导致炎症或纤维化。

4. 肾内血管狭窄 由于尿液漏溢到肾小管外的间质及毛细血管和直小血管引起炎症及纤维化导致肾内血管闭塞及狭窄。进一步引起肾内缺血性病变及继发性高血压。另外,当功能性尿路梗阻存在时,膀胱尿道压增高,致肾小管压增高及肾内反流,随后出现肾小球滤过率降低,出球小动脉血流减少,导致肾缺血而产生间质性肾炎。

5. 肾小球硬化 局灶性节段性肾小球硬化发病机制归纳为:①免疫损害;②大分子物质被摄取后系膜功能不全;③肾内血管病变;④肾小球高滤过作用。

6. 遗传因素 有人认为VUR的发病10%～20%与基因遗传有关,易感的家族中有约40%的一级亲属存在反流。

【病理】 有反流的乳头管、集合管明显扩张,管壁周围间质充血水肿,淋巴细胞及中性粒细胞浸润,继之肾小管萎缩,局灶纤维化及肾小球周围纤维化。肾盏、肾盂扩张、肾实质变薄,重度VUR伴反复UTI者瘢痕广泛,一般肾上、下极突出(即极性分布倾向)。小动脉可有增厚狭窄。

【临床表现】 RN最常见的临床表现为反复发作的UTI,膀胱刺激症状仅在UTI急性期出现。

1. 无症状性反流 无任何症状体征,仅在因其他原因作B超或排尿性膀胱造影时才被发现。许多患儿在胎儿期,作B超常规检查时就被发现,表现为肾盂积水、上尿路扩张或巨大膀胱。出生后B超及排尿性膀胱造影术可进一步证实。

2. 泌尿系感染 VUR常合并UTI,且易反复,或迁延难治,伴有其他先天性尿路畸形。

3. 反流性肾病 蛋白尿可为RN的首发症状,亦可在严重瘢痕形成数年后才出现,随肾功能减退,蛋白尿增加,少数病人甚至可出现大量蛋白尿。蛋白尿出现,提示VUR导致肾小球病变。高血压为RN的常见后期并发症,随瘢痕进展,高血压可加速肾功能恶化。

4. 其他 夜尿、多尿,尿淋漓不尽,在儿童可以遗尿作为首发症状。其他较常见的临床表现还有反复发热、腰痛、腹痛、发育不良、尿路结石、肾衰竭及肉眼血尿等,个别病人可有肾小管酸中毒。

【辅助检查】

(一)实验室检查

UTI时尿常规检查有脓尿,尿细菌培养阳性。RN时尿检可发现蛋白,红细胞、白细胞和各种管型。肾功能检查正常或异常。

（二）超声检查

通过B超可估计膀胱输尿管连接部功能，观察输尿管扩张、蠕动及膀胱基底部的连续性，观察肾盂、肾脏形态及实质改变情况。有人在B超时插入导尿管，注入气体（如CO_2），若气体进入输尿管则VUR可诊断。晚近用彩色多普勒超声观测连接部功能及输尿管开口位置。但B超对上极瘢痕探测具有局限性，对VUR不能作分级。

（三）X线检查

1. 排尿性膀胱尿路造影（MCU）　此为常用的确诊VUR的基本方法及分级的"金标准"。国际反流委员会提出的五级分类法：Ⅰ级：尿反流只限于输尿管；Ⅱ级：尿反流至输尿管、肾盂，但无扩张，肾盏穹隆正常；Ⅲ级：输尿管轻、中度扩张和（或）扭曲，肾盂中度扩张，穹隆无或有轻度变钝；Ⅳ级：输尿管中度扩张和扭曲，肾盂、肾盏中度扩张，穹隆角完全消失，大多数肾盏保持乳头压迹；Ⅴ级：输尿管严重扩张和扭曲，肾盂、肾盏严重扩张，大多数肾盏不显乳头压迹。

2. 静脉肾盂造影（IVP）　可进一步确诊有无肾萎缩及肾瘢痕形成。近年学者们认为大剂量静脉肾盂造影加X线断层照片更能显示瘢痕。

（四）放射性核素检查

1. 放射性核素膀胱显像　分直接测定法和间接测定法，用于测定VUR。

2. DMSA扫描技术　有学者认为DMSA扫描摄影用于尿无菌的病人，对诊断儿童RN是唯一的"金标准"，特别是在5岁以上儿童。Coldraich根据DMSA扫描摄影征象将肾瘢痕分成四级：Ⅰ级：一处或两处瘢痕；Ⅱ级：两处以上的瘢痕，但瘢痕之间肾实质正常；Ⅲ级：整个肾脏弥漫性损害，类似阻梗性肾病表现，即全肾萎缩，肾轮廓有或无瘢痕；Ⅳ级：终末期、萎缩肾，几乎无或根本无DMSA摄取（小于全肾功能的10%）。

【诊断】　目前由于VUR临床诊断时，症状多不明显，有症状者也为非特异性表现。故确诊需依赖影像学检查。

1. 下列情况应考虑反流存在可能性：①反复复发和迁延的UTI；②长期尿频、尿淋漓或遗尿；③年龄较小（<2岁）和（或）男孩的UTI；④中段尿培养持续阳性；⑤UTI伴尿路畸形；⑥家族中一级亲属有VUR、RN患者；⑦胎儿或婴儿期肾盂积水。

2. RN的诊断确诊依赖影像学检查，临床表现和肾活检病理改变有助诊断。

【治疗】　VUR和RN的防治最主要是制止尿液反流和控制感染，防止肾功能进一步损害。

（一）内科治疗

目前常按VUR的不同分级采用治疗措施。

1. Ⅰ、Ⅱ级治疗　可用SMZco，按SMZ 5～10mg/kg，TMP 1～2mg/kg计算，睡前顿服，连服1年以上；呋喃妥因1～2mg/kg，用法同上。预防感染有效，每3个月须做尿培养一次；每年做核素检查或排尿性膀胱造影，观察反流程度；每两年做静脉造影观察肾瘢痕形成情况。反流消失后仍须每3～6个月做尿培养一次，因为反流有时可为间歇性。此外，应鼓励饮水，睡前排尿两次减轻膀胱内压，保持大便通畅和按时大便。

2. Ⅲ级治疗　同Ⅰ、Ⅱ级，但须每隔6个月检查一次反流，每年做静脉肾盂造影。

3. Ⅳ、Ⅴ级治疗　应在预防性服药后手术矫正。

（二）外科治疗

既往文献有关VUR外科治疗方法多为整形手术。手术指征：①Ⅳ级以上反流；②Ⅲ级以下先予内科观察治疗，有持续反流和新瘢痕形成则应手术；③反复泌尿道感染经积极治疗6个月反流无改善者；④并有尿路梗阻者。目前国外盛行注射疗法。此方法死亡率低，仅短时麻醉，需短期住院或不需住院，易被父母接受。

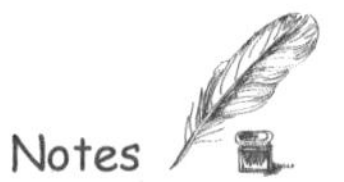

【预后】 原发性 VUR 是一种先天性疾病，是小儿发育不成熟的一部分，随着年龄逐渐增大和发育的逐渐成熟，VUR 逐渐消失。很多生长中的小儿Ⅰ～Ⅲ级反流可自愈，Ⅴ级则难自愈。如感染能被控制且无其他并发症，80% Ⅰ～Ⅱ级反流，50% Ⅲ级反流及 30% Ⅳ级反流可自愈。

（周建华）

第六节 溶血尿毒综合征

溶血尿毒综合征（hemolytic uremic syndrome，HUS）是一种以微血管性溶血性贫血、尿毒症和血小板减少三联征为主要临床特点的综合征。婴幼儿和儿童多见。少数地区呈流行，国内以春季及初夏为高峰。

【病因】 病因不明，可能与下列因素有关：

1. **腹泻后溶血尿毒综合征（post-diarrhea HUS，D+HUS）** 90% 为产志贺毒素或志贺样毒素细菌感染，又称典型溶血尿毒综合征。其中以 O157：H7 出血性大肠杆菌感染为主，次为 O26、O111、O103、O145 等。

2. **无腹泻溶血尿毒综合征（non-diarrhea HUS，D-HUS）** 又称非典型溶血尿毒综合征，占 10%。其相关因素有补体调节蛋白缺陷、细菌或病毒的感染、药物（如环孢素、避孕药、肿瘤化疗药物等）以及其他疾病，如系统性红斑狼疮、肿瘤、器官移植等。

【发病机制】 各种原因造成的内皮细胞损伤是导致 HUS 的主要原因。遗传性补体调节蛋白缺陷导致补体活化失控，继而损伤内皮细胞，启动血小板性微血栓的形成。

出血性大肠杆菌感染产生志贺样毒素 Stx1 和 Stx2，特别是 Stx2 是引起的内皮细胞损伤的主要原因，其他如病毒及细菌的神经氨基酶、循环抗体以及药物等均可引起内皮损伤，胶原暴露激活血小板黏附及凝聚，红细胞通过沉积纤维素网时使之机械性被破坏溶血。血小板及内皮细胞中 von Willebrand 因子（vWF）在细胞损伤后释放，加速血小板的黏附及凝聚。血管内皮损伤尚可使抗血小板凝聚的前列环素（PGI_2）合成减少，而血小板凝集后释放出促血小板凝聚血栓素 A_2（TXA_2）与 PGI_2 作用相反，可使血管收缩，这些因素均促进血栓形成，导致溶血性贫血及血小板减少。导致肾小球滤过面积减少和滤过率下降及急性肾衰竭。

【病理】 主要病变在肾脏。光镜检查见肾小球毛细血管壁增厚、管腔狭窄、血栓及充血。肾小球基底膜（GBM）分裂，系膜增生，偶见新月体形成。急性期小动脉的损伤可表现为血栓形成及纤维素样坏死。随着治愈可见内膜纤维增生闭塞、中层纤维化，与高血压血管病变相似。可有轻至重度小管间质病变。

免疫荧光检查可见肾小球毛细血管内及血管壁有纤维蛋白原、凝血Ⅷ因子及血小板膜抗原沉积。也可见 IgM 及 C3 沉积。

电镜检查显示内皮细胞增生、肿胀、内皮下间隙形成，毛细血管壁增厚、管腔狭窄，管腔内可见红细胞碎片或皱缩红细胞。偶有系膜插入而致 GBM 分裂。

上述变化可为局灶性，严重病例可见广泛的肾小球及血管血栓形成伴双侧皮质坏死。这些病变也可见于成人的 HUS 及血栓性血小板减少性紫癜（TTP）。故不少学者认为 HUS 与 TTP 是同一疾病的不同表现。

【临床表现】

1. **前驱症状** 大部分病人有前驱症状，主要是腹泻、呕吐、腹痛等胃肠炎表现，伴中度发热。腹泻可为严重血便。

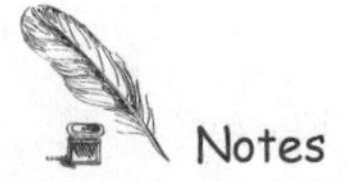
Notes

2. **溶血性贫血** 多在前驱期后数日或数周突然发病，以溶血性贫血为突出表现。突然面色苍白、黄疸、头昏乏力、血尿，严重可出现贫血性心力衰竭及水肿、肝脾大。

3. **急性肾衰竭**　贫血同时少尿或无尿，水肿，血压增高，出现尿毒症、水电解质紊乱和酸中毒。

4. **出血**　黑便、呕血及皮肤黏膜出血。

5. **其他**　尚可有中枢神经系统症状，如头痛、嗜睡、性格异常、抽搐、昏迷、共济失调等。

【实验室检查】

1. **血常规**　血红蛋白明显下降，网织红细胞显著增高，血小板数减少，白细胞数大多增高。

2. **尿常规**　不同程度的血尿、红细胞碎片，严重溶血者有血红蛋白尿，白细胞及管型。

3. **生化改变**　血清总胆红素增高，以间接胆红素升高为主，血浆乳酸脱氢酶(LDH)升高。少尿期血尿素氮、肌酐增高，血钾增高等电解质紊乱及代谢性酸中毒，血尿酸增高。

4. **骨髓检查**　见巨核细胞数目增多、形态正常。

5. **凝血与纤溶检查**　早期纤维蛋白原稍降低、纤维蛋白降解产物增加，凝血酶原时间延长，数天内恢复正常，后期纤维蛋白原略升高。

6. **血清补体**　通常血清补体3水平下降，如系补体缺陷所致还可发现血清H因子、I因子水平明显减低。

7. **肾组织活检**　是确诊的依据并可估计预后，肾活检表现为肾脏微血管病变、微血管栓塞。有人主张在急性期过后病情缓解时进行，因为急性期有血小板减少和出血倾向。

【诊断与鉴别诊断】　突然出现溶血性贫血、血小板减少及急性肾衰竭表现患儿应考虑本病，确诊需行肾活检。

本症与血栓性血小板减少性紫癜(TTP)、免疫性溶血性贫血、特发性血小板减少症、败血症、阵发性睡眠性血红蛋白尿(PNH)、急性肾小球肾炎、急性肾衰竭等相鉴别。

【治疗】

1. **一般治疗**　包括抗感染、补充营养、维持水电解质平衡等。

2. **急性肾衰竭的治疗**　提倡尽早进行透析治疗。

3. **血浆疗法**

(1) 输注新鲜冻血浆：主要是补充补体调节蛋白以及PGI_2，首次输注30～40ml/kg，以后每次15～20ml/kg，直到溶血停止、血小板数升至正常。由肺炎球菌所致的HUS患者禁输血浆。

(2) 血浆置换：去除血浆中相关抗体和炎性因子，补充补体调节蛋白。

4. **抗补体5单克隆抗体**　可以阻断补体活化，对补体调节蛋白缺陷所致的HUS有很好疗效。

5. **其他**　如糖皮质激素、抗凝剂等疗效不肯定。

【预后】　婴幼儿预后好，男性较女性预后好，流行型较散发型为好，肾损害重者预后差，伴中枢神经系统受累者预后差，反复发作者及有家族倾向者预后差，高血压和大量蛋白尿以及WBC大于20.0×10^9者预后不佳。近几年该病的病死率明显下降，缘于早期诊断和及早进行血液净化治疗。

(周建华)

参考文献

1. 中华医学会儿科学分会肾脏病学组. 小儿肾小球疾病临床分类、诊断和治疗. 中华儿科杂志，2001，39(12)：746-749

2. 中国人民解放军医学会儿科分会肾脏病学组. 急性肾小球肾炎循证诊治指南. 临床儿科杂志，2013，31(6)：557-560

3. 中华医学会儿科学分会肾脏病学组. 儿童常见肾脏疾病诊治循证指南(一):激素敏感、复发/依赖肾病综合征诊治循证指南(试行). 中华儿科杂志,2009,47(3):167-170
4. 中华医学会儿科学分会肾脏病学组. 儿童常见肾脏疾病诊治循证指南(试行)(三):激素耐药型肾病综合征诊治指南. 中华儿科杂志,2010,48(1):72-74
5. 中华医学会儿科学分会肾脏病学组. 儿童常见肾脏疾病诊治循证指南(二):紫癜性肾炎的诊治循证指南(试行). 中华儿科杂志,2009,47(12):911-913
6. 中华医学会儿科学分会肾脏病学组. 儿童常见肾脏疾病诊治循证指南(试行)(六):狼疮性肾炎诊断治疗指南. 中华儿科杂志,2010,48(9):687-690
7. 全国儿童风湿病协作组. 儿童风湿病诊断及治疗专家共识(二). 临床儿科杂志,2010,28(11):1089-1094
8. KDIGO Clinical Practice Guideline for Acute Kidney Injury. Kidney International Supplements, 2012, 2: 124-138
9. KDIGO Clinical Practice Guideline for Glomerulonephritis. Kidney International Supplements, 2012, 2: 163-171

第十一章　造血系统疾病

第一节　儿童造血和血液特点

一、造 血 特 点

小儿造血以新生儿出生的时间为标志分为胚胎期造血和生后造血(图 11-1-1)。

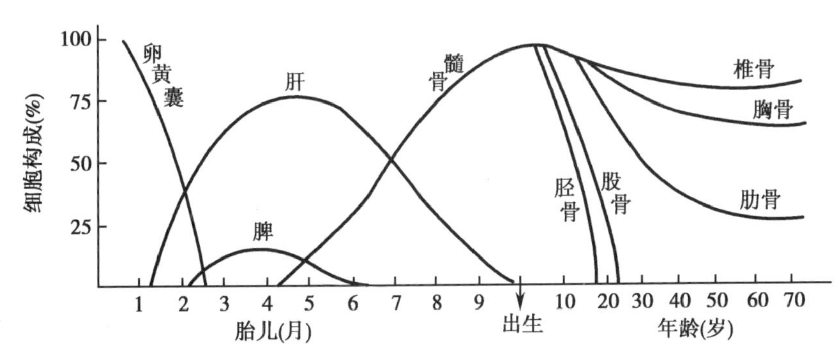

图 11-1-1　胎儿及生后不同时期的造血情况

(一) 胚胎期造血

1. 中胚叶造血期(mesoblastic hematopoiesis)　约于胚胎第 10～14 天,在卵黄囊壁上的中胚层间质细胞开始分化聚集成细胞团,称之为血岛(blood island)。血岛外周的细胞分化为血管内皮细胞,中间的细胞则分化成原始血细胞(hematocytoblast),此细胞呈强碱性,尚无血红蛋白,进一步分化后形成含血红蛋白的初级原始红细胞(primitive erythroblast)。自胚胎第 8 周后,血岛开始退化,初级原始红细胞逐渐减少,至 12～15 周时消失。

2. 肝造血期(hepatic hematopoiesis)　自胚胎第 6～8 周起肝脏出现造血组织,并逐渐成为胎儿中期的主要造血部位,4～5 个月时达高峰,6 个月后逐渐减退,约于初生时停止。肝造血主要产生有核红细胞,称为定型的原红细胞(definitive erythroblast),它可分化成无核红细胞。此外,肝产生少量粒细胞和巨核细胞。

约于胚胎第 8 周脾开始造血,以生成红细胞占优势,稍后粒系造血也相当活跃。在 12 周时还可出现淋巴细胞和单核细胞。胚胎 5 个月之后,脾造红细胞和粒细胞功能减退至消失,而造淋巴细胞功能可维持终生。

约于胚胎第 6～7 周开始出现胸腺,于第 8 周开始生成淋巴细胞。来源于卵黄囊、肝脏或骨髓的淋巴干细胞在胸腺中经胸腺素诱导后(出生后诱导过程中止)分化为具有细胞免疫功能的前 T 细胞,在周围淋巴组织中增殖并发育为 T 淋巴细胞,这种功能维持终生。此外,胚胎期胸腺还有短暂的生成红细胞和粒细胞功能。

自胚胎 11 周淋巴结开始制造淋巴细胞,并且,淋巴结成为终生造淋巴细胞和浆细胞的器官。胎儿期淋巴结亦有短暂的红系造血功能。

3. 骨髓造血期(medullary hemotopoiesis)　胚胎第 6 周起出现骨髓,但至胚胎 4 个月才开始造血,并迅速成为主要的造血器官,至出生 2～5 周后成为唯一的造血场所。

（二）生后造血

1. 骨髓造血 出生后骨髓是产生红系、粒系和巨核系细胞的唯一器官，此外，还产生淋巴细胞和单核细胞。在生后头几年内，所有骨髓均为红髓，全部参与造血，以满足生长发育的需要；5～7岁开始，长骨干中出现脂肪细胞（黄髓），随着年龄的增长，黄髓逐渐增多，而红髓相应减少，至18岁时红髓仅分布于脊柱、胸骨、肋骨、颅骨、锁骨、肩胛骨、骨盆及长骨近端。黄髓有潜在的造血功能，当机体贫血等病理情况下，需要增加造血时，它可转变为红髓而恢复造血功能。

2. 淋巴器官造血 生后胸腺、脾和淋巴结继续产生淋巴细胞，其中胸腺产生T细胞，淋巴结产生B淋巴细胞。在贫血时，脾和淋巴结可恢复胎儿期造血。

3. 单核巨噬细胞系统 此系统分布几乎遍及全身各器官。网状细胞分化为吞噬性网状细胞；骨髓生成的单核细胞经血液进入组织后成为组织细胞，在一定条件下转化为有强大吞噬能力的游离吞噬细胞。

4. 骨髓外造血（extramedullary hematopoiesis） 是婴幼儿应对机体贫血等病理情况的一种特殊反应。生理状态下，婴幼儿的骨髓已均为红髓，已全力造血。当遇到感染性贫血或溶血性贫血等需要增加造血时，肝、脾和淋巴结可随时适应需要，恢复到胎儿时的造血状态，称为“骨髓外造血”，临床表现为肝、脾、淋巴结增大；同时外周血中可出现有核红细胞或（和）幼稚中性粒细胞。当感染及贫血纠正后，肿大的肝、脾、淋巴结可恢复正常。

二、外周血象和血红蛋白

不同年龄小儿的血象有所不同。

（一）红细胞数及血红蛋白的含量

红细胞生成需要持续地供给氨基酸、铁、某些维生素和微量营养素等，并受红细胞生成素（erythropoietin，EPO）所调节。组织缺氧可刺激红细胞生成素的生成。

胎儿期处于相对缺氧状态，红细胞生成素合成增加，故红细胞和血红蛋白量较高，出生时红细胞数约5.0×10^{12}～7.0×10^{12}/L，血红蛋白量约150～220g/L；未成熟儿与足月儿基本相等，少数可稍低。生后6～12小时因进食较少和不显性失水，其红细胞数和血红蛋白量往往比出生时高些，此后才开始下降。出生后随着自主呼吸的建立，血氧含量增加，导致红细胞生成素合成减少，骨髓造血功能暂时性降低，网织细胞减少；胎儿红细胞较大，寿命较短而致破坏较多（生理性溶血）；婴儿生长发育迅速，循环血量迅速增加。以上因素使红细胞数和血红蛋白含量逐渐下降，至2～3个月时达到最低点，红细胞降至3.0×10^{12}/L左右，血红蛋白降至100g/L左右，呈现轻度贫血（早产儿于生后3～7周可降至70～90g/L），称为“生理性贫血”，其经过呈自限性。3个月后，红细胞数和血红蛋白量又缓慢增加，约于12岁时达成人水平。此外，初生时外周血液中可见到少量有核红细胞，生后1周内消失。

网织红细胞在外周血液中的比例：初生3天内约0.04～0.06，于生后4～7天迅速下降至0.003～0.01，3个月后回升，婴儿期以后接近成人值。

（二）白细胞数与分类

初生时白细胞数为15×10^9～20×10^9/L，生后6～24小时升高达21×10^9～28×10^9/L，然后逐渐下降，1周后平均为12×10^9/L，6～12个月白细胞数维持在10×10^9/L左右，8岁后接近成人水平。

白细胞分类主要是中性粒细胞与淋巴细胞比例的变化。出生时中性粒细胞约占0.60～0.65，淋巴细胞约占0.35；生后白细胞总数逐渐下降，中性粒细胞的比例也相应下降，生后4～6天两者比例约相等；随后淋巴细胞比例上升，约占0.60，中性粒细胞约占0.3；至4～6岁时两者比例又相等；以后白细胞分类与成人相似。

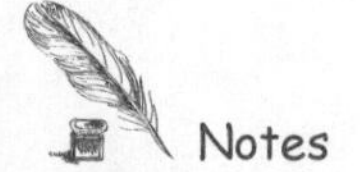

此外，新生儿出生时外周血液中也可出现少量幼稚中性粒细胞，但在数天内即消失。

（三）血小板数

血小板数与成人相似，约为 150×10^9 ~ 250×10^9/L。

（四）血红蛋白种类

血红蛋白分子由两对多肽链组成。构成血红蛋白分子的多肽链共有 6 种，分别称为 α、β、γ、δ、ε 和 ζ 链。而不同的血红蛋白分子是由不同的多肽链组成的。在胚胎、胎儿、儿童和成人的红细胞内，这 6 种珠蛋白链组成 6 种不同的血红蛋白分子：胚胎期的血红蛋白为 Gower1（$\zeta2\varepsilon2$）、Gower2（$\alpha2\varepsilon2$）和 Portland（$\zeta2\gamma2$）；胎儿期的胎儿血红蛋白（HbF，$\alpha2\gamma2$）；成人血红蛋白分为 HbA（$\alpha2\beta2$）和 HbA2（$\alpha2\delta2$）两种。

血红蛋白 Gower1、Gower2、Portland 在胚胎 12 周时消失，并为 HbF 所代替。胎儿 6 个月时 HbF 占 0.90，而 HbA 仅占 0.05 ~ 0.10；以后 HbA 合成逐渐增加，至出生时 HbF 占 0.70，HbA 约占 0.30，HbA2<0.01。出生后 HbF 迅速为 HbA 所代替，1 岁时 HbF 不超过 0.05，至 2 岁时不超过 0.02；成人的 HbA 约占 0.95，HbA2 占 0.02 ~ 0.03，HbF 不超过 0.02。

（五）血容量

小儿血容量相对较成人多，新生儿血容量约占体重的 10%，平均 300ml；儿童约占体重的 8% ~ 10%；成人血容量约占体重的 6% ~ 8%。

第二节　贫 血 概 述

贫血（anemia）是指外周血中单位容积内的红细胞数（RBC）、血红蛋白量（Hb）或红细胞比容（Hct）低于正常。由于婴儿和儿童的红细胞数、血红蛋白和红细胞比容随年龄不同而有差异，因此在诊断贫血时必须参照相应年龄正常值。根据世界卫生组织的资料，Hb 的低限值在 6 个月 ~ 6 岁者为 110g/L，6 ~ 14 岁为 120g/L，海拔每升高 1000m，Hb 上升 4%；低于此值者为贫血。6 个月以下的婴儿由于生理性贫血等因素，血红蛋白值变化较大，目前尚无统一标准。我国小儿血液会议（1989）建议：Hb 在新生儿期<145g/L，1 ~ 4 个月时<90g/L，4 ~ 6 个月时<100g/L 者为贫血。

【贫血的分类】

（一）贫血程度分类

根据外周血血红蛋白含量，儿童贫血分为：①轻度，Hb 从正常下限 ~ 90g/L；②中度，Hb 为 90 ~ 60g/L；③重度，Hb 为 60 ~ 30g/L；④极重度，Hb<30g/L。新生儿 Hb 为 144 ~ 120g/L 者为轻度，120 ~ 90g/L 者为中度，90 ~ 60g/L 者为重度，<60g/L 者为极重度。

（二）病因分类

可分为失血性、溶血性和红细胞或血红蛋白生成不足三类。

1. 红细胞和血红蛋白生成不足

（1）造血物质缺乏：如铁、维生素 B_{12}、叶酸、维生素 B_6 缺乏等。

（2）骨髓造血功能障碍：再生障碍性贫血，单纯红细胞再生障碍性贫血等。

（3）红细胞生成素不足：慢性炎症性疾病（慢性感染、儿童类风湿病、系统性红斑狼疮等）、慢性肾病。

（4）其他：铅中毒、铁粒幼细胞性贫血、骨髓肿瘤细胞浸润导致的贫血（白血病、恶性淋巴瘤等）。

2. 溶血性贫血

（1）红细胞内在缺陷

1）红细胞膜结构缺陷：遗传性球形红细胞增多症、遗传性椭圆形红细胞增多症等。

2）红细胞酶缺乏：如丙酮酸激酶（PK）缺乏、葡萄糖-6-磷酸脱氢酶（G6PD）缺乏等。

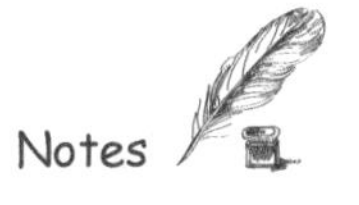

3）血红蛋白合成与结构异常：如地中海贫血（珠蛋白生成障碍性贫血）；血红蛋白 S、E、C、D 等。

（2）红细胞外在因素

1）免疫因素：体内存在破坏红细胞的抗体，如新生儿溶血症、自身免疫性溶血性贫血、药物所致的免疫性溶血性贫血等。

2）感染因素：因细菌的溶血素或疟原虫对红细胞的破坏。

3）物理化学因素：如烧伤、苯、铅、砷、蛇毒等可直接破坏红细胞。

4）其他：如脾功能亢进、阵发性睡眠性血红蛋白尿症、血栓性血小板减少性紫癜、弥散性血管内凝血等。

3. 失血性贫血

（1）急性失血：如创伤性大出血，出血性疾病等。

（2）慢性失血：如溃疡病、钩虫病、鲜牛奶过敏、肠息肉、特发性肺含铁血黄素沉着症等。

（三）形态分类

根据红细胞数、血红蛋白量和红细胞比容计算出红细胞平均容积（MCV）、红细胞平均血红蛋白（MCH）和红细胞平均血红蛋白浓度（MCHC），将贫血分为以下四类（表 11-2-1）

表 11-2-1 贫血的细胞形态分类

	MCV（fl）	MCH（pg）	MCHC（%）
正常值	80～94	28～32	32～38
大细胞性	>94	>32	32～38
正细胞性	80～94	28～32	32～38
单纯小细胞性	<80	<28	32～38
小细胞低色素性	<80	<28	<32

【临床表现】 贫血的临床表现与病因、程度轻重、发生急慢等因素有关。红细胞的主要功能是携带氧气并输送至全身，当贫血时，血液含氧量减少而呈低氧血症，引起组织与器官缺氧而产生一系列症状。急性贫血如急性失血或溶血，虽贫血程度轻，亦可引起严重症状甚至休克；而慢性贫血，早期由于机体各器官的代偿功能较好，可无症状或症状较轻，当代偿不全时才逐渐出现症状。

（一）一般表现

皮肤、黏膜苍白为突出表现。皮肤（面、耳轮、手掌等）、黏膜（睑结膜、口腔黏膜）及甲床呈苍白色；重度贫血时皮肤往往呈蜡黄色，易误诊为轻度黄疸；相反，伴有黄疸、青紫或其他皮肤色素改变时可掩盖贫血的表现。

（二）造血器官反应

婴儿期易出现骨髓外造血（但再生障碍性贫血除外），表现为肝脾和淋巴结肿大，外周血中可出现有核红细胞、幼稚粒细胞。

（三）各系统症状

1. 循环和呼吸系统　可出现呼吸加速、心率加快、脉搏加强、动脉压增高，有时可见毛细血管搏动。重度贫血失代偿时，渐出现心脏扩大，心前区收缩期杂音，甚至发生充血性心力衰竭。

2. 消化系统　可出现食欲减退、恶心、腹胀或便秘等。

3. 神经系统　常表现精神不振，注意力不集中，情绪易激动等。年长儿可有头痛、昏眩、眼前有黑点或耳鸣等。

【诊断要点】 贫血是综合征，必须寻找贫血的原因，才能进行合理和有效的治疗。因此，详

细询问病史、全面的体格检查和必要的实验室检查是作出贫血病因诊断的重要依据。

（一）病史

1. 发病年龄　不同年龄发生贫血的病因不同：出生后即有严重贫血者要考虑产前、产时或产后失血；生后24小时内出现贫血伴有黄疸者，以新生儿溶血症（ABO或Rh血型不合所致）可能性大；婴儿期发病者多考虑营养缺乏性贫血、遗传性溶血性贫血；儿童期发病者多考虑慢性出血性贫血、再生障碍性贫血、其他造血系统疾病、全身性疾病引起的贫血。

2. 病程经过和伴随症状　起病急、病程短者，提示急性溶血或急性失血；起病缓慢者，提示营养性贫血、慢性失血、慢性溶血等。如伴有黄疸和血红蛋白尿提示溶血；伴有呕血、便血、血尿、瘀斑等提示出血性疾病；伴有神经和精神症状如嗜睡、震颤等提示维生素 B_{12} 缺乏；伴有骨痛提示骨髓浸润性病变，肿瘤性疾病多伴有发热、肝脾及淋巴结肿大。

3. 喂养史　详细了解婴幼儿的喂养方法及饮食的质与量对诊断和病因分析有重要意义。如1岁内仅乳类喂养而未添加辅食、饮食质量差或搭配不合理者，可能为缺铁性贫血；纯母乳（缺乏维生素 B_{12}）或羊乳（缺乏叶酸）喂养未及时添加辅食的婴儿，易患营养性巨细胞性贫血。

4. 过去史　询问有无寄生虫病特别是钩虫病史；询问其他系统疾病，如消化系统疾病、慢性肾病、结核、慢性炎症性疾病如类风湿病等可引起与贫血有关的疾病。此外，还要询问有无使用抑制造血的药物如氯霉素、磺胺等。

5. 家族史　与遗传有关的贫血，如遗传性球形红细胞增多症、G6PD缺乏、珠蛋白生成障碍性贫血等，家族（或近亲）中常伴有同样患者。

（二）体格检查

1. 生长发育　慢性贫血往往有生长发育障碍。某些遗传性溶血性贫血，特别是重型β-地中海贫血，还伴有特殊面貌，如颧、额突出，眼距宽，鼻梁低，下颌骨较大等。

2. 营养状况　营养不良常伴有慢性贫血。

3. 皮肤、黏膜　小儿因自主神经功能不稳定，故面颊的潮红与苍白有时不一定能正确反映有无贫血，观察甲床、结合膜及唇黏膜的颜色比较可靠。长期慢性贫血者皮肤呈苍黄，甚至呈古铜色；反复输血皮肤常有色素沉着。如贫血伴有皮肤、黏膜出血点或瘀斑，要注意排除出血性疾病和白血病。伴有黄疸时提示溶血性贫血。

4. 指甲和毛发　缺铁性贫血的患儿指甲菲薄、脆弱，严重者扁平甚至呈匙状反甲。巨幼红细胞性贫血头发细黄、干稀、无光泽，有时呈绒毛状。

5. 肝脾和淋巴结肿大　这是婴幼儿贫血常见的体征。肝脾轻度肿大多提示髓外造血；如肝脾明显肿大且以脾大为主者，多提示遗传性溶血性贫血等。贫血伴有明显淋巴结肿大者，应考虑造血系统恶性病变（如白血病、恶性淋巴瘤）。

除上述病史与体检资料外，还应注意贫血对各系统的影响，如心脏扩大和心尖部收缩期杂音等，以及各系统可能的其他损害与贫血的因果关系。

【辅助检查】

1. 血常规　红细胞计数和血红蛋白可确定有无贫血及其程度，MCV、MCH、MCHC可帮助判断形态分类，白细胞和血小板计数可协助诊断或初步排除造血系统其他疾病（如白血病）以及感染性疾病所致的贫血。

2. 红细胞形态　观察血涂片中细胞大小、形态及染色情况，对贫血的病因诊断有提示作用。如红细胞较小、染色浅、中央淡染色区扩大，多提示缺铁性贫血；红细胞呈球形，染色深提示遗传性球形细胞增多症；红细胞大小不等，染色浅并有异形、靶形和碎片者，多提示珠蛋白生成障碍性贫血；红细胞形态正常则见于急性溶血或骨髓造血功能障碍。

3. 网织红细胞计数　反映骨髓造红细胞的功能。增多提示骨髓造血功能活跃，可见于急慢

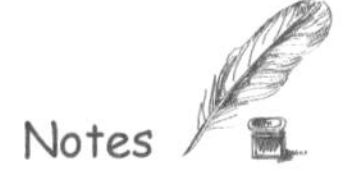

性溶血或失血性贫血；减少提示造血功能低下，可见于再生障碍性贫血、营养性贫血等。在治疗过程中定期检查网织红细胞计数，有助于判断疗效。

4. **骨髓检查** 涂片检查可直接了解骨髓造血细胞生成的质和量的变化，对某些贫血的诊断具有决定性意义（如白血病、再生障碍性贫血、营养性巨幼红细胞性贫血）。骨髓活检对白血病等骨髓病变具有诊断价值。

5. **血红蛋白分析** 检查如血红蛋白碱变性试验、血红蛋白电泳、包涵体生成试验等，对地中海贫血和异常血红蛋白病的诊断有重要意义。

6. **红细胞脆性试验** 脆性增高见于遗传性球形细胞增多症；减低则见于地中海贫血。

7. **特殊检查** 红细胞酶活力测定对先天性红细胞酶缺陷所致的溶血性贫血有诊断意义；抗人球蛋白试验可诊断自身免疫性溶血；血清铁、铁蛋白、红细胞游离原卟啉等检查可以分析体内铁代谢情况，以协助诊断缺铁性贫血；基因分析对遗传性溶血性贫血不但有诊断意义，还有产前诊断价值。

【治疗】

1. **去除病因** 这是治疗贫血的关键，有些贫血在病因去除后，很快可以治愈。对一些贫血原因暂时未明的，应积极寻找病因，予以去除。

2. **一般治疗** 加强护理，预防感染，改善饮食质量和搭配等。

3. **药物治疗** 针对贫血的病因，选择有效药物给予治疗，如铁剂治疗缺铁性贫血，维生素B_{12}和叶酸治疗营养性巨幼红细胞性贫血，肾上腺皮质激素治疗自身免疫性溶血性贫血和先天性纯红细胞再生障碍性贫血等。

4. **输红细胞** 当贫血引起心功能不全时，输红细胞是抢救的措施。对长期慢性贫血者，若代偿功能良好，可不必输红细胞，必须输红细胞时应注意输注的量和速度，贫血愈严重，一次输注量愈少且速度宜慢。每次输红细胞5～10ml/kg，速度不宜快，以免引起心力衰竭和肺水肿。对于贫血合并肺炎的患儿，每次输注量更应减少，速度减慢。

5. **造血干细胞移植** 这是目前根治一些遗传性溶血性贫血和再生障碍性贫血的有效方法，如有HLA相配的造血干细胞来源应予首选。

6. **并发症治疗** 婴幼儿贫血易合并急、慢性感染，营养不良，消化紊乱等，应予积极治疗。同时还应考虑贫血与合并症的相互影响的特点，如贫血患儿在消化紊乱时对于体液失衡的调节能力较无贫血的小儿差，在输液治疗时应予注意。

第三节 营养性贫血

一、营养性缺铁性贫血

营养性缺铁性贫血（nutritional iron deficiency anemia）是体内铁缺乏导致血红蛋白合成减少，临床上以小细胞低色素性贫血、血清铁蛋白减少和铁剂治疗有效为特点的贫血症。本病以6～24个月婴幼儿发病率最高，严重危害小儿健康，是我国重点防治的小儿常见病之一。

【铁的代谢】

（一）人体内铁元素的含量及其分布

正常人体内的含铁总量随着年龄、体重、性别和血红蛋白水平的不同而异。成人男性体内总铁量约为50mg/kg，女性约为35mg/kg，新生儿约为75mg/kg。总铁量中约64%用于合成血红蛋白，32%以铁蛋白及含铁血红素形式贮存于肝、骨髓和其他脏器内，3.2%合成肌红蛋白，0.4%存在于含铁酶（如各种细胞色素酶、单胺氧化酶），0.4%以运转铁存在血浆中。

（二）铁的来源

1. **从食物中摄取铁** 又称“外源性铁”，占人体铁摄入量的1/3。食物中的铁分为血红素铁

和非血红素铁，前者吸收率高于后者。动物性食物尤其是精肉、血、内脏含铁高且为血红素铁；蛋黄含铁量高但吸收率较低；母乳与牛乳含铁量均低，但母乳的铁吸收率比牛乳高约5倍。植物性食物中以大豆含铁量最高，其次为黑木耳、发菜、海带等，麦芽、水果等也有一定量的铁，但这些均属非血红素铁。

2. 红细胞释放的铁 又称"内源性铁"。占人体铁摄入量的2/3；体内红细胞衰老或破坏所释放的血红蛋白铁几乎全部被再利用。

(三) 铁的吸收和转运

食物中的铁主要在十二指肠和空肠上段被吸收。食物铁的吸收有两种形式：①游离铁形式：植物食品中的铁一般以胶状氢氧化高铁(Fe^{3+})形式存在，在胃蛋白酶和游离盐酸的作用下，转化为游离的Fe^{2+}而被吸收；②血红素形式：动物食品在胃酸和蛋白分解酶的作用下，血红素与珠蛋白分离，被肠黏膜直接吸收，在肠黏膜上皮细胞内经血红素分解酶作用将铁释放出来。肠腔内一些因素可影响铁的吸收：维生素C、稀盐酸、果糖、氨基酸等还原物质能使Fe^{3+}变成Fe^{2+}，有利于铁的吸收；磷酸、草酸等可与铁形成不溶性铁酸盐，难于吸收；植物纤维、茶、咖啡、蛋、牛奶、抗酸药物等可抑制铁的吸收。

进入肠黏膜细胞的Fe^{2+}被氧化成Fe^{3+}，其中一部分与细胞内的去铁蛋白(apoferritin)结合，形成铁蛋白(ferritin)暂时保存在肠黏膜细胞中；另一部分Fe^{3+}与细胞质中载体蛋白结合后移出胞外进入血液，与血浆中的转铁蛋白(transferrin，Tf)结合，随血液循环将铁运送到需铁和贮铁组织，供给机体利用，未被利用的部分则与去铁蛋白结合而形成铁蛋白，作为贮存备用铁。红细胞破坏后释放出的铁，也同样通过与Tf结合后运送到骨髓等组织，被利用或贮存。

正常情况下，血浆中的转铁蛋白仅1/3与铁结合，称为血清铁(serum iron，SI)；其余2/3的转铁蛋白仍具有与铁结合的能力，在体外加入一定量的铁可使其成饱和状态，所加的铁量即为未饱和铁结合力。血清铁与未饱和铁结合力之和称之为血清总铁结合力(totoal iron binding capacity，TIBC)。血清铁在总铁结合力中所占的百分比称之为转铁蛋白饱和度(transferin saturation，TS)。

(四) 铁的利用与储存

吸收到血液中的铁与血浆中的转铁蛋白结合后，转运至需铁组织。铁到达骨髓造血组织后即进入幼红细胞，在线粒体中与原卟啉结合形成血红素，血红素与珠蛋白结合形成血红蛋白。此外，铁还在肌红蛋白的合成中和某些酶(如细胞色素C、单胺氧化酶、核糖核酸还原酶、琥珀酸脱氢酶等)中被利用。

体内未被利用的铁以铁蛋白及含铁血黄素的形式贮存。在机体需要铁时，这两种铁均可被利用。通过还原酶的作用，使铁蛋白中的Fe^{3+}转化成Fe^{2+}释放，然后被氧化酶氧化成Fe^{3+}，与转铁蛋白结合后被转运到需铁的组织。

(五) 铁的排泄

正常情况下每日仅有极少量的铁排出体外。小儿每日排出量约为15μg/kg，约2/3随脱落的肠黏膜细胞、红细胞、胆汁由肠道排出，其他经肾脏和汗腺排出，表皮细胞脱落也失去极微量的铁。

(六) 铁的需要量

小儿由于生长发育，每日需摄入的铁量相对较成人多。成熟儿自生后4个月至3岁每天约需铁0.5～1.5mg(食物中每日需供铁5～15mg)；早产儿需铁较多，约为2mg；各年龄小儿每天摄入总量不宜超过15mg。

(七) 胎儿和儿童期铁代谢特点

1. 胎儿期铁代谢特点 胎儿通过胎盘从母体获得铁，孕早、中期获铁较少，孕后期的3个月获铁量最多，平均每日可从母体获4mg铁。故足月儿从母体所获得的铁足够其生后4～5个月

内之用；而早产儿从母体所获的铁较少，容易发生缺铁。研究表明，如孕母严重缺铁，由于母体TfR的代偿性增加和胎盘摄铁能力的下降，可影响胎儿获取铁量。

2. **婴幼儿期铁代谢特点** 足月新生儿体内总铁约75mg/kg，其中25%为贮存铁。生后由于“生理性溶血”释放的铁较多，随后是“生理性贫血”期造血相对较低下，加之从母体获取的铁一般能满足4个月之需，故婴儿早期不易发生缺铁。但早产儿从母体获取铁少，且生长发育更快，可较早发生缺铁。约4个月龄以后，从母体获取的铁逐渐耗尽，加上此期生长发育迅速，造血活跃，因此对膳食铁的需要增加，而婴儿主食人乳和牛乳的铁含量均低，不能满足机体之需，贮存铁耗竭后即发生缺铁，故6个月~2岁的小儿缺铁性贫血发生率高。

3. **儿童期和青春期铁代谢特点** 儿童期一般较少缺铁，此期缺铁的主要原因是偏食使摄取的铁不足，或是食物搭配不合理使铁的吸收受抑制；肠道慢性失血也是此期缺铁的原因。青春期由于生长发育迅速而对铁的需要量增加，初潮以后少女如月经过多造成铁的丢失也是此期缺铁的原因。

【病因】

1. **储铁不足** 早产、双胎或多胎、和孕母严重缺铁等可使胎儿从母体获得的铁减少，胎儿失血（胎儿-胎儿输血或胎儿-母体输血等）可使胎儿铁丢失，以上因素和孕母严重缺铁等导致胎儿储铁减少。

2. **铁摄入量不足** 这是营养性缺铁性贫血的主要原因。人乳、牛乳、谷物中含铁量均低，如不及时添加含铁较多的辅食，容易发生缺铁性贫血。

3. **生长发育因素** 婴儿期发育较快，5个月时和1岁时体重分别为出生时的2倍和3倍；随着体重增加，血容量也增加较快，1岁时血循环中的血红蛋白增加2倍；未成熟儿的体重及血红蛋白增加倍数更高；如不及时添加含铁丰富的食物，则易致缺铁。

4. **铁的吸收障碍** 食物搭配不合理可影响铁的吸收。慢性腹泻不仅铁的吸收不良，而且从粪便排出的铁也增加。

5. **铁的丢失过多** 正常婴儿每天排泄铁量相对比成人多。每1ml血约含铁0.5mg，长期慢性失血可致贫血，如肠息肉、钩虫病等可致慢性失血，用不经加热处理的鲜牛奶喂养的婴儿可因对牛奶过敏而致肠出血，每天失血约0.7ml。

【发病机制】

1. **缺铁对血液系统的影响** 铁是合成血红蛋白的原料，缺铁时血红素形成不足，血红蛋白合成减少，导致新生的红细胞内血红蛋白含量不足，细胞质不足，细胞变小；而缺铁对细胞的分裂、增殖影响较小，故红细胞数量减少程度不如血红蛋白减少明显，从而形成小细胞低色素性贫血。

缺铁经过三个阶段才发生贫血：①铁减少期（iron depletion，ID）：此阶段体内储存铁已减少，但供红细胞合成血红蛋白的铁尚未减少；②红细胞生成缺铁期（iron deficient erythropoiesis，IDE）：此期储存铁进一步耗竭，红细胞生成所需的铁亦不足，但循环中血红蛋白的量尚正常；③缺铁性贫血期（iron deficiency anemia，IDA）：此期出现小细胞低色素性贫血，还有一些非造血系统的症状。

2. **缺铁对其他系统的影响** 缺铁可影响肌红蛋白的合成。人体内有多种酶（上述）均含有与蛋白质结合的铁，这些含铁酶与生物氧化、组织呼吸、神经介质分解与合成有关。当铁缺乏时，这些含铁酶的活性减低，造成细胞功能紊乱，尤其是单胺氧化酶的活性降低，造成重要的神经介质如5-羟色胺、去甲肾上腺素、肾腺素及多巴胺发生明显变化，不能正常发挥功能，因而产生一些非造血系统的表现：如体力减弱、易疲劳、表情淡漠、注意力难于集中、注意力减退和智力减低等。缺铁还可引起组织器官的异常，如口腔黏膜异常角化、舌炎、胃酸分泌减少，脂肪吸收不良和反甲等。此外，缺铁还可引起细胞免疫功能降低，对感染的易感性增高。

【临床表现】　任何年龄均可发病，以6个月至2岁最多见。发病缓慢，其临床表现随病情轻重而有不同。

（一）一般表现

皮肤黏膜逐渐苍白，以唇、口腔黏膜及甲床较明显。易疲乏，不爱活动。年长儿可诉头晕、眼前发黑、耳鸣等。

（二）髓外造血表现

由于骨髓外造血反应，肝、脾可轻度肿大；年龄愈小、病程愈久、贫血愈重，肝脾肿大愈明显。

（三）非造血系统症状

1. 消化系统　食欲减退，少数有异食癖（如嗜食泥土、墙皮、煤渣等）；可有呕吐、腹泻；可出现口腔炎、舌炎或舌乳头萎缩；重者可出现萎缩性胃炎或吸收不良综合征。

2. 神经系统　表现为烦躁不安或萎靡不振，精神不集中、记忆力减退，智力多数低于同龄儿。由此影响到儿童之间的交往，以及模仿和学习成人的语言和思维活动的能力，以致影响心理的正常发育。

3. 心血管系统　明显贫血时心率增快，心脏扩大，重者可发生心力衰竭。

4. 其他　因细胞免疫功能降低，常合并感染。可因上皮组织异常而出现反甲。

【辅助检查】

（一）血象

外周血涂片可见红细胞大小不等，以小细胞为多，中央淡染区扩大。平均红细胞容积（MCV）<80fl，平均红细胞血红蛋白量（MCH）<26pg，平均红细胞血红蛋白浓度（MCHC）<0.31，红细胞宽度（RDW）升高。网红细胞数正常或轻度减少。白细胞、血小板一般无改变。

（二）骨髓象

呈增生活跃，以中、晚幼红细胞增生为主。各期红细胞均较小，细胞质少，染色偏蓝（血红蛋白量少），显示胞质成熟程度落后于胞核。粒细胞和巨核细胞系一般无明显异常。

（三）铁代谢的检查

1. 血清铁蛋白（serum ferritin，SF）　SF值可较敏感地反映体内贮存铁情况，其放射免疫法测定的正常值：成人男性为92～124μg/L，女性为23～89μg/L；<3个月婴儿为194～238μg/L，3个月后为18～91μg/L；低于12μg/L，提示缺铁。由于感染、肿瘤、肝脏和心脏疾病时SF明显升高，故当缺铁合并这些疾病时其SF值可不降低。

2. 红细胞游离原卟啉（free erythrocyte protoporphyrin，FEP）　缺铁时由于红细胞内缺铁，FEP不能完全与铁结合成血红素，血红素减少又反馈性地使FEP合成增多，未被利用的FEP在红细胞内堆积，导致FEP值增高，这是红细胞内缺铁的证据。当FEP>0.9μmol/L（500μg/dl）即提示细胞内缺铁。如SF值降低、FEP升高而未出现贫血，这是缺铁IDE期的典型表现。FEP增高还见于铅中毒、慢性炎症和先天性原卟啉增多症。

3. 血清铁（SI）、总铁结合力（TIBC）和转铁蛋白饱和度（TS）　三项检查是反映血浆中铁含量，通常在缺铁的IDA期才出现异常：即SI和TS降低，TIBC升高。SI正常值为12.8～31.3μmol/L（75～175μg/dl），<9.0～10.7μmol/L（50～60μg/dl）有意义，但其生理变异大，并且在感染、恶性肿瘤、类风湿关节炎等多种疾病时也可降低。TIBC>62.7μmol/L（350μg/dl）有意义；其生理变异较小，在病毒性肝炎时可增高。TS<15%有诊断意义。

4. 其他铁代谢参数　红细胞内碱性铁蛋白（EF）在缺铁ID期即开始减少且极少受炎症、肿瘤、肝病和心脏病等因素影响，因而认为是检测缺铁较敏感而可靠的指标，如<4.5ag/RBC（lag=10～18g）为缺铁。血清可溶性铁蛋白受体（sTfR）测定，如>8mg/L为IDE期的指标。

5. 骨髓可染铁　骨髓涂片用普鲁士蓝染色镜检，观察红细胞内的铁粒细胞数，如<15%，提示储存铁减少（细胞内铁减少），细胞外铁也减少。这是一项反映体内贮存铁的敏感而可靠的

指标。

【诊断】 根据病史特别是喂养史、临床表现和血象特点,一般可作出初步诊断。进一步作有关铁代谢的生化检查有确诊意义。必要时可作骨髓检查。用铁剂治疗有效可证实诊断。

【鉴别诊断】 主要与各种小细胞低色素贫血的鉴别:地中海贫血、异常血红蛋白病、维生素 B_6 缺乏性贫血、铁粒幼红细胞性贫血、先天性无转铁蛋白血症等可表现为小细胞低色素性贫血,可根据各病临床特点和实验室检查特征加以鉴别。

【预防】 做好卫生宣传工作,使全社会尤其是家长认识到缺铁对小儿的危害性,使之成为儿童保健工作中的重要内容。①提倡母乳喂养,因母乳中铁的吸收利用率较高;②做好喂养指导,无母乳或人工喂养的婴儿,均应及时添加含铁丰富且铁吸收率高的辅助食品,如精肉、血、内脏、鱼等,并注意膳食合理搭配,婴儿如以鲜牛乳喂养,必须加热处理以减少牛奶过敏所致肠道失血;③婴幼儿食品(谷类制品、牛奶制品等)应加入适量铁剂加以强化;④对早产儿,尤其是非常低体重的早产儿宜自 1~2 个月左右给予铁剂预防。

【治疗】 主要原则为去除病因和补充铁剂。

(一)一般治疗

加强护理,保证充足睡眠;避免感染,如伴有感染者积极控制感染;重度贫血者注意保护心脏功能。根据患儿消化能力,适当增加含铁质丰富的食物。注意饮食的合理搭配,以增加铁的吸收。

(二)去除病因

对饮食不当者应纠正不合理的饮食习惯和食物组成,有偏食习惯者应予纠正。如有慢性失血性疾病,如钩虫病、肠道畸形等,应予及时治疗。

(三)铁剂治疗

1. 口服铁剂 铁剂是治疗缺铁性贫血的特效药,应尽量采用口服法给药;二价铁盐容易吸收,故临床均选用二价铁盐制剂。口服铁剂品种较多,但仍以硫酸亚铁最为常用,婴幼儿则可用 2.5% 硫酸亚铁合剂;口服铁剂的剂量为元素铁每日 4~6mg/kg,分 3 次口服,一次量不应超过元素铁 1.5~2mg/kg。口服铁剂以两餐之间口服为宜,既可减少对胃黏膜的刺激,又利于吸收。为减少胃肠副反应,可从小剂量开始,如无不良反应,可在 1~2 日内加至足量。同时服用维生素 C,可使三价铁还原成二价铁,使其易于溶解,增加吸收。牛奶、茶、咖啡及抗酸药等与铁剂同服均可影响铁的吸收,故以上食物或药物不宜与铁剂同时口服。

近年国内、外采用每周口服 1~2 次方法代替每天 3 次防治缺铁性贫血,疗效肯定且小儿对口服铁剂依从性增加。

2. 注射铁剂 注射铁剂较容易发生不良反应,甚至可发生过敏性反应致死,故应慎用。其适应证是:①诊断肯定但口服铁合剂后无治疗反应者;②口服后胃肠反应严重,虽改变制剂种类、剂量及给药时间仍无改善者;③由于胃肠疾病胃肠手术后不能应用口服铁剂或口服铁剂不良者。

铁剂治疗后反应:口服铁剂 12~24 小时后,细胞内含铁酶开始恢复,临床症状好转,烦躁精神症状减轻,食欲增加;36~48 小时开始出现红系统增生现象;网织红细胞于服药后 48~72 小时开始上升,5~7 日达高峰,以后逐渐下降,2~3 周后下降至正常;治疗 1~2 周后血红蛋白逐渐上升,1~3 周每天上升 1~3g/L,以后减慢,通常于治疗 3~4 周达到正常;如 3 周内血红蛋白上升不足 20g/L,注意寻找原因,如剂量不足、制剂不良、影响铁吸收因素存在或有继续失血。如治疗反应满意,血红蛋白恢复正常后再继续服用铁剂 6~8 周,以增加铁储存。

铁剂的副作用:口服铁剂可有恶心、呕吐、腹泻或便秘、黑便、食欲减退、胃部不适等反应。肌内注射铁剂时局部疼痛、荨麻疹,还可有发热、关节痛、头痛或局部淋巴结肿大,个别发生过敏性休克。静脉注射可发生局部静脉痉挛、静脉炎,如外溢可引起剧痛和炎症;全身反应轻者面部

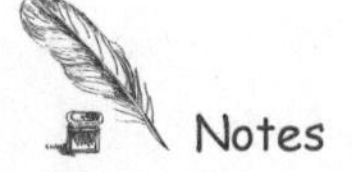

潮红、头痛、头晕，重者肌肉酸痛、发热、寒战、恶心、呕吐，严重者可气促、前胸压迫感、心动过速、出大汗，个别亦可发生过敏性休克。

（四）输红细胞

其适应证是：①贫血严重，尤其是发生心力衰竭者；②合并感染者；③急需外科手术者。贫血愈严重，每次输红细胞的量愈应少些。Hb 在 30g/L 以下者，应采用等量换血方法；Hb 在 30～60g/L 者，每次可输注浓缩红细胞 5～10ml/kg；贫血为轻～中度者，不必输血或红细胞。

二、营养性巨幼细胞贫血

营养性巨幼细胞贫血（nutritional megaloblastic anemia）是由于维生素 B_{12} 或（和）叶酸（folic acid）缺乏所致的一种大细胞性贫血。主要临床特点是贫血、神经精神症状、红细胞的胞体变大、骨髓中出巨幼红细胞、用维生素 B_{12} 或（和）叶酸治疗有效。

【病因】

1. 摄入量不足　单纯母乳喂养而未及时添加辅食、人工喂养不当及严重偏食的婴幼儿，其饮食中缺乏肉类、动物肝、肾及蔬菜，可致维生素 B_{12} 和叶酸缺乏。羊乳含叶酸量很低，单纯以羊奶喂养者，可致叶酸缺乏。

2. 需要量增加　婴儿生长发育较快，对叶酸、维生素 B_{12} 的需要量也增加，严重感染者维生素 B_{12} 的消耗量增加，需要量相应增加。

3. 吸收或代谢障碍　食物中维生素 B_{12} 必须与胃底部壁细胞分泌的糖蛋白结合成复合物才能在末端回肠黏膜吸收，进入血循环后再与转钴胺素蛋白（transcobalamin，TC）结合，运送到肝脏。慢性腹泻影响叶酸吸收，先天性叶酸代谢障碍（如小肠吸收叶酸缺陷及叶酸转运功能障碍）也可致叶酸缺乏。

【发病机制】　体内叶酸经叶酸还原酶的还原作用和维生素 B_{12} 的催化作用后变成四氢叶酸，后者是 DNA 合成过程中必需的辅酶。因此，维生素 B_{12} 或叶酸缺乏都可致四氢叶酸减少，进而引起 DNA 合成减少。幼稚红细胞内的 DNA 合成减少使其分裂和增殖时间延长，导致细胞核的发育落后于胞质（血红蛋白的合成不受影响）的发育，使红细胞的胞体变大，形成巨幼红细胞。由于红细胞生成速度慢，加之异型的红细胞在骨髓内易被破坏，进入血循环的成熟红细胞寿命也较短，这些原因造成贫血。DNA 的不足可致粒细胞核成熟障碍，胞体增大，故出现巨大幼稚粒细胞和中性粒细胞分叶过多现象，亦可使巨核细胞的核发育障碍而致核分叶过多，影响肠黏膜细胞而出现消化道症状。

脂肪代谢过程中，维生素 B_{12} 能促使甲基丙二酸转变成琥珀酸而参与三羧酸循环，后者与神经髓鞘中脂蛋白形成有关，从而保持神经纤维的功能完整性；当其缺乏时，可导致中枢和外周神经髓鞘受损，出现神经精神症状。维生素 B_{12} 缺乏还可使中性粒细胞和巨噬细胞杀灭细菌的作用减弱，使组织、血浆及尿液中甲基丙二酸堆积，后者是结核菌细胞壁成分的原料，过多时有利于结核杆菌生长，故维生素 B_{12} 缺乏者对结核杆菌易感性增高。

叶酸缺乏主要引起情感改变，偶呈深感觉障碍，其机制尚未明了。

【临床表现】　以 6 个月～2 岁多见，起病缓慢。

1. 一般表现　多呈虚胖或颜面轻度水肿，毛发纤细稀疏、黄色，严重者皮肤有出现血点或瘀斑。

2. 贫血　皮肤常呈现蜡黄色，睑结膜、口唇、指甲等处苍白，偶有轻度黄疸；疲乏无力，常伴有肝、脾肿大。

3. 精神神经症状　可出现烦躁不安、易怒等症状。维生素 B_{12} 缺乏者表现为表情呆滞、目光发直、对周围反应迟钝，嗜睡、不认亲人，少哭不笑，智力、动作发育落后甚至退步。重症病例可出现不规则性震颤，手足无意识运动，甚至抽搐、感觉异常、共济失调、踝阵挛和 Barbinski 征阳性

等。叶酸缺乏不发生神经系统症状，但可导致神经精神异常。

4. 消化系统症状 常出现较早，如厌食、恶心、呕吐、腹泻和舌炎等。

【辅助检查】

1. 血象 呈大细胞性贫血，MCV>94fl，MCH>32pg。血涂片可见红细胞大小不等，以大细胞为多，易见嗜多色性和嗜碱点彩红细胞，可见巨幼变的有核红细胞，中性粒细胞呈分叶过多现象。网织红细胞、白细胞、血小板计数常减少。

2. 骨髓象 增生明显活跃，以红细胞系增生为主，粒、红系统均出现巨幼变，表现为胞体变大、核染色质粗而松、副染色质明显。中性粒的胞质空泡形成，核分叶过多。巨核细胞的核有过度分叶现象。

3. 血清维生素 B_{12} 和叶酸测定 血清维生素 B_{12} 正常值为200～800ng/L，<100ng/L为缺乏。血清叶酸水平正常值为5～6μg/L，<3μg/L为缺乏。

4. 其他 血清乳酸脱氧酶（LDH）水平明显升高。维生素 B_{12} 缺乏者血清胆红素水平中等度升高，尿甲基丙二酸含量增高。

【诊断】 根据临床表现、血象和骨髓象可诊断为巨幼红细胞贫血。在此基础上，如精神症状明显，则考虑为维生素 B_{12} 缺乏所致。有条件时测定血清维生素 B_{12} 或叶酸水平可进一步协助确诊。

【治疗】

1. 一般治疗 注意营养，及时添加辅食；加强护理，防止感染；震颤明显不能进食者可用鼻饲数天。

2. 去除病因 纠正原发病。

3. 维生素 B_{12} 和叶酸 有精神神经症状者，应以维生素 B_{12} 治疗为主，如单用叶酸反有加重症状的可能。维生素 B_{12} 每次肌注100μg，每周2～3次，连用数周，直至临床症状好转，血象恢复正常为止；或500～1000μg一次肌注；当有神经系统受累表现时，可予每日1mg，连续肌注2周以上；由于维生素 B_{12} 吸收缺陷所致的患者，每月肌注1mg，长期应用。用维生素 B_{12} 治疗后6～72小时骨髓内巨幼红细胞可转为正常幼红细胞；精神症状2～4天后好转；网织红细胞2～4天开始增加，6～7天达高峰，2周后降至正常；精神神经症状恢复较慢。

叶酸口服剂量为5mg，每日3次，连续数周至临床症状好转、血象恢复正常为止。同时口服维生素C有助叶酸的吸收。服叶酸后1～2天食欲好转，骨髓中巨幼红细胞转为正常；2～4天网织红细胞增加，4～7天达高峰；2～6周红细胞和血红蛋白恢复正常。因使用抗叶酸代谢药物而致病者，可用甲酰四氢叶酸钙（calcleucovorin）治疗。先天性叶酸吸收障碍者，口服叶酸剂量应增至每日15～50mg才有效。

治疗初期，由于大量新生红细胞，使细胞外钾转移至细胞内，可引起低血钾，甚至发生低血钾性婴儿猝死，应预防性补钾。

4. 红细胞输注 重度贫血者可予红细胞输注。

【预防】 改善哺乳母亲的营养，婴儿应及时添加辅食，注意饮食均衡，及时治疗肠道疾病，注意合理应用抗叶酸代谢药物。

第四节 溶血性贫血

一、遗传性球形红细胞增多症

遗传性球形红细胞增多症（hereditary spherocytosis，HS）是一种红细胞膜先天性缺陷的遗传性溶血性贫血，以不同程度贫血、反复出现的黄疸、持续性脾大、球形红细胞增多及红细胞渗透

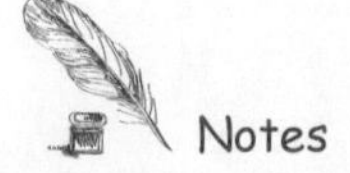

脆性增加为特征。

【病因和发病机制】 红细胞膜由双层脂质和膜蛋白组成。本病由于调控红细胞膜蛋白的基因突变造成红细胞膜缺陷所致，大多数为常染色体显性遗传，少数为常染色体隐性遗传。基因突变造成多种膜蛋白(主要是膜骨架蛋白)单独或联合缺陷，主要有：①锚蛋白(ankrin)缺乏；②带3蛋白(band 3)缺乏；③血影蛋白(spectrin)缺乏；④4.2蛋白(band4.2)缺乏。缺陷造成红细胞的病理生理改变：①红细胞膜双层脂质不稳定以出芽形式形成囊状而丢失，使红细胞表面积减少，表面积与体积比值下降，红细胞变成球形；②红细胞膜阳离子通透增加，钠和水进入胞内而钾透出胞外，为了维持红细胞内外钠离子平衡，钠泵作用加强致ATP缺乏，钙-ATP酶受抑，致细胞内钙离子浓度升高并沉积在红细胞膜上；③红细胞膜蛋白磷酸化功能下降，过氧化酶增加，与膜结合的血红蛋白增加，导致红细胞变形性下降。以上改变使红细胞膜的变形性能和柔韧性能减弱，少量水分进入胞内即易胀破而溶血，红细胞通过脾时易被破坏而溶解，发生血管外溶血。

【临床表现】 贫血、黄疸、脾大是本病三大特征，而且在慢性溶血性贫血的过程中易出现急性溶血发作。发病年龄越小，症状越重。新生儿期起病者出现急性溶血性贫血和高胆红素血症；婴儿和儿童患者贫血的程度差异较大，大多为轻至中度贫血。黄疸可见于大部分患者，多为轻度，呈间歇性。几乎所有患者有脾大，且随年龄增长而逐渐显著，溶血危象时肿大明显。肝多为轻度肿大。未行脾切除患者可并发色素性胆石症，10岁以下发生率为5%，发现胆结石最小年龄为4~5岁。长期贫血可因骨髓代偿造血而致骨骼改变，但程度一般较地中海贫血轻。偶见踝部溃疡。

在慢性病程中，可因感染、劳累或情绪紧张等因素诱发“溶血危象”：贫血和黄疸突然加重，伴有发热、寒战、呕吐，脾肿大显著并有疼痛。还可出现“再生障碍危象”：以红系造血受抑为主的骨髓造血功能暂时性抑制，出现严重贫血，可有不同程度的白细胞和血小板减少；危象与微小病毒(parvovirus)感染有关，呈自限性过程，持续数天或1~2周缓解。

【辅助检查】

1. 血常规　贫血多为轻至中度，发生危象时可呈重度；网织红细胞升高；MCV和MCH多正常，MCHC可增加；白细胞及血小板多正常。外周血涂片可见胞体小、染色深、中心浅染区消失的球形红细胞增多，是本病的特征，约占红细胞数的0.2~0.4，大多在0.10以上。少数病人球形红细胞数量少或红细胞形态改变不明显。

2. 红细胞渗透脆性试验　大多数病例红细胞渗透脆性增加，0.5%~0.75%盐水开始溶血，0.40%完全溶血。24小时孵育脆性试验则100%病例阳性。

3. 其他　溶血的证据如血清间接胆红素和游离血红蛋白增高，结合珠蛋白降低，尿中尿胆原增加。红细胞自身溶血试验阳性，加入葡萄糖或ATP可以纠正。骨髓象示红细胞系统明显增生，但有核红细胞形态无异常。酸化甘油试验阳性。采用十二磺酸钠聚丙烯酰胺凝胶电泳或放射免疫法测定膜蛋白含量有助于判断膜蛋白的缺陷。分子生物学方法可确定基因突变位点。

【诊断和鉴别诊断】 根据贫血、黄疸、脾大等临床表现，球形红细胞增多，红细胞渗透脆性增加即可作出诊断；阳性家族史更有助于确诊。对于球形红细胞数量不多者，可作孵育后红细胞渗透脆性试验和自身溶血试验，如为阳性有诊断意义。鉴别诊断的疾病种类：自身免疫性溶血性贫血，黄疸型肝炎等。

【治疗】

1. 一般治疗　注意防治感染，避免劳累和情绪紧张。适当补充叶酸。

2. 防治高胆红素血症　见于新生儿发病者(参阅新生儿黄疸节)。

3. 输注红细胞　贫血轻者无需输红细胞，重度贫血或发生溶血危象时应输红细胞。发生再生障碍危象时可输红细胞，必要时输血小板。

4. **脾切除** 脾切除对常染色体显性遗传病例有显著疗效，术后黄疸消失、贫血纠正，不再发生溶血危象和再生障碍危象，红细胞寿命延长，但不能根除先天缺陷。手术应于5岁以后进行，因过早切脾可降低机体免疫功能，易发生严重感染。若反复再生障碍危象或重度溶血性贫血致生长发育迟缓，则手术年龄可提早。为防止术后感染，应在术前1～2周注射多价肺炎球菌疫苗，术后应用长效青霉素预防治疗1年。脾切除术后血小板数于短期内升高，如 PLT>800×10^9/L，应予抗血小板凝集药物如双嘧达莫等。

二、红细胞葡萄糖-6-磷酸脱氢酶缺乏症

红细胞葡萄糖-6-磷酸脱氢酶（G-6-PD）缺乏症是一种遗传性溶血性疾病。本病分布遍及世界各地，估计全世界有2亿以上的人患有 G-6-PD 缺陷，但各地区、各民族间的发病率差异很大。高发地区为地中海沿岸国家、东印度、菲律宾、巴西和古巴等。在我国，此病主要见于长江流域及其以南各省，以四川、广东、广西、云南、福建、海南等省（自治区）的发病率较高，北方地区较为少见。

【病因】 本病是由于 G-6-PD 的基因突变所致。G-6-PD 基因定位于 X 染色体长臂2区8带（Xq28），全长约18.5kb，含13个外显子，编码515个氨基酸。男性半合子和女性纯合子均表现为 G6PD 显著缺乏；女性杂合子发病与否，取决于其 G-6-PD 缺乏的细胞数量在细胞群中所占的比例，在临床上有不同的表现度，故称为不完全显性。

迄今，G-6-PD 基因的突变已达122种以上；中国人（含海外华裔）的 G-6-PD 基因突变型即有17种，其中最常见的是 nt1376G→T（占57.6%）、nt1388G→A（占14.9%），其他突变有 nt95A→G、nt493A→G，nt1024G→T 等。同一地区的不同民族其基因突变型相似，而分布在不同地区的同一民族其基因突变型则差异很大。

【发病机制】 本病发生溶血的机制尚未完全明了，目前认为服用氧化性药物（如伯氨喹）诱发溶血的机制为：G-6-PD 是红细胞葡萄糖磷酸戊糖旁路代谢中所必需的脱氢酶，它使6-磷酸葡萄糖释出 H^+，从而使辅酶Ⅱ（NADP）还原成还原型辅酶Ⅱ（NADPH）。NADPH 是红细胞内抗氧化的重要物质，它能使红细胞内的氧化型谷胱甘肽（GSSG）还原成还原型谷胱甘肽（GSH）和维持过氧化氢酶（catalase，Cat）的活性。GSH 的主要作用是：①保护红细胞内含硫氢基（-SH）的血红蛋白、酶蛋白和膜蛋白的完整性，避免过氧化氢（H_2O_2）对含-SH 基物质的氧化；②与谷胱甘肽过氧化酶（GSHpx）共同使 H_2O_2 还原成水（H_2O）。Cat 是 H_2O_2 还原成水的还原酶。G-6-PD 缺乏时，NADPH 生成不足，GSH 和 Cat 减少，因此，当机体受到氧化物侵害时氧化作用产生的 H_2O_2 不能被及时还原成水，过多的 H_2O_2 作用于血红蛋白的-SH 基，使血红蛋白氧化成高铁血红蛋白和血红蛋白二硫化合物（Hb-SSG），导致血红蛋白变性沉淀，形成不溶的变性珠蛋白小体（Heinz body）沉积于红细胞膜上，改变了红细胞膜的电荷、形态及变形性；过多的 H_2O_2 亦作用于含-SH 基的膜蛋白和酶蛋白，膜脂质成分也发生变化。上述作用最终造成红细胞膜的氧化损伤和溶血。这种溶血过程是自限性的，因为新生红细胞的 G-6-PD 活性较高，对氧化剂药物有较强的“抵抗性”，当衰老红细胞酶活性过低而被破坏后，新生红细胞即代偿性增加，故不再发生溶血。蚕豆诱发溶血的机制未明，蚕豆浸液中含有多巴、多巴胺、蚕豆嘧啶类、异脲咪等类似氧化剂物质，可能与蚕豆病的发病有关，但很多 G-6-PD 缺乏者在进食蚕豆后并不一定发病，故认为还有其他因素参与，尚有待进一步研究。

【临床表现】 根据诱发溶血的不同原因，可分为以下5种临床类型。

（一）伯氨喹型药物性溶血性贫血

是由于服用某些具有氧化特性的药物而引起的急性溶血。此类药物包括：抗疟药（伯氨喹、氯喹等），镇痛退热药（阿司匹林、非那西汀），磺胺类药，抗菌药（硝基呋喃类、氯霉素、对氨水杨酸），砜类药（氨苯砜等），杀虫药（β萘酚、锑波芬、硝基哒唑），大剂量维生素 K，丙磺舒，二巯丙

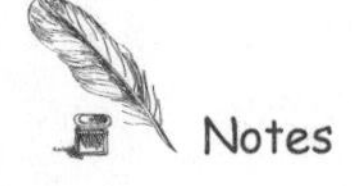

醇(BAL),中药川莲、腊梅花等。常于服药后1～3天出现急性血管内溶血。有头晕、厌食、恶心、呕吐、疲乏等症状,继而出现黄疸、血红蛋白尿,溶血严重者可出现少尿、无尿、酸中毒和急性肾衰竭。溶血过程呈自限性是本病的重要特点,轻症的溶血持续1～2天或1周左右临床症状逐渐改善而自愈。

(二)蚕豆病

常在蚕豆成熟季节流行,进食蚕豆或蚕豆制品(如粉丝)均可致病,母亲食蚕豆后哺乳可使婴儿发病。通常于进食蚕豆或其制品后24～48小时内发病,表现为急性血管内溶血,其临床表现与伯氨喹型药物性溶血相似。

(三)新生儿黄疸

感染、病理分娩、缺氧、给新生儿哺乳的母亲服用氧化剂药物、或新生儿穿戴有樟脑丸气味的衣服等均可诱发溶血,但也有不少病例无诱因可查。主要症状为苍白、黄疸,大多于出生2～4天后达高峰,半数患儿可有肝脾肿大。贫血大多数为轻度或中度。血清胆红素含量增高,重者可致胆红素脑病。

(四)感染诱发的溶血

细菌、病毒、支原体感染如沙门菌感染、细菌性肺炎、病毒性肝炎和传染性单核细胞增多症、肺炎支原体等均可诱发G-6-PD缺乏者发生溶血,一般于感染后几天之内突然发生溶血,溶血程度大多较轻,黄疸多不显著。

(五)先天性非球形细胞性溶血性贫血(CNSHA)

患者常于婴儿期发病,无诱因情况下出现慢性溶血性贫血,表现为贫血、黄疸、脾大;可因感染或服药而诱发急性溶血。

【辅助检查】

(一)红细胞G-6-PD缺乏的筛选试验

1. **高铁血红蛋白还原试验**　正常还原率>0.75(脐血>0.78);中间型为0.74～0.31(脐血0.77～0.41);显著缺乏者<0.30(脐血<0.40)。

2. **荧光斑点试验**　NADPH在波长340nm紫外线激发下可见荧光;缺乏G-6-PD的红细胞因NADPH减少,故荧光减弱或不发生荧光。正常10分钟内出现荧光;中间型者10～30分钟出现荧光;严重缺乏者30分钟仍不出现荧光。本试验敏感性和特异性均较高。

3. **硝基四氮唑蓝(NBT)纸片法**　正常滤纸片呈紫蓝色,中间型呈淡蓝色,显著缺乏者呈红色。

(二)红细胞G-6-PD活性测定

这是特异性的直接诊断方法,正常值随测定方法而不同:①世界卫生组织(WHO)推荐的Zinkham法为(12.1±2.09)IU/gHb;②国际血液学标准化委员会(SICSH)推荐的Clock与Mclean法为(8.34±1.59)IU/gHb;③NBT定量法为13.1～30.0BNT单位。近年开展G-6-PD/6-PGD比值测定,可进一步提高杂合子检出率:正常值1.0～1.67(脐血1.1～2.3)。

(三)变性珠蛋白小体生成试验

在溶血时阳性细胞>0.05;溶血停止时呈阴性。不稳定血红蛋白病患者此试验亦可为阳性。

【诊断】　阳性家族史或过去病史均有助于临床诊断。病史中有急性溶血特征,并有食蚕豆或服药物史,或新生儿黄疸,或自幼即出现原因未明的慢性溶血者,均应考虑本病。结合实验室检查即可确诊。

【治疗】　对急性溶血者,应去除诱因。在溶血期应供给足够水分,注意纠正电解质失衡,口服碳酸氢钠,使尿液保持碱性,以防止血红蛋白在肾小球管内沉积。贫血较轻者不需要输红细胞,去除诱因后溶血大多于1周内自行停止;贫血较重时,可输给G-6-PD正常的红细胞1～2次。应密切注意肾功能,如出现肾衰竭,应及时采取有效措施。

新生儿黄疸可用蓝光治疗，个别严重者应考虑换血疗法，以防止胆红素脑病的发生。

【预防】 在G-6-PD缺陷高发地区，应进行群体G-6-PD缺乏症的普查；已知为G-6-PD缺乏者，应避免进食蚕豆及其制品，忌服有氧化作用的药物，并加强对各种感染的预防。

三、地中海贫血

地中海贫血亦称珠蛋白生成障碍性贫血、海洋性贫血(thalassemia)，是一组遗传性溶血性贫血。其共同特点是由于珠蛋白基因的缺陷使血红蛋白中的珠蛋白肽链有一种或几种合成减少或不能合成，导致血红蛋白的组成成分改变。本组疾病的临床症状轻重不一，重型和中间型者大多表现为慢性进行性溶血性贫血。

本病在国外以地中海沿岸国家和东南亚各国多见，我国长江以南各省均有报道，以广东、广西、海南、四川等省发病率较高，在北方较为少见。

【病因和发病机制】 正常人血红蛋白(Hb)中的珠蛋白含四种肽链，即α、β、γ和δ。根据珠蛋白肽链组合的不同形成三种血红蛋白，即HbA($\alpha_2\beta_2$)，HbA_2($\alpha_2\delta_2$)和HbF($\alpha_2\gamma_2$)。当遗传缺陷时，珠蛋白基因功能障碍，珠蛋白肽链合成障碍，从而出现慢性溶血性贫血。根据肽链合成障碍的不同，分别称为α、β、δβ和δ等地中海贫血。其中以α和β地中海贫血较常见。

1. β地中海贫血　人类β珠蛋白基因簇位于第11号染色体短臂1区2节(11p1.2)。β地中海贫血(简称β地贫)的病因主要是由于该基因的点突变，少数为基因缺失。基因缺失和有些点突变可致β链的生成完全受抑制，称为β^0地贫；有些点突变或缺失使β链的生成部分受抑制，则称为β^+地贫。染色体上的两个等位基因突变点相同者称为纯合子；同源染色体上只有一个突变点者称为杂合子；等位基因的突变点不同者称为双重杂合子。

重型β地贫是纯合子或双重杂合子状态。因β链生成完全或明显受到抑制，以致含有β链的HbA合成减少或消失，而多余的α链与γ链结合而成为HbF($\alpha_2\gamma_2$)，使HbF明显增加。由于HbF的氧亲合力高，致患者组织缺氧。过剩的α链沉积于幼红细胞和红细胞中，形成α链包涵体附着于红细胞膜上而使其变僵硬，在骨髓内大多被破坏而导致"无效造血"。部分含有包涵体的红细胞虽能成熟并被释放至外周血，但当它们通过微循环时就容易被破坏；这种包涵体还影响红细胞膜的通透性，从而导致红细胞的寿命缩短。所以，患儿在临床上呈慢性溶血性贫血。贫血和缺氧刺激红细胞生成素的分泌量增加，促使骨髓增加造血，因而引起骨骼的改变。贫血使肠道对铁的吸收增加，加上在治疗过程中的反复输血，使铁在组织中大量贮存，导致含铁血黄素沉着症。

轻型β地贫是杂合子状态，β链的合成仅轻度减少，故其病理生理改变极轻微。中间型β地贫是双重杂合子和某些地贫变异型的纯合子或双重杂合子状态，其病理生理改变介于重型和轻型之间。

2. α地中海贫血　人类α珠蛋白基因簇位于第16号染色体短臂末端(16p13.3)。每条染色体各有2个α珠蛋白基因，一对染色体共有4个α珠蛋白基因。大多数α地中海贫血(简称α地贫)是由于α珠蛋白基因的缺失所致，少数由基因点突变造成。若仅是一条染色体上的一个α基因缺失或缺陷，则α链的合成部分受抑制，称为α^+地贫；若每一条染色体上的2个α基因均缺失或缺陷，则无α链合成，称为α^0地贫。

重型α地贫是α^0地贫的纯合子状态，其4个α珠蛋白基因均缺失或缺陷，以致完全无α链生成，因而含有α链的HbA、HbA2和HbF的合成均减少。患者在胎儿期即发生大量γ链合成γ4(Hb Bart's)。Hb Bart对氧的亲合力极高，造成组织缺氧而引起胎儿水肿综合征。中间型α地贫是α^0和α^+地贫的双重杂合子状态，是由3个α珠蛋白基因缺失或缺陷所造成，患者仅能合成少量α链，其多余的β链即合成HbH(β4)。HbH对氧亲合力较高，又是一种不稳定血红蛋白，容易在红细胞内变性沉淀而形成包涵体，造成红细胞膜僵硬而使红细胞寿命缩短。

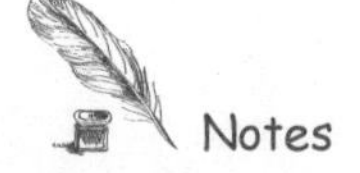

轻型 α 地贫是 α^+ 地贫纯合子或 α^0 地贫杂合子状态，它仅有 2 个 α 珠蛋白基因缺失或缺陷，故有相当数量的 α 链合成，病理生理改变轻微。静止型 α 地贫是 α^+ 地贫杂合子状态，它仅有一个 α 基因缺失或缺陷，α 链的合成略为减少，病理生理改变非常轻微。

【临床表现和实验室检查】

（一）β 地中海贫血

根据病情轻重的不同，分为以下 3 型。

1. 重型　又称 Cooley 贫血。患儿出生时无症状，至 3 ~ 12 个月开始发病，呈慢性进行性贫血，面色苍白，肝脾肿大，发育不良，常有轻度黄疸，症状随年龄增长而日益明显。常需每 4 周左右输红细胞以纠正严重贫血。若长期中度或以上贫血者，由于骨髓代偿性增生将导致骨骼变大、髓腔增宽，先发生于掌骨，以后为长骨和肋骨；1 岁后颅骨改变明显，表现为头颅变大、额部隆起、颧高、鼻梁塌陷，两眼距增宽，形成地中海贫血特殊面容。患儿常并发支气管炎或肺炎。本病如不输红细胞以纠正严重贫血，多于 5 岁前死亡。若只纠正贫血，不进行铁螯合治疗，易并发含铁血黄素沉着症：过多的铁沉着于心肌和其他脏器如肝、胰腺、脑垂体等而引起该脏器损害，其中最严重的是心力衰竭，它是贫血和铁沉着造成心肌损害的结果，是导致患儿死亡的重要原因之一。

实验室检查：外周血象呈小细胞低色素性贫血，红细胞大小不等，中央浅染区扩大，出现异形、靶形、碎片红细胞和有核红细胞、点彩红细胞、嗜多染性红细胞、豪-周小体等；网织红细胞正常或增高。骨髓象呈红细胞系统增生明显活跃，以中、晚幼红细胞占多数，成熟红细胞改变与外周血相同。红细胞渗透脆性明显减低。HbF 含量明显增高，大多>0.40，这是诊断重型 β 地贫的重要依据。颅骨 X 线片可见颅骨内外板变薄，板障增宽，在骨皮质间出现垂直短发样骨刺。

2. 轻型　患者无症状或轻度贫血，脾不大或轻度肿大。病程经过良好，能存活至老年。本病易被忽略，多在重型患者家族调查时被发现。

实验室检查：成熟红细胞有轻度形态改变，红细胞渗透脆性正常或减低，血红蛋白电泳显示 HbA_2 含量增高（0.035 ~ 0.060），这是本型的特点。HbF 含量正常。

3. 中间型　多于幼童期出现症状，其临床表现介于轻型和重型之间，中度贫血，脾轻或中度肿大，黄疸可有可无，骨骼改变较轻。

实验室检查：外周血象和骨髓象的改变如重型，红细胞渗透脆性减低，HbF 含量约为 0.40 ~ 0.80，HbA_2 含量正常或增高。

（二）α 地中海贫血

1. 静止型　患者无症状。红细胞形态正常，出生时脐带血中 Hb Bart 含量为 0.01 ~ 0.02，但 3 个月后即消失。

2. 轻型　患者无症状。红细胞形态有轻度改变，如大小不等、中央浅染、异形等；红细胞渗透脆性降低；变性珠蛋白小体阳性；HbA_2 和 HbF 含量正常或稍低。患儿脐血 Hb Bart's 含量为 0.034 ~ 0.140，于生后 6 个月时完全消失。

3. 中间型　又称血红蛋白 H 病。患儿出生时无明显症状；婴儿期以后逐渐出现贫血、疲乏无力、肝脾肿大、轻度黄疸；年龄较大患者可出现类似重型 β 地贫的特殊面容。合并呼吸道感染或服用氧化性药物、抗疟药物等可诱发急性溶血而加重贫血，甚至发生溶血危象。

实验室检查：外周血象和骨髓象的改变类似重型 β 地贫；红细胞渗透脆性减低；变性珠蛋白小体阳性；HbA_2 及 HbF 含量正常。出生时血液中含有约 0.25 Hb Bart's 及少量 HbH；随年龄增长，HbH 逐渐取代 Hb Bart，其含量约为 0.024 ~ 0.44。包涵体生成试验阳性。

4. 重型　又称 Hb Bart 胎儿水肿综合征。胎儿常于 30 ~ 40 周时流产、死胎或娩出后半小时内死亡，胎儿呈重度贫血、黄疸、水肿、肝脾肿大、腹水、胸水。胎盘巨大且质脆。

实验室检查：外周血成熟红细胞形态改变如重型 β 地贫，有核红细胞和网织红细胞明显增

Notes 

高。血红蛋白中几乎全是 Hb Bart 或同时有少量 HbH,无 HbA、HbA_2 和 HbF。

【诊断与鉴别诊断】 根据临床特点和实验室检查,结合阳性家族史,一般可作出诊断。有条件时,可作基因诊断。本病须与下列疾病鉴别。

1. 缺铁性贫血 轻型地中海贫血的临床表现和红细胞的形态改变与缺铁性贫血有相似之处,故易被误诊。但缺铁性贫血常有缺铁诱因,血清铁蛋白含量减低,骨髓外铁粒幼红细胞减少,红细胞游离原卟啉升高,铁剂治疗有效等可资鉴别。对可疑病例可借助于血红蛋白碱变性试验和血红蛋白电泳。

2. 遗传性球形细胞增多症 见本节遗传性球形细胞增多症。

3. 传染性肝炎或肝硬化 因 HbH 病贫血较轻,还伴有肝脾肿大、黄疸,少数病例还可有肝功能损害,故易被误诊为黄疸型肝炎或肝硬化。但通过病史询问、家族调查以及红细胞形态观察、血红蛋白电泳检查即可鉴别。

【治疗】 轻型地贫无需特殊治疗。中间型和重型地贫应采取下列一种或数种方法给予治疗。

1. 一般治疗 注意休息和营养,积极预防感染。适当补充叶酸和维生素 E。

2. 输血和去铁治疗 此法在目前仍是重要治疗方法之一。

(1) 红细胞输注:少量输注法仅适用于中间型 α 和 β 地贫,不主张用于重型 β 地贫。对于重型 β 地贫应从早期开始给予适量的红细胞输注,以使患儿生长发育接近正常和防止骨骼病变。其方法是:先 2 ~4 周内分次输注浓缩红细胞,使患儿血红蛋白含量达 120g/L 左右;然后每隔 4 ~5 周输注浓缩红细胞 10 ~15ml/kg,使血红蛋白含量维持在 90 ~140g/L。但本法容易导致含铁血黄素沉着症,故应同时给予铁螯合剂治疗。

(2) 铁螯合剂:除铁治疗是改善重型地中海贫血患者生存质量和延长寿命的主要措施。目前临床上使用的药物有去铁胺(deferoxamine)、去铁酮(deferiprone)和去铁斯若(deferasirox)。通常在规则输注红细胞 1 年或 10 ~20 单位后进行铁负荷评估,如有铁过载(SF>1000μg/L),则开始应用铁螯合剂。去铁胺每日 25 ~40mg/kg,每晚 1 次连续皮下注射 12 小时,或加入等渗葡萄糖液中静滴 8 ~12 小时;每周 5 ~7 天,长期应用。去铁胺副作用不大,偶见过敏反应,长期使用偶可致白内障和长骨发育障碍,剂量过大可引起视力和听觉减退。维生素 C 与去铁胺联合应用可加强其从尿中排铁的作用,剂量为 200mg/日。

去铁酮(deferiprone,L1)是一种二齿状突起的口服活性铁螯合剂,适用于 6 岁以上的儿童。剂量为每日 75mg/kg,分三次服。主要副作用有:关节痛、一过性 ALT 升高、中性粒细胞减少或缺乏,少见的有胃肠道反应和锌缺乏。服药期间定期检测外周血常规。若出现粒细胞减少症应暂停使用,若出现粒细胞缺乏症则应禁用。去铁斯若为一种新型的三价铁螯合剂。适用于 2 岁以上的儿童,每日一次,20 ~30mg/(kg·d)餐前口服。口服去铁斯若应注意定期检查肾功能,肾功能不全时应慎用。

对于单药去铁疗效不佳的患儿,可两种药物联合应用。目前,临床有循证医学证据的两药联合方案是去铁胺与去铁酮的联合。

3. 脾切除 脾切除对血红蛋白 H 病和中间型 β 地贫的疗效较好,对重型 β 地贫效果差。脾切除应在 5 ~6 岁以后施行并严格掌握适应证。

4. 造血干细胞移植 异基因造血干细胞移植是目前能根治重型 β 地贫的方法。如有 HLA 相配的造血干细胞供者,应作为治疗重型 β 地贫的首选方法。

5. 基因活化治疗 仅适用于 β 地贫。应用化学药物可增加 γ 基因表达或减少 α 基因表达,以改善 β 地贫的症状,已用于临床的药物有羟基脲、5-氮杂胞苷(5-AZC)、阿糖胞苷、白消安、异烟肼等,目前正在探索之中。

【预防】 开展人群普查和遗传咨询、作好婚前指导以避免地贫基因携带者之间联姻,对预

防本病有重要意义。采用基因分析法进行产前诊断，可在妊娠早期对重型β和α地贫胎儿作出诊断并及时中止妊娠，以避免胎儿水肿综合征的发生和重型β地贫患者出生，是目前预防本病行之有效的方法。

（方建培）

第五节　再生障碍性贫血

再生障碍性贫血（aplastic anemia，AA，简称再障）是一种由多种原因引起的骨髓衰竭综合征，临床上常表现为二系或全血细胞减少而肝、脾、淋巴结不肿大为特征。再障可分为先天性和获得性两大类。先天性再障主要包括范科尼贫血（Fanconi anemia，FA）、先天性角化不良（dyskeratosis congenita，DC）、Shwachman-Diamond 综合征（SDS）、Diamond-Blackfan 贫血（DBA）和先天性无巨核细胞性血小板减少症（congenital amegakaryocytic thrombocytopenia，CAMT）等。有明确病因如药物、放射损伤、病毒感染等所致的再障称为继发性获得性再障；无明确致病因素者称为特发性获得性再障。

【病因】

（一）特发性再障原因不明

（二）遗传性

1. 遗传因素　如 Fanconi 贫血，先天性纯红再障、DC 和 CAMT 等。

2. 其他　如阵发性睡眠性血红蛋白尿（proxysmal nocturnal hemoglobinuria，PNH），主要由血细胞膜 CD55、CD59 先天缺陷所致。

（三）继发性

1. 药物及化学因素　已有几十种药物引起再障的报告，其中以氯霉素诱发最多见。药物引起再障机制可能是由于：①毒性反应，这与剂量大小有关，多数可逆；②个体特敏性，其与药物剂量无相关性，常不可逆。接触化学因素如苯、油漆、汽油、农药等也与再障发生有关。

2. 物理因素　如各种电离辐射。

3. 感染因素　包括与细菌（如伤寒）、病毒（如肝炎病毒、EBV、CMV、B19 病毒等）、寄生虫（如疟原虫）等急、慢性感染有关。

【发病机制】

（一）多能造血干细胞缺乏或缺陷

患儿 $CD34^+$ 细胞数量明显减少，造血干细胞增殖能力下降。再障患儿的造血干细胞对造血生长因子（HGFs）反应性降低。部分患者端粒酶活性明显降低。

（二）造血微环境缺陷

造血微环境包括骨髓的微循环和基质。正常骨髓微环境是维持正常造血的必要条件。基质细胞可分泌许多细胞生长因子，如干细胞因子（SCF）、Flt3、IL-3、IL-11 等，它们具有刺激造血细胞增殖、分化等功能。再障患儿可能存在造血微环境的缺陷。

（三）免疫紊乱

细胞免疫紊乱导致造血细胞增殖调节异常。实验资料提示为数不少的再障病人常有抑制性/细胞毒性 T（$CD3^+$、$CD8^+$）淋巴细胞增多，辅助性 T（$CD3^+$、$CD4^+$）淋巴细胞减少，特别是调节性 T 细胞（Treg，$CD3^+$，$CD4^+$，$CD25^+$，$FoxP3^+$，$CD127^-$）显著减少，$CD4^+/CD8^+$ 比值倒置。

【临床表现、分型和诊断标准】　本病主要以进行性贫血、皮肤黏膜及（或）内脏出血和反复感染为特点，而多无肝、脾及淋巴结肿大为特征。

符合上述再障诊断标准者，根据骨髓病理及外周血细胞计数分型如下：

1. 重型再障（severe aplastic anemia，SAA）

（1）骨髓有核细胞增生程度25%～50%，残余造血细胞少于30%或有核细胞增生程度低于25%。

（2）外周血象至少符合以下三项中的两项：①中性粒细胞绝对值$<0.5\times10^9/L$；②血小板计数$<20\times10^9/L$；③网织红细胞绝对值$<20\times10^9/L$。

2. 极重型再障（very severe aplastic anemia，VSAA） 除满足SAA条件外，中性粒细胞绝对值$<0.2\times10^9/L$。

3. 非重型再障（non-severe aplastic anemia，NSAA） 未达到SAA和VSAA诊断标准者。

【实验室检查】

1. 血象 外周血三系细胞减少，通常为大细胞性正色素性贫血。网织红细胞<1%；白细胞总数大多降低，特别是中性粒细胞大多低于正常，常出现淋巴细胞相对值增高，血小板计数必定低于正常。

2. 骨髓象 急性型者为增生低下或重度低下，慢性型者多呈增生不良，可见灶性增生。巨核细胞明显减少，非造血细胞增多，骨髓小粒中淋巴细胞加非造血细胞常>50%。可见骨髓内网状细胞、组织嗜碱细胞、淋巴细胞明显增多。

3. 血清EPO水平明显增加。

4. $CD8^+$ T淋巴细胞升高，$CD4^+/CD8^+$比值倒置，Treg细胞大多降低。

5. 造血干/祖细胞培养CFU-GM、CFU-E、BFU-E均减少。

【诊断标准】

1. 临床表现 主要表现为血细胞减少的相应临床表现，如贫血、出血、感染。一般无肝、脾、淋巴结肿大。

2. 实验室检查

（1）血常规检查：红细胞、粒细胞和血小板减少，至少符合以下三项中的两项：①血红蛋白$<100g/L$；②血小板$<100\times10^9/L$；③中性粒细胞绝对值$<1.5\times10^9/L$（如为两系减少则必需包含血小板减少）。

（2）骨髓穿刺检查：骨髓有核细胞增生程度减低，骨髓小粒造血细胞减少，非造血细胞（淋巴细胞、网状细胞、浆细胞、肥大细胞等）比例增高；巨核细胞明显减少或缺如，红系、粒系可明显减少。

（3）骨髓活检：骨髓有核细胞增生减低，巨核细胞减少或缺如，造血组织减少，脂肪和（或）非造血细胞增多，无纤维组织增生，网状纤维染色阴性，无异常细胞浸润。如骨髓活检困难可行骨髓凝块（bone marrow clot）病理检查。

3. 除外可致全血细胞减少的其他疾病。

【鉴别诊断】 再障须与白血病、骨髓增生异常综合征、骨髓纤维化、PNH、严重缺铁性贫血、巨幼细胞性贫血、脾功能亢进、骨髓转移瘤、噬血细胞综合征、恶性组织细胞病、恶性淋巴瘤等鉴别。鉴别的主要依据为骨髓涂片、骨髓活检及相应的细胞和分子生物学检查结果。

【治疗】 由于再障的发病原因与发病机制复杂，且目前对各种类型再障的病因尚未完全阐明，因此，再障的治疗主要采用国际和国内的诊疗指南或建议结合临床经验进行。先天性或遗传性再障根据严重程度采取合适的治疗方法，轻型者可以单纯对症治疗即可，中、重型者在进行必要的对症治疗的同时，及时进行造血干细胞移植治疗以达到根治的目的。

（一）急性再障（重型再障）的治疗

1. 去除病因 对一切可疑的致病因素，均应立即停止接触、应用。

2. 防治感染 急性再障预后凶险，病死率可高达80%以上，死亡的主要原因之一是严重感染。病人应隔离保护，输注新鲜血浆、丙种球蛋白等，以增加患儿对感染的抵抗力。一旦出现感染，应及早使用强力有效的抗生素。

3. 防止出血　颅内出血或其他脏器严重出血是本病致死的另一重要原因。当血小板计数下降至 20×10^9/L 时，出血的机会则大大增加，应积极输注足量的血小板或新鲜全血。

4. 纠正贫血　当血红蛋白≤70g/L，应输注红细胞悬液。但如病情进展迅速，血红蛋白<40g/L 时，有可能出现贫血性心功能衰竭和组织缺氧的表现，应紧急输血，但输血速度宜缓慢，以防促进心功能衰竭。

5. 免疫抑制剂治疗

（1）抗胸腺细胞球蛋白（anti-thymus globulin，ATG）或抗淋巴细胞球蛋白（anti-lymphocyte globulin，ALG）。

（2）环孢素 A（cyclosporin A，CsA）。

（3）大剂量甲泼尼龙。

（4）大剂量丙种球蛋白。

6. 异基因造血干细胞移植　适用于重型再障，病程早期进行移植成活率极高。移植物采用 CMV 阴性的骨髓或 G-CSF 动员的外周血干细胞或脐带血。只要患儿无严重器官功能障碍或难治的感染存在时，应尽早（确诊后 2～3 周）进行移植。同胞全相合供者首选，如无同胞相合供者，则应选用 ATG+CsA 免疫抑制治疗，无效者，可选用异基因骨髓或外周血造血干细胞移植，治愈率可达 65%～85%。

（二）慢性非重型再障的治疗

慢性非重型再障的发病机制以造血微循环的缺陷为主，其中一部分发展成重型再障（SAA-Ⅱ型），则与免疫紊乱抑制造血功能有关。

1. 雄性激素　如司坦唑醇片等。

2. 促进造血功能的细胞因子　如重组人粒-巨噬细胞集落刺激因子（rhGM-CSF）及粒细胞集落刺激因子（G-CSF）等。

3. 中药　中西医结合可提高疗效。

【预后】　一般年幼者，无出血感染等症，中性粒细胞>0.5×10^9/L，血小板数>20×10^9/L，骨髓增生型预后较佳。急性再障预后较差，如未能得到有效治疗者，绝大多数一年内死亡，有的甚至 2～3 个月内夭亡。慢性再障经过治疗后大多数能长期存活，约 1/3 治愈或缓解，1/3 明显进步，1/3 仍迁延不愈，少数患者死亡。死亡原因有脑出血或败血症，有的合并继发性含铁血黄素沉着症，死于肝脏功能衰竭、心力衰竭或糖尿病。

（汤永民）

第六节　出血性疾病

一、免疫性血小板减少症

免疫性血小板减少症（immune thrombocytopenic，ITP）是小儿最常见的出血性疾病，约占小儿出血性疾病的 25%～30%。

【病因与发病机制】　ITP 是一种异质性自身免疫性疾病，其发病机制包括体液免疫和细胞免疫紊乱，不同的 ITP 患者可能涉及不同的发病机制。ITP 发病机制主要以自身抗体介导的破坏性血小板减少为特征，常常与病毒感染和疫苗接种密切相关。病毒感染后使机体产生相应的抗体，这类抗体可与血小板膜发生交叉反应，使血小板受到损伤而被单核-巨噬细胞系统所清除。病毒感染后，体内形成的抗原-抗体复合物也可附着于血小板表面，使血小板易被单核-巨噬细胞系统吞噬和破坏，使血小板的寿命缩短，导致血小板减少。

【临床表现】　ITP 患儿于发病前 1～3 周常有隐性或急性病毒感染史，如上呼吸道感染、流

行性腮腺炎、水痘、风疹、麻疹、传染性单核细胞增多症等,亦偶见于免疫接种后。起病急骤,可伴发热、畏寒、怕冷,突然发生不同程度的皮肤黏膜出血。ITP 出血的特点是皮肤、黏膜散在性针状皮肤出血点、瘀点或瘀斑,四肢较多;有些患儿以大量鼻出血(约占 20% ~30%)或齿龈出血为主诉。呕血或黑便常为口鼻出血时咽下所致,发生真正胃肠道大出血者并不多见。球结膜下出血也是常见症状。偶见肉眼血尿。大约 80% ~90% 的患儿于发病后 1 ~6 个月内痊愈,10% ~20% 的患儿呈慢性病程。约 1% 患儿发生颅内出血,成为 ITP 致死的主要原因。

【实验室检查】

1. **血常规** 外周血中最主要改变是血小板减少至 $100×10^9/L$ 以下,出血轻重与血小板高低成正比,血小板<$50×10^9/L$ 时可见自发出血,<$20×10^9/L$ 时出血明显,<$10×10^9/L$ 时出血严重。其余两系基本正常,如有大量出血,如严重鼻出血、消化道出血等可合并失血性贫血。

2. **骨髓涂片** 主要表现为巨核细胞成熟障碍。原巨核细胞和幼稚巨核细胞百分比正常或稍高;成熟未释放血小板的巨核细胞显著增加,可达 80%;而成熟释放血小板的巨核细胞极少见。

3. **血小板抗体检查** 主要是血小板表面 IgG(PA IgG)增高,阳性率为 66% ~100%。若同时检测抗血小板抗体(PAIgG、PAIgM、PAIgA),阳性率提高。

4. **其他** 出血时间延长,凝血时间正常,血块收缩不良。血清凝血酶原消耗不良,束臂试验阳性,慢性 ITP 患者血小板黏附和聚集功能异常。

【诊断与鉴别诊断】 临床以出血为主要症状,无明显肝、脾及淋巴结肿大,血小板计数<$100×10^9/L$,骨髓中巨核细胞分类以成熟未释放血小板的巨核细胞为主,巨核细胞总数增加或正常,并排除其他引起血小板减少的疾病即可诊断。

1. **ITP 诊断分型** ①新诊断的 ITP:指确诊后 3 个月以内的 ITP 患者。②持续性 ITP:指确诊后 3 ~12 个月血小板持续减少的 ITP 患者。包括没有自发缓解的患者或停止治疗后不能维持完全缓解的患者。③慢性 ITP:指血小板减少持续超过 12 个月的 ITP 患者。④重症 ITP:指 PLT<$10×10^9/L$,且就诊时存在需要治疗的出血症状或常规治疗中发生新的出血症状,且需要采用其他升高血小板药物治疗或增加现有治疗的药物剂量。

2. **应特别注意与下列疾病相鉴别** ①骨髓异常细胞浸润性疾病如白血病或其他异常细胞浸润等引起的血小板减少。②与再生不良性血小板减少性疾病相鉴别,如再生障碍性贫血。③过敏性紫癜。④Evans 综合征。⑤继发性血小板减少:细菌感染、病毒感染、化学药物、脾功能亢进、系统性红斑狼疮等。

【治疗】 儿童 ITP 多数为自限性病程,治疗更多地取决于出血的症状,而非血小板计数。当血小板计数≥$20×10^9/L$,无活动性出血表现,可先观察随访,不予治疗。在此期间,必须动态观察血小板计数的变化;如有感染需抗感染治疗。

1. **一般疗法** ①适当限制活动,避免外伤;②有或疑有细菌感染者,酌情使用抗感染治疗;③避免应用影响血小板功能的药物,如阿司匹林等;④暂时停止预防接种。

2. **ITP 的一线治疗** 血小板计数<$20×10^9/L$ 和(或)伴活动性出血,可考虑使用以下治疗,一般无需血小板输注。

(1) 肾上腺糖皮质激素:常用泼尼松剂量从 1.5 ~2mg/(kg · d)开始(最大不超过 60mg/d),分次口服,血小板计数≥$100×10^9/L$ 后稳定 1 ~2 周,逐渐减量直至停药,一般疗程 4 ~6 周。也可用等效剂量的其他糖皮质激素制剂代替。糖皮质激素治疗 4 周,仍无反应,说明治疗无效,应迅速减量至停用。应用时注意监测血压、血糖的变化及胃肠道反应,防治感染。

(2) 静脉输注免疫球蛋白(IVIg)治疗:伴有明显出血倾向时可考虑应用,常用剂量 400mg/(kg · d)×3 ~5 天;或 0.8g ~1.0g/(kg · d),用 1 天或连用 2 天,必要时可以重复。

3. **ITP 的二线治疗** 对一线治疗无效病例需对诊断再评估,进一步除外其他疾病。然后根

据病情酌情应用二线治疗。

(1) 药物治疗:如大剂量激素、抗 CD20 单克隆抗体(Rituximab,利妥昔单抗)、促血小板生成剂重组人血小板生成素(TPO),免疫抑制剂治疗儿童 ITP 的疗效不肯定,毒副作用较多,应慎重选择且密切观察。

(2) 脾切除术:鉴于儿童患者的特殊性,应严格掌握适应证,尽可能地推迟切脾时间。在脾切除前,必须对 ITP 的诊断重新评价,骨髓巨核细胞数量增多者方可考虑脾切除术。脾切除指征可参考以下指标:①经以上正规治疗,仍有危及生命的严重出血或急需外科手术者;②病程>1年,年龄>5 岁,且有反复严重出血,药物治疗无效或依赖大剂量糖皮质激素维持(>30mg/d);③病程>3 年,血小板计数持续<30×10^9/L,有活动性出血,年龄>10 岁,药物治疗无效者;④有使用糖皮质激素的禁忌证。

(3) ITP 的紧急治疗:若发生危及生命的出血,如颅内出血,应积极输注浓缩血小板制剂以达迅速止血的目的。同时选用甲泼尼龙冲击治疗 10mg~30mg/(kg·d)共用 3 天,和(或)静脉输注丙种球蛋白 1g/(kg·d)连用 2 天,以保证输注的血小板不被过早破坏。

【预后】 儿童 ITP 预后良好,80%~90% 的病例在 12 个月内血小板计数恢复正常,10%~20% 发展为慢性 ITP,约 30% 的慢性 ITP 患儿仍可在确诊后数月或数年自行恢复。尽管大多数病人在病程中出现血小板计数明显降低,但是发生严重出血的比例很低,颅内出血的发病率约为 0.1%~0.5%。约 3% 的儿童慢性 ITP 为自身免疫性疾病的前驱症状,经数月或数年发展为系统性红斑狼疮、类风湿病或 Evans 综合征等。

二、血 友 病

血友病(hemophilia)是一组遗传性出血性疾病,为 X 性联隐性遗传。临床分为血友病 A(凝血因子Ⅷ缺陷症)和血友病 B(凝血因子Ⅸ缺陷症)两型。大规模的流行病学调查显示血友病的发病率为 15~20/10 万人口,无明显地区和种族差异。

【病因和发病机制】 血友病 A 是因子Ⅷ的促凝成分(Ⅷ:C)减少或缺乏所致的遗传性出血性疾病。在循环血液中,Ⅷ与 Von Willebrand 因子(vWF)以复合物的形式存在,后者起载体作用,能防止Ⅷ过早降解。Ⅷ:C 的基因位于 X 染色体长臂的第二区末端(Xq28),vWF 的基因位于第 12 染色体短臂。Ⅷ:C 仅占复合物的 1%,为水溶性,80% 由肝脏合成,余 20% 由脾、肾和单核-巨噬细胞等合成,其活性易被破坏,在 37℃储存 24 小时后可丧失 50%。典型的血友病 A 属伴性隐性遗传,受累男性发病,女性纯合子及部分杂合子可发病。血友病 B 是因子Ⅸ缺乏所致的遗传性出血性疾病。因子Ⅸ基因定位于 X 染色体长臂 27 区(Xq27.3),是一种由肝脏合成的糖蛋白,合成过程需要维生素 K 参与。

【临床表现】 临床特征为关节、肌肉、内脏和深部组织自发性或轻微外伤后出血难止,常在儿童期随着活动增加而出现临床出血表现。其严重程度与因子Ⅷ或因子Ⅸ活性水平相关。根据因子Ⅷ:C 或因子Ⅸ:C 活性水平的高低,将血友病 A 或血友病 B 分为:重型(<1%)、中型(1%~5%)、轻型(5%~25%)及亚临床型(25%~45%)4 种临床类型。重型多在 1 岁前出现自发性出血,出血部位多且严重,反复关节内或深部组织(肌肉、内脏)出血,关节畸形多见。中间型一般在 1~2 岁时发病,创伤后可引起大出血,关节、肌肉出血多见,但反复发作次数少,很少在未成年前出现关节畸形,自发性出血少见。轻型多在 2 岁后发病,轻微损伤或手术后有出血不止,无自发性出血及关节出血。亚临床型仅在严重创伤、大手术后出血不止才发现本病,容易漏诊。

【实验室检查】

1. 筛选试验 内源途径凝血试验(部分凝血活酶时间,APTT)、外源途径凝血试验(凝血酶原时间,PT)、纤维蛋白原(Fg)或凝血酶时间(TT)、出血时间、血小板计数、血小板聚集试验等。

以上试验除 APTT 外,其他均正常。

2. 确诊试验 因子Ⅷ活性(FⅧ:C)测定和因子Ⅸ活性(FIX:C)测定可以确诊血友病 A 和血友病 B。

3. 基因诊断试验 主要用于携带者检测和产前诊断。

【诊断和鉴别诊断】 本病是 X 连锁隐性遗传性出血性疾病,为单种凝血因子缺乏,绝大多数患儿是男性,女性罕见,通过详细询问出血病史、家族史(如果无家族史也不能除外)、上述临床表现和实验室检查可以明确诊断;如父亲是血友病患者或兄弟中有血友病患者,则注意女性携带者的诊断。在血友病的诊断中实验室检查至关重要。血友病应与以下疾病相鉴别:

1. 血管性血友病(vWD) vWD 是常染色体显性遗传性疾病,患者常见的临床症状是皮肤和黏膜出血,如鼻出血,手术或拔牙后出血难止以及青春期女性患儿月经过多等。确诊 vWD 需依赖于实验室检查,主要通过 VWF:Ag、瑞斯托霉素辅因子活性、FⅧ:C 等检查来确诊。

2. 获得性凝血因子缺乏 常为多种凝血因子缺乏,比较常见的有维生素 K 依赖性凝血因子缺乏、肝功能衰竭和弥散性血管内凝血。

3. 获得性血友病 抗 FⅧ抗体属自身免疫抗体,多成年发病,很少关节畸形,往往表现为软组织血肿。常有其他基础疾病,无血友病家族史,男女均可发病,有原发和继发性之分。抗体筛选试验和抗体滴度测定以诊断因子抑制物阳性。

【治疗】

1. 一般治疗 血友病者血管无损伤时可避免出血,故防止外伤极为重要。尽量避免手术,需手术时(包括拔牙等极小手术)应输注相应凝血因子制剂,术中及术后继续补充,直至伤口愈合为止。尽可能避免肌肉、静脉注射,必须肌内注射时,注射后至少指压 5 分钟。忌用损伤血小板功能、扩张血管及损伤胃黏膜的药物,如阿司匹林、保泰松等药。

2. 替代治疗 替代治疗是血友病目前最有效的止血治疗方法。有出血表现时输入相应的凝血因子制品。治疗原则是早期、足量、足疗程。

(1) 制剂选择:血友病 A 首选Ⅷ因子浓缩制剂或其基因重组产品,其次可以选择冷沉淀物;血友病 B 首选Ⅸ因子浓缩制剂或其基因重组产品或凝血酶原复合物。如上述制剂均无法获得,可选择新鲜冰冻血浆(≤10ml/kg·次)。伴随抑制物患者,可根据血友病类型选用凝血酶原复合物(PCC)或重组活化的凝血因子Ⅶ制剂。

(2) 治疗剂量:计算方法,Ⅷ因子首次需要量=(需要达到的Ⅷ因子浓度-患者基础Ⅷ因子浓度)×体重(kg)×0.5;在首剂给予之后每 8 小时~12 小时输注首剂一半。Ⅸ因子首次需要量=(需要达到的Ⅸ因子浓度-患者基础Ⅸ因子浓度)×体重(kg);在首剂给予之后每 12~24 小时输注首剂一半。

剂量应根据因子Ⅷ缺乏的程度和病情及有无并发症而定。自发性出血每日用量 20~30U/kg;严重创伤、大手术每日用 50~100U/kg,分 2~3 次,每 8~12 小时 1 次。因子Ⅷ活性保持在 25%左右即防止术中出血,大手术时需达 50%以上。维持剂量常用于重型患者。一般无慢性关节病变的出血,剂量只要 7U/kg,足以有效止血。若有关节强直等慢性关节病变的出血,剂量常增加 2~4 倍才有效。根据不同情况应用因子Ⅷ制剂的剂量。

3. 抗纤溶药物 适用于黏膜出血,但禁用于泌尿道出血。

4. 1-去氨-8-d-精氨酸-加压素(DDAVP) 世界血友病联盟推荐轻型血友病 A 首选,适用于大于 2 岁患儿,重型患儿无效。

5. 预防性治疗 预防治疗是有规律地输入相关凝血因子,保证血浆中的因子(Ⅷ:C/Ⅸ:C)长期维持在一定水平,从而减少反复出血、致残。

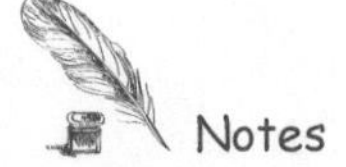

6. 物理治疗和康复训练 以促进肌肉、关节积血吸收,消炎消肿,维持正常肌纤维长度,维

持和增强肌肉力量,维持和改善关节活动范围。在非出血期积极、适当的运动对维持身体肌肉的强壮并保持身体的平衡以预防出血非常重要。

三、血管性血友病

血管性血友病(von Willebrand disease,vWD)是一种常染色体(显性或隐性)遗传的家族性出血性疾病,男女均可发病,是由血管性血友病因子(von Willebrand factor,vWF)量的缺乏和(或)质的异常引起。据统计,vWD 的发病率为 2.3 ~ 11.0/10 万人口。

【病因和发病机制】 vWD 多为常染色体显性遗传,少数为常染色体隐性遗传。vWF 基因位于第 12 号染色体。vWF 是一种血浆蛋白,存在于血液循环中,与血小板特异受体结合后,血小板才能黏附于血管内皮下组织。在血管损伤部位 vWF 可介导血小板黏附,其与凝血因子Ⅷ结合可使血循环中因子Ⅷ稳定而不易被降解;vWF 缺陷还可损害血小板黏附、聚集功能,并可降低血循环中因子Ⅷ水平,从而引起临床出血表现。

【临床表现】 vWD 临床表现与其临床分型有关。

vWD 临床分型:1 型,vWF 量的部分缺失;2 型:vWF 质的异常,2A 型:缺乏高-中分子量 vWF 多聚体,导致血小板依赖性的功能减弱;2B 型:对血小板膜 GPIb 亲和性增加,使高分子量 vWF 多聚体缺乏;2M 型:vWF 依赖性血小板黏附能力降低,vWF 多聚体分析正常;2N 型:vWF 对因子Ⅷ亲和力明显降低;3 型:vWF 量的完全缺失。

患者有皮肤黏膜出血的倾向,以鼻出血与牙龈出血最常见。女性患者常有月经过多或分娩后大量出血。由于 vWD 的类型不同,临床症状轻重不等。家族中不同成员的出血表现及严重者也不相同。患者的出血倾向可能随着年龄增加而减轻。服用阿司匹林、双嘧达莫等药物可使出血加重,反复出血可致缺铁性贫血。

【实验室检查】

1. 血小板正常,但出血时间延长,血小板黏附率降低,血小板加瑞斯托霉素不凝聚,而对 ADP、肾上腺素、胶原的凝聚反应正常。血块收缩时间正常。

2. Ⅷ因子活性(Ⅷ:C)降低,降低程度比血友病 A 轻,多在 3% ~40% 之间。凝血时间正常,而凝血酶原消耗不佳,白陶土部分凝血活酶时间延长,凝血活酶生成不良。

3. vWF 抗原含量测定(vWF:Ag) 反映 vWF 蛋白含量,有促进血小板黏附、聚集和稳定 FⅧ的作用。多用酶联免疫吸附试验或胶乳免疫测定,除 3 型 vWD 不能测定外,其他 1 型、2 型(2A、2B、2M、2N)vWD 和血小板型 vWD(PLT-vWD 型)均有不同程度的降低。

4. vWF 瑞斯托霉素辅因子(vWF:Rco)测定 该指标可反映 vWF 与血小板糖蛋白 Ib 结合引起血小板黏附的功能活性。除 3 型 vWD 不能测定外,其他 1 型、2 型(2A、2B、2M、2N)vWD 和 PLT-vWD 型均见不同程度的降低。

【诊断和鉴别诊断】 根据家族发病史表现为紫癜及血肿、血小板正常,而出血时间延长、Ⅷ:C 降低,则应考虑 vWD。确诊 vWD 需进行上述出凝血实验检查。

vWD 需与其他出血性疾病如:血小板型血管性血友病、获得性血管性血友病和其他血小板功能障碍性疾病相鉴别。

【治疗】

1. 一般治疗 vWD 患者应尽量避免创伤与手术,避免运用影响血小板功能的药物如阿司匹林、吲哚美辛与低分子右旋糖酐。对有局部轻微创伤、鼻出血与牙龈出血者可用明胶海绵填压。纤维蛋白凝胶也有局部止血作用。

2. 替代治疗 主要采用含因子Ⅷ与 vWF 血浆制品如凝血因子Ⅷ(因子Ⅷ-vWF)浓缩剂或冷沉淀剂。患者有出血时血浆 vWF 浓度要调整到正常的 20% ~30% 的水平,有严重出血时要提高到 30% ~50% 的水平,在大手术时要达到 50% ~70% 的水平。vWF 在体内的半衰期为

Notes

12～18小时，故对严重出血或手术的患者应每12小时输注1次。

3. **药物治疗** 1-去氨基-8-D-精氨酸加压素（DDAVP）与单用抗纤溶药物对不严重的黏膜出血有一定的止血效果，在手术时可与替代治疗联合应用。

（汤静燕）

第七节 急性白血病

白血病（leukemia）是造血组织中某一血细胞系统过度增生，浸润到各组织和器官，从而引起一系列临床表现的恶性血液病。据调查，我国小儿白血病的发生率为3/10万～4/10万；是我国最常见的小儿恶性肿瘤。男性发病率高于女性。急性白血病占90%～95%，慢性白血病仅占3%～5%。

【病因】 尚未完全明了，可能与下列因素有关。

（一）病毒因素

逆转录病毒（retrovirus，又称人类T细胞白血病病毒，HTLV）可引起人类T淋巴细胞白血病。其他病毒（如EB病毒）与白血病的关系也引起关注。

（二）物理和化学因素

小儿对电离辐射较为敏感，在曾经放射治疗胸腺肥大的小儿中，白血病发生率较正常小儿高10倍；妊娠妇女照射腹部后，其新生儿的白血病发病率比未经照射者高17.4倍。苯及其衍生物、氯霉素、保泰松、乙双吗啉和细胞毒药物等均可诱发急性白血病。

（三）遗传素质

白血病不属遗传性疾病，但在家族中却可有多发性恶性肿瘤的情况；少数患儿可能患有其他遗传性疾病，如21-三体综合征、先天性睾丸发育不全症、先天性再生障碍性贫血伴有多发畸形（Fanconi贫血）、先天性远端毛细血管扩张性红斑症（Bloom综合征）以及严重联合免疫缺陷病等，这些疾病患儿的白血病发病率比一般小儿明显增高。此外，同卵孪生儿中一个患急性白血病，另一个患白血病的概率为20%，比双卵孪生儿的发病率高12倍。

【发病机制】 尚未完全明了，下列机制可能在白血病的发病中起重要作用。

1. **原癌基因的转化** 正常情况下，人类的原癌基因（又称细胞癌基因）主要参与调控细胞的增殖，分化和衰老死亡。当机体受到致癌因素的作用下，原癌基因发生了点突变、染色体重排或基因扩增，从而转化为癌基因，导致白血病。

2. **抑癌基因突变失活** 人体内存在的抑癌基因（如RB、P53、P16、WT1等）发生突变、缺失等变异时，失去原有的抑癌活性，癌细胞异常增殖而发病。

3. **细胞凋亡受抑** 细胞凋亡是在基因调控下的一种细胞主动性自我消亡过程，是人体组织器官发育中细胞清除的正常途径。当细胞凋亡通路受到抑制（如Bcl-2、Bcl-XL等）或促进凋亡的基因（如P53、Fas、Bax等）表达降低时，细胞没有正常凋亡而继续增殖导致恶变。

【分类和分型】 急性白血病的分类或分型对于诊断、治疗和提示预后都有一定意义。根据增生的白细胞种类的不同，可分为急性淋巴细胞白血病（急淋）和急性非淋巴细胞白血病（急非淋）两大类，前者约占小儿白血病的70%～85%。由于形态学（M）诊断的局限性，近年来强调需结合免疫学（I）、细胞遗传学（C）及分子生物学（M），即MICM综合分型，以指导治疗和提示预后。

（一）急性淋巴细胞白血病（ALL）

1. **形态学分型（FAB分型）** 根据原淋巴细胞形态学的不同，分为3种类型：①L1型：以小细胞为主，其平均直径为6.6μm，核染色质均匀，核形规则，核仁很小，一个或无，胞质少，胞质空泡不明显；②L2型：以大细胞为主，大小不一，其平均直径为8.7μm，核染色质不均匀，核形不规

则，核仁一个或数个，较大，胞质量中等，胞质空泡不定；③L3 型：以大细胞为主，细胞大小一致，核染色质细点状，均匀，核形规则，核仁一个或多个，胞质量中等，胞质空泡明显。上述 3 型中以 L1 型多见，占 80% 以上；L3 型最少，占 4% 以下。

2. **免疫学分型**　应用单克隆抗体检测淋巴细胞表面抗原标记，可了解淋巴细胞白血病细胞的来源和分化程度，一般可将急性淋巴细胞白血病分为 T、B 两大系列。

（1）T 系急性淋巴细胞白血病（T-ALL）：约占小儿 ALL 的 10% ~15%。具有阳性的 T 淋巴细胞标志，如 CD1a、CD3、CyCD3、CD5、CD7、CD8 和 TdT（末端脱氧核糖核酸转换酶）阳性。

（2）B 系急性淋巴细胞白血病（B-ALL）：约占小儿 ALL 的 80% ~90%。此型又分为 3 种亚型：①早期前 B 细胞型（early Pre B-ALL）：HLA-DR，CD79a，CD19 和（或）CyCD22（胞质 CD22）阳性；SmIg（细胞膜表面免疫球蛋白），CyIg（胞质免疫球蛋白）阴性；②前 B 细胞型（Pre B-ALL）：CyIg 阳性；SmIg 阴性；其他 B 系标志及 HLA-DR 阳性；③成熟 B 细胞型（B-ALL）SmIg 阳性；CyIg 阴性；其他 B 系标记及 HLA-DR 阳性。

（3）伴有髓系标志的 ALL（My^+-ALL）：本型具有淋巴系的形态学特征，以淋巴系特异抗原为主但伴有个别、次要的髓系特异抗原标志，如 CD13、CD33、CD14 等阳性。

3. **细胞遗传学改变**　急性淋巴细胞白血病的染色体畸变种类繁多，主要有：①染色体数目异常，如≤45 条的低二倍体，或≥47 条的高二倍体；②染色体核型异常，如 12 号和 21 号染色体易位，即 t（12；21）；t（9；22）、t（1；19）及 t（4；11）等。

4. **分子生物学分型**　主要是 AL 发生及演化中的特异性基因：①Ig 重链（IgH）基因重排；②T 淋巴细胞受体基因（TCR）片段重排，如 TCRγ、TCRδ 等；③AL 表达的相关融合基因，如 TEL/AML1、EFV6-CBFA2、BCR-ABL、MLL-AF4 融合基因等。

5. **临床分型**　国内外一般按临床特点将儿童 ALL 分为三个临床型，但不同地区的具体分型标准略有差别。

德国柏林-法兰克福-蒙斯特（Berlin-Frankfurt-Munster，BFM）的临床分型标准已广为人们接受。

（1）标危型急性淋巴细胞白血病（SR-ALL）：①泼尼松 7 天反应佳，第 8 天外周血幼稚细胞 $<1.0\times10^9$/L；②年龄≥1 岁，<6 岁；③WBC$<20\times10^9$/L；④诱导化疗第 15 天骨髓 M1（原淋+幼淋<5%）或 M2（原淋+幼淋为 5% ~25%）；⑤诱导化疗第 33 天骨髓 M1。

（2）中危型急性淋巴白血病（IR-ALL）：①泼尼松反应佳，第 8 天外周血幼稚细胞 $<1.0\times10^9$/L；②年龄<1 岁，≥6 岁；③WBC$\geq20\times10^9$/L；④诱导化疗后+15 天骨髓 M1 或 M2；⑤诱导化疗后+33 天骨髓 M1；⑥T-ALL；⑦或符合 SR 标准，但诱导化疗后+15 天骨髓 M3（原淋+幼淋>25%），而诱导化疗后+33 天骨髓 M1 者。

（3）高危型急性淋巴白血病（HR-ALL）：至少符合以下一点：①IR 且诱导化疗后+15 天骨髓 M3（非 SR 及诱导化疗后+15 天骨髓 M3）。②泼尼松反应差，+8 天外周血幼稚细胞 $\geq1.0\times10^9$/L。③+33 天骨髓 M2 或 M3。④t（9：22）（BCR/ABL）或 t（4：11）（MLL/AF4）异常。⑤诊断时有睾丸白血病，化疗 d33 评价未完全恢复者，应于诱导阶段结束时再评估（可疑者应作睾丸活检行病理细胞学检查），证实诊断者按高危方案治疗。⑥诊断时有纵隔大肿块，化疗 d33 评价未完全恢复者，应于诱导阶段结束后 1 周内再行 MRI/CT 评估（可疑者应作肿块活检行病理细胞学检查），证实诊断者按高危方案治疗。⑦诊断时已合并中枢神经系统白血病。

近 10 年来，诱导缓解时骨髓微小残留病（MRD）水平对预后的影响得到肯定，一般而言诱导治疗第 29 ~45 天如 MRD 水平低于 0.01% 提示对治疗敏感，在同一临床危险组中相对预后良好。

（二）急性非淋巴细胞白血病（ANLL，又称 AML）

1. FAB 分型

（1）原粒细胞微分化型（M0）：骨髓中原始细胞≥90%，无 Auer 小体。

Notes 

(2) 原粒细胞白血病未分化型(M_1):骨髓中原粒细胞≥90%,早幼粒细胞很少,中幼粒以下各阶段细胞极少见,可见Auer小体。

(3) 原粒细胞白血病部分分化型(M_2):骨髓中原粒和早幼粒细胞共占50%以上,可见多少不一的中幼粒、晚幼粒和成熟粒细胞,可见Auer小体;M2b型即以往命名的亚急性粒细胞白血病,骨髓中有较多的核、浆发育不平衡的中幼粒细胞。

(4) 早幼粒细胞白血病(M_3):骨髓中颗粒增多的异常早幼粒细胞占30%以上,胞质多少不一,胞质中的颗粒形态分为粗大密集和细小密集两类,据此又可分为两型,即粗颗粒型(M3a)和细颗粒型(M3b)。

(5) 粒-单核细胞白血病(M_4):骨髓中幼稚的粒细胞和单核细胞同时增生,原始及幼稚粒细胞>20%;原始、幼稚单核和单核细胞≥20%;或原始、幼稚和成熟单核细胞>30%,原粒和早幼粒细胞>10%。除以上特点外,骨髓中异常嗜酸性粒细胞增多。

(6) 单核细胞白血病(M_5):骨髓中以原始、幼稚单核细胞为主。可分为两型:①未分化型,原始单核细胞为主,>80%;②部分分化型,骨髓中原始及幼稚单核细胞>30%,原始单核细胞<80%。

(7) 红白血病(M_6):骨髓中有核红细胞>50%,以原始及早幼红细胞为主,且常有巨幼样变;原粒及早幼粒细胞>30%。外周血可见幼红及幼粒细胞;粒细胞中可见Auer小体。

(8) 急性巨核细胞白血病(M_7):骨髓中原始巨核细胞>30%;外周血有原始巨核细胞。

2. 免疫学分型 急性非淋巴细胞M_1~M_5型可有CD33、CD13、CD14、CD15、MPO(抗髓过氧化物酶)等髓系标志中的1项或多项阳性,也可有CD34阳性。其中MPO最为重要,CD14多见于单核细胞系;M_6可见血型糖蛋白A阳性;M_7可见血小板膜抗原Ⅱb/Ⅲa(GPⅡb/Ⅲa)阳性、(或)CD41、CD68阳性。

3. 细胞遗传学改变/和分子生物学分型

(1) 染色体数目异常以亚二倍体为主,超二倍体较少;

(2) 常见的核型改变有t(9:11)/MLL-AF9融合基因(常见于M5);t(11;19)/ENL-MLL融合基因;t(8;21)/AML-ETO融合基因(M_2b的特异标记);t(15:17)/PML-RARa融合基因(M_3的特异标记);inv16(多见于M_4EO)等。

4. 临床分型 BFM协作组只分非高危和高危。非高危:FAB分型的M3、M_4EO、带Auer小体的M_1或M_2,同时以标准化疗方案诱导第15天骨髓原始细胞≤5%(M3除外),其余归入高危。

【临床表现】 各型急性白血病的临床表现基本相同,主要表现如下。

1. 发热 多数患儿起病时有发热,热型不定,可低热、不规则发热、持续高热或弛张热,一般不伴寒战。发热原因之一是白血病性发热,多为低热且抗生素治疗无效;另一原因是感染,常见者为呼吸道炎症、齿龈炎、皮肤疖肿、肾盂肾炎、败血症等。

2. 贫血 表现为苍白、虚弱无力、活动后气促等。贫血主要是由于骨髓造血干细胞受到抑制所致。

3. 出血 以皮肤和黏膜出血多见,表现为紫癜、瘀斑、鼻出血、齿龈出血,消化道出血和血尿。偶有颅内出血,为引起死亡的重要原因之一。出血的主要原因是由于骨髓被白血病细胞浸润,巨核细胞受抑制使血小板的生成减少。血小板还可有质的改变而致功能不足,从而加剧出血倾向。白血病细胞浸润肝脏,使肝功能受损,纤维蛋白原、凝血酶原和第Ⅴ因子等生成不足,亦与出血的发生有关。感染和白血病细胞浸润使毛细血管受损,血管通透性增加,也可导致出血倾向。此外,当并发弥散性血管内凝血时,出血症状更加明显。在各类型白血病中,以M3型白血病的出血最为显著。

4. 白血病细胞浸润引起的症状和体征

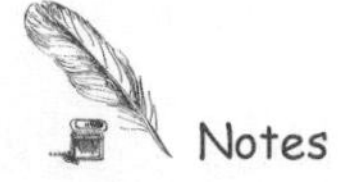

(1) 肝、脾、淋巴结肿大:白血病细胞浸润多发生于肝、脾而造成其肿大,这在急性淋巴细胞

白血病尤其显著。肿大的肝、脾质软,表面光滑,可有压痛。全身浅表淋巴结轻度肿大,但多局限于颈部、颌下、腋下和腹股沟等处,其肿大程度以急性淋巴细胞白血病较为显著。有时因纵隔淋巴结肿大引起压迫症状而发生呛咳、呼吸困难和静脉回流受阻。

(2) 骨和关节浸润:约25%患儿以四肢长骨、肩、膝、腕、踝等关节疼痛为首发症状,其中部分患儿呈游走性关节痛,局部红肿现象多不明显,并常伴有胸骨压痛。骨和关节痛多见于急性淋巴细胞白血病。骨痛的原因主要与骨髓腔内白血病细胞大量增生、压迫和破坏邻近骨质以及骨膜浸润有关。骨骼X线检查可见骨质疏松、溶解,骨骺端出现密度减低横带和骨膜下新骨形成等征象。

(3) 中枢神经系统浸润:白血病细胞侵犯脑实质和(或)脑膜时即引起中枢神经系统白血病(central nervous system leukemia,CNSL)。这在急性淋巴细胞白血病尤其多见。浸润可发生于病程中任何时候,但多见于化疗后缓解期。它是导致急性白血病复发的主要原因。

浸润早期常无症状。浸润脑膜时,可出现脑膜刺激征;浸润脑神经核或根时,可引起脑神经麻痹;脊髓浸润可引起横贯性损害而致截瘫。此外,也可有惊厥,昏迷。

(4) 睾丸浸润:白血病细胞侵犯睾丸时即引起睾丸白血病(testic leukemia,TL),表现为局部肿大、触痛,阴囊皮肤可呈红黑色。由于化疗药物不易进入睾丸,在病情完全缓解时,该处白血病细胞仍存在,因而常成为导致白血病复发的另一重要原因。

5. 绿色瘤　白血病细胞浸润眶骨、颅骨、胸骨、肋骨或肝、肾、肌肉等,在局部呈块状隆起而形成绿色瘤。此瘤切面呈绿色,暴露于空气中绿色迅速消退,这种绿色素的性质尚未明确,可能是光紫质或胆绿蛋白的衍生物。

6. 其他器官浸润　少数患儿有皮肤浸润,表现为丘疹、斑疹、结节或肿块;心脏浸润可引起心脏扩大、传导阻滞、心包积液和心力衰竭等;消化系统浸润可引起食欲缺乏、腹痛、腹泻、出血等;肾脏浸润可引起肾肿大、蛋白尿、血尿、管型尿等;齿龈和口腔黏膜浸润可引起局部肿胀和口腔溃疡,这在急性单核细胞白血病较为常见。

【辅助检查】

(一) 血象

红细胞及血红蛋白均减少,大多为正细胞正血色素性贫血。网织红细胞数大多较低,少数正常;偶在外周血中见到有核红细胞。白细胞数增高者约占50%以上,其余正常或减少,但在整个病程中白细胞数可有增、减变化;白细胞分类示原始细胞和幼稚细胞占多数。血小板减少。

(二) 骨髓象

骨髓检查是确立诊断和评定疗效的重要依据。典型的骨髓象为该类型白血病的原始及幼稚细胞极度增生;幼红细胞和巨核细胞减少。但有少数患儿的骨髓表现为增生低下,其预后和治疗均有特殊之处。

(三) 组织化学染色

常用以下组织化学染色以协助鉴别细胞类型。

1. 过氧化酶　在早幼阶段以后的粒细胞为阳性;幼稚及成熟单核细胞为弱阳性;淋巴细胞和浆细胞均为阴性。各类型分化较低的原始细胞均为阴性。

2. 酸性磷酸酶　原始粒细胞大多为阴性,早幼粒以后各阶段粒细胞为阳性;原始淋巴细胞弱阳性,T细胞强阳性,B细胞阴性;原始和幼稚单核细胞强阳性。

3. 碱性磷酸酶　成熟粒细胞中此酶的活性在急性粒细胞白血病时明显降低,积分极低或为0;在急性淋巴细胞白血病时积分增加;在急性单核细胞白血病时积分大多正常。

4. 苏丹黑　原始及早幼粒细胞阳性;原淋巴细胞阴性;原单核细胞弱阳性。

5. 糖原　原始粒细胞为阴性,早幼粒细胞以后各阶段粒细胞为阳性;原始及幼稚淋巴细胞约半数为强阳性,余为阳性;原始及幼稚单核细胞多为阳性。

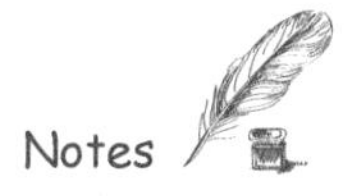

6. 非特异性酯酶(萘酚酯 NASDA) 这是单核细胞的标记酶,幼稚单核细胞强阳性,原始粒细胞和早幼粒细胞以下各阶段细胞为阳性或弱阳性,原始淋巴细胞阴性或弱阳性。

【诊断和鉴别诊断】 典型病例根据临床表现、血象和骨髓象的改变即可作出诊断。发病早期症状不典型,特别是白细胞数正常或减少者,其血涂片不易找到幼稚白细胞时,可使诊断发生困难。须与以下疾病鉴别:①再生障碍性贫血;②传染性单核细胞增多症;③类白血病反应;④风湿性关节炎。

【治疗】 急性白血病的治疗主要是以化疗为主的综合疗法,其原则是:早期诊断、早期治疗;按照类型选用不同的化疗药物和相应的药物剂量联合治疗;采用早期连续适度化疗和分阶段长期规范治疗的方针。同时要早期防治中枢神经系统白血病和睾丸白血病,化疗的同时给予积极的支持治疗。

ALL 者于完全缓解后予维持治疗,总治疗时间为 2.5 ~ 3.5 年;ANLL 者则为高强度短疗程的化疗,不需维持治疗;总治疗时间约为 6 ~ 8 个月。

(一) 支持疗法

1. 防治感染 在化疗阶段,保护性环境隔离对降低院内交叉感染具有较好效果。强调“手卫生”。并发细菌性感染时,应首选强力的抗生素以控制病情,根据不同致病菌和药敏试验结果选用有效的抗生素治疗。并发真菌感染者,可选用抗真菌药物如两性霉素 B、伊曲康唑、伏立康唑等治疗;并发病毒感染者可用阿昔洛韦(acyclovir)或更昔洛韦(ganciclovir)治疗;怀疑并发卡氏囊虫肺炎者,应及早使用复方新诺明。

2. 输血和成分输血 明显贫血者可输给红细胞;因血小板减少而致出血者,可输浓缩血小板。有条件时可酌情静脉输注丙种球蛋白。

3. 集落刺激因子 化疗期间如骨髓抑制明显者,可予以 G-CSF 等集落刺激因子。

4. 防治高尿酸血症 在化疗早期,由于大量白血病细胞破坏分解而引起高尿酸血症,导致尿酸结石梗阻、少尿或急性肾衰竭,故应注意“水化和利尿”。为预防高尿酸血症,可口服别嘌醇(allopurinol)。

5. 其他 在治疗过程中,要增加营养。有发热、出血时应卧床休息。要注意口腔卫生,防止感染和黏膜糜烂。

(二) 化学药物治疗

目的是杀灭白血病细胞,解除白血病细胞浸润引起的症状,使病情缓解、以至治愈。急性白血病的化疗通常按下述次序分阶段进行。

1. 诱导治疗 诱导缓解治疗是患儿能否长期无病生存的关键。在 MICM 分型结合治疗反应等确定临床分型的前提下,选择合适的化疗强度,是现代诱导治疗小儿白血病的理念。柔红霉素(DNR)和门冬酰胺酶(L-ASP)是提高急性淋巴细胞白血病(ALL)完全缓解率和长期生存率的两个重要药物,故大多数 ALL 诱导缓解方案均为包含这两种药物的联合化疗,如 VDLP 等。而阿糖胞苷(Ara-c)则对治疗急性非淋巴细胞白血病至关重要。M3 型常选用全反式维 A 酸(ATAR)或三氧化二砷(AS_2O_3)进行“诱导分化”治疗。

2. 巩固治疗 强力的巩固治疗是在缓解状态下最大限度地杀灭微小残留白血病(minimal residual disease,MRD)的有力措施,可有效地防止早期复发,并使在尽可能少的 MRD 状况下进行维持治疗。ALL 一般首选环磷酰胺(C)、Ara-c(A)及 6-巯基嘌呤(M),即 CAM 联合治疗方案;ANLL 常选用有效的原诱导方案 1 ~ 2 个疗程。

3. 预防髓外白血病 由于大多数药物不能进入中枢神经系统、睾丸等部位,如果不积极预防髓外白血病,则 CNSL 在 3 年化疗期间的发生率可高达 50% ~ 70%;TL 的发生率在男孩中亦可有 5% ~ 30%。CNSL 和 TL 均会导致骨髓复发、治疗失败,因此有效的髓外白血病的预防是白血病特别是急性淋巴细胞白血病患儿获得长期生存的关键之一。ALL 通常首选大剂量甲氨蝶

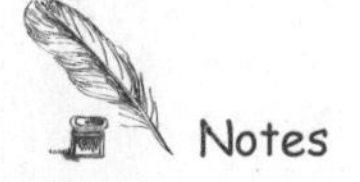
Notes

呤+四氢叶酸钙(HDMTX+CF)方案,配合甲氨蝶呤(MTX)、Ara-c 和地塞米松(Dex)三联药物鞘内注射治疗。

4. **加强治疗和维持治疗**　为了巩固疗效、达到长期缓解或治愈的目的,ALL 应在上述疗程后进行加强治疗和维持治疗:对 ALL 一般主张用 6-巯基嘌呤(6-MP)+MTX 维持治疗;国内方案强调维持期间定期用原诱导缓解方案或其他方案强化,但 I-BFM(international Berlin-Frankfurt-Munster)方案则采用一直维持治疗 74~77 周的策略,总疗程 2.5~3 年;ANLL 常选用几个有效方案序贯治疗,研究已经证实:ANLL 的维持治疗不能降低复发率,故总疗程为 6~8 个月。

(三)中枢神经系统白血病的防治

CNSL 是造成白血病复发或者死亡的重要原因之一,在治疗过程中一定要重视 CNSL 的防治。

1. **预防性治疗**　常用方法有以下 3 种,依据白血病的类型和病情选择应用。

(1)三联鞘内注射法(IT):常用甲氨蝶呤、阿糖胞苷、地塞米松 3 种药物联合鞘内注射,剂量见表 11-7-1。不同类型白血病的用法稍有不同,参阅各型的治疗部分。

表 11-7-1　不同年龄三联鞘注药物剂量(mg/次)

年龄(月)	MTX	Ara-c	Dex
<12	5	12	2
12~24	7.5	15	2
25~35	10	25	5
≥36	12.5	35	5

(2)大剂量甲氨蝶呤-四氢叶酸钙(HDMTX-CF)疗法:只用于急淋,每 14 天为 1 疗程。每疗程 MTX 剂量为 2~5g/m^2(剂量根据分型而定),其中 1/10~1/5 量(<500mg)作为突击量,在 30 分钟内快速静脉滴入,余量于 23.5 小时内匀速滴入;突击量 MTX 滴入后 0.5~2 小时内行鞘内注射 1 次;于开始滴注 MTX 后 36 小时进行第一次 CF 解救,剂量为每次 15mg/m^2,首剂静脉注射,以后每 6 小时口服或肌内注射,共 6~8 次。>3g/m^{2}者应常规监测血浆 MTX 浓度,以调整 CF 用量和次数;无监测者 MTX 不宜>3g/m^2,但 HR 型或 IR 的 T 细胞型者远期复发的可能性增加。HDMTX 治疗前、后 3 天口服碳酸氢钠,并在治疗当天给 5% 碳酸氢钠 3~5ml/kg 静脉滴注,使尿 pH>7.0;用 HDMXT 当天及后 3 天需水化治疗,每日液体总量 3000ml/m^2。在用 HDMTX 同时,每天口服 6-MP 25mg/m^2。

(3)颅脑放射治疗:颅脑放射治疗适用于:>3 岁的高危 ALL,诊断时白细胞数>100×10^9/L、或有 t(9;22)或 t(4;11)核型异常、或有 CNSL、或因种种原因不宜 HDMTX-CF 治疗者。通常在完全缓解后 6 个月时进行,放射总剂量为 18Gy,分 15 次于 3 周内完成;或总剂量为 12Gy,分 10 次于 2 周内完成。

2. **中枢神经系统白血病的治疗**　初诊时已发生 CNSL 者,在诱导治疗的同时给予适当的三联鞘内注射。在完成诱导缓解、巩固、髓外白血病防治和早期强化后,作颅脑放射治疗,剂量同上。颅脑放疗后不再用 HDMTX-CF 治疗,但三联鞘内注射必须每 8~12 周 1 次,直到治疗终止。

(四)睾丸白血病(TL)

治疗初诊时已发生 TL 者,诱导治疗后完全缓解者,可继续化疗(一般均为高危组)至结束。诱导治疗后未缓解或治疗后复发双侧 TL 者可考虑双侧睾丸放射治疗,总剂量为 24~30Gy,分 6~8 天完成;单侧者可行切除术,亦可作双侧睾丸放射治疗(无单侧放疗);与此同时继续进行巩固、髓外白血病防治和早期强化治疗。

(五)造血干细胞移植(hemotopoietc stem cell transplantation,HSCT)

联合化疗是目前根治大多数 ALL 和部分 ANLL 的首选方法。HSCT 的适应证:①高危型

(HR)ALL 首次缓解后;中危型(MR)或者标危型(SR)ALL 化疗早期复发,经重新化疗第 2 次缓解;②除外 M3,M_2b,M_4EO 的 ANLL,并且标准强化疗方案+15 天未缓解。

【预后】 近十年来由于化疗方法的不断改进,急性淋巴细胞白血病已不再被认为是“不治之症”,5 年无病生存率达 75% ~88%;急性非淋巴细胞白血病的初治完全缓解率亦已达到 80%,5 年无病生存率约 40% ~60%。

(方建培)

第八节 恶性淋巴瘤

儿童恶性淋巴瘤是起源于淋巴细胞的一组恶性肿瘤的总称,淋巴细胞具多样性,发育过程中细胞分化为不同功能的亚群,以履行各种机体防御的功能,细胞恶变可发生在这些功能不同的细胞及其前体细胞之中,因此儿童恶性淋巴瘤的细胞及病理形态学、免疫学、分子生物学特征及临床表现均呈现出多样化。

儿童恶性淋巴瘤分为非霍奇金淋巴瘤(non-Hodgkin's lymphoma,NHL)和霍奇金淋巴瘤(Hodgkin's lymphoma,HL)。二者的发病率比例依年龄及不同地区有显著差异。2002—2005 年上海市肿瘤登记系统统计结果表明上海市 0~14 岁组儿童淋巴瘤年发病率为 9.9/百万,在儿童肿瘤中占第三位,仅次于白血病和颅内肿瘤,其中近 80% 为 NHL。

一、非霍奇金淋巴瘤

非霍奇金淋巴瘤是过去 30 年中预后改善最快的疾病之一,超过 75% 的 NHL 患儿可经现代疗法治愈。

【病因与发病机制】 NHL 的病因尚不明确。迄今为止产前及产后的不良暴露研究并未发现与患淋巴瘤风险增加明确相关。遗传或获得性免疫缺陷综合征或接受免疫抑制治疗的病人中,NHL 的发病率增高。在 B 细胞淋巴瘤中,如伯基特淋巴瘤,免疫球蛋白基因正常重排程序发生错误,并通过易位导致 c-myc 基因的功能失调,使细胞的增殖与分化失衡,最终细胞发生癌变。在间变大细胞淋巴瘤中间变大细胞淋巴瘤激酶(anaplastic lymphoma kinase,ALK)基因易位导致细胞分化与增殖失平衡是其重要的发病机制。

【病理分类】 NHL 为一组复杂疾病,直至 2001 年才有较为统一的 WHO 分类,根据修正的 WHO-2008 分类标准,儿童 NHL 主要有四个常见类型:

(1) 成熟 B 细胞淋巴瘤,包括伯基特淋巴瘤/成熟 B 细胞性白血病、弥漫大 B 细胞淋巴瘤、纵隔大 B 细胞淋巴瘤和未能进一步分类的 B 细胞淋巴瘤;

(2) 成熟或外周 T 细胞及自然杀伤细胞(NK)淋巴瘤,主要包括间变大细胞型淋巴瘤(anaplastic large cell lymphoma,ALCL)和 NK 细胞淋巴瘤;

(3) 前 B 细胞肿瘤,主要为前体 B 淋巴母细胞型白血病/淋巴瘤;

(4) 前体 T 淋巴母细胞型白血病/淋巴瘤。

绝大多数成熟 B 细胞淋巴瘤存在非随机染色体易位[t(8;14)(q24;q32)],结果是 8 号染色体上的 MYC 原癌基因与位于 14 号染色体的免疫球蛋白重链基因融合。另约 15% 的成熟 B 细胞淋巴瘤存在变异易位,包括 t(2;8)(p-11.1;q24.1)及 t(8;22)(q24.1;q11.2)。ALCL 常存在特征性非随机染色体[t(2;5)(p23;q35)]平衡易位,染色体 5q35 位上的核磷蛋白基因 NPM,与染色体 2p23 位上的 ALK。这两种基因易位可采用原位荧光杂交法(fluorescence in situ hybridization,FISH)检测。

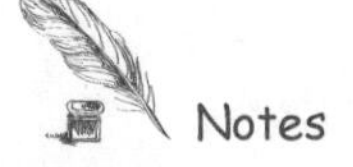

【临床表现】 NHL 临床表现差异大,一些病人仅有外周淋巴结无痛性肿大,几乎无全身症状,因此在病理活检后即明确诊断。但有部分病人临床表现复杂而危重,而且病理标本的获得

与病理诊断均十分困难。各种病理亚型常见表现有非特异性全身症状,如发热、浅表淋巴结肿大、盗汗。晚期病人出现消瘦、贫血、出血倾向、发热、肝脾肿大、浆膜腔积液、恶液质等症状和体征。

1. 原发于纵隔 NHL　肿块常位于前或中纵隔,巨大肿块可压迫气管、上腔静脉、心脏和肺,有时还合并大量胸水,临床出现胸痛、刺激性咳嗽、气促、平卧困难,重者有呼吸困难、发绀、颈头面部及上肢水肿,称为上腔静脉/气道压迫综合征。胸部 X 线平片可见中、前纵隔巨大肿块,可伴有不等量胸水。以淋巴母细胞型淋巴瘤/白血病、弥漫大 B 细胞淋巴瘤为多见。

2. 原发于腹部 NHL　可有腹痛、腹围增大、恶心、呕吐、大便习惯改变、肝脾肿大、腹水。有时可表现为肠套叠、胃肠道出血、阑尾炎样表现、甚至少数病人发生肠穿孔等急腹症。右下腹肿块较多见,需与炎性阑尾包块、阑尾炎鉴别。腹腔原发者以成熟 B 细胞淋巴瘤多见(如伯基特型或伯基特样 NHL)。

3. 鼻咽部 NHL　鼻咽部也是较多见的原发部位,可表现为鼻塞、打鼾、血性分泌物及吸气性呼吸困难,以成熟 B 细胞型淋巴瘤多见(伯基特型或伯基特样 NHL)。

4. 其他相对少见部位　大细胞型 NHL 临床表现相对复杂,病程相对较长,可有较特殊部位的浸润,如原发于皮肤皮下组织、中枢神经系统、肺、睾丸、骨、甚至肌肉等。70% 大细胞型淋巴瘤来源于 T 细胞性,20% ~30% 为 B 细胞性,尚有部分病人来源于 NK 细胞或不表达 T 或 B 细胞标记的裸细胞。

儿童 NHL 可在诊断时和病程中出现中枢神经系统浸润,并有相应症状与体征,各型 NHL 均可发生,与骨髓浸润同时存在较为多见,包括脑膜、颅神经、脑实质、脊髓、脊髓旁硬膜外及混合性浸润,临床上出现头痛、呕吐等颅高压症状,或面瘫、感觉障碍、肌力改变、截瘫等神经受损症状。如不给予中枢浸润预防性措施,病程中中枢浸润机会很高,眼神经与面神经受累机会较多。少数病人因中枢浸润所致的临床表现而首诊。

【辅助检查】　主要包括疾病诊断、分期诊断、脏器功能受累评估的各项检查。

1. 全身的影像学检查　如 CT/MRI 和 B 超,以评估肿瘤浸润范围,肿块常无钙化、无明显包膜。

2. 实验室检查　①血清乳酸脱氢酶(LDH)水平与肿瘤负荷呈正相关,并和预后相关。②高肿瘤负荷者可发生心、肝、肾等重要脏器的浸润而致功能不全,治疗前应仔细评估。③高负荷 NHL 在治疗前、初始治疗的一周内易发生肿瘤细胞溶解综合征,因此在这段时间内应定时进行肾功能、血电解质的监测。④进行增强 CT 检查前应先核实肾功能情况,有肿瘤细胞溶解综合征或肾功能不全时应避免增强 CT,因造影剂可能加重肾功能不全。⑤外周血常规检查如存在贫血、血小板减少常提示为晚期或有骨髓浸润。⑥应进行骨髓涂片除外骨髓浸润。⑦浆膜腔液体沉渣涂片检查结合免疫表型检查有助于诊断、鉴别诊断和肿瘤浸润状态的评估。

3. 实验室诊断标准　NHL 的诊断必须依据于病理(细胞)形态学、免疫学和细胞/分子遗传学。病理(细胞)形态学满足 NHL 的基本诊断,免疫学已成为当今 NHL 诊断分型的必要手段,有条件时应尽可能进行相关亚型的分子生物学特征检测,如成熟 B 细胞淋巴瘤常存在 t(8;14)及其变异,而间变大细胞淋巴瘤常存在 t(2;5) 及其变异,使诊断更为可靠。

【分期标准】　在治疗前必须先明确分期,常规分期检查包括以下项目:全身体格检查、眼底检查、骨髓活检及涂片、胸腹盆腔影像学检查(以增强 CT 检查为主)、脑脊液离心甩片找肿瘤细胞,疑有中枢浸润时增强头颅 MRI 或 CT 以除外颅内转移,疑有骨骼浸润时全身骨扫描。通过以上检查确定肿瘤浸润范围并据此作出临床分期。常用分期标准为 St. Jude 分期系统,标准见下表 11-8-1。

表 11-8-1 St. Jude 非霍奇金淋巴瘤分期系统

分期	定义
Ⅰ期	单个淋巴结外肿块或单个淋巴结解剖区受累,除外纵隔及腹部起源
Ⅱ期	横膈同一侧的病变,≥单个淋巴结或淋巴结外肿块,伴有区域淋巴结浸润 胃肠道原发(通常为回盲部),伴或不伴系膜淋巴结浸润,基本完全切除
Ⅲ期	横膈两侧有病变 所有原发于胸腔的病变 所有广泛的未完全切除的腹腔病变 所有脊椎旁或硬膜外肿瘤
Ⅳ期	有中枢浸润或骨髓浸润

注:中枢神经系统浸润定义:①CSF WBC≥5 个/μl,并 CSF 标本离心发现淋巴瘤细胞;或②有明确中枢神经系统受累症状或(和)体征,如颅神经瘫痪,并不能用其他原因解释;或③脊髓浸润;或④孤立性脑内肿瘤性病变。骨髓受累定义:①骨髓穿刺涂片见≥5% 但<25% 的幼稚淋巴细胞;或②骨髓活检发现局灶性浸润

【治疗】 儿童 NHL 治疗的目标是使疾病获得完全缓解并长期无病生存,同时获得正常的远期生命质量。原则上以化疗为主,根据不同分期、形态分型或/及免疫分型采用不同药物联合和强度的治疗方案。放疗、手术等作为辅助治疗。靶向药物如 CD20 抗体、ALK 抑制剂分别对成熟 B-NHK 和 ALK 阳性的 ALCL 有效,目前正在逐步临床应用研究中。

1. 放疗 不推荐常规放疗。存在中枢浸润、脊髓肿瘤压迫症、化疗后局部残留病灶、需姑息性治疗等特殊情况时才考虑应用。

2. 手术 主要用于下列情况:

(1)手术活检明确诊断。

(2)急腹症:出现肠套叠、完全性肠梗阻、肠穿孔、严重胃肠道出血等外科急腹症时考虑急诊手术。

3. 急诊处理 大量胸腔积液或心包积液时可引流改善症状。纵隔巨大肿瘤者应尽早建立诊断并及时给以化疗以缓解肿瘤对气道和心血管的压迫症状。对明确诊断的肿瘤负荷较大的患儿,应积极预防和处理肿瘤细胞溶解综合征。应尽早给予 3~7 天低强度化疗,同时充分水化[2000~3000ml/(m^2·d)],别嘌醇 10mg/(kg·d)抑制过多的尿酸形成,密切监测并维持水电解质酸碱平衡,保证尿量不少于 3ml/(kg·h),如有少尿给予利尿剂呋塞米 1mg/(kg·次)。

4. 支持治疗 主要包括感染预防和治疗、血制品应用和粒细胞刺激因子应用。

5. 不同亚型 NHL 的化疗方案选择 化疗目前仍是儿童 NHL 最主要治疗手段,各期均需要化疗。根据病理形态学分型和(或)免疫分型,分别采用成熟 B 细胞型 NHL 或淋巴母细胞型 NHL(免疫表型为前驱 T 或前驱 B)治疗方案,根据分期及临床危险度分组确定化疗强度。成熟 B 细胞型 NHL 的化疗方案原则是短程、强烈,以烷化剂和抗代谢类药物(主要是甲氨蝶呤和阿糖胞苷)为主,化疗强度根据临床分组或分期而定。而对前驱 T 或 B 淋巴母细胞型 NHL 的化疗方案原则与急性淋巴母细胞型白血病(ALL)一致。

【疗效与预后影响因素评估】 常在治疗第 42~60 天时需要检查评估肿瘤对治疗的反应,以评介治疗的有效性并根据疗效反应对治疗方案作适当的修正。影响 NHL 预后的主要因素是初诊时肿瘤的负荷(LDH 水平超过正常值 2 倍、存在中枢浸润和(或)骨髓转移时提示肿瘤负荷高),肿瘤对治疗早期的反应也常预示着预后,治疗 42~60 天未能获得完全缓解者提示治疗反应不佳并预后不良。当然病人是否接受了与疾病分型、分期相合适的治疗方案和有效的支持治疗是治疗成败的另一个关键因素。

二、霍奇金淋巴瘤

1832 年霍奇金(Hodgkin)首先对本病在解剖学水平进行描述,因此而命名为霍奇金病。直

至19世纪50年代以后由于显微镜技术的发展才对本病有了更进一步的了解，镜下观察到巨大畸形的细胞作为霍奇金病的诊断依据。Sternberg和Reed分别在1898年和1902年对霍奇金病的组织病理学变化作了全面的定义和说明，本病主要累及淋巴结和脾，浸润细胞有多样性，多数为形态正常的反应性细胞，其中具有特征性巨大畸形的镜影样细胞，又称R-S（Sternberg和Reed）细胞，由相对成熟的生发中心B淋巴细胞恶性转化而来。霍奇金病又称霍奇金淋巴瘤。

【病因与发病机制】 流行病学调查提示疱疹病毒6、巨细胞包涵体病毒、EB病毒感染可能与发病有关，具体机制尚不明确。

【病理分类】 病变组织中常有正常淋巴细胞、浆细胞、嗜酸性粒细胞、组织细胞反应性浸润，伴有典型的镜影样R-S细胞。按照2008世界卫生组织造血和淋巴组织肿瘤分类标准，HL分为两大类：经典型霍奇金淋巴瘤（classical HL）和结节样淋巴细胞为主型霍奇金淋巴瘤（nodular lymphocyte-predominant Hodgkin lymphoma，NLPHL）。经典型HL进一步分为4个亚型，包括淋巴细胞消减型（lymphocyte depleted）、结节硬化型（nodular sclerosing）、混合细胞型（mixed cellularity）和经典淋巴细胞富裕型（classical lymphocyte rich）。结节样淋巴细胞为主型HL以往称为恶性淋巴肉芽肿，其典型特征是肿瘤内存在特殊的LP细胞（lymphocyte predominant细胞，为淋巴细胞和组织细胞）。

【辅助检查】 当发现无痛性淋巴结增大怀疑HL时应及时作肿块病理活检，诊断必须依赖病理确诊。确诊后应进行胸部、腹部、盆腔CT或MRI或超声影像学检查，骨髓活检及涂片检查，以此进行分期评估并选择相应的治疗方案。本病可合并免疫性溶血性贫血，有贫血、黄疸、网织红细胞升高、Coombs试验阳性。合并免疫性血小板减少症时，有血小板减少、出血倾向、血小板相关抗体增高、骨髓巨核细胞成熟障碍，可进行相应检查。

【临床表现】 儿童HL的临床表现与成人相似，主要表现如下：

1. **全身症状**　非特异性全身症状包括发热、乏力、厌食、轻度消瘦、瘙痒。原因不明38℃以上发热或周期性发热、6个月内体重减轻10%以上、大量盗汗被定义为HL的全身症状，又称B症状，与不良预后相关。

2. **淋巴结肿大**　无痛性锁骨上、颈部或其他部位淋巴结肿大最常见，淋巴结质硬有象皮样感觉。约2/3的病人就诊时有不同程度的纵隔淋巴结浸润，引起咳嗽等气管支气管受压症状。

3. **可合并免疫功能紊乱**　如合并免疫性溶血性贫血，有贫血、黄疸、网织红细胞升高、Coombs试验阳性。合并免疫性血小板减少症时，有血小板减少、出血倾向、血小板相关抗体增高、骨髓巨核细胞成熟障碍。

【分期诊断】 临床诊断必须包括分期和临床危险度分组诊断。目前仍采用Ann Arbor分期系统，见下表11-8-2。

表11-8-2　Ann Arbor分期

分期	定　义
Ⅰ期	累及单个淋巴结（Ⅰ）；或局部累及一个淋巴结外器官或部位（$Ⅰ_E$）
Ⅱ期	累及横膈同侧的2个或多个淋巴结（Ⅱ）；或局部累及1个淋巴结外器官或部位及其横膈同侧的1个或多个淋巴结受累（$Ⅱ_E$）
Ⅲ期	累及横膈两侧（上下）淋巴结（Ⅲ）；可以同时伴有局部淋巴结外器官或部位受累（$Ⅲ_E$）；也可以同时伴有脾受累（$Ⅲ_S$）；或同时伴结外器官或部位及脾受累（$Ⅲ_{E+S}$）
Ⅳ期	弥漫性累及多个淋巴结外器官或组织，可以伴或不伴相关淋巴结受累

注：淋巴结外组织受累情况（E）：结外组织包括胸腺、脾、韦氏环（Waldeyer's）、阑尾和培氏斑（Peyer's patches）

【治疗】 治疗目标是完全缓解并长期无病生存，同时获得正常的远期生命质量。目前对HL主要的治疗手段仍是化疗和放疗。靶向治疗CD30抗体尚在临床应用研究起步中。

1. 放疗 HL对放疗敏感,由于放疗的远期副作用,因此有试图进一步减少剂量、缩小放疗野的倾向。目前对生长期儿童Ⅲ、Ⅳ期HL以全身化疗为主,而对青少年局灶性病变仍以化疗联合肿瘤浸润野低剂量放疗为标准治疗(1800~2500cGY)。有研究认为如治疗早期肿瘤对化疗反应好,如2个疗程即能达到完全缓解,可避免放疗。

2. 化疗 ABVD方案至今仍为标准的治疗方案,目前仍无确切的资料证明有其他方案确实优于ABVD。根据不同分期(或临床分组)治疗时间以4~9个疗程为宜,过长的维持治疗并不改善预后。治疗过程中特别是难治或复发者应注意蒽环类药物累积剂量,在儿童中一般不超过320mg/m^2,以免导致对心脏的远期毒性作用,出现慢性难治性心功能不全。ABVD化疗方案见表11-8-3。

表11-8-3 儿童HL化疗方案(21~28天为一疗程)

方案名称	药物	剂量及用药途径	用药时间
ABVD	阿霉素	25mg/m^2,iv	D1,15
	博来霉素	10mg/m^2,iv	D1,15
	长春花碱	6mg/m^2,iv	D1,15
	达卡巴嗪	375mg/m^2,iv	D1,15

【预后影响因素】 HL在合理的治疗下预后良好,5年无病生存率可达80%~90%,分期和有否全身症状影响预后,反复复发的晚期广泛病变预后仍不良,HL可见远期复发。远期死亡者死于治疗相关并发症多于疾病本身。与放疗、化疗相关并影响远期生活质量的合并症有放疗部位的软组织、骨骼发育不良及畸形,放疗野内脏器功能障碍,心肺功能障碍、不育和第二肿瘤等。

(汤静燕)

第九节 组织细胞病

一、朗格汉斯细胞组织细胞增生症

朗格汉斯细胞组织细胞增生症(Langerhans cell histocytosis,LCH)曾称为组织细胞增生症X(histocytosis,HX),是一组病因不明、临床表现多样、多发于小儿的一组组织细胞增殖性疾病,男多于女。根据临床主要表现将本症分为三型:勒-雪病(Letterer-Siwe disease,LS)、韩-薛-柯病(Hand-Schuller-Christian disease,HSC)和骨嗜酸细胞肉芽肿(eosinophilic granuloma of bone,EGB),但各型之间临床表现又可相互重叠而出现中间型。根据系统受累情况,可将其分为单器官受累和多器官受累两类。共同的组织学特点是朗格汉斯细胞增生、浸润,并伴有嗜酸粒细胞、单核-巨噬细胞和淋巴细胞等不同程度的增生。国际组织细胞协会协作组(WGHS)将朗格汉斯细胞组织细胞增生症归为组织细胞增生症Ⅰ类,以便与噬血细胞性淋巴组织细胞增生症(Ⅱ类)及恶性组织细胞病和急性单核细胞白血病(Ⅲ类)相区别。

【病因及发病机制】 病因及发病机制尚未完全阐明,有人认为它是一组与免疫功能异常有关的反应性增殖性疾病,其发病机制可能是某种异常抗原结合LC膜上的CD207(Langrin)分子后刺激LC良性增生,局部释放炎症细胞因子,而后者可能是导致局部组织细胞和骨骼破坏的主要因素。但最近研究发现,有57%的LCH病例存在BRAF基因突变(BRAF V600E),认为该病属于肿瘤性疾病。因此,LCH最后病因及发病机制尚未确定,良性增生与恶性转化可能在不同病例中分别存在。

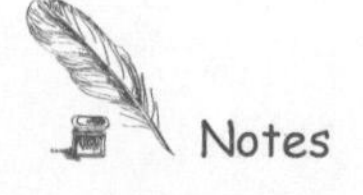

【病理】 病灶可为单灶性,亦可多灶性。EGB仅限于骨;LS和HSC可同时侵犯多个器官,

其中以肺、肝、淋巴结、骨骼、皮肤、垂体等处病变最为多见。病变部位原有组织结构因出血、坏死而遭到破坏,同一病变器官同时出现增生、纤维化或坏死等不同阶段的病灶。尸检材料观察同一病人的不同器官,或同一器官的不同部位,其组织学改变不同。显微镜下除组织细胞外,还可见到嗜酸性粒细胞、巨噬细胞、淋巴细胞、多核巨细胞和充脂性组织细胞(即泡沫细胞)等,但不见分化极差的恶性组织细胞。病变久者可见大量充脂性组织细胞和嗜酸性粒细胞,形成肉芽肿。各种病理改变中,最具特征性的是增生的朗格汉斯细胞(LC):直径约13μm,有细长细胞质突起,表达CD1a及CD207(Langrin),此外,S-100蛋白通常阳性;胞核不规则(弯曲如咖啡豆样),有核裂或分叶,核仁明显;胞质呈均匀粉色,电镜下胞质内含分散的呈网球拍状或棒状的细胞器,称为Birbeck颗粒。

【临床表现】 由于受累器官、部位以及年龄的不同,临床表现有较大差异。一般年龄愈小,病情愈重;随年龄增长而病变愈局限,症状也愈轻。传统分为三型:

(一)勒-雪病

多在婴儿期发病,起病急,病情重,病变广泛,以软组织器官损害为主,可侵犯全身多个系统器官;以发热、皮疹、肝脾淋巴结肿大为主要特征。

1. 发热　热型不规则,高热与中毒症状不一致。

2. 皮疹　出现较早,多分布于躯干、头皮发际部,四肢较少;为红色或棕黄色斑丘疹,继而呈出血性,亦可呈湿疹样、脂溢性皮疹,以后结痂,脱痂后留有白斑或色素沉着。各期皮疹可同时存在,常成批发生。

3. 肝、脾和淋巴结肿大　肝、脾呈中、重度肿大,脾大较为明显;常有肝功能异常和黄疸;多有淋巴结肿大。

4. 呼吸道症状　常有咳嗽、气促、青紫,但肺部体征不明显。可合并肺大疱或自发性气胸等。可有喘憋症状,甚至导致呼吸衰竭而死亡。

5. 其他　中耳炎、贫血、腹泻、营养不良等。

(二)韩-薛-柯病

多见于2~4岁,5岁后较少见。起病缓慢,骨和软组织器官均可受累。以骨质缺损、突眼和尿崩症为主要特征。

1. 骨质缺损　最早、最常见为颅骨缺损,病变开始为头皮组织表面隆起,硬而有轻压痛;病变蚀穿颅骨外板后肿物变软,触之有波动感,缺损边缘锐利、分界清楚;此后肿物渐被吸收,局部凹陷。除颅骨外,可见下颌骨破坏,牙齿松动、脱落,齿槽脓肿等;骨盆、脊椎、肋骨、肩胛骨和乳突等亦常受累。

2. 突眼　由于眶骨破坏而表现为眼球凸出和眼睑下垂,多为单侧。

3. 尿崩症　为垂体和下丘脑组织受浸润所致,个别患儿可见蝶鞍破坏。

4. 其他　可有孤立、稀疏的黄色丘疹,呈黄色瘤状;久病者可导致发育迟缓。

(三)骨嗜酸细胞肉芽肿

见于各年龄组,但于4~7岁发病者为多;起病缓慢。病变仅限于骨骼,一般无软组织和器官受累。骨骼破坏多为单发病灶,病变局部肿胀而微痛,无红热,有时可见病理性骨折。任何骨均可受累,但以扁平骨较多见,颅骨最常见,下颌骨、四肢骨、骨盆骨和脊椎等亦常受累。椎骨受累可出现脊髓压迫症状。多发病灶者可伴有发热、厌食、体重减轻等;偶有肺嗜酸细胞肉芽肿。

临床上,这些分型并非能截然分开,各种类型症状可有一定的交叉或过渡,使上述三种类型变得“不典型”。

【辅助检查】

(一)血常规

LS患者常呈不同程度的贫血;白细胞数正常或增多;血小板数正常或减少。HSC血象改变

较 LS 少而轻。EGB 多无血象变化。

（二）骨髓检查

骨髓增生正常或活跃，分类大多数呈三系正常，少数呈增生性贫血，偶见巨核细胞减少；10% ~15% 患者骨髓可见组织细胞增多。

（三）X 线检查

对诊断很有帮助，不少病例系由 X 线检查最先发现。

1. 胸部　肺部是最易受累的器官之一。典型改变为肺野透亮度减低呈毛玻璃状，两肺弥散的网状或网点状阴影，或在网点状基础上有局限或弥散的颗粒阴影，须与粟粒性结核鉴别。严重者可见弥散性小囊肿、肺气肿、气胸、纵隔气肿或皮下气肿等。婴幼儿常见胸腺肿大。

2. 骨骼　病变部位呈虫蚀样改变至巨大缺损，为溶骨性凿穿样损害，形状不规则，呈圆或椭圆形。脊椎多表现为椎体破坏，偶见椎旁脓肿。下颌骨浸润时牙槽硬板及支持骨破坏，出现漂浮齿征象。

（四）病理检查

可作皮疹印片和病灶活检，如有上述病理改变，是诊断本病的重要依据。有条件时应作电镜检查，可找到 LC 和 Birbeck 颗粒。免疫组化发现 S-100、CD1a、CD207（langerin）染色阳性，而后者阳性对识别 LC 细胞具有特异性。

【诊断】 需临床、X 线及病理三方面配合。发热、贫血、肝脾肿大、耳流脓伴有典型的皮疹时要考虑 LCH Ⅰ型。突眼、尿崩症、颅骨缺损是 LCH Ⅱ型的典型表现。单个骨骼病灶或头颅包块者应疑及 LCH Ⅲ型的可能，应及时做活检行病理检查。

LCH 的分层诊断：

（1）根据临床、实验室和普通病理结果可以作出初步诊断；

（2）如病理切片有 CD1a 阳性或 CD207 阳性或电镜发现 Birbeck 颗粒则可以确诊。

【治疗】 由于本病变化多样、轻重悬殊，治疗方案应根据临床分型而定。

（一）药物治疗

由于本病具有良性增生和恶性转化病例存在，因此，需要针对不同病因进行分层治疗。大多不主张强化疗方案，以避免严重的毒副反应。

1. 化学治疗　常用的药物有泼尼松（P）、长春新碱（V）、足叶乙苷（VP-16，E）、环磷酰胺（CTX）、阿糖胞苷（Ara-C）、柔红霉素（DNR）、6 巯基嘌呤（6-MP）等。主要治疗方案：

（1）2009 年国际组织细胞协会推荐方案（具体药物剂量及用法请参考相关专著）：

1）一线化疗：诱导缓解治疗采用 VP 方案；维持治疗采用 VP+6-MP 方案。

2）二线（解救方案）治疗：包括 2-CDA+Ara-C 方案、RIC-HSCT、VAP（VP+Ara-C）、2-CDA 单药治疗、2-脱氧克福霉素（2-DCF）单药治疗等方案治疗。

（2）DAL-HX90 方案：诱导治疗采用 VEP 方案，维持治疗采用 PE 或 VEP+6-MP。

（3）LCH-Ⅲ方案：分高危组（多系统受累）、低危组和多发性骨病和特殊部位组不同给予不同治疗方案。其中高危组有 A 方案包括 VP 进行诱导缓解治疗和 VP+6-MP 进行维持治疗。B 方案包括 VP+MTX 进行诱导缓解治疗和维持治疗。低危组和多发性骨病及特殊部位组仅采用 VP 诱导缓解和维持治疗。

（4）日本 LCH Study Group 2002（JLSG-2002）方案：方案 A 采用 Ara-C+VP 诱导缓解治疗和 AVP 或 MTX+P 进行维持治疗；方案 B 采用 DNR+CTX+VP 进行诱导缓解治疗，采用 AVP、MP、VCP 进行维持治疗。

2. 免疫治疗　病情严重患儿，在化疗的同时，可加用胸腺肽。亦可试用 α-干扰素和环孢素 A，对于减少化疗的毒副反应，改善免疫功能有一定作用。

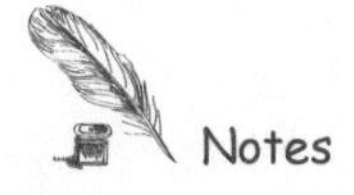

3. 其他　对于单纯骨损害者，可试用吲哚美辛（indomethacin），每日 1 ~ 2.5mg/kg，平均疗

程6周,有一定的疗效。尿崩症可用鞣酸加压素或去氨加压素(DDAVP)治疗。

(二)放射治疗

小剂量(4-6Gy)局部照射可控制局限性病变,也适于病变广泛或病变部位不能手术者。

(三)手术治疗

局部EGB可手术刮除。<5岁者可采用手术加化疗,或单用化疗。

(四)其他

控制感染,加强支持治疗。

【预后】 本病预后与发病年龄、受累器官多少、器官功能损害及初期治疗反应有关。年龄愈小,受累器官愈多,预后愈差;年龄>5岁,单纯骨损害者多可治愈;肺、肝、脾、骨髓等受侵犯且对初期治疗反应较差者预后差;皮肤、骨骼受侵犯时预后较好。痊愈病儿中少数可有尿崩、智力低下、发育迟缓、颌骨发育不良等后遗症。

二、噬血细胞综合征

噬血细胞综合征(hemophagocytic syndrome,HPS)又称噬血细胞性淋巴组织细胞增生症(hemophagocytic lymphohistiocytosis,HLH),是一组由多种病因诱发细胞因子"瀑布"释放,组织病理学检查可见组织细胞增生伴吞噬各种造血细胞为特征的临床综合征。其临床特点是持续高热,伴肝脾、淋巴结肿大,肝功能严重受损,血二系或全血细胞减少,凝血功能异常等,可伴中枢神经系统受累。

【病因及分类】 HLH按病因可分为原发性和继发性两大类。原发性又包括家族性和原发性免疫缺陷病相关性HLH,继发性与继发感染、恶性肿瘤、结缔组织疾病、组织损伤、造血干细胞移植等有关。①家族性噬血细胞综合征(FHL)分为5型,即FHL1、FHL2、FHL3、FHL4和FHL5,由穿孔素基因(PRF1)、UNC13D、STX11、STXBP2等基因缺陷所致;②免疫缺陷相关性噬血细胞综合征,如Chediak Higashi综合征、Griscelli综合征,X-性连锁淋巴细胞增生综合征。继发性噬血细胞综合征包括:①感染相关性噬血细胞综合征,大多由病毒感染所致,最常见的是EB病毒,也可由细菌、真菌、支原体、原虫、结核杆菌感染所致;②自身免疫性疾病相关性噬血细胞综合征,如幼年型类风湿关节炎、系统性红斑狼疮等疾病;③恶性肿瘤相关性噬血细胞综合征,如淋巴瘤、白血病等。

【发病机制】 在HLH相关性基因缺陷的基础上,由感染、肿瘤及坏死组织细胞等抗原刺激所诱发,导致机体大量细胞因子的释放,进而激活单核/巨噬细胞,后者吞噬血液循环中的粒细胞、红细胞或(和)血小板,并损伤多个重要脏器如肝、脑等。HLH免疫功能紊乱主要表现为细胞毒性T淋巴细胞和单核/巨噬细胞增殖活化,而自然杀伤细胞功能减低或缺乏。CD8+T淋巴细胞广泛活化,并产生大量的炎性细胞因子,如肿瘤坏死因子-α、白介素(Interleukin)-1、IL-6、IL-10和γ-干扰素(IFN-γ)等大量释放,刺激巨噬细胞增殖、活化;巨噬细胞又释放大量的促炎性细胞因子,促使炎性细胞因子成"瀑布式"爆发或称细胞因子"风暴",大量的炎性细胞因子可造成各种组织或(和)器官的损伤,产生临床症状。

【病理】 网状内皮系统可发现来源于骨髓单核/巨噬细胞的噬血细胞,该噬血细胞能吞噬形态、结构完整的白细胞、(有核)红细胞或血小板。受累器官常为脾、肝、淋巴结、骨髓、中枢神经系统,也可见于甲状腺、胸腺、肺、心脏、小肠、肾脏和胰腺等器官。病理切片示受累器官组织可见大量单核巨噬细胞浸润,噬血细胞易见。

【临床表现】 发病年龄与病因相关,一般好发于婴幼儿,1岁以内占70%。2岁前发病者多为原发性HLH,而8岁后发病者多为继发性HLH。但目前认为,发病年龄已不能作为区别原发性HLH与继发性HLH的依据。

1. 发热 早期多表现为持续发热,超过7天,最高体温大于38.5℃。

2. 肝、脾和淋巴结肿大　肝、脾和淋巴结呈进行性肿大，脾大明显，并出现肝功能异常和黄疸。

3. 出血　由于血小板减少、纤维蛋白原降低和肝功能损害，本征常有出血症状，表现为皮肤出血点、瘀斑、紫癜、鼻出血、消化道出血及其他内脏出血。

4. 肺部感染　肺部淋巴细胞及巨噬细胞浸润所致，呈间质性肺炎表现。

5. 中枢神经系统病变　中枢神经系统的病变多在病程晚期出现，少数病例亦可早期发生。表现为神经兴奋性增高、前囟饱满、颈强直、肌张力增高或降低、抽搐等，亦可有脑神经麻痹、共济失调、偏瘫或全瘫、失明、意识障碍、颅内压增高等。

【辅助检查】

1. 血常规　早期即可全血细胞或二系血细胞减少。

2. 骨髓检查　骨髓早期可呈增生活跃或增生低下；光学显微镜下找到噬血细胞（吞噬红细胞、粒细胞）是其特点，但在疾病早期噬血细胞现象可不明显，常表现为反应性增生骨髓象，疾病晚期骨髓增生程度低下。

3. 血液生化　甘油三酯升高，低密度脂蛋白升高，而高密度脂蛋白降低；肝功能异常，谷丙转氨酶和胆红素升高，白蛋白降低；血清铁蛋白明显或极度升高，低钠血症。乳酸脱氢酶（LDH）可明显增高。

4. 凝血功能　纤维蛋白原（FIB）降低（<1.5g/L），活化部分凝血酶时间（APTT）及凝血酶原时间（PT）延长。

5. 免疫学检查　T淋巴细胞功能缺陷，NK细胞活性降低或阙如；可溶性CD25升高；细胞因子谱包括IFN-γ、IL-10明显升高，而IL-6轻度升高具有极高的特异性和敏感性（>90%）。

6. 脑脊液　重症者脑脊液压力升高，细胞数轻度增加，以淋巴细胞为主，蛋白升高。但也有神经系统症状明显而脑脊液正常者。

7. 影像学检查　X线胸片可显示有间质性肺浸润，可出现胸水；头颅CT或MRI检查可发现异常，其改变表现为陈旧性或活动性感染灶、脱髓鞘、出血、萎缩、水肿、钙化。

【诊断】　2004年国际组织细胞协会提出该病的诊断指南，详见表11-9-1。有阳性家族史、父母近亲婚配等有利于家族性HLH的诊断。

表11-9-1　噬血细胞综合征的诊断标准（HLH-2004）

满足以下两条任一条的可诊断为噬血细胞综合征：
A）发现噬血细胞综合征相关的分子遗传学异常者
B）满足下列诊断标准8条中的5条者：
1. 发热
2. 脾大
3. 血细胞减少（两系或三系）：
HB<90g/L（新生儿<100g/L），ANC<1.0×10^9/L，PLT<100×10^9/L
4. 高甘油三酯血症和（或）低纤维蛋白原血症：甘油三酯（空腹）≥3.0mmol/L，纤维蛋白原≤1.5g/L
5. 骨髓检查/活检、或脾、淋巴结、皮肤穿刺/活检发现噬血细胞，无恶性病证据
6. NK细胞活性降低或完全缺少
7. 血清铁蛋白增高（≥500μg/L）
8. 可溶性CD25（IL-2受体）增高（≥2400U/ml）

【鉴别诊断】

1. 原发性和继发性HLH的鉴别　原发性和继发性HLH在发病机制、治疗及预后方面具有明显的差别。原发性HLH具有家族遗传倾向和基因缺陷，一般发病年龄较小，病情较重，易于反复，造血干细胞移植（HSCT）为目前唯一的根治性手段。继发性HLH一般无家族史或基因缺

陷，但多有明确的诱因或基础疾病，病情相对较轻，一般不需要HSCT治疗。故即使符合HLH临床诊断标准，也需尽量及时检查是否存在HLH相关基因的突变，以便明确HLH的类型以指导临床合理治疗。对于继发性HLH，应积极寻找病因（常见的如感染、肿瘤及风湿免疫性疾病），并治疗原发病。对病因不明者，通过系统随访观察可能发现原发病。一般可根据特殊临床表现、免疫学和分子遗传学分析对两者加以鉴别。NK细胞活性检测及sCD25测定对于HLH具有较高的敏感性和特异性。血清铁蛋白>10 000μg/L对于HLH的诊断有较高的特异性。而IFN-γ、IL-10明显增高，IL-6正常或轻度增高的细胞因子谱对于噬血细胞综合征有很高的特异性（99.5%）和敏感性（91.8%），对于HLH与病毒感染、细菌感染的鉴别及肿瘤、自身免疫性疾病合并HLH的判断均具有重要的价值。另外，需要强调的是，即使未检测出HLH相关基因突变或明确诱发因素，并不能完全排除原发性HLH的可能。

2. HLH与其他疾病的鉴别　目前HLH，尤其是继发性HLH的诊断主要基于非特异性的临床表现和实验室检查，因此需对下述临床表现与HLH相似的疾病进行鉴别：

（1）重症感染：重症感染、全身炎症反应综合征（systematic inflammatory reaction syndrome，SIRS）、多器官功能衰竭综合征（multiple organ dysfunction syndrome，MODS）等。同时，HLH治疗过程中可能再次发热，应注意鉴别是HLH复发抑或是继发感染。

（2）血液病：朗格汉斯细胞组织细胞增生症（LCH）、骨髓增生异常综合征（MDS）、自身免疫性溶血性贫血等可有血象改变、肝脾肿大、肝功能异常等类似于HLH，也需加以鉴别。

【治疗】　大多数病例病情进展迅速，死亡率高。诊断后应立即开始治疗；有些未达到诊断标准的病例，可在密切观察病情的同时给予诊断性治疗。

（一）化学疗法

药物主要包括地塞米松（DEX）、环孢素A（CsA）、足叶乙苷（VP16）等。化学治疗分诱导缓解阶段（第1～8周）和维持治疗阶段（第9～40周），疗程共40周。

复发难治病例的治疗　可以采用抗人CD52（阿伦单抗）抗体和抗人胸腺球蛋白（ATG）进行治疗，取得较好的疗效，为造血干细胞移植提供了机会。对于EB病毒仅感染B细胞的病例，可应用利妥昔（CD20）单抗治疗，以杀死被EBV感染的B细胞，有利于机体清除EB病毒。

（二）支持疗法

1. 积极防治感染，包括抗细菌、病毒、真菌等。急性期静脉注射丙种球蛋白加强抗病毒作用，提高患儿感染能力，其次也可以发挥免疫抑制作用，间接抑制炎性细胞因子的释放，从而减轻细胞因子对各脏器的损伤作用。

2. 输血支持治疗，输注血浆、血小板、浓缩红细胞等予对症支持治疗，补充凝血因子，防治弥散性血管内凝血。

3. 营养支持，补充能量，纠正酸碱失衡及电解质紊乱。

（三）造血干细胞移植（HSCT）

HSCT是治疗原发性HLH的重要手段，能够彻底纠正因NK和（或）CTL细胞脱颗粒作用相关基因缺陷所导致的免疫清除功能缺陷，其适应证为：

1. 家族性HLH于诱导缓解后尽早进行。

2. HLH诱导缓解治疗8周后仍未达到缓解或缓解后又复发者，需要继续进行免疫抑制及巩固治疗，尽可能使之达到完全缓解后尽早进行HSCT。

3. HLH停药后复发者，应重新进行诱导缓解及巩固治疗直至HSCT。

【预后】　家族性HLH患儿的自然病情进展非常迅速，存活期一般<2个月，需行HSCT才有治愈的希望。继发性HLH的预后取决于治疗原发病的疗效。

（汤永民）

Notes

第十节 造血干细胞移植

造血干细胞移植(HSCT)是指通过化疗或和放疗“摧毁”患儿的造血或免疫功能后,提供新的自体/异体造血干细胞,重建正常的造血和免疫功能,从而达到治愈某些疾病的一种临床治疗技术。

HSCT除了应用于白血病的治疗外,其他适应证有:①恶性肿瘤;②再生障碍性贫血;③免疫缺陷病;④遗传性疾病,如重型珠蛋白生成障碍性贫血、黏多糖病、糖原累积病、戈谢病等。现将HSCT的基本知识简介如下:

1. **造血干细胞的来源** 造血干细胞的来源有骨髓、外周血和脐带血等,分别称为骨髓移植(BMT)、外周血造血干细胞移植(PBSCT)和脐带血造血干细胞移植(UBSCT)。

2. **分类** 以基因来源分为:①同基因造血干细胞移植(syngeneic HSCT):即供者和受体之间的基因完全相同;常见于同卵孪生儿;②异基因造血干细胞移植(allogeneic HSCT):此类供者和受体的基因不完全相同,又分为血缘相关供者(如同胞、父母及其他亲属)和非血缘相关供者(非亲属)二类;③自体干细胞移植(autologous HSCT):造血干细胞取自病人本身。

3. **供者的选择** 根据疾病种类选择供者。

4. **受者准备** 包括:①全环境保护(TEP),对预防感染至关重要,因此应住空气层流病房;②预防感染如病灶清除、口服不吸收抗生素及必要的预防感染药物等;③检查心、肺、肝、肾功能等。

5. **预处理** 是指移植前14天(d-14)到移植时(d0)给予患者化学药物治疗及放射治疗,其主要目的是:①使受者免疫功能减少或消失同时骨髓细胞龛(niches)腾空,以利于造血干细胞的植入;②对白血病和其他恶性肿瘤有杀灭恶性肿瘤作用。因此,预处理方案对造血干细胞的植入至关重要。

6. **造血干细胞采集、储存和输注** 输入足够数量的造血干细胞也是植入成功的关键,造血干细胞可即采即输,亦可采集后超低温保存(常用-180℃液氮保存)备用。

7. **感染防治** 移植早期(1个月以内)可能发生细菌性感染(败血病和局部感染)、真菌感染、病毒感染等;移植中期(1~3个月)的感染以CMV感染、腺病毒、单纯疱疹病毒感染等较常见;晚期(3个月以后)感染主要有带状疱疹病毒和肝炎病毒感染等;应及时发现并予恰当处理。

8. **移植物抗宿主病(graft versus host disease,GVHD)** GVHD是造血干细胞移植的主要并发症和造成死亡的重要原因。急性GVHD(a GVHD)在100天内发生,所累及的靶器官主要是皮肤、肠道和肝脏,偶有侵犯关节,是否侵犯呼吸道和内分泌腺还不肯定。慢性GVHD(c GVHD)一般发生在100天以后,累及的靶器官广泛,常见有皮肤、口腔、肝脏、眼、食管和上呼吸道;少见的有小肠、肌肉、肺和关节。对GVHD应及时做好预防和治疗。

9. **其他并发症** 早期并发症有:①肝脏,主要有肝静脉闭塞病(HVOD),输血后肝炎及其他原因所致的肝损害;②泌尿系统,急性肾功能损害、出血性膀胱炎、肾脏感染、溶血尿毒症综合征、抗利尿激素分泌不适当综合征及代谢性肾脏并发症(急性肿瘤溶解综合征);③中枢神经系统,白质脑病、中枢感染、脑出血、药物性中枢系统病变等;④消化系统,有口腔黏膜溃疡、恶心呕吐等。晚期并发症较广泛,可累及各个系统,主要有间质性肺炎和眼部病变等。此外,强烈化疗和放疗可发生移植后继发性恶性肿瘤。

10. **血制品输注和营养的支持** 在受者骨髓完全抑制期间应及时输注红细胞和血小板。移植过程因强烈化疗及放疗等可造成严重营养障碍,应予经口或静脉营养。

(方建培)

参考文献

1. 薛辛东. 儿科学. 第2版. 北京:人民卫生出版社. 2010:400-404
2. Badalian-Very G, Vergilio VJ, Degar BA, et al. Recurrent BRAF mutations in Langerhans cell histiocytosis. Blood, 2010, 116(11):1919-1923
3. 中华医学会儿科学分会血液学组. 噬血细胞性淋巴组织细胞增生症诊疗建议. 中华儿科杂志, 2012, 50(11):821-825
4. Tang Y, Xu X, Song H, et al. Early diagnostic and prognostic significance of a specific Th1/Th2 cytokine pattern in children with haemophagocytic syndrome. Br J Haematol, 2008, 143:84-91
5. Xu X, Tang Y, Song H, et al. Diagnostic accuracy of a specific cytokine pattern in hemophagocytic lymphohistiocytosis in Children. J Pediatr, 2012, 160:984-990
6. Marsh RA, Allen CE, McClain KL, et al. Salvage Therapy of Refractory Hemophagocytic Lymphohistiocytosis With Alemtuzumab. Pediatr Blood Cancer, 2013, 60:101-109
7. Monika Metzger, Matthew J. Krasin, Melissa M. Hudson, et al. Hodgkin Lymphoma. in Children in Principle and Practice of Pediatric Oncology. Philip A Pizzo, David G Poplock. 6th ed. Philadelphia: LWW. 2011:639-664
8. Swerdlow SH, Campo E, Harris NL, et al. Pathology and genetics of tumours of hematopoietic and lymphoid tissues, Chap. 11. 270-299367. World Health Organization classification of tumours (4th ed). International Agency for Research on Cancer Press, Lyon. 2008
9. 中华医学会儿科分会血液学组, 中国抗癌协会中国小儿肿瘤专业委员会. 儿童霍奇金淋巴瘤诊疗建议. 中华儿科杂志, 2014, 52(8):1-5
10. 中华医学会儿科分会血液学组, 中国抗癌协会中国小儿肿瘤专业委员会. 儿童非霍奇金淋巴瘤诊疗建议. 中华儿科杂志, 2011, 49(3):186-192
11. Neunert C, Lim W, Crowther M, et al. The American Society of Hematology 2011 evidence-based practice guideline for immune thrombocytopenia. Blood, 2011, 117:4190-4207
12. 中华医学会儿科分会血液学组,《中华儿科杂志》编辑委员会. 儿童原发性免疫性血小板减少症诊疗建议. 中华儿科杂志, 2013, 51(5):389-391
13. 黄绍良、陈纯、周敦华. 实用小儿血液病学. 北京:人民卫生出版社, 2014:69-82
14. 中华医学会儿科学分会血液学组,《中华儿科杂志》编辑委员会. 儿童获得性再生障碍性贫血诊疗建议. 中华儿科杂志, 2014, 52(2):103-106

Notes

第十二章　神经肌肉系统疾病

第一节　儿科神经系统解剖生理特点及检查方法

一、神经系统解剖生理特点

在儿童生长发育过程中，神经系统发育最早，而且速度亦快。胎儿的中枢神经系统由胚胎时期的神经管形成，周围神经系统的发育有不同的来源，但主要来自神经嵴。儿童的脑实质生长较快，新生儿脑的平均重量约为370g，相当于体重的1/8～1/9，6个月时即达700g左右，1岁时约达900g，成人脑重约为1500g，相当于体重的1/35～1/40。新生儿大脑已有主要的沟回，但较成人浅；皮质较薄，细胞分化不成熟，树突少，3岁时细胞分化基本成熟，8岁时已接近成人。胎儿10～18周是神经元进行增殖的旺盛时期，增殖的神经细胞分别移行到大脑皮层、基底神经节和小脑。出生时大脑皮层已具有6层结构，皮质各层细胞的发育遵循着一个由内向外的规律，即最早迁移并成熟的神经细胞位于最深部，最晚迁移并成熟的则居于最浅层。如果致病因素影响了神经细胞的增殖、移行、凋亡等过程，就会导致脑发育畸形。出生后，大脑皮层的神经细胞数目不再增加，以后的变化主要是神经细胞体积的增大、树突的增多、髓鞘的形成和功能的日趋成熟。

神经传导系统的发育是从胎儿第7个月开始的，神经纤维逐渐从白质深入到皮层，但到出生时数目还很少，生后则迅速增加。至婴幼儿时期，神经纤维外层髓鞘的形成还不完善。髓鞘的形成时间在神经系统各部位也不相同，脊髓神经是在胎儿4个月时开始的，3岁时完成髓鞘化；锥体束在胎儿5～6个月开始至生后2岁完成，皮层的髓鞘化则最晚。故婴幼儿时期，外界刺激引起的神经冲动传入大脑时，速度慢，易于泛化，且不易在大脑皮层内形成明显的兴奋灶。

新生儿的皮层下中枢如丘脑、苍白球在功能上已较成熟，但大脑皮层及新纹状体发育尚未成熟，故出生时的活动主要由皮层下中枢调节，以后脑实质逐渐增长成熟，转变为主要由大脑皮层调节。脑干在出生时已发育较好，呼吸、循环、吞咽等维持生命之中枢功能已发育成熟。脊髓在出生时已具备功能，重约2～6g，2岁时构造已接近成人。脊髓下端在新生儿期位于第二腰椎下缘，4岁时上移至第一腰椎，故做腰椎穿刺选择穿刺部位时要注意年龄特点。小脑在胎儿期发育较差，生后6个月达生长高峰，生后1年小脑外颗粒层的细胞仍在继续增殖，生后15个月，小脑大小已接近成人。

儿童大脑富含蛋白质，而类脂质、磷脂和脑苷脂的含量较少。蛋白质占婴儿脑组织的46%，成人为27%；类脂质在婴儿为33%，成人为66.5%。儿童的脑正处于生长发育时期，故对营养成分和氧的需要量较大，在基础状态下，儿童脑的耗氧量为全身耗氧量的50%，而成人仅为20%。

正常儿童生后即有觅食、吸吮、吞咽、拥抱、握持等反射，其中有些无条件反射如觅食、吸吮、拥抱、握持等应随年龄增长而消失，否则将影响动作发育。儿童3～4个月内Kernig征阳性，18个月内Babinski征阳性均可为正常生理现象。

二、神经系统体格检查

儿童神经系统检查的主要内容与成人大致相同，但由于儿童神经系统正处于生长发育阶段，不同年龄的正常标准不一样，加之儿童有时难以合作，检查方法有其特点，检查顺序也应灵活掌握。

（一）一般检查

1. 意识和精神状态 需根据患儿对外界的反应状况来判断其是否有意识障碍。意识障碍的轻重程度可分为嗜睡、意识模糊、昏迷（浅昏迷和深昏迷）等。精神状态要注意有无烦躁不安、激惹、谵妄、迟钝、抑郁、幻觉及定向障碍等。

2. 皮肤 许多先天性神经系统疾病常合并有皮肤异常，如脑面血管瘤病（Sturge-Weber 综合征），在一侧面部三叉神经分布区可见红色血管瘤；结节性硬化症（tuberous sclerosis）可见到躯干或四肢皮肤的色素脱失斑，幼儿期后常出现面部血管纤维瘤；神经纤维瘤病（neurofibromatosis）可见浅棕色的皮肤咖啡牛奶斑（cafe-au-lait spots）。

3. 头颅 首先要观察头颅的外形及大小。狭而长的“舟状头”见于矢状缝早闭；宽而短的扁平头见于冠状缝早闭；各颅缝均早闭则形成塔头畸形。儿童出生时头围约 34cm，生后前半年内每月约增加 1.5cm，后半年每月约增加 0.5cm，1 岁时头围约 46cm，2 岁时 48cm，5 岁时 50cm，15 岁时接近成人头围，约 54cm ~ 58cm。还要注意头皮静脉是否怒张，头部有无肿物及瘢痕。头颅触诊要注意前囟门的大小和紧张度、颅缝的状况等。囟门过小或早闭见于小头畸形；囟门迟闭或过大见于佝偻病、脑积水等；前囟饱满或隆起提示颅内压增高，前囟凹陷见于脱水等。生后 6 个月不容易再摸到颅缝，若颅内压增高可使颅缝裂开，叩诊时可呈“破壶音”（Macewen 征阳性）。颅透照检查适用于婴幼儿，当硬膜下积液时，透光范围增大，如有脑穿通畸形或重度脑积水时，照一侧时对侧也透光。

4. 五官 许多神经系统疾病可合并五官的发育畸形，如小眼球、白内障见于先天性风疹或弓形体感染，眼距宽可见于 21-三体综合征、克汀病，耳大可见于脆性 X 染色体综合征，舌大而厚见于克汀病、黏多糖病等。

5. 脊柱 应注意有无畸形、异常弯曲、强直，有无叩击痛，有无脊柱裂、脊膜膨出、皮毛窦等。

6. 气味 某些特殊的气味可作为疾病诊断的线索。若糖尿病酮症酸中毒有烂苹果气味，苯丙酮尿症有鼠尿味，枫糖尿症有烧焦糖味，有机磷中毒有大蒜味。

（二）颅神经检查

1. 嗅神经检查 利用牙膏、香精等气味，通过患儿表情观察有无反应，不可用刺激三叉神经的物品，如氨水、浓酒精、胡椒、樟脑等。嗅神经损伤可见于先天性节细胞发育不良、颅底病变者。

2. 视神经 主要检查视觉、视力、视野和眼底。正常儿出生后即有视觉，检查小婴儿的视觉可用移动的光或色泽鲜艳的物品。年长儿可用视力表检查视力，年幼儿的视力可用图画视力表或小的实物放在不同的距离进行检查。检查视野年长儿可用视野计，年幼儿童可用对面检查法，5 ~ 6 个月的婴儿，可用两个颜色、大小相同的物品，从儿童背后缓缓地移动到儿童视野内，左右移动的方向和速度要尽量一致，若儿童视野正常就会先朝一个物体看去，面露笑容，然后再去看另一个，同时用手去抓。如果多次试验儿童只看一侧物体，可能对侧视野缺损。眼底检查对于神经系统疾病的诊断也有重要意义，注意视乳头、视神经以及视网膜有无异常。检查眼底时应注意儿童特点，正常婴儿视乳头由于小血管发育不完善，颜色稍苍白，不可误认为视神经萎缩。

3. 动眼、滑车、展神经 此三对颅神经支配眼球运动、瞳孔反射及眼睑上抬，检查时应使儿童头不转动，眼球随医生的手指或玩具向上、下、左、右等各方向注视，观察有无运动受限。注意眼球位置，有无斜视、复视、眼震，有无眼睑下垂等。检查瞳孔时应注意其大小、形状、是否对称及对光反应等。若眼球运动障碍，但瞳孔对光反射灵敏，提示为眼外肌麻痹，如重症肌无力。

4. 三叉神经 运动纤维支配咀嚼肌，当瘫痪时，做咀嚼运动时扪不到咀嚼肌收缩；三叉神经

运动纤维受刺激时，咀嚼肌强直，出现牙关紧闭。三叉神经感觉纤维司面部感觉，可用大头针和细棉条分别测试面部两侧的痛、触觉，并做上下、内外的比较。角膜反射检查可了解三叉神经感觉支是否受损。

5. 面神经　观察鼻唇沟深浅及面部表情，注意皱眉、闭眼、露齿、微笑、哭闹时左右是否对称。周围性面神经麻痹时，患侧上下部面肌全部瘫痪，该侧眼睑不能闭合、鼻唇沟变浅、口角歪斜等。中枢性面神经麻痹时，只表现为病变对侧下部面肌麻痹，如口角歪斜、鼻唇沟变浅，而眼裂大小无改变。

6. 听神经　检查听力可观察患儿对声音、语言和耳语的反应，较大儿童可用音叉鉴别是传导性耳聋还是神经性耳聋。检查前庭功能，可做旋转试验，年长儿可用转椅，婴幼儿可持其腋下平举旋转。正常儿做上述试验时可引发眼震，前庭神经或脑干病变时，不能引起眼震，前庭器官或前庭神经兴奋性增强时，眼震持续时间延长。

7. 舌咽、迷走神经　此二神经损害时表现为吞咽困难、声音嘶哑，检查时可发现咽后壁感觉减退或消失。一侧舌咽、迷走神经麻痹时可见该侧软腭腭弓较低，悬雍垂偏向健侧，发“啊”音时，病侧软腭不能上提或运动减弱。在急性延髓病变导致舌咽、迷走及舌下神经麻痹时，咽反射消失，并可有呼吸及循环功能障碍，称为球麻痹(bulbar palsy)。当病变在大脑或脑干上段时，如果双侧锥体束受累，也有吞咽、软腭及舌的运动障碍，但咽反射不消失，下颌反射亢进，此时称为假性球麻痹(pseudobulbar palsy)。二者在临床上应注意鉴别。

8. 副神经　主要支配斜方肌和胸锁乳突肌，可通过耸肩、转头检查其功能。

9. 舌下神经　应注意观察舌静止时的位置，有无萎缩、肌束震颤，伸舌是否居中等。舌下神经麻痹时，伸舌偏向麻痹侧，如果是周围性舌下神经麻痹，常伴舌肌萎缩和肌束震颤。

(三) 运动功能检查

1. 肌容积　应注意有无肌萎缩或假性肥大，萎缩多见于下运动神经元损伤，腓肠肌假性肥大多见于 Duchenne 型肌营养不良。

2. 肌张力　可用手触摸肌肉以判断在静止状态时肌肉的紧张度，或在肢体放松的情况下做被动的伸屈、旋前旋后、内收外展等运动以感其阻力。小婴儿肌张力可通过内收肌角、腘窝角、足跟碰耳试验、足背屈角、围巾征等观察。

3. 肌力　令患儿对抗阻力向各个可能的方向运动，从四肢远端向近端逐一检查各关节，两侧对比，注意各部位肌力。肌力大致可分为 6 级。0 级：完全瘫痪，即令患儿用力时，肌肉无收缩；1 级：可见到或触到肌肉收缩，但未见肢体移动；2 级：有主动运动，但不能抵抗地心引力；3 级：有主动运动，且能对抗地心引力，但不能对抗人为阻力；4 级：能对抗地心引力及人为阻力，但力量稍弱；5 级：正常。

4. 共济运动　首先观察儿童持物、玩耍、行走时动作是否协调，然后可做如下检查：①鼻-指-鼻试验：儿童与检查者对坐，令其用示指端触自己的鼻尖，然后指检查者的示指，再指自己的鼻尖，反复进行，观察有无震颤，动作是否准确；②指鼻试验：先让儿童伸直前臂，再令其用示指端触鼻尖，反复进行，两侧比较，睁眼闭眼皆试；③跟膝胫试验：儿童仰卧，抬高一腿，将足跟准确地落在对侧膝盖上，然后沿胫骨向下移动，观察动作是否准确；④Romberg 征：嘱儿童双足并拢站立，双手向前平伸，注意睁眼闭眼时站立是否平稳，如摇摆或跌倒则为阳性。

5. 姿势和步态　姿势和步态受到肌力、肌张力、深感觉、小脑及前庭功能的影响。观察卧、坐、立、走的姿势是否正常。检查步态时要注意有无摇晃不稳或蹒跚步态、痉挛性步态、剪刀式步态、“鸭步”等。

6. 不自主运动　观察有无不自主运动，如舞蹈样运动、手足徐动、扭转痉挛、抽动等。

(四) 感觉功能检查

检查各种不同的感觉，并注意两侧对比。较大儿童尽可能地取得患儿合作，婴幼儿则难于

准确判断,可根据患儿对刺激的反应估计。

1. 浅感觉　①痛觉检查:用针尖轻刺皮肤,让患儿回答有无痛感或根据患儿表情判断;②触觉检查:用细棉条轻拭皮肤;③温度觉:可用装有冷水或热水的试管测试。

2. 深感觉　①位置觉:移动患儿的指或趾关节,让其回答是否移动及移动的方向;②震动觉:用音叉柄放在骨突起部,测试有无震动感。

3. 皮层(综合)感觉　令患儿闭目,用手辨别物体的大小、形状、轻重等。

(五) 神经反射

正常儿童的生理反射有两类,一是终生存在的反射(浅反射及腱反射),另一类为儿童时期暂时存在的反射。儿童浅反射、深反射及病理反射的检查方法基本同成人。现将婴儿特有的反射简介如下。

1. 觅食反射(rooting reflex)　轻触小婴儿口角或面颊部,儿童将头转向刺激侧,唇撅起。正常儿童生后即有,4~7个月消失。

2. 吸吮反射(sucking reflex)　用干净的橡皮奶头或小指尖放入儿童口内,引起儿童口唇及舌的吸吮动作。此反射生后即有,4~7个月消失。

3. 握持反射(palm grasping reflex)　用手指从尺侧进入儿童手心,儿童手指屈曲握住检查者的手指。此反射生后即有,2~3个月后消失。

4. 拥抱反射(Moro reflex)　儿童仰卧,检查者拉儿童双手使肩部略微离开检查台面(头并未离开台面)时,突然将手抽出,儿童表现为上肢先伸直、外展;再屈曲内收,呈拥抱状,有时伴啼哭。正常新生儿生后即有,4~5个月后消失。

5. 颈肢反射又称颈强直反射(neck tonic reflex)。儿童仰卧位,将其头转向一侧90°,表现为与颜面同侧的上下肢伸直,对侧上下肢屈曲。此反射生后即存在,3~4个月消失。

6. 交叉伸展反射(crossed extension reflex)儿童仰卧位,检查者握住儿童一侧膝部使下肢伸直,按压或敲打此侧足底,可见到另一侧下肢屈曲、内收,然后伸直,检查时应注意两侧动作是否对称。新生儿期有此反射,2个月后减弱,6个月后仍存在应视为异常。

7. 降落伞反射(parachute reflex)托住儿童胸腹部呈俯卧悬空位,将儿童突然向前下方冲一下,此时儿童上肢立即伸开,稍外展,手指张开,好像阻止下跌的动作。此反射生后6~10个月出现,可持续终生。

8. 病理反射:Babinski征在18个月之前阳性尚属生理现象。18个月以后出现阳性反应则为病理现象。

(六) 脑膜刺激征

1. 颈强直　病儿仰卧,检查者一手托住病儿枕部,向前屈曲颈部,正常时无抵抗感,阳性时颈部屈曲受阻,下颌不能抵胸部。

2. Kernig征(克氏征)　病儿仰卧,将一侧下肢的髋关节及膝关节均屈曲成直角,然后抬高其小腿,正常膝关节伸展角大于135°,如有抵抗不能上举时为阳性。

3. Brudzinski征(布氏征)　病儿仰卧,检查者以手托起枕部,将头前屈,此时若膝关节有屈曲动作则为阳性。

三、神经系统辅助检查

儿童神经系统的辅助检查内容很多,如脑电图、肌电图、脑干诱发电位、颅脑超声、X线平片、CT、MRI、核素扫描以及脑脊液(cerebral spinal fluid,CSF)检查等,这里仅简单介绍几种。

(一) 脑脊液检查

通过腰椎穿刺取得脑脊液标本,进行常规、生化、细胞学、病原学、酶学、免疫球蛋白等检测,对神经系统疾病特别是神经系统感染有重要诊断和鉴别诊断意义。

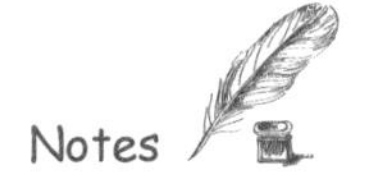

（二）脑电图(electroencephalography,EEG)

脑电图(electroencephalography,EEG):通过头皮或者颅内电极对脑电活动进行描记,主要是通过记录脑电生理活动来了解脑功能情况。儿科常用的是头皮电极脑电图,包括常规脑电图、动态脑电图和录像脑电监测(Video-EEG)等;功能神经外科可能用到各种颅内电极脑电图。延长脑电图、应用各种诱发试验以及联合视频记录(Video-EEG)可增加脑电图的阳性发现率。由于脑电生理活动与发育成熟过程密切相关,所以不同年龄的脑电图具有不同的特点,另外,在正常儿童中有约5% ~7%可以出现脑电图轻度异常,且脑电图异常的程度与疾病程度有时也不完全一致,因此对儿童脑电图结果的解释应慎重,并结合临床情况考虑。

脑电图检查的主要作用是两个方面。第一,是关于癫痫的诊断及鉴别诊断,尤其是长程视频脑电图,不仅可监测到脑电图,而且还可同时看到病儿的发作情况,对于确定是否为癫痫发作以及癫痫发作及综合征的诊断及分型均具有重要意义,同时,系列脑电图监测也可以作为判断癫痫病程演变、癫痫治疗效果的重要依据;第二,是关于脑功能情况的评估,例如脑炎、脑病的辅助诊断及严重程度的判断,系列监测也可以反映病情的演变及判断预后。

（三）肌电图及脑干诱发电位

1. 肌电图(electromyography,EMG) 是研究神经和肌肉细胞电活动的重要检查手段。肌电图有助于判断被测肌肉有无损害和损害性质(神经源性或肌源性)。神经传导速度(NCV)可了解被测周围神经有无损害、损害性质(髓鞘或轴索损害)和严重程度。

2. 诱发电位 分别经听觉、视觉和躯体感觉通路,刺激中枢神经诱发相应传导通路的反应电位。

(1) 脑干听觉诱发电位(brainstem auditory evoked potential,BAEP):以耳机声刺激诱发。因不受镇静剂、睡眠和意识障碍等因素的影响,可用于包括新生儿在内任何不合作儿童的听力筛测,以及昏迷患儿脑干功能评价,辅助确定听通路受损的大致部位。

(2) 视觉诱发电位(visual evoked potential,VEP):以图像视觉刺激(patterned stimuli)诱发称PVEP,可分别检出单眼视网膜、视神经、视交叉、视交叉后和枕叶视皮质间视通路各段的损害。婴儿不能专心注视图像,可改闪光刺激诱发,称FVEP,但特异性较差。

(3) 体感诱发电位(SEP):以脉冲电流刺激肢体混合神经,沿体表记录感觉传入通路反应电位。脊神经根、脊髓和脑内病变者可出现异常。

（四）CT检查(computed tomography,CT)

在CT的整个检查过程中,患儿必须保持不动,否则会产生运动伪影,或根本无法检查,因此检查不合作的婴幼儿应于检查前给予适量镇静药物。CT可以显示不同层面脑组织、脑室、脑池等结构的形态、广泛用于儿童神经系统疾病的诊断,但对脑组织的分辨率不如MRI高,且对颅后窝、脊髓等部位疾病的诊断还有不足之处。CT在儿童神经系统疾病的主要适应证是:①先天性脑发育异常:如无脑畸形、空洞脑、脑裂畸形、脑回发育不全、胼胝体发育不全、Dandy-Walker综合征、结节性硬化(图12-1-1)等;②先天性或后天性、交通性或阻塞性脑积水;③颅内感染:能及时发现颅内感染引起的低密度、脑软化、脑萎缩、硬膜下积液(图12-1-2)、脑积水等;④缺氧缺血性脑病(HIE);⑤脑血管病:如脑梗死、颅内出血(图12-1-3)等;⑥颅内占位病变:如颅内肿瘤、脓肿、脑囊虫病等;⑦颅脑外伤;⑧脑变性疾病;⑨其他:如各种原因引起的颅内钙

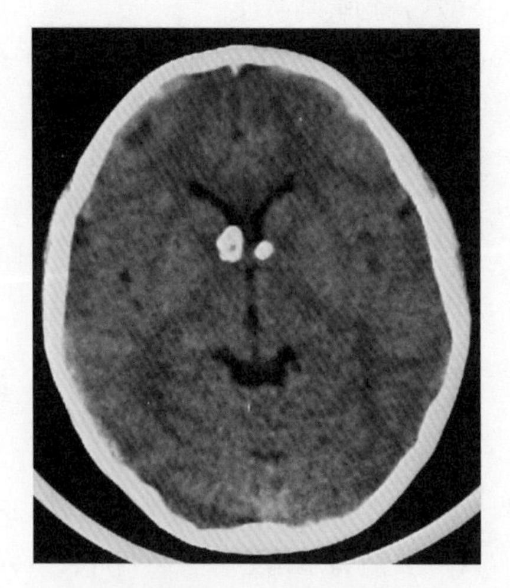

图12-1-1 结节性硬化
(男8岁,颅脑CT)

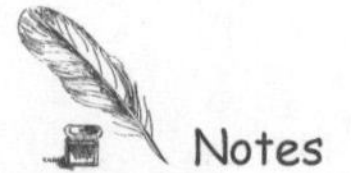

化、脱髓鞘、脑组织坏死等。尽管 CT 检查现仍广泛应用，但对患儿的放射损害不可忽视，因此在有条件的医院，尽量选用磁共振检查。

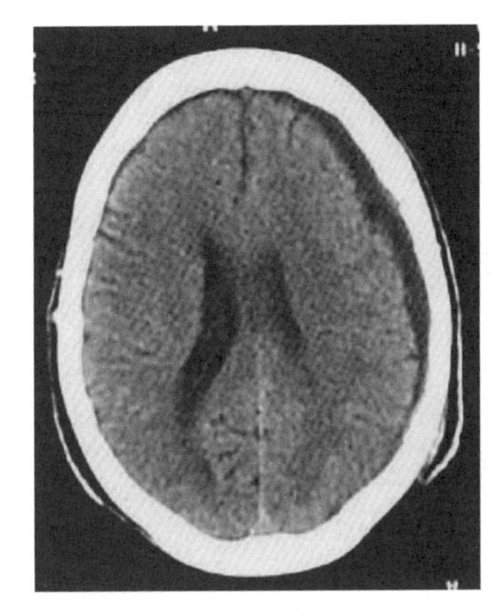

图 12-1-2 硬膜下积液（男，9 个月，颅脑 CT）

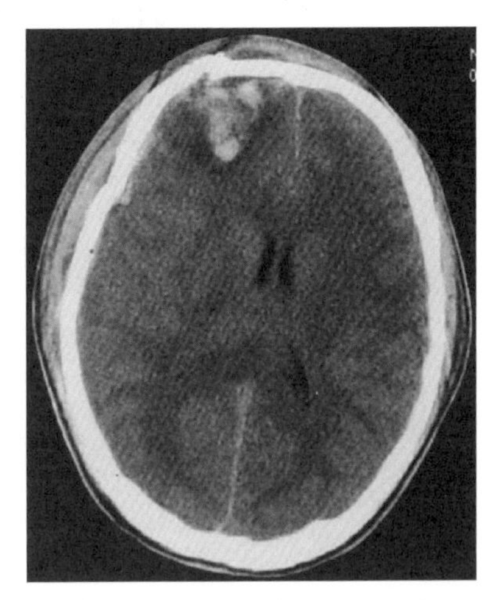

图 12-1-3 外伤后颅内出血（男，10 岁，颅脑 CT）

（五）磁共振检查

磁共振成像（magnetic resonance imaging，MRI）：是根据物理学中磁共振现象的原理而发展起来的一种检查方法。其优点是分辨率高、无放射线、不被骨质所阻挡，对颅后窝病变、中线结构病变、脊髓病变等都能显示清晰，能够清楚的分辨灰质、白质（图 12-1-4，图 12-1-5，图 12-1-6）。不足之处是成像速度慢，对钙化不敏感等。MRI 能显示大多数病变及其组织学特征，但仍有部分病变互相重叠或不能确定，需做增强扫描。此外颅内磁共振血管造影（MRA）对血管病变有较大的诊断价值。

（六）数字减影血管造影（digital subtraction angiography，DSA）

是通过计算机程序把血管造影片上的骨与软组织影消除，仅突出血管的一种摄影技术。主要用于脑血管疾病（如脑动脉炎、脑梗死、脑血管畸形等）的诊断（图 12-1-7），也可用于颅内占位性疾病的诊断。

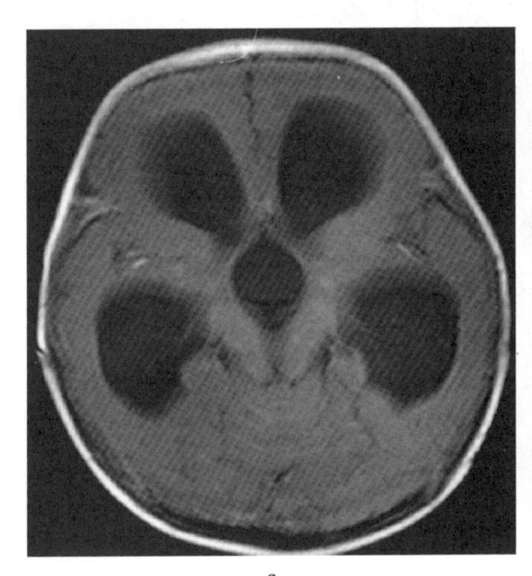

a

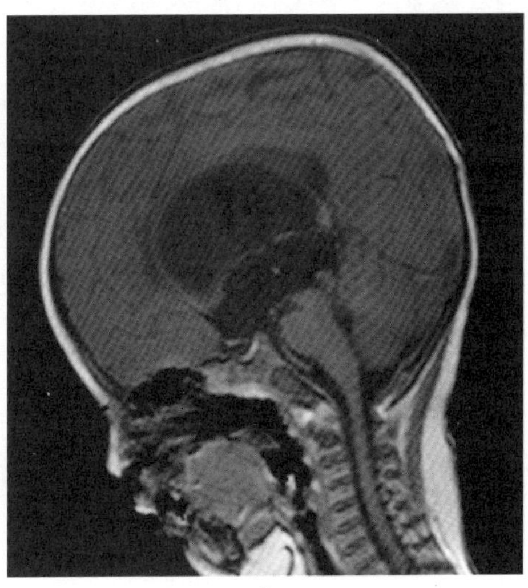

b

图 12-1-4 梗阻性脑积水（男，6 个月，颅脑 MRI）

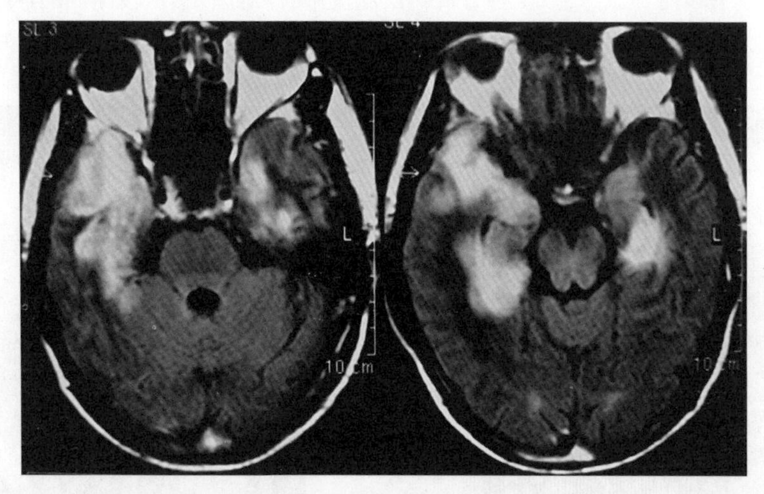

图 12-1-5 单纯疱疹性脑炎(女,8 岁,颅脑 MRI)

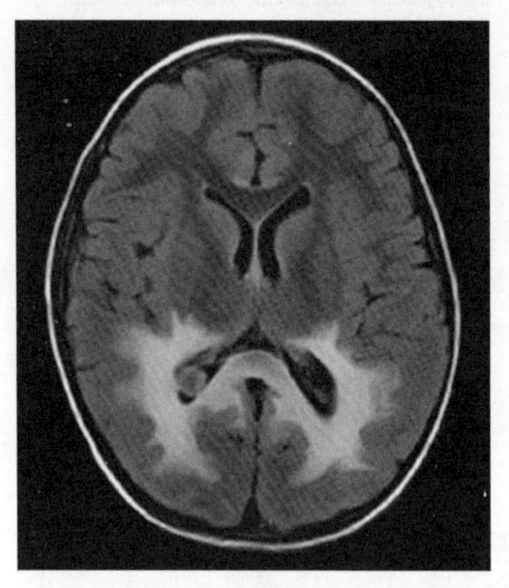

图 12-1-6 肾上腺脑白质营养不良(男,7 岁,颅脑 MRI)

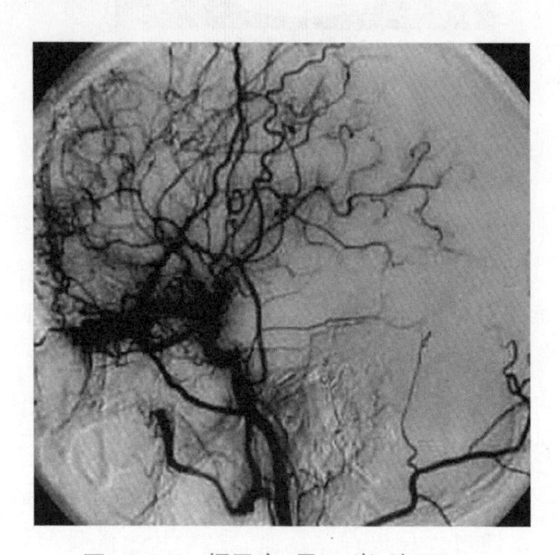

图 12-1-7 烟雾病(男,4 岁,脑 DSA)

(七) 放射性核素发射体层成像(emission computed tomography,ECT)

是在核医学的示踪技术和计算机断层基础上发展起来的医学检查手段。ECT 根据探测放射性示踪剂所用的种类,又分为单光子发射体层成像(single photon emission computed tomography,SPECT)与正电子发射体层成像(positron emission tomography,PET)两种。SPECT 扫描主要是通过测定放射性示踪剂的吸收或滞留,定量或半定量评价大脑血流改变及代谢状况的一种放射成像方法。PET 扫描主要通过测定能发射正电子的示踪剂在组织内的分布情况,用来定量测定局部脑葡萄糖代谢、局部脑氧代谢。发作间期的 PET 和发作期的 SPECT 在癫痫病灶的定位诊断中有重要意义。

(八) 其他检查

颅脑超声波检查有助于新生儿颅内疾病的诊断,如颅内出血、缺氧缺血性脑病、侧脑室扩大,硬膜下血肿等;其优点是可以床旁检测、没有放射线,因而更适合动态随访观察。

(姜玉武)

第二节 癫 痫

Notes

癫痫(epilepsy)是一种以具有持久性的产生癫痫发作的倾向为特征的慢性脑部疾病。癫痫不是单一的疾病实体,而是一种有着不同病因基础、临床表现各异但以反复癫痫发作为共同特征的慢性脑功能障碍。癫痫发作(epileptic seizure)是指脑神经元异常过度、同步化放电活动所造成的一过性临床症状和(或)体征,其表现取决于同步化放电神经元的放电部位、强度和扩散途径。癫痫发作不能等同于癫痫,前者是一种症状,可见于癫痫病人,也可以见于非癫痫的急性脑功能障碍,例如病毒性脑炎、各种脑病的急性期等;而后者是一种以反复癫痫发作为主要表现的慢性脑功能障碍性疾病。

癫痫是儿童最常见的神经系统疾病,我国癫痫的整体患病率在7‰,其中大多数在儿童时期起病。随着临床与脑电图、病因学诊断水平的不断提高,特别是随着影像学、分子遗传学技术以及抗癫痫药物的不断发展,儿童癫痫的诊断和治疗水平不断提高,总体来讲大约70%~80%的患儿可获完全控制,其中大部分甚至能停药后5年仍不复发,能正常生活和学习。

【病因】 癫痫根据病因可分为三类:①特发性(原发性)癫痫(idiopathic epilepsy):是指脑部未能找到有关的结构变化和代谢异常的癫痫,而与遗传因素有较密切的关系;②症状性(继发性)癫痫(symptomatic epilesy):即具有明确脑部病损或代谢障碍的癫痫;③隐源性癫痫(cryptogenic epilepsy):是指虽怀疑为症状性癫痫,但尚未找到病因者。

国际抗癫痫联盟近期将癫痫的病因重新分为六类:遗传性、结构性、代谢性、免疫性、感染性和其他(不明)原因。其目的是为了更加清晰、便于研究及帮助判断预后等,但是目前尚未得到广泛认可。

根据临床实际,对于引起癫痫的病因详述如下:

(一) 遗传因素

癫痫遗传方式较复杂,包括单基因遗传(符合孟德尔遗传方式)、复杂遗传(多基因遗传)、DNA结构异常/拷贝数变异(copy number variation,CNV)。近年来有关癫痫基因的研究取得了较大进展,已有30余个基因证明是单基因遗传癫痫的致病基因,这些基因多与离子通道有关,相关癫痫表型既可以是预后良好的,如家族性新生儿良性癫痫,也可以是临床预后不好的,如Dravet综合征(既往称为婴儿严重肌阵挛癫痫)。CNV所致的癫痫表现也是多样的。复杂遗传性癫痫则多表现为发病率较高的常见特发性癫痫综合征,绝大多数预后良好,除了癫痫之外,无其他神经系统以及其他系统的异常。

(二) 脑部病变或代谢异常

先天性或后天性的脑损害,均可能成为症状性癫痫的病因:

1. 脑发育异常如脑回畸形、胼胝体发育不全、灰质异位症、神经皮肤综合征、先天性脑积水、遗传代谢病或染色体病引起的脑发育障碍等;
2. 脑血管疾病如颅内出血、血栓、栓塞、血管畸形、血管炎等;
3. 感染如病毒、细菌、寄生虫引起的颅内感染;
4. 外伤产伤或生后外伤;
5. 中毒、脑缺血缺氧或代谢异常;
6. 颅内占位病变如肿瘤、囊肿、结核瘤、寄生虫等;
7. 变性疾病如各种累及脑神经元的遗传变性病等。

【临床表现】 癫痫的临床表现主要是癫痫发作,然而近年来的研究已经充分证明癫痫不仅是临床发作,而且常常伴有各种神经行为共患病(neurobehavioural comorbidities),包括认知障碍、精神疾病及社会适应性行为(social adaptive behavior)障碍。因此,也有学者提出了癫痫实际上是一种以癫痫发作为主,同时可以伴有各种程度轻重不一的神经精神共病的谱系疾病(disease spectrum)。

(一) 癫痫发作(epileptic seizure)

癫痫发作的临床表现取决于同步化放电的癫痫灶神经元所在脑部位、放电强度和扩散途

径。1981 年国际抗癫痫联盟(ILAE)根据临床发作的表现和脑电图改变,制定了癫痫发作的分类方案。我国结合自己的实际情况将其简化如下(表 12-2-1)。

表 12-2-1 儿童癫痫发作分类

1. 部分性发作(或局灶性发作)(partial,focal,localized seizures)
(1) 单纯部分性发作(simple partial seizures):①运动性发作;②感觉性发作;③自主神经性发作;④精神症状性发作
(2) 复杂部分性发作(complex partial seizures)
(3) 部分性发作继发全面性发作
2. 全面性发作(generalized seizure)
(1) 失神发作(absence seizures)
(2) 肌阵挛发作(myoclonic seizures)
(3) 阵挛性发作(clonic seizures)
(4) 强直性发作(tonic seizures)
(5) 强直阵挛性发作(tonic-clonic seizures)
(6) 失张力性发作(atonic seizure)
3. 不能分类的癫痫发作(unclassified epileptic seizure)

以上分类一直在我国广泛应用。2001 年 5 月,ILAE 对癫痫发作的分类又提出了新的建议,将癫痫发作分为自限性和持续性两大类,每类中又包括全面性和局灶性发作。在局灶性发作中不再分为单纯性和复杂性,也未列出自主神经性发作。同时对发作形式做了新的补充,如负性肌阵挛、抑制性运动发作等。目前在国内临床上此新分类尚未被广泛接受、应用。

常见的发作类型如下:

1. 局灶性发作 神经元过度放电起始于一侧大脑的某一部位,临床表现开始仅限于身体的一侧。

(1) 单纯局灶性发作

1) 运动性发作:多表现为一侧某部位的抽搐,如肢体、口角、眼睑等处。也可表现为旋转性发作、姿势性发作或杰克逊发作(Jachson seizures)等。

2) 感觉性发作:表现为发作性躯体感觉异常或特殊感觉异常。

(2) 复杂局灶性发作:发作伴有不同程度的意识障碍,可有精神症状,反复刻板的自动症(automatism),如吞咽、咀嚼、舔唇、拍手、摸索、自言自语等。

(3) 局灶性发作演变为全面性发作:由简单局灶性或复杂局灶性发作泛化为全面性发作,也可先由单纯局灶性发作发展为复杂局灶性发作,然后继发全面性发作。

2. 全面性发作 发作一开始就有两侧半球同时放电,发作时常伴有意识障碍。

(1) 失神发作:以意识障碍为主要症状。典型失神发作时起病突然,没有先兆,正在进行的活动停止,两眼凝视,持续数秒钟恢复,一般不超过 30 秒,发作后常可继续原来的活动,对发作不能回忆。失神发作常发作频繁,每天数次至数十次,甚至上百次。发作时脑电图示两侧对称、同步、弥漫性 3Hz 的棘慢复合波,过度换气容易诱发。

(2) 强直-阵挛发作:发作时意识突然丧失,全身肌肉强直收缩;也可尖叫一声突然跌倒、呼吸暂停、面色发绀、双眼上翻、瞳孔散大、四肢躯干强直,有时呈角弓反张状态;持续数秒至数十秒钟进入阵挛期,出现全身节律性抽搐,持续 30 秒或更长时间逐渐停止。阵挛停止后患儿可有尿失禁。发作后常表现为头痛、嗜睡、乏力,甚至在完全清醒前可出现自动症,称之为发作后状态。脑电图在强直期表现为每秒 10 次或 10 次以上的快活动,频率渐慢,波幅渐高;阵挛期除高幅棘波外,间断出现慢波。发作间期可有棘慢波、多棘慢波或尖慢波。

(3) 强直性发作:表现为持续(5~20 秒或更长)而强烈的肌肉收缩,使身体固定于某种特殊体位,如头眼偏斜、双臂外旋、呼吸暂停、角弓反张等。发作时脑电图为低波幅 9~10Hz 以上

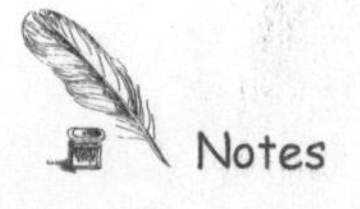

的快活动或快节律多棘波。

(4) 阵挛性发作:肢体、躯干或面部呈节律性抽动。发作时脑电图为 10Hz 或 10Hz 以上的快活动及慢波,有时为棘慢波。

(5) 肌阵挛发作:表现为某部位的肌肉或肌群,甚至全身肌肉突然快速有力地收缩,引起肢体、面部、躯干或全身突然而快速的抽动。可单个发生,也可为连续的发作。发作时脑电图为多棘慢波或棘慢、尖慢综合波。

(6) 失张力发作:发作时由于肌张力的突然丧失而引起全身或者部分出现沿重力作用方向的跌倒发作,可表现为头下垂、双肩下垂、屈髋屈膝或跌坐/跌倒。脑电图在发作时为全导多棘慢波或棘慢波。

(二) 癫痫综合征及癫痫分类

癫痫综合征(epileptic syndrome)指由一组具有相近的特定临床表现和电生理改变的癫痫(即电-临床综合征)。临床上常结合发病年龄、发作特点、病因学、伴随症状、家族史、脑电图及影像学特征等所有相关资料,综合做出某种癫痫综合征的诊断。明确癫痫综合征对于治疗选择、判断预后等方面都具有重要指导意义。但是,需要注意的是,并不是所有癫痫都可以诊断为癫痫综合征。

1985 年 ILAE 在临床发作分类的基础上,综合病因、起病年龄、预后及转归以及脑电图特征,将癫痫与癫痫综合征进行了分类,1989 年重新修订(表 12-2-2),此分类目前仍然广泛应用于癫痫临床工作。2001 年以来,ILAE 不断对癫痫的分类体系进行修订,从而使得癫痫与癫痫综合征的分类得到不断更新发展。由于新的分类现在还未完全定型以及被广泛应用于临床,故此处仅介绍 1989 年的综合征分类。

表 12-2-2　癫痫与癫痫综合征分类(ILAE,1989)

分类
1. 局灶性癫痫有局部起源部位
(1) 特发性局灶性癫痫:于特殊年龄起病,分为:①儿童良性癫痫伴中央颞区棘波;②儿童癫痫伴枕部放电;③原发性阅读性癫痫
(2) 症状性局灶性癫痫:有脑结构及代谢改变。包括:①儿童慢性进行性持续性部分癫痫;②诱发性癫痫;③颞叶、额叶、顶叶、枕部癫痫;
(3) 隐源性局灶性癫痫
2. 全面性癫痫:两侧大脑半球同步放电,发作往往伴有意识障碍
(1) 特发性:与遗传相关,起病与年龄有关。包括:①新生儿良性家族性惊厥;②良性新生儿惊厥;③良性婴儿肌阵挛癫痫;④儿童失神癫痫;⑤青少年失神癫痫;⑥青少年肌阵挛性癫痫;⑦全面性强直阵挛性癫痫
(2) 隐源性或症状性:有特异或非特异性病因。①婴儿痉挛;②Lennox-Gastaut 综合征;③早期肌阵挛脑病;④婴儿早期癫痫性脑病伴暴发抑制;⑤症状性全面性强直阵挛发作
3. 不能分类的癫痫
①新生儿惊厥;②婴儿严重肌阵挛癫痫;③慢波睡眠持续性棘慢波癫痫综合征;④获得性癫痫性失语
4. 特殊癫痫综合征:特殊情况下发生。包括热性惊厥,中毒、药物、代谢异常

儿童常见癫痫和癫痫综合征

1. 伴中央-颞区棘波的儿童良性癫痫(benign children epilepsy with central-temporal spikes,BECTS)　儿童癫痫最常见的类型之一,约占儿童癫痫的 20%。发病年龄 2~14 岁,5~10 岁多见,9~10 岁是高峰,男孩多于女孩。发作与睡眠关系密切,约 75% 的患儿只在睡眠中发作,多在入睡后不久或清晨要醒时出现。发作形式为局灶性发作,开始症状多局限于口面部,表现为一侧口角抽动,咽部、舌及颊部感觉异常,喉头异常发声,唾液不能吞咽而外流。患儿意识清楚,但不能言语。同侧面部的抽动可扩展到同侧上肢。可泛化为全面性发作而致意识丧失。大多患儿发作持续时间较短。发作频率不一,但通常不频繁。发作间期脑电图背景波正常,在

中央区和颞中区出现负性、双向或多向的棘波或尖波(图 12-2-1),或棘慢综合波,入睡后癫痫样放电增加。该病神经系统影像学检查正常,大多数不影响智力发育,预后良好,16 岁前 95% 以上患儿发作停止。临床上也存在变异型,表现较复杂,脑电图癫痫放电显著增多,出现睡眠期癫痫性电持续状态,可伴有睡眠中发作明显增多或者出现清醒期发作(包括新的发作类型,如负性肌阵挛发作),对认知功能可能产生一定影响,虽然其癫痫发作及癫痫性放电到青春期后仍然可以缓解,但是部分患儿可遗留认知功能障碍。

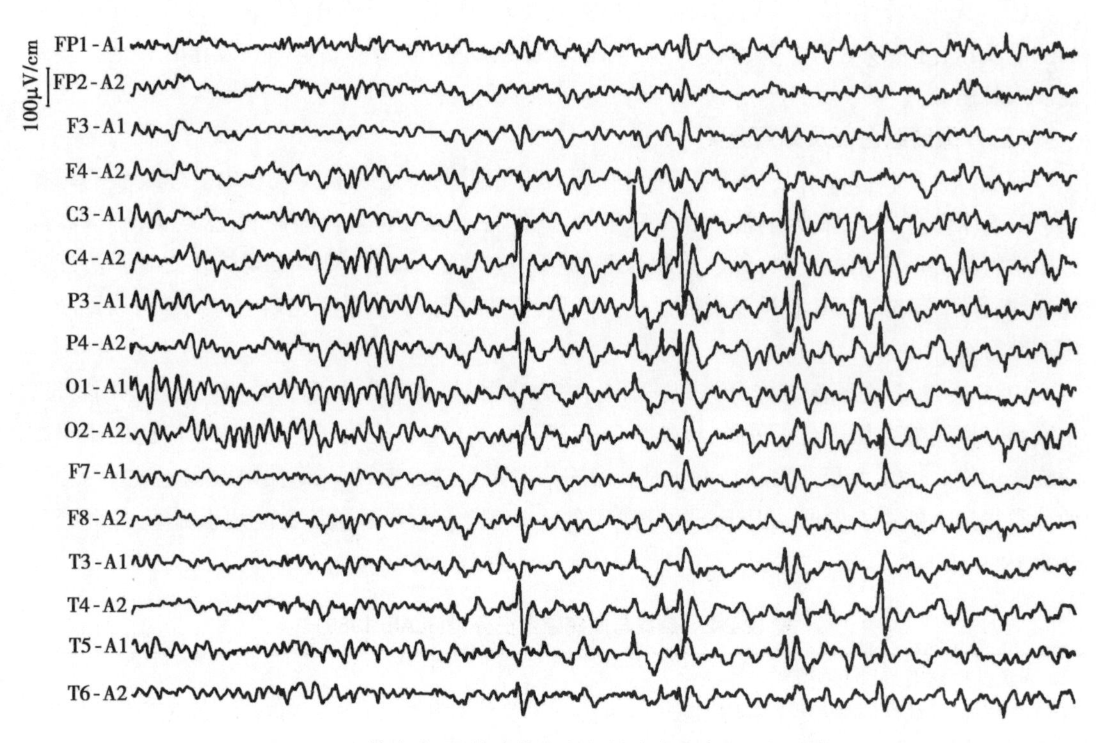

图 12-2-1 伴中央-颞棘波的儿童良性癫痫脑电图(女,7 岁)

2. 婴儿痉挛(infantile spasms) 又称 West 综合征,主要特点为婴儿期起病、频繁的痉挛发作、脑电图出现高度失律(hypsarrhythmia)和智力发育障碍。4~8 个月发病者最多,发作时表现为两臂前举,头和躯干前屈,似点头拥抱状;少数患儿可呈头背后屈。患儿常成簇发作,思睡或刚醒时容易连续发生,发作时有时伴喊叫、哭吵或痛苦状,发作间期脑电图示不对称、不同步、并伴有暴发抑制交替倾向的高幅慢波,杂以多灶性尖波、棘波或多棘波,即高度失律(图 12-2-2)。该病大多可找到病因,如遗传代谢病(常见于苯丙酮尿症)、脑发育异常、神经皮肤综合征(主要是结节性硬化)或其他原因引起的脑损伤。常合并严重的智力和运动发育落后,后期易转为 Lennox-Gastaut 综合征或其他形式的发作。

3. 儿童失神癫痫(childhood absence epilepsy,CAE) 3~13 岁起病,5~9 岁多见,女孩多于男孩,与遗传有关。特征是频繁发作的短暂失神,不跌倒,仅持续数秒钟,一般不超过 30 秒,无发作后症状。典型脑电图异常表现为全导同步的 3Hz 棘慢波(图 12-2-3)。该病易于控制,预后良好。

【诊断】 癫痫的诊断分为四个步骤:①判断临床发作是否为癫痫发作。许多非癫痫性的发作在临床上需与癫痫发作相鉴别;②在诊断为癫痫发作的基础上根据临床发作和脑电图表现,对癫痫发作类型进行分类;③根据患儿的临床发作、脑电图特征、神经影像学、年龄、预后等因素,对癫痫的病因进行分析,并对癫痫综合征、癫痫相关疾病等进行诊断;④应对患儿的个体发育及相关脏器功能等进行检查和整体评估。

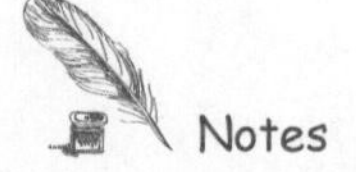
Notes

1. 病史与体格检查 病史包括发育历程、用药史、患儿及家庭惊厥史;惊厥的描述应首先关

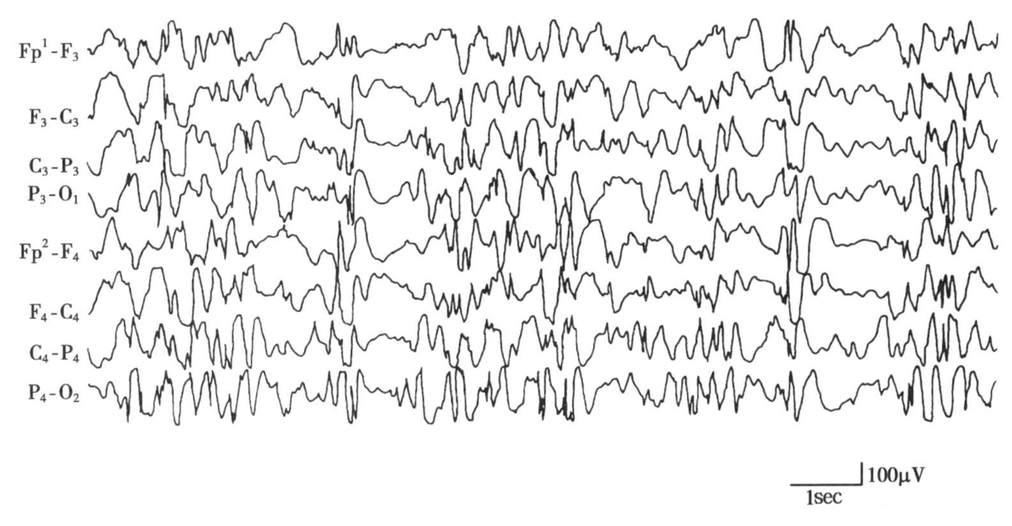

图 12-2-2　婴儿痉挛脑电图(男,8 个月)

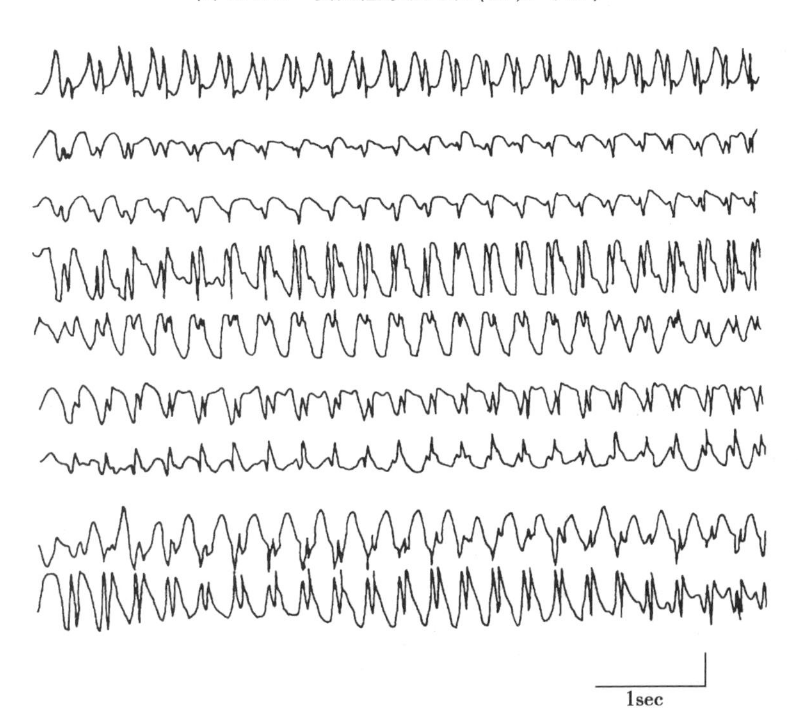

图 12-2-3　儿童失神癫痫脑电图

注发作的起始表现,还需描述整个发作过程以及发作后的表现、发作的环境及其促发因素等,最好让患儿家长模仿发作或用家庭摄像机、手机记录发作。临床体格检查应包括整个神经系统、心肺腹查体以及视觉、听觉检查等。

2. **脑电图**　是癫痫患者的最重要检查,对于癫痫的诊断以及发作类型、综合征分型都至关重要。癫痫的脑电图异常分为发作间期和发作期,发作间期主要可见到棘波、尖波、棘慢波、尖慢波、棘波节律等,发作期可以看到一个从开始到结束的具有演变过程的异常发作性脑电图异常事件(event),可以是全导弥漫性的(全面性发作)或者局灶性的(局灶性发作)。但应注意在5%~8%的健康儿童中可以出现脑电图癫痫样异常放电,由于没有临床发作,此时不能诊断癫痫,但应密切观察,临床随访。剥夺睡眠、光刺激和过度换气等可以提高癫痫性脑电异常发现率,因而在儿童脑电图检查中经常用到。视频脑电图可以直接观察到发作期的实时脑电活动,对于癫痫的诊断、鉴别诊断具有重要意义。

3. 影像学检查

(1) CT与MRI:目的是发现脑结构的异常。头颅MRI在发现引起癫痫的病灶方面具有更大的优势。皮质发育异常是引起儿童症状性癫痫最常见的原因,对于严重/明显的脑结构发育异常,生后早期头颅MRI即可发现,但是对于小的局灶皮层发育不良(focal cortical dysplasia, FCD),常常需要在1.5岁后头颅MRI才能发现,因此,如果临床高度怀疑存在FCD,需在1.5岁之后复查头颅MRI。

(2) 功能性神经影像:主要针对需癫痫手术的患儿,评估不同脑区功能。这一技术因需要良好的技术和患者主动配合,因此只能用于7~8岁以上智力基本正常的患儿。

(3) 正电子体层扫描(PET):是一种非侵入性的脑功能影像学检查方法,在定位癫痫灶中具有较高的特异性和准确度。发作间期的癫痫灶呈葡萄糖低代谢。

(4) SPECT(单光子发射计算体层扫描):测定局部脑血流,癫痫起源病灶在发作期显示血流增加而在发作间期显示血流减低。发作期SPECT对于癫痫灶的确定具有重要价值。

4. 其他实验室检查 主要是癫痫的病因学诊断,包括遗传代谢病筛查、染色体检查、基因分析、血生化、脑脊液等,必要时根据病情选择进行。

【鉴别诊断】 儿童癫痫应注意与其他发作性疾病鉴别,包括低血糖症(尤其需要高度重视)、屏气发作(breath holding spells)、晕厥(syncope)、睡眠障碍、儿童癔症性发作、偏头痛、抽动障碍等。

【治疗】

(一) 治疗原则

癫痫的治疗原则首先应该强调以患者为中心,在控制癫痫发作的同时,尽可能减少不良反应,并且应强调从治疗开始就应该关注患儿远期整体预后,即最佳的有效性和最大的安全性的平衡。理想的目标不仅是完全控制发作,而且是使患儿达到其能够达到的最好的身心健康和智力运动发育水平。因此,癫痫临床处理中既要强调遵循治疗原则(指南),又要充分考虑个体性差异,即有原则的个体化的治疗。

1. 明确诊断 正确诊断是合理治疗的前提,由于癫痫的临床症状纷繁复杂,因此诊断需要尽可能细化、全面,比如:是否癫痫、癫痫发作的分类、癫痫综合征的分类、癫痫的病因、诱发因素等;而且在治疗过程中还应不断修正完善诊断,尤其是当治疗不顺利时,应特别强调重新审视初始诊断是否正确,包括癫痫诊断是否成立?发作/癫痫综合征/病因学诊断分类是否正确?不能及时修正诊断,常导致长期的误诊误治。积极寻找可治疗的病因。

2. 明确治疗的目标 当前癫痫治疗主要还是以控制癫痫发作为首要目标,但是应该明确的是,癫痫治疗的最终目标不仅仅是控制发作,更重要的是提高患者生活质量,保障患儿正常生长发育、降低患者致残程度,尽可能促进其获得正常的社会生活(包括学习)。

3. 合理选择处理方案 由于癫痫病的病因学异质性很高,因此目前治疗方法多样,包括抗癫痫药治疗、外科切除性治疗、外科姑息性治疗、生酮饮食治疗、免疫治疗等。抗癫痫药物治疗仍然是绝大多数癫痫病人的首选治疗。选择治疗方案时,应充分考虑癫痫病(病因、发作/综合征分类等)的特点、共患病情况以及患儿的个人、社会因素,进行有原则的个体化综合治疗。寻找可治疗的病因,并予以针对性治疗。需要强调的是,癫痫治疗并不一定都是顺利的,因此初始治疗方案常常需要随着根据治疗反应,在治疗过程中不断修正,或者进行多种治疗手段的序贯/联合治疗。

4. 恰当的长期治疗 癫痫的抗癫痫药治疗应当坚持长期足疗程的原则,根据不同的癫痫病因、综合征类型及发作类型以及病人的实际情况选择合适的抗癫痫药疗程。

5. 保持规律健康的生活方式 与其他慢性疾病的治疗一样,癫痫患者应保持健康、规律的生活,尤应注意避免睡眠不足、暴饮暴食以及过度劳累,如有发作诱因,应尽量祛除或者避免。在条件许可的情况下,尽量鼓励患儿参加正常的学习生活,但是要注意避免意外伤害的发生,比

如溺水、交通事故等。

（二）抗癫痫药治疗

1. 抗癫痫药物的使用原则　抗癫痫药物治疗是癫痫的最主要治疗方法，国内常见的抗癫痫药参见表 12-2-3。规律合理地应用抗癫痫药物能提高治疗的成功率。药物治疗的基本原则包括：①应该在充分评估患儿本身以及其所患癫痫的情况，并且与患儿及其家长充分沟通后，选择合适时机开始抗癫痫药治疗；②要根据发作类型、癫痫综合征及共病（co-morbidity）、同时服用的其他药物（co-medication）以及患儿及其家庭的背景情况来综合考虑，能够诊断癫痫综合征的，先按照综合征选药原则挑选抗癫痫药，如果不能诊断综合征，再按发作类型选择药物（表 12-2-4）；③首选单药治疗，对于治疗困难的病例可以在合适的时机开始抗癫痫药联合治疗，应尽量选择不同作用机制的抗癫痫药进行联合治疗；④遵循抗癫痫药的药代动力学服药：应规则、不间断，用药剂量个体化；⑤必要时定期监测血药浓度；⑥如需替换药物，应逐渐过渡；⑦疗程要长，一般需要治疗至至少连续 2 年不发作，而且脑电图癫痫样放电完全或者基本消失，才能开始逐渐减药，不同的病因学、癫痫综合征分类以及治疗过程顺利与否均会影响疗程；⑧缓慢停药，减停过程一般要求大于 6 个月；⑨在整个治疗过程中均应定期随访，监测药物各种可能出现的不良反应。

表 12-2-3　国内儿科常用抗癫痫药

	日维持用量	最大剂量(mg)	每天使用次数	有效血药浓度(mg/l)	常见不良反应
卡马西平	10～20mg/kg	1200	2～3	8～12	过敏反应、白细胞减少
氯硝西泮	100～200μg/kg	8	2～3		嗜睡、共济失调及行为异常
苯巴比妥	45～180mg(3～5mg/kg)	500	1～3	15～40	嗜睡、共济失调、多动
苯妥英钠	250 ～ 300mg（4 ～ 8mg/kg)	500	2～3	10～20	齿龈增生、多毛、头晕、乏力、共济失调、白细胞减少
丙戊酸钠	20～30mg/kg	2400	2～3 缓释片 1～2	50～100	肝功能损害、体重增加、震颤、血小板减少、胰腺炎
拉莫三嗪	2～10mg/kg(单药) 1 ～ 5mg/kg（与丙戊酸合用) 5～15mg/kg(其他添加)	700	1～2	5～18	过敏反应、肝肾衰竭、弥散性血管内凝血、疲倦、恶心、白细胞减少
左乙拉西坦	20～60mg/kg	3000	2	10～40	易激惹、血小板减少
奥卡西平	900～2400mg	3000	2	12～24	过敏反应、低血钠、白细胞减少、头晕和嗜睡
托吡酯	100～200mg(单药) 200～400mg(添加)	1600	2	4.0～25	注意力受损、青光眼、低热、闭汗、找词困难、肾结石、体重减轻
唑尼沙胺	200～400mg (4～8mg/kg)	600 12mg/kg	1～3	7～40	皮疹、肾结石、少汗、困倦、乏力、运动失调、白细胞降低，肝功能损害

2. 常用抗癫痫药　目前抗癫痫药分为，传统抗癫痫药物和新抗癫痫药。传统抗癫痫药物主要包括苯巴比妥（PB）、丙戊酸（VPA）、卡马西平（CBZ）、苯妥英（PHT）、氯硝西泮（CZP），新抗癫痫药主要是指 20 世纪 90 年代后上市的，目前国内已有的包括拉莫三嗪（LTG）、左乙拉西坦（LEV）、奥卡西平（OXC）、托吡酯（TPM）、唑尼沙胺以及氨己烯酸（仅香港、台湾有）。

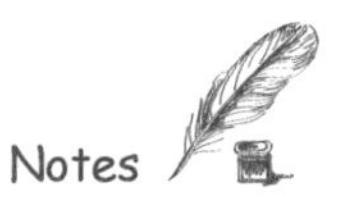

表 12-2-4 根据发作类型选择抗癫痫药

发作类型	一线药物	可以考虑的药物	可能加重发作的药物
全面强直阵挛发作	丙戊酸 拉莫三嗪 卡马西平 奥卡西平	左乙拉西坦 托吡酯	卡马西平 奥卡西平 苯妥英钠 氨己烯酸* (加重同时存在的失神或肌阵挛发作)
强直或失张力发作	丙戊酸	拉莫三嗪 托吡酯	卡马西平 奥卡西平 氨己烯酸*
失神发作	丙戊酸 乙琥胺* 拉莫三嗪	氯硝西泮 左乙拉西坦 托吡酯 唑尼沙胺	卡马西平 奥卡西平 苯妥英钠 氨己烯酸*
肌阵挛发作	丙戊酸 左乙拉西坦 托吡酯	氯硝西泮 唑尼沙胺	卡马西平 奥卡西平 苯妥英钠 氨己烯酸*
局灶性发作	卡马西平 拉莫三嗪 奥卡西平 左乙拉西坦 丙戊酸	苯妥英钠 苯巴比妥 唑尼沙胺	

(三) 癫痫外科治疗

有明确的癫痫灶(如局灶皮层发育不良等),抗癫痫药物治疗无效或效果不佳、频繁发作影响患儿的日常生活者,应及时到专业的癫痫中心进行癫痫外科治疗评估,如果适合,应及时进行外科治疗。癫痫外科主要治疗方法有癫痫灶切除手术(包括病变半球切除术)、姑息性治疗(包括胼胝体部分切开、迷走神经刺激术等神经调控治疗)。局灶性癫痫,定位明确,切除癫痫灶不引起主要神经功能缺陷者手术效果较好,可以达到完全无发作,并停用所有抗癫痫药,如颞叶内侧癫痫。由于局灶病变导致的癫痫性脑病,包括婴儿痉挛症等,如果能早期确定致痫灶进行及时手术治疗,不仅能够完全无发作,而且能够显著改善患儿的认知功能及发育水平。另一方面,癫痫手术治疗毕竟是有创治疗,不可滥用,必须在专业的癫痫中心谨慎评估手术的风险及获益,并与家长反复沟通后再进行。

(四) 其他疗法

如生酮饮食,免疫治疗(大剂量丙种球蛋白、糖皮质激素等)。

附:惊厥

惊厥(convulsion)是儿科最常见的紧急症状之一,是由于随意肌的剧烈、不自主的痉挛性收缩(强直)或者收缩、松弛交替出现(强直阵挛)导致的发作,可以是部分身体,也可以是全身性的,常伴有意识丧失。惊厥既可以是癫痫性发作,也就是大脑神经元一过性大量同步化放电所导致的发作,脑电图上发作同期常有相应的发作性痫样放电;也可以是非癫痫性的,如破伤风、低钙惊厥等。

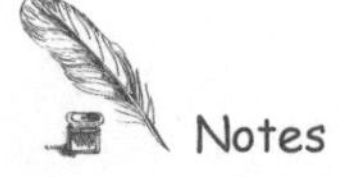

【发病机制】 婴幼儿易发生惊厥的内在机制包括:

1. 发育期脑的特性 大脑皮质功能发育未完全,即使较弱刺激也能在大脑引起较强烈兴奋与扩散,从而导致神经细胞异常的突然大量同步化放电。另外,当神经髓鞘未完全形成时,神经传导不完善,冲动传导易泛化。发育期未成熟脑缺乏对神经兴奋起抑制作用的神经递质和介质,而且成熟脑中枢神经系统中主要抑制性神经介质受体 $GABA_A$,在出生后脑发育早期对海马神经元呈兴奋性作用,此时 $GABA_A$ 兴奋足以祛除电压依赖的 Mg^{2+} 对 NMDA 受体的阻断作用,引起大量 Ca^{2+} 内流。发育中脑内缝隙连接的广泛存在促进神经元放电同步化。总之,发育中脑兴奋性系统的成熟先于抑制性系统成熟,这是脑发育中形成学习记忆及神经系统可塑性所必需的;但另一方面,也使婴幼儿处于惊厥性疾病的易感状态。

2. 发育期组织器官功能特点 血脑屏障功能较差,多种毒性物质包括药物易透入脑组织。水电解质代谢不稳定,可因多种原因造成失衡。

3. 末梢神经肌肉的刺激阈值较低 如血中游离钙降低时,一般冲动也可引起惊厥。

【病因及分类】

(一) 感染性病因

1. 颅内感染 如由细菌、病毒、寄生虫、真菌引起的脑膜炎或脑炎。脑脊液检查对诊断和鉴别诊断有较大帮助。

2. 颅外感染 非颅内的全身性感染性疾病相关的,包括感染中毒性脑病(大多并发于脓毒症、重症肺炎、中毒性细菌性痢疾等严重细菌性感染疾病)、热性惊厥等。

(二) 非感染性病因

1. 颅内疾病,包括颅脑损伤与出血、先天发育畸形、颅内占位性病变等。

2. 颅外(全身性)疾病,包括缺氧缺血性脑损伤、代谢性疾病(水电解质紊乱、肝肾衰竭、Reye 综合征、遗传代谢性疾病等)、中毒等。

【临床表现】 根据不同病因和神经系统受累部位不同,其发作形式和严重程度不同。如果是癫痫性惊厥,部分发作前可有先兆,但多数突然发作,全面性惊厥发作时意识完全丧失、双眼凝视、斜视或上翻、头后仰、面肌及四肢呈强直性或阵挛性抽搐,呼吸暂停甚至青紫,惊厥后昏睡、疲乏。热性惊厥多于惊厥后神志很快恢复。非癫痫性惊厥,如低钙性手足抽搐症、破伤风的肌痉挛,不伴有意识障碍。惊厥呈持续状态或者频繁发生表示病情严重。

【诊断】

1. 病史 既往有无热性惊厥史、现病史有无发热,有发热者多考虑上述感染性疾病及热性惊厥。

2. 年龄 掌握不同年龄的常见病因可协助诊断。

(1) 新生儿期:以产伤、窒息、先天颅脑畸形、低血糖症、低钙血症、脓毒症和化脓性脑膜炎、破伤风常见。

(2) 1 个月 ~1 岁:产伤后遗症、先天颅脑畸形、低钙血症、化脓性脑膜炎、婴儿痉挛多见。6 个月后热性惊厥逐渐增多。

(3) 1 ~3 岁:热性惊厥、各种脑膜炎和脑炎、中毒性脑病、低血糖为多见。

(4) 学龄前期及学龄期儿童:以中毒性脑病、各种脑膜炎和脑炎、颅内肿瘤、颅脑外伤、各种中毒、高血压脑病、癫痫为多见。

3. 季节 传染病多有明显的季节性,如夏秋季以乙型脑炎、中毒性细菌性痢疾多见;冬春季以重症肺炎、流行性脑膜炎多见。

4. 体格检查 主要包括皮肤瘀点、局部感染灶、脑膜刺激征、颅内高压症等,测血压及眼底检查等均可能有助于病因诊断。

5. 实验室检查 血、尿、便常规,血生化、肝肾功能、脑脊液检查(常规、生化及病原学检查)。

6. 特殊检查

(1) 脑电图:对各种类型癫痫有诊断意义,对脑病和脑炎的诊断及病情判断亦可能有帮助。

(2) 头颅X线检查:包括CT、平片、脑血管造影,了解有无颅压高表现、钙化点、脑血管病变和畸形。

(3) 脑超声检查:适用于前囟未闭的婴儿的颅内病变检测。

(4) MRI:适用范围最广、显示效果最好的脑影像检测方法。

总之,在做儿科惊厥的鉴别诊断时,必须结合有无发热、年龄、季节、临床表现及相关辅助检查等全面分析考虑。

【治疗】 治疗原则是尽快明确原因进行针对性治疗,同时控制惊厥,稳定生命体征。

1. 一般治疗 严密观察意识、瞳孔及生命体征变化,注意记录惊厥发作的具体症状学表现;注意保护,防止意外伤害,保持头向一侧偏斜,维持呼吸道通畅,避免窒息及误吸,不要向口腔内塞入任何物品;注意不要过度用力按压病人,以免造成骨折;避免不必要的刺激;必要时给氧,若长时间发作(>30分钟),应根据氧合情况适时给予气管插管机械通气;监测生命体征以及时发现病情变化(如脑疝、呼吸停止等)。

2. 止惊治疗 多数惊厥发作可在5分钟内自发缓解,发作超过5分钟者需要及时给予药物止惊治疗。

(1) 首选苯二氮䓬类药物:如有静脉通道,应静脉推注地西泮,每次0.3~0.5mg/kg(单剂最大剂量10mg)静注(每分钟1~2mg、新生儿0.2mg),如发作持续,必要时10~15分钟后可重复一次。如不能或者难以马上建立静脉通道的情况下,目前在国内,咪达唑仑肌内注射具有很好的止惊效果,而且操作简便、快速,可作为首选,首剂0.2~0.3mg/kg,最大不超过10mg。如发作持续,可继续静脉输注,1~10μg/(kg·min),维持12~24小时。

(2) 苯巴比妥钠:肌注吸收较慢,不适宜用于急救的一线用药,可选用静脉制剂。负荷量10mg/kg,注射速度<25mg/min。此药维持时间较长,多于12小时后使用维持量,4~5mg/(kg·d)。但是需要注意的是,即使静脉注射,苯巴比妥在脑组织中的蓄积也需要较长时间,大约需要20~60分钟脑组织药物才可达峰浓度;而且由于半衰期很长,婴幼儿平均50小时,因此先用苯巴比妥再用苯二氮䓬类容易合并长时间呼吸抑制;此药镇静作用较强,持续时间长,容易影响意识判断,在疑似中枢神经系统感染或者怀疑脑病的时候,判断意识对于判断病情很重要。因此目前此药已经仅作为止惊治疗的二线、甚至三线治疗。

(3) 10%水合氯醛:用于上述治疗无效时,剂量为0.5ml/kg(50mg/kg),稀释至3%灌肠。

(4) 苯妥英:用于惊厥持续状态。15~20mg/kg,溶于生理盐水静脉滴注,<1mg/(kg·min),24小时后予维持量5mg/(kg·d)。

3. 病因治疗 不同年龄导致惊厥的病因存在明显差异,应及时、准确地了解惊厥的病因,并进行针对性治疗,否则惊厥治疗的效果也不好,甚至无效。因此在进行止惊治疗的同时应尽快明确惊厥的病因。在急诊情况下,对于惊厥持续状态者,推荐首先取血做血常规、血糖、血电解质(小婴儿必须包含钙、镁)检查,有条件者可以做急诊肝肾功能、血气分析、血氨,如果有病史线索提示时,可酌情行脑脊液检查、抗癫痫药血药浓度检测、血培养、血毒物检测等。

4. 对症治疗 高热者用药物及物理方法降温;纠正水、电解质、代谢紊乱,如存在颅内压增高可予以20%甘露醇等降低颅压;必要时予循环与呼吸支持(纠正低血压、心律失常,适时机械通气等)。

附:

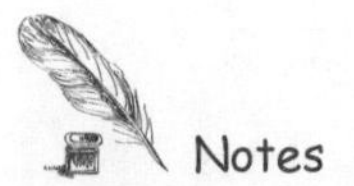

【热性惊厥】 热性惊厥(febrile seizure,FS),患病率约为2%~5%,是婴幼儿时期最常见的惊厥性疾病,儿童期患病率3%~4%。FS是指发生在出生后3个月~5岁,发热初起或体温快

速上升期出现的惊厥，排除了中枢神经系统感染以及引发惊厥的任何其他急性病，既往也没有无热发作史。国际抗癫痫联盟的最新分类已经将 FS 不再列为癫痫的一种类型。

1. 病因　遗传因素可能在该病发生中起关键因素。环境因素，如病毒和细菌感染是热性惊厥的重要促发因素，其中以病毒感染更为多见。疫苗接种发热是疫苗接种常见的不良反应。某些疫苗更易引发热性惊厥，尤其是减毒活疫苗（例如麻风腮疫苗）以及全细胞制备疫苗（例如全细胞百日咳疫苗）。但是没有证据表明这种疫苗接种后的热性惊厥与远期癫痫的发生相关，根据国际上大多数国家的指南，热性惊厥并不是接种疫苗的禁忌证。

2. 临床表现　FS 首次发作年龄多于生后 6 个月至 3 岁间，平均 18～22 个月。男孩稍多于女孩。绝大多数 5 岁后不再发作。

根据临床特点可以分为单纯型和复杂型两种。

1. 单纯型　发作表现为全面性发作，无局灶性发作特征；发作持续时间小于 15 分钟；24 小时之内或同一热性病程中仅发作 1 次。此型占热性惊厥的 75%。

2. 复杂型　具有以下特征之一：发作时间长（>15 分钟）；局灶性发作；惊厥在 24 小时之内或同一热性病程中发作≥2 次。

3. 诊断　热性惊厥的诊断主要是根据特定的发生年龄以及典型的临床表现，最重要的是要除外可能导致发热期惊厥的其他各种疾病，如中枢神经系统感染、感染中毒性脑病、急性代谢紊乱等。

4. 治疗　热性惊厥绝大多数是良性病程，应注意避免过度治疗。因此，首先要加强家长教育，使家长了解绝大多数热性惊厥的良性预后，并教会家长如何应对急性发作，从而避免家长过度的紧张焦虑。同时，应该明确告知家长退热治疗对于预防热性惊厥复发无效。

如需要进行预防性治疗，可以采用抗癫痫药进行长期预防或者发热时临时预防，虽然这些预防治疗措施可以减少热性惊厥的复发，但是没有证据表明任何预防性治疗可以改变远期预后，包括认知功能、癫痫发生率等，如果考虑到各种预防措施可能带来的不良反应，目前认为对于绝大多数热性惊厥患儿不主张任何预防性治疗。

对于少数热性惊厥过于频繁（>5 次/年）或者出现过热性惊厥持续状态（>30 分钟）的患儿，可以考虑采取预防措施。①长期预防：可选用丙戊酸或左乙拉西坦或苯巴比妥口服。②间断临时预防：在发热早期及时临时口服或直肠应用地西泮，剂量为每次 0.3mg/kg，可每间隔 8h 应用 1 次，最多连续应用 3 次。但是应该强调，这种方法常见的不良反应是嗜睡、共济失调等中枢神经系统症状，这有可能掩盖严重疾病，如脑膜炎、脑炎等。而且有些热性惊厥发生在发热初起很短的时间内，甚至出现惊厥后才发现发热，因此应用临时口服药预防经常不能及时，导致预防失败。不论是采用长期或者临时预防，均应仔细评估其可能的利弊，并与家长充分沟通后再做出决定。

5. 预后　热性惊厥总体预后良好，尚无直接因热性惊厥而导致死亡的病例报道。95%以上的热性惊厥患儿日后并不患癫痫。热性惊厥后患癫痫的危险因素包括：①复杂型热性惊厥；②存在中枢神经系统异常（如发育落后）；③癫痫家族史。首次热性惊厥后仅有约 30% 患儿在以后的发热性疾病过程中再次出现热性惊厥。复发的危险因素有：①18 个月龄前发病；②热性惊厥发作时体温<38℃；③热性惊厥家族史；④热性惊厥发生前的发热时间短（<1 小时）。具有所有危险因素的患儿 76% 将出现热性惊厥复发，无危险因素者仅 4% 复发。热性惊厥大多数认知功能预后良好，即使是复杂型热性惊厥患儿，其远期认知功能和行为与同龄儿相比均无显著差异。

（姜玉武）

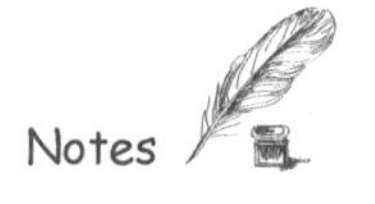

第三节 急性细菌性脑膜炎

急性细菌性脑膜炎(acute bacterial meningitis)亦称化脓性脑膜炎(purulent meningitis),简称化脑,是各种化脓性细菌引起的中枢神经系统感染性疾病。以婴幼儿多见,2岁以内发病者约占75%。冬春季是化脑的好发季节。

【病因】

1. 病原学 引起化脑的病原菌种类多样。在我国,脑膜炎双球菌、肺炎链球菌和流感嗜血杆菌占儿童化脑病原菌的2/3以上,流感嗜血杆菌感染较肺炎链球菌感染者为多。新生儿及出生2~3个月以内的婴幼儿以大肠杆菌、B组溶血性链球菌和葡萄球菌最为常见;3~5岁患儿以B型流感嗜血杆菌、肺炎链球菌和脑膜炎双球菌多见;5岁以上,以脑膜炎双球菌和肺炎链球菌多见。

2. 机体免疫与解剖缺陷 机体免疫力较弱,血脑屏障功能发育不完善是儿童易发生化脑的主要原因。具有原发或继发性免疫缺陷的患儿更易感染化脑。颅底骨折、颅脑手术、皮肤窦道、脑脊膜膨出等原因所致的解剖缺陷可增加化脑的发病率。

【发病机制】 多数化脑是由体内局部感染灶的致病菌通过血行播散侵犯脑膜所致。上呼吸道感染是儿童化脑最常见的前驱感染。脑膜炎的产生需要以下四个环节:①上呼吸道或皮肤等处的化脓菌感染;②致病菌由局部感染灶进入血循环产生菌血症或败血症;③致病菌随血循环通过血脑屏障到达脑膜;④在蛛网膜和软脑膜处大量繁殖引起炎症性病变。

机体抵抗力和细菌致病力是决定细菌入血后能否引起持续性菌血症的主要因素。机体特异性抗体是机体抵抗力的主要成分,其水平随年龄增长而增加。细菌数量和是否具有荚膜决定细菌的致病力。细菌荚膜有抑制巨噬细胞吞噬和补体活性的作用,有利于细菌的生存和繁殖。婴幼儿机体抵抗力弱,且往往缺乏抗荚膜抗体,加之脑脊液中补体成分和免疫球蛋白水平低下,当细菌播散至蛛网膜下腔时,易迅速繁殖,引起脑膜炎。

少数化脑可由邻近组织感染直接扩散所致,如鼻窦炎、中耳炎、乳突炎、头面部软组织感染、颅脑外伤或脑脊膜膨出继发感染等。

【病理】 患儿蛛网膜下腔增宽,蛛网膜和软脑膜普遍受累,脑组织表面、基底部、脑沟、脑裂等处有不同程度的炎性渗出物覆盖,脊髓表面也常受累。渗出物中含有大量的中性粒细胞和纤维蛋白,革兰染色可找到致病菌。病变严重时,动静脉均可受累,导致血管痉挛、血管炎、血管闭塞,继发脑出血或脑梗死。感染扩散至脑室内膜则形成脑室膜炎。脑实质亦可有炎性细胞浸润、出血、坏死和变性,进而形成脑膜脑炎。脓液阻塞、粘连及纤维化,可使马氏孔、路氏孔或大脑导水管流通不畅,导致阻塞性脑积水。大脑表面或基底部蛛网膜颗粒粘连和萎缩,影响脑脊液回吸收,产生交通性脑积水。血管通透性增加及桥静脉发生栓塞性静脉炎,可见硬膜下积液或积脓。脑水肿和脑脊液循环障碍导致颅高压,甚至脑疝。颅高压,炎症侵犯或海绵窦栓塞时可见视神经、动眼神经、面神经和听神经等颅神经损伤。

【临床表现】

(一) 起病

多数患儿起病较急,发病前数日常有上呼吸道感染或胃肠道症状。暴发型流行性脑脊髓膜炎者起病急骤,可迅速出现休克、皮肤出血点或瘀斑、弥散性血管内凝血及中枢神经系统功能障碍。

(二) 全身感染中毒症状

患儿可出现高热、头痛、精神萎靡、疲乏无力、关节酸痛、皮肤出血点、瘀斑或充血性皮疹等。

小婴儿常表现为拒食、嗜睡、易激惹、烦躁哭闹、目光呆滞等。一般来说,年龄越小,全身中毒症状越重。

（三）神经系统表现

1. 颅内压增高 典型表现为头痛和喷射性呕吐。可伴有血压增高、心动过缓、呼吸暂停或过度通气。婴儿可出现前囟饱满、紧张,颅缝增宽。重症患儿可有昏迷甚至脑疝。眼底检查一般无特殊发现,若有视盘水肿,则提示颅内压增高时间较长,可能已有颅内脓肿、硬膜下积液或静脉栓塞等慢性病变。

2. 惊厥 20% ~30% 的患儿伴有惊厥,可为全身性或局灶性。以 B 型流感嗜血杆菌及肺炎链球菌脑膜炎多见。

3. 意识障碍 表现为嗜睡、意识模糊、谵妄、昏迷等意识变化。

4. 脑膜刺激征 为脑膜炎的特征性表现,包括颈项强直、Kernig 征和 Brudzinski 征阳性。但是 1 岁半以下的患儿,这些表现可不明显。

5. 局灶体征 由于局灶性炎症,部分患儿可出现第Ⅱ、Ⅲ、Ⅳ、Ⅵ、Ⅶ、Ⅷ对颅神经受累。血管闭塞常引起肢体瘫痪或感觉异常等。

新生儿特别是早产儿患者起病隐匿,常缺乏典型的颅内压增高和脑膜刺激征,主要表现为少动、哭声弱或呈高调、拒食、呕吐、黄疸、发绀、呼吸不规则等非特异性症状,可有发热或者体温不升,极易误诊。

【并发症】

1. 硬膜下积液 约 30% ~60% 的患儿出现硬膜下积液(图 12-3-1),多发生在化脑起病 7 ~10 天后,其临床特征是:①化脑在积极治疗过程中体温不降,或退而复升;②病程中出现进行性前囟饱满、颅缝分离、头围增大、呕吐、惊厥、意识障碍等。硬膜下积液时可做头颅透光检查,必要时行 B 超检查或 CT 扫描,小婴儿可行前囟穿刺明确诊断。当积液量大于 2ml,蛋白质定量在 0.4g/L 以上,偶可呈脓性,涂片可找到细菌时可明确。

2. 脑室管膜炎 多见于婴幼儿诊断治疗不及时的革兰阴性杆菌脑膜炎。一旦发生则病情较重,表现为发热持续不退、频繁惊厥、甚至出现呼吸衰竭,脑脊液难以转为正常。当高度怀疑时可行侧脑室穿刺,穿刺液白细胞数 $\geq 50\times10^6$/L,糖 <1.6mmol/L,蛋白质 >0.4g/L,或细菌学检查阳性,即可确诊。

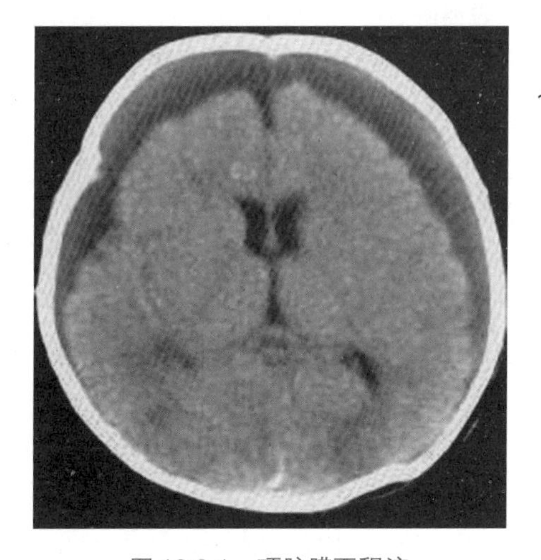

图 12-3-1 硬脑膜下积液

3. 抗利尿激素异常分泌综合征(syndrome of inappropriate secretion of antidiuretic hormone, SIADH) 可引起低钠血症和血浆渗透压降低,即脑性低钠血症,并加重脑水肿,促发惊厥发作,加重意识障碍。严重的低钠血症本身也可诱发低钠性惊厥。

4. 脑积水 前囟扩大而饱满,头围进行性增大,骨缝分离,头皮静脉扩张,叩颅呈现破壶音,晚期可出现落日眼,神经精神症状逐渐加重。

5. 其他 炎症波及视神经和听神经可导致失明和耳聋。脑实质受损可出现继发性癫痫、瘫痪、智力低下等。下丘脑病和垂体病变可继发中枢性尿崩症。

【辅助检查】

（一）外周血象

白细胞总数明显增高,以中性粒细胞为主。重症患儿特别是新生儿化脑,白细胞总数也可

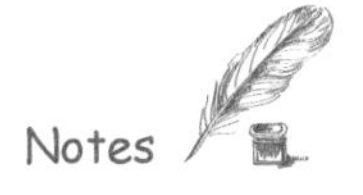
Notes

减少。

（二）脑脊液检查

1. 脑脊液常规及生化检查 典型化脓性脑膜炎的脑脊液压力增高、外观混浊；白细胞总数明显增多，多在 $500 \sim 1000 \times 10^6/L$ 以上，分类以中性粒细胞为主；糖含量明显降低，常在 1.1mmol/L 以下；蛋白质含量增高，多在 1g/L 以上。

2. 脑脊液病原学检查 ①沉渣涂片找细菌是早期明确化脑病原的重要方法，当脑脊液细菌含量 $>10^5$ CFU/ml 时，阳性率可达 95%；②脑脊液培养是明确病原菌最可靠的方法。在患儿病情许可的情况下，尽可能在抗生素使用前采集脑脊液，并尽量在保温条件下送检，有利于提高培养的阳性率。

（三）其他检查

1. 血培养 早期未用抗生素的患儿其血培养阳性的可能性大。新生儿化脑时血培养的阳性率较高。

2. 皮肤瘀点涂片 是流行性脑脊髓膜炎重要的病原诊断方法之一，奈瑟脑膜炎双球菌的阳性率可达 50% 以上。

3. 局部病灶分泌物培养 如咽培养、皮肤脓液或新生儿脐部分泌物培养等，对确定病原均有参考价值。

4. 影像学检查 急性化脓性脑膜炎一般不进行 CT 或 MRI 扫描，但对于出现异常定位体征、治疗效果不佳、头围增大或有显著颅高压等情况，应尽早进行颅脑 CT 或 MRI 检查。

【诊断】 早期诊断及时治疗是决定化脑预后的重要因素。典型的化脑结合症状、体征和脑脊液的化脓性变化，诊断不难。如若疾病早期，脑脊液检查无明显异常但临床仍高度怀疑化脑者，可在 24 小时后复查脑脊液。

腰椎穿刺对大部分化脑患儿是安全的，但有如下情况者，应禁忌或暂缓腰穿检查：①颅内压明显增高者，特别是有早期脑疝可能者。如颅内压增高的患儿必须做腰穿时，应先静脉注射 20% 甘露醇，待颅内压降低后再行穿刺，以防发生脑疝。②腰骶部皮肤软组织感染者；③严重心肺功能不全及休克，需要紧急抢救者。

【鉴别诊断】 各种致病微生物如细菌、病毒、真菌等引起的脑膜炎，在临床表现上有许多相似之处，鉴别主要依靠脑脊液检查（表 12-3-1）。

（一）病毒性脑膜炎

一般全身中毒症状较轻，脑脊液外观清亮，细胞数为零～数百个，淋巴细胞为主，蛋白质轻度升高或正常，糖含量正常，细菌学检查阴性。在疾病的早期，病脑细胞数可以较高，甚至以中性粒细胞为主，此时应结合糖含量和细菌学检查及临床表现等综合分析。

（二）结核性脑膜炎

多起病较缓（婴幼儿可以急性起病），常有结核接触史和肺部等处的结核病灶。脑脊液外观呈毛玻璃状，细胞数多 $<500 \times 10^6/L$，以淋巴细胞为主，蛋白质较高，糖和氯化物含量降低；静置 12～24 小时可见网状薄膜形成；涂片或留膜抗酸染色找到分枝杆菌可确诊。结核菌培养有利于诊断，PPD 试验和血沉检查有重要参考价值。

（三）新型隐球菌性脑膜炎

起病较慢，以进行性颅高压而致剧烈头痛为主要表现，脑脊液改变与结核性脑膜炎相似，墨汁染色见到厚荚膜的发亮圆形菌体，培养或乳胶凝集阳性可以确诊。

（四）Mollaret 脑膜炎

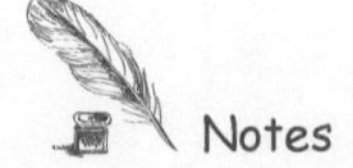

病因不明，反复出现类似化脓性脑膜炎的临床表现和脑脊液改变，但脑脊液病原学检查均为阴性，可找到 Mollaret 细胞，用肾上腺皮质激素治疗有效，应注意与复发性化脑鉴别。

表 12-3-1　神经系统常见感染性疾病的脑脊液改变

病种	压力	外观	细胞数	蛋白	糖	氯化物	其他
化脓性脑膜炎	升高	混浊、脓样	数百至数千，多形核占优势	升高	减少	减少	涂片和细菌培养 LDH 活性增高 LDH4,5 增加
结核性脑膜炎	升高	毛玻璃状	$50 \sim 500 \times 10^6$/L 多单核细胞	明显升高	减少	减少	抗酸染色，动物接种
病毒性脑膜炎	正常或升高	清亮	0～数百 多为单核细胞	正常 轻度升高	正常	正常	病毒分离，LDH1 升高
隐球菌性脑膜炎	升高	常清亮或混浊	$10 \sim 150 \times 10^6$/L 早期多核细胞为主 晚期单核细胞为主	增加	明显减少	减少	真菌培养，墨汁染色

【治疗】

（一）抗生素治疗

1. 用药原则　应早期、足量、静脉给予抗生素治疗；力争选药准确；所选药物具有良好的血脑屏障通透性；疗程适当；注意联合用药时药物之间的相互作用；注意药物毒副作用。

2. 药物选择

（1）病原菌未明时：可选择抗菌谱广，血脑屏障通透性较好的第三代头孢菌素，如头孢噻肟钠或头孢曲松钠。头孢噻肟钠每日 200mg/kg，分次静脉点滴；头孢曲松钠半衰期较长，每日 100mg/kg。对于生后 1 个月以上的患儿，推荐万古霉素加一种三代头孢霉素（头孢曲松钠或者头孢噻肟）为初始治疗方案，病原菌明确后，再根据不同病原菌和药物敏感试验结果调整用药。

（2）已知病原菌：应参照细菌药物敏感试验结果选用抗生素。

抗生素的选用可参考表 12-3-2。但各类抗生素，特别是氨基糖苷类抗生素应根据国家有关规定选用。

表 12-3-2　治疗化脓性脑膜炎的抗生素选择

病原菌	推荐抗生素
流感嗜血杆菌	氨苄西林、头孢曲松、氯霉素
肺炎链球菌	青霉素-G、头孢噻肟、头孢曲松、美罗培南、万古霉素
脑膜炎双球菌	青霉素-G、磺胺嘧啶、氯霉素、头孢曲松
大肠杆菌	头孢曲松、阿米卡星、美罗培南
金黄色葡萄球菌	萘夫西林（nafcillin）、氨基糖苷类、头孢噻肟、万古霉素、利福平

3. 疗程　一般认为流感嗜血杆菌和肺炎链球菌脑膜炎疗程为 2～3 周，脑膜炎双球菌脑膜炎疗程为 7～10 天，大肠杆菌和金黄色葡萄球菌脑膜炎疗程应达 3～4 周以上。尽管国外有人主张治疗顺利的化脑疗程为 10～12 天，但国内多数主张症状消失、热退 1 周以上，脑脊液完全恢复正常后方可停药。

鞘内注射抗生素的疗法在临床上应用得越来越少，只有遇难治性病例时方可考虑。

（二）肾上腺皮质激素

可以降低炎症反应，减轻脑水肿和颅内炎症粘连等。通常使用地塞米松，每日 0.2～0.6mg/kg，分次静脉注射。

（三）对症和支持疗法

1. 监护 对急性期患儿应严密观察病情变化，如各项生命体征及意识。

2. 对症处理 降颅压、退热、止惊等对症治疗

3. 支持治疗 注意热量和液体的供应，对于新生儿或免疫功能低下的患儿，可予少量血浆或丙种球蛋白等支持治疗。

（四）并发症的治疗

1. 硬膜下积液 少量液体不需要处理，积液较多出现明显颅内压增高或局部刺激症状时，应进行穿刺放液。有硬膜下积脓时可予局部冲洗并注入适当抗生素。

2. 脑室管膜炎 除全身抗生素治疗外，可做侧脑室穿刺引流，减低脑室内压，并注入抗生素。

3. 脑性低钠血症 适当限制液体入量，酌情补充钠盐。

4. 脑积水 一旦发生应密切观察，必要时手术治疗。

【预防】 应以普及卫生知识，改善生活环境，提高人体免疫力为主。

第四节 病毒性脑炎

病毒性脑炎（viral encephalitis）是指各种病毒感染引起的脑实质炎症，是儿童最常见的神经系统感染性疾病之一。

【病因】 肠道病毒、单纯疱疹病毒、虫媒病毒、腺病毒、巨细胞病毒及某些传染病病毒是引起急性脑炎最为常见的病原。近年来肠道病毒71引起的脑炎在亚洲流行，造成极大危害。

【发病机制】

（一）病毒对神经组织的直接侵袭

病毒对神经组织的直接侵袭是病毒性脑炎神经系统损伤的主要机制之一。

病毒主要通过皮肤、结膜、呼吸道、肠道和泌尿生殖系统等途径进入机体。比如，当皮肤损伤或被虫媒咬伤时，日本乙型脑炎、森林脑炎病毒等可进入体内；腺病毒可由结膜感染进入；带状疱疹病毒、巨细胞病毒、狂犬病毒、麻疹病毒、风疹和流感病毒等可由呼吸道进入；EB病毒、肠道病毒71等可由消化道进入。病毒进入机体后在局部复制，经淋巴结-淋巴管-胸导管进入血液，扩散至中枢神经系统；或侵入局部周围神经并沿周围神经轴索向中枢侵入。

（二）机体对病毒抗原的免疫反应

机体对病毒抗原的免疫反应是病毒性脑炎神经系统损伤的另一主要机制，可导致脱髓鞘病变及血管和血管周围的损伤，而血管病变又影响脑循环加重脑组织损伤。

【病理】 病毒性脑炎的病变大多呈弥漫分布，受累脑组织及脑膜充血水肿，炎症细胞浸润，并环绕血管形成血管套。血管内皮及周围组织坏死，胶质细胞增生可形成胶质结节。神经细胞呈现不同程度的变性、肿胀和坏死，可见噬神经细胞现象。神经髓鞘变性、断裂。

【临床表现】 病毒性脑炎的临床表现多样，轻者1~2周恢复，重者可持续数周或数月，甚至致死或致残。

（一）前驱症状

可有发热、头痛、精神萎靡、上呼吸道感染症状、恶心、呕吐、腹痛及肌痛等。

（二）神经系统症状体征

1. 颅内压增高 主要表现为头痛、呕吐、血压升高、心动过缓、婴儿前囟饱满等，严重者可出现脑疝危及生命。

2. 意识障碍 轻者无意识障碍，重者可有不同程度的意识障碍和精神症状。

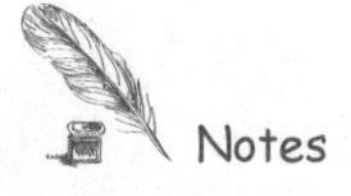

3. 惊厥 常出现全身性或局灶性抽搐。

4. 病理征和脑膜刺激征均可阳性。

5. **局灶性症状体征**　如急性偏瘫、共济失调、后组颅神经受累表现、手足徐动、舞蹈动作等。

（三）其他系统症状

单纯疱疹病毒脑炎可伴口唇或角膜疱疹，柯萨奇病毒脑炎可伴有心肌炎和各种类型皮疹，腮腺炎脑炎常伴有腮腺肿大，肠道病毒71脑炎可伴随手足口病或疱疹性咽峡炎。

【辅助检查】

1. **脑脊液检查**　脑脊液压力增高，外观多清亮，白细胞总数增加，多在300×10^6/L以下，以淋巴细胞为主。脑脊液蛋白质大多轻度增高或正常，糖和氯化物无明显改变。涂片或培养均无细菌发现。

2. **病毒学检查**　①病毒分离与鉴定：从脑脊液、脑组织中分离出病毒，具有确诊价值；②血清学检查：双份血清法或早期IgM测定；③分子生物学技术：PCR技术可从患儿呼吸道分泌物、血液、脑脊液中检测病毒DNA序列，从而确定病原。

3. **脑电图**　主要表现为高幅慢波，多呈弥漫性分布，可有痫样放电波，对诊断有参考价值。

4. **影像学检查**　严重病例CT和MRI均可显示炎性病灶，表现为大小不等、界限不清、不规则低密度或高密度影灶，但轻症病脑患儿和病毒性脑炎的早期多无明显异常改变。

【诊断和鉴别诊断】　病毒性脑炎的诊断主要靠病史、临床表现、脑脊液检查和病原学鉴定。在临床上应注意和下列疾病进行鉴别：

1. **化脓性脑膜炎**　经过不规则治疗的化脓性脑膜炎，其脑脊液改变可以与病毒性脑炎相似，应结合病史、治疗经过、特别是病原学检查进行鉴别。

2. **结核性脑膜炎**　婴幼儿结核性脑膜炎可以急性起病，而且脑脊液细胞总数及分类与病毒性脑炎相似，有时容易混淆。但结核性脑膜炎脑脊液糖和氯化物均低，常可问到结核接触史，身体其他部位常有结核灶，再结合PPD试验和血沉等，可以鉴别。

3. **真菌性脑膜炎**　起病较慢，病程长，颅内压增高明显，头痛剧烈，脑脊液墨汁染色可确立诊断。

4. **急性播散性脑脊髓膜炎**　急性播散性脑脊髓炎（acute disseminated encephalomyelitis，ADEM）又称感染后脑脊髓炎（postinfectious encephalomyelitis，PIE）或疫苗后脑脊髓炎（postvaccinal encephalomyelitis，PVE），系指继发于急性感染性疾病或疫苗接种后，由细胞免疫介导为主的中枢神经系统急性炎症性脱髓鞘疾病。重症病毒性脑炎，或以精神症状为主要表现的病毒性脑炎需要与本病鉴别。ADEM典型病例在起病前30天之内常有感染性疾病史或免疫接种史。通常以脑病表现为主，病情常进展迅速，3～5天内出现一系列神经系统症状。病程一般呈单相性。脑脊液急性期和病毒性脑炎类似，部分脑脊液IgG指数增高，寡克隆抗体阳性。MRI扫描在急性期即可显示病变，是ADEM诊断的重要手段，表现为脑白质多发性散在的非对称性长T_2信号，可同时侵犯基底节、丘脑等灰质核团，以及脑干、脊髓。治疗主要采用免疫调节治疗，包括大剂量静脉用丙种球蛋白、糖皮质激素，必要时可以用免疫抑制剂。

5. 其他如Reye综合征、中毒性脑病等亦需鉴别。

【治疗】　病毒性脑炎至今尚无特效治疗，仍以对症处理和支持疗法为主。

1. **一般治疗**　应密切观察病情变化，加强护理，保证营养供给，维持水电解质平衡，重症患儿有条件时应在PICU监护治疗。

2. **对症治疗**　对高热者给予及时降温治疗；颅高压者进行降颅压治疗，常用甘露醇，必要时可联合应用呋塞米、白蛋白等；惊厥者给予地西泮，苯巴比妥等止惊药物治疗。

3. **病因治疗**　对于疱疹病毒脑炎可给予阿昔洛韦治疗；甲流感病毒可试用奥司他韦；其他病毒感染可酌情选用干扰素。

4. **肾上腺皮质激素的应用**　急性期应用可控制炎症反应，减轻脑水肿、降低颅内压，有一定

疗效，但意见尚不一致。

5. **抗生素的应用** 对于重症婴幼儿或继发细菌感染者，应适当给予抗生素。

6. **康复治疗** 对于重症恢复期患儿或留有后遗症者，应进行康复治疗，如针灸、按摩、高压氧等。

【预后】 大部分病毒性脑炎患儿在1～2周内康复，部分患儿病程较长。重症患儿可留下不同程度后遗症，如肢体瘫痪、癫痫、智力低下、失语、失明等。单纯疱疹病毒脑炎、乙型脑炎和肠道病毒71脑炎的死亡率高。

【预防】 对可疫苗预防的病毒病毒性脑炎需按时免疫接种，如风疹、麻疹、脊髓灰质炎、流行性乙型脑炎、流行性腮腺炎等。对尚不能用疫苗预防的病毒，则以增强体质、积极消灭蚊虫、保证饮食洁净等措施为主。

（王 艺）

第五节 脑性瘫痪

脑性瘫痪（cerebral palsy，CP）简称脑瘫，亦称Litter病。是一组非进行性遗传及后天获得的儿童神经病学疾病，是引起儿童机体运动伤残的主要疾病之一。国外报道，在活产婴儿中脑瘫总体患病率为3.6‰，我国儿童脑瘫患病率约为1.5‰～2.0‰。脑瘫患儿中，男孩多于女孩（男：女为1.13～1.57：1）。

【病因】 本病的致病因素较多，主要病因可分为三类：①出生前因素：主要由宫内感染、缺氧、中毒、接触放射线、孕妇营养不良、妊高征及遗传因素等引起的脑发育不良或脑发育畸形；②出生时因素：主要为早产（尤其是<26周极早产）、过期产、多胎、低出生体重、窒息、产伤、缺血缺氧性脑病等；③出生后因素：各种感染、外伤、颅内出血、胆红素脑病等。但存在这些致病因素的患儿并非全部发生脑瘫，因此只能将这些因素视为可能发生脑瘫的主要危险因素。

近年来，遗传因素在脑瘫中发病中的作用逐渐被人们所重视。目前，针对脑瘫病因学方面的研究主要是关注胚胎发育生物学领域，重视对受孕前后有关的环境和遗传因素的研究。

【病理】 脑性瘫痪是皮层和皮层下运动神经元网络的障碍，其病理变化与病因有关，可见各种畸形与发育不良。但最常见的还是不同程度的大脑皮质萎缩和脑室扩大，可有神经细胞减少及胶质细胞增生。脑室周围白质软化变性，可由多个坏死或变性区及囊腔形成。胆红素脑病可引起基底节对称性的异常髓鞘形成过多，称为大理石状态（status marmoratus）。出生时或出生后的损伤以萎缩、软化或脑实质缺损为主。

【临床表现】

（一）基本表现

脑瘫患儿最基本的临床表现是运动发育异常。一般有以下四种表现：

1. **运动发育落后和主动运动减少** 患儿的粗大运动（竖颈、翻身、坐、爬、站立、行走）以及手指的精细动作发育等均落后于同龄正常儿，瘫痪部位肌力降低，主动运动减少。

2. **肌张力异常** 肌张力异常是脑瘫患儿的特征之一，多数患儿肌张力升高，称之为痉挛型。肌张力低下型则肌肉松软。手足徐动型则表现为变异性肌张力不全。

3. **姿势异常** 是脑瘫患儿非常突出的突出表现，其异常姿势多种多样，异常姿势与肌张力不正常和原始反射延迟消失有关。

4. **反射异常** 可有多种原始反射消失或延迟，痉挛型脑瘫患儿腱反射活跃或亢进，有些可引出踝阵挛及巴氏征阳性。

（二）临床分型

1. 根据瘫痪的不同性质，可分为以下不同类型。

（1）痉挛型（spasticity）：最常见的类型，约占全部病儿的60%～70%。病变累及锥体束，表

现为肌张力增高、肢体活动受限(图12-5-1)。

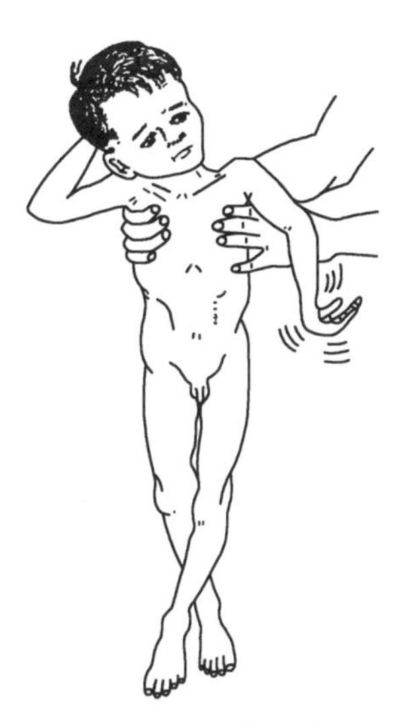

图12-5-1　痉挛型脑瘫剪刀样姿势

(2) 手足徐动型(athetosis):约占脑瘫20%,主要病变在锥体外系统,表现为难以用意志控制的不自主运动。本型患儿智力障碍一般不严重。

(3) 强直型(rigidity):此型很少见到,病变在锥体外系性,为苍白球或黑质受损害所致。由于全身肌张力显著增高,身体异常僵硬,运动减少。此型常伴有严重智力低下。

(4) 共济失调型(ataxia):病变在小脑,表现为步态不稳,走路时两足间距加宽,四肢动作不协调,上肢常有意向性震颤,肌张力低下,腱反射不亢进。

(5) 震颤型(tremor):此型很少见。表现为四肢震颤,多为静止震颤。

(6) 肌张力低下型(atonia):表现为肌张力低下,四肢呈软瘫,自主运动很少,但可引出腱反射。本型常为过渡形式,婴儿期后大多可转为痉挛型或手足徐动型。

(7) 混合型:同时存在上述类型中两种或两种以上者称为混合型。其中痉挛型与手足徐动型常同时存在。

2006年我国脑瘫学术会议上决定把脑瘫分为6型,即痉挛型,不随意运动型,强直型,共济失调型,肌张力低下型和混合型。

2. 根据瘫痪受累部位,可分为单瘫(单个上肢或下肢)、偏瘫(一侧肢体)、截瘫(双下肢受累,上肢正常)、双瘫(四肢瘫,下肢重于上肢)、三瘫及双重偏瘫等。

(三) 伴随症状或疾病

脑瘫患儿除运动障碍外,常合并其他功能异常。①智力低下:50%～75%脑瘫患儿合并智力低下,以痉挛型四肢瘫、肌张力低下型、强直型多见,手足徐动型较少见;②10%～40%脑瘫患儿合并癫痫,以偏瘫、痉挛性四肢瘫患儿多见;③眼部疾患,如斜视、屈光不正、视野缺损、眼球震颤等,发生频率可达20%～50%;④其他还可有听力障碍、语言障碍、精神行为异常等。此外,胃食管反流,吸入性肺炎等也较常见。痉挛型患儿还可出现关节脱臼、脊柱侧弯等。

【辅助检查】

1. 运动评估　粗大运动功能测试量表(GMs)是目前脑瘫患儿粗大运动评估中使用最广泛的量表。

2. 头颅CT/MRI　脑性瘫痪患儿中最为广泛使用的是MRI,因为它在区分白色和灰色物质时比CT扫描更清楚。70%～90%的病人在MRI检查中出现异常。

3. 脑电图　对伴有癫痫发作的患儿可明确发作类型,指导治疗。

4. 遗传学检测　血、尿串联质谱,有条件可行基因检测。

【诊断和鉴别诊断】　脑瘫的诊断主要依靠病史及全面的神经系统体格检查。全面查体是脑性瘫痪一个重要的诊断。其诊断应符合以下2个条件:①婴儿时期就出现的中枢性运动障碍症状;②除外进行性疾病(如各种代谢病或变性疾病)所致的中枢性瘫痪及正常儿童一过性发育落后。诊断时应除外其他进行性疾病(各种代谢病或变性疾病)。

【治疗】　主要目的是促进各系统功能的恢复和发育,纠正异常姿势,减轻其伤残程度。

(一) 治疗原则

1. 早期发现、早期治疗　婴幼儿运动系统处于快速发育阶段,早期发现运动异常,尽快加以纠正,容易取得较好疗效。

2. 促进正常运动发育、抑制异常运动和姿势　按儿童运动发育规律,进行功能训练,循序渐

Notes 

进,促使儿童产生正确运动。

3. 综合治疗 利用各种有益的手段对患儿进行全面、多样化的综合治疗,除针对运动障碍进行治疗外,对合并的语言障碍、智力低下、癫痫、行为异常也需进行干预。还要培养患儿对日常生活、社会交往及将来从事某种职业的能力。

4. 家庭训练与医生指导相结合 脑瘫的康复是个长期的过程,患儿父母必须树立信心,在医生指导下,学习功能训练手法,坚持长期治疗。

(二) 功能训练

1. 躯体训练(physical therapy,PT) 主要训练粗大运动,特别是下肢的功能,利用机械的、物理的手段,针对脑瘫所致的各种运动障碍及异常姿势进行的一系列训练,目的在于改善残存的运动功能,抑制不正常的姿势反射,诱导正常的运动发育。

2. 技能训练(occupational therapy,OT) 训练上肢和手的功能,提高日常生活能力并为以后的职业培养工作能力。

3. 语言训练 包括发音训练、咀嚼吞咽功能训练等。有听力障碍者应尽早配置助听器,有视力障碍者也应及时纠正。

(三) 矫形器的应用

在功能训练中,常常需用一些辅助器和支具,矫正患儿异常姿势、抑制异常反射。

(四) 手术治疗

主要适用于痉挛型脑瘫患儿,目的在于矫正畸形、改善肌张力、恢复或改善肌力平衡。如跟腱延长术。

(五) 药物治疗

目前尚未发现治疗脑瘫的特效药物,但有些对症治疗的药物可以选用,如可试用小剂量苯海索(安坦)缓解手足徐动型的多动,改善肌张力。苯二氮类药物对于缓解痉挛有一定效果。

(六) 其他

如针灸、电疗、中药等治疗,对脑瘫的康复也可能有益处。早期的社会和心理服务,对家长和孩子至关重要。

(王 艺)

第六节 吉兰-巴雷综合征

吉兰-巴雷综合征(Guillain-Barre syndrome,GBS),过去多译为格林-巴利综合征,其又称急性感染性多发性神经根神经炎(acute infectious polyradiculoneuritis)。由于目前认为该病是感染后的自身变态反应性疾病,所以国外有人称为急性感染后多发性神经病(acute post-infectious polyneuropathy)。该病是进展迅速而又大多可完全恢复的以运动神经受累为主的周围神经病,多见于儿童,夏秋季好发,男略多于女。我国的年发病率为1.6/10万,农村高于城市。其主要临床特征是急性进行性对称性弛缓性麻痹,多为上行性进展,常有颅神经受累,重者可出现呼吸肌麻痹甚至危及生命。病后2~3周脑脊液呈现蛋白-细胞分离现象。

【病因及发病机制】 该病是一种自身免疫性疾病,与多种因素有关,感染因素最为突出。

感染因素:大多数患儿于发病前2~3周有上呼吸道或胃肠道感染等前驱疾病。已经证实空肠弯曲菌菌体脂多糖涎酸等终端结构与周围神经中的神经节苷脂GM1、GDla等分子结构相似,因而可引发交叉免疫反应,产生抗GM1、GDla等抗神经节苷脂自身抗体,导致周围神经免疫性损伤。除了空肠弯曲菌外,常见的肠道病毒和呼吸道病毒、及巨细胞病毒、EB病毒、水痘病毒、麻疹病毒、肝炎病毒、流感病毒、HIV、弓形体、肺炎支原体等感染或疫苗接种后也可发生本病。

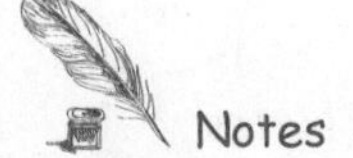

其他因素:在经历相同的病原体感染的人群中,仅有少部分患儿发生此病,考虑可能与遗传

易感性有关。少数病人与疫苗接种相关如麻疹疫苗、狂犬病疫苗等。

【病理】 典型病理改变是神经根、周围神经干的急性、多灶性、节段性髓鞘脱失，崩解的髓鞘被巨噬细胞吞噬；神经节和神经内膜水肿及多灶性炎细胞浸润。由于前驱感染病原体的不同以及患儿免疫状态的差异，导致了不同的病理类型及临床表现，目前主要分为以下四种：

1. **急性炎症性脱髓鞘性多神经根神经病（acute inflammatory demyelinating polyneuropathy，AIDP）** 免疫损伤的主要部位是周围神经原纤维的髓鞘，轴索相对完整，运动和感觉纤维都受累。最常见。

2. **急性运动轴索神经病（acute motor axonal neuropathy，AMAN）** 其主要病理特征是轴突的瓦勒样（Wallerian）变性，仅有轻微的髓鞘脱失和炎症反应，此型与空肠弯曲菌感染的关系更为密切。

3. **急性运动感觉轴索性神经病（acute motor sensory axonal neuropathy，AMSAN）** 轴突Wallerian明显变性，同时波及运动和感觉神经纤维。此型少见，病情多较重，恢复缓慢。

4. **Miller-Fisher综合征（MFS）** 为一特殊类型，主要表现为眼肌麻痹、共济失调和腱反射消失三联征，无肢体瘫痪。

【临床表现】 多数患儿发病前2～3周有上呼吸道感染史，起病较急，也可呈亚急性起病。85%的患儿1～2周内达病情高峰，2～3周后开始恢复。少数患儿1～3天即可发展至疾病高峰，也有的患儿2周后仍有进展，但麻痹进展一般不超过4周。本病呈自限性，多数病人2～3周开始恢复，3～6个月完全恢复正常。其主要临床表现如下：

1. **运动障碍** 进行性肌无力是该病的突出表现，一般先从下肢开始，逐渐向上发展，累及上肢及颅神经，少数患儿呈下行性进展。两侧基本对称，一般肢体麻痹远端重于近端。瘫痪呈弛缓性，腱反射消失或减弱，受累部位肌肉萎缩。患儿肌力恢复的顺序是自上而下，与进展顺序相反，最后下肢恢复。约半数以上的患儿出现轻重不同的呼吸肌麻痹，表现为呼吸表浅、咳嗽无力、声音微弱，其中7%～15%的患儿需辅助呼吸。

2. **颅神经麻痹** 约半数患儿累及后组（Ⅸ、Ⅹ、Ⅻ）颅神经，表现为语音低微、吞咽困难、进食呛咳，易发生误吸。约20%的患儿合并周围性面瘫。少数患儿可出现视盘水肿而无明显视力障碍。眼外肌受累机会较少，但是少数患儿在病程早期即可出现动眼神经的严重受累，如Miller-Fisher综合征。

3. **感觉障碍** 主要见于AIDP和AMSAN的患者，感觉障碍远不如运动障碍明显，且主观感觉障碍明显多于客观检查发现。在发病的初期，患儿可述痛、麻、痒或其他不适的感觉，持续时间比较短，常为一过性。少数患儿可查到手套、袜子型的感觉障碍。不少患儿因惧怕神经根牵涉性疼痛而致颈抵抗和Lasegue征阳性。

4. **自主神经功能障碍** 患儿常有出汗过多、肢体发凉、皮肤潮红、心率增快、血压不稳等自主神经症状。少数患儿可有一过性尿潴留或尿失禁。自主神经症状多出现在疾病早期，存在时间较短。也有发生心律不齐甚至心搏骤停病例报道，因此心血管功能的监护还是十分重要的。

【辅助检查】

（一）脑脊液检查

80%～90%患儿的脑脊液呈现蛋白细胞分离现象，即脑脊液中蛋白含量增高而白细胞数正常。然而，病初脑脊液蛋白可以正常，通常病后第2周开始升高，第3周达高峰，之后又逐渐下降。糖含量正常，细菌培养阴性。

（二）电生理检查

电生理改变与GBS的型别有关。AIDP患儿主要表现为运动和感觉传导速度减慢，远端潜伏期延长和反应电位时程增宽，波幅减低不明显。以轴索变性为主要病变的AMAN患儿，主要表现为运动神经反应电位波幅显著减低；AMASN患儿则同时有运动和感觉神经电位波幅减低，

传导速度基本正常。

【诊断与鉴别诊断】 根据患儿急性或亚急性起病,不发热、进行性对称性弛缓性麻痹,脑脊液呈蛋白细胞分离现象,诊断一般不困难。2010 年 8 月我国学者提出吉兰-巴雷综合征诊治指南。AIDP 的诊断标准如下:

(1) 常有前驱感染史,呈急性或亚急性起病,进行性加重,多在 2 周左右达高峰;

(2) 对称性肢体无力,重症者可有呼吸肌无力,四肢腱反射减低或消失;

(3) 可伴轻度感觉异常和自主神经功能障碍;

(4) 脑脊液出现蛋白-细胞分离现象;

(5) 电生理检查:运动神经传导潜伏期延长,运动神经传导速度减慢,F 波异常,传导阻滞,异常波形离散等;

(6) 病程有自限性。

AMAN 和 AMSAN 诊断标准:临床表现与 AIDP 类似,通过肌电图检查区分。MFS 诊断标准:

(1) 急性起病,病情在数天内或数周内达到高峰;

(2) 临床上以眼外肌瘫痪、共济失调和腱反射减弱为主要表现,肢体肌力正常或轻度减退;

(3) 脑脊液出现蛋白-细胞分离;

(4) 病程呈自限性。

在病程早期或临床表现不典型时,GBS 需与以下疾病鉴别:

1. 脊髓灰质炎 先有发热,体温开始下降时出现瘫痪,体温正常后不再进展。瘫痪为不对称性分布,以单侧下肢瘫多见。无感觉障碍,疾病早期脑脊液细胞数增加,粪便病毒分离或血清学检查可证实诊断。我国已消灭野生型病毒引起的脊髓灰质炎,但柯萨奇病毒、埃可病毒等肠道病毒可引起急性迟缓性麻痹(AFP),另外偶可见到疫苗相关性急性迟缓性麻痹,均应注意鉴别。

2. 急性脊髓炎 特别是高位脊髓炎,可出现四肢瘫痪,在脊髓休克期表现为肌张力低下,腱反射消失,需注意鉴别。但急性脊髓炎常有明显的感觉障碍平面和自主神经功能障碍引起的二便排泄障碍。

3. 脊髓肿瘤 多进展缓慢,有根性痛,常呈不对称性上运动神经元性瘫痪,可有感觉障碍和排便功能障碍,MRI 检查可明确诊断。

4. 急性脑干脑炎 常累及颅神经并可引起交叉性瘫痪,肠道病毒 71 引起者常有共济失调,应注意与 Miller-Fisher 综合征鉴别。

5. 其他 如周期性麻痹、癔症性瘫痪、卟啉病引起的弛缓性麻痹等亦应注意鉴别。

【治疗】 该病对患儿生命威胁最大的症状是呼吸肌麻痹,其次是后组颅神经功能障碍。如能顺利度过急性期,大多恢复良好,因此急性期综合护理和治疗非常重要。

(一) 一般治疗及护理

该病患儿可以进展很快,甚至 24 小时内即可出现呼吸肌麻痹,因此应严密观察病情变化和呼吸情况。耐心细致的护理对该病尤为重要:要保持瘫痪患儿体位舒适,勤翻身,维持肢体功能位,尽早进行康复训练;及时清除口咽部分泌物,保持呼吸道通畅;颅神经受累者进食要小心,吞咽困难时给予鼻饲,以防食物呛入气管;室内温度、湿度要适宜,保证营养、水分供应及大小便通畅等。

(二) 呼吸肌麻痹的处理

凡因呼吸肌麻痹引起明显呼吸困难、咳嗽无力特别是吸氧后仍有低氧血症者,应及时行气管切开术。术后按时拍背吸痰,防止发生肺不张及肺炎。必要时用人工呼吸器辅助呼吸,并定期做血气分析。

(三) 血浆置换

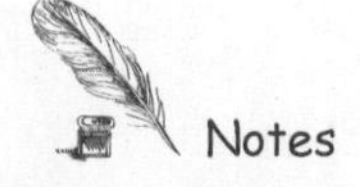

疗效确切,能减轻病情,缩短瘫痪时间,减少并发症,改善预后。但需专用设备且价格昂贵,

可能出现严重不良反应，临床应用受到一定限制。

（四）静脉注射免疫球蛋白（intravenous immune globulin，IVIg）

是当前首选的治疗方案，每日 0.4g/kg，连用 5 天，疗效与血浆置换相当，严重副反应发生率更低。

（五）肾上腺糖皮质激素

研究证实单独应用糖皮质激素治疗 GBS 无明确疗效，糖皮质激素和 IVIg 联合治疗与单独应用 IVIg 的效果也无显著差异。不推荐应用糖皮质激素治疗 GBS。

（六）其他

如并发肺炎应及时给予抗生素治疗，如有心功能受累应及时处理。另外在治疗过程中，维生素类药物常被选用，如维生素 B_1、B_{12} 等。

（姜玉武）

第七节　重症肌无力

重症肌无力（myasthenia gravis，MG）在儿科主要是指自身免疫性重症肌无力，是一种自身抗体介导的神经肌肉接头（neuromuscular junction，NMJ）功能障碍。临床上表现为骨骼肌无力，其特点是疲劳时加重，休息或用胆碱酯酶抑制剂后症状减轻。

【病因和发病机制】　正常神经肌肉接头处（突触）由运动神经末梢（突触前膜）、突触间隙和肌膜（突触后膜）三部分组成。突触前膜膨大无髓鞘，内含储存神经递质乙酰胆碱（acetylcholine，Ach）的许多囊泡，神经冲动电位促使神经末梢向突触间隙释放 Ach，Ach 与突触后膜上的乙酰胆碱受体（Ach-R）结合，引起终板膜上 Na^+ 通道开放，产生动作电位。自身免疫性 MG 的发病机制中至少 80% 是自身免疫抗体直接作用于神经肌肉接头处突触后膜上的乙酰胆碱受体。Ach-R 抗体不仅可直接破坏 Ach-R 和突触后膜，使 Ach-R 数目减少，突触间隙增宽，而且还可与 Ach 竞争 Ach-R 结合部位。因此虽然突触前膜释放 Ach 的量正常，但在重复神经冲动过程中，患儿 Ach 与 Ach-R 结合的概率越来越少，导致临床出现肌肉病态性易疲劳现象。抗胆碱酯酶可抑制 Ach 的降解，增加其与受体结合机会，从而增强终板电位，可使肌力改善。最近研究发现肌肉特异性激酶抗体（MuSK）及兰尼碱受体抗体（RyR）可以导致突触后膜乙酰胆碱受体稳定性下降而致病。MG 免疫学异常的病因迄今尚无定论。有人认为与胸腺的慢性病毒感染有关，且与人类白细胞抗原（HLA）型别有关，一般女性、发病较早、伴胸腺增生的患者以 HLA-A1B8 及 Dw3 多见；而男性、发病较晚、伴胸腺瘤患者以 HLA-A2A3 居多。

【临床表现】

（一）儿童期重症肌无力

女孩多见，合并胸腺瘤较少。约 2% 的患儿有家族史，提示这些患儿的发病与遗传因素有关。目前临床上多采用 Osserman 分型，将重症肌无力分为五型。Ⅰ型（眼肌型）：表现为眼肌麻痹为最常见的类型，40% 左右发展为全身型。Ⅱa 型（轻度全身型）：进展缓慢，眼外肌受累，同时可累及咽喉部肌肉，对胆碱酯酶抑制剂反应良好，病死率低。Ⅱb 型（中度全身型）：从眼外肌和咽喉部肌肉受累扩展至全身肌肉，呼吸肌一般不受累，对胆碱酯酶抑制剂常不敏感。Ⅲ型（急性快速进展型）：常突然发病，在数周至数月内进展迅速，早期出现呼吸肌受累，伴严重四肢肌和躯干肌受累，胆碱酯酶抑制剂反应差，常合并胸腺瘤，死亡率高。Ⅳ型（慢性严重型）：病初为Ⅰ型或Ⅱa 型，2 年或更长时间后病情突然恶化，对胆碱酯酶抑制剂反应不明显，常合并胸腺瘤，预后欠佳。

（二）新生儿期重症肌无力

此组肌无力病因特殊，包括两种类型：

1. 新生儿暂时性重症肌无力　又称新生儿一过性重症肌无力，仅见于 MG 母亲所生新生

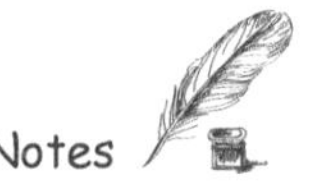

儿,如母亲患 MG,约 1/7 的新生儿因体内遗留母亲抗 Ach-R 抗体,可能于生后出现全身肌肉无力,严重者需要呼吸机辅助呼吸或胃管喂养。眼肌无力症状少见。如度过危险期,数天或数周后,婴儿体内的抗 Ach-R 抗体消失,肌力即可恢复正常,且以后并不存在发生 MG 的特别危险性。

2. 先天性肌无力综合征(Congenital myasthenic syndromes,CMS) 部分可以在新生儿期起病,此组疾病是一组常染色体隐性遗传性神经肌肉传递障碍,与母亲是否患 MG 无关。患儿出生后即可出现全身肌无力和眼外肌受累,症状很难自然缓解,胆碱酯酶抑制剂和血浆置换治疗无效。

（三）肌无力危象和胆碱能危象

重症肌无力患儿可突然出现两种不同的危象。一种是重症肌无力危象,是指患儿本身病情加重或治疗不当引起呼吸肌无力所致的严重呼吸功能不全状态,此种危象患儿常有反复感染、低钠血症、脱水、酸中毒或不规则用药史。另一种是胆碱能危象,除有明显肌无力外,还有抗胆碱酯酶药物过量的临床表现,如面色苍白、腹泻、呕吐、高血压、心动过缓、瞳孔缩小及黏膜分泌物增多等。如遇上述症状不典型的病例,可借肌注依酚氯铵 1mg 做鉴别诊断或指导治疗。如患儿用药后症状改善,则考虑为肌无力危象,仍可继续应用抗胆碱酯酶药物。如用药后症状加重,则考虑为胆碱能危象,应停用抗胆碱酯酶药物。

【诊断】 根据病史和疲劳试验,典型者诊断不难。以下检查有利于确定诊断。

1. 药物诊断性试验 依酚氯铵(tensilon)或新斯的明(neostigmine)药物试验有助于诊断。前者是胆碱酯酶的短效抑制剂,显效迅速,但有时可导致心律失常,故一般不用于婴儿。用于儿童时每次 0.2mg/kg(最大不超过 10mg),静脉或肌注,用药后 1 分钟即可见肌力明显改善,2~5 分钟后作用消失。新斯的明虽显效较慢,但很少有心律失常不良反应。每次 0.04mg/kg,肌内注射,或新生儿 0.1~0.15mg,儿童 0.25~0.5mg,最大不超过 1mg。最大作用在用药后 15~40 分钟。婴儿反应阴性而又高度怀疑本病时,可于 4 小时后加量为 0.08mg/kg。为防止新斯的明引起的面色苍白、腹痛、腹泻、心率减慢、气管分泌物增多等毒蕈碱样不良反应,注射该药前应先备好阿托品,一旦出现上述症状,可肌内注射阿托品 0.01mg/kg。

2. 肌电图检查 低频重复刺激(通常用 3 次/秒)检查对诊断该病有重要价值。特征性表现是重复刺激后肌肉动作电位幅度递减,衰减大于 10%。

3. 血清抗 Ach-R 抗体检查 阳性者对诊断有重要意义,但阴性者并不能排除该病。婴幼儿阳性率低,以后随年龄增加而增高。眼肌型(约 40%)又较全身型(70%)低。

4. 胸部影像学检查 胸片检查可遗漏约 25% 的胸腺肿瘤。胸部 CT 或 MRI 可明显提高阳性率。

【鉴别诊断】 该病最主要是和先天性肌无力综合征(CMS)鉴别,CMS 是一种由于遗传缺陷导致的 AChR 的结构或功能障碍,常常在婴儿期起病,但是也可以在更大年龄起病,临床表现类似,但是免疫治疗无效。

另外,还应与吉兰-巴雷综合征、脊髓灰质炎的延髓型、线粒体肌病、脑干脑炎、脑肿瘤、进行性肌营养不良等相鉴别。严重的婴儿腹泻缺钾时也可发生肌无力现象,但常以颈、腹部肌群和心肌先受累,必要时行心电图及血钾水平检查可帮助鉴别。

【治疗】

1. 胆碱酯酶(acetylcholinesterase,AChE)抑制剂 能通过降低乙酰胆碱的降解,提高突触间隙的乙酰胆碱浓度,使之作用于残存的 AChRs,增强神经肌肉传递,从而缓解症状。可用于各型 MG 的治疗,眼肌型 MG 的初始治疗应首选 AChE,溴吡斯的明,1mg/kg/次(最大量不超过 60mg)口服,每日 3~4 次,最多 5 次。根据症状控制的需求和是否有毒蕈碱样不良反应发生,可适当增减每次剂量与间隔时间。如果症状持续不缓解,考虑免疫抑制剂治疗。

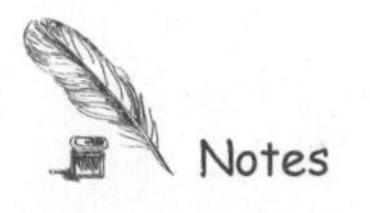

2. 糖皮质激素　对于所有进展性的MG均应该用免疫抑制治疗，此时糖皮质激素作为首选。也可用于AChE抑制剂无效的眼肌型MG，但是早期应用皮质激素能否减少眼肌型转变为全身型的风险还存在争议。由于在全身型MG患者应用皮质激素时，如果开始阶段剂量较大，可能出现症状一过性加重，而且有些病人的全身型MG表现早期不明显，所以推荐治疗眼肌型的皮质激素初始剂量为10～20mg泼尼松或者泼尼松龙，隔日1次，晨顿服，以后每5天加5～10mg，直到症状显著缓解，或者最大量60mg，隔日服。重症病人可以采用每日口服皮质激素，但是应该注意症状一过性加重的问题。待症状完全缓解后再维持4～8周，然后逐渐减量达到能够控制症状的最小剂量，隔日晨顿服。大约1/3眼肌型患者由于复发需要长期治疗。激素治疗期间应严密监视其副作用，应该补充维生素D防止骨质疏松。

3. 免疫抑制剂治疗　对于眼肌型MG，如果皮质激素治疗无效、需要长期治疗但是不能减到安全剂量以及出现不可耐受的激素不良反应时，应该开始免疫抑制剂治疗，常用的如硫唑嘌呤、霉酚酸酯、他克莫司、环孢素A，其他如环磷酰胺、甲氨蝶呤、利妥昔单克隆抗体等也有报道。

4. 胸腺切除术　对于儿童眼肌型MG患儿胸腺切除不作为一线治疗，但是可用于药物治疗无效者。有研究表明胸腺切除可能降低眼肌型转变为全身型的风险。AChR抗体阳性的早发全身型MG推荐行胸腺切除，而且最好在病程1年内。对于MG合并胸腺瘤者，无论病情轻重均应做胸腺切除；非胸腺瘤性全身型MG，胸腺切除可以增加病情缓解或者改善的概率。

5. 大剂量静脉注射丙种球蛋白(IVIg)和血浆置换疗法　主要用于重症全身型MG患者或MG危象的抢救。IVIg剂量按总量2g/kg，分2～5天用。

6. 重症肌无力危象治疗　①保证呼吸道通畅及呼吸功能，必要时经口或经鼻插管，并应用人工呼吸器；②立即肌内注射新斯的明，并继续给予抗胆碱酯酶药物，维持药物有效血浓度；③大剂量静脉注射丙种球蛋白(IVIg)和血浆置换疗法；④积极控制感染，禁用竞争突触后膜乙酰胆碱受体的抗生素。

7. 禁用药物　在MG的治疗过程中应禁用加重神经肌肉接头传递障碍的药物，如氨基糖苷类抗生素、红霉素、喹诺酮类、利多卡因、β受体阻断剂、肉碱、碘化造影剂等。

【预后】　不到30%患儿可自然缓解。眼肌型起病两年后仍无其他肌群受累者，将很少发展为其他类型。据统计最初几年的死亡率为5%～7%。死于MG本身者，多数病程在1年之内；死于继发感染者，多见于病后5～10年的患儿；死于呼吸功能衰竭者，多见于病后10年以上的患儿。

（姜玉武）

第八节　进行性肌营养不良

进行性肌营养不良(progressive muscular dystrophy，PMD)是一组遗传性肌肉变性疾病，以进行性肌无力和肌萎缩为特征。根据遗传方式、起病年龄、受累部位、病程和预后等因素，进行性肌营养不良有多种临床类型，如：假性肥大型肌营养不良、Emery-Dreifuss肌营养不良、面肩肱型肌营养不良、肢带型肌营养不良、强直性肌营养不良及先天性肌营养不良，其中假性肥大型肌营养不良(pseudohypertrophic muscular dystrophy，PMD)是儿童时期最常见的肌营养不良。Duchenne和Becker肌营养不良(Duchenne/Becker muscular dystrophy，DMD/BMD)是PMD两种不同的类型。本章主要介绍DMD和BMD。

【病因和发病机制】　本组疾病均为遗传性疾病，但遗传方式不一。假性肥大型肌营养不良属X连锁隐性遗传。目前对于假性肥大型肌营养不良的病因及发病机制研究比较深入。DMD的基因定位于Xp21，大小为2.4Mbp，其cDNA大小为14kb，编码的蛋白质称为抗肌萎缩蛋白(dystrophin)，该蛋白的分子量为427kD。DMD患儿多数为该基因的缺失突变，少数为重复突变，亦有点突变的报道。抗肌萎缩蛋白是一种细胞骨架蛋白，位于肌膜的内侧，其氨基端与肌动蛋

Notes 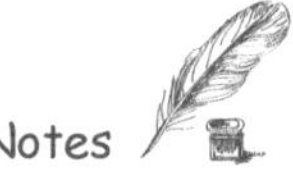

白连接,羧基端与肌膜的糖蛋白复合物结合,对维持细胞膜的稳定,防止细胞坏死等起重要作用。DMD 基因突变导致表达产物抗肌萎缩蛋白缺失或者明显缺乏,引起肌细胞膜结构缺陷,可使细胞内成分如肌酸激酶(creatinine kinase,CK)逸出,细胞外的 Ca^{2+} 过多流入肌纤维,造成肌纤维的慢性进行性变性、坏死、再生、萎缩等一系列的病理生理变化。

【病理】 病变早期显微镜下可见肌纤维呈匀质样变性,继之出现肌纤维坏死伴吞噬反应,坏死纤维可成群或散在分布。病变晚期可见肌内膜明显增生,肌组织被大量的脂肪和结缔组织取代。心肌可有脂肪浸润变性。BMD 的肌纤维坏死相对轻微,呈现慢性病理过程。DMD 和 BMD 患者的肌活检标本的免疫组化染色可显示 dystrophin 蛋白缺失或明显减少(文末彩图 12-8-1 ~ 12-8-3)。

【临床表现】 本病主要为男孩患病,女孩为携带者。DMD 和 BMD 均与肌无力有关,但二者临床表现不尽一致。

1. Duchenne 肌营养不良(DMD) 为儿童最常见的肌营养不良性疾病,临床上以进行性加重的肌无力和肌萎缩为主要表现,在男活婴中的发病率约为 1/3600。婴儿时期很少有症状,或仅有运动发育稍落后,但血液检查可发现 CK 明显升高(在 5000 ~ 150 000IU/L;正常值:<200IU/L)。2.5 岁左右是父母能够观察到早期异常表现的平均年龄,患儿得到进一步评估的时间在 3.6 岁左右,最终确诊的平均年龄在 5 岁左右。多数患儿在 3 岁以后出现肌无力症状,下肢较上肢明显,表现为走路摇摆,犹如鸭行步态,上楼梯及蹲位站立困难,容易跌倒。由仰卧起立时,必须先翻身转为俯卧位,然后以双手撑地成跪位,继而两膝关节伸直用双手和双腿共同支起躯干,再用双手依次撑在胫前、膝、大腿前方,才能逐步使躯干伸直而成立位,这种起立过程称为 Gowers 征(图 12-8-4),是该病的特征性表现。若肩胛带肌肉受累,表现为举臂无力。前锯肌和斜方肌受累,则不能固定肩胛内缘,使肩胛游离呈翼状竖立于背部,称"翼状肩胛",当双臂前推时最为明显。患儿双侧腓肠肌肥大也是 DMD 早期的临床表现。此外三角肌、冈上肌、股外侧肌也可肥大。随着疾病的进展,患儿四肢近端、躯干、颈部肌肉等逐渐萎缩。早期膝腱反射即可减弱,跟腱可发生挛缩甚至引起骨骼变形。患儿肌无力进行性加重,大部分在 10 ~ 12 岁左右失去行走能力,且多于 20 岁前因心肺合并症死亡,仅 25% 左右的病儿可活至 20 岁以后。30% 的 DMD 患儿伴有智力损害,语言智商比操作智商分值低。在 DMD 患儿中,精神发育迟滞并不表现为进展性,而且与疾病的严重性、病程及疾病首发年龄无关。

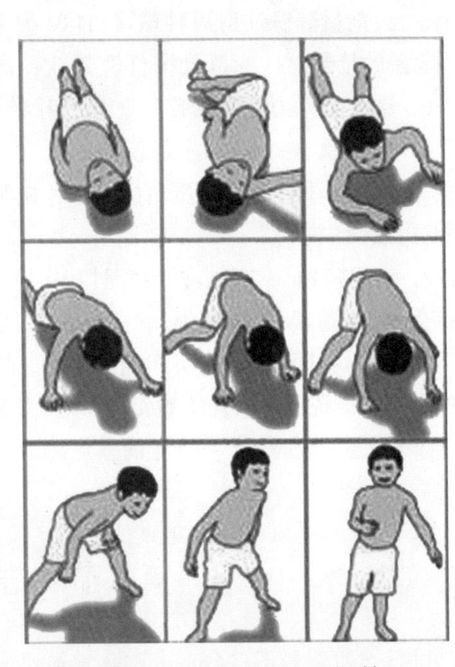

图 12-8-4 Gower's 征阳性

2. Becker 肌营养不良(BMD) 较 DMD 少见,发病率为 DMD 的 1/10。临床症状和 DMD 相似,但是起病晚,病程长,进展慢。这和 BMD 患儿能合成 dystrophin 蛋白,并保留蛋白部分功能有关。BMD 患儿的平均起病年龄是 11 岁,25 ~ 30 岁左右失去行走能力,50 ~ 60 岁左右死亡,有的寿命更长。心肌通常受累,几乎所有的患者至少出现亚临床心肌病的病理生理改变,部分患者可表现为扩张性心肌病。BMD 患儿智力发育迟缓和其他非肌肉症状少见。

【辅助检查】

1. **血清酶检查** 血清肌酸激酶(CK)升高,在 DMD 等许多类型中升高显著,且乳酸脱氢酶、谷草转氨酶等也可增高。DMD 晚期患者肌萎缩明显,CK 活性明显减低,CK 值明显下降。

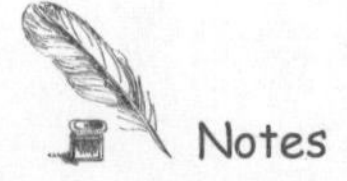

2. 肌电图检查 典型的肌源性损害。

3. 肌肉活检 符合肌营养不良的改变。DMD 型免疫组织化学染色示抗肌萎缩蛋白缺失。

4. 遗传学检查 有条件应在肌活检前先做 DMD 基因分析。

【诊断和鉴别诊断】 根据临床表现、肌酶测定、肌电图及肌肉病理检查,诊断一般没有困难。在临床诊断中应注意:①是否为肌营养不良?②何种类型的肌营养不良?③异常基因携带者检测。以 DMD 为例,诊断要点包括:①X 连锁隐性遗传;②5 岁前起病,首发症状为盆带肌无力,随后累及四肢近端肌群,对称性分布;③腓肠肌假性肥大;④病情进展快,青春早期丧失行走能力;⑤可有家族史;⑥血清 CK 显著增高;⑦肌电图显示肌源性损害,肌活检免疫组化显示抗肌萎缩蛋白缺失;⑧DMD 基因致病性缺陷。尚需于以下疾病进行鉴别:

(一)与其他神经疾肌肉病鉴别

(1)进行性脊髓性肌萎缩:为常染色体隐性或显性遗传,临床有进行性、对称性、以近端为主的弛缓性瘫痪和肌肉萎缩。肌电图示神经源性损害,CK 多正常。

(2)特发性肌炎:儿童皮肌炎较常见,而多发性肌炎较少,表现为慢性或亚急性进行性肌肉无力,常有肌肉压痛,血沉增快,CK 增高,必要时可做肌肉活检鉴别。

(二)与其他类型的肌营养不良鉴别

(1)Emery-Dreifuss 肌营养不良:为 X 连锁隐性遗传,致病基因位于 Xq28. 该病罕见,进展缓慢,面肌运动正常,CK 轻度增高,无假性肥大。

(2)面肩肱型肌营养不良:常染色体显性遗传,男女均患病。起病较晚,一般面部先受累,而 DMD 和 BMD 几乎都是下肢先受累,并伴假性肥大,故不难鉴别。

(3)强直性肌营养不良:是一种常染色体显性遗传病,其致病基因定位于 19q13.2-19q13.3,该病可在新生儿起病,但多在少年期或更迟,进展较慢。病初为面肌及肢体远端肌无力,随后波及咀嚼肌、胸锁乳突肌、肩胛带肌、前臂肌和足背屈肌等。肌活检病理可见典型的肌营养不良改变。

【治疗和预防】

1. 至今尚无特效治疗,以对症及支持疗法为主。包括呼吸管理、营养支持、康复训练等。要关心鼓励患儿,合理安排生活和学习。让患儿尽可能的从事日常活动,但应避免过劳,防止继发感染。

2. 外科矫形治疗,如脊柱侧凸矫正手术。

3. 激素 目前公认激素在一定程度上延缓 DMD 的发展,可延迟使用轮椅 2 ~4 年,但激素治疗不具有改变疾病结局的作用。具体用法为泼尼松 0.75mg/(kg·d)每个月连续用 10 天,停 20 天。用激素长期治疗需注意其副作用。

4. 基因替代疗法正在研究中。

5. 通过家系调查,CK 测定和 DNA 分析,尽早发现基因携带者并给予遗传咨询和生育指导,对已怀孕的基因携带者应进行胎儿性别鉴定或产前基因诊断,若为携带相同突变的胎儿应告知家长胎儿致病风险及可能的不良预后,由孕妇及其家庭决定是否采取治疗性流产/引产。

第九节 偏 头 痛

偏头痛(migraine)是一种常见的慢性神经血管疾患,患病率为 5% ~10%。是儿童中最常见的急性、反复发作性头痛,以反复发作的阵发性头痛为特征。此病可发生于任何年龄,儿童期和青春期起病,中青年期达发病高峰,女性多见。偏头痛属于功能性头痛,诊断主要依据典型发作性头痛症状,发作间歇期正常,同时排除其他器质性头痛原因。

【病因和发病机制】 偏头痛确切的病理生理机制仍不清楚,可能是基于神经和血管系统之间复杂的相互作用,包括皮质的扩散性抑制、5 羟色胺激活、神经元的兴奋性异常、炎症反应,和

三叉神经通过丘脑到皮层的信号传输的活化等。钙离子通道基因(*CACNA1A*)、钠/钾离子泵基因(*ATP1A2*)和钠通道基因(*SCN1A*)突变都可能导致偏头痛。除此之外偏头痛的发生还具有非常强的环境因素

【临床表现及分类】 儿童偏头痛发作时间较成人短,大约持续30~60分钟。头痛常为双侧性,而典型成人的单侧头痛多出现于青春期后期。有时患儿可以有畏光和畏声的行为表现,如患儿往往寻求一个安静、黑暗的环境。头晕、视物模糊、面部潮红、多汗、面色苍白、恶心、呕吐等症状较为常见。偏头痛发作常见的诱因包括压力大、疲劳、睡眠不佳等。睡眠往往可以缓解头痛。参照第2版国际头痛疾病分类(ICHD-2)的诊断标准,偏头痛分为不伴先兆偏头痛、伴先兆偏头痛、儿童周期性综合征、视网膜性偏头痛、偏头痛并发症、可能的偏头痛。其中不伴先兆的偏头痛是儿童偏头痛最常见的类型。

(一) 不伴先兆偏头痛

占儿童偏头痛的60%~85%,发作频率一般不超过6~8次/月。头痛的出现时间与年龄有一定关系。年幼儿常常在下午出现,10岁左右的儿童在中午出现,而年长儿通常在清晨出现。表12-9-1为不伴先兆偏头痛的诊断标准。需要注意的是偏头痛发作的时间在年幼儿童经常短于1小时,头痛常常为双侧。

表12-9-1 不伴先兆偏头痛的诊断标准

A. 符合B-D项特征的至少5次发作
B. 头痛发作(未经治疗或治疗无效)持续1~72小时
C. 至少有下列中的2项头痛特征
  单侧性
  搏动性
  中度或重度疼痛
  日常活动(如走路或爬楼梯)会加重头痛或头痛时避免此类活动
D. 头痛过程中至少伴随下列1项
  恶心和(或)呕吐
  畏光和畏声
E. 不能归因于其他疾病

(二) 伴先兆偏头痛

少部分患儿在头痛发生之前有先兆如视觉先兆(单眼或双眼的视力障碍伴盲点、视幻觉或视错觉),运动先兆(偏瘫),感觉先兆,失语等。先兆常持续数分钟,之后出现偏头痛,部分病人可间隔一段时间(通常在1小时以内)后出现偏头痛。表12-9-2为伴先兆偏头痛的诊断标准。根据临床表现不同,伴先兆偏头痛包括伴典型先兆的偏头痛性头痛、伴典型先兆的非偏头痛性头痛、典型先兆不伴头痛、家族性偏瘫性偏头痛、散发性偏瘫性偏头痛及基底型偏头痛。

表12-9-2 伴先兆偏头痛的诊断标准

A. 符合B-D特征的至少2次发作
B. 先兆至少有下列的1种表现,没有运动无力症状:
  完全可逆的视觉症状,包括阳性表现(如闪光、亮点、亮线)和(或)阴性表现(如视野缺损)
  完全可逆的感觉异常,包括阳性表现(如针刺感)和(或)阴性表现(如麻木)
  完全可逆的言语功能障碍
C. 至少满足下列的2项
  同向视觉症状和(或)单侧感觉症状
  至少1个先兆症状逐渐发展的过程≥5分钟,和(或)不同先兆症状接连发生,过程≥5分钟
  每个症状持续5~60分钟
D. 在先兆症状同时或在先兆发生后60分钟内出现头痛,头痛符合无先兆偏头痛诊断标准B~D项
E. 不能归因于其他疾病

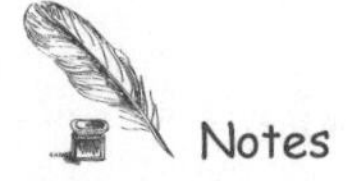

【辅助检查】 目前尚无诊断偏头痛特异性检查手段,辅助检查的目的是为了排除导致头痛的其他器质性病因。尤其是对于临床症状、体征或病程经过不典型的患者,应进一步行相关检查如神经影像学检查、脑脊液检查、遗传代谢病筛查、脑电图排除其他疾病的可能性。不典型的症状和体征包括:

(1) 伴有全身症状如发热、体重减轻、皮疹和关节疼痛等;

(2) 进展性头痛如头痛更严重和(或)更频繁;

(3) 爆发性或突发性的剧烈头痛;

(4) 睡眠相关性头痛、导致觉醒的头痛;

(5) 有神经系统症状或体征如意识状态改变、视盘水肿、眼球运动异常,或其他神经系统查体异常或不对称神经系统阳性体征如感觉异常、偏瘫等;

(6) 伴有认知障碍者;

(7) 有其他基础疾病如高凝状态、神经皮肤综合征、恶性肿瘤和遗传代谢病等。

【诊断与鉴别诊断】 依据典型临床表现,偏头痛诊断并不困难。但要注意除外其他导致头痛的器质性疾病如感染、外伤、肿瘤、出血、血栓、高血压、血管炎、遗传代谢病等。

【治疗】 应评估偏头痛对患儿生活质量的影响程度,进行个体化治疗。治疗包括非药物治疗和药物治疗两部分。

1. 积极开展患者教育　偏头痛是目前无法根治但可以有效控制的疾患,帮助患儿积极监护人确立科学和理性的防治观念与目标;保持健康的生活方式,学会寻找并注意避免各种头痛诱发因素。

2. 非药物治疗

(1) 减少导致偏头痛发作的诱发因素,如避免情绪焦虑、劳累。睡眠对减少患儿偏头痛的发作非常重要,要保证每天 8 ~ 10 小时睡眠,并建立良好的作息制度。

(2) 约 30% 患儿有确切的诱发食物(如巧克力、含咖啡因的饮料、油炸食品、柑橘、奶酪),尽量避免摄入导致偏头痛发作的食物。

(3) 作为家长应记录头痛日记,找出导致患儿偏头痛的因素,尽可能避免。

(4) 心理治疗和物理治疗:生物反馈治疗、松弛疗法、音乐疗法等。

3. 药物治疗

(1) 急性期治疗:对乙酰氨基酚 15mg/kg 或布洛芬 10mg/kg,年长儿可用舒马曲坦喷鼻剂。

(2) 预防性治疗:对于发作频繁、影响生活质量的偏头痛,可给予预防性治疗如 β 受体阻滞剂倍他乐克,钙通道阻滞剂氟桂利嗪,抗抑郁药阿米替林,抗癫痫药丙戊酸、托吡酯,抗组胺药赛庚啶等。

(姜玉武)

参考文献

1. Marcdante KJ, Kliegman RM. Nelson Essentials of Pediatrics, 7th Edition. Saunders Elsevier, 2014
2. Piña-Garza JE. Fenichel's Clinical Pediatric Neurology: A Signs and Symptoms Approach, 7th Edition. Saunders Elsevier, 2013
3. Swaiman KF, Ashwal S, Ferriero DM, et al. Swaiman's Pediatric Neurology: Principles and Practice, 5th Edition, Saunders Elsevier, 2012
4. Bonadio W. Pediatric lumbar puncture and cerebrospinal fluid analysis. J Emerg Med. 2014; 46(1): 141-150
5. Lepage P, Dan B. Infantile and childhood bacterial meningitis. Handb Clin Neurol. 2013; 112: 1115-1125
6. Thwaites GE. Advances in the diagnosis and treatment of tuberculous meningitis. Curr Opin Neurol. 2013; 26(3): 295-300
7. Weingarten L, Enarson P, Klassen T. Encephalitis. Pediatr Emerg Care. 2013; 29(2): 235-241
8. Fisher R, Acevedo C, Arzimanoglou A, et al. A practical clinical definition of epilepsy. Epilepsia 2014; 55:

475-482
9. National Institute for Health and Clinical Excellence (NICE). The epilepsies: the diagnosis and management of the epilepsies in adults and children in primary and secondary care. 2012. NICE clinical guideline 137
10. 邓劼译,张月华,刘晓燕. 发作和癫痫分类框架相关术语和概念修订—国际抗癫痫联盟分类和术语委员会报告,2005-2009 年. 中国实用儿科杂志,2011;26(7):25-31

第十三章　儿童和青少年精神障碍

第一节　总　　论

随着社会的发展和医学的进步，主要威胁我国儿童健康的传染病和营养不良问题已明显减少。然而，由于生活节奏的加快和社会竞争的日趋激烈，家庭结构向小型化发展，父母的重望、学习的压力、升学的竞争及复杂多变的社会环境给儿童带来了不同程度的心理压力。儿童的身心健康也因此面临越来越多的挑战和威胁。我国4～16岁儿童心理行为问题发生率高达13.97%；社会适应问题的检出率为23.46%。据世界卫生组织估计，全球大约有1/5儿童和青少年在成年之前会出现或多或少的情绪或行为问题，其中得到适宜诊断和治疗的人数还不足1/5。主要原因是心理健康的理念和知识的缺乏。

世界卫生组织早已明确指出：健康不仅指一个人没有疾病或衰弱的状态，而是生理、心理、社会适应和道德观念上的完好状态。因此，精神障碍和心理行为问题的识别与治疗越来越受到人们的关注。

儿童精神病学（child psychiatry）是研究儿童期由各种原因所引起的精神障碍的一门临床学科。包括导致儿童精神障碍的原因、发病机制、临床征象、病程转归和防治措施。在我国现阶段，儿童的精神障碍及心理行为问题通常首先去儿科就诊，严重的一部分被转来儿童精神科。因此，加强儿科和儿童保健科医生精神科知识的普及和培训非常重要。

儿童常见的精神障碍种类繁多。既往主要分类为"通常在婴儿、儿童和少年期首次诊断的精神障碍"。最近于2013年5月颁布的DSM-5率先取消了这一分类，强调儿童精神障碍与成人的衔接，强调儿童精神障碍对成人的影响。特发于儿童时期的童年情绪障碍不再强调，统一划归到焦虑障碍中；将孤独谱系障碍、注意缺陷多动障碍、抽动障碍归入神经发育障碍；在抑郁障碍中增加了破坏性心境失调障碍；对立违抗障碍和品行障碍划入破坏性、冲动控制、和品行障碍范畴。本章重点介绍最常见的儿童和青少年焦虑障碍、破坏性冲动控制及品行障碍、儿童和青少年抑郁症、儿童和青少年双相障碍、儿童精神分裂症。

一、儿童期的心理特点与精神障碍

儿童不是成人的简单雏形，而是具有一定特点的特殊人群，儿童精神障碍的表现、诊断和治疗均有其特殊性，应有特殊的诊疗和研究体系。同时，儿童心理不断地发展，儿童精神科与成人精神科是联系非常紧密的学科。与许多儿童躯体疾病不同，大部分儿童精神障碍都会发展到成年；成人的精神障碍也可以看到儿时的影子。

1. 客观与主观性　儿童精神障碍的诊断主要是临床诊断，亦称为临床现象学诊断。临床诊断的主要依据是可靠的病史及检查。因此，病史来源的客观准确和丰富正确的临床主观经验的结合是正确诊断与处理儿童精神障碍的重要条件。而正确地掌握收集病史及检查的方法，能正确地评估手头的资料，是一项技巧性很强的工作。因此，正确收集与分析病史及进行精神状况检查，是从事儿童精神卫生临床及研究工作的基础。

2. 发展变化性　儿童正处于成长和发展的时期。儿童精神疾病也因发生的时期不同，也各自有其年龄特征。儿童精神疾病发生的年龄阶段及其年龄特征的研究，对探讨病因、评估临床年龄特点以及预后和结果、以至作出诊断及拟定治疗措施均有重要意义。

(1) 病因学中的年龄特点:儿童的精神发育障碍在出生时或出生不久就显现出来,提示在病因学中生物学因素占主导地位。孤独症谱系障碍起病于出生后至30个月内,虽对病因进行了多方面的研究,但至今未能阐明;根据其起病年龄及伴有智力发育落后,多数学者相信生物学因素为主要的病因。随着儿童年龄的增长,接受的环境影响愈来愈大。儿童的情绪障碍和行为障碍的发病率也愈来愈高,心理社会因素在发病中占的成分就愈大。可见,生物学因素和心理社会因素由于精神疾病发生的年龄阶段不同所占的权重亦不同,但也要看到,不少儿童精神疾病则是两者共同作用的结果。

(2) 临床表现的年龄特点:注意缺陷多动障碍在3~5岁以前常表现为全身活动过度,且以粗大活动过度为主;到了6~7岁以后,则常以细小活动过度为主,如上课时小动作不停和屁股在椅上扭转,而且在有限制的环境下,如教室、家中来客和就餐等时,则动得格外厉害;而到青少年时期,活动过度就自然减少,注意力缺陷仍可持续存在。又以儿童精神分裂症为例,年龄越小则妄想越少,多为病理性幻想,随着年龄增大则向妄想过渡。感知障碍在幼小儿童以幻视,幻触和幻嗅等较常见,内容简单而原始;年龄较大者则以幻听为主,内容由简单至复杂。这是不同年龄阶段其神经系统成熟程度不一的特征表现。

(3) 神经系统发育过程的年龄特点:不少儿童神经发育障碍因成熟延迟所致。随着儿童的年龄增长,这些神经发育障碍会逐渐减轻,以至消失。如功能性遗尿,5岁儿童的患病率在男孩为7%,女孩为3%;10岁男孩为3%,女孩为2%;到18岁,男性为1%,而女性更少。又如口吃,以3岁时最多见,到9岁后则无新发病者。由此说明,不少神经发育障碍常随年龄增长而变动,年龄到18岁以后,这种变动就少见了,也说明这时神经发育已经成熟。

(4) 儿童神经系统脆弱性和代偿性特点:婴幼儿期是大脑发育较快的时期,不仅体积增大最快(新生儿的脑重约390g,到9岁时增加至660g),且神经突触不断增加和纤维髓鞘化日益完善。这时神经细胞十分脆弱,极易损伤。可另一方面,未成熟脑组织的代偿性也高。如婴幼儿脑对缺氧特别敏感,易遭损害;但若治疗及时和护理良好,常因代偿而使损害减轻。又如两岁左右幼儿养成控制小便的习惯后,尚不稳定,一旦受惊或精神紧张时,又发生遗尿;当精神紧张消失后,小便控制就很快恢复。至于小儿的行为问题和不良习惯,因性格尚未定型,有较大的可塑性,而容易矫正。儿童期各种精神疾病几乎有一共同特点,即发现越早,治疗效果越好。反之,则代偿功能已大大减低,治疗效果就很差。

3. 因果关系不明确 由于儿童尚处于生长发育阶段,神经系统发育尚未完善。因此,同一病因可导致不同症状,如肝豆状核变性,可以首发精神症状;也可以肝炎等躯体症状为首发表现。另外,不同病因亦可出现相同的表现,如多动症状可为许多儿童精神障碍的共同表现形式之一。

4. 儿童精神症状的特殊性 儿童精神障碍多以情绪和行为异常为突出表现。即使是以思维障碍为主的精神分裂症也与成人明显不同。常首先表现出情感和行为方面的异常,如孤僻退缩,对亲人不亲,冲动,怪异行为,往往给人一种不听话的感觉。至于思维方面也与成人有所不同。儿童常以形象思维为主,表象突出,如病理性幻想常见于儿童精神分裂症,在成人很少出现。

5. 心理测验应用的价值 近些年来在儿童精神疾病的诊断或精神状态的评定中常应用心理测验的方法。心理测验为儿童精神障碍的诊断提供了方便,增加了客观性和科学性。但是,由于儿童心理现象的复杂性和目前儿童心理测验的局限性,儿童心理测验的结果只能作为医生的参考。切忌以心理测验的结果来代替医生的诊断。

6. 儿童精神障碍的治疗特点 综合治疗是儿童精神障碍治疗的重要原则。儿童精神疾病的病因通常是生物学因素和心理社会因素共同作用的结果,这些因素在病因中虽有主次之分,

但治疗总体以生物、心理和社会诸方面的综合治疗为适宜。因此，不应单纯依靠药物或手术等治疗，亦应重视心理治疗、训练和教育、家庭和环境治疗等。应突出地体现儿童精神科医生、护士、心理学家、社会工作员、教师、儿童保健人员的相互配合，协同工作的重要性。家长在其中也将发挥积极作用。

二、青春期的心理特点与精神障碍

12～18岁，可以称为青少年阶段，在我国，这个阶段的孩子通常是处于中学阶段。由于这个阶段的孩子逐渐进入青春期，所以也称为青春期阶段。

有人将这个阶段称作“暴风骤雨般的阶段”。原因之一是这个阶段的青少年心身发展非常迅速，是人一生中又一个发育高峰期。不仅生理功能发展迅速，各个系统功能不断成熟，尤其是生殖系统的功能迅速成熟，心理的各个方面也发展迅速，人格趋于成熟，身心特点都逐步趋向成人阶段。然而，青少年阶段又是一个充满矛盾的阶段。他们还没有完全长大成人，却也不再是懵懂无知的孩童，他们渴望独立，却还没有具备足够的能力，他们渴望被他人理解，却又常常把秘密藏在心底，由于自我意识的增长，青少年的独立意识非常突出，他们认为自己已经长大成人，希望别人把他们看作大人，尊重他们、理解他们，在生活中对父母的照顾或干预容易产生厌烦的情绪，尤其是当他们认为父母的照顾或干预“过多”的时候；碰到问题不愿意听从父母的意见，强烈地希望表达自己的意见，有时会对传统的观念提出挑战，表现得离经叛道。而另一方面，由于社会经验、生活经验的不足，他们在生活中难免碰壁，不得不依赖成人，从父母师长那里寻找解决的方法、途径或帮助，表现出独立与依赖的矛盾冲突。对于这个阶段的孩子，心理卫生工作要注意以下几点：

1. 自觉性和自制性　青少年的心身发育已逐渐趋于成熟，即将进入成年阶段，他们需要对自己的成长和发展负起更大的责任。家长和老师应当努力培养青少年的自觉性和自制性，帮助青少年明确自己的责任，学习自我控制，约束自己的行为和情感。帮助青少年学会从自己和他人的经历中学习经验和教训，不断自我充实和发展，促进心身的健康成长。家长和老师要尊重青少年的正确意见，遇事与青少年商量，逐渐给他们更多的权利，同时也对他们提出更高的要求，帮助他们正确地发展其独立性，培养他们的独立能力。当青少年在学习生活中遇到困难的时候，父母师长要注意引导的方式方法，鼓励青少年自己分析问题、思考解决的方法，避免居高临下的说教。青少年碰到挫折时，要多鼓励、多支持，帮助青少年面对挫折，培养青少年良好的意志品质。如果家长过分照顾孩子，事事包办代替，青少年没有机会磨炼自己的意志，对于青少年的健康成长是很不利的。

2. 社会化与社会环境的敏感性　当孩子从儿童时期进入青少年时期，家长需要调整自己的心态，和青少年保持一种平等的沟通状态。家长要尊重孩子的隐私，不要偷看孩子的日记，偷拆孩子的信件，或者偷听孩子打电话等。这些行为会使孩子有被监视感，很容易引起孩子的反感，不仅严重影响亲子关系，也会阻碍孩子与家长的沟通，反而更不利于家长了解孩子的心理变化。

家长注意孩子的交友状况。进入青春期后，朋友的影响力逐渐超越了父母和老师。青少年在群体中得到了安全感和归属感。他们互相信任，相互影响，互相倾吐内心的秘密和苦恼。正所谓“近朱者赤，近墨者黑”，结交一个坏朋友，就可能将青少年引入歧途。因此家长要注意观察孩子的朋友，和孩子加强沟通，通过孩子易于接受的方式，教育孩子择友的重要性、什么才是真正的朋友等，帮助孩子树立正确的交友观念。如果认为孩子身边有坏朋友，劝阻孩子远离这个坏朋友时，家长要理智地说明理由，切忌发脾气、简单生硬地强迫孩子和朋友断绝往来，也不要当面斥责孩子的朋友。父母可以引导孩子如何交往，但不宜强迫孩子和某人交朋友。至于以各种理由限制甚至阻止孩子交友，更不足取，因为朋友能够给予青少年的，有许多是家长无法给予的，而那又是青少年健康成长不可缺少的。

3. 性心理与性角色　进入青春期后，个体的生殖系统功能迅速成熟，并开始分泌性激素。生理上的这些改变，也会对青少年的心理产生影响，少年少女会逐渐对同龄的异性产生浓厚的兴趣，他们开始关注异性，留意异性的反应；愿意在异性面前展示自己的学识和才干，希望引起异性的注意；关注自己在异性眼中的形象，注意修饰自己的仪表、谈吐；不愿在异性面前受到批评、指责等，对于自己钟情的对象，甚至可能出现一定的性冲动。最初这种关注和喜欢往往比较肤浅，对象也并不固定，容易变化。到了青春后期，青少年对于自己喜欢什么样的异性有了比较明确的认识，喜欢和关注的对象会变得比较固定。

青少年阶段，是个体的性观念、性道德发展的关键时期。家长和老师要针对青少年生长发育的特点，提前对青少年进行适时、适度的性教育，让他们了解青春期，理解自己的各种心理生理变化，对于即将经历的青春期有清楚的认识，对于如何处理自己萌动的感情有所准备，形成正确的性观念和性道德。在教育和社会的多重影响下，在与异性接触的过程中，青少年将不断地形成、修正自己的恋爱观、婚姻观。在进行性教育的同时，家长和老师还应注意改善不良的外界环境，安排好青少年的生活，把他们青春的热情引导到正当的活动中去。

对于孩子的异性朋友，家长要小心谨慎，不要简单粗暴的禁止。由于性心理的逐步发展，青少年对同龄异性产生兴趣是心理发展的正常发展趋向。有时一些志趣相投、有共同爱好和语言的男女同学会走得近一些，联系密切一些，未必就是所谓的“早恋”。他们之间的感情，可能只是亲密的好朋友、好同学的友谊。即使青少年对某个异性有超越一般的好感，也是正常现象。家长要了解青少年的心理发展特点，认识到这个阶段的青少年爱慕异性或被异性爱慕是正常的。家长要有技巧地引导青少年与异性交往。如果家长过于担心，不经详查就捕风捉影的批评，或者不信任孩子，经常盘查、窥探孩子，或者忧心忡忡地唠叨，都可能让青少年感到烦躁、不满，容易加重青少年的逆反心理。结果，两个人反而可能因此相互支持和信任，越走越近，弄假成真。即使真的发现青春期的孩子有超越一般同学、朋友关系的恋爱倾向，家长也要小心应对，多关心孩子，和孩子保持心理上的联系，采用疏导、潜移默化的教育、转移注意力等方式处理，帮助孩子理智处理，增强孩子的自制力，帮助孩子顺利渡过这个阶段。如果采用强硬手段阻止，往往达不到预期效果，甚至适得其反。孩子在与家长对抗的过程中，更容易出现过激行为。

总之，儿童精神病学尽管还是一个相对年轻的学科，却是一个发展迅速而备受关注的学科。近年来儿童青少年精神医学硕果累累，我国 1998 年加入国际儿童青少年精神医学及相关学科协会；2004 年 8 月中国人首次进入该国际组织理事会；2010 年国际儿童青少年精神医学及相关学科大会在中国北京成功举行。卫生与计划生育委员会发布了中国《孤独症诊疗康复指南》和《儿童心理保健技术规范》，儿童和青少年心理健康的理念已经进入寻常百姓家。当前对儿童和青少年精神障碍的认识和治疗方面已经被儿科和儿童精神科医生接受，新的诊断和治疗方法不断发展。

第二节　儿童和青少年焦虑障碍

一、概　　述

儿童和青少年焦虑障碍因其与心理发展的特殊性既往归类于“特发于童年的情绪障碍”，美国精神疾病分类与统计手册第 5 版，强调其对成年的影响统一归入“焦虑障碍”之中，取消了年龄界限。并将既往的焦虑障碍诊断和分类进行了较多的调整。强迫和相关障碍，创伤和应激相关障碍不再归属为焦虑障碍。本节重点介绍儿童常见的分离性焦虑障碍、特定性恐惧症和社交性焦虑障碍等。其特点是指起病于儿童和青少年时期，与发育和境遇有一定关系，以焦虑、恐惧、羞怯等为主要表现的一类障碍。

儿童焦虑症的病因至今尚不完全清楚，但多数学者认为与心理社会因素、遗传易感素质及后天环境因素有关。

1. 遗传因素　儿童早期的社会化过程的人格形成与塑造，易受到父母的抚养态度即情绪变化的影响。父母将他们的基因传递给子女，子女不仅仅继承了父母的体形外貌，同时也包括了个性及情绪反应特征。有研究证明，单卵双生子的患病率明显高于双卵双生子的患病率，并有家族性高发病率。父母的焦虑情绪投射到患儿身上，他们出现情绪不稳定，遇事多疑敏感，焦虑不安，多愁善感，易紧张，做事优柔寡断，胆怯，孤僻、固执，不善表达自己的意见等。女孩较男孩发生率高，年龄大的儿童较年龄小的儿童发生率高。提示遗传在发病因素中的作用较大。

2. 心理社会因素　儿童所处的家庭及学校的环境，虽然较成年人单纯，但在他们周围生活中也常常伴随着矛盾的不断出现，早期的社会化过程的人格形成，极易受到父母的影响，对突然发生的各种应激事件，他们应付的能力和方式往往单纯和简单，有时身处矛盾而无法应对，就会出现情绪波动，问题往往得不到及时解决，进而发生情绪疾病。

3. 后天环境因素　父母离异，家庭不和睦，过分溺爱，要求过于苛刻，学习负担过重，遭遇突然应激事件的发生及环境的突然变化。如火灾、地震等引起患儿出现急性应激反应。

二、分离焦虑障碍

分离焦虑障碍（separation anxiety disorder）是指儿童与其所依恋对象分离时产生的与其发育水平不相适宜的过度的焦虑情绪。

该障碍较常见，国外研究报道该障碍患病率在7～11岁儿童中为4.1%，在12～16岁儿童中为3.9%，平均起病年龄为7.5岁。目前有报道提示，分离性焦虑障碍也可发生于成年。

该障碍的产生与儿童气质、对主要抚养者的依恋、父母的教养方式等有关，是上述因素相互作用的结果。应激性变化，如转学、住院、依恋者的变化等均有可能促使该障碍的发生。

（一）临床表现

该障碍主要表现为过分担心与依附对象（多为患儿的母亲，也可以是患儿的父亲、祖父母或其他抚养照管者）分离后，依附对象可能会遇到伤害，或者一去不复返；过分担心依附对象不在身边时自己会走失、被绑架、被杀害或住院，以致再也见不到亲人；非常害怕与依附者分离而不想上学，甚至拒绝上学；非常害怕一个人独处，或没有依附对象陪同绝对不外出活动；夜间没有依附对象在身边即不愿意上床就寝，或反复出现与分离有关的噩梦，以致多次惊醒；与依附对象分离时或分离后出现过度的情绪反应，如烦躁不安、哭喊、发脾气、痛苦、淡漠或社会性退缩，或每次分离时出现头痛、恶心、呕吐等躯体症状。

（二）诊断要点

1. 涉及与个体依附对象分离时出现的，与发育不协调和过分恐惧或焦虑。有如下至少三条表现：

（1）当预期或经历离开家、或与主要依附人物分离时反复出现过分地烦恼。

（2）持续或过分地担忧可能失去依附对象，或他们有可能受到伤害，如患病、受伤、灾难或死亡。

（3）持续或过分地担忧会经历不幸事件（如，走失、被绑架、意外事件、生病）这些造成与所依附对象分离。

（4）由于害怕分离，持续地不愿意或拒绝外出、离家去学校、去上班或者去其他地方。

（5）在没有主要依附对象在家或其他地方的时候，持续的、过分地害怕或者不愿意独处。

（6）持续地勉强或不愿在家以外的地方睡觉，或在没有主要依附对象的地方入睡。重复出现的以分离为主题的噩梦。

（7）当与主要依附对象分离或预期要与其分离时，反复出现躯体不适主诉（如头痛，胃痛，

恶心,呕吐)。

2. 在儿童和青少年持续至少4周的恐惧,焦虑或回避。在成人一般要持续6个月以上。

3. 这些症状引起了有临床意义的不适或导致在社会、学习、工作及其他重要方面的功能缺损。

4. 这些症状不能用其他精神障碍解释,如孤独谱系障碍,精神病性的幻觉及妄想,广场恐怖,广泛性焦虑障碍或疾病焦虑障碍。

(三) 治疗

1. **心理治疗** 行为治疗是治疗该障碍的重要方法,家长教育是实施系统行为治疗的基础,可选用系统脱敏、正性强化、放松训练等方法治疗该障碍。

2. **药物治疗** 对于症状较严重或行为治疗效果较差的患儿,可选用小剂量抗抑郁药或抗焦虑药。

(四) 预后

国外报道该障碍在焦虑障碍中缓解率最高,甚至高达96%。关键是早期诊断,早期治疗。

三、选择性缄默症

选择性缄默症(selective mutism)是因社交情境引起的焦虑,是患者在某些需要言语交流的场合(如学校、有陌生人或人多的环境等)持久地"拒绝"说话,而在其他场合言语正常为特征的一种临床综合征。

1877年,Kussmaul首先描述了某些儿童在一些情况下不能说话为特点的临床功能障碍。1934年,Tramer将类似病例称为选择性缄默,强调在某些场合患儿选择不说话。世界卫生组织ICD-10和美国DSM-4接受了此病名。DSM-5将其归入焦虑障碍之中。

美国报道其发病率在0.2% ~2.0%之间,绝大多数患儿持续1年以上,一些研究显示女孩稍多于男孩,比例为2∶1。中国文献中只有零星的个案报道或在综述文献中提到,尚无流行病学研究。

(一) 临床表现

1. 本症大多于3~5岁起病,女孩多见,主要表现为沉默不语,甚至长时间一言不发。但这种缄默有选择性,即在一定场合下讲话,如在家里或对熟悉的人讲话,而在另一种场合就不讲话,如在幼儿园或对陌生的人。

2. 少数患儿正好相反,在家里不讲话而在幼儿园里讲话。缄默时与其他人交往,可用做手势、点头、摇头等动作来表示自己的意见,或用"是"、"不是"、"要"、"不要"等最简单的单词来回答问题。待学会写字后,偶尔也可用写字的方式来表达自己的意见。

3. 这类患儿在上学前不易被父母发现,患儿不愿与不熟悉的人讲话,常被父母认为是胆小、害羞的缘故。直到上小学以后,表现为不愿回答任何问题,不愿与其他同学交谈,不参加集体活动时才被发现。患儿能照常参加学习,学习成绩好坏不一,部分患儿拒绝上学。

(二) 诊断要点

1. 在需要言语交流的场合"不能"说话,而在另外一些环境说话正常。

2. 持续时间超过1个月。

3. 无言语障碍,没有因为说外语(或不同方言)引起的言语问题。

4. 与入学或变换学校,搬迁或社会交往等影响到患儿的生活事件有关。

5. 排除孤独谱系障碍、儿童精神分裂症、智力发育迟缓或其他与发育或心理疾病相关的障碍。

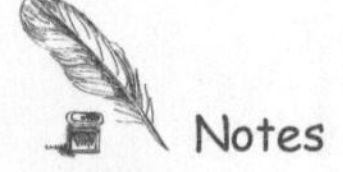

(三) 治疗

1. **心理治疗** 心理治疗以缓解患儿的内心冲突为主要目的,强调个体化治疗,具体方法有心理暗示治疗、心理辅导、精神分析及认知治疗等。

2. 行为治疗　行为治疗是心理治疗的一种特殊形式。研究证实行为治疗有显著疗效，可以帮助患儿调节情绪，克服急躁和焦虑，纠正处理问题的行为模式。常用的方法有正性强化法、负性强化法、脱敏法、录像自我模型法、认知行为治疗等。

3. 家庭治疗　包括家庭教育和家庭游戏。家庭教育目的是改善不健康的家庭环境和家庭关系，加强家长对选择性缄默的认识，给患儿创造一个适宜的家庭环境，改善家庭关系，减少粗暴的呵斥，增加善意的鼓励。家庭游戏，邀请患儿的朋友、同学和老师来家中做客，同患儿一起做游戏，让患儿在熟悉的环境中，同他们进行交流。来客由熟悉到陌生，由少到多，最终，患儿在学校接触到的人都是自己熟悉的人，而忽略学校是一个陌生的环境。

4. 环境改善与支持治疗　给患儿创造一个良好的环境，多鼓励患儿讲话，不取笑其言语障碍，不恐吓捉弄等。在学校组成以老师和部分同学为主的帮助小组，告诉他们配合医师治疗的重要性，了解患儿情况及治疗特点，多与患儿交流，不强求患儿言语应答，鼓励患儿各种形式的回应。课堂上：最初鼓励患儿参与集体回答，回答人数逐渐减少；鼓励患儿单独和老师交流，提前准备要回答问题，然后小范围内由患儿单独回答，老师或同学们用言语诱导、提示、配合患儿回答问题，逐渐将范围扩大。

5. 药物治疗　心理和行为治疗效果不好时，常合并使用抗抑郁和抗焦虑药物，舍曲林、氟西汀、氟伏沙明、艾司西酞普兰等药物进行治疗。

6. 综合治疗　由于选择性缄默症病因还不十分清楚，可能为多因素所致，各种方法都有不同的疗效，因此，治疗多采用综合治疗方案，包括心理治疗、行为治疗、家庭治疗、学校社会支持和可能的精神药物治疗。

四、特定恐惧症

（一）概述

特定恐惧症（phobic anxiety disorder）是指对日常生活中一般的客观事物或处境产生过分的恐惧，这种恐惧具有显著的发育阶段特定性，并出现回避、退缩行为。

该障碍的患病率目前尚无确切报道。该障碍的产生与儿童气质、意外事件的惊吓等有关。间接的创伤经验和信息传达，对该障碍的产生也起着非常重要的作用。

（二）临床表现

该障碍主要表现为患者对日常生活中一般的客观事物或处境产生过分的恐惧，这种恐惧具有发育阶段特定性，但患者的恐惧程度超出了与其发育相适宜的水平，并出现回避、退缩行为。恐惧的对象包括两大类，即：恐惧身体损伤，如怕死、怕出血等；恐惧自然对象或事件，如怕黑暗、怕动物等。常见的恐惧对象为怕高、怕雷电、怕黑暗、怕打针、怕昆虫、怕狗等。当患儿接近恐惧对象时，恐惧情绪持续存在，并出现回避或退缩行为，影响患者的正常生活、学习和社交活动。

儿童恐惧症与成人恐惧症略有不同，儿童恐惧症并不要求患儿一定认识到恐惧和担心是不合理的和不必要的。

（三）诊断要点

1. 对特定事物或场景（如飞行，高空，动物，接受注射或看见血液）严重的恐惧或焦虑。注：在儿童，恐惧或焦虑可以表现为哭闹，暴怒发作，麻木或粘人。

2. 事物或场景几乎总是即刻引起恐惧或焦虑。

3. 主动回避或伴有强烈的恐惧或焦虑地接受引起恐惧的事物或场景。

4. 这种恐惧或焦虑与引起恐惧或焦虑的事物或场景及相关的社会文化情境实际带来的危险不相符。

5. 恐惧、焦虑或回避行为一般持续6个月或更长。

6. 恐惧、焦虑或回避引起有临床意义的不适或导致在社会、学习、工作及其他重要方面的功能缺损。

7. 这些症状不能用其他精神障碍解释,如惊恐发作,强迫障碍,创伤后应激障碍,分离性焦虑障碍及社交恐惧症解释。

恐惧对象主要包括:动物(如蜘蛛,昆虫,狗);自然环境(如高度,暴风,水域);血-注射-创伤(如针头,有创医学操作等);情境(如飞机,电梯,封闭空间);其他(如可以导致窒息或呕吐的情境,在儿童中可以是对噪声或真人扮演的卡通人物)。

注:如果有一种以上的恐怖对象存在,应将其对应的疾病诊断一并列出。

(四) 治疗

1. **心理治疗** 行为治疗是治疗该障碍的主要方法,在各种行为治疗方法中,主要选用系统脱敏方法,不宜选用冲击疗法。

2. **药物治疗** 对于症状较严重的患儿,可选用小剂量抗抑郁药或抗焦虑药。

(五) 预后

症状轻者病程短暂,预后好。有关症状重者预后的研究较少。

五、社交焦虑障碍

(一) 概述

社交焦虑障碍(social anxiety disorder,SAD)亦称社交恐惧症,是指患者对新环境或陌生人产生恐惧、焦虑情绪和回避行为。

该障碍的患病率尚无确切报道。其起病时间多为儿童和青少年,目前报道可以发生于任何年龄。无性别差异。

有关该障碍的产生原因研究很少。该障碍的产生与儿童气质、父母的教养方式等有关。

(二) 临床表现

患者对新环境或陌生人产生一定程度的担心和焦虑是常见现象,只要这种担心和焦虑较轻,没有超出与其发育相适宜的程度,则为正常的。如果患者对新环境或陌生人产生持久或反复的恐惧,并出现回避行为,则应归于社交焦虑障碍。

社交焦虑障碍具体表现为患者在与陌生人(包括同龄人)交往时,存在持久的焦虑,患者表现得过分胆小、紧张、害羞、害怕或尴尬,对自己的行为过分关注,并有社交回避行为。患者进入新环境时,对新环境感到痛苦、不适,并出现哭闹、不语、退出,因而出现社交回避行为。患者与家人或熟悉者在一起时社交关系良好。

(三) 诊断要点

1. 对一个或多个导致个体可能被别人关注的社会环境而出现明显地恐惧或焦虑,如,社会交往(会谈、约会不熟悉的人),被他人关注(吃或喝),在他人面前表演(发表演讲)等。

注,在儿童,这种焦虑必须发生在同龄人的社会环境中,不能仅限于与成人的交往。

2. 显著影响社交(包括与同龄人)功能,导致交往受限。

3. 符合症状标准和严重程度标准一般持续6个月以上。

4. 除外其他疾病。

注,有些特殊类型,仅限于在公共场合演讲和表演时恐惧。

(四) 治疗

1. **心理治疗** 系统脱敏治疗和家庭治疗是治疗该障碍的重要方法。通过小组治疗而开展的社交技能训练对改善症状也有一定帮助。

2. **药物治疗** 对于症状较重者,可选用小剂量抗抑郁药或抗焦虑药。

(五) 预后

该障碍持续时间较长,对患儿社会功能有不同程度的影响。

第三节　破坏性、冲动控制及品行障碍

一、对立违抗及品行障碍

（一）概述

对立违抗障碍（oppositional defiant disorder，ODD）是以对抗、消极抵抗、易激惹和敌对等行为为特征的一类障碍。一般主要表现为对父母及熟人的逆反，呈慢性过程，它不仅影响儿童的学校、家庭和社会生活，而且容易导致儿童持久的学习困难、行为问题和低自尊心，继而出现更多的情绪问题以及人际交往障碍；品行障碍（conduct disorders，CD）是指在儿童少年期反复、持续出现的攻击性和反社会性行为。这些行为违反与年龄相适应的社会行为规范和道德准则，侵犯他人权利。轻则影响儿童少年本身的学习和社交功能，重则损害他人或公共利益，给家人带来痛苦，给社会造成危害。

DSM-5 将品行障碍在首先发生于儿童和青少年的情绪和行为障碍的栏目取消，归入破坏性、冲动控制及品行障碍栏目中。

CD 是一种较常见的现象。国外报道如果以临床会谈为确定诊断的方法，该障碍的患病率为1.5%～3.4%，男女比例为3～5∶1。国内报道该障碍患病率为1.45%～7.35%，男女比例约为8.9∶1。患病高峰年龄为儿童后期和青少年早期。ODD 患病率在2%～16%，一般认为10%左右。ODD 起病一般在8岁以前，最迟不超过青春早期。青春期前男高于女，青春期男女比例相似或女略低于男。

（二）病因及发病机制

该障碍是生物学因素、家庭因素和社会因素等相互作用所导致。

1. **生物学因素**　双生子和寄养子研究均表明该障碍与遗传因素有关，该障碍家庭成员中患精神障碍的比例也高于普通人群。还有研究表明雄性激素水平高的男性儿童出现攻击和破坏行为的倾向增加；中枢5-羟色胺水平降低的个体对冲动控制力下降，易于出现违抗和攻击行为。尚有研究报道该障碍患儿智商偏低（一般为90或低于90），有围生期损害、颅脑外伤、慢性躯体疾病（尤其是影响到中枢神经系统的慢性躯体疾病）、脑电图异常等的比例均明显高于正常儿童。

2. **家庭因素**　家庭中的不良因素与该障碍的形成密切相关，这些因素包括：家庭严重不和睦；缺乏爱的、温暖的亲子关系；双亲对孩子缺少监督或监督无效；双亲对孩子的管教过严或不当；不良的社会交往；家庭成员道德水平低，缺乏良好的行为榜样，如酗酒、性犯罪；家庭社会经济地位低等。

3. **社会因素**　社会中的不良因素，如追求高消费、经常接触暴力或黄色文化、不良的社会交往（如同伴有敲诈、欺骗、偷窃等行为）、接受不正确的道德观、价值观等均对该障碍的形成起着重要作用。

4. **其他因素**　学业成绩低、学习困难、注意障碍和多动、困难气质等均与该障碍的形成有关。

（三）临床表现

1. **品行障碍**　该障碍起始于儿童少年期，主要表现为：①对立违抗性行为：经常说谎而并非为了逃避惩罚；经常暴怒；常怨恨他人，怀恨在心或心存报复；常拒绝或不理睬成人的要求或规定，长期严重的不服从；常因自己的过失或不当行为而责怪他人；常与成人争吵，常与父母或老师对抗；经常故意干扰他人等。②反社会性行为及攻击性行为：经常逃学；擅自离家出走；不顾父母禁令而彻夜不归；参与社会上的不良团伙，一起干坏事；经常虐待动物；故意破坏他人或公

共财物；故意纵火；经常偷窃；勒索和抢劫他人钱财或入室抢劫；反复欺负他人；经常挑起或参与斗殴；对他人进行躯体虐待或持凶器故意伤害他人；强迫与他人发生性关系或有猥亵行为等。

2. 对立违抗性障碍　该障碍多见于10岁以下儿童，主要表现为明显的不服从、违抗或挑衅行为，即以对立违抗性行为为主要临床表现，没有更严重的违法或冒犯他人权利的反社会性或攻击性行为。

3. 共患其他障碍　品行障碍患儿常常合并注意缺陷与多动障碍，并可合并情绪焦虑或抑郁、情绪不稳或易激惹、物质使用障碍、智商偏低、学习困难等。

（四）诊断与鉴别诊断

1. 诊断要点

（1）品行障碍

1）起始于儿童少年期，以反社会性行为、攻击性行为及对立违抗性行为为主要临床表现；

2）日常生活和社会功能明显受损；

3）符合症状标准和严重程度标准至少已6月；

4）排除反社会性人格障碍、躁狂发作、抑郁发作、注意缺陷与多动障碍等其他疾病。

（2）对立违抗性障碍

1）起始于儿童期，以对立违抗性行为为主要临床表现，无更严重的违法或冒犯他人权利的反社会性或攻击性行为；

2）上述症状已形成适应不良，并与发育水平明显不一致；

3）及4）同反社会性品行障碍的相应条目。

2. 鉴别诊断

（1）注意缺陷多动障碍：该障碍起病时间较品行障碍早，为7岁之前，主要临床表现与品行障碍不同，为注意障碍、活动过度和冲动，因此不难与品行障碍相鉴别。但是，该障碍与品行障碍同病率较高，因此，如果患儿同时存在这两方面问题，并符合这两个障碍的诊断标准，则两个诊断均应做出。

（2）心境障碍：在躁狂或抑郁发作期间都有可能出现攻击或对抗性行为，因此，需注意与品行障碍相鉴别。两者的鉴别要点在于：①心境障碍为发作性病程，而品行障碍为持久的品行模式；②心境障碍患儿在出现攻击或对抗性行为的同时，尚有明显的情感高涨或低落，思维奔逸或迟缓等，行为异常只是临床表现的一部分；③心境障碍患儿经过相应药物治疗后，攻击或对抗性行为随情绪症状的改善而消失。

（五）治疗与预防

1. 治疗　品行障碍的治疗多年来一直被认为是难治的、顽固的，而且治疗过程中的阻抗很强。近年来在治疗方面有许多进步。例如认知行为治疗、社交技能训练等。CD的治疗强调要针对受损的社会功能，根据患者的年龄、主要症状、家长的目标以及可用资源等制订个体化的治疗方案。许多研究都认为治疗应该是一个结合心理治疗、药物治疗以及社区干预等的一个长期的综合治疗过程。

（1）家庭治疗：家庭治疗的目的在于：①协调和改善家庭成员间的关系，尤其是亲子关系，增加家庭成员间的交流和相互支持，帮助家庭成员找到新的方法来解决他们的人际问题；②帮助父母学会如何与子女进行交流，如何运用正确的教育方式对患儿进行教育；③指导家长如何进行行为矫正，使家长能够用适当的方法矫正患儿的不良行为；④减少家庭内的生活事件及父母自己的不良行为。以上均需要家长的很好配合。

（2）认知治疗：因品行障碍患儿不能很好地运用他们的认知能力去遏制不适当行为的出现，因此，需要帮助这些患儿学会发现问题、分析原因、考虑后果，并找到解决问题的正确方法，从而减少不适当行为的出现。

（3）行为治疗：应选用适当的行为矫正方法对患儿进行行为矫正，以逐渐减少和消除不良行为，建立良好行为。并应对患儿进行社交技能训练，从而增加伙伴关系，改善社交能力。

（4）药物治疗：研究发现，心境稳定剂、经典或非经典抗精神病药物、安非他酮、胍法辛等对CD有一定的疗效。但很少有临床随机对照实验来研究药物疗效。

对于冲动、攻击行为明显的患儿，以前多选用氟哌啶醇等传统抗精神病药物；而最近主要选用小剂量利培酮、奎硫平、奥氮平等非典型抗精神病药。对于情绪明显不稳的患儿，可选用碳酸锂、丙戊酸盐、卡马西平。如易激惹是患儿出现暴力和攻击行为的重要因素，则应考虑使用5-羟色胺再摄取抑制剂。对患儿伴有的其他问题，如注意缺陷多动障碍或抑郁问题，可用相应的药物予以治疗。

2. 预防　众所周知，品行障碍一旦形成治疗非常困难。因此，因首先强调早期预防的原则。有研究表明，早期预防并及时干预可以防止不良行为进展为更加严重的问题。成功的预防手段包括以父母为导向的、社会认知技能的训练、学业技能的训练、班级管理、教师培训和团体治疗等。

（六）病程与预后

关于对立违抗性障碍预后的研究很少，目前推测约1/4患儿发展为反社会性品行障碍，约1/10患儿发展为反社会性人格障碍。关于反社会性品行障碍预后的报道不完全一致。有报道多数患儿的反社会性行为在接近成年前逐渐减少，至25～30岁完全消失，约1/4～1/3患儿症状持续存在，其中部分发展为反社会性人格障碍。但也有报道，约40%患儿发展为反社会性人格障碍，而其他60%中的大多数生活中仍存在很多问题，如人际关系问题或保持健康生活方式的能力明显受损。

二、间歇性暴怒障碍

（一）概述

间歇性暴怒障碍（intermittent explosive disorder，IED）是美国DSM-5新增的诊断名称。指与情境中的挑衅或者压力不相符的冲动行为。主要表现为爆发性地严重毁坏财物或者攻击他人。属于冲动控制障碍的一个类型，冲动行为发生以后，患者对其冲动行为有明显的不安，后悔或者内疚感。

间歇性暴怒障碍常始于青少年早期，常常是抑郁、焦虑和物质滥用的先兆。大约有82%的间歇性暴怒障碍者伴有上述某一种心理问题，但只有28.8%的患者在接受治疗。

大多数患者是年轻人，之前经常有交通肇事、违纪违法或性冲动。他们对酒精很敏感。此种障碍的诊断较受争议，因为许多临床医生认为该病只是其他疾病的一种症状，而不是独立的疾病。美国DSM-4对此病进行了详细的描述和诊断分类，此后广泛接受，其实此病并不少见。

我国深圳市（2010）报道间歇性暴怒障碍的患病率男性3.62%；女性2.24%。平均发病年龄为（15.1±7.2）岁，平均病程为（14.1±8.2）年。

目前病因尚不清楚，既有生物学因素，也有环境方面的因素。大多数IED患者的成长家庭里，都有暴力性行为、言语辱骂和殴打。早年耳濡目染的这些暴力环境，使得这些孩子在长大后更可能会有相同的表现。当然，基因的影响也不容忽视，孩子继承了父母的基因。有证据表明，5-HT神经递质对此病有一定影响。

（二）临床表现

间歇性暴怒障碍的临床特点是不断出现的无法克制的攻击冲动，引发严重的攻击行为或者造成财产损坏。

表现出的过激攻击行为，与情境中的挑衅或者压力是不相符的。他们在冲动行为暴发前有紧张感，伴无法克制攻击的欲望。

平时常易感到紧张、提心吊胆、不安全和自卑。总是需要被人喜欢和接纳，对拒绝和批评过分敏感。因习惯性地夸大日常处境中的潜在危险，而有回避某些活动的倾向。

受到外界刺激会出现失控，失去理智甚至变态的暴力行为。冲动行为发生以后，患者对其冲动行为有明显的不安，后悔或者内疚感。

(三) 诊断要点

根据 DSM-5 诊断标准，对 IED 患者的诊断要求：

1. 反复发作的暴发性冲动行为，以失控的攻击性冲动为主要表现，具有下列表现之一：

言语攻击(例如，发脾气，长篇指责，口头争论或吵架)或对财产、动物、或其他个人予以实质性的躯体攻击，平均每周两次，为期 3 个月。这种攻击未导致损伤或破坏性的结果。

12 个月内发生 3 次以上，对财产、动物、和(或)其他个人的实质性物质损伤和破坏性的伤害。

2. 患者的发怒与其心理社会应激源程度不相符，即使轻微的刺激也可以导致患者发怒；

3. 反复发作的暴发性冲动行为不是有预谋的(例如，是以冲动和(或)愤怒为特点)，也不是为了达到某种目的(例如，金钱，权力，恐吓)。

4. 反复发作的暴发性冲动行为常导致个体明显的痛苦，或职业及人际功能的损害，或涉及财产损失或触犯法律。

5. 实际年龄至少 6 岁(或同等发展水平)。

6. 反复发作的暴发性冲动行为不是其他精神障碍所致(如，抑郁症，双相障碍，破坏性心境失调障碍，精神病性障碍，反社会人格障碍，边缘性人格障碍)；也不是由于躯体疾病引起(例如，头部外伤，老年痴呆症)；或某种物质的生理效应(例如，滥用的药物或治疗的药物)。

(四) 治疗

对于 IED，既可采用药物治疗，也可采用心理治疗(行为矫正)，或将两者结合使用，会带来更好的治疗效果。团体咨询和管理愤怒会很有帮助。放松技术可有效地缓解愤怒情绪。

IED 患者可服用抗抑郁和抗焦虑药物、情绪稳定剂和小剂量非典型抗精神病药物等。

(五) 预后

间歇性暴怒障碍发病年龄小，病程长，有一定的家族聚集性，父母有问题，子女问题可能性大：可能与子女长期与情绪不稳定及行为冲动的父母生活在一起，受环境因素和行为模式的学习的影响，导致子女的情绪不稳定和冲动行为的增加；疾病可能存在一定的遗传。

间歇性暴怒障碍患者的社会功能有中度和重度妨碍的大约有 30%，由于该病大多数人不能识别，总就诊率 5%，只有少数社会功能严重受损的人才就诊，需要引起社会重视。

第四节 儿童及青少年抑郁症

一、破坏性心境失调障碍

破坏性心境失调障碍(disruptive mood dysregulation disorder，DMDD)，是美国 DSM-5 新增的诊断名称。主要指以严重反复的发脾气为显著特征，首次诊断不能早于 6 岁或晚于 18 岁，症状多发生于 10 岁之前的一种儿童和青少年期时期特有的一种抑郁障碍。

破坏性心境失调障碍在精神科门诊就诊的儿童中很常见，但其社区估计患病率尚不明确。基于慢性、严重、持续易激惹这一核心症状而言，儿童和青少年 6 个月到 1 年期间的患病率可能介于 2% ~5% 之间。估计男孩和学龄儿童中的患病率可能高于女孩和青少年。社区样本中也已得到证实，因破坏性心境失调障碍相关症状就诊的大多是男孩。这与双相障碍不同，后者的患病率没有性别差异。

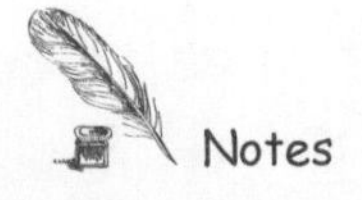

由于破坏性心境失调障碍的症状有可能随着儿童发育成熟而有所变化，诊断应限于已得到证实的年龄组(7～18岁)。大约半数严重、慢性易激惹的儿童在1年后其临床表现仍符合诊断标准。严重、非发作性的易激惹很少转变为双相障碍。相反，慢性易激惹的儿童在成年期有发展成为单相抑郁和(或)焦虑障碍的风险。

经典的双相障碍和破坏性心境失调障碍也可根据年龄相关变异而区分。双相障碍在青春期前患病率很低(<1%)，而成年早期的患病率则平稳增长(1%～2%)。破坏性心境失调障碍在青春期前较双相障碍更常见，成年后其症状逐渐减少。

（一）病因

1. **生物学因素**　主要的是脑内5-羟基胺和去甲肾上腺素等神经递质含量减少，同时与下丘脑-垂体-肾上腺，甲状腺的内分泌功能失调有关。患儿脑电图检查发现，觉醒次数增多。家族内发生抑郁症的概率明显高于正常人群，亲属患病的概率颇高。血缘越近，发病率越高，同卵双生子的发病率明显高于异卵双生子发病率。

在家族聚集性和遗传方面，慢性、非发作性的易激惹儿童与双相障碍儿童的家族患病风险有区别。但这两组儿童在焦虑障碍、单相抑郁障碍或物质滥用中家族患病率没有区别。与患双相障碍或其他精神疾病的儿童相比，破坏性心境失调障碍的儿童在信息加工处理缺陷上既有共同点，又有特定表现。如面部-表情识别缺陷、决策困难和认知控制缺陷在双相障碍和破坏性情绪失调障碍以及其他精神障碍儿童中都存在。而该病特有功能损害也有报道，如在评估注意分配的情感刺激反应任务中，仅有慢性易激惹的儿童存在功能损害。

2. **社会心理因素**　先天易感素质的儿童经历创伤及心理应激事件的体验，早年母子情感剥夺，亲人去世，父母离异，受虐待，被抛弃，缺乏家长温暖，失败的经历过频，如平时学习成绩较好的儿童，由于考试成绩差，升学失败或失学，不能实现自己的目标和愿望，他们的个性往往比较固执、倔强、违拗、孤僻，易形成无助感，失去自信产生沮丧或忧虑，认为自己没有前途了，被人讥笑，看不起。进而产生绝望及抑郁。

（二）临床表现

破坏性心境失调障碍的核心特点是慢性的、严重的易激惹。这种严重的易激惹有两个重要的临床特征：

1. **频繁的情绪爆发**　一般由受挫引发，可表现在言语或行为上(如针对物品、自身或他人的攻击)，频繁出现(1周至少2～3次)至少1年，且在2个以上情境，如家里和学校，与发育水平不协调。

2. **严重易激惹**　还包括发作间期慢性、持续的易激惹或愤怒情绪，这种易激惹和愤怒情绪在每天的大部分时间，几乎每天出现，而且能被儿童周围的人所感知。

破坏性心境失调障碍需与其他相关疾病仔细鉴别，尤其是儿童双相障碍。事实上，破坏性心境失调障碍加入到DSM-5诊断中正是为了强调对有慢性、持续易激惹的儿童和经典双相障碍(如间断发作性)的儿童进行恰当的区分和治疗。

（三）诊断标准

1. **频繁脾气爆发**　其激烈程度与情境或受到的激惹严重不相符，可以是言语(如言语的怒骂)和(或)行为上的(如对人身或物品的攻击)。

2. 脾气爆发与发育水平不相符。

3. 脾气爆发平均每周发作至少3次。

4. 在发作间期，每天的大部分时间，几乎每天情绪都是处于持续的易激惹或愤怒状态，且能被周围人(如父母、老师、同伴)感知。

5. 标准A-D持续至少12个月，期间完全没有A-D症状的持续时间不超过3个月。

6. 标准A和D至少在以下3个情境中的2处存在(如家里、学校、和同伴一起时)，且至少

在1个情境中有严重发作。

7. 首次诊断不适用于年龄小于6岁或大于18岁者。

8. 病史及观察发现，标准A-E首发年龄小于10岁。

9. 发作期间，存在完全符合躁狂或轻躁狂诊断标准症状（不考虑病程）的时间不超过1天。

注：与发育水平协调的情绪高涨，如有极其让人兴奋的事件或期待，不能视为躁狂或轻躁狂症状。

10. 这类行为不仅限于重性抑郁障碍发作时存在，也不能被其他精神疾病所解释（如孤独谱系障碍、创伤后应激障碍、分离性焦虑障碍、持续抑郁障碍（恶劣心境））。

注：此诊断不能与对立违抗障碍、间歇性暴怒障碍、双相障碍等同时诊断。但可与重性抑郁障碍、注意缺陷/多动障碍、品行障碍和物质滥用等同时诊断，如果儿童的症状既符合破坏性心境失调障碍，又符合对立违抗障碍，那么只能诊断为破坏性心境失调障碍。如果儿童曾有过躁狂或者轻躁狂发作，也不能再被诊断为破坏性心境失调障碍。

11. 症状的存在不是由于物质、躯体或神经系统疾病的生理效应所致。

（四）鉴别诊断

慢性易激惹的儿童和青少年有复杂的病史，在确定破坏性心境失调障碍的诊断时必须考虑是否存在其他疾病，尤其是双相障碍及对立违抗障碍。

1. 双相障碍　区分破坏性心境失调障碍和双相障碍的重点是二者的长期核心症状。双相Ⅰ和双相Ⅱ障碍的儿童和成人一样，表现为与平时不符的发作性心境紊乱。躁狂发作时的心境变化与患儿平时的心境显著不同，且伴随认知、行为和躯体症状出现或进一步恶化（如注意力不集中，目标指向行为增多），这与儿童的平时表现也显著不同。因此，在躁狂发作中，父母和儿童（取决于发育水平）都能识别在这个时期内儿童的情绪和行为与平时有着显著的不同。相反，破坏性心境失调障碍的易激惹是持久的、持续数月的，可能在某种程度上轻重有别，严重的易激惹是破坏性心境失调障碍的核心特征。因此，双相障碍是发作性的疾病，与破坏性心境失调障碍不同。实际上，曾有躁狂或轻躁狂全病程发作（易激惹或情绪高涨）的儿童和有躁狂或轻躁狂症状超过1天的儿童都不能诊断为破坏性心境失调障碍。双相障碍和破坏性心境失调障碍的另外一个主要区别是情绪高涨、自我膨胀以及夸大。这些症状在躁狂发作时常见，但并不是破坏性心境失调障碍的特征。

2. 对立违抗障碍　虽然对立违抗障碍的症状与破坏性心境失调障碍有重叠，但破坏性心境失调障碍的情绪障碍却在对立违抗障碍中罕见。如果存在严重、频繁的脾气爆发和发作间期持续的情绪紊乱，就可诊断有对立违抗障碍症状的儿童为破坏性心境失调障碍。并且，破坏性心境失调障碍的诊断要求至少在一个情境中的严重发作（如家里、学校和同伴），和另外一个情境的轻或中度发作。因此大多数符合破坏性心境失调障碍诊断标准的儿童有对立违抗障碍的症状表现，但反过来并不如此。只有15%对立违抗障碍的儿童符合破坏性心境失调障碍的诊断。如果儿童同时符合两个诊断，则只能诊断为破坏性心境失调障碍。最后，破坏性心境失调障碍的严重情绪症状和在随访中抑郁障碍和焦虑障碍的较高患病比例，都证明将破坏性心境失调障碍放进DSM-5的抑郁障碍章节是合理的（对立违抗障碍详见“破坏、冲动控制和品行障碍”章节）。这表明，与对立违抗障碍相比，破坏性心境失调障碍存在显著的情绪问题。但是，仍要指出破坏性心境失调障碍存在情绪问题的同时，有行为问题的风险也很高。

3. 注意缺陷/多动障碍、重性抑郁障碍、焦虑障碍和孤独症谱系障碍　与双相障碍或对立违抗障碍儿童不同的是，破坏性心境失调障碍的儿童可以做出注意缺陷多动障碍、重性抑郁障碍和焦虑障碍的共病诊断。但是，仅在重性抑郁障碍或持续抑郁障碍（恶劣心境）的背景下存在易激惹的儿童不能诊断为破坏性心境失调障碍，只能诊断为重性抑郁障碍或持续抑郁障碍（恶劣心境）。

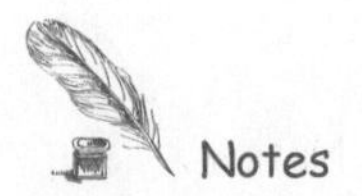

如果破坏性心境失调障碍的儿童符合焦虑障碍诊断标准,可同时诊断两种障碍,但如果易激惹仅出现在焦虑障碍恶化时,应诊断为相关的焦虑障碍,而非破坏性心境失调障碍。此外,孤独谱系障碍儿童在其刻板行为受干扰时也会出现情绪爆发。这种情况下,情绪爆发只是孤独谱系障碍的继发症状,不应诊断为破坏性心境失调障碍。

4. 间歇性暴怒障碍　具有间歇性暴怒障碍症状的儿童,有时会出现严重的情绪爆发,同破坏性心境失调障碍儿童很相似。但间歇性暴怒障碍并不要求在两次暴发之间存在持续的情绪紊乱。此外,间歇性暴怒障碍仅要求症状持续 3 个月,而破坏性心境失调障碍则要求症状持续 12 个月。因此,不能在同一名儿童身上做出这两种诊断。对于存在情绪爆发及发作间期持续性易激惹症状的儿童,只能诊断为破坏性心境失调障碍。

(五) 治疗

破坏性心境失调障碍是 DSM-5 新增加的疾病,归类在抑郁症,难点是诊断,治疗与普通的儿童及青少年抑郁症的治疗相同。强调药物治疗、心理行为治疗和环境改善相结合。详见儿童及青少年抑郁症治疗的内容。

二、儿童及青少年抑郁症

儿童及青少年抑郁症(child and adolescent depression) 是一类通常称之为重性精神病的疾病类型,突出特点是没有自知力,即对自身精神状况和环境不能正确认识和评价,现实检验能力丧失。一般症状较为严重,影响正常的生活和学习。

抑郁症是以抑郁情感为突出症状的心理障碍。据世界卫生组织统计资料表明,本病约占人口的 3% ~5% 。儿童及青少年抑郁症是在遗传和环境因素共同作用下,特别是因儿童时期自己愿望没能实现或因痛苦的遭遇而激发产生的不愉快、低沉、悲伤、抑郁的情感,持续时间较长,伴有神经系统症状的心理障碍。正常儿童在突然遇到某种“应激事件”时,也会表现出情绪低沉,但他们能很快摆脱这种情绪,及时适应,对这种暂时的情绪波动,一般不当作抑郁症看待。

儿童及青少年抑郁症在儿童青少年中发病率也有逐年上升趋势。幼年时可能以分离性焦虑及社交焦虑障碍为主,在青少年阶段可能有发展成为抑郁症的危险。抑郁症对儿童青少年的生理和心理发育不利,有些会反复发作,可持续到成年期。

儿童及青少年抑郁症是以情绪抑郁为主要临床特征的疾病,因为患儿在临床表现上具有较多的隐匿症状、恐怖和行为异常,同时由于患儿认知水平有限,不像成人抑郁患者那样能体验出诸如罪恶感,自责等情感体验。

(一) 病因

1. 遗传因素　家族内发生抑郁症的概率明显高于正常人群,亲属患病的概率颇高。血缘越近,发病率越高,同卵双生子的发病率明显高于异卵双生子发病率。

2. 生物学因素　最主要的是脑内 5-羟基胺和去甲肾上腺素等神经递质含量减少,同时与下丘脑-垂体-肾上腺,甲状腺的内分泌功能失调有关。抑郁症的患儿,脑电图检查发现,觉醒次数增多。

3. 社会心理因素　先天易感素质的儿童经历创伤及心理应激事件的体验,早年母子情感剥夺,亲人去世,父母离异,受虐待,被抛弃,缺乏家长温暖,失败的经历过频,如平时学习成绩较好的儿童,由于考试成绩差,升学失败或失学,不能实现自己的目标和愿望,他们的个性往往比较固执、倔强、违拗、孤僻,易形成无助感,失去自信产生沮丧或忧虑,认为自己没有前途了,被人讥笑,看不起。进而产生绝望及抑郁。

(二) 临床表现

1. 情绪低落、不开心、不愉快、过分悲伤、哭泣、自我评价过低、自责、认为自己笨、傻、无用、

对什么事情都无兴趣，甚至感觉活着没意思，有的表现情绪激惹，好发脾气，冲动，出现自残或自杀行为。

2. 思维和行为异常，思维迟缓，感到不会思考问题，大脑中一片空白，记忆力下降。注意力不集中，讲话音量低，语速慢，言语活动明显减少，退缩，孤僻，拒绝与人交流，有时出现对抗，逆反或冲动行为。

3. **躯体症状** 常表现各种躯体不适，如诉头晕、头痛、疲劳无力、气短胸闷、伴有胃肠道症状、恶心、呕吐、食欲减退、体重下降、面色倦怠以及睡眠障碍。睡眠质量差，多梦，易早醒，早上醒后就发愁，如同度日如年。

（三）诊断标准

儿童及青少年抑郁症主要是依据抑郁情绪及抑郁症的其他临床表现进行诊断，目前应用较多的为经 Weinberg 修订的诊断标准，可概括为以下四条：

1. 情绪恶劣及自我评价低；

2. 下述 8 项症状中有至少 2 项，这些症状是：攻击行为、睡眠障碍、同其他人的接触减少、不愿上学、情绪低落、躯体主诉、精力不足、食欲和体重改变；

3. 这些症状能说明患儿平时的行为改变；

4. 症状至少持续 1 周以上。

（四）治疗

1. **药物治疗** 是治疗抑郁症的首选方法，尤其对抑郁症状改善明显。抗抑郁剂的用药原则是，从小剂量开始，根据疗效和出现的不良反应，逐渐加至有效剂量。常用抗抑郁药：氟西汀、舍曲林、艾司西酞普兰、文拉法辛等，抗抑郁剂疗效多在用药后 2 周左右，在疗效出现前，多数患者会感到口干、嗜睡、视力模糊、心跳加快，这些药物的不良反应会给患儿日常生活带来困难，易使患儿产生拒药现象，一般用药前，要向患儿及家长解释清楚，多数患儿可以在较短时间内逐渐适应，不会给患儿智力、身体发育带来不良后果。

2. **心理行为治疗** 在药物治疗缓解抑郁症状的基础上，认知行为治疗是治疗抑郁症的有效心理治疗方法之一，通过对存在问题的认识，逐步有计划分阶段与患儿一起分析其认知中的不足，共同探讨合理化的思维方式，要耐心听取患儿诉说，每次治疗结束后给患儿留下家庭作业，并鼓励他抑郁体验发泄出来，重新找到心理平衡，也可采取放松疗法，阳性强化等方法矫正。

3. **环境治疗** 父母、亲人、同伴，要了解抑郁症的性质，给患儿温暖及关爱，尽量创造宽松、和谐的治疗环境，对有自杀观念或冲动行为的患儿，要密切观察病情变化，必要时采取住院治疗。

第五节 儿童及青少年双相障碍

儿童及青少年双相障碍（child and adolescent bipolar disorders，BD）也称为双相情感障碍，是一种严重的慢性疾病，多以情感高涨或低落为主要症状的交替发作或单项发作，具有反复发作或缓解的倾向，缓解期精神活动可以恢复至正常，由于疾病的反复发作，严重影响到儿童及青少年的成长，学业和家庭及同伴的关系，社会功能受到破坏。

儿童处于心理状态不稳定，脑神经发育不够成熟的时期，双相障碍的临床表现常常不典型，且多与其他精神疾病共存。加上儿童语言表达能力有限，双相障碍往往难以被察觉，易导致漏诊和误诊。

其实，早在 Kraepelin 研究报告的 900 名躁郁症病人中，约 0.4% 的病人发病年龄在 10 岁以前。Barrelt 观察了 100 名 20 岁以前发病的双相情感障碍病人，发现其中 12 岁以前发病者占

5%。Biederman 报告 22 例儿童双相障碍病人,平均发病年龄为 6 岁,其中有 55% 在 6 岁以前发病。Wozniak 等对 262 名 12 岁以下的儿童精神科门诊病人中,发现 16% 为双相障碍病人。因缺乏流行病学研究,青少年双相障碍的患病率并不很清楚,但被认为与成人相似,约为 1%。美国纽约某医院青少年精神疾病住院病人中,20% 为双相障碍病人。Youngstrom 及 Duax 最近综合美国一些文献,总结出各地区住院、门诊(诊所)或注意缺陷多动障碍门诊病人中,约有 2% ~17% 为双相障碍病人;Pliszka 等发现 20% 的服刑青少年犯符合双相障碍的诊断。然而,只有不到 10% 的精神科医师曾诊断过儿童期双相障碍。

一、病　　因

目前无论何种形式的双相情感障碍,病因仍不清楚,但从生物学因素及心理社会等角度的研究颇多。

1. 遗传因素　有研究报道,患此症的家族中,父母及亲属中的患病率明显高出一般人群的几倍,血缘关系越近,患病率越高。同卵双生子的患病率也较异卵双生子的患病率高,家族中的聚集倾向十分明显。

2. 生物学因素　脑内中枢神经系统,介质代谢异常,躁狂发作时,中枢去甲肾上腺素相对增加,而抑郁发作时又会出现去甲肾上腺素的缺乏。

3. 心理社会因素　学业的压力,父母的严厉管教,对患儿期望值过高,生活环境的变故,父母离异,亲人去世,都与患儿的情绪改变密不可分,会影响到患儿对负性生活事件的应对。有些患儿往往采取退缩,逃避,伤害性的应对方式。儿童时期遭受身心的疏忽或强烈的精神刺激,创伤刺激都会诱发患儿发病。

二、临 床 表 现

反复出现心境和活动水平明显紊乱的发作(至少二次以上),紊乱有时表现为心境高涨,精力和活动增加,也有时表现心境低落,精力降低和活动减少,发作间期通常以完全缓解为特征。

1. 躁狂发作　情感持续 1 周以上的高昂,兴奋愉悦或者焦躁,同时伴有其他生理及心理症状,且影响社会心理生活功能。表现为情绪高涨、亢奋、易激惹,暴躁、精力充沛,活动量增多,食欲增加,思维变化快捷,联想丰富,兴趣增多,好管闲事,做事鲁莽,欠考虑,容易冲动,乱买东西,到处送人,行为过激,注意力不能持久,语速快,语量增多,夸夸其谈,有时带有夸大色彩。

2. 抑郁发作　情绪低落,不快活,缺乏自信、自卑,自责、自我评价降低,精神萎靡,易疲劳,食欲减少,早睡、失眠,做事犹豫不决,记忆力减退,注意力不能集中,兴趣减少,活动减少,不愿出门,远离朋友,孤独、寂寞,伴有罪恶感,无价值感,轻生想死,并付之行动。

三、诊　　断

情感障碍的诊断标准在儿童青少年的适用性虽有颇多争议,但是日益增加的临床个案报告、追踪研究或系统性家族研究,足以证明儿童会发生各种类型的情感障碍,且此种情况并不罕见,只是诊断很困难,共患症状和疾病的情况更复杂。

目前尚没有专门用于儿童双相障碍诊断标准,仍采用成人标准进行诊断,由于儿童双相障碍缺乏成人的典型症状,儿童常见的是躁狂抑郁发作的快速循环或躁郁混合型的快速转换。每次发作的开始与终止时间难以判断。每次症状发作最少持续 1 ~2 周以上,心境情绪上出现持续显著的起伏波动,严重干扰了正常生活功能,躁狂与抑郁发作为交替出现,或以混合状态表现。有较高的阳性家族史,或有躯体及精神方面的诱因。

显然,儿童及青少年时期情感障碍的临床表现与成人差异很大,尤其发作多为躁郁混合型

或超快速循环型,每次发作的起始与终止时间难以判定,故 Kowatch 等认为成人诊断标准不适合于儿童使用。建议在儿童青少年双相情感障碍诊断时可用"FIND"原则来评估。重点了解:

频率(Frequency):1 周内有症状的日子。

强度(Intensity):症状足以引发生活方面的严重干扰程度。

数量(Number):1 天当中出现症状的数目。

发作时间(Duration):发作持续的时间。

同时还需了解疾病发作的急慢性与长期病程的起伏模式,如:躁狂或抑郁发作的转换与频率,情绪转换与治疗的关系,发作持续或缓解时间的长短,病程间各阶段功能变化、治疗状况与疗效,有无持续维持治疗,病人及家长对治疗的意见与满意度。这些均有助于鉴别诊断、治疗、康复及预防复发的临床决策。青少年的病程形式较接近成人,但儿童情感调节能力极为不良,情绪转换快速多变或躁郁混合,宜定时请家长记录情绪与各种症状变化供诊断与治疗参考。鉴别诊断时,家族精神疾病史颇有帮助。

诊断时,除仔细搜集精神病史外,身体疾病史及相关的发展及心理社会环境因素,如诱发的生活事件、长期存在的负面压力、病人的人格特质与压力应对方式,以及父母师长对疾病的认知与处理态度等等,均会影响疾病的处置、治疗、预后和社会功能状况,皆需搜集。同时需排除身体疾病、脑部外伤、各种药物或滥用物质等因素所导致的情感障碍。

四、治　疗

1. **传统的心境稳定剂**　对于躁狂抑郁发作,该类药物起着举足轻重的作用,具有治疗和防止复发的作用,并能防止躁狂抑郁之间的相互转向,不会导致频繁发作。常用的传统心境稳定剂:主要包括锂盐丙戊酸盐和卡马西平。但需定期检查血锂浓度,避免血锂过高产生的毒性作用及卡马西平对肝脏带来的毒性作用。其他抗癫痫药,托吡酯,拉莫三嗪也具有一定的稳定心境的作用。

2. **非典型抗精神病药**　非典型抗精神病药物对成人具有心境稳定作用,近来也越来越成为儿童及青少年双相障碍的一线治疗药物。常用药物有:利培酮、奥氮平、喹硫平、齐拉西酮等,上述药物并已得到 FDA 批准用于成人躁狂症的治疗,临床上这些药物也可用于儿童及青少年。

3. **联合药物治疗**　按照一般的药物治疗原则,很多医生开始均选择单一药物治疗,但很快发现,联合不同的药物治疗可以取得较好的治疗效果,如一种传统的心境稳定剂与一种非典型抗精神病药物(锂盐与利培酮或丙戊酸与喹硫平)联用,或两种传统心境稳定剂(锂盐与丙戊酸)联用,其疗效均优于传统心境稳定剂单一治疗。

4. **心理干预**　心理干预的对象主要包括,患儿及其他们的父母、家属在整体治疗中必不可少。要让他们了解和认识双相障碍的相关知识,帮助他们认识到复发的早期信号,力求早期得到有效的治疗,还要加强行为和环境的干预,通过社会化帮助患儿建立和加强技能,认知训练,以及行为干预治疗,加强家庭成员之间的相互协调、交流,以降低家庭内部的不愉快情绪和矛盾。

第六节　儿童及青少年精神分裂症

儿童及青少年精神分裂症(child and adolescent schizophrenia)是指发生在儿童少年时期(指 18 岁以下)有特征性思维歪曲、情感不协调、明显的感知障碍行为异常为特征的精神病症。1968 年美国精神病学会编写的 DSMⅡ已列有儿童精神分裂症。我国自 1953 年以来,有关儿童精神分裂症的报道逐年增多。1978 年我国精神病分类中已有儿童精神分裂症的篇章。1992 年在

ICD-10 和 1994 年 DSM-4 诊断手册中，已有儿童精神分裂症的诊断标准。2013 年 DSM-5 提出精神分裂症谱系及其他精神病性障碍分类适用于儿童和青少年。此病的发病率较低，但症状相对较严重，预后也较困难。

（一）病因

迄今为止，病因仍处于探索阶段，其假说有：

1. 遗传学研究发现　青春期早期精神分裂症中，双卵孪生子的共同患病率为 17.1%，单卵孪生子则为 70.6%。一般人群中，精神分裂症发生的危险因素仅占 1%，而患儿父母、兄妹患精神分裂症，则患儿发生精神分裂症的危险率上升为 12%。Berek 认为，精神分裂症孪生发病率之所以增高，和孪生子较单胎发生并发症的危险要大有关。可见遗传因素在儿童精神分裂症的发病中起着重要作用。也有学者认为在遗传素质基础上，加上外界不良因素的作用下导致疾病的发生。

2. 环境-社会心理学说　当前环境对心理的影响日益受到重视。自然环境、社会和家庭的应激事件发生对儿童均产生心理紧张因素，如天灾人祸，交通事故，社会竞争，学业受挫，家庭变故，亲人去世，父母离异，使其心理压抑，无法应对和解决这些矛盾，加上本身的情感脆弱，和具有精神分裂症的易感基因的综合作用导致其发病。

3. 中枢神经系统损伤学说　持此观点者认为，患儿在出生前或出生时并发症发生率较高。如母孕期的病毒感染，出生时伴有缺氧，缺血性脑病，出生后的高热惊厥，中枢神经系统的感染可能增加了精神分裂症的易感性。

4. 也有学者把儿童精神分裂症的发生归属为在原发性先天遗传基因缺陷的基础上，又存在后天环境和心理的作用影响下导致患儿发病。

（二）临床表现

因儿童大脑发育尚不成熟，临床症状与成人相比，并不明显，也不典型，但也有个性、情感、思维、感知、运动和意志行为等方面的症状，且因人而异。

1. 早发性症状　早期起病缓慢者多且不易发现，常被家人误认是思想问题或坏脾气而被忽略。儿童精神分裂症的早期症状可表现为：注意力不集中，记忆力和学习成绩下降，对身边发生的一些事情显得斤斤计较、自私、与同龄儿童来往减少；不愿参加集体活动、甚至讲话减少、易疲劳、睡眠障碍，伴有害怕紧张焦虑、抑郁、恐惧、无故哭闹，生活变得懒散、不修边幅，不讲卫生、不洗漱、不换衣服。还有些患儿表现为不听话、自以为是、不服管教、不守纪律、上课捣乱、不愿上学说谎、逃学、伴冲动和行为怪癖。

2. 疾病发展阶段

（1）感知障碍：各种形式的幻觉在儿童精神分裂症均可见到，年龄较小的患者以视幻觉和病理性幻觉多见，内容大多数为恐怖性。如看见妖魔鬼怪和（或）动画片中某个可怕的场景，不完整的人脸在自己眼前飘动，一会模糊，一会清楚，非常可怕，还可听见叫自己的名字。幻听可为原始性，内容多为比较简单，缺乏变化，不完整。年龄稍大的儿童可出现言语性幻听，听见同学或邻居家小朋友在说自己坏话，有时还骂自己的父母，并且嘲笑指责患儿会伪装，学习好是假的，有时患儿会直接与幻听对话，对骂，并受幻听影响，持续时间较长，还会出现自言自语。触幻觉和味幻觉较少见。感知综合障碍也可见到，有的患儿经常照镜子，说自己长的样子变丑了，眼睛变得一个大一个小了，双眼皮变成了单眼皮，鼻子变塌了，肩膀一边高一边矮，并总纠缠家里人让带他去整容。

（2）思维及言语障碍：小年龄患儿的思维障碍主要表现为各种形式的，模仿言语和重复言语，有的言语很单调，且吐字言语含糊不清，或喃喃自语；有的患儿谈话断断续续，内容很不连贯。使别人很难听懂和理解。有的主动语言明显减少，渐渐不说话，很少用语言回答任何问题。

偶尔用手比划或去拉大人的手来满足要求。年龄大的患儿可出现思维贫乏,表现联想缺乏、思维内容空洞、词汇短缺;内容不连贯、联想散漫、松弛、没有固定指向性、思维内容虽然有些联系、但缺乏必然的逻辑联系;破裂思维,每句话之间常常缺乏联系;逻辑倒错,对某种不真实的思想坚信不疑。常见有被害妄想,患儿坚信父母在饭中放毒,要迫害他;关系妄想,坚信周围人说话或广播电视中的内容都是针对他的,父母均不是亲生的;夸大妄想,认为自己有很高的才能,可以拯救世界,破解万物之谜,同时又感到自己一言一行都受到电磁波或仪器的控制;有的还出现思维被洞悉感,认为自己的思想没有说出来就被别人知道了。

(3) 情感障碍:情感淡漠是患儿很突出的症状,表现对周围环境中任何事物均不感兴趣,不与周围儿童接触,常独自一人待在一旁,对亲人冷淡,丧失儿童天真活泼的好奇心。另一突出的情感障碍为紧张性恐惧情绪,这种恐惧是无具体对象的,莫名其妙的,在晚上睡觉前更为明显,常有无缘无故的情绪波动,一会儿高兴傻笑,一会儿伤心哭泣,有的患儿情绪激动,动辄发脾气。无故哭笑,可表现情感幼稚,要求未能满足则出现较原始的情感反应,表现大哭大闹,可在地上打滚,打人咬人,有的出现情绪欣快。

(4) 意志和行为障碍:一类患儿表现兴奋,话多、躁动,不能安静,到处乱走,乱买东西,乱管闲事,有时伴自言自语,情绪激动,偶有冲动伤人,毁物表现。另一类则表现呆滞,活动明显减少,一个人待在某处或卧床不起,表情变化少,无任何要求,生活懒散,被动,不洗漱,明显退缩及见人不打招呼。

(5) 智能障碍:在精神分裂症儿童中,年龄越小,智能受损越重,表现言语减少,含糊不清,待人接物的能力丧失,甚至学过的知识已不能回忆,记忆力下降,如学过的词语、数字记忆损害。损害的程度与发病年龄、病程、复发次数有关。年龄较大的儿童,如病前智能良好者,病后智能不受累。若出现智能障碍,常是联想障碍或失用性衰退的结果。

(6) 对自身的病态毫无认识。

(三) 诊断

要全面收集详细的病史,了解患儿病情的个性特点,疾病的发展过程,症状的表现,以及家族史的情况,患儿的周围环境影响(如幼儿园或学校情况),全面的体格及实验室检查。

DSM-5 中有关精神分裂症的诊断标准:目前各国诊断标准中均将精神分裂症的诊断标准用于成人和儿童,不为儿童单独制定标准。关键是医生在临床对症状的判断上要会根据儿童的临床特点来确定。

1. 特征性症状 具有下列两项(或更多)症状,均应存在一月以上(如已经过有效治疗,病期可较短)。其中的一项,必须是第 1 到 3 项症状之一。

(1) 妄想。

(2) 幻觉。

(3) 言语散乱(即"思维散漫")。

(4) 怪异的行为,例如紧张症、木僵。

(5) 阴性症状,例如情感淡漠、意志减退等。

2. 社交或职业功能不良 自从起病以来的大部分时间里,大部分功能(包括工作、人际关系、自我照料等方面),均显著低于病前水平(如起病于儿童或少年期,明显低于预期的水平)。

3. 病期 此病症表现至少持续 6 个月以上。此 6 个月,应该至少包括 1 项(特征性症状)1 月之久(如已经过有效治疗,病期可较短),也可以包括前驱期或残留期的时间。

4. 排除分裂情感性及心境障碍 如果:①在急性期没有同时出现抑郁或躁狂发作的表现,或②在急性期出现了心境障碍发作,但其为时、显著地较急性期和残留期的时间为短;便可排除"伴有精神病性症状的分裂情感性及心境障碍"。

5. 排除精神物质或一般躯体情况　确定此病症表现并非由于某种精神物质或某种躯体情况的直接生理效应所致。

6. 与广泛性发育障碍的关系　如有孤独症或其他广泛性发育障碍或别的儿童期起病的交流障碍的病史，除非出现明显的妄想或幻觉至少1个月，才可另加精神分裂症的诊断（如已经过有效治疗，病期可较短）。

（四）治疗

1. 药物治疗　抗精神病药物临床研究多年来主要集中在急性期临床疗效和耐受性方面。由于药物临床验证的规定，大部分精神科药物不能在儿童中做试验。因此，许多药物，特别是一些新药，在上市初期，暂时没有儿童中的适应证。随着使用经验的增加和用于儿童中的循证依据增多，许多药物增加了儿童中使用的适应证。如，利培酮、阿立哌唑等。大量研究显示，儿童和青少年对抗精神病药物治疗的副作用更敏感。发育的变化无疑会影响治疗反应、药物耐受性和依从性。因此，对于儿童和青少年既要考虑临床疗效又要关注药物治疗对神经和精神发育的影响。要坚持以下原则：①权衡发育阶段的影响；②知情同意；③单一、对症用药；④低剂量开始，逐渐增加至有效剂量。

在儿童和青少年精神分裂症治疗中，在满足广泛的临床需要的同时，要保证获得最佳预后，提供满意的疗效、恢复社会功能、减少疾病的负担。重点观察六方面的内容：临床症状的改善、耐受性、日常功能的恢复、主观感受、家庭/社会负担和治疗的依从性。

因此，儿童精神分裂症要在专业机构由专业医师指导下进行足量足疗程抗精神病药物治疗。急性期病人最好选择住院治疗。常用药物：利培酮，阿立哌唑，喹硫平，奥氮平，齐拉西酮，奋乃静，舒必利，氯氮平等。用药过程中要密切注意患儿的症状改善情况，同时也要注意药物的不良反应，如锥体外系反应，患儿静坐不能，流涎，震颤，过度镇静等。要辅助减轻药物副反应的苯海素，异丙嗪等。

2. 心理治疗　急性期的药物治疗后，患儿的症状得到改善和减轻，同时要组织患儿参加文体活动、游戏活动，激发他们对生活、学习的兴趣，逐渐转移对残留症状的注意，提高他们对疾病的认识能力。增强对环境的适应能力，同时也要对父母进行心理干预，说服他们不要过分溺爱，包办代替患儿的生活，要培养患儿的动手能力、生活自理能力以及劳动技能的培训。

3. 家庭护理

（1）坚持长期遵医嘱服药。不要随便给患儿减药或停药，以免疾病的再次复发。坚持定期去医院复查。

（2）父母应学会密切注意观察患儿的病情变化，发现症状有所波动，不要私自做主增加药量，要及时就医。同时要注意观察患儿用药后的不良药物反应。

（3）定期到医院复查化验肝功能、血常规、心电图及相关的实验室检查。

（4）照顾好患儿的生活起居，搞好个人卫生。培养生活的规律性，加强户外体育锻炼，培养患儿的社会交往及社会适应能力。

（郑　毅）

参考文献

1. APA. Dignostic And Statistical Manual of Mental Disorders Fifth Edition (DSM-5). American Psychiatric Publishing 2013:31-86;87-122;155-187;189-234;461-480

2. Zheng Y. Commentary. The new diagnosis and classification of child mental disorders-reflections on Rutter. Journal of Child Psychology and Psychiatry 52:6 (2011),667-668

3. Yonghua Cui, Yi Zheng, Yunping Yang, et al. Effectiveness and Tolerability of Aripiprazole in Children and Adolescents with Tourette Disorder——A pilot study in China. Journal of Child and Adolescent Psychopharmacology,

Notes 

2010,20(4):291-298
4. 杨玉凤,金星明,静进.发育行为儿科手册.南京:江苏科学技术出版社,2009:141-148
5. 郑毅.重视成人精神科与儿童精神科的衔接.中华精神科杂志,2013,46(3):129-131
6. 郑毅,胡佩诚.儿童心理保健与咨询——培训教材.北京:人民卫生出版社,2012
7. 郑毅.儿童青少年精神医学新进展.北京:中华医学电子音像出版社,2010
8. 陶国泰,郑毅,宋维村主编.儿童少年精神医学.第2版.南京:江苏科技出版社,2009
9. 郑毅.儿童注意缺陷多动障碍防治指南.北京:北京大学医学出版社,2007:1-5;66-117
10. Nakamura M. Conduct disorder-early detection and intervention. No To Hattatsu,2005;37(2):157-163

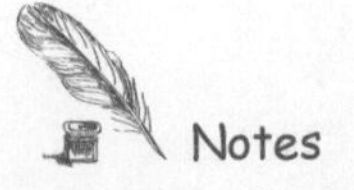

第十四章　内分泌疾病

第一节　概　　述

内分泌系统的主要功能是促进和协调人体生长、发育、性成熟和生殖等生命过程。内分泌系统与神经系统、免疫系统共同构成了一个调控生物整体功能的系统，使机体保持代谢稳定。随着分子生物学、细胞生物学、生化学、遗传学、免疫学等学科的飞速进展，有关内分泌学的研究已进入到分子生物学的阶段。

一、儿童内分泌系统解剖生理特点

内分泌细胞和神经递质细胞均能合成激素，并且通过弥散方式或者囊泡释放。经典的内分泌（endocrine）概念是指内分泌腺体释放激素。内分泌激素是由一系列高度分化的内分泌细胞所合成和分泌的化学信使，进入血液后，在一定生理浓度下，作用于靶细胞引起生物学效应，并对机体生理代谢活动起调节作用。经典的内分泌系统（endocrine system）是由内分泌腺（垂体、甲状腺、甲状旁腺、肾上腺、性腺和胰岛）组成。非经典内分泌器官（如心血管、肝、胃肠道、皮肤、免疫等组织器官）亦具有内分泌功能。

广义的概念则认为激素不仅能通过传统的内分泌方式起作用，还可通过邻（旁）分泌（paracrine）、自分泌（autocrine）、并列分泌（juxtacrine）、腔分泌（solinocrine）、胞内分泌（intracrine）、神经分泌（neurocrine）和神经内分泌（neuroendocrine）等方式发挥作用。而且一种激素还可以几种不同的方式起作用。

激素是一种参与细胞内外联系的内源性信息分子和调控分子。按其化学结构可将激素分为5类：①氨基酸衍生物；②小分子神经肽类；③大分子蛋白质；④以胆固醇为前体合成的类固醇激素；⑤维生素类的衍生物。

儿童内分泌疾病的种类与成人不同，内分泌疾病的临床特征、发病机制、治疗手段也与成人有较大区别，而且儿童内分泌疾病在不同的年龄阶段各有特点。下丘脑-垂体是机体最重要的内分泌器官，是内分泌系统的中枢，可以分泌多种激素，控制甲状腺、肾上腺、性腺等内分泌器官的活动。在正常生理状态时，各种激素凭借下丘脑-垂体-靶腺轴的各种反馈机制及其细胞间相互的调节作用而处于动平衡状态，促进细胞的增殖、分化和凋亡，促进器官的成熟和胚胎发育。若下丘脑-垂体功能障碍，则会造成生长激素、促甲状腺素、促肾上腺皮质激素、促性腺激素的分泌失常，从而引起相应症状。任何引起内分泌激素、受体的结构和功能异常均可造成临床内分泌疾病。主要病因有遗传与环境两大因素。

二、内分泌疾病的诊断和治疗

传统的内分泌诊断主要依赖内分泌激素测定。近年来各种精确的激素测定法被广泛应用于各种激素的测定，如放射免疫分析法（RIA）、放射受体分析法（RRA）、酶联免疫吸附法（ELISA）、荧光免疫法（FIA）和免疫化学发光法（ICL）等；建立和完善了一系列具有临床诊断价值的动态试验（如激发试验或抑制试验等）；B超、CT、MRI、SPECT、PET等内分泌腺的影像学检查等快速发展，大大提高了内分泌疾病的临床诊断（尤其对内分泌腺定位诊断）水平；染色体核型分析可诊断多发先天异常、累及一个及以上重要器官系统、存在多种畸形或智力发育迟缓的疾病。荧光原位杂交(FISH)适用于已知综合征相应染色体缺陷并已有可行探针检测手段的综合征诊断。临床分子诊断不断深入发展,基因克隆和测序极大地提高了内分泌疾病的诊断水平,直接DNA分析可找到特异的突变,并需定期更新,与网络资源同步,使某些单基因疾病获得了可靠的诊断,不仅更新了儿科内分泌疾病的临床诊断,同时提出了新的理论和新的概念。在治疗学方面,儿童内分泌疾病一旦确诊,多数需要终身替代治疗。随着生物技术的不断改进,除了传统的甲状腺激素、糖皮质激素、盐皮质激素替代治疗外,现已生产出多种高纯度激素、细胞因子、生长因子等制剂,以保证患儿有正常的生长发育。

第二节 垂体疾病

一、生长激素缺乏症

小儿身高低于同种族、同年龄、同性别正常健康儿童平均身高的2个标准差(-2SD)以上,或者低于正常儿童生长曲线第三百分位,称为矮小症。因垂体前叶分泌的生长激素缺乏所导致的身材矮小,称为生长激素缺乏症(growth hormone deficiency,GHD)。

【病理生理和发病机制】

(一)生长激素和下丘脑-生长激素-类胰岛素生长因子轴

1. 生长激素(growth hormone,GH)分泌和调节 GH分泌一般呈脉冲式释放,夜间深睡眠后的早期分泌最高。

2. GH的生理作用 既促进生长,也调节代谢。

3. 类胰岛素生长因子(insulin like growth factor-1 IGF-1) 肝脏合成的IGF-1在血中与类胰岛素生长因子结合蛋白(IGFBPs)结合,输送到外周组织发挥作用。IGF-1的生理作用主要为刺激软骨细胞增殖、分化和胶原的合成。

(二)生长激素缺乏的病因

根据下丘脑-垂体-类胰岛素生长因子(GHRH-GH-IGF-1)轴功能缺陷,可分为原发性或继发性GHD,其主要病因如下:

1. 原发性GHD 最为常见,占50%~70%。

(1)遗传:导致生长激素功能缺陷的有关致病基因见表14-2-1。

(2)特发性:常是散发的。

(3)发育异常:垂体发育不良、空泡蝶鞍、视中隔发育异常、视神经发育不良、单门齿脑中线发育不良等。

表14-2-1 生长激素功能缺陷的有关致病基因

基因疾病	临床诊断疾病
Pit1(POUIF1)	多种垂体激素缺乏
PROP-1	多种垂体激素缺乏
GHRH	生长激素缺乏
GHRH受体	家族性单纯性生长激素缺乏
GH-1受体	家族性单纯性生长激素缺乏
GH受体	GH不敏感综合征(Laron综合征)
IGF-1	IGF-1缺乏症(GH不敏感综合征)
IGF-1受体	IGF-1不敏感
SHOX	Leri-Weill综合征、Turner综合征、特发性矮身材

2. 继发性生长激素缺乏症

（1）肿瘤：下丘脑、垂体或颅内其他肿瘤，如颅咽管瘤、错构瘤等。

（2）放射性损伤：下丘脑、垂体肿瘤放疗后。

（3）头部创伤：产伤、手术损伤、颅底骨折等。

（4）颅内感染或肉芽肿病变。

【临床表现】 原发性 GH 缺乏症出生时有难产窒息史或者胎位不正，以臀位、足位产多见。出生时的身长、体重正常，但是出生后其生长速率减慢，在 2～3 岁生长明显落后。典型者矮小，皮下脂肪相对较多，圆脸，幼稚面容，小下颌，肢体匀称，高音调声音。学龄期身高年增长率不足 5cm，严重者仅 2～3cm，身高偏离在正常均数-2SD 以下。患儿智力正常。出牙、换牙及骨龄落后。青春发育大多延缓（与骨龄成熟程度有关）。继发性 GHD 可发生于任何年龄，并伴有原发疾病的相应症状。

【辅助检查】

1. 血 GH 测定　血清 GH 呈脉冲式分泌，半衰期较短，随机取血检测 GH 无诊断价值。临床多采用药物激发试验来判断垂体分泌 GH 状况（表 14-2-2）。通常采用至少 2 种作用途径不同的药物进行激发试验才能作为判断的结果。

GH 激发试验前需禁食 8 小时以上。一般认为两种试验若 GH 峰值均<5μg/L，为完全性 GH 缺乏症；GH 峰值在 5.1～9.9μg/L 为部分性 GH 缺乏；GH 峰值≥10μg/L 为正常反应。

表 14-2-2　GH 缺乏症诊断常用药物激发试验

方　法		机　制	取血时间
可乐定	4μg/kg 或 0.15mg/m² 口服	α-肾上腺能受体激动剂，刺激下丘脑 GHRH 释放	0，30，60，90，120 分钟取血
L-多巴	L-多巴 10mg/kg 或 0.5g/1.73m²	介导下丘脑神经递质多巴胺能途径的兴奋，刺激下丘脑 GHRH 释放	同上
精氨酸	0.5g/kg 静脉滴注，最大量 30g 30min 滴完	通过 α-受体的介导作用，抑制下丘脑生长激素抑制激素的分泌	同上
胰岛素	0.075～0.1IU/kg 静注	α-肾上腺能途径，刺激下丘脑 GHRH 释放	同上

2. 血清 IGF-1、IGFBP3 测定　血中浓度稳定，并与 GH 水平呈一致关系，是检测 GHRH-GH-IGF-1 生长轴的可靠指标。IGF-1 浓度与年龄有关，亦受其他内分泌激素和营养状态、肝功能的影响。

3. 垂体磁共振显像（MRI）　MRI 可诊断垂体不发育、发育不良、空蝶鞍、视中隔发育不良等，并且可发现颅咽管瘤、神经纤维瘤、错构瘤等肿瘤。

4. 骨龄　左手腕、掌、指骨正位 X 线片。目前国内外使用最多的方法是 G-P 法（Greulich&Pyle）和 TW3 法（Tanner-Whitehouse），我国临床上多数采用 G-P 法。

5. 染色体检查　对矮小女童及伴有畸形者，应做染色体核型分析。

6. 根据临床表现可选择性地检测血 TSH、T3、T4、PRL、ACTH、皮质醇、LHRH 激发试验等，以判断有无甲状腺、性腺激素等缺乏。

【诊断和鉴别诊断】 诊断：对身高低于同种族、同年龄、同性别正常儿童平均身高 2 个标准差或第三百分位以下者都应分析原因，仔细了解母亲孕期、围生期、喂养和疾病等情况，结合体格检查和实验室资料，进行综合分析诊断和鉴别诊断。GHD 患儿的年增长速率在青春期前往往<5cm，骨龄延迟一般可大于 2 年以上，GH 激发峰值<10μg/L。

鉴别诊断：

1. 家族性矮小症　有身矮家族史，身高常在第三百分位数左右，但其年增长速率大约为4～5cm，骨龄与年龄相称，智能与性发育均正常，GH激发峰值>10μg/L。

2. 体质性青春期延迟　多见男孩。出生时无异常，以后逐年身高增长缓慢，尤即将进入青春发育期时，生长发育更缓。性发育出现可延迟于正常平均年龄数年。父母中大多有类似既往史。

3. 足月小样儿　由于母孕期营养或供氧不足、胎盘存在病理性因素、宫内感染、胎儿基因组遗传印迹等因素导致胎儿宫内发育障碍。出生足月，但体重低于正常新生儿，部分有生后追赶性生长，部分则身矮。

4. 染色体异常　典型Turner综合征不难区别，但部分临床表现不甚典型，常仅以生长迟缓为主，应进行染色体核型分析鉴别。

5. 甲状腺功能低下症　是由于甲状腺素分泌不足，表现畏寒、倦怠、便秘、活力减退、智能低下、特殊面容等。

6. 骨骼发育异常　如各种骨、软骨发育不良等，都有特殊的体态和外貌，可选择进行骨骼X片及相关基因分析等，以明确诊断。

7. 其他　包括心、肝、肾等慢性疾病，长期营养不良，遗传代谢病（如黏多糖病、糖原累积症等），以及精神心理压抑等因素导致者，其他特殊的综合征如Silver-Russell综合征和Noonan综合征都应通过对病史、体检资料分析和必要的特殊检查予以鉴别。

【治疗】　对生长激素缺乏症的治疗主要采用基因重组人生长激素替代治疗。开始治疗年龄越小，效果越好。但是对颅内肿瘤术后导致的继发性生长激素缺乏症患者需慎用，对恶性肿瘤或有潜在肿瘤恶变者及严重糖尿病患者慎用或禁用。

治疗剂量采用每日0.1～0.15U/kg，青春期剂量宜适当增大以模拟生长突增，每晚睡前半小时皮下注射，可选择在上臂、大腿前侧和腹壁、脐周等部位注射。

二、中枢性尿崩症

尿崩症（diabetes insipidus，DI）是以排出大量稀释性尿为特征的综合征，主要表现为多尿、烦渴、多饮。多尿的定义是指尿量超过3L/(m^2·d)。

【病理生理】　人体抗利尿激素（antidiuretic hormone ADH）是由下丘脑视上核与室旁核的大神经元细胞合成的9肽，因第8位氨基酸残基为精氨酸，故命名为精氨酸加压素（arginine vasopressin，AVP）。ADH以神经分泌颗粒的形式沿轴突向下移行，储存至垂体后叶，并释放入血循环。ADH通过肾小管膜和集合管的V_2受体对肾脏发挥作用，其主要生理功能是增加肾远曲小管和集合管上皮细胞对水的通透性，促进水的重吸收，使尿量减少，保留水分，使血浆渗透压相对稳定。

中枢性尿崩症者由于ADH的分泌不足，水分不能再吸收，因而大量排尿，口渴，兴奋口渴中枢，大量饮水，使血浆渗透压基本上能保持在正常渗透压的高限。

【病因】　中枢性尿崩症根据病因不同可分为获得性、遗传性和特发性。

（1）获得性：通常是由不同类型的损伤或疾病而造成：①肿瘤：如颅咽管瘤、生殖细胞瘤、垂体瘤、松果体瘤等；②损伤：如颅脑外伤、手术损伤及产伤等；③感染：如脑炎、脑膜炎、寄生虫病；④其他：组织细胞增生症、黄瘤病、白血病、淋巴瘤、淋巴细胞性漏斗部神经垂体炎、先天脑畸形、化学毒物等。

（2）遗传性：约占5%左右，多为常染色体显性遗传，少数常染色体隐性遗传。由定位于染色体20p13，编码精氨酸加压素前体蛋白的AVP-NPⅡ基因突变引起。人AVP-NPⅡ基因全长

2.6kb，包含3个外显子。截至目前文献报道导致AVP-NPⅡ基因突变位点已超过60个。

（3）特发性：是儿童最常见的原发性尿崩症，约占CDI的30%～50%。多为散发，发病较晚，无家族史，无AVP-NPⅡ基因突变。

【临床表现】 本病可发生于任何年龄，男孩多于女孩。年长儿多突然发病，也可为渐进性。以烦渴、多饮和多尿为主要症状，并表现为较固定的低比重尿。临床症状轻重不一，与患儿体内AVP缺乏的程度以及渴觉中枢、渗透压感受器是否受损及饮食内容相关。

婴幼儿患者可表现为易激惹、生长缓慢、间断发热。烦渴时哭闹不安，但饮水后即可安静。由于喂水不足可发生便秘、体重下降和高钠血症，低热、脱水甚至惊厥和昏迷。

儿童期患者多尿或遗尿常是父母最早发现的症状。每日尿量多在3000ml/m²以上。夜尿增多，晨尿尿色可清淡如水。患者多喜饮冷水，饮水量大致与尿量相等。因多饮、多尿可影响患者学习和睡眠，出现少汗、精神不振、食欲低下、生长缓慢等症状。

颅内肿瘤引起继发性尿崩症，可有颅压增高表现，如头痛、呕吐、视力障碍等。朗格汉斯细胞组织细胞增生症所致尿崩症者可有皮疹、低热、骨质破坏等。

【辅助检查】

1. **尿液检查** 尿色清淡、尿比重低，一般为1.001～1.005，而尿蛋白、尿糖及其他均为阴性。

2. **血生化检查** 血电解质、肾功能正常，血浆渗透压多正常或偏高。

3. **肿瘤标记物检查** 如甲胎蛋白、癌胚抗原、血或脑脊液绒毛膜促性腺激素（human chorionic gonadotropin，HCG），HCG在颅内生殖细胞瘤患者可升高。

4. **影像学检查** 垂体MRI检查了解下丘脑和垂体的形态，排除颅内肿瘤。T1WI上垂体后叶高信号常消失。头颅X线片、胸片和长骨片注意有无骨质缺损。

5. **尿崩症特殊试验**

（1）禁水试验：轻症患者可做过夜禁水试验，重症患者于早晨8时开始，试验前先排尿，测体重、尿量、尿比重及尿渗透压，测血钠和血浆渗透压。随后禁食水，每小时排尿一次，测体重、尿量、尿比重及尿渗透压，试验结束时采血测血钠及血浆渗透压。试验过程中须严密观察，如果病人排尿甚多，出现烦躁，体重已较原来下降5%，或血压明显下降，血钠升高，立即停止试验。

完全性尿崩症病人尿量无明显减少，尿比重<1.010，尿渗透压<280mmol/L，血浆渗透压>300mmol/L；而部分性尿崩症血浆渗透压最高值<300mmol/L，尿渗透压与血浆渗透压比率1～1.5；若尿比重最高达1.015以上，尿渗透压与血渗透压比率大于2，则为原发性烦渴。

（2）禁水结合加压素试验：用于中枢性尿崩症与肾性尿崩症的鉴别。先禁水，每小时收集尿一次，测尿比重及渗透压。待连续两次尿渗透压差<30mmol/L时，皮下注射垂体后叶素5U/m²（最大量5U），注射后第1小时每半小时测定尿比重或尿渗透压，连续2～4次。中枢性尿崩症者禁饮后，尿渗透压不能显著升高，但在注射加压素后，尿渗透压升高大于50%，且超过血浆渗透压，尿量明显减少，比重达1.015以上，尿渗透压达300mmol/L以上；部分性中枢性尿崩症病人，注射加压素后，尿渗透压可进一步升高10%～50%，可超过血浆渗透压；如用加压素后反应不良，尿量及比重、尿渗透压无明显变化，可诊断为肾性尿崩症或者部分性中枢尿崩症。

【诊断和鉴别诊断】 中枢性尿崩症的诊断可依据临床烦渴、多饮、多尿，以及血、尿渗透压测定、禁水和加压素试验及血浆AVP定量来进行。临床须与其他具有多尿症状的疾病相鉴别。

1. **高渗性利尿** 如糖尿病、肾小管酸中毒等，根据尿比重、尿渗透压、尿pH及其他临床表现即可鉴别。

2. 高钙血症 见于维生素 D 中毒、甲状旁腺功能亢进症等。

3. 低钾血症 见于原发性醛固酮增多症、巴特综合征等。

4. 继发性肾性多尿 慢性肾炎、慢性肾盂肾炎等病导致慢性肾功能减退时。

5. 肾性尿崩症 是由于 AVP 的 V_2受体基因或水通道蛋白 2 的基因突变所致，AVP 不能与肾小管受体结合、或肾小管本身缺陷等所致远端肾小管对 AVP 的敏感性低下或抵抗而产生尿崩症。

6. 精神性多饮 不存在 AVP 分泌或作用的缺陷，而是由长期过量摄水所致。过多的液体摄入导致体液增加，血浆渗透压降低，AVP 释放减少，随后会出现代偿性的排尿增多。禁水试验该病患者尿比重、尿渗透压增高。在确诊本病前需对所有可疑患者进行垂体 MRI 检查。

【治疗】 对尿崩症者应积极寻找病因。肿瘤者应根据肿瘤的性质、部位决定外科手术或放疗方案。精神性多饮者寻找导致多饮多尿的因素，以对症指导。

首选药物是弥凝，即醋酸去氨加压素（DDAVP），一种合成的 AVP 类似物。口服片剂 0.1mg/片，疗效可维持 8～12h，剂量选择必须个体化，从小剂量每次 25μg 或 50μg 开始，每日两到三次。用药期间应注意患儿的饮水量，以防止发生低钠血症、水中毒。

小结：

需警惕的是一些颅内肿瘤的首发症状是尿崩症，多年后才出现肿瘤症状，由肿瘤引起的尿崩症在小儿约占 30%。CDI 患儿需长期随诊，尤其病程短者。随诊时需要做临床、影像和内分泌检查，所有垂体柄增粗的患者推荐每 3～6 个月复查 MRI。鞍区 MRI 检查优于 CT 检查。除了占位病变，需注意神经垂体信号改变，垂体柄的细微变化。禁水-加压素试验临床有一定局限性，一些部分性 CDI 患者的禁水验结果可以完全正常。

三、性 早 熟

性早熟（precocious puberty）定义：我国将女孩在 8 岁以前，男性在 9 岁以前出现第二性征发育定义为性早熟。本病女孩较多见，男女之比约为 1∶4。

【病理生理和发病机制】

1. 下丘脑-垂体-性腺轴功能 从婴儿期至青春前期阶段，中枢神经系统内在的抑制机制和性激素的负反馈作用使下丘脑-垂体-性腺轴保持抑制状态。接近青春期时，中枢神经系统对下丘脑分泌促性腺激素释放激素（gonadotropin-releasing hormone，GnRH）的抑制作用去除，GnRH 脉冲式释放，刺激垂体黄体生成素（luteinizing hormone，LH）和卵泡刺激素（follicle stimulating hormone，FSH）分泌的频率和幅度也增加，致使性激素水平升高，性征呈现和性器官发育。

2. 青春发育的生理过程 青春发育期是指青春发育开始直至具有生育能力的性成熟序贯过程。一般女孩青春发育首先表现为乳房发育，继而阴毛和外生殖器发育，出现月经来潮及腋毛发育。女孩从乳房增大到月经初潮平均历时 2～2.5 年。男孩青春发育首先表现为睾丸容积增大，继之阴茎增长增粗、出现阴毛和腋毛及声音低沉、胡须生长等，从睾丸增大到遗精出现平均历时 3 年。

正常青春发育进程可分为 5 期（Tanner 分期法）：Ⅰ期是青春发育前期，Ⅱ、Ⅲ和Ⅳ期分别为青春发育早期、中期和晚期，Ⅴ期则是成人期。男女性征发育分期见表 14-2-3、表 14-2-4，文末彩图 14-2-1、文末彩图 14-2-2。

3. 性早熟的发病机制 儿童中枢性性早熟与神经内分泌功能密切相关。下丘脑 GnRH 脉冲频率与幅度增加是人体进入青春发育的重要标志，此外，性早熟的发生还涉及环境（包括社会、经济、营养）等因素。

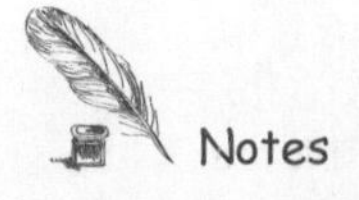

表 14-2-3　男性性征发育分期

	P1	P2	P3	P4	P5
阴茎长度(cm)	<2.5	2.5～3.3	3.3～4.0	4.0～4.5	>4.5
阴囊容积(ml)	1～3	4～8	8～15	15～20	20～25
阴囊	幼儿型皮松薄	发红增大	继续增大	色深成人型	
阴毛形态	无	稀直,位于阴茎根部	增多卷曲蔓向耻骨	似成人,色深未到脐	成人型,菱形,厚浓密

表 14-2-4　女性性征发育分期

	P1	P2	P3	P4	P5
分期	未发育 B1	开始发育 B2	过渡状态 B3	过渡状态 B4	完全成熟 B5
乳房	乳房幼儿型	乳房、乳头稍增大高起	乳头呈连续轮廓,较前增大	乳晕在乳房上形成第二个突起	成人型,完全成熟,小阜消失
阴毛	无	稀少色淡,见于大阴唇内侧	卷曲,蔓向阴阜,色略深多	粗、卷曲、量多	成人倒三角形,达大腿内侧

根据性早熟的发病机制和病因,可分为促性腺激素释放激素依赖性性早熟(GnRH-dependent precocious puberty,GDPP)和非促性腺激素释放激素依赖性性早熟(GnRH-independent precocious puberty,GIPP)。

(1) GDPP:是指由于下丘脑-垂体-性腺轴功能提前激活,导致性腺发育及功能成熟,与正常青春发育成熟机制完全一致。按病因分为特发性和器质性两大类。特发性性早熟(idiopathic central precocious puberty,ICPP)指经检查未能发现原发病变的中枢性性早熟,此类型以女孩居多(约占女孩 CPP 的 80%～90%),亦是 CPP 中最常见病因;器质性性早熟以男孩居多,约占男孩性早熟的 60%。多由肿瘤或先天发育畸形引起。故对男孩中枢性性早熟尤应注意探查原发疾病。

(2) GIPP:是非受控于下丘脑-垂体-性腺轴功能所致的性发育,有性激素水平的升高,并促使性征提前发育,但无生育能力(表 14-2-5)。

表 14-2-5　常见性早熟的病因

GDPP	GIPP	青春期发育变异型
特发性 (散发病例、家族常染色体决定)	男性	单纯性乳房发育
中枢神经系统肿瘤	中枢神经系统内或外(肝脏、睾丸、腹膜后)分泌绒毛膜促性腺激素肿瘤	单纯性月经初潮
视神经与下丘脑胶质瘤	肾上腺或睾丸分泌雌激素增多	肾上腺功能初现
下丘脑错构瘤	先天性肾上腺皮质增生症	青春期男性乳房发育
松果体瘤	肾上腺雄激素分泌性肿瘤	
中枢神经系统损害	睾丸间质细胞瘤	
脑积水	异性性早熟	
视-中隔发育异常	女性化肾上腺瘤	

续表

GDPP	GIPP	青春期发育变异型
脑损伤	外源性雌激素	
中枢神经系统感染性疾病	家族性芳香化酶活性增高	
继发性男性化或女性化疾病	女性	
先天性肾上腺皮质增生症	自律性卵巢囊肿	
自律性卵巢囊肿	雌二醇分泌性肾上腺或卵巢肿瘤	
其他	外源性雌激素	
颅内放疗与化疗	McCune-Albright 综合征	
母源性单亲 14 号染色体二倍体	异性性早熟	
甲状腺功能低下	男性化先天性肾上腺皮质增生症	
	雄激素分泌性肾上腺或卵巢肿瘤(性腺母细胞瘤、间质、支持细胞瘤)	

【临床表现】 一般GDPP的临床特征与正常青春发育程序相似。女孩首先表现为乳房发育,大、小阴唇增大,色素沉着,阴道出现白色分泌物;子宫、卵巢增大,可有成熟性排卵和月经。

男孩首先表现为睾丸增大(≥4ml容积),阴囊皮肤皱褶增加,色素加深,阴茎增长增粗;阴毛、腋毛、胡须生长;声音变低沉;精子生成;肌肉容量增加,皮下脂肪减少。此外,由于过早发育引起患儿生长加速,骨成熟加速,骨龄提前。

GIPP有第二性征出现,但非青春期发动,一般无性腺增大,与下丘脑-垂体-性腺轴的活动无关,而与内源性或者外源性性激素水平升高有关。

【辅助检查】

1. 内分泌激素检查 包括测定FSH、LH、雌二醇、睾酮、17-α羟孕酮基础值。如果第二性征已达青春中期程度时,血清促黄体生成素(LH)基础值可作为初筛,如>5.0IU/L,即可确定其性腺轴已发动,不必再进行促性腺激素释放激素激发试验。

2. GnRH兴奋试验 亦称LHRH兴奋试验,其原理是通过GnRH刺激垂体分泌LH和FSH分泌,从而评价垂体促性腺激素细胞储备功能,本试验对鉴别中枢性与外周性性早熟具有重要意义。一般采用静脉内注射LHRH(戈那瑞林),按100μg/m^2(最大剂量≤100μg),于注射0min、30min、60min、90min时采血检测血清LH和FSH。正常青春期或真性性早熟者,LH峰值出现时间在30~60分钟,用放射免疫法测定时,LH峰值>3.3~5.0IU/L同时LH峰值/FSH峰值>0.6~1.0时可认为其性腺轴功能已经启动;用免疫化学发光法(ICMA)测定时,LH峰值>5.0IU/L同时LH峰/FSH峰>0.6可认为其性腺轴功能已经启动。

3. 骨龄测定 可拍摄左手和腕部X线正位片,根据骨龄图谱进行评估。

4. B超检查子宫、卵巢及睾丸 单侧卵巢容积≥1~3ml,并可见多个直径≥4mm的卵泡,可认为卵巢已进入青春发育状态,子宫长度>3.4~4cm可认为已进入青春发育状态,可见子宫内膜影提示雌激素呈有意义的升高,但单凭B超检查结果不能作为CPP诊断依据。

5. 头颅MRI检查 6岁以下中枢性性早熟的女孩、性成熟过程迅速或有其他中枢病变表现者和所有男孩均应作头颅MRI检查,以排除颅内占位性病变。

【鉴别诊断】

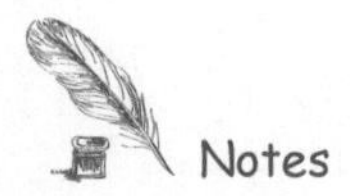

1. 单纯性乳房早发育(premature thelarche) 经典的单纯乳房早发育患儿起病常小于2

岁，不伴生长加速和骨龄提前，血清 E_2 和 FSH 的基础值常有轻度增高，GnRH 兴奋试验中 FSH 峰值增高。由于本病小部分患者可逐步演变为真性性早熟，故应重视随访。

2. 单纯性阴毛早发育（premature pubarche）　属不完全性性早熟的特殊类型，两性均可发病。好发于6岁左右，除阴毛外可伴有腋毛发育，无性腺发育可能与肾上腺功能早现（adrenarche）、过早分泌大量雄激素有关。

3. 月经早潮（premature menarche）　单独发生月经而无其他性早熟表现，大多数女孩仅为1～3次阴道出血，促性腺激素正常。可能由于卵巢活动引起雌激素分泌，卵巢B超有时可发现滤泡囊肿。

4. McCune-Albright 综合征　本症是由于G蛋白α-亚基基因突变，可激活多种内分泌激素受体。患儿除性早熟征象外，尚伴有皮肤咖啡色素斑和骨纤维发育不良。

【治疗】　本病治疗应依据病因而定，如肿瘤引起者应手术摘除或进行化疗和放疗；甲状腺功能减退者给予甲状腺激素补充治疗；先天性肾上腺皮质功能增生者采用皮质激素制剂治疗。

中枢性性早熟的治疗目的是：①控制或减缓第二性征发育，延迟性成熟过程；②抑制性激素引起的骨成熟，防止骨骺早闭而致成人期矮身材；③同步进行适当的心理和行为指导，从而达到保证儿童理想生长发育的目的。

1. 促性腺激素释放激素类似物（gonadotropin releasing hormone analogue，GnRHa）　作用原理是利用下丘脑激素类似物竞争性抑制自身分泌的 GnRH，可有效抑制 LH 分泌，使性激素的合成和分泌降低至青春期前水平。开始可按80～100μg/kg 用药，最大剂量3.75mg/次，每4周注射一次。已有初潮者首剂后2周宜强化1次。一般建议在年龄11.0岁，或骨龄12.0岁时停药。

2. 达那唑　有抗孕激素和雌激素作用，其作用机制是反馈抑制下丘脑垂体促性腺激素分泌，使体内雌激素水平下降。副作用有时见声音粗、毛发增多、出现粉刺等，一般不作为首选药物。

第三节　先天性甲状腺功能减低症

先天性甲状腺功能减低症（congenital hypothyroidism，HT）因甲状腺激素产生不足或其受体缺陷所致的先天性疾病。如果出生后未及时治疗，将导致生长迟缓和智力低下。

【病理生理和发病机制】

（一）甲状腺的胚胎发育

在妊娠第3周，妊娠第5周甲状舌导管萎缩，甲状腺移行，第7周移至颈前正常位置。妊娠18～20周脐血中可测到 TSH。

（二）甲状腺激素的合成和分泌

甲状腺激素的合成分以下几个步骤：

1. 食物中的碘经肠道吸收后以无机碘的形式进入血液，通过甲状腺上皮细胞膜上碘泵浓集，进入细胞内。

2. 无机碘被摄取到甲状腺滤泡上皮细胞内，经过甲状腺过氧化物酶的作用氧化为活性碘，再与酪氨酸结合成单碘酪氨酸（MIT）和双碘酪氨酸（DIT）。

3. 碘酪氨酸的偶联　两分子 DIT 缩合成一分子 T_4，MIT、DIT 各一分子缩合成一分子 T_3。T_4 与 T_3 均是甲状腺激素。

4. 甲状腺激素的分泌、酪氨酸的碘化及 T_3、T_4 的合成，均是在甲状腺球蛋白分子上进行的。

甲状腺激素分泌入血后，绝大部分和血浆蛋白质结合，仅极少部分呈游离状态。T_3 的活性比 T_4 强3～4倍，机体所需的 T_3 约80%是 T_4 经周围组织5′-脱碘酶的作用转化而来。

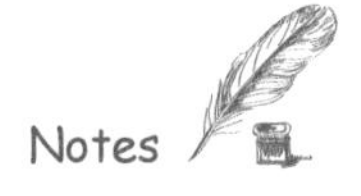

（三）甲状腺激素的分泌调节

甲状腺的功能受下丘脑、垂体前叶和血中 T_3、T_4浓度的调节，三者组成一个反馈系统。下丘脑的神经分泌细胞产生促甲状腺激素释放激素（TRH）释放到垂体门脉系中，兴奋垂体前叶产生TSH，TSH 再兴奋甲状腺分泌 T_3、T_4。血中游离 T_3、T_4过高时，抑制 TSH 的分泌，过低时 TSH 分泌增多，从而兴奋甲状腺的分泌（图 14-3-1）。

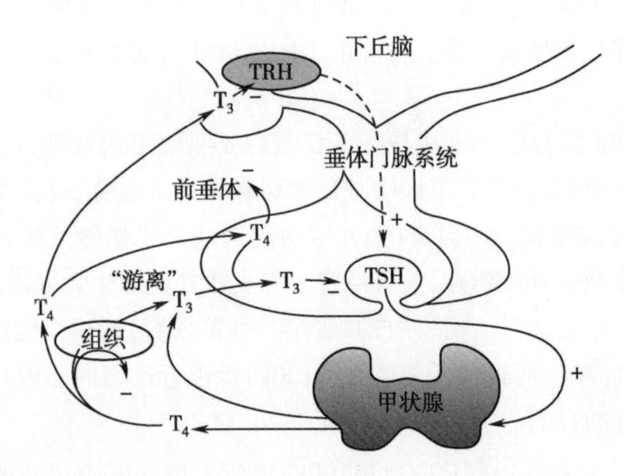

图 14-3-1 甲状腺激素的合成和分泌

（四）甲状腺激素的生理作用

1. 产热作用 刺激物质氧化促进新陈代谢。

2. 蛋白质代谢 生理剂量的甲状腺激素使蛋白质和核酸合成增加，大剂量甲状腺激素则抑制蛋白质的合成。

3. 糖代谢 促进小肠吸收葡萄糖和半乳糖，并使脂肪组织和肌肉组织摄取葡萄糖的速度增加，还可加强儿茶酚胺和胰岛素对糖代谢的作用。

4. 脂肪代谢 可以增强脂肪组织对儿茶酚胺、胰高糖素的敏感性，通过腺苷酸环化酶系统，活化细胞内的脂肪酶，促使脂肪水解。

5. 水盐代谢 具有利尿作用，甲低时细胞间液增多，并聚积大量白蛋白与黏蛋白，称为黏液性水肿。

6. 生长发育 通过对蛋白质的合成作用能促进生长，与生长激素一起在促进生长方面具有协同作用。

7. 促进大脑发育 胎儿脑细胞数目在妊娠末 3 月增长最快，出生后第一年仍快速增长。在脑细胞增殖、分化期，甲状腺激素必不可少。

（五）根据发病机制，先天性甲低可分为两大类——原发性先天性甲低和继发性甲低

1. 原发性先天性甲低 多见于甲状腺发育不全或异位。甲状腺在下移过程中停留在异常甲状腺部位，形成部分或完全丧失功能的异位甲状腺。甲状腺对 TSH 无反应、周围组织对甲状腺激素无反应也可导致甲状腺甲状腺功能低下。

2. 继发性甲低 源于垂体、下丘脑病变的甲状腺功能减低。

3. 其他 胎儿在胚胎期即因碘缺乏而导致先天性甲低。

（六）根据血清 TSH 浓度，先天性甲低可分为两类

1. TSH 浓度增高

（1）原发性甲低：包括甲状腺阙如、甲状腺发育不良、甲状腺异位、甲状腺激素合成障碍、碘缺乏等。

（2）暂时性甲低：包括母亲或新生儿等各种原因使出生后甲状腺激素分泌出现暂时性缺乏，之后甲状腺功能可自行恢复正常。

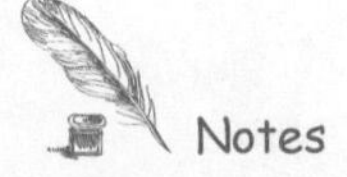

2. TSH 浓度正常或降低

（1）下丘脑或（和）垂体性甲低。

（2）低甲状腺结合球蛋白。

（3）暂时性甲低，可见于未成熟儿、非甲状腺疾病等情况。

【临床表现】 主要临床特征为生长发育落后、智能低下和基础代谢率降低。

1. 新生儿及婴儿甲低　新生儿甲低症状和体征缺乏特异性，大多数较轻微，或者无明显症状和体征，但仔细询问病史及体检常可发现可疑线索，如母怀孕时常感到胎动少、过期产、新生儿面部呈臃肿状、皮肤粗糙、生理性黄疸延迟、嗜睡、少哭、吸吮力差、体温低、便秘、前囟较大、后囟未闭、腹胀、脐疝、心率缓慢、心音低钝等。

2. 幼儿和儿童期　多数常在出生后数月或 1 岁后因发育落后就诊，此时甲状腺素缺乏严重，症状典型，主要表现为智力发育和体格发育异常。

（1）特殊面容：头大，颈短，面部臃肿，眼睑水肿，眼距宽，鼻梁宽平，唇厚舌大，舌外伸，毛发稀疏，表情淡漠，反应迟钝。

（2）神经系统功能障碍：智能低下，记忆力、注意力均下降。运动发育障碍，常有听力下降。

（3）生长发育迟缓：身材矮小，骨龄发育落后。

（4）心血管功能低下：脉搏弱，心音低钝，心脏扩大，可伴心包积液。

（5）消化道功能紊乱：腹胀，便秘，大便干燥，易被误诊为先天性巨结肠。

【实验室检查】

1. 甲状腺功能检查　测定 TSH、FT_4，FT_3 能较好反映甲状腺功能。原发性甲低 TSH 升高、FT_3，FT_4 浓度下降；继发于下丘脑-垂体原因的甲低，FT_4，FT_3 浓度下降，TSH 正常或者下降。

2. 甲状腺核素显像（^{99m}Tc，I^{123}）　可判断甲状腺位置，大小，发育情况及摄碘功能。甲状腺 B 超亦可了解甲状腺位置及大小。

3. 骨龄测定　患儿骨骼生长和成熟均延迟。

【诊断和鉴别诊断】

（一）诊断

1. 新生儿甲低筛查　目前广泛开展的新生儿疾病筛查可以在先天性甲低出现症状、体征之前，即作出早期诊断。由于出生时的环境刺激会引起新生儿一过性 TSH 增高，故应避开这一生理性 TSH 高峰，标本采集须在足月新生儿出生第 3 天以后，充分哺乳进行。测定 TSH 进行新生儿疾病筛查，对继发于下丘脑-垂体原因的甲低无法诊断。由于生理指标的变化和个体的差异，新生儿疾病筛查会出现假阴性。因此，对甲低筛查阴性病例，如临床有甲低可疑，仍应提高警惕，进一步详细检查甲状腺功能。

2. 年幼儿童甲低　诊断根据典型的临床症状、有甲状腺功能降低，可以确诊。

（二）鉴别诊断

1. 21-三体综合征　亦称先天愚型。患儿智能、骨骼和运动发育均迟缓，有特殊面容：眼距宽、外眼角上斜、鼻梁低、舌外伸，关节松弛，皮肤和毛发正常，无黏液水肿。染色体核型分析呈 21-三体型。

2. 先天性软骨发育不良　主要表现四肢短，尤其上臂和股部，直立位时手指尖摸不到股骨大粗隆，头大，囟门大，额前突，鼻凹，常呈鸡胸和肋骨外翻，指短分开，腹膨隆，臀后翘，X 线检查可鉴别。

3. 先天性巨结肠　患儿出生后即开始便秘，腹胀，可有脐疝，但其面容、精神反应和哭声等均正常，甲功检查均正常。

4. 黏多糖病　本病是由于缺乏溶酶体酶，造成过多黏多糖积聚于组织器官而致病。头大，

鼻梁低平，丑陋面容，毛发增多，肝脾肿大，X线检查可见特征性肋骨飘带状、椎体前部呈楔状，长骨骨骺增宽，掌骨和指骨较短。

【治疗】 先天性甲低的治疗原则包括：

1. 不论病因在甲状腺本身或在下丘脑-垂体，一旦确诊立即治疗。

2. 甲状腺发育异常者，需终身治疗。

3. 新生儿疾病筛查 初次筛查结果显示干血滤纸片TSH值超过40mU/L，同时B超显示甲状腺阙如或发育不良者，或伴有甲状腺低下临床症状和体征者，可不必等甲状腺功能立即开始治疗。治疗剂量应该一次足量给予，尽早使血FT_4、TSH恢复到正常水平。FT_4维持在平均值至正常上限值水平。

4. 若疑有暂时性甲低者，可在治疗2～3年后减药或停药1个月复查甲状腺功能。

左旋甲状腺素钠（L-thyroxine，L-T_4）是治疗先天性甲低的最有效药物。每天1次口服。新生儿，最初10～15μg/kg，逐渐加量，常用量20～50μg/d。1个月～2岁：最初5～10μg/kg，逐渐加量，常用量25～100μg/d。2～12岁：最初5μg/kg，逐渐加量，常用量75～100μg/d。12～18岁：最初50～100μg/d，逐渐加量，常用量100～200μg/d。目的使FT_4在2周内恢复正常，使TSH在治疗4周内达到正常范围，以尽早纠正甲低状态。定期随访需观察患者生长曲线、智商、骨龄，以及血清FT4、TSH变化等。分别于1岁、3岁、6岁进行智力发育评估。

第四节 肾上腺疾病

一、先天性肾上腺皮质增生症

先天性肾上腺皮质增生症（congenital adrenal hyperplasia，CAH）是一组常染色体隐性遗传病，由于肾上腺皮质类固醇激素合成过程中某种酶的先天缺陷，引起肾上腺皮质激素合成不足，经负反馈作用促使下丘脑、垂体分泌促肾上腺皮质激素释放激素（corticotrophin releasing hormone，CRH）和促肾上腺皮质激素（adrenocorticotrophic hormone，ACTH）增加，导致肾上腺皮质增生和代谢紊乱。临床主要表现为不同程度的肾上腺皮质功能减退、性腺发育异常、伴或不伴水盐代谢紊乱与高血压。

CAH主要包括21-羟化酶缺乏症（21-hydroxylase deficiency，21-OHD）、11β-羟化酶缺乏症（11β-OHD）、3β-羟类固醇脱氢酶（3β-hydroxysteroid dehydrogenase，3β-HSD）缺乏症、17α-羟化酶缺乏症（17α-OHD）、胆固醇碳裂解酶缺乏症、类脂性肾上腺增生症等类型。其中21-OHD最常见，约占CAH总数的90%～95%，11β-OHD次之，约占7%，再其次为3β-HSD缺乏症，17α-OHD和胆固醇碳裂解酶缺乏症则十分罕见。

【病理生理和发病机制】

1. 解剖 肾上腺皮质分为球状带、束状带和网状带，分别合成盐皮质激素、糖皮质激素和肾上腺性激素。在诸多类固醇激素合成酶中，除3β-羟类固醇脱氢酶（3β-HSD）外，均为细胞色素氧化酶P450（cytochrome P450，CYP）家族成员。类固醇激素的生物合成途径见图14-4-1。

2. 病理生理 正常情况下，下丘脑分泌的CRH和垂体分泌的ACTH促进肾上腺皮质细胞增生、激素合成和分泌。当血中皮质醇达到一定浓度时，即通过反馈机制使CRH和ACTH分泌减少。若在类固醇激素合成途径中任何一个酶发生缺陷时，都会使血中皮质醇浓度降低，负反馈作用消失，以致ACTH分泌增加，刺激肾上腺皮质增生；同时酶缺陷导致前体中间代谢产物增多，经旁路代谢可致肾上腺雄激素产生过多。由于醛固酮合成和分泌在常见类型的CAH中亦大多同时受到影响，故常引起血浆肾素（PRA）活性增高。

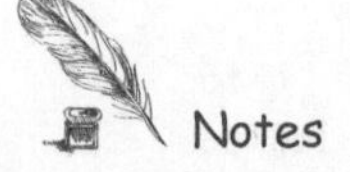

3. 致病基因 CAH的分子病理为相关基因的遗传突变，导致编码蛋白缺陷，故为单基因遗

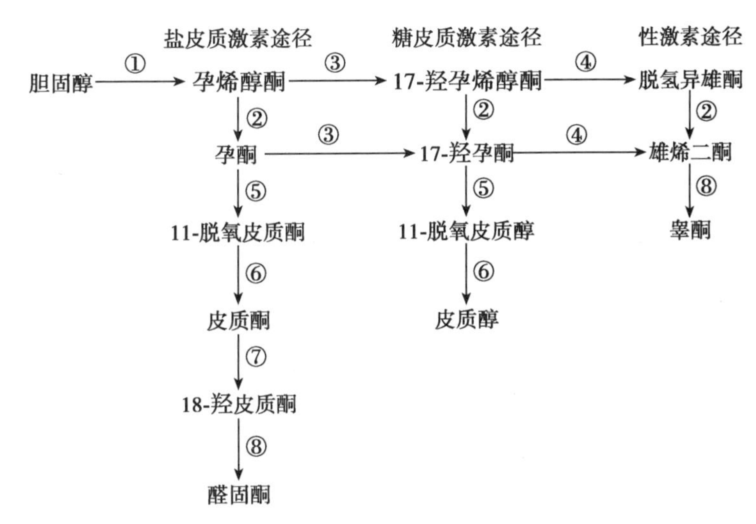

图 14-4-1　类固醇激素的生物合成途径

①20-羟化酶、22-羟化酶、20,22-碳裂解酶(CYP11A);②3β-羟类固醇脱氢酶(3β-HSD);③17-α 羟化酶(CYP17);④17,20-碳裂解酶(CYP17);⑤21-羟化酶(CYP21);⑥11β-羟化酶($CYP11B_1$);⑦18-羟化酶($CYP11B_2$);⑧18-氧化酶、醛固酮合成酶($CYP11B_2$)

传病。

(1) CYP21(P450c21)基因:人类 21-羟化酶基因定位于 6p21.3,由功能基因 CYP21A2 和无活性的假基因 CYP21A 构成,两者高度同源。6p21.3 恰于 HLA 基因丛内,导致基因重组频度增加。CYP21A 和 CYP21A2 各有 10 个外显子及 9 个内含子组成。95% 以上 21-OHD 患者可发现有 CYP21A2 基因的完全缺失或转位,还发现有假基因来源的 8 个点突变和一个 8 个碱基对的缺失。在某些家族和较少人群中存在其他少有的独立于 CYP21A2 功能基因的假基因无活性突变。

(2) CYP11B(P450c11)基因:P450 基因家族的 11B 亚家族包含两个基因,即 CYP11B1 和 CYP11B2,分别定位于 8q21 和 8q24.3,两个基因相距 45kb,分别由 9 个外显子和 8 个内含子组成。人类编码 11β-羟化酶的基因为 CYP11B1。CYP11B1 基因失活突变存在于所有 9 个外显子编码区,没有突变热点,至今已发现 30 余种突变位点。CYP11B2 编码一种多功能蛋白酶,兼具 11β-羟化酶、18-羟化酶、18 氧化酶和醛固酮合成酶活性。

(3) CYP17A1(P450c17)基因:人类 CYP17A1 基因定位于 10q24.3,包含 8 个外显子和 7 个内含子,基因全长 6.6kb。CYP17A1 编码的蛋白酶兼具 17α-羟化酶和 17,20-裂解酶的活性。至今已发现 90 余种突变,包括错义和无义突变、插入、缺失和剪切位点变异。

(4) HSD3B2 基因:与 CAH 发病相关的 3β-羟类固醇脱氢酶主要由 HSD3B2 基因编码表达,定位于 1p13.1,由 4 个外显子和 3 个内含子组成,基因全长约 7.8kb。目前已报道超过 30 种基因缺陷,主要包括移码突变、无义突变和错义突变。

【临床表现】

1. 21-羟化酶缺乏症(21-OHD)　典型的 21-OHD 发病率约为 1/10 000 ~ 1/15 000。根据酶缺乏程度不同,通常将其分为失盐型、单纯男性化型和非经典型:

(1) 失盐型(salt wasting,SW):是 21-羟化酶完全缺乏所致,占 21-OHD 患者总数约 75%。往往在生后 1 ~ 4 周出现喂养困难、呕吐、腹泻、脱水、体重不增和皮肤色素沉着,难以纠正的低血钠、高血钾症,代谢性酸中毒。严重者可出现血容量降低、血压下降、休克、循环功能衰竭甚至死亡。男孩 6 个月前多无性早熟表现,女孩生后可有外生殖器不同程度男性化。

（2）单纯男性化型(simple virilizing,SV)：约占21-OHD患者总数的25%，是由于21-羟化酶不完全缺乏所致(酶活性为正常的1%～11%)。患者不能正常合成11-脱氧皮质醇、皮质醇、11-脱氧皮质酮，致使其相应前体物质17羟孕酮、孕酮和脱氢异雄酮合成增多，临床主要表现为雄激素增高的症状和体征。由于患儿仍有残存的21-羟化酶活力，能少量合成皮质醇和醛固酮，故无失盐症状。

男孩表现有同性性早熟，在初生时多无任何症状，至6个月龄后逐步出现体格生长加速和性早熟，4～5岁时更趋明显，表现为阴茎增大，但睾丸不增大，出现阴毛、变声、痤疮等，生长加速和肌肉发达、骨龄提前，但成年终身高落后，智能发育正常；女孩在出生时即可出现不同程度的男性化体征：阴蒂肥大、不同程度的阴唇融合而类似男孩尿道下裂样改变，子宫卵巢发育正常，亦有生长加速和肌肉发达、骨龄提前，成年终身高落后。

（3）非经典型(non-classic,NC)：多在肾上腺功能初现年龄阶段出现症状。男孩为阴毛早现、性早熟，生长加速、骨龄超前；女孩表现为阴毛早现、生长加速、初潮延迟、原发性闭经、多毛症、多囊卵巢综合征及成年后不孕等。

2. 11β-羟化酶缺乏症(11β-OHD) 因11β-羟化酶缺乏而导致11-脱氧皮质酮(DOC)和11-脱氧皮质醇增加，部分患儿出现高血钠、低血钾、碱中毒及高血容量，导致高血压；肾上腺雄激素水平增高，出现高雄激素症状和体征。但一般女孩男性化体征较轻，男孩出生后外生殖器多正常，至儿童期后方出现性早熟体征。非经典型临床表现差异较大，女孩可至青春发育期因多毛、痤疮和月经不规则而就诊，大多血压正常，男孩有时仅表现为生长加速和阴毛早现，较难与21-OHD的非经典型患者区别。ACTH兴奋试验检测11-脱氧皮质酮有助于鉴别诊断。

3. 3β羟类固醇脱氢酶(3β-HSD)缺乏症 临床表现多样，典型病例出生后即出现失盐和肾上腺皮质功能不全的症状，如厌食、呕吐、脱水、低血钠、高血钾及酸中毒等，严重者因循环衰竭而死亡。男性可有不同程度的外生殖器发育不良如小阴茎、尿道下裂。女性则出现不同程度男性化。非经典型病例约占本症10%～15%，出生时往往无异常，女孩至青春发育期前后出现轻度雄激素增高体征，如阴毛早现、多毛、痤疮、月经量少及多囊卵巢等。

4. 17α-羟化酶/17,20-裂解酶缺乏症 17α-羟化酶缺乏导致皮质醇合成障碍，17,20-裂解酶活性缺乏导致性激素合成受阻，而DOC和皮质酮分泌增多，导致临床发生高血压、低钾性、碱中毒和性发育缺陷。因皮质酮有部分糖皮质激素作用，故肾上腺皮质功能不足症状较轻，无生命危险。女性青春期呈幼稚型性征和原发性闭经；男性则表现男性假两性畸形，外生殖器似女性，但无子宫卵巢。

【21-OHD实验室检查】

1. 血17-羟孕酮(17-OHP)、ACTH及睾酮水平均增高，其中17-OHP可增高达正常的几十倍，是21羟化酶缺乏症较可靠的诊断依据。非经典型21-OHD的诊断可做快速ACTH兴奋试验，静推ACTH 0.125～0.25mg，用药前和30、60分钟取血查17-OHP和皮质醇。

2. 血浆肾素、血管紧张素、醛固酮水平测定 所有患儿其血浆肾素、血管紧张素均有不同程度增高。

3. 血ACTH、皮质醇测定 经典型ACTH明显升高，皮质醇水平降低，非经典型ACTH、皮质醇水平正常。

4. 血电解质测定 失盐型患者出现低血钠，高血钾，代谢性酸中毒。

5. 影像学检查 对女性男性化和外生殖器性别难辨者应行盆腔和外生殖器B超检查。肾上腺B超或CT可发现肾上腺增生。

6. 对于外生殖器两性难辨者，进一步作染色体核型检查以明确遗传性别。

7. 基因诊断 可对21羟化酶缺乏症的致病基因CYP21A2进行DNA序列分析。

【诊断和鉴别诊断】　各种类型CAH临床特征见表14-4-1。新生儿期失盐型患儿应与幽门狭窄、食管闭锁等症相鉴别；儿童期患儿应与性早熟、真两性畸形、男(或女)性化肾上腺皮质肿瘤、性腺肿瘤等相鉴别。

表14-4-1　各种类型CAH临床特征

酶缺乏	盐代谢	临床类型
21-羟化酶(失盐型)	失盐	男性假性性早熟,女性假两性畸形
21-羟化酶(单纯男性化型)	正常	同上
11β羟化酶	高血压	同上
17-羟化酶	高血压	男性假两性畸形,女性性幼稚
3β-羟类固醇脱氢酶	失盐	男、女性假两性畸形
类脂质肾上腺皮质增生	失盐	男性假两性畸形,女性性幼稚
18-羟化酶	失盐	男、女性发育正常

【治疗】　治疗原则:①纠正水、电解质紊乱;②儿童首选氢化可的松或醋酸氢化可的松,有失盐者需补充盐皮质激素;③药物剂量应个体化;④应激情况应加大肾上腺皮质激素药物剂量;⑤女性患者及失盐型男女患者应终生治疗,单纯男性化型的男性患者在进入青春期和成年期后可酌情停药。

1. 糖皮质激素　采用氢化可的松(HC)或醋酸氢化可的松治疗,儿童剂量按每日10~20mg/m^2,总量一般分2~3次,每8~12小时服用1次。新生儿开始治疗剂量宜大些,以抑制ACTH分泌和纠正水、电解质紊乱。在应激情况下,激素可增加2~3倍。糖皮质激素剂量应根据生长速率、骨成熟度、17-OHP、睾酮,ACTH等指标调整。

2. 盐皮质激素　9α-氟氢可的松(9α-fludrocortisone,9α-FHC)可协同糖皮质激素作用,使ACTH分泌进一步减少。常用剂量为0.05~0.1mg/d,失盐难纠正者可加大至0.2mg/d,分两次口服。大年龄儿童一般不需9α-FHC治疗。每日饮食中需加入1~2g盐。

3. 急性肾上腺皮质功能衰竭处理　①纠正脱水;②纠正低血钠:补充生理盐水,必要时补充3%高张钠;9α-氟氢可的松0.05~0.1mg/d口服;③氢化可的松100~150mg/(m^2·d),分三次静滴,一周后减量,3~4周后减至维持量;④纠正严重高血钾:如高血钾难以纠正可予葡萄糖加胰岛素静滴。

4. 外科治疗　应在诊断明确且药物控制前提下行阴蒂退缩成形术,部分严重患儿需在青春期后行阴道成形术。

5. 对于骨骺闭合前骨龄明显增速、预测身材矮小的CAH患儿可予重组生长激素治疗。多项研究证实生长激素可明显改善CAH患儿的最终身高。患者开始治疗的年龄与骨龄越小,治疗时间越长,最终身高则越佳。促性腺素释放激素类似物的联合应用应考虑患者年龄和性早熟的社会影响,而不仅仅单纯为改善终身高。

【预防】

1. 新生儿筛查　主要对21羟化酶缺乏症筛查。目的是避免和预防延迟诊断治疗造成的以下问题:肾上腺皮质危象而导致的死亡;过多雄激素造成患儿日后身材矮小、心理生理发育异常。方法:生后2~5天足跟采血滴于特制滤纸片上,采用时间分辨荧光免疫分析法测定17-OHP浓度进行早期筛查。

2. 产前诊断　因CAH是常染色体隐性遗传病,每生育一胎就有1/4概率为CAH患者。因此,对家族中有本病先证者的孕妇应做羊水细胞或者取绒毛膜进行产前基因诊断。

二、嗜铬细胞瘤

嗜铬细胞瘤(pheochromocytoma)为起源于肾上腺髓质和肾上腺外嗜铬组织的肿瘤。由于肿瘤可持续或阵发性分泌大量儿茶酚胺(catecholamine,CA),包括去甲肾上腺素(NE)、肾上腺素(E)以及多巴胺(DA),临床表现为持续或阵发性高血压、头痛、多汗、心悸及代谢紊乱等,甚至突发高血压危象而危及生命。嗜铬细胞瘤发病率为(0.3~1)/100 000,可发生于任何年龄,男女无性别差异。

【病理生理和发病机制】 肾上腺髓质主要分泌肾上腺素和去甲肾上腺素,最终代谢产物为3-甲基-4-羟苦杏仁酸(vanillymandelic acid,VMA)。肾上腺素和去甲肾上腺素作用于肾上腺素能受体而出现以心血管症状为主的临床表现如高血压、心悸、心动过速等。

嗜铬细胞瘤根据其遗传特性分为散发性和遗传性两种。

【临床表现】 典型的三联症包括:头痛、心悸、多汗。约15%患者腹部可触及肿块。

1. 高血压 高血压是是嗜铬细胞瘤最常见症状,可表现为阵发性或持续性。发作时间数分钟到数日不等,多有精神刺激、体位变换、排尿和排便等诱因。患者可有剧烈头痛、心悸、多汗、乏力、恶心、呕吐、面色苍白、四肢凉。严重高血压发作可有眼底出血、视盘水肿、高血压脑病,甚至危及生命。

2. 代谢紊乱 大量儿茶酚胺可引起糖代谢异常,肾上腺素和去甲肾上腺素可促进糖原分解和糖异生,抑制胰岛素分泌,使血糖升高;促进脂肪分解,使游离脂肪酸增多;使基础代谢率上升,患者出现发热、多汗、体重减轻。

3. 其他系统症状

(1) 心血管系统:体位性低血压、心前区疼痛、心律失常、充血性心力衰竭、心电图缺血性改变。

(2) 消化系统:恶心、呕吐、上腹痛、便秘或腹泻、胆石症。

(3) 泌尿系统:膀胱内嗜铬细胞瘤排尿会刺激瘤体引起高血压发作、排尿晕厥,还可有蛋白尿、血尿、肾功能不全。

(4) 神经系统:精神紧张、烦躁、焦虑、恐惧、晕厥、抽搐等。

(5) 内分泌系统:多发内分泌腺瘤病可有甲状腺、甲状旁腺、胰腺等内分泌腺体受累表现。

(6) 血液系统:嗜铬细胞瘤可分泌红细胞生成素样物质,刺激骨髓导致红细胞生成增多。

【实验室检查】

1. 血与尿中儿茶酚胺及其代谢产物测定明显升高,但常受药物、精神紧张及其他疾病影响,应在检查前一周注意饮食种类和停服对测定有影响的药物。良性嗜铬细胞瘤患者的血浆神经元特异性烯醇化酶(NSE)水平正常,半数恶性嗜铬细胞瘤患者中NSE水平升高。

2. 药物激发试验 阵发性高血压患者非发作期可采取此项检查。小儿常用胰高糖素0.5~1mg加生理盐水2ml迅速静推后15秒钟左右血压骤升,如3分钟内血压增高4.0~8.0kPa(30~60mmHg)以上为阳性结果。如血压急剧上升,应静注酚妥拉明0.1mg/kg,正常人和原发性高血压者一般血压不上升或上升不显著。

3. 药物抑制试验 适用于持续高血压型患者。血压需在170/110mmHg时方可实施。患者静卧半小时后,静脉注射酚妥拉明0.1mg/kg,然后每30秒测血压1次共3min,接着每1分钟测血压1次共7min,或直至血压恢复至试验前水平。2~3分钟内血压降低>4.7/3.3kPa(35/25mmHg)且持续3~5分钟以上者为阳性。试验前一周应停用降压药、镇静药。

【诊断】

1. 定性诊断 对临床出现阵发性或持续性高血压伴头痛、心悸、多汗、面色苍白、紧张、焦虑

等症状；急进性或恶性高血压；高、低血压反复发作；有多发性内分泌腺瘤、神经纤维瘤病、甲状腺髓样癌等家族史者须考虑嗜铬细胞瘤的可能。结合血尿 CA 及其代谢产物测定有助于诊断。

2. 定位诊断 嗜铬细胞瘤的定位诊断常常需要至少两种方法的联合应用。

(1) B 型超声检查：B 超简易无创，尤适于儿童，对肾上腺内嗜铬细胞瘤的筛查有很大实用价值，但准确性不高。应注意避免按压腹部诱发高血压。

(2) CT 扫描和磁共振（MRI）：CT 扫描对嗜铬细胞瘤定位准确率高，必要时可行增强扫描和三维重建。MRI 的表现与 CT 相似，适用于肾外、复发及转移肿瘤。但两者的特异性不佳。

(3) ^{131}I-间碘苄胍（MIBG）闪烁扫描：MIBG 其结构与去甲肾上腺素相似，可被肾上腺髓质摄取，γ 照相时显影。目前是诊断嗜铬细胞瘤的安全、灵敏、特异的技术，被广泛应用于临床。尤其适于肾上腺外、多发、复发、或转移肿瘤。

(4) 生长抑素受体显像可对 ^{131}I-MIBG 显像阴性的嗜铬细胞瘤进行互补检查协助诊断。

(5) 正电子断层显像（positron emission tomography，PET）18F-fluorodeoxyglucose（FDG）PET 已广泛用于各种恶性肿瘤的诊断，对嗜铬细胞瘤这种特殊的内分泌系统来源并具有内分泌功能的肿瘤，因其特异性较低，应用受到限制。

【鉴别诊断】

1. 原发性高血压 患者表现为持续性高血压时与原发性高血压难于鉴别。不同之处在于本症除高血压外常伴有代谢率增高表现，如体重下降、出汗多、颤抖、无力甚至体温升高，有时血糖升高，尿糖阳性等，对有上述症状者进一步实验室检查可确诊。

2. 血管性高血压 如肾动脉狭窄、先天性主动脉狭窄、多发性大动脉炎等。体检时可发现上、中腹部等处血管杂音；上肢血压比下肢血压明显增高；无脉症等体征。血管造影可明确诊断。

3. 肾性高血压 可由急、慢性肾脏疾患所致，可从病史的采集，肾功能、尿常规等项检查来加以鉴别。

4. 内分泌性高血压 多种内分泌疾病均伴有高血压，如库欣综合征、原发性醛固酮增多症、肾素瘤、先天性肾上腺皮质增生症（17α-羟化酶缺乏、11β-羟化酶缺乏）和甲状腺功能亢进症等。

5. 颅内病变所致高血压 颅后窝肿瘤、蛛网膜下腔出血、癫痫、脑炎等可致高血压，需与本症鉴别。

【治疗】 手术切除肿瘤为本病的根治措施，术前应用酚苄明 0.5～1mg/(kg·d) 控制维持血压稳定在正常或接近正常的水平至少 2 周。术中严密监测血压变化，给以必要处理。

【并发症及处理】

1. 高血压危象的处理 需立即抢救，给氧及镇静剂（地西泮，氯丙嗪及苯巴比妥等），并立即应用酚妥拉明每次 0.1mg/kg 静脉推注，继之以 5mg 溶于 5% 葡萄糖 100ml 中静脉滴注，以控制高血压发作。酌情使用酚苄明每次 0.2～0.4mg/kg，一日 2～3 次口服，必要时辅以 β-肾上腺素阻滞剂普萘洛尔 1mg/(kg·d)，分 2～3 次口服。

2. 高血压与低血压交替发作危象 血压在短时间内大幅度而频繁的波动时，需在严密监测血压下灵活更换与调整用药。当血压下降时以快速补充血容量为主，给以葡萄糖盐水，低分子右旋糖酐等。当血压升高时则减慢输液速度，以滴注肾上腺能阻滞剂为主，如此反复交替应用，灵活掌握，直至病情稳定，原则上不使用升压药物处理低血压发作。

3. 并发心律失常 均应使用 α、β 肾上腺素能阻滞剂，并根据心律失常性质，配合应用有关抗心律失常药物。

【预后】 经手术切除肿瘤后，大多数患者的高血压可以治愈，75% 的患者在 1 个月内血压

回复正常,25%的患者血压较术前降低。恶性嗜铬细胞瘤患者5年存活率小于50%,所有患者术后都应定期复查,注意多发性内分泌腺瘤病。

第五节 甲状旁腺疾病

一、甲状旁腺功能减低症

甲状旁腺功能减低症(hypoparathyroidism)简称甲旁减,是由于甲状旁腺素缺少所引起的钙磷代谢紊乱。以低血钙、高血磷、尿钙、尿磷低,以及低钙血症的神经肌肉兴奋性增高为特征。

【病理生理和发病机制】 甲状旁腺素(parathyroid hormone,PTH)是甲状旁腺主细胞分泌到体液中的一种由84个氨基酸残基组成的内分泌激素。人类PTH的基因位于第11号染色体短臂上,含3个外显子。PTH主要靶器官是骨、肾和肠。

甲旁减多见于下列情况:

(1) 甲状旁腺被破坏。

(2) 甲状旁腺发育不成熟。

(3) 甲状旁腺不发育。

(4) 甲旁减伴其他发育缺陷:如DiGeorge综合征(DGS),HDR综合征等。

(5) 自身免疫性甲旁减。

(6) 特发性甲旁减。

【临床表现】 神经肌肉兴奋性增高,常感肢端麻木、皮肤蚁行感或肌肉疼痛,膝腱反射亢进,有时可有口角抽动或腓肠肌痉挛。手足抽搐(tetany)发作时典型表现是手足肌肉强制性收缩,拇指内收,其他手指并紧,指间关节伸直,掌指关节屈曲,所谓助产士手。可以用以下两种试验帮助诊断有无神经肌肉兴奋性增高。

(1) Chvostek征阳性:叩击患者耳垂前方2cm处的面神经分支处,可引发同侧口轮匝肌、眼轮匝肌的抽动。

(2) Trousseas征阳性:用血压带束臂,加压到收缩压和舒张压之间,保持3分钟,可诱发测试肢体有无手足抽搐发作。低钙严重时可有惊厥及意识丧失。还可导致喉痉挛和支气管痉挛,发生呼吸困难。

【辅助检查】 血清总钙低于2.0mmol/L,游离钙低于1.0mmol/L。血磷高,尿钙、磷低,血PTH低。头颅CT可见基底节钙化。低血钙惊厥时脑电图可异常。甲旁低伴有多发畸形者应X线检查胸腺,免疫功能及心肾等全面检查。

【诊断和鉴别诊断】 临床有低血钙、高血磷时需考虑甲旁减。应进一步结合病史、体格检查、X线、头颅CT、血PTH测定以进一步明确诊断。应与其他原因引起低钙血症如维生素D缺乏症等区别。还应与低血镁鉴别。

【治疗】 目的是纠正低血钙,减轻症状和消除手足抽搐发作。急性抽搐时应静脉注射10%葡萄糖酸钙1~2ml/kg,加入5%~10%葡萄糖液中缓慢静推或滴注,注意预防钙剂外渗。据血钙水平可一日输入1~3次,使急性低血钙抽搐症状缓解。同时口服补钙,每日钙元素50mg/kg,一般不超过1000~2000mg。定期监测血钙、尿钙水平,以免肾结石。骨化三醇每日0.25μg或以0.125~0.5μg/d口服,促进肠道钙的吸收。应保证每日饮食中的适量钙,减少高磷饮食如牛奶,奶酪,鸡蛋等。

二、假性甲状旁腺功能减低症

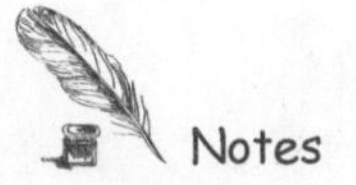

假性甲状旁腺功能减低症(pseudohypoparathyroidism PHP)简称假性甲旁减:是由于外周靶

细胞对 PTH 抵抗而导致的一组遗传性疾病。属于 PTH 不敏感综合征(PTH insensitivity syndrome)。

【病理生理和发病机制】 PHP Ⅰa、PHP Ⅰb、PHP Ⅰc 和 PHP Ⅱ型的发病机制见表 14-5-1。

【临床表现】

典型症状：手足抽搐、惊厥、白内障、牙齿异常、基底节钙化等。可有特殊体征：圆脸、矮身材、肥胖、掌指趾骨短粗、牙发育不良、精神发育迟滞等。其中短指趾是特征性体征。

【辅助检查】 血钙低、血磷高，尿钙、磷低，血 PTH 升高。X 线可见第 4 与第 5 掌指趾骨短的典型表现。头颅 CT 可见基底节钙化。低血钙惊厥时脑电图可异常。

【诊断和鉴别诊断】 低血钙、高血磷、血 PTH 升高，结合临床表现有特殊体型，可考虑本病。

【治疗】 PHP 的治疗类似于甲旁减，只是维生素 D 和钙的剂量通常比特发性甲旁减需要的量少。

表 14-5-1　各种假性甲旁减和假假性甲旁减的鉴别

	Ⅰ型假性甲旁减(PHP)			Ⅱ型假性甲旁减(PHP)	假假性甲旁减
	Ⅰa	Ⅰb	Ⅰc		
分子病因	GNAS1 突变	GNAS1 印记缺陷	不明，GNAS1 正常	不明，部分患者有 PTH 受体多态性	Gsa 活性下降或 GNAS1 突变 2q37(STK25 基因)缺失
主要临床特征	低血钙、AHO 体征、肥胖	无 AHO 体征、无其他畸形	有 AHO 体征及其他特殊体征	无 AHO 体征、有低血钙表现	除 AHO 体征外、无其他特殊表现
实验室检查					
血钙	↓	↓	N	↓	N
血磷	↑	↑	N	↑	N
血 PTH	↑	↑或 N	↑	↑或 N	N
血降钙素	↑	N	N	N	N
血碱性磷酸酶	N	N	N	N	N
PTH 兴奋试验					
尿 CAMP	无反应	无反应	无反应	有部分反应	正常
尿磷	↓,N	↓	↓	↓	↓
Gsa 活性	下降	正常	正常	正常	下降

三、甲状旁腺功能亢进症

甲状旁腺功能亢进症(hyperparathyroidism)简称甲旁亢，可分为原发性、继发性、散发性和假性。

【病理生理和发病机制】 甲状旁腺分泌 PTH 过多，PTH 与骨和肾脏的细胞表面受体结合，骨钙溶解，释放入血，肾小管回吸收钙的能力增强，并增加肾脏 1,25-$(OH)_2$-D_3合成，后者作用于肠道增加钙的吸收，导致血钙升高，尿钙增加。PTH 强烈抑制磷在近端和远端肾小管的重吸收，

尿磷排出增多,血磷下降。临床上表现为高血钙、高尿钙、低血磷和高尿磷。PTH 过多,加速骨吸收和破坏,长期进展可发生纤维囊性骨炎。骨骼改变以骨吸收增加为主,也可呈现骨质疏松或同时有佝偻病或骨软化。

【临床表现】 主要包括高血钙、骨骼病变及泌尿系统病变等。

1. **高血钙症状** 表现为淡漠、嗜睡、易疲劳、肌张力降低、肌无力,食欲缺乏、恶心、呕吐、腹胀腹痛、便秘、反酸等。

2. **骨骼病变** 广泛的骨关节疼痛,可活动受限。严重者骨畸形。

3. **泌尿系统症状** 尿钙、尿磷排出增加可出现渗透性利尿,继而多饮。可发生反复泌尿系结石,表现为肾绞痛、血尿等。

4. **高血钙>6mmol/L(>15mg/dl)** 可引起甲状旁腺危象,进行性少尿,氮质血症,意识不清及昏迷。婴儿可发生肢体发育和智能障碍,惊厥和失明。

【辅助检查】

1. **血清总钙、血清游离钙** 增高,血磷减低,血清碱性磷酸酶升高。

2. **血 PTH** 增高。

3. **X 线检查** 表现为普遍性骨质脱钙、骨质疏松,以胸腰椎、扁骨、掌骨和肋骨最常见。骨囊性变常为多发。还可见病理性骨折。其他如骨密度测定、超声、放射性核素扫描、CT 等都有助于诊断。

【诊断和鉴别诊断】 高血钙、高尿钙、低血磷和高尿磷,PTH 升高,可诊断本病。需要与其他原因引起的高血钙相鉴别,如维生素 D 中毒、肿瘤引起的高钙血症等。

【治疗】 手术切除腺瘤,对 4 个甲状旁腺均应进行检查。如为新生儿甲状旁腺增生有严重的高钙血症时应将腺体完全切除。90% 甲旁亢患者可因手术切除病变的甲状旁腺而有效地缓解症状,降低血钙及 PTH 水平。术后可出现低钙血症。应补钙数日,以后逐渐正常,维持高钙和磷饮食数月。高血钙危象时输入足够的生理盐水同时用呋塞米每次 1~2mg/kg 促进尿中排出钙,利尿的同时应维持电解质的平衡,并适当补充镁和磷。

第六节 儿童糖尿病

糖尿病(diabetes mellitus,DM)是由于胰岛素绝对或者相对缺乏而造成的糖、脂肪、蛋白质代谢紊乱。儿童糖尿病以 1 型糖尿病为主,近年来,青少年 2 型糖尿病较之前增加。

【病理生理和发病机制】

(一)病理生理

糖尿病患儿由于胰岛素分泌不足或阙如,使葡萄糖的利用减少,当血糖浓度超过肾阈值时,即产生糖尿。渗透性利尿引起多尿症状,每日丢失大量的水分和电解质,因而造成严重的电解质失衡和慢性脱水。由于机体的代偿作用,患儿渴感增加、饮水增多;又因为组织不能利用葡萄糖、能量不足而产生饥饿感,引起多食。胰岛素不足和胰岛素拮抗激素的增高也促进了脂肪分解,血中脂肪酸增高,肌肉和胰岛素依赖性组织即利用这类游离脂肪酸供能以弥补细胞内葡萄糖不足,而过多的游离脂肪酸在进入肝脏后则在胰高糖素等生酮激素作用下加速氧化,导致乙酰乙酸、β-羟丁酸等酮体累积在各种体液中,形成酮症酸中毒。血渗透压升高、水和电解质紊乱以及酮症酸中毒等代谢失常的发生,最终都造成中枢神经系统的损伤,甚至导致意识障碍或昏迷。

(二)发病机制

儿童糖尿病各年龄均可发病,但以 5~7 岁和 10~13 岁二组年龄多见,近年来,婴幼儿糖尿病的发生率逐年增加。患病率男女无性别差异。秋、冬季节相对高发。1 型糖尿病的主要病理变化为胰岛 β 细胞数量明显减少,胰岛细胞破坏 80% 左右可出现糖尿病临床症状。1 型糖尿病

的发生与遗传易感性、胰岛自身免疫及环境因素密切相关。

【临床表现】 1型糖尿病起病多数较急骤，可表现突然明显多尿、多饮，每天饮水量和尿量可达几升，易饿多食，但体重下降，称为“三多一少”。部分患儿因感染、饮食不当或情绪波动诱发而起病。

婴幼儿多饮多尿不易发现，有相当多的病人常以急性酮症酸中毒为首发症状，表现为胃纳减退、恶心、呕吐、腹痛、关节肌肉疼痛、呼吸深快、呼气中带有酮味，神志萎靡、嗜睡、反应迟钝，严重者可出现昏迷。

学龄儿童亦有因夜间遗尿、夜尿增多而就诊者。在病史较长的年长儿中，消瘦、精神不振、倦怠乏力等体质显著下降颇为突出。在长期的病程中，糖尿病有以下并发症：

1. 急性期并发症

（1）糖尿病酮症酸中毒：儿童时期糖尿病约有1/3以上发生酮症酸中毒，表现为不规则深长呼吸、有酮体味，突然发生恶心、呕吐、厌食或腹痛、腿痛等症状，严重者出现神志改变。常易误诊为肺炎、败血症、急腹症或脑膜炎等。通常血糖甚高，血生化示不同程度酸中毒，血尿酮体增高；

（2）低血糖：由于胰岛素用量过多或用药后未按时进食而引起。表现心悸、出汗、饥饿感、头晕或震颤等，严重者可致昏迷、惊厥，若不及时抢救可致死亡。反复低血糖发作可引起脑功能障碍；

（3）感染：与免疫功能障碍有关。

（4）高血糖高渗状态：在儿童中较少见。表现为显著的高血糖，血糖>33.3mmol/L，但无酸中毒，血尿酮体无明显增高，血浆有效渗透压>320mmol/L。

2. 慢性并发症　若血糖长期控制不良，其为不可逆性。

（1）生长障碍：表现为生长落后、矮小，性发育延迟。

（2）糖尿病视网膜病：是糖尿病微血管病变最常见的并发症，90%患者最终将出现此并发症，造成视力障碍，白内障、甚至失明。

（3）糖尿病肾病：其患病率随病程而增加，患儿有明显的肾病，表现为水肿、蛋白尿及高血压等，但少见终末期肾病。肾衰竭亦是引起儿童期糖尿病死亡的原因之一。

（4）糖尿病周围神经病变及心血管等病变：儿童糖尿病相对少见。

【实验室检查】

（一）血糖和糖化血红蛋白（glycosylated hemoglobin HbA1c）

1. 血糖增高，空腹血糖≥7.0mmolL，随机血糖≥11.1mmol/L。

2. HbA1c是血中葡萄糖与血红蛋白非酶性结合而产生，其寿命周期与红细胞相同，反映过去2～3个月的血糖平均水平。正常人<6.5%，若HbA1c<7.5%，为较理想的控制水平。若HbA1c>9%，发生糖尿病微血管并发症的危险性明显增加。

（二）血电解质

酮症酸中毒时血电解质紊乱，应测血Na、K、Cl、CO_2CP、血pH、血浆渗透压。

（三）血脂

代谢紊乱期血清胆固醇、甘油三酯均明显增高。

（四）尿液检测

1. 当糖尿病患者血糖超过肾阈值（>8.0～10mmol/L）尿糖呈现阳性。

2. 糖尿病酮症酸中毒时尿酮体阳性。

3. 尿微量白蛋白排泄率：定量分析尿中白蛋白含量，正常人<20μg/min（<30mg/24h）。持续的30～299mg/24h蛋白尿是T1DM患者早期糖尿病肾病的主要表现。

（五）葡萄糖耐量试验（oral glucose tolerance test OGTT）

空腹或随机血糖能确诊1型糖尿病者，则一般不需做OGTT，仅用于无明显症状、尿糖偶尔

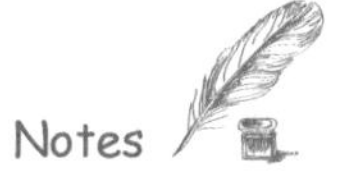

阳性而血糖正常或稍增高的患儿。

（六）抗体测定

检测抗体 GAD、IAA、IA2 和 ICA，主要用于 1 型糖尿病诊断和鉴别诊断。

（七）内分泌其他激素的监测

如甲状腺素、促肾上腺皮质激素、皮质醇等。

【诊断和鉴别诊断】 世界卫生组织和国际青少年糖尿病联盟对于糖尿病诊断标准如下：①空腹血糖≥7.0mmol/L（≥126mg/dl）；②随机血糖≥11.1mmol/L（≥200mg/dl）；③OGTT 2 小时血糖≥11.1mmol/L（≥200mg/dl）。凡符合上述任何一条即可诊断为糖尿病。儿童 1 型糖尿病一旦出现临床症状、尿糖阳性、空腹血糖达 7.0mmol/L 以上和随机血糖在 11.1mmol/L 以上，不需做糖耐量试验就能确诊。一般 1 型糖尿病症状典型，不需 OGTT 即可诊断。

需与下列疾病相鉴别。

1. 肾性糖尿病 无糖尿病症状，多在体检或者做尿常规检查时发现，血糖正常，胰岛素分泌正常。

2. 假性高血糖 患者短期大量食入或者输入葡萄糖液，可使尿糖暂时阳性，血糖升高。另外，在应激状态时血糖也可一过性升高，需注意鉴别。

3. 甲状腺功能亢进症 该病由于甲状腺素释放增多可引起一系列高代谢表现，如多食、多饮、消瘦等，需注意鉴别。

【治疗】

（一）胰岛素治疗

1 型糖尿病必须用胰岛素治疗。

1. 胰岛素制剂和作用 从作用时间上分为速效、短效、中效和长效四大类别。各类制剂作用时间见表 14-6-1。

表 14-6-1 胰岛素的种类和作用时间

胰岛素种类	起效时间	高峰时间	作用时间
速效	10～20 分	30～90 分	3 小时
短效	30 分～1 小时	2～4 小时	6～10 小时
中效	1～4 小时	4～12 小时	16～24 小时
长效	1～2 小时	无高峰	24 小时

2. 新诊患儿 初始胰岛素治疗的剂量为每天 0.5～1.0U/kg，部分缓解期患儿每日<0.5U/kg，青春期者常每日 1.2～1.5U/kg 或更高剂量才可以使代谢控制满意。胰岛素治疗方案及剂量需要个体化，方案的选择依据年龄、病程、生活方式及既往健康情况和医师的经验等因素决定。胰岛素的治疗方案很多，每日 2 次、每日 3 次皮下注射方案、基础-餐前大剂量方案以及胰岛素泵治疗等。胰岛素治疗不可避免会有低血糖发生。应及时加餐或饮含糖饮料。

（二）营养管理

热量需要：应满足儿童年龄、生长发育和日常生活的需要。每日总热量 kcal（千卡）= 1000+[年龄×70～100]。按碳水化合物 50%～55%，蛋白质 10%～15%、脂肪 30% 配比。全日热量分三大餐和三次点心分配。

（三）运动治疗

运动可使肌肉对葡萄糖利用增加，血糖的调节得以改善。糖尿病患儿应每天安排适当的运动，在进行大运动量时应注意进食，防止发生低血糖。

（四）儿童糖尿病酮症酸中毒（diabetes mellitus ketoacidosis DKA）

是糖尿病最常见的死亡原因，大多是由于脑水肿的原因。治疗应该：

1. 纠正脱水、酸中毒及电解质紊乱 补液方法有48小时均衡补液和24小时传统补液法，中重度脱水倾向于使用48小时均衡补液，此种方法一般不需要考虑额外丢失，液体复苏所补的液体量一般无需从总量中扣除。补液总量=累积丢失量+维持量。24小时传统补液法应遵循先快后慢，先浓后淡的原则进行。前8h输入累积丢失量的1/2，余量在后16h输入。维持液24小时均匀输入。继续丢失液体的补充按照丢失多少补多少。对于中重度脱水的患儿，尤其休克者，最先给予生理盐水10～20ml/kg，于30～60分钟快速输入，根据外周循环情况可重复使用。但第一小时不超过30ml/kg，以后根据血钠决定给半张或1/3张不含糖的液体。见排尿后即加入氯化钾40mmol/L。只有当血pH<6.9时才用碱性液纠正酸中毒，5%的碳酸氢钠1～2ml/kg在1小时以上时间内输入，必要时可以重复。

2. 胰岛素应用 胰岛素一般在补液后1小时开始使用。采用小剂量胰岛素持续静脉输入，儿童胰岛素用量为0.05～0.1U/(kg·h)，加入生理盐水中输入，要检测血糖，血糖下降速度为2～5mmol/h，防止血糖下降过快。

3. 监测 每小时监测血糖一次，每2～4小时重复一次电解质、血糖、尿糖、血气分析，直至酸中毒纠正。血清渗透压下降过快有脑水肿的危险。

（五）糖尿病的教育和监控

1. 糖尿病教育应根据不同的知识层次实行分层教育。

2. 糖尿病监控及并发症筛查

（1）血糖测定：每天应常规四次测量血糖（三餐前及临睡前），每周测一次凌晨2～3时血糖。根据血糖监测酌情调整胰岛素用量。

（2）糖化血红蛋白（HbA1c）测定：应每2～3个月检测一次。国际青少年糖尿病联盟指南提示糖尿病患者HbA1c<7.5%为控制理想，>9%控制不当。

（3）尿微量白蛋白排泄率测定：一般5年以上病史者和青春期患儿每年检测1～2次，以监测早期糖尿病肾病的发生。同时严密观察血压，若发生高血压应予治疗。

（4）视网膜病变筛查：青春期前诊断的患儿病史5年以上，或者年龄11岁，或进入青春期（达到其中条件之一即可）开始进行视网膜病变的筛查。青春期发病的患儿病史2年开始进行视网膜病变的筛查，应每年进行甲状腺功能的筛查。

（巩纯秀）

参考文献

1. 陈家伦. 临床内分泌学. 上海：上海科学技术出版社，2012，16-136，584
2. 颜纯，王慕狄. 小儿内分泌学. 第2版. 北京：人民卫生出版社，2006，146，472-483
3. 申昆玲，译. 尼尔森儿科学精要. 第6版. 北京：人民军医出版社，649-692
4. Sholmo Melmed, MD, Kenneth S. Polonsky, MD, P, Reed Larsen, MD, et al. Williams Textbook of Endocrinology. 12th ed. Philadelphia: WB Saunders. 2011, 296-302
5. 中华医学会儿科学分会内分泌遗传代谢学组. 矮身材儿童诊治指南. 中华儿科杂志，2008，46：428-430
6. 中华医学会儿科学分会内分泌遗传代谢学组. 儿童青少年糖尿病的胰岛素治疗指南. 中华儿科杂志，2010，48(6)：431-435
7. 中华医学会儿科学分会内分泌遗传代谢学组，中华预防医学会儿童保健分会新生儿疾病筛查学组. 先天性甲状腺功能减低症诊疗共识. 中华儿科杂志，2011，6(49)6：421-424
8. Léger J1, Olivieri A, Donaldson M, et al. European Society for Paediatric Endocrinology consensus guidelines on screening, diagnosis, and management of congenital hypothyroidism. Horm Res Paediatr. 2014; 81(2): 80-103
9. Giovanna Mantovani. Pseudohypoparathyroidism: Diagnosis and Treatment. J Clin Endocrinol Metab, 2011, 96(10): 3020-3030
10. Global IDF/ISPAD guideline for diabetes in childhood and adolescence. International Diabetes Federation. 2011

第十五章　遗传性疾病

第一节　染色体疾病

一、概　　述

染色体病是由于各种原因引起染色体数目或(和)结构异常导致的疾病,又称为染色体畸变综合征(chromosomal aberration syndrome),分为常染色体病和性染色体病两大类。在新生儿中的总发生率约为0.6%。

(一) 染色体畸变原因

1. 物理因素　放射线能诱发染色体畸变,畸变率随射线剂量的增高而增高。孕母接触放射线后,其子代发生染色体畸变的危险性增高。

2. 化学因素　许多化学药物(如抗代谢药物、抗癫痫药物等)和农药、毒物(如苯、甲苯、砷等)可致染色体畸变增加。

3. 生物因素　一些病毒如风疹病毒、巨细胞病毒、麻疹病毒、腮腺炎病毒的感染可引起胎儿染色体断裂。

4. 孕妇年龄　孕母年龄越大,子代发生染色体病的可能性越大,可能与孕母卵子老化有关。

5. 遗传因素　染色体异常的父母可能传给下一代,如平衡易位的携带者。

(二) 染色体病的临床特征

1. 常染色体病　即常染色体数目异常或结构异常所产生的综合征,其共同的特征为:①生长发育迟缓;②智能发育落后;③多发性先天畸形:内脏畸形、特殊面容、皮肤纹理改变。最常见的是21-三体综合征,其次是18-三体综合征、13-三体综合征及$5P^-$综合征等。

2. 性染色体病　即性染色体数目异常或结构畸变。主要表现为性征发育障碍或异常,最常见的是Turner综合征、Klinefelter综合征。

(三) 染色体核型分析的指征

①怀疑患有染色体病者;②有多种先天性畸形;③有明显生长发育障碍或智能发育障碍;④性发育异常或不全;⑤孕母年龄过大、不孕或多次自然流产史;⑥有染色体畸变家族史。

二、常染色体异常

21-三体综合征

21-三体综合征又称Down综合征,是人类最早认识、最为常见的染色体畸变。在活产婴中发生率为1:600~1000。临床主要特征为智能落后、特殊面容、体格发育落后,并可伴有多发畸形。

【发病机制】　由于亲代之一的生殖细胞在减数分裂形成配子时,或受精卵在有丝分裂时,21号染色体发生不分离所致。

【临床表现】　本病主要特征为智能落后、特殊面容、生长发育迟缓,并可伴有多种畸形。

1. 特殊面容　出生时即有明显的特殊面容(图15-1-1):表情呆滞,眼裂小,眼距宽,双眼外

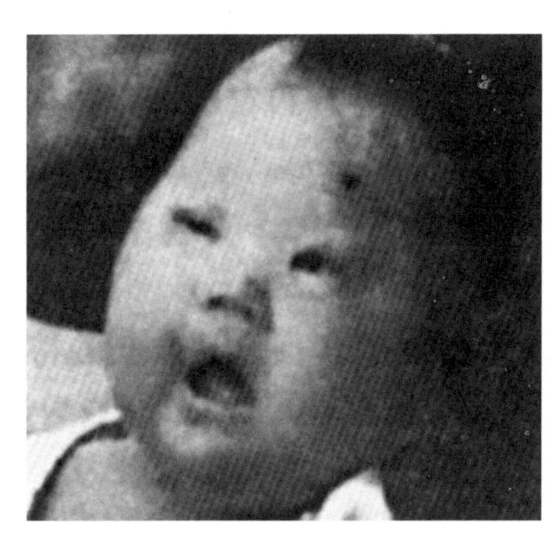

图 15-1-1　21 三体综合征的特殊面容

眦上斜，可有内眦赘皮，鼻梁低平，外耳小，硬腭窄小，常张口伸舌，流涎多，头小而圆，前囟大且闭合延迟，颈短而宽。

2. 智能落后　是本病最突出、最严重的临床表现。绝大部分患儿都有不同程度的智能发育障碍，随年龄的增长日益明显。

3. 生长发育迟缓　患儿出生时身长和体重较正常儿低，生后体格发育、动作发育均迟缓，身材矮小，骨龄落后于实际年龄，出牙迟且顺序异常；四肢短，韧带松弛，关节可过度弯曲；肌张力低下，腹膨隆，可伴有脐疝；手指粗短，小指尤短，中间指骨短宽，且向内弯曲。

4. 伴发畸形　约 50% 患儿伴有先天性心脏病，其次是消化道畸形。

5. 皮纹特点　手掌出现猿线（俗称通贯手）、atd 角一般大于 45°，第 4、5 指纹桡箕增多。

6. 其他　先天性甲状腺功能减低症和急性淋巴细胞性白血病的发生率明显高于正常人群。免疫功能低下，易患感染性疾病。如存活至成人期，则常在 30 岁以后即出现老年性痴呆症状。

【实验室检查】

细胞遗传学检查　根据核型分析可分为三型：

1. 标准型　约占 95% 左右，核型为 47，XX（或 XY），+21。由于亲代的生殖细胞在减数分裂时染色体不分离所致。

2. 易位型（translocation）　约占 2.5% ~5%，多为罗伯逊易位（Robertsonian translocation），额外的 21 号染色体长臂易位到另一近端着丝粒染色体上。有 D/G 易位和 G/G 易位。最常见核型为 46，XY（或 XX），-14，+t（14q21q）。

3. 嵌合体型（mosaic）　此型约占 2% ~4%。是由于受精卵在早期分裂过程中发生了 21 号染色体不分离所致。核型 90% 为 46，XY（XX）/47，XY（XX），+21。患儿临床表现的严重程度与正常细胞所占百分比有关。

【诊断与鉴别诊断】　典型病例根据特殊面容、智能与生长发育落后、皮纹特点等不难作出临床诊断，但应作染色体核型分析以确诊。本病应与先天性甲状腺功能减低症鉴别，后者有颜面黏液性水肿、头发干枯、皮肤粗糙、喂养困难、便秘腹胀等症状，可测血清 TSH、FT_4 和染色体核型分析进行鉴别。

【遗传咨询】　孕母年龄愈大，风险愈高，>35 岁者发病率明显上升。若母亲为 21q21q 平衡易位携带者，子代发病风险率为 100%。对高危孕妇宜做相应产前诊断，以预防本病患儿出生。

【产前诊断和产前筛查】　对高危孕妇可常规做羊水细胞或绒毛膜细胞染色体检查，进行产前诊断。

目前可在孕妇中进行孕早期或者孕中期 21-三体综合征产前筛查，采用测定孕妇血清 β 绒毛膜促性腺激素（β-HCG）、甲胎蛋白（AFP）、游离雌三醇（FE3）进行产前诊断。通过 B 超测量胎儿颈项皮肤厚度也是诊断 21-三体综合征的重要指标。羊水细胞染色体核型分析是本病产前诊断的确诊方法。近年来无创 DNA 产前检测技术发展迅速，利用新一代 DNA 测序技术对母体外周血中的游离 DNA 片段（包含胎儿游离 DNA）进行测序，通过生物信息分析获得胎儿遗传信息，检测胎儿是否患有染色体疾病。

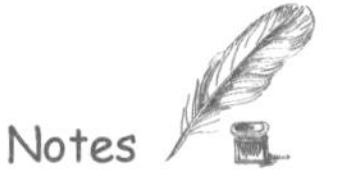

【治疗】 目前尚无确定有效的治疗方法。可采用综合措施，加强特殊教育和训练，使其逐步自理生活，从事力所能及的劳动。注意预防感染，如伴有先天性心脏病、胃肠道或其他畸形，可考虑手术矫治。

18-三体综合征

18-三体综合征（18-trisomy syndrome，Edwards syndrome）是发病率仅次于21-三体综合征的常染色体三体征。由Edwards等于1960年首次报道。主要临床表现为多发畸形，重度智力低下。本病在新生婴儿中的发生率为1∶4000～5000，男女之比为1∶3～4。

【病因】 卵细胞在减数分裂过程中18号染色体不分离所致。与年龄关系密切，高龄孕妇胎儿的患病风险明显增加，其自然流产率高。

【临床表现】

1. 生长发育障碍 多为小于胎龄儿，喂养困难，反应低下，骨骼、肌肉发育不良。新生儿早期肌张力低，以后肌张力增高。精神和运动发育迟缓。

2. 多发畸形

（1）颅面部：小头畸形，头前后径长，枕骨突出。小眼畸形、眼距宽，有内眦赘皮，角膜混浊，白内障、虹膜缺损等。鼻后孔闭锁；腭弓高窄，下颌小，唇裂或腭裂；耳位低，外耳畸形。

（2）胸部：颈短，胸骨短，乳头小且发育不良，乳距宽。第12肋骨发育不良或缺如。

（3）多种先天畸形：80%～95%病例有先天性心脏病，主要为室间隔缺损、动脉导管未闭、房间隔缺损等。消化道畸形可见结肠旋转不良、脐疝和腹股沟疝、幽门狭窄、梅克尔憩室等。30%～60%患儿有泌尿系畸形，可见多囊肾、异位肾与马蹄肾、肾盂积水、双肾及双输尿管。尤以马蹄肾、重肾、双输尿管为多见。男性多有隐睾，阴囊畸形。女性可有双角子宫、阴蒂肥大及双阴道。可有甲状腺发育不良，胸腺发育不良。

（4）四肢：患儿有特殊的握拳姿势：手指屈曲，拇指、中指及示指紧收，示指压在中指上，小指压在无名指上。手指不易伸直，如被动地伸直时，则中指及小指斜向尺侧，拇指及示指斜向桡侧，示指与中指分开，形成V字形。指甲发育不良。踇趾短且背屈，骨突出，呈摇椅底样足。偶见短肢畸形。

（5）皮肤及皮纹：皮肤多毳毛，皱褶多，出现血管瘤。指纹特征包括六个以上弓形纹，第五指只有一横纹，30%有通贯手（或称猿线）以及轴三射远位，呈t′或t″。

3. 重度智力落后

【实验室检查】 18-三体综合征临床表现多种多样，各种畸形并非18-三体综合征特有，因此不能仅根据临床畸形做出诊断，必须进行染色体核型分析。

【治疗和预后】 本病无特殊疗法。患儿最多存活几个月，存活1年以上者不到10%。

三、性染色体异常

先天性卵巢发育不全综合征

先天性卵巢发育不全综合征是由于全部或部分体细胞中一条X染色体完全或部分缺失所致。由Turner于1938年首先报道，故称为Turner综合征（TS）。TS是最常见的性染色体疾病，也是唯一的人类出生后能存活的完全单体疾病。活产女婴中的发病率为1/2000～1/2500。主要临床表现为身材矮小、特殊的躯体特征和性发育不良等。

【发病机制】 由于亲代生殖细胞在减数分裂过程中或早期合子分裂期中性染色体不分裂离、合子卵裂中姐妹染色单体不分离或染色体在有丝分裂中部分缺失（嵌合体）所致。临床可见

多种染色体核型。

【临床表现】 TS患者呈女性表型,临床表现多样。患者多因身材矮小、青春期无性征发育或原发性闭经等就诊。

1. 生长障碍　是患儿最常见的就诊原因之一。主要表现为:胎内期生长迟缓,3岁后身高增长缓慢,生长速率明显下降,青春期无生长加速,成年身高常不超过150cm。

2. 性腺发育不良及第二性征不发育　原发性闭经,外生殖器发育不良,外阴可保持幼女状态,阴道黏膜薄、无分泌物,幼稚子宫。阴毛和腋毛稀少,甚至缺如。乳房不发育,乳头间距较宽。

3. 其他多发畸形　①骨骼畸形:短掌骨、肘外翻(cubitus valgus)、短颈、高腭弓和腭裂;②软组织畸形:新生儿时手、足和背部明显淋巴水肿,颈侧皮肤松弛或颈蹼,后发际较低,盾状胸,皮肤有较多黑色素痣;③内脏畸形:肾脏畸形(肾旋转、马蹄肾、异位肾、肾积水等,)、心脏畸形(二尖瓣和主动脉瓣缩窄等)、高血压、自身免疫性甲状腺炎和听觉损害等。

【实验室检查】

1. 染色体核型分析是确诊TS的关键检测手段。TS的异常核型有以下几种类型:

(1) 单体型:核型为45,X。是最多见的一种,约占60%。具有典型的临床症状。

(2) 嵌合型:核型为45,X/46,XX,约占该病的25%。细胞类型以46,XX为主的个体临床症状较轻。若患者以45,X细胞为主,其表型与单体型相似。

(3) X染色体结构异常:46,X,del(Xq)或者46,X,del(Xp),即1条X染色体长臂或短臂缺失;46,X,i(Xq),即一条X染色体的短臂缺失而形成了等长臂X染色体。

2. 内分泌激素检查　黄体生成激素(LH)、卵泡刺激素(FSH)明显升高,E2降低。部分患者GH激发试验峰值可小于10ng/ml、血清IGF-1分泌低下。

3. B超检查　子宫、卵巢发育不良,严重者性腺呈纤维条索状。

【治疗】 以改善其成人期最终身高、促进性征发育、辅助生殖技术、社会心理治疗及相关疾病防治为主。

1. 重组人生长激素(rhGH)　治疗目的在于改善成年身高。生长明显落后者在明确诊断后每晚临睡前皮下注射0.15U/kg。影响GH疗效的因素包括开始治疗年龄及骨龄、GH用药剂量及疗程、遗传靶身高、雌激素替代治疗的时间等。

2. 雌激素替代治疗　一般从12~14岁开始,先用小剂量雌激素如倍美力(premarine)治疗6个月至12个月,逐步增加到成人替代治疗剂量,以促使乳房及外阴发育。2年后可进行周期性的雌激素-孕激素疗法(人工周期治疗),有助于患者的第二性征发育及提高生活质量。由于性激素可促进骨骺愈合,限制骨骼生长,故在青春期前应慎用,通常12岁后方可考虑使用。

对于TS患者应在各年龄段加强全面医学监测,注意伴发或相关疾病的处理。必要时可提供辅助生殖技术服务。

先天性睾丸发育不全综合征

先天性睾丸发育不全综合征又称Klinefelter综合征(KS),发病率仅次于Turner综合征,是男性不育的常见原因之一。

【发病机制】 本病的发生机制可能与患者双亲之一在生殖细胞形成过程中发生了性染色体不分离所致。

【临床表现】 患儿呈男性表型,具有男性外生殖器。体格瘦长,身材较高,指间距大于身高。男性第二性征不明显,无胡须,无喉结,腋毛、阴毛及脂肪分布呈女性型,稀少或无,胡须稀

疏,皮肤白皙。阴茎短小,睾丸极小而较硬,或为隐睾,睾丸活检可见曲精细管玻璃样变和纤维化。由于无精子,一般不能生育。

患者可有性格孤僻、腼腆、胆小,缺乏男孩性格。在标准47,XXY核型中,约有25%显示中等度智能发育落后,表现为语言和学习障碍。

【实验室检查】

1. 染色体核型分析 是确诊本病的主要依据。该病染色体核型大多为47,XXY;也可有性染色体四体型或者五体型,如48,XXXY;48,XXYY;49,XXXXY;49,XXXYY;不同类型的嵌合体也较常见。

2. 生化检验 患者血清睾酮降低,LH、FSH升高。

3. 其他检验 B超可显示条索状睾丸。患者精液中一般无精子生成,病理检查见曲细精管玻璃样变,其睾丸间质细胞(Leydig细胞)虽有增生,但内分泌活力不足。

【治疗】 本病需尽早确诊,自幼开始强化教育和训练,促进智能发育及正常性格形成。患者自11~12岁开始,进行雄激素疗法。一般可采用长效睾酮制剂,如庚酸睾酮治疗,开始每次肌注50mg,每3周1次,每隔6~9个月增加剂量50mg,直至达到成人剂量(每3周200mg)。但雄激素只能促进男性化及维持性功能,而不能恢复成年后的生育能力。

脆性X染色体综合征

脆性X综合征(fragile X syndrome)是一种X连锁显性遗传病,致病基因FMR1。临床以智力低下、巨睾症、特殊面容、语言行为障碍为特征。本综合征是人类智力低下的常见病因之一,发病率男性1/1500,女性1/2500。

【发病机制】 脆性X智力低下基因1(fragile X mental retardation gene 1,FMR-1)位于Xq27.3。在基因的5'非翻译区存在一段数目可变的$(CGG)_n$重复序列,其上游250bp处存在一CpG岛。FMR-1基因内$(CGG)_n$重复序列的不稳定性扩增及CpG岛的异常甲基化导致脆性X综合征的发生。

【临床表现】 男性患者绝大多数具有典型临床表现,女性70%为智力正常的携带者,仅30%女性杂合子表现出不同程度智力低下。患者典型的临床表现为:

1. 智力低下 男性患者中度以上智力低下者占80%以上,女性多表现为轻度智力障碍、学习困难或智商正常。患者的计算能力差,抽象思维及推理能力均有缺陷。

2. 语言障碍 为本综合征常见的特征。多表现为会话和言语表达能力发育严重迟缓,学语年龄延迟、词汇量少、语言重复单调,模仿语言、持续语言。

3. 行为障碍 绝大多数患者有多动、注意力不集中,以年龄小者较为突出,随年龄增长而减轻。多动的程度与智商无关。孤独症也较常见。

4. 特殊面容 头围增大、脸长窄、前额突出、虹膜颜色变淡蓝、大耳或招风耳、腭弓高、嘴大唇厚、下颌突出等。患者身材较高。

5. 巨睾症 为特征性改变,多数在青春期发生,年幼儿少见。

6. 癫痫 以强直阵挛性发作多见,其次为复杂部分性,发作一般不频繁,始于儿童或青少年期,成年后消失。

7. 其他异常 可有结缔组织功能失调表现,如可过度伸直指关节、大手、扁平足、二尖瓣脱垂、主动脉延长等。还可有共济失调、腱反射亢进、睑痉挛等神经系统体征。皮纹特点为:弓形纹、反箕形纹增多,而正箕形纹减少,指嵴纹总数和绝对嵴纹数值增高。

【实验室检查】 根据本病典型的临床症状可基本作出诊断。染色体检查通常在低或无叶酸和胸腺嘧啶的培养基中进行培养,但是阳性率低,不能测出携带者。

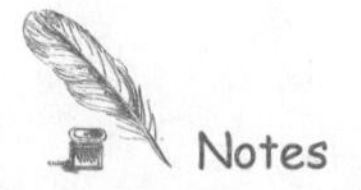

基因诊断是目前诊断脆性 X 综合征最可靠的方法。

【治疗】 本病无特效治疗。特殊教育,行为疗法,社会技能训练和药物治疗等可改善部分患病个体的预后。

【预防】 对脆性 X 综合征患者应进行家系调查,发现杂合子并进行遗传咨询和产前诊断。高危孕妇应产前检查,发现脆性 X 综合征阳性的男性胎儿应终止妊娠。

第二节　遗传性代谢病

一、概　　述

遗传性代谢病(inborn errors of metabolism,IEM)是由于基因突变,蛋白质分子在结构和功能上发生改变,导致酶、受体、载体等缺陷,使机体的生化反应和代谢出现异常,反应底物或者中间代谢产物在体内大量蓄积,引起一系列临床表现。遗传性代谢病种类繁多,目前已达近千种。虽单一病种患病率较低,但是总体发病率较高、危害严重。

遗传性代谢病起病时间不同,可在婴幼儿期、儿童期、青少年甚至成年期发病。其临床表现复杂多样,可有急性危象期、缓解期和缓慢进展期。全身各器官均可受累,以神经系统及消化系统的表现较为突出。有些有容貌异常,毛发、皮肤色素改变。部分患儿表现为骨骼畸形,心肌肥大,皮疹,白内障,角膜混浊,视神经萎缩,耳聋,大头,肝脾肿大,黄疸或肝硬化等。急性症状和生化异常包括急性代谢性脑病、高氨血症、代谢性酸中毒、低血糖等。

遗传性代谢病的诊断常需依赖实验室检查,血、尿常规分析,生化检测如血糖、血气分析、肝功能、胆红素、血氨、乳酸、酮体、丙酮酸、肌酐、尿素、电解质、钙、磷测定,有助于对遗传性代谢病作出初步判断或缩小诊断范围。遗传性代谢病的确诊需根据疾病进行特异性底物或者产物的测定。目前,GC/MS、串联质谱技术结合氨基酸分析等其他生化技术已可诊断多数不同临床表型的遗传性有机酸和氨基酸代谢异常,是目前对遗传性代谢病进行高危筛查、确定诊断最为有效和广泛应用的方法。酶学测定对酶活性降低的遗传性代谢病诊断有重要价值,基因诊断对所有遗传病的最终诊断和分型越来越重要,但基因分析尚不能完全取代酶学检测。

大多遗传代谢病尚缺乏切实有效的治疗,对部分发病率相对较高、临床危害重、早期诊断并早期治疗可取得良好临床效果的疾病宜进行新生儿筛查。近年来,应用串联质谱仪(Tandem-MS),可利用一张干血滴滤纸片对包括氨基酸病、有机酸尿症和脂肪酸氧化缺陷在内的 30 余种遗传性代谢病在数分钟内同时进行筛查,大大提高了效率,在大规模群体筛查中显著降低成本,实现了筛查工作从"一项检测一种疾病"到"一项检测多种疾病"的转变。该技术显著扩大了遗传代谢缺陷病的筛查、诊断和研究范围,使越来越多的遗传代谢缺陷病得到及时的筛查诊断和正确处理。

二、糖代谢障碍

糖原累积病

糖原累积病(glycogen storage disease,GSD)是一组由于先天性酶缺陷所造成的糖代谢障碍性疾病。由于糖原分解或合成过程中各种酶缺乏,以致糖原(正常或异常结构)累积在肝、肌肉、心、肾等组织而造成一系列的临床症状。根据酶缺陷不同和糖原在体内沉积部位的不同分为 12 型,临床以Ⅰ型糖原累积病最多见(表 15-2-1)。

表 15-2-1 糖原累积病的类型

类型	疾病	酶缺陷	致病基因	基因定位	主要受累组织
GSD 0 型					
0a		糖原合成酶	GYS2	12p12.2	肝
0b		糖原合成酶	GYS1	19q13.3	肌肉
GSD Ⅰ型					
Ⅰa	von Gierke 病	葡萄糖-6-磷酸酶	G6PC、G6PC1	17q21	肝、肾
Ⅰb		葡萄糖-6-磷酸转移酶	G6PT1	11q23	肝
Ⅰc		葡萄糖-6-磷酸转移酶	G6PT1	11q23 6p21.3	肝
GSDⅡ型	Pompe 病	α-1,4-葡萄糖苷酶	GAA	17q25.2-q25.3	心、肝、肌肉
GSDⅢ型	Forbes 病、Cori 病				
Ⅲa		脱枝酶	AGL	1p21	肝、肌肉
Ⅲb		脱枝酶	AGL	1p21	肝
Ⅲc		淀粉-1,6-葡糖苷酶			
Ⅲd		低聚-(1,4→1,4)-葡聚糖转移酶活性			
GSDⅣ型	Andersen 病	分枝酶	GBE1	3p12	肝
GSDⅤ型	McArdle 病	肌磷酸化酶	PYGM	11q13	肌肉
GSDⅥ型	Hers 病	肝磷酸化酶 P	YGL	14q21-q22	肝
GSDⅦ型	Tarui 病	肌肉磷酸果糖激酶	PFKM	12q13.3	肌肉、红细胞
GSDⅧ型		磷酸化酶激酶	PHK	Xp22.2-p22.1	肌肉
GSDⅨa 型		肝磷酸化酶激酶	PHKA2	Xp12-q13	肝
GSDⅪ型	Faneoni-Biekel 综合征	葡萄糖转运蛋白 2	GLUT2	3p26.1-q26.3	肝、肾

糖原累积病Ⅰa 型

【发病机制】 糖原累积病Ⅰa 型是由于葡萄糖-6-磷酸酶(G6Pase)缺陷所导致的常染色体隐性遗传病,活产儿发病率为 1/100 000,在 GSD 各型中最为多见。G6Pase 基因位于 17q21,约 12.5kb,含 5 个外显子。迄今为止,G6Pase 基因编码区已发现 100 余种突变。不同种族和不同地区的人群有不同的突变类型。

【临床表现】 患儿临床表现轻重不一,大多起病隐袭。典型者表现为生长落后、身材矮小,低血糖、肝大,易感染。患儿呈娃娃脸,肌张力低下,智能发育多数正常。重症在新生儿期即可出现严重低血糖、酸中毒、呼吸困难和肝大等症状,少数可出现低血糖惊厥。患儿有高乳酸血症、高尿酸血症、高脂血症。部分患儿尽管血糖很低,但无明显的低血糖症状,往往因肝大就诊,经生化检查才发现低血糖。

患者可出现骨质疏松,由于血小板功能不良,患儿常有鼻出血等出血倾向,可并发肾病或肾功能异常。

【实验室检查】

1. 生化异常 低血糖、酮症酸中毒、乳酸血症,血脂及尿酸升高,可有肝功能异常。
2. 肾上腺素试验 正常者血糖上升 40% ~60%;患者血糖无明显上升。

3. 胰高血糖素试验 正常时在 15 ~ 45min 内血糖可升高 1.5 ~ 2.8mmol/L，患者血糖升高不明显。

4. 肝组织活体检查和酶活性测定 肝组织糖原染色见糖原增多，特异性酶活性降低。

5. 外周血白细胞 DNA 分析，进行基因诊断。

【诊断】 根据病史、体征和血生化检测结果可作出临床诊断，肾上腺素或胰高血糖素等试验可辅助诊断。准确分型需进行酶学测定和基因诊断。

【治疗】 本病治疗首先应维持患者血糖在正常水平，防止低血糖，从而减轻临床症状。

重症者治疗方案可采用多次少量进食和夜间持续点滴高碳水化合物，以维持血糖在 4 ~ 5mmol/L。在 1 岁以后可服用生玉米淀粉混悬液，剂量为每次 1.5g/kg，4 小时 1 次。随年龄增长，剂量渐增至每次 1.75 ~ 2.0g/kg，6 小时 1 次。采用低脂饮食预防高脂血症，并注意补充各种微量元素和矿物质。

黏多糖病

黏多糖病（mucopolysaccharidosis，MPS）是一组遗传性溶酶体贮积症，因降解各种黏多糖所需的溶酶体酶缺陷，造成不能完全降解的黏多糖在溶酶体中贮积，并有大量黏多糖从尿中排出。根据临床表现和不同的酶缺陷，可将 MPS 分为Ⅰ ~ Ⅶ型，除 MPSⅡ型为 X 连锁隐性遗传外，其余均属常染色体隐性遗传。临床主要特征是粗丑面容、骨骼异常及运动受限、肝脾肿大和智能低下。

【发病机制】 黏多糖是结缔组织细胞间质的主要成分，广泛存在于各种细胞内。不同的黏多糖需不同的溶酶体酶进行降解，目前已知有 10 种溶酶体酶参与其降解过程。其中任何一种酶的缺陷都会造成氨基葡聚糖链分解障碍，在溶酶体内积聚，尿中排出增加。参与黏多糖代谢的各种酶的编码基因和临床类别见表 15-2-2。

表 15-2-2 黏多糖病的分型

类型	综合征	缺陷酶	致病基因	基因定位
MPSⅠ型				
ⅠH 型	Hurler 综合征	α-L-艾杜糖酶	IDUA	4p16.3
ⅠS 型	Scheie 综合征	α-L-艾杜糖酶	IDUA	4p16.3
ⅠH/S 型	Hurler-Scheie 综合征	α-L-艾杜糖酶	IDUA	4p16.3
MPSⅡ型（A、B）	Hunter 综合征（A、B）	艾杜糖醛酸硫酸酯酶	IDS SIDS	Xq28
MPSⅢ型				
ⅢA 型	Sanfilippo 综合征 A	硫酸乙酰肝素硫酸酯酶	SGSH	17q25.3
ⅢB 型	Sanfilippo 综合征 B	N-乙酰-α-D-氨基葡糖苷酶	NAGLU	17q21.2
ⅢC 型	Sanfilippo 综合征 C	乙酰辅酶 A：α-氨基葡糖苷-N-乙酰转移酶	HGSNAT	8p11.21
ⅢD 型	Sanfilippo 综合征 D	N-乙酰氨基葡糖苷-6-硫酸酯酶	GNS	12q14.3
MPSⅣ型				
ⅣA 型	Morquio 综合征 A	氨基半乳糖-6-硫酸酯酶	GALNS	16q24.3
ⅣB 型	Morquio 综合征 B	β-半乳糖苷酶	GLB1	3p21.33
MPSⅥ型	Maroteaux-Lamy 综合征	芳基硫酸酯酶 B	ARSB	5q14.1
MPSⅦ型	Sly 综合征	β-葡萄糖醛酸酶	GUSB	7q21.11
MPSⅧ型	Diferrante 综合征	氨基葡糖-6-硫酸-硫酸酯酶	?	?
MPSⅨ型		透明质酸酶	HYAL1	3p21.31

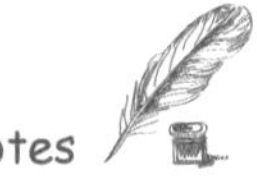

【临床表现】

1. 体格发育障碍 患者出生时正常,大多生后1年左右呈现生长落后、身材矮小,关节进行性畸变,脊柱后凸或侧凸,膝外翻、爪状手等改变。患儿头大,面容丑陋,前额突出,毛发多而发际低。ⅠS型骨骼病变较轻,通常不影响身高。Ⅳ型病变最严重:患儿椎骨发育不良呈扁平,表现为短颈,鸡胸,肋下缘外突和脊柱极度后、侧凸,膝外翻严重。

2. 智能障碍 患儿精神、神经发育在1岁后逐渐迟缓,但ⅠS、Ⅳ和Ⅵ型大都智能正常。

3. 眼部病变 大部分患儿在1岁左右出现角膜混浊,Ⅱ、Ⅳ型发生较晚且较轻,因Ⅲ型酶缺陷仅导致HS降解障碍,故无角膜病变。ⅠS、Ⅱ和Ⅲ型可能有视网膜色素改变。ⅠS型可发生青光眼。

4. 其他 由于黏多糖在各器官的贮积,常见肝脾肿大、耳聋、心瓣膜损伤、动脉硬化等。随着病情进展,可发生肺功能不全、颈神经压迫症状和交通性脑积水等继发病变。

【实验室检查】

1. 尿液黏多糖检测

(1) 定性试验:甲苯胺蓝试验,患者尿液呈阳性反应。

(2) 定量试验:MPS患者24小时尿黏多糖定量提示尿黏多糖排出明显增多。

2. 骨骼X线检查 骨质较疏松,颅骨增大,蝶鞍增大。脊柱后凸或侧弯,椎体呈楔形或扁平,胸、腰椎体前下缘呈鱼唇样前突或呈鸟嘴突。肋骨脊柱端细小,胸骨端增宽,呈飘带状。掌骨短粗,基底变尖,指骨远端窄圆,腕骨骨化成熟延迟。

3. 酶学分析 是临床诊断黏多糖病和分型的重要手段,可采用外周血白细胞或成纤维细胞进行。

4. DNA分析 参与黏多糖代谢的各种酶的编码基因均已定位,在患者中可发现多种不同基因突变类型。

【诊断】

1. 根据临床特殊面容和体征、X线片表现以及尿黏多糖阳性,可以作出临床诊断。

2. 酶活性测定是目前确诊和MPS分型的可靠方法。

本病应与佝偻病、先天性甲状腺功能减低症、粘脂贮积病(mucolipidosis,ML)、甘露糖贮积病、GM1神经节苷脂沉积病等鉴别,这些疾病临床表现与黏多糖病相似,但尿中黏多糖排量不增加。

【治疗】

1. 酶替代治疗 黏多糖病Ⅰ型、Ⅱ型、Ⅵ型的酶替代治疗已取得较好的临床疗效。通过酶替代治疗患儿尿中黏多糖明显减少,肝脾明显缩小,生长发育速度加快,关节活动能力提高。但由于酶不能透过血脑屏障,酶替代治疗对改善认知功能及中枢神经系统功能效果不佳。另外,酶替代治疗不能逆转已经形成的心瓣膜病变及骨骼改变。酶替代治疗极其昂贵,目前国内推广困难。

2. 骨髓移植 骨髓移植可改善部分临床症状。黏多糖ⅠH型经骨髓移植后智力改善,末梢组织的黏多糖消失,角膜清亮,肝脾缩小,上肢关节的活动性好转。但不能改变Hurler综合征骨骼异常的自然病程,对已形成的骨骼畸形无改善。

半乳糖血症

半乳糖血症(galactosemia)是由于半乳糖代谢途径中酶的缺陷所造成的遗传代谢病,其发病率约为1/40 000。根据酶的缺陷不同分为3型,均为常染色体隐性遗传病。临床表现为黄疸、肝脾大、低血糖和肝功能异常。其中以半乳糖-1-磷酸尿苷酰转移酶缺乏最为多见,在新生儿中发病率为1/10 000～1/30 000,且病情严重。

【发病机制】 正常情况下，乳糖进入肠道后即被水解成半乳糖和葡萄糖经肠黏膜吸收。半乳糖被吸收后在肝细胞内先后经半乳糖激酶（galactokinase，GALK）、半乳糖-1-磷酸尿苷酰转移酶（galactose-1-phosphate uridyltransferase，GALT）和尿苷二磷酸半乳糖表异构酶（uridine diphosphate galactose-4-epimerase，GALE）的作用，最终生成1-磷酸葡萄糖进入葡萄糖代谢途径（图15-2-1）。人体肝脏将半乳糖转化为葡萄糖的能力很强，摄入血中的半乳糖在半小时内即有50%被转化。

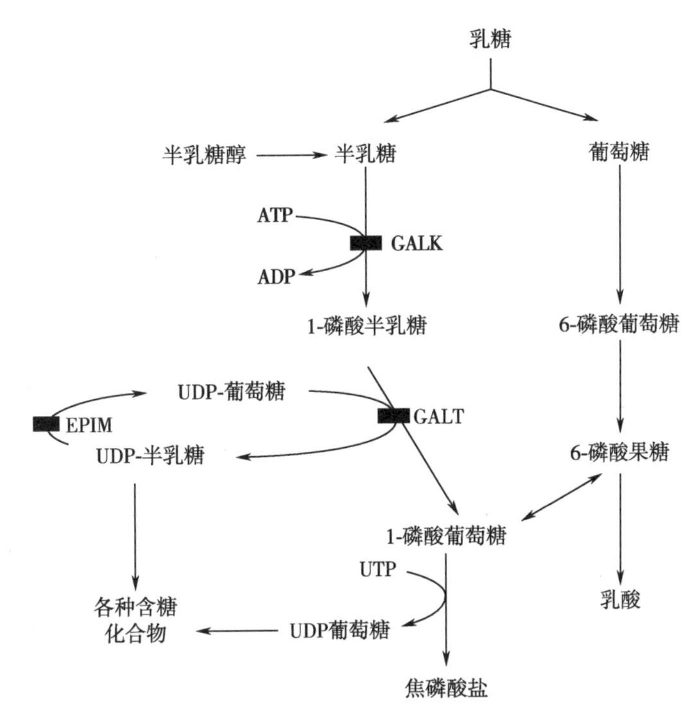

图15-2-1　半乳糖代谢途径及其酶缺陷
GALK：半乳糖激酶　GALT：半乳糖-1-磷酸尿苷酰转移酶
EPIM：尿苷二磷酸半乳糖表异构酶

半乳糖-1-磷酸尿苷酰转移酶（GLAT）的编码基因位于9p13，其缺陷导致半乳糖、半乳糖-1-磷酸和半乳糖代谢旁路生成的半乳糖醇等在各种组织中积累。1-磷酸半乳糖具细胞毒性，对糖代谢途径中的多种酶有抑制作用，特别是葡萄糖磷酸变位酶。葡萄糖磷酸变位酶被阻抑后不能使1-磷酸葡萄糖转化为6-磷酸葡萄糖，阻断了糖原分解过程；高浓度的1-磷酸半乳糖还抑制葡萄糖异生过程，因而在临床上呈现低血糖症状。半乳糖进入晶状体后即被醛糖还原酶（aldose reductase）还原成为半乳糖醇，沉积在晶状体中造成晶状体内渗透压增高、含水量增加、氨基酸转运和蛋白合成降低等代谢异常，最终形成白内障。

【临床表现】 典型患儿在围生期即发病，常在喂给乳类后数日即出现呕吐、拒食、体重不增和嗜睡等症状，继而呈现黄疸和肝大。若不能及时诊断而继续喂给乳类，将导致病情进一步恶化，在2～5周内发生腹水、肝功能衰竭、出血等终末期症状。如用裂隙灯检查，在发病早期即可发现晶状体白内障形成。

30%～50%患儿在病程第1周左右并发大肠杆菌败血症，使病情更加严重。未经及时诊断和治疗的患儿大多在新生儿期内夭折。少数患儿症状可较轻微，仅在进食乳类后出现轻度的消化道症状，但如继续使用乳类食物则在幼婴期逐渐呈现生长迟缓、智能发育落后、肝硬化和白内障等征象。

【诊断】

1. 新生儿期筛查　通过对新生儿进行群体筛查不仅可以达到早期诊断和治疗的目的，还可

为遗传咨询和优生优育提供依据。以往大多数筛查中心都选用两种方法:①Beutler 试验:用于检测血滴纸片的半乳糖-1-磷酸尿酰转移酶活性,其缺点是假阳性率过高;②Paigen 试验:用于检测血滴纸片半乳糖和半乳糖-1-磷酸的半定量方法,优点是很少假阳性,并且 3 种酶缺陷都可被检出。

2. 尿液气相色谱-质谱(GC-MS)分析 对疑似患儿进行尿液 GC-MS 分析,患儿尿半乳糖、半乳糖醇、半乳糖酸等明显增高。

3. 酶学诊断 外周血红、白细胞、皮肤成纤维细胞或肝活体组织检查等均可供测定酶活性之用,以红细胞最为方便。

4. 其他常规检查 肝功能、凝血机制、血糖、血氨、血电解质、血气等。

【治疗】 诊断一旦明确,应立即治疗。本病患儿终生禁食含半乳糖成分的食物。开始治疗的年龄越小,效果越好。

明确诊断后,立即停用乳类,改用豆浆、米粉等喂养,并适当补充钙剂,辅以不含半乳糖的果汁、蔬菜汁以补充维生素。4 个月以上添加优质蛋白质如鸡蛋黄、肉松和鱼等营养必需物质。通常在限制乳类 3~4 天后即可见临床症状改善,肝功能在 1 周后好转。患儿开始摄食辅食后,必须避免一切可能含有奶类的食品和某些含有乳糖的水果、蔬菜如西瓜、西红柿等。

对症支持治疗:低血糖时静脉输注葡萄糖;腹泻严重时及时补充电解质和水;对合并败血症的患儿应采用适当的抗生素并给予积极支持治疗。

三、氨基酸与有机酸代谢障碍

苯丙酮尿症

苯丙酮尿症(phenylketonuria,PKU)是最常见的先天性氨基酸代谢障碍,为常染色体隐性遗传病,临床主要特征为智力低下,皮肤、毛发色素浅淡和鼠尿臭味。本病发病率具有种族和地域差异,我国发病率总体为 1∶11 000。

【发病机制】 苯丙氨酸(phenylalanine,Phe)是人体必需氨基酸,食入体内的 Phe 一部分用于蛋白质的合成,一部分通过苯丙氨酸羟化酶(phenylalanine hydroxylase,PAH)作用转变为酪氨酸,以供给合成肾上腺素、黑色素、甲状腺素等,苯丙氨酸代谢见图 15-2-2。

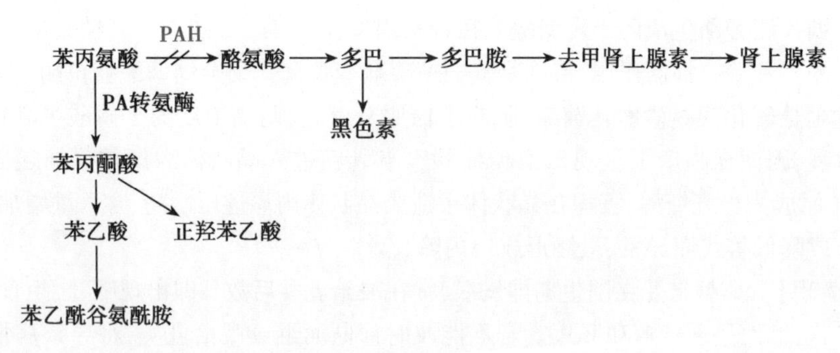

图 15-2-2 苯丙氨酸代谢途径

PKU 是由于 PAH 缺乏,不能将苯丙氨酸转化为酪氨酸,致使苯丙氨酸在血液、脑脊液、各种组织中的浓度增高。同时由于主要代谢途径受阻,次要代谢途径增强,苯丙氨酸脱氨基产生大量的苯丙酮酸,经氧化作用生成苯乙酸、苯乳酸和对羟基苯丙酮酸等旁路代谢产物,并自尿中大量排出。高浓度的苯丙氨酸及其旁路代谢产物在脑组织中大量蓄积,导致脑细胞受损。

苯丙氨酸的代谢,除了需要有苯丙氨酸羟化酶的作用外,还必须要有辅酶四氢生物蝶呤(tetrabiopterin,BH4)参与,人体内的 BH4 来源于三磷酸鸟苷(GTP),在其合成和再生途径中必须

经过三磷酸鸟苷环化水解酶(GTPCH)、6-丙酮酰四氢蝶呤合成酶(PTPS)和二氢生物蝶啶还原酶(DHPR)的催化,代谢途径见图15-2-3。PAH、GTPCH、PTPS、DHPR等酶的编码基因缺陷都可造成相关酶的活性下降,导致血苯丙氨酸升高。BH4是苯丙氨酸、酪氨酸和色氨酸等芳香氨基酸在催化过程中所必需的共同的辅酶,缺乏时不仅苯丙氨酸不能转化成酪氨酸,而且造成多巴胺、5-羟色胺等重要神经递质的合成受阻,加重神经系统的损害。

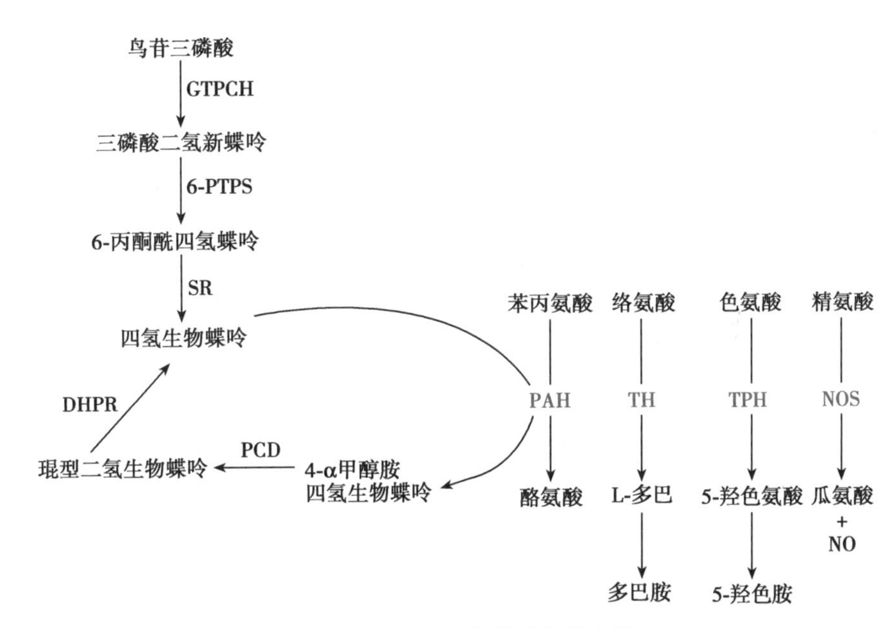

图15-2-3　四氢生物蝶呤代谢途径

人类苯丙氨酸羟化酶基因位于12q22～12q24,长约90kb,有13个外显子和12个内含子,编码451个氨基酸。在中国人群中已发现了100种以上基因突变。

据统计,在我国新生儿筛查中发现的高苯丙氨酸血症,大多数为PAH基因缺陷所引起的PKU,约10%～15%为BH4缺乏症,绝大多数是PTPS缺乏类型,DHPR缺陷罕见。

【临床表现】　患儿出生时正常,通常在3～6个月时出现症状,1岁时症状明显。

1. 神经系统　智力发育落后最为突出,智商常低于正常。多有行为异常,如兴奋不安、抑郁、多动、孤僻等。可有癫痫小发作,少数呈现肌张力增高和腱反射亢进。

2. 皮肤　患儿生后数月因黑色素合成不足,头发由黑变黄,皮肤白皙。皮肤湿疹较常见。

3. 体味　由于尿和汗液中排出较多苯乙酸,身体有明显鼠尿臭味。

【实验室检查】

1. 新生儿疾病筛查　新生儿哺乳3天,针刺足跟采集外周血,滴于专用采血滤纸上,晾干后寄送至筛查实验室,进行苯丙氨酸浓度测定。如Phe浓度大于筛查阳性切割值,则需进一步鉴别诊断和确诊。

2. 苯丙氨酸浓度测定　正常浓度小于120μmol/L(2mg/dl),经典型PKU>1200μmol/L。

3. 尿三氯化铁(FeCl3)及2,4-二硝基苯肼试验(DNPH)　一般用于较大儿童的初筛。新生儿PKU因苯丙氨酸旁路代谢尚未健全,可为阴性。

4. 尿蝶呤谱分析　主要用于血苯丙氨酸增高患者的鉴别诊断。如因6-丙酮酰四氢蝶啶合成酶缺乏所致的BH4缺乏症,尿中新蝶呤明显增加,生物蝶呤下降,N/B增高,比值(B/B+N%)<10%。三磷酸鸟苷环化水解酶缺乏的患儿呈现蝶呤总排出量减少。

5. 干纸片法测定红细胞二氢蝶呤还原酶。

6. 四氢生物蝶呤负荷试验　主要鉴别患者是否对四氢生物蝶呤负荷有反应。在服用BH4后24h内,其血Phe浓度下降超过30%为有反应,见于四氢生物蝶呤缺乏症和部分PKU患者,后

Notes

者称为四氢生物蝶呤反应性苯丙氨酸羟化酶缺乏症(BH4 反应性 PAH 缺乏症)。

7. DNA 分析 目前对苯丙氨酸羟化酶、6-丙酮酰四氢蝶呤合成酶、二氢生物蝶啶还原酶等基因缺陷都可进行基因突变检测。

【诊断】 根据智力落后、头发由黑变黄,特殊体味和血苯丙氨酸升高可以确诊。本病应力求早期诊断与治疗,以避免神经系统的损伤。

四氢生物蝶呤缺乏症患儿除有典型 PKU 表现外,神经系统表现较为突出,如肌张力异常,不自主运动,震颤,阵发性角弓反张,惊厥发作等。诊断主要依靠尿蝶呤谱分析。

【治疗】 本病为少数可治性遗传性代谢病之一,应力求早诊断与早治疗,以避免神经系统的不可逆性损伤。一旦确诊即应给予积极治疗,开始治疗年龄越小疗效越佳。

本病治疗主要采用低苯丙氨酸奶方。待血苯丙氨酸浓度降至理想浓度时,可逐渐少量添加天然饮食,以避免苯丙氨酸缺乏。但应以低蛋白,低苯丙氨酸食物为原则,其量和次数随血苯丙氨酸浓度而定。苯丙氨酸的理想控制范围:0 ~ 3 岁 120 ~ 240μmol/L;3 ~ 9 岁 180 ~ 360μmol/L;9 ~ 12 岁 180 ~ 480μmol/L;12 ~ 16 岁 180 ~ 600μmol/L;>16 岁 180 ~ 900μmol/L。

低苯丙氨酸饮食治疗至少持续到青春期后。终生治疗对患者更有益。成年女性患者在怀孕前应重新开始饮食控制,血苯丙氨酸应该在 300μmol/L 以下,直至分娩,以免高苯丙氨酸血症影响胎儿,造成母源性 PKU(maternal PKU)。

对诊断 BH4 缺乏症患者,治疗需补充 BH4、5-羟色胺和 L-DOPA。

先天性高氨血症

人体主要通过尿素循环途径将具有毒性的氨分子转化为水溶性的、无毒的尿素,通过肾脏排出。尿素循环有 6 种酶参与,其中任一酶缺陷都会造成尿素循环障碍,导致血氨增高(表 15-2-3)。除鸟氨酸氨甲酰基转移酶(ornithine transcarbamylase,OTC)缺陷为 X 连锁显性遗传外,其他各酶的缺陷均属常染色体隐性遗传。

表 15-2-3 尿素循环中酶及其缺陷所致疾病

酶	基因定位	表达组织	缺陷时导致疾病
氨甲酰磷酸合成酶(carbamyl phosphate synthetase,CPS)	2p	肝及肠(线粒体)	高氨血症Ⅰ型
鸟氨酸氨甲酰基转移酶(ornithine transcarbamylase,OTC)	Xp21.1	肝、肠及肾(线粒体)	高氨血症Ⅱ型
精氨酰琥珀酸合成酶(argininosuccinate synthetase,AS)	9q34	肝、肾及成纤维细胞(胞质)	瓜氨酸血症
精氨酰琥珀酸裂解酶(argininosuccinase,AL)	7cen-q11.2	肝、肾、脑、红细胞及成纤维细胞(胞质)	精氨酰琥珀酸尿症
精氨酸酶(arginase,ARG)	6q23	肝、肾及红细胞(胞质)	精氨酸血症
N-乙酰谷氨酸合成酶(N-acetylglutamate synthetase,NAGS)	17q21.31	肝及肠(线粒体)	N-乙酰谷氨酸合成酶缺陷症

【发病机制】 高氨血症是各型尿素循环酶缺陷疾病的最主要表现。氨基酸降解产生的大量氨分子迅速在脑细胞中与谷氨酸形成谷氨酰胺并累积在脑细胞中,使其渗透压增高,导致脑细胞水肿。脑水肿不仅使脑供血不足,且使神经元、轴突、树状突和突触的功能受损,引致一系列脑代谢和神经化学异常,产生相应的临床症候群即高血氨性脑病。

Notes

【临床表现】 尿素循环中各种酶缺乏的临床表现均以高氨血症所导致的神经系统症状为主,但各型之间或同一型的不同患儿之间症状变异较大。酶缺陷愈近尿素循环起始端,症状愈重。

发病年龄可自新生儿期至成人阶段。新生儿期发病患儿，生后24至72小时内无明显症状，然后逐渐出现嗜睡、拒食。病情进展迅速，在数小时内可发生呕吐、体温不升、过度换气等，并由嗜睡进入昏迷。易被误诊为肺部疾病、败血症或颅内出血等疾患。晚发型患者见于各年龄阶段，婴儿期发病者可能与由母乳喂养改为普通牛奶（含较高蛋白）喂养有关；较大儿童或成年人则可能由进食高蛋白诱发。轻症在停止摄入蛋白、或静脉输注葡萄糖后即可好转；重者在发生高氨血症时常见呕吐、嗜睡、易激惹和共济失调等神经系统症状。发作时除高氨血症外，呼吸性碱中毒常见。易被误诊为胃肠炎、周期性呕吐、脑炎、Reye综合征、癫痫、无黄疸性肝炎等疾患。病程较长、发作次数频繁者多伴有生长发育迟滞、癫痫发作等情况。

【实验室检查】

1. **血氨测定**　常用酶学方法检测，患儿常>200μmol/L（正常婴儿<35μmol/L）。

2. **血尿素测定**　常为正常或偏低。

3. **血气分析**　因氨对呼吸中枢的刺激作用，常引致患儿呼吸深快、过度换气而发生呼吸性碱中毒，据此可与其他疾病时的高氨血症相鉴别。

4. **血、尿氨基酸和有机酸分析**　高氨血症可导致血中谷氨酰胺、丙氨酸浓度升高；AS和AL缺乏患儿血浆瓜氨酸明显增高，尤以AS最为显著；AL缺乏者的血和尿液中精氨酰琥珀酸浓度显著增高，其他各型均不能测得；ARG缺乏者血和尿液中精氨酸明显增高。

5. **酶学诊断**　尿素循环中各种酶的活性检测可以采集肝、肠黏膜、培养的皮肤成纤维细胞或红细胞等标本进行。

6. **DNA分析**　目前已可对CPS和OTC两种酶缺陷者进行DNA分析诊断。

【鉴别诊断】　高氨血症除见于尿素循环各种酶的缺乏外，还可见于各种有机酸血症、脂肪酸β-氧化障碍、HHH综合征（高鸟氨酸血症-高氨血症-同型瓜氨酸血症综合征，其缺陷为鸟氨酸自胞质转运至线粒体障碍）等。这些疾病通常都伴有酸中毒和低血糖，且通过检测血、尿液中的氨基酸和有机酸成分即可鉴别。

【治疗】　治疗目的是纠正患儿的生化代谢异常，但同时又应保障其生长发育的营养需求。主要措施为：限制蛋白质的摄入；利用其他代谢途径增加氨的排出；供给缺乏的营养成分。

1. **急性高氨血症的治疗**

（1）立即停止摄食蛋白质，静脉输注含有电解质的10%葡萄糖溶液和脂肪液（每日1g/kg），以提供足够的热量、水分和电解质。

（2）以苯甲酸钠0.25g/kg、苯乙酸钠0.25g/kg和精氨酸0.2～0.8g/kg加入10%葡萄糖（20ml/kg）内，于1～2小时内静脉输入。此后每日按上述剂量加入每日输液中缓慢输注。

（3）口服广谱抗生素数日，或新霉素灌肠，以抑制肠道细菌产生氨。

（4）上述治疗未能降低血氨时应进行腹膜透析或血液透析。

（5）重症患儿可以在情况稳定后考虑肝移植术。

2. **长期治疗**　急性高氨血症恢复后的轻、中、重型患儿都需维持长期治疗。

（1）限制蛋白质摄入量：患儿每日饮食中的蛋白质量必须控制在1～2g/kg；必须保证热量、维生素和微量元素等的需要量。

（2）促进氨的排出，补充必需的氨基酸：苯甲酸钠、苯乙酸钠（或苯丁酸钠）、精氨酸（或瓜氨酸）等必须长期服用，以维持血氨<80μmol/L和血浆谷氨酰胺<800μmol/L。尿素循环的各型酶缺乏症，除精氨酸酶缺乏外，都应补充精氨酸。

（3）其他药物：丙戊酸钠可以促使本组疾病患儿病情恶化，故属禁用。NAGS缺乏型患儿可试用N-氨甲酰谷氨酸口服，每日剂量为100～300mg/kg。

Notes 

四、脂类代谢障碍

戈 谢 病

【病因】 戈谢病(Gaucher disease,GD)又称葡萄糖脑苷脂沉积症,是由于溶酶体β-葡萄糖脑苷脂酶(β-glucocerebrosidase,GBA)缺陷,使葡萄糖脑苷脂不能分解成半乳糖脑苷脂或葡萄糖和N-酰基鞘氨醇,而在单核-吞噬细胞系统内大量沉积,引起组织细胞大量增殖,造成肝脾肿大、骨骼病变。也可出现造血系统和中枢神经系统症状,并形成形态特异的戈谢细胞。本病是溶酶体贮积病(lysosomal storage disease)中最常见的一种,为常染色体隐性遗传病。

β-葡萄糖脑苷脂酶的编码基因定位于1q21-1q31,长约7kb,含有11个外显子。该基因突变种类繁多,目前已确定近200余种。

【临床表现】 由于酶缺乏的程度不同,临床表现可有较大差异。根据起病情况、内脏受累程度及有无神经系统症状将戈谢病分为三种类型:①Ⅰ型:慢性(非神经)型或成年型;②Ⅱ型:急性(神经)型或婴儿型;③Ⅲ型:亚急性(神经)型或幼儿型。(表15-2-4)

表15-2-4 各型戈谢病的临床及遗传学特征

型别	Ⅰ型	Ⅱ型	Ⅲ型
别称	慢性无神经型 成人型	急性神经型 婴儿型	亚急性或慢性神经型 少年型
基因突变	1226G(N370S)纯合突变	1448C(L444P)纯合基因突变	1448C(L444P)和1342C(D409H)杂合突变
酶活性	12%~45%	几乎测不出	13%~20%
临床表现起病时间	起病可早至婴儿,也可迟至几十岁	发病早	婴幼儿起病
疾病进展	起病隐匿,进展缓慢	进展迅速,病情危重	进展缓慢(亚急性)
肝脾肿大	早期脾肿大而后肝大,脾功能亢进	脾大	轻到重度
神经系统表现	无神经系统表现	神经系统症状明显	后期出现神经系统症状
脾切除	效果好,长期存活率高	脾切除无效	仅可缓解脾亢表现
预后	较好	极差 常于2岁内死亡	不良 常于儿童或青春期死亡

【实验室检查】

1. 血常规可正常,脾功能亢进者可见外周血三系减少,或仅血小板减少。

2. 血清酸性磷酸酶增高。

3. **戈谢细胞检查** 患儿骨髓、脾、肝或淋巴结穿刺液均可供检测。骨髓涂片在片尾可找到戈谢细胞。但高脂血症、慢性粒细胞白血病、多发性骨髓瘤等病亦可见到类戈谢细胞,需与之鉴别。

4. **酶学检查** 通常采用外周血白细胞或培养皮肤成纤维细胞进行。

5. 皮肤成纤维细胞β-葡萄糖脑苷脂(GC)与半乳糖脑苷脂的比值:正常值为0.16±0.08,Ⅰ型患者的比值降至0.04±0.02。

6. **基因诊断** 本病基因突变种类繁多,一些少见的基因突变尚未被发现,且有患者DNA检测未见异常,故需结合酶活性评判。

【诊断和鉴别诊断】 根据肝、脾大或有中枢神经系统症状,骨髓细胞学检查找到戈谢细胞,

血清酸性磷酸酶增高即可诊断。同时应做β-葡萄糖脑苷脂酶活性测定，有条件者可同时做基因诊断，但本病基因突变种类繁多，分析结果正常者亦不能完全排除本病。

应注意与下列疾病鉴别：尼曼-匹克病、幼年型类风湿关节炎和风湿性关节炎、慢性粒细胞白血病、血小板减少性紫癜及一些结缔组织病、地中海贫血、海蓝组织细胞增生症、脾淋巴瘤/白血病等。

【治疗及预后】

1. 脾切除　Ⅰ型和Ⅲ型患儿脾大合并脾功能亢进者，年龄在4岁以上可行脾切除以缓解症状，但有可能加重骨骼和神经系统病变。因此，对这两型患儿应予以长期随访，观察贫血和出血倾向的发展，尽可能推迟手术或仅部分脾切除。

2. 酶替代治疗（enzyme replacement therapy，ERT）　采用重组酸性β-葡糖苷酶（伊米苷酶），通过每隔一周静脉滴注（60IU/kg）可逆转骨骼外症状。维持酶替代疗法可以改善骨骼结构，减少骨痛，同时诱导生长发育的追赶。

但酶替代疗法价格极其昂贵，且因不能通过血-脑屏障，对有神经系统受累的患者效果不理想，不适用于Ⅱ、Ⅲ型患者。

3. 骨髓移植　骨髓移植治疗Ⅰ、Ⅲ型患者亦已获得满意效果，但术后约有10%患儿死亡，故应慎重考虑。

尼曼-匹克病

尼曼-匹克病（Niemann-Pick disease，NPD）又称鞘磷脂沉积病（sphingolipidosis），是一组罕见的遗传性磷脂代谢紊乱疾病，因神经鞘磷脂酶（sphingomyelinase）缺乏导致神经鞘磷脂（sphingomyelin，SM）异常沉积在肝、脾等单核-吞噬细胞系统器官和神经组织细胞中，临床以肝、脾大和神经系统受损为主。本病分为A～E 5型，均为常染色体隐性遗传病。除E型发生于成人外，其余均发生于婴幼儿及少年。

【临床表现】　根据临床表现（发病年龄和有无神经系统症状）、神经鞘磷脂酶含量及脂质贮积量，本病分为5型，儿童期以A、B、C三型为主。遗传学及临床特征见表15-2-5。

表15-2-5　儿童常见尼曼-匹克病的遗传学及临床特征

型别	Type A	Type B	Type C
致病基因	*SMPD1*	*SMPD1*	NPC1或NPC2
缺陷酶或蛋白质	酸性鞘磷脂酶	酸性鞘磷脂酶	NPC1蛋白或NPC2蛋白
酶活性	正常的5%～10%	正常的5%～20%	正常的50%
神经鞘磷脂累积量	正常的20～60倍	正常的3～20倍	正常的8倍
临床表现起病时间	婴儿型 生后1年内	较A型稍晚，多1～2岁 起病	1/3病例在出生后第2年发病。 2/3病例在儿童期或青春期起病
疾病进展	病情进展迅速	病情进展缓慢	病情进展缓慢
肝脾肿大	3～6个月时出现肝、脾增大和淋巴结肿大	常见脾先增大，然后出现肝增大	肝、脾大，程度较A、B两型轻
神经系统表现	症状出现较早	不侵犯神经系统	弥漫性脑病变，共济失调和癫痫发作等
其他	约半数患儿可见眼底黄斑部樱红斑	部分患者有樱桃色斑疹和色晕 反复肺部感染	多数患者有眼球上下活动障碍 吸入性肺炎
预后	大多在3岁左右死亡		起病越早预后越差

【诊断及鉴别诊断】 对原因不明的肝脾肿大患儿，不论是否伴有神经系统症状，都应考虑本病的可能性，尤需注意同时伴有反复肺部感染者。

肝脾肿大、早期出现神经系统症状和骨髓涂片找到典型的泡沫细胞即可对A型患儿作出初步诊断，但确诊仍需依据酶活性检测。由于正常白细胞中的鞘磷脂酶活性亦比较低，因此通常采用培养皮肤成纤维细胞作为检测材料。目前已可通过DNA分析确诊A、B型患者。对C型患者则必须用特殊方法检测其细胞内胆固醇脂化能力始可确诊。基因突变分析也可帮助确诊。

本病应与戈谢病、GM1神经节苷脂病、肝豆状核变性、遗传性共济失调等相鉴别。

【治疗】 本病目前尚无特殊治疗，主要是对症治疗。除低脂饮食、加强营养外，应用维生素C、E或丁羟基二苯乙烯，可阻止神经鞘磷脂M所含不饱和脂肪酸的过氧化和聚合作用，减少脂褐素和自由基形成。非神经型、有脾功能亢进者可以行脾切除术。

基因重组酶替代治疗A、B型患儿正在研究中。

神经节苷脂沉积病

神经节苷脂广泛存在于人体各种细胞内，以脑和神经组织中含量最高。GM1是最主要的一种神经节苷脂，GM1的降解必须在溶酶体中经一系列水解酶的作用逐步进行，其中任一酶的缺陷都将造成节苷脂在溶酶体中沉积，进而破坏细胞和脏器，即为神经节苷脂沉积病(gangliosidosis)，其临床表现以中枢神经系统症状为主。溶酶体酶缺陷导致的各种脂质沉积症见表15-2-6。

表15-2-6　溶酶体酶缺陷导致的各种脂质沉积症

缺陷酶	基因定位	造成的疾病
β-半乳糖苷酶	3p21.33	GM_1节苷脂累积病(Ⅰ、Ⅱ、Ⅲ型)
β-已糖胺酶A(α-亚单位)	15q23-q24	B型GM_2节苷脂累积病，婴儿型(Tay-Sachs病)
β-已糖胺酶A及B(β-亚单位)	5q13	O型GM_2节苷脂累积病，婴儿型(Sandhoff病) O型GM_2节苷脂累积病，少年及成人型
α-半乳糖脑苷酯酶A	Xq22	Fabry病
半乳糖脑苷酯酶	14q31	GM_1节苷脂病、Krabbe病
β-半乳糖脑苷酯酶	1q21-q31	戈谢病(Ⅰ、Ⅱ、Ⅲ型)
芳基硫酸酯酶	14q31	异染性脑的质营养不良(MLD)
β-半乳糖苷酯酶	22q13-13qter	Krabbe病(婴儿型、晚发型)
鞘磷脂酶	11p15.1-p15.4	Niemann-Pick病(A、B型)
神经酰胺酶	8p22	Faber病

【病因和发病机制】 GM1节苷脂沉积病是因为患儿缺乏酸性β-半乳糖苷酶(acid β-galactosidase)，阻断了GM1降解过程所造成。该酶编码基因位于3p21.33。本病通常分为婴儿型(Ⅰ型)、幼年型(Ⅱ型)和慢性晚发型(Ⅲ型)。

【临床表现】

1. Ⅰ型(婴儿型)　患儿多在3～6个月发病，少数新生儿期起病。初起表现为全身肌张力低下，喂养困难，对外界反应差。生后数月即可见肝、脾肿大，常伴丑陋面容，如前额凸出、耳大、鼻梁低平、齿龈增生和巨舌。患儿精神、动作发育迟缓；对声音敏感，稍加刺激即可使其惊跳；动作失定向并逐渐出现眼震颤、阵发性痉挛、惊厥、腱反射亢进、腰部脊柱后突、关节强直等症状。患儿的骨髓、肝脾、淋巴结中可找到特殊的泡沫细胞。骨骼X线片常显示多发性骨发育不良、骨

质疏松、椎体前缘尖突和畸形等现象。约 50% 患儿眼底检查可发现樱红色斑，部分患者有角膜云翳。

2. Ⅱ型（晚发婴儿型，或称幼年/少年型） 多数在 12～18 个月发病。首发症状常是步态异常、易摔跌及行走不稳，继而上肢运动不稳，不能独坐、独站和失语，逐渐发展至痉挛性四肢瘫痪，常见癫痫发作。患儿通常无外周神经受累和肝、脾肿大，视网膜和角膜无病变，视力正常，面容正常。骨骼 X 线片可见轻度髋臼和胸、腰椎椎体发育不良，近端掌骨畸形。

3. Ⅲ型（慢性晚发型，成年型） 多在儿童期和青春期发病，亦有迟至三四十岁者。以构音障碍和肌张力改变为初始症状，病情进展缓慢，可长达数 10 年，智能可能轻度受损，通常无共济失调、肌阵挛、癫痫等症状，无面容异常及肝、脾肿大，无视网膜、角膜病变。骨骼 X 线片可能见到脊椎椎体轻度扁平。

【诊断】 本病患儿尿中可检出硫酸角质素，外周血淋巴细胞常有空泡形成，骨骼 X 线片有特征性改变等均有助于诊断。确诊需依据外周血白细胞、培养成纤维细胞或肝活体组织的酸性 β-半乳糖苷酶活性测定。

【治疗及预后】 本症尚无有效治疗方法。酶活性越低，发病越早，进展越快。预后不良。

五、铜代谢障碍

肝豆状核变性

肝豆状核变性（hepatolenticular degeneration，WD）是一种常染色体隐性遗传病，因 P 型 ATP7B 基因异常，导致铜在体内贮积。临床上以肝硬化、眼角膜 K-F 环和锥体外系症状三大表现为特征。发病率约为 1∶30 000。

【发病机制】 因 ATP7B 基因突变，铜蓝蛋白和铜氧化酶活性降低，铜自胆汁中排出减少，但由于患者肠道吸收铜功能正常，因此大量铜贮积在体内重要脏器组织，影响细胞的正常功能。

ATP7B 基因定位于 13q14.3-21.1，含 21 个外显子，cDNA 全长约 7.5kb，编码 1411 个氨基酸。目前已经发现各种类型的 ATP7B 基因突变达 150 种以上。ATP7B 基因突变类型在不同种族、地区存在明显差异，中国人的突变以外显子 8 较高，其中 R778L 突变最常见。

【临床表现】 发病年龄以 7～12 岁发病最多见。最小起病年龄为 3 岁以下，最大可至成年期起病。临床表现变异较大，整个病程可分为无症状期和发病期。

1. 无症状期 从出生至发病前，患儿除有轻度尿铜增高外，其余一切正常，甚少被发现。

2. 肝损害期 随着肝细胞中铜沉积量的增加，逐渐出现肝脏受损症状。发病隐袭，初时因症状轻微，易被忽视。或可反复出现疲乏、食欲缺乏、呕吐、黄疸、水肿或腹水等。轻者仅见肝脾肿大，而无临床症状。部分病例可能并发病毒性肝炎，多数与慢性活动性肝炎不易鉴别，亦有少数病情迅速发展至急性肝功能衰退者。有时初诊就发现有肝硬化，出现肝、脾质地坚硬，腹水、食管静脉曲张、脾功能亢进、出血倾向和肝功能不全的表现。

3. 神经系统症状 多在 10 岁以后出现。患者可出现程度不等的锥体外系症状，如腱反射亢进，病理反射等，有肌张力改变、精细动作困难、动作笨拙或不自主运动，肢体震颤、面无表情、书写困难、构语困难、吞咽困难。晚期时精神症状更为明显，罕见癫痫发作或偏瘫，无感觉障碍，一般没有严重的智力低下。

4. 溶血性贫血 约 15% 患儿在出现肝病症状前或同时可发生溶血性贫血，一般呈一过性。

5. 肾脏 主要表现肾小管重吸收功能障碍症状，如蛋白尿、糖尿、氨基酸尿和肾小管酸中毒表现，少数患者可有 Fanconi 综合征表现。

6. 角膜色素环（K-F 环，Kayser-Fleisher ring） 是本病特有的体征，初期需用裂隙灯检查。

7. 约 20% 患儿发生背部或关节疼痛症状，最易受损的关节是膝、踝关节，双下肢弯曲变形。

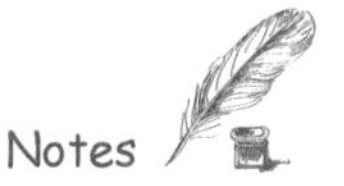

【实验室检查】

1. 血清铜蓝蛋白测定 小儿正常含量为200～400mg/L，患者通常低于200mg/L，甚至在50mg/L以下。血清铜蓝蛋白值与病情、病程和驱铜疗效无关。有5%～10%的WD患儿血清铜蓝蛋白不低或在正常低限，多为不典型肝豆状核变性患者。

2. 血清铜氧化酶活性 该酶活性的正常光密度(OD)值为0.17～0.57，肝豆状核变性者该酶活性明显降低。可用于早期诊断肝豆状核变性。

3. 24小时尿铜排量 尿铜是本病的显著生化异常之一，检测尿铜排量可辅助临床确诊、评估疗效和指导药物剂量以及观察患者对治疗的依从性。正常小儿尿铜低于40μg/24h；未经治疗的患儿明显增高，常达100～1000μg/24h。

4. 血清铜测定 大多数患者血清铜含量显著降低。但由于血清铜易受血浆蛋白及饮食影响，可有假阳性，且与病情严重程度、病程、疗效无关。故其对肝豆状核变性的诊断价值有限。

5. K-F环检查 早期需在眼科裂隙灯下检查，以后肉眼亦可见到。

6. 头颅CT、MRI检查 患者CT总异常率可达85%，多见征象是脑室扩大、脑干和小脑萎缩、大脑皮层和白质萎缩及基底节低密度改变等，但以双侧豆状核区低密度灶最具特征性；头颅MRI比之CT更具价值，表现为豆状核(尤其壳核)、尾状核、中脑和脑桥、丘脑、小脑及额叶皮质T_1加权像低信号和T_2加权像高信号，或壳核和尾状核在T2加权像显示高低混杂信号。T2加权像低信号是本病与铜沉积相关的较具特征性改变。

7. X线检查 常见骨质疏松、关节间隙变窄或骨赘生等病变。

8. 基因突变检测 ATP7B基因突变。基因诊断也可应用于患者家系中的致病基因携带者、症状前患者的检测以及产前诊断。

【诊断】 有典型临床表现、角膜K-F环、血清铜蓝蛋白降低和24小时尿铜明显增高即可做出诊断。但由于本病早期症状常较隐袭，多系统症状并非同时出现，极易漏诊或误诊。对有阳性家族史、原因不明的肝病、锥体外系症状、溶血性贫血、肾小管功能障碍、代谢性骨病的患儿，要考虑本病的可能。

【治疗】 本病是目前少数可以对症治疗的单基因遗传病，其疗效与开始治疗的时间密切相关，治疗开始愈早，预后愈好。

治疗原则是减少铜的摄入和增加铜的排出，避免铜在体内沉积，以恢复和维持机体正常功能。患者应终生治疗。

1. 低铜饮食 每日食物中含铜量不应>1mg，避免食用含铜量高的食物，如肝、贝壳类、蘑菇、蚕豆、豌豆、玉米和巧克力等。

2. 促进铜排出 主要使用螯合剂。右旋青霉胺(D-penicillamine)是目前最常用强效金属螯合药物，并促进尿铜排出。剂量为每日20mg/kg，分2～3次餐前半小时空腹口服。首次服用应作青霉素皮内试验。治疗期间应定期检查血、尿常规和24小时尿铜变化。一般在服药数周后可改善神经系统症状，而肝功能好转则常需经3～4个月治疗。因青霉胺可能有拮抗维生素B_6的作用，故应补充维生素B_6 10～20mg，每日3次。

二巯丙醇(BAL)适用于不能使用青霉胺者，儿童用量每次30～50mg/kg，连续肌注10～14天，停药1～2周后可重复使用。维持期间每周肌注一次。

3. 减少铜吸收 口服锌制剂能促进肝、肠黏膜细胞合成分泌金属硫蛋白，并与铜离子结合而减少肠铜吸收，服后粪便排铜增加。常用制剂为硫酸锌，儿童用量每次0.1～0.2g，每日2～3次口服。年长儿可增至0.3g/次，每日3次。服药后1小时内禁食以避免影响锌吸收。重症患者不宜首选。

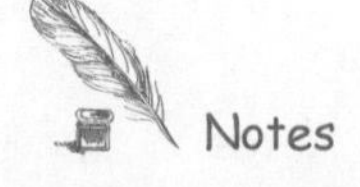

青霉胺与锌盐联合治疗可减少青霉胺用量，青霉胺每日用7～10mg/kg，4～6个月后仅用锌作维持治疗。轻症者单用锌盐也可改善症状。二药合用时最好间隔2～3小时，以免影响疗效。

4. 其他治疗　锥体外系症状可对症处理，如用左旋多巴、苯海索等。肝、肾、溶血、骨关节等病症可根据病情适当处理。对本病所致的急性肝功能衰竭或失代偿性肝硬化患儿，经上述各种治疗无效者可考虑进行肝移植。

第三节　遗传性骨骼疾病

一、软骨发育不全

【概述】　软骨发育不全(achondroplasia)是一种由于软骨内骨化缺陷的先天性发育异常，主要影响长骨，临床表现为短肢型侏儒，智力及体力发育良好。本病为常染色体显性遗传。

【临床表现】

1. 生长落后　胎儿娩出时即可见其身体长度正常而肢体较短，这种差别以后逐渐明显，肢体近端如肱骨及股骨比远端骨更短。至成人期，平均身高男性为(131±5.6)cm，女性为(124±5.9)cm。

2. 特殊体态　头颅增大，有的患者有轻度脑积水，穹隆及前额突出。胸椎后突，腰椎前突，以后者为明显。骶骨较水平使臀部特征性的突出。胸腔扁而小，肋骨异常的短。手指粗而短，分开，常可见4、5指为一组，2、3指为一组，拇指为一组，似“三叉戟”。下肢呈弓形，走路有滚动步态(rolling)。

3. 智力发育正常

【X线表现】

(1) 前额突出，顶骨及枕骨亦较隆突，但颅底短小，枕大孔变小而呈漏斗形。

(2) 长骨变短，骨干厚，髓腔变小，骨骺可呈碎裂或不齐整。下肢弓形，腓骨长于胫骨，上肢尺骨长于桡骨。

(3) 椎体厚度减少，自第一腰椎至第五腰椎，椎弓间距离逐渐变小。

(4) 骨盆狭窄，髂骨扁而圆，各个径均小，髋臼向后移，接近坐骨切迹，有髋内翻，髋臼与股骨头大小不对称。肋骨短，胸骨宽而厚。肩胛角不锐利，肩胛盂浅而小。

【诊断及鉴别诊断】　诊断一般不难。不典型的病例，需与其他原因所引起的生长落后区别，如软骨发育不良(hypochondroplasia)、软骨-外胚层发育不全(chondro-ectodermal dysplasia)、脊柱-骨骺发育不全(spondylo-epiphyseal dysplasia)等。

【治疗】　本病无特殊治疗方法。

二、成骨不全

成骨不全(osteogenesis imperfecta，OI)，又称脆骨病(brittle bone disease)，是一种遗传异质性结缔组织病。其特征为骨脆性增加、骨质疏松，即使轻微外伤甚至没有外伤也会发生骨折。本病大多数病例是由于编码Ⅰ型胶原的2个基因(COL1A1、COL1A2)之一发生错义突变或重排所致。本病无性别、种族差异，我国发病率为3/100 000。

【临床表现】　结合临床、放射学及遗传学表现，本病分为Ⅰ～Ⅵ型。各型患者基本上都有骨折和骨畸形，但各型间、甚至同型患者间表现不一、轻重不同。共同特点为：

1. 多发性骨折和骨畸形　轻微外伤甚至没有外伤也会发生骨折。先天型者在出生时即有多处骨折。骨折大多为青枝型，移位少，疼痛轻，愈合快，依靠骨膜下成骨完成，因而常不被注意而造成畸形连接。长骨及肋骨为好发部位。青春期过后，骨折趋势逐渐减少。

2. 蓝巩膜　约占90%以上。是由于患者的巩膜变为半透明，可以看到其下方的脉络膜颜色的缘故。

3. **耳聋** 常在11～40岁出现,约占25%。

4. **关节过度松弛** 尤其是腕及踝关节。还可以有膝外翻、平足、习惯性肩脱位及桡骨头脱位等。

5. **头面部畸形** 严重的颅骨发育不良者,在出生时头颅有皮囊感。以后头颅宽阔,顶骨及枕骨突出,两颞球状膨出,额骨前突,双耳被推向下方,脸呈倒三角形。部分患者伴脑积水。

6. **牙本质发育不全** 呈黄色或蓝灰色透光牙,易龋、磨损及破裂。乳齿损坏比恒齿重。

7. **其他胶原组织受侵犯表现** 皮肤光滑菲薄易破损,血管脆性增加,并发肺炎、主动脉瓣细小、二尖瓣脱垂等。患儿可出现生长落后。

【X线表现】 主要为普遍性骨质疏松及多发骨折。Ⅱ、Ⅲ型严重。

【治疗】 目前无有效治疗药物。治疗原则为慎防骨折、尽量恢复活动度与功能。

(罗小平)

参考文献

1. Behrman RE, Kliegman RM, Jenson HB, et al. Nelson Textbook of Pediatric. 17th ed. 2004
2. Bondy CA, Turner Syndrome Study Group. Care of girls and women with Turner syndrome: a guideline of the Turner Syndrome Study Group. J Clin Endocrinol Metab. 2007 Jan;92(1):10-25
3. Hoffmann GF, Nyhan WL, Zschocke J, et al. Inherited metabolic diseases. Philadelphia: Lww, 2002, 370-399
4. Sanseverino MT, Wajner M, Giuglianil R, et al. Application of a clinical and laboratory protocol for the investigation of inborn errors of metabolism among critically ill children. J Pediatr (Rio J). 2000, 76(5): 375-382
5. Rake JP, Visser G, Labrune P, et al. Guidelines for management of glycogen storage disease type I-European Study on Glycogen Storage Disease Type I (ESGSD I). Eur J Pediatr. 2002, 161 Suppl 1: S112-119
6. Muenzer J. Early initiation of enzyme replacement therapy for the mucopolysaccharidoses. Mol Genet Metab. 2014, 111(2): 63-72
7. Kaplan P, Baris H, De Meirleir L, et al. Revised recommendations for the management of Gaucher disease in children. Eur J Pediatr. 2013, 172(4): 447-458
8. European Association for Study of Liver. EASL Clinical Practice Guidelines: Wilson's disease. J Hepatol. 2012, 56(3): 671-685
9. Trotter TL, Hall JG; American Academy of Pediatrics Committee on Genetics. Health supervision for children with achondroplasia. Pediatrics. 2005, 116(3): 771-783
10. Alexander D and van Dyck PC. A Vision of the Future of Newborn Screening. Pediatrics. 2006; 117; S350-S354

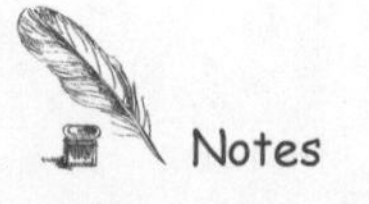

第十六章 免疫性疾病

第一节 儿童免疫系统解剖生理特点

免疫是机体的一种保护性生理功能，原意指抵御传染病的能力，现指识别自身、排斥异己以维持机体生理平衡的能力，包括三方面内容：抵御病原微生物及毒素侵袭；清除衰老、损伤或死亡的细胞，稳定体内环境；免疫监视，识别和清除自身突变细胞和外源性异质性细胞。免疫功能失调或紊乱，可致异常免疫反应，如反复感染、免疫缺陷病、变态反应、自身免疫性疾病及恶性肿瘤。

儿童期的免疫系统发育不成熟，各种免疫功能（包括固有免疫和适应性免疫）尚不健全，特别是新生儿期尚未接触抗原，免疫记忆没有建立，对各种病原、甚至致病力很弱的细菌也有易感性。

（一）固有免疫

1. 单核/巨噬细胞系统 血液中具有吞噬功能的细胞主要为中性粒细胞和单核细胞，胎儿期开始发育，至出生后可达 $8\sim13\times10^9$/L（$8000\sim13\,000/mm^3$），72 小时后下降至 0.4×10^9/L（$400/mm^3$），维持一定低水平，2～3 周后再度上升达正常。由于缺乏辅助因子，单核/巨噬细胞的趋化、黏附、吞噬、氧化杀菌、产生 G-CSF、IL-8、IL-6、IFN-γ、IL-12 等细胞因子和抗原提呈能力均较成人差，中性粒细胞的游走能力及吞噬功能也较差。

2. 屏障作用 皮肤黏膜屏障功能差，尤其是新生儿期，易因皮肤黏膜感染而患败血症；黏膜免疫系统产生免疫耐受的功能较差，容易出现蛋白不耐受情况。婴幼儿期淋巴结功能尚未成熟，屏障作用较差。血脑屏障发育不成熟，易患颅内感染。

3. 补体和其他免疫分子 母体的补体不转输给胎儿，新生儿补体经典途径（CH50、C3、C4 和 C5）活性是其母亲的 50%～60%，生后 3～6 个月达到成人水平。旁路途径的各种成分发育更为落后，B 因子和备解素仅分别为成人的 35%～60% 和 35%～70%。未成熟儿补体经典和旁路途径均低于成熟儿。正常体液中多种免疫分子具有非特异性抗微生物的作用，其水平低下也可造成抗病能力较差，新生儿血浆纤连蛋白浓度仅为成人的 1/3～1/2，未成熟儿则更低。未成熟儿甘露糖结合凝集素（mannose binding lectin，MBL）较成人低，生后 10～20 周达到足月新生儿水平。

（二）适应性免疫

1. B 淋巴细胞及 Ig 胎儿和新生儿有产生 IgM 的 B 细胞，但无产生 IgG 和 IgA 的 B 细胞。分泌 IgG 的 B 细胞于 2 岁时、分泌 IgA 的 B 细胞于 5 岁时达成人水平。B 细胞至 5 岁才发育成熟，婴幼儿体内的 B 细胞多为不成熟的 B 细胞，不能有效产生抗多糖抗原的抗体，所以婴幼儿容易感染含有胸腺非依赖抗原（TI）-2 抗原（具有许多重复性抗原决定簇的抗原，如细菌荚膜多糖和聚合鞭毛素等）的病原体。

IgG 是唯一能通过胎盘的 Ig，为主动性转运过程。大量 IgG 通过胎盘是在妊娠的后期。胎龄小于 32 周的胎儿或未成熟儿的血清 IgG 浓度低于 4g/L，而足月新生儿血清 IgG 高于其母体 5%～10%。新生儿自身合成的 IgG 比 IgM 慢。生后 2～4 个月血清 IgG 降至最低点，达 2g/L，早产儿可低至 0.6g/L。出生 6 个月以后婴儿自身产生 IgG 水平逐渐增加，至 10～12 个月时体内 IgG 均为自身产生，8～10 岁时达成人水平。IgG 亚类随年龄增长而逐渐上升，IgG2 代表细菌多糖的抗体，其上升速度在 2 岁内很慢，在此年龄阶段易患荚膜细菌感染。

IgM 不能通过胎盘，所以出生时 IgM 水平极低。胎儿 IgM 水平增高往往提示存在宫内感染。

出生后 IgM 产生迅速增加,男孩于 3 岁时,女孩于 6 岁时达到成人血清水平。IgA 发育最迟,至青春后期或成人期才达成人水平。分泌型 IgA 于新生儿期不能测出,2 个月时唾液中可测到,2～4 岁时达成人水平。IgD 在胎龄 31 周开始出现,其自身合成较少,生后脐血含量仅为成人的 1%,1 岁为 10%,2～3 岁达成人水平。IgE 自胎龄 11 周开始合成,7 岁左右达成人水平。Ig 的个体发育(图 16-1-1),不同年龄儿童血清 IgG、IgA 和 IgM 正常值见表 16-1-1。

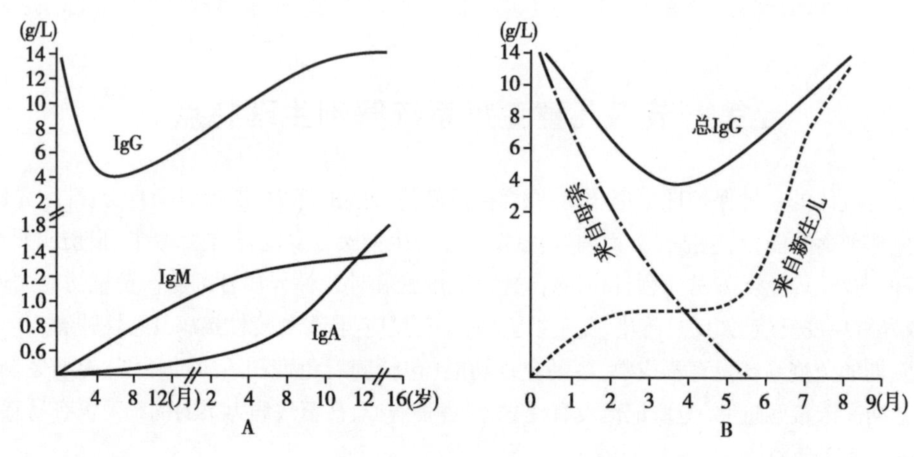

图 16-1-1 免疫细胞的种类和发育

注:A 图:IgG、IgM 和 IgA 个体发育,由于母体 IgG 能通过胎盘,使出生时婴儿血清 IgG 水平甚高,随母体 IgG 消失,于生后 3～5 个月降至最低点,婴儿自身的 IgG 逐渐产生,大约于 8～10 岁时达成人水平。IgM 和 IgA 出生时几乎为零,IgM 发育最快,于 6～8 岁时达成人水平;IgA 于 11～12 岁时接近成人浓度。B 图:出生后 9 个月内婴儿血清 IgG 动态变化

表 16-1-1 不同健康儿童血清免疫球蛋白含量(g/L)

年龄	IgA	IgM	IgG	IgG1	IgG2	IgG3	IgG4
新生儿	0～0.022	0.05～0.30	—	3.88～7.40	1.41～3.11	0.34～0.78	0.19～0.51
～6 个月	0.03～0.82	0.15～1.09	7.0～14.8	2.31～4.31	0.82～1.44	0.21～0.45	0.09～0.29
～2 岁	0.14～1.08	0.43～2.39	3.0～10.0	2.27～5.34	0.68～2.45	0.21～0.62	0.06～0.40
～6 岁	0.26～1.90	0.50～1.99	5.0～12.0	3.29～6.98	1.44～3.13	0.31～0.76	0.17～0.45
～12 岁	0.29～2.70	0.50～2.60	5.0～13.0	4.51～8.19	1.97～3.69	0.42～0.86	0.19～0.59
～16 岁	0.81～2.32	0.45～2.40	7.0～16.5	4.97～9.51	2.06～4.46	0.46～0.90	0.26～0.62

(摘自杨锡强、易著文. 儿科学. 第 6 版,北京:人民卫生出版社)

2. T 淋巴细胞及细胞因子　成熟 T 细胞占外周血淋巴细胞的 60%～70%,因此外周血淋巴细胞计数可反映 T 细胞数量。出生时淋巴细胞数目较少,6～7 个月时超过中性粒细胞的百分率,6～7 岁时两者相当,此后随年龄增加逐渐接近成人水平。出生时 T 细胞功能发育已完成,故新生儿的皮肤迟发型超敏反应在初生后不久即已形成,新生儿接种卡介苗数周后,结核菌素试验即呈阳性反应。但小于胎龄儿和早产儿的 T 细胞数量少,对有丝分裂原反应较低。早产儿至 1 个月龄时 T 细胞数量可赶上足月儿,而小于胎龄儿要在 1 岁以后才赶上同龄正常儿。

绝大多数脐血 T 细胞(97%)为 $CD45RA^+$"初始"("näive")T 细胞(成人外周血为 50%),而 $CD45RO^+$记忆性 T 细胞极少。新生儿 T 细胞表达 CD25 和 CD40 配体较成人弱,辅助 B 细胞合成和转换 Ig、促进吞噬细胞和细胞毒性 T 细胞(CTL)的能力差;新生儿及婴儿期 $CD4^+$标记的 Th 相对较多,且以 Th2 为主,$CD8^+$细胞毒性/抑制性 T 细胞较少,$CD4^+$/$CD8^+$比值高达 3～4,故 Th2 类细胞功能相对亢进,其分泌的细胞因子占有相对优势,有利于避免母子免疫排

斥反应，;新生儿 T 细胞产生 TNF 和 GM-CSF 的能力仅为成人的 50%，IFN-γ、IL-10 和 IL-4 为 10% ~20%。随抗原反复刺激，各种细胞因子水平逐渐升高。如 IFN-γ 于生后 175 天即达到成人水平。

3. 自然杀伤细胞　参与抗体依赖细胞介导的细胞毒性作用，其表面标记 CD56 于出生时几乎不表达，整个新生儿期亦很低。NK 活性于生后 1 ~5 个月时达成人水平。抗体依赖细胞介导的细胞毒性功能仅为成人的 50%，于 1 岁时达到成人水平。

第二节　原发性免疫缺陷病

原发性免疫缺陷病(primary immunodeficiency diseases，PIDs)是由遗传因素或先天性免疫系统发育不良导致免疫系统功能障碍的一组综合征，可累及固有免疫或适应性免疫。临床表现为抗感染功能低下，反复发生严重的感染；或因(可同时伴有)免疫自身稳定和免疫监视功能异常，发生自身免疫性疾病、过敏症和某些恶性肿瘤。随着生物遗传学和诊断技术的飞速发展和不断改进，近年来，每年均有 3 ~5 种新的 PID 被发现，至今 PID 数目已增加到 200 余种，其中明确致病基因的达到 150 种以上。

1970 年世界卫生组织(WHO)在日内瓦正式组建专家委员会对 PID 进行命名和分类，此后 WHO 和与国际免疫协会(International Union of Immunological Societies，IUIS)联合组织专家每两年召开一次会议，讨论并更新 PID 命名和分类。2013 年 4 月 IUIS 在纽约召开会议更新了 PID 的分类，增加了近来新发现的 30 多种基因突变导致的 PID，特别是增加了拟表型 PID，到目前为止 PID 分为 9 个大类(表 16-2-1)。

表 16-2-1　PID 的分类

T/B 细胞联合免疫缺陷	疾　病
	1. T^-B^+重症联合免疫缺陷病(SCID)；2. T^-B^-SCID；3. CD40L 缺陷；4. CD40 缺陷；5. 嘌呤核苷磷酸化酶(PNP)缺陷；6. CD3γ 链缺陷；7. CD8 缺陷；8. zeta 链相关蛋白-70(ZAP-70)缺陷；9. 主要组织相容复合物(MHC)Ⅰ类分子缺陷；10. 主要组织相容复合物(MHC)Ⅱ类分子缺陷；11. ITK 缺陷；12. XLP1 (SH2D1A 缺陷)；13. 软骨，毛发发育不良；14. MAGT1 缺陷；15. DOCK8 缺陷；16. RhoH 缺陷；17. MST1 缺陷；18. TCRa 缺陷；19. LCK 缺陷；20. MALT1 缺陷；21. IL-21R 缺陷；22. UNC119 缺陷；23. CARD11 缺陷；24. OX40 缺陷；25. IKBKB 缺陷；26. 激活的 PI3K-δ；27. LRBA 缺陷；28. CD27 缺陷；29. Omenn 综合征
抗体为主的缺陷	1. 所有血清 Ig 严重降低伴 B 细胞显著降低或阙如；2. 血清 IgG 和 IgA 显著降低伴正常、稍低或极低数目 B 细胞；3. 血清 IgG 和 IgA 显著降低伴 IgM 正常或升高，B 细胞数目正常；4. 同种型或轻链缺陷伴正常数目 B 细胞；5. 抗原特异性抗体缺陷伴正常水平 Ig 和正常数目 B 细胞；6. 婴儿暂时性低丙种球蛋白血症(B 细胞数目正常)
其他已明确的免疫缺陷综合征	1. 先天血小板减少症；2. DNA 修复缺陷；3. 胸腺缺陷及其他先天异常；4. 免疫-骨发育不良；5. 高 IgE 综合征(HIES)；6. 先天性角化病(DKC)；7. 维生素 B12 及叶酸代谢缺陷；8. Comel-Netherton 综合征；9. Winged helix(nude)缺陷；10. ORAI-I 缺陷；11. STIM1 缺陷；12. STAT5b 缺陷；13. 肝静脉闭塞伴免疫缺陷(VODI)；14. IKAROS 缺陷；15. FILS 综合征；16. 免疫缺陷伴有多发肠道闭锁
免疫失调性疾病	1. 家族性噬血淋巴组织细胞增多(FHL)综合征；2. 淋巴组织增生综合征；3. 调节性 T 细胞(Treg)基因缺陷；4. 自身免疫综合征不伴有淋巴细胞增生；5. 自身免疫性淋巴细胞增生综合征(ALPS)；6. 伴有结肠炎的免疫失调；7. Ⅰ型干扰素相关疾病；

续表

T/B 细胞联合免疫缺陷	疾 病
先天性吞噬细胞数量和(或)功能缺陷	1. 中性粒细胞功能缺陷;2. 运动缺陷;3. 突发性呼吸缺陷;4. 对于分枝杆菌疾病的孟德尔易感性;5. 其他缺陷
固有免疫缺陷	1. 无汗性外胚层发育不良伴免疫缺陷(EDA-ID);2. TIR 信号通路缺陷;3. HOIL1 缺陷;4. WHIM(疣,低丙种球蛋白血症,感染,无效生成性慢性粒细胞缺乏)综合征;5. 疣状表皮发育不良;6. 对严重的病毒感染易感;7. 单纯疱疹病毒性脑炎;8. 对于侵袭性的真菌性疾病易感;9. 慢性皮肤黏膜念珠菌病(CMC);10. 锥体虫病;11. 孤立性先天性无脾
自身炎症反应性疾病	1. 影响炎症小体的缺陷;2. 非炎症小体相关的疾病;3. Majeed 综合征,慢性复发性多灶性脊髓炎及先天性红细胞生成障碍性贫血;4. DIRA(IL-1 受体拮抗剂缺陷);5. DITRA,IL-36 受体拮抗剂的缺陷;6. SLC29A3 突变;7. CAMPS(CARD14 介导的银屑病);8. 家族性巨颌症;9. CANDLE(慢性非典型性中性粒细胞皮炎伴有脂肪代谢障碍);10. HOIL1 缺陷;11. PLAID(PLCγ2 相关的抗体缺陷和免疫失调)
补体缺陷	1. C1q 缺陷;2. C1r 缺陷;3. C1s 缺陷;4. C4 缺陷;5. C2 缺陷;6. C3 缺陷;7. C5 缺陷;8. C6 缺陷;9. C7 缺陷;10. C8a 缺陷;11. C8b 缺陷;12. C9 缺陷;13. C1 抑制物缺陷;14. 因子 B;15. 因子 D 缺陷;16. 裂解素缺陷;17. I 因子缺陷;18. H 因子缺陷;19. H 因子相关蛋白缺陷;20. 血栓调节蛋白;21. MASP1 缺陷;22. MASP2 缺陷;23. 3MC 综合征 COLEC11 缺陷;24. 补体受体 2(CR2)缺陷;25. 补体受体 3(CR3)缺陷;26. MCP(CD46)缺陷;27. CD59 缺陷;28. 凝集素 3 缺乏
拟表型 PID	1. 体细胞基因突变相关性疾病;2. 自身抗体相关性疾病

PID 的临床表现因病因不同而极为复杂,但其共同的表现却非常类似一致,即反复感染、易患肿瘤和自身免疫性疾病。另外某些 PID 有其特殊的临床特征,有助于对这些特殊疾病作出临床诊断,如低钙血症、先天性心脏病和面部畸形(胸腺发育不全);脐带延迟脱落,外周血白细胞增高和反复感染(白细胞黏附功能缺陷);眼部及皮肤白化症伴反复感染(Chediak-Higashi 综合征);神经系统进行性变、共济失调伴反复呼吸道感染(毛细血管扩张共济失调综合征)等。总之出现以下症状时提示可能存在 PID 的危险:

Jeffrey Model 基金会医学顾问委员会共识制定的 10 条警告症状:

1. 1 年内≥4 次新的耳部感染;
2. 1 年内≥2 次严重的鼻窦感染;
3. ≥2 个月的口服抗生素治疗,效果较差;
4. 1 年内发生≥2 次的肺炎;
5. 婴儿体重不增或生长异常;
6. 反复的深部皮肤或器官脓肿;
7. 持续的鹅口疮或皮肤真菌感染;
8. 需要静脉用抗生素清除感染;
9. ≥2 次深部感染,包括败血症;
10. 原发性免疫缺陷病家族史。

对于可疑 PID 的患儿应根据具体情况选择进行以下的各种免疫学检查:

(1) B 细胞的检查:各种 Ig 和 IgG 亚类水平、B 细胞计数(CD19/20)、抗体反应(破伤风、白喉、风疹等)、B 细胞活化增殖功能、淋巴结活检等;

(2) T 细胞的检查:外周血淋巴细胞计数、胸部 X 线片、迟发皮肤过敏反应、T 细胞亚群分析(CD3/CD4/CD8)、细胞活化增殖功能、各种细胞因子测定以及皮肤或胸腺活检;

(3) 吞噬细胞的检查:WBC 计数及形态、DHR(二氢罗丹明)分析、细胞的移动/趋化/吞噬/

杀菌功能、黏附分子测定;

(4) 各种补体和调理素成分和功能的测定;另外还应包括各种相应的酶活性的测定。由于PID多为单基因遗传性疾病,所以对其进行基因突变分析是目前确诊PID的金标准。

一、严重联合免疫缺陷病

严重联合免疫缺陷病(severe combined immunodeficiency,SCID)为一组由不同基因异常所致严重T细胞缺乏(或功能异常),并伴随B细胞功能异常的疾病。

1. **发病机制** 已经证实下列多个基因突变可以导致SCID,常见的是IL-2受体γ链(IL2RG)、ARTEMIS、RAG1、RAG2、ADA、CD45、JAK3和IL7R。SCID的遗传方式有X-连锁和常染色体隐性遗传两种,其中X-连锁严重联合免疫缺陷病(X-SCID)最常见,其病因为IL-2、IL-4、IL-7、IL-9和IL-15的共有受体γ链(γc)基因突变所致,占SCID病例的50%~60%。

2. **临床表现** 不同基因突变导致SCID的临床表现大致相仿,均发病较早,一般在6个月内发病。临床表现为反复的呼吸道、肠道感染,感染的病原种类可涵盖细菌、病毒、真菌、原虫及各种条件致病菌。临床上可发生局部或全身念珠菌感染、持续腹泻、生长发育停滞和营养不良;常出现条件致病菌引起的致命感染,如卡氏肺孢子虫、曲霉菌、李斯特菌和军团菌,常出现普通病毒如巨细胞病毒(CMV)、水痘病毒、疱疹病毒、麻疹病毒和腺病毒所致的肺部感染。婴儿期可有严重的皮肤感染。其他表现还包括体重不增、长期口腔念珠菌感染和慢性腹泻,金黄色葡萄球菌引起的皮肤反复感染也很常见。

SCID患儿还可发生移植物抗宿主病(graft-versus-host disease,GVHD),主要见于接受了含异体来源的淋巴细胞的输血。急性GVHD的症状和体征是发热、剥脱性皮炎、伴高胆红素血症的肝炎、呕吐、腹泻和腹痛,严重可致命。

不同致病基因导致的SCID也各有特点,X-SCID生后不久即发生严重细菌或病毒感染,多数病例于婴儿期死亡。RAG-1或RAG-2基因突变于婴儿期发病,外周血T和B细胞计数均明显下降。ADA基因突变使ADA的毒性中间代谢产物累积,抑制T、B细胞增殖和分化,多数发病早,极少数轻症在年长儿或成人发病。网状发育不良(reticular dysgenesis)为淋巴干细胞和髓前体细胞发育成熟障碍,外周血淋巴细胞、中性粒细胞和血小板均严重减少,常死于婴儿期。

患儿免疫系统异常表现为:T细胞、NK细胞($CD16^+CD56^+$)缺如或显著减少,体外丝裂原刺激无活化反应或反应严重低下;B细胞数量可能减少、正常或相对升高,但功能异常,导致Ig产生减少和类别转换障碍,SCID患儿在感染或注射疫苗后均不产生特异性抗体。

3. **诊断** 淋巴细胞绝对计数是最常用的SCID筛查诊断方法,因为几乎SCID患儿生后均会出现淋巴细胞减少,T淋巴细胞计数<2.2×10^9/L(婴儿相对年龄稍大儿童计数高),可出现少数表达CD2抗原的幼稚T淋巴细胞,缺乏成熟的T淋巴细胞。SCID患儿淋巴细胞亚群分布特点与基因型有关。如γc、JAK3所致者表现为$T^- B^+ NK^-$,腺苷脱氨酶所致者表现为$T^- B^- NK^-$,RAG1、RAG2所致者表现为$T^- B^- NK^+$,IL-7α所致者表现为$T^- B^+ NK^+$。T淋巴细胞增殖反应低下,T淋巴细胞对丝裂原和抗原的增殖减弱或缺失。基因诊断可以检测到以上相关基因的突变。

4. **治疗** 对SCID根本的治疗是免疫重建。早期的免疫重建可使患儿得到长期生存的机会。治疗方法主要是移植人类白细胞抗原(HLA)一致的造血干细胞,生后3个月内骨髓移植或干细胞移植可使患儿生存率达95%。这些接受移植的患儿在移植后T细胞发育至正常水平,NK细胞水平常较正常低。另外强调,SCID的患儿不能进行活疫苗的免疫接种。

二、X连锁无丙种球蛋白血症

1952年Bruton报道了1例在4年半内连续发生19次脓毒血症的男性患儿,从此人们开始认识原发性免疫缺陷病存在,所以X连锁无丙种球蛋白血症(x-linked agammaglobulinaemia,

XLA)又称 Bruton 综合征,也是最常见的一种原发性 B 细胞缺陷病。

1. **发病机制** XLA 的发病机制是由于位于 X 染色体 q21.3 ~ q22 区域的 Bruton 酪氨酸激酶(Bruton's syrosine kinase,BTK)基因突变,导致 B 细胞成熟障碍。BTK 基因全长约 37.5kb,含有 19 个外显子,该基因编码的蛋白含有 5 个功能区,分别为 PH、TH、SH3、SH2 和 SH1 区,这 5 个功能区任一位点的突变都有可能影响 BTK 的活性,BTK 为细胞内重要的信号蛋白激酶,可通过多种途径调控 B 细胞分化及功能性反应,其功能障碍可使前 B 细胞向 B 细胞的分化过程阻滞,成熟 B 细胞减少。

2. **临床表现** XLA 的发病率约为 6 ~ 10/100 万人,男孩发病,发病年龄多在 6 个月龄以后,一般为 9 ~ 18 个月龄,但也有一些到成年甚至更晚才发病的病例。临床表现为反复发生的化脓菌感染(多为肺炎链球菌和流感嗜血杆菌),患儿常出现营养不良、淋巴组织发育不良如扁桃腺缺如等并发症状,10% ~ 30% 患者可伴有关节炎。

血清中各类 Ig 明显降低或缺乏是 XLA 的典型免疫特征。一般 XLA 患儿血清 IgG 含量<2g/L,IgA 和 IgM<0.2g/L。患儿外周血中成熟 B 淋巴细胞减少或者缺乏,一般 $CD19^+$B 淋巴细胞<2%。另外淋巴结及淋巴组织缺乏生发中心和淋巴滤泡,骨髓中无浆细胞,但祖 B 淋巴细胞数量正常,T 淋巴细胞数量及功能正常。预防接种后表现为无或较弱的抗体反应。

3. **诊断** 流式细胞仪测定 $CD19^+$ 或 $CD20^+$B 淋巴细胞数量和 BTK 蛋白表达水平有助于 XLA 的诊断;而 BTK 基因突变分析是 XLA 的确诊依据,目前世界范围内已报道该基因突变类型超过 760 多种。

4. **治疗** IVIG 替代疗法是治疗该病的标准疗法,一般起始量为 400 ~ 600mg/kg,每 3 ~ 4 周一次,应根据治疗反应调整用药剂量和间隔。

三、普通变异型免疫缺陷病

普通变异型免疫缺陷病(common variable immunodeficiency,CVID)为一组病因不明,遗传方式不定,表现为 Ig 缺如的综合征。可发生于任何年龄,但多于幼儿或青春期起病,男女均可发病。

1. **发病机制** 其发病机制尚不完全清楚,目前认为大多数是由于 Th 细胞功能异常,不能向 B 细胞提供辅助信息使 B 细胞的分化受阻,导致 Ig 的合成和转换障碍。也有研究表明 B 细胞本身功能缺陷、或者存在 B 细胞自身抗体也是其可能的发病机制。

2. **临床表现** 最常见为反复呼吸道感染,包括鼻窦炎、中耳炎、支气管炎和肺炎,可导致支气管扩张,病原菌为流感嗜血杆菌、链球菌、肺炎球菌以及真菌或带状疱疹等病毒。约 10% 合并化脓性脑膜炎或病毒性脑炎等中枢神经系统感染;可出现吸收不良综合征或蛋白丢失性肠病等消化道症状。少数患者有淋巴结肿大和脾大。易发生自身免疫性疾病和肿瘤。

实验室检查表现为血清 IgG 和 IgA 低下,IgM 正常或降低,B 细胞数量可能减少,T 细胞功能异常,如 $CD4^+/CD8^+$细胞比率、IL-2、IL-5 和 IFNγ 活性下降。

3. **诊断** 诊断依赖于排除其他原发性免疫缺陷病,如 XLA、高 IgM 综合征、严重联合免疫缺陷以及伴有 Ig 降低的获得性免疫缺陷病。婴幼儿发病者不易于 XLA 鉴别,一般 CVID 患儿的血清 IgG 不低于 3g/L,外周血 B 细胞计数接近正常。诊断后还应注意检查有无合并自身免疫性疾病或肿瘤。

4. **治疗** 与 XLA 相似,IVIG 的标准剂量为每月 400 ~ 600mg/kg。对于反复感染患儿,应用抗生素预防感染非常重要。另外 T 细胞缺陷者可用胸腺肽注射或胸腺移植。

四、选择性 IgA 缺乏症

选择性 IgA 缺乏症(selective IgA deficiency,SIgAD)是原发性免疫缺陷病中发病率最高的一种,占原发性免疫缺陷病的 60% 以上。有报告白种人中的发病率为 1/223 ~ 1/1000,我国估计的患病率为 0.24%,多数(75% ~ 90%)患者有家族史,可为染色体隐性遗传或常染色体显性遗传,

也可为散发。

1. 发病机制　目前尚不清楚，可能与B细胞本身的缺陷或Th细胞功能缺陷，致使B细胞不能分化为分泌IgA的浆细胞有关。

2. 临床表现　半数SIgAD患者可无临床症状；反复的呼吸道感染是SIgAD患者最常出现的临床表现，常为细菌感染，如流感嗜血杆菌和肺炎链球菌，部分患者因此会出现支气管扩张；而对于某些伴有IgG2亚型缺乏的患者更容易出现严重的感染及并发症。由于黏膜上的IgA缺乏，使得某些病原体在黏膜上皮繁殖，容易引起消化道或泌尿道感染出现相关的临床症状。SIgAD常伴有自身免疫或变态反应性疾病，包括哮喘、特应性皮炎、过敏性鼻炎以及食物过敏等；最常见的自身免疫性疾病包括特发性血小板减少性紫癜（ITP）、幼年特发性关节炎（JIA）、甲状腺炎、系统性红斑狼疮和溃疡性结肠炎等，同时，在SIgAD一级亲属中发生自身免疫性疾病的发病率约为10%，明显高于正常人群。

患者血清IgA水平常低于0.07g/L，甚至完全检测不到，重症患儿唾液中也不能检测到分泌型IgA，血清IgG和IgM正常。约20%同时缺乏IgG2和IgG4。约40%的病人可检测到自身抗体。细胞免疫功能正常。患者外周血成熟B淋巴细胞数量并不减少，但淋巴组织中特别是扁桃体和胃肠道黏膜下淋巴组织中分泌IgA的成熟B细胞和浆细胞缺乏。

3. 诊断　SIgA D诊断标准为：4岁以上患儿血清IgA<0.07g/L，其他血清免疫球蛋白正常或增高；除外其他因素（如药物、脾切除术等）所致的继发性血清IgA降低。如果患儿血清IgA>0.07g/L但低于同年龄正常值的两个标准差，则可以诊断为部分性IgA缺乏症；年龄之所以以4岁为界限，是因为部分婴幼儿在4岁后IgA可恢复正常。

4. 治疗　一般预后良好，无需特殊治疗，输血时应注意输入不含IgA的血液或洗涤红细胞。伴发SLE等自身免疫性疾病时，可用免疫抑制剂治疗；有感染时积极抗感染。

五、湿疹血小板减少伴免疫缺陷

湿疹血小板减少伴免疫缺陷（Wiskott-Aldrich syndrome，WAS）又称湿疹、血小板减少伴免疫缺陷综合征，是一种严重X连锁隐性遗传性疾病，以血小板减少、血小板体积减小、湿疹、免疫缺陷、易患自身免疫性疾病和淋巴瘤为特征。国外统计其在新生儿中的发病率为1/100万~10/100万，多起病于6个月内的男婴。

1. 发病机制　WAS的致病基因于1994年被发现，是定位于X染色体短臂着丝点周围Xpl 1.22-p11.23的WASP基因，编码含502个氨基酸的WAS蛋白（WASP）。WASP表达于胸腺、脾淋巴细胞和血小板，是一种细胞内信号传导分子，与小分子G蛋白结合，调节肌动蛋白多聚化，影响细胞骨架及免疫突触形成。由于WASP功能复杂，其基因突变导致的临床疾病亦十分多样。包括典型WAS、X-连锁血小板减少症（XLT）、间歇性X-连锁血小板减少症（IXLT）和X-连锁粒细胞减少症（XLN）。

2. 临床表现　WAS的典型临床表现为血小板减少、湿疹和免疫功能异常三联征，但是同时出现三联征者仅占27%。血小板减少和出血倾向见于80%以上的WAS患儿，包括血便、瘀斑瘀点、咯血和血尿等，重者可出现威胁生命的消化道大出血和颅内出血；约5%的患儿仅表现为血小板减少。WAS患儿异位性湿疹的发生也约占80%。免疫功能异常表现为容易罹患各种感染，其中化脓性外耳道炎最多见，占78%，还有鼻窦炎、肺炎等，严重者发生败血症和脑膜炎；病原包括各种病毒和细菌（特别是具有荚膜的细菌，如肺炎链球菌）、念珠菌和卡氏肺囊虫等。WAS患儿常伴发自身免疫性疾病，包括自身免疫性溶血性贫血、血管炎、关节炎和肾脏疾病；青春期以后10%~20%的患儿可发生肿瘤，主要有淋巴网状恶性肿瘤，以EB病毒阳性的B细胞淋巴瘤最常见。

最常见的免疫功能异常为T淋巴细胞功能缺陷，且随年龄而逐渐加重。辅助检查的异常包

Notes 

括小细胞性贫血，血小板数量减少、体积减小；血清 IgG、IgA 和 IgM 降低而 IgE 水平升高；同族血凝素滴度异常和对各种疫苗（包括蛋白质、多糖或结合疫苗）的反应减弱；患儿的淋巴细胞凋亡增加可导致 T 淋巴细胞减少，但其程度较轻，80% 以上患者的 T 淋巴细胞绝对值>1000/μl，另外 T 细胞的丝裂原刺激淋巴细胞增殖反应异常。

3. 诊断 根据 WAS 反复感染、湿疹、血小板数目减少和血小板体积减小的临床表现，典型的 WAS 病例诊断并不困难。对先天性或早发血小板减少伴小血小板的男婴，需警惕 WAS 的可能，WASP 基因检测到突变位点即可明确诊断；目前已经发现 300 多种 WASP 基因的突变。也可应用流式细胞仪进行 WASP 表达的检测来明确诊断。

4. 治疗 早期进行骨髓或脐血干细胞移植是目前治疗 WAS 最有效的手段，HLA 同型同胞供体移植效果最佳。若能提供 HLA 同型供体，骨髓移植的成活率可达 90%，而半合子和配型无关的供体移植成活率为 34% 和 65%。对 WAS 的其他治疗还包括避免外伤和出血、抗感染、IVIG、输血或血小板等。

六、X 连锁慢性肉芽肿病

X 连锁慢性肉芽肿病（chronic grannlomatous disease，CGD）是常见的吞噬细胞功能障碍的 PID。由于基因突变引起吞噬细胞还原型辅酶Ⅱ（NADPH）氧化酶复合物缺陷，导致吞噬细胞呼吸爆发功能障碍，不能产生超氧化物，失去杀伤过氧化物酶阳性细菌与真菌的能力，导致反复的慢性化脓性感染，形成肉芽肿。CGD 在美国的发病率约为 1/20 万，其他国家报告的发病率在 1/45 万～1/11 万，我国的发病率尚不清楚。

1. 发病机制 是由于基因突变使吞噬细胞 NADPH 氧化酶复合物相应亚基缺陷或构象变化，导致 NADPH 氧化酶活性缺陷。NADPH 氧化酶复合物由 5 个 phox 亚基组成，其中 gp91phox 和 p22phox 系细胞膜上的细胞色素 b558 成分；而 p47phox、p67phox 和 p40phox 是胞质蛋白，其编码基因分别为 CYBB、CYBA、NCF1、NCF2 和 NCF4。CGD 最常见的遗传方式是 CYBB 基因突变引起的 X-连锁隐性遗传（X-CGD），约占 70%；其次为常染色受体隐性遗传（AR-CGD）中的 NCF2 基因突变，约占 20%；CYBA 和 NCF1 基因突变引起的 AR-CGD 各占 5%；而常染色体显性遗传（AD-CGD）的 NCF4 突变很少见。

2. 临床表现 约 75% 的 CGD 患儿在 6 个月内起病。最典型的临床表现为反复感染，局部化脓性炎症，包括反复肺部感染、淋巴结炎、肝脓肿、骨髓炎、皮肤脓肿或蜂窝织炎。几乎所有 CGD 患儿均有肺部感染，包括反复肺炎、肺门淋巴结病、脓胸及肺脓肿，其中 50% 的肺炎为烟曲霉菌肺炎；皮肤、淋巴结的感染往往反复发生，经久不愈，出现组织坏死，形成瘢痕；35% 的 CGD 患者有肝脓肿，其中 90% 由金黄色葡萄球菌感染所致；胃肠道或泌尿道的肉芽肿形成可导致相应部位的梗阻，约 20% CGD 有炎症性肠病的表现；X-CGD 患儿结核感染的发生率较健康人群高 170 倍。

3. 诊断 对于生长发育落后，自幼反复出现严重肺部、淋巴结、肝脾和皮肤等部位细菌或真菌感染，有肉芽肿形成，结肠炎及伤口愈合延迟者，接种卡介苗后出现 BCG 感染或怀疑结核而抗结核治疗效果不好者，应高度怀疑本病。四氮唑蓝试验（NBT）为常用的传统筛查方法（可测定胞内超氧化物的释放），CGD 患者 NBT 检测阳性<5%（健康人>95%）；而二羟罗丹明 123（DHR）试验是用流式细胞术分析中性粒细胞在佛波酯（PMA）刺激后，细胞内产生的过氧化氢将无荧光的 DHR123 氧化为有荧光的罗丹明的程度，此方法更敏感、准确，已逐渐替代 NBT 成为确诊 CGD 的主要手段，并能发现轻症 CGD 患者和携带者。基因突变分析可从分子水平明确 CGD 诊断。

4. 治疗 CGD 患者均需长期用抗生素和抗真菌药物预防细菌和真菌感染，最常用复方磺胺甲噁唑和伊曲康唑。重组人干扰素-γ 作为免疫调节剂，可降低 CGD 患者感染率。CGD 患者有感染时，要尽可能明确病原后进行有针对性的治疗，有脓肿形成时经皮引流或切除脓肿是非常必要的，特别是骨骼和深部软组织的感染，最有效的治疗为外科手术与抗生素同时运用。免

疫重建是目前唯一能根治 CGD 的方法。

第三节 继发性免疫缺陷病

由后天因素(如感染、营养、疾病、药物等)引起的免疫功能障碍,称为继发性免疫缺陷病(secondary immunodeficiency disease, SID)或获得性免疫缺陷病。可以引起 SID 的原因多而复杂,包括各种营养不良、肿瘤、免疫抑制剂的应用、放射线等环境因素以及各种感染(表 16-3-1),由于篇幅所限本节仅介绍由于人类免疫缺陷病毒(HIV)感染所致的获得性免疫缺陷病(aquired immunodeficiency syndrome, AIDS)。

表 16-3-1 可导致 SID 的原因

肿瘤	白血病、淋巴瘤、骨髓瘤等
感染	结核、麻风、HIV、EB 病毒、CMV、寄生虫等
遗传性疾病	染色体异常、酶缺乏
外科手术及创伤	脾切除、胸腺切除等
特殊器官或系统功能不全及消耗性疾病	糖尿病、尿毒症、肾病综合征等
免疫抑制剂	糖皮质激素、环磷酰胺、环孢素 A、他克莫司等
营养不良	蛋白能量营养不良、微量元素缺乏
衰老	

获得性免疫缺陷综合征

获得性免疫缺陷综合征(acquired immunodeficiency syndrome, AIDS)简称为艾滋病,是人类免疫缺陷病毒(human immunodeficiency virus, HIV)感染机体后引起的一种以细胞免疫严重缺陷、反复机会感染、恶性肿瘤以及中枢神经系统(CNS)退行性变为特点的临床综合征。截至 2008 年底,全球有 250 万 15 岁以下儿童感染 HIV。我国的第一例儿童病例报告于 1985 年,截至 2009 年已累计报告 5000 余例。

1. 发病机制 HIV 属于反转录病毒科的慢病毒属,为 RNA 病毒,可分为 HIV-1 和 HIV-2 两型,AIDS 主要(95%)是由 HIV-1 所致,主要感染 $CD4^+$ T 细胞和表达 CD4 分子的单核-巨噬细胞、树突状细胞、神经胶质细胞以及 EB 病毒转化的 B 淋巴母细胞等;在病毒反转录酶的作用下,HIV 基因组 RNA 反转录成双链 DNA,其可整合到宿主细胞基因组内,导致 AIDS 的长潜伏期;HIV 在体内增殖,损伤 $CD4^+$ T 细胞导致其数目和功能持续降低,B 细胞、NK 细胞和巨噬细胞等免疫细胞的功能受损,出现严重感染和肿瘤。儿童 HIV 感染主要是通过母-婴垂直传播而获得,也可以通过婴儿期的母亲哺乳而受染。

2. 临床表现 HIV 感染婴幼儿通常在感染后第 1 年即出现临床症状,在生前或出生时感染者可早至生后 4~6 周发病,生后 3~6 个月发生卡氏肺孢子虫感染(PCP),到 1 岁时约 1/3 的感染婴幼儿死亡,到 2 岁时如果没有有效的治疗,近一半的患者将面临死亡。

儿童 AIDS 潜伏期短、起病较急、进展快;常见的临床表现为不明原因的反复发热(超过 1 个月以上),伴有全身淋巴结肿大、肝脾肿大。婴幼儿的特殊表现还有生长发育迟缓或生长停滞。可出现反复呼吸道、消化道或泌尿道的感染,在细菌性病原中特别是对多糖荚膜细菌更易感,机会性感染中常见念珠菌性食管炎、播散性巨细胞病毒感染、慢性或播散性单纯疱疹(herpes simplex)以及水痘-带状疱疹病毒感染,也可发生结核分枝杆菌、鸟型分枝杆菌、弥散性隐球菌和弓形虫,PCP 为最严重的机会性感染,死亡率很高。其他表现还有反复腮腺炎、心肌炎、肝炎、肾

病以及中枢神经系统疾病,婴幼儿易发生脑病综合征,且发病早、进展快、预后差。儿童 AIDS 恶性疾患相对少见,但平滑肌肉瘤,某些淋巴瘤,包括 CNS 淋巴瘤和非霍奇金 B 细胞淋巴瘤(伯基特型)比免疫力正常的儿童更多见,卡波西肉瘤在儿童患者中非常少见。

患者外周血象中 CD4 细胞明显下降,早期 $CD4^+T$ 细胞可>500/μl,晚期<200/μl 直至降到0。$CD8^+$细胞变化不明显,因此 $CD4^+/CD8^+$比例逐步降低或倒置(正常儿童比例为2.0);对于小于5岁的儿童来说,由于年龄相关的 $CD4^+$ T 细胞绝对计数的变化,推荐 $CD4^+T$ 细胞百分比用于儿童免疫功能评价。血清免疫球蛋白 IgG、IgM、IgA 常升高。在 HIV 感染后 3~12 周可测得核心抗 gp41 抗体,抗 gp41 的 IgG 可持续终生。

3. **诊断** HIV 感染急性期常无症状或症状轻微,易被忽视,因此必须依赖血清学检查,可以用 ELISA 法测血清抗 HIV 抗体,如阳性再检测 HIV 抗原以确诊。特别是在婴幼儿,由于母体抗体的存在,抗体检测阳性不能确定是否感染 HIV,HIV 感染最终需要通过病毒学检测确定。HIV 抗原的检测包括病毒培养、DNA-PCR 方法以及血浆中 RNA 的检测,若上述检查均阳性即可诊断 HIV 感染。婴幼儿 HIV 感染的早期诊断,对于儿童 AIDS 的防治及其预后非常重要,我国目前对婴幼儿早期诊断的策略是:婴儿出生后 6 周采集第一份血样本,若第一份血样本检测呈阳性反应,尽快再次采集第二份血样本进行检测。若两份血样本检测均呈阳性反应,诊断儿童 HIV 感染。

美国疾病控制中心(CDC)认为儿童在患有其他原因不能解释的免疫缺陷时,除了 HIV 抗体阳性外,有下列症状即可诊断为 AIDS:

(1) 卡氏肺囊虫肺炎;

(2) 弓形体脑炎或弥散性感染;

(3) 慢性隐孢子虫肠炎,超过 1 个月以上;

(4) 慢性皮肤黏膜单纯疱疹,1 个月以上;

(5) 肝脏或淋巴结以外的器官发生巨细胞病毒感染;

(6) 进行性多灶性脑白质病;

(7) 念珠菌食管炎;

(8) 隐球菌性脑膜炎或播散性感染;

(9) 细胞内鸟分枝杆菌感染;

(10) 卡波西肉瘤;

(11) 原发性脑淋巴细胞瘤;

(12) 弥散性细菌感染(不仅是肺或淋巴结感染)。

4. **治疗** 国内大多数学者认为对于 HIV 感染的儿童无论年龄大小、有无临床症状、免疫是否正常均应开始抗病毒治疗。儿童早期抗病毒治疗研究(children with HIV early Antretroviral Therapy Trial,CHER)的结果发现,早期 HIV 诊断和抗病毒治疗可以减少 76% 的早期婴儿病死率及 75% 的 HIV 相关疾病。

截至 2009 年,被美国 FDA 批准的可以用于儿科的药品包括 17 种。目前治疗首选方案为:两种核苷逆转录酶抑制剂加一种蛋白酶抑制剂,或两种核苷逆转录酶抑制剂加一种非核苷逆转录酶抑制剂。次选方案:两种核苷逆转录酶抑制剂加阿巴卡韦。我国目前现状一般为齐多夫定(AZT)或司坦夫定(d4T)+拉夫米定(3TC)+奈韦拉平(NVP)或依非韦伦(EFV),但 EFV 不能用于 3 岁以下儿童。虽然抗病毒疗法能延长生命,提高生活质量,但抗病毒药物也带来一系列不良反应,如骨髓毒性、外周神经炎、肌病、肝损害、超敏反应、胃肠道反应等,有报告表明儿童患者的药物不良反应相对成人较少。

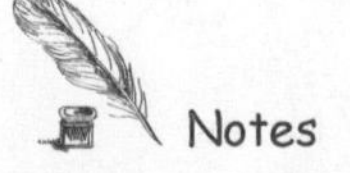

AIDS 患儿由于免疫功能低下,极易病原微生物感染及机会感染。应根据临床病原的种类,积极进行抗感染治疗及必要的预防治疗。如临床有病毒、真菌及弓形虫等感染的表现,应选用

相应的药物治疗。支持治疗对于 AIDS 儿童也非常重要，静脉注射人血丙种球蛋白可减少 AIDS 患儿合并细菌感染的发生率和缩短住院时间，每月定期使用静脉注射人血丙种球蛋白的指征为低丙种球蛋白血症，抗体反应低下和适当的抗微生物治疗不能控制的反复感染。另外也可应用一些具有抗感染和增强免疫的免疫调节药物如干扰素、IL-2 等。

5. 预防　在目前尚没有根本治愈方法的情况下，AIDS 的预防显得尤为重要。垂直传播是儿童感染的主要途径，所以母婴阻断策略的实施是目前最为有效的控制婴幼儿感染的方式，通过成功的干预，母婴传播的风险可以降至 2% 以内。

妊娠期 HIV 感染母婴传播的概率为 25% ~40%。应对所有孕妇进行 HIV 的筛查以发现感染艾滋病的孕妇，如果准备继续妊娠都应该给予抗病毒治疗；为了尽可能减少药物对胎儿的影响，建议在妊娠 3 个月后尽快开始三联抗病毒治疗；孕晚期才发现感染艾滋病者，可于妊娠期给予 AZT，产时给予 3TC、AZT 和单剂 NVP 治疗；由于 EFV 对胎儿具有致畸性，应避免用于妊娠的前 3 个月内，妊娠 13 周后可以使用。

分娩期母婴传播的概率最高，可达 60% ~75%，产程延长及产伤都会增加传播的风险。建议选用剖宫产，可避免新生儿过多接触母亲生殖道中被 HIV 污染的分泌物，从而降低母婴传播的危险性。如在妊娠期接受了母婴阻断治疗并且病毒载量<1000 拷贝/ml 的孕妇，也可以选用阴道产，但要注意尽量缩短产程和减少产伤。

母乳喂养也具有传播 AIDS 的风险，传染的概率约为 10% ~20%，因此感染艾滋病的产妇应该尽可能避免母乳喂养，而使用婴儿营养配方奶粉喂养，特别要避免母乳和乳制品混合喂养。对于所有 AIDS 暴露的新生儿，都应在产后尽快（最好生后 4 小时内）接受抗病毒治疗，可给予 AZT；如产妇未接受任何抗病毒治疗或在孕晚期才接受治疗，则新生儿应在 AZT 的基础上增加单剂 NVP 治疗。

（宋红梅）

参考文献

1. 何维. 医学免疫学. 第 2 版. 北京：人民卫生出版社，2013
2. 谢晓虹，杨锡强. 原发性免疫缺陷病分类. 中华儿科杂志，2008，46(12)：942-951
3. The International Union of Immunological Societies (IUIS) Primary Immunodeficiencies (PID) Expert Committee. Primary immunodeficiencies：2009 update. J Allergy Clin Immunol，2009，124(6)：1161-1178. doi：10.1016/j. jaci. 2009. 10. 013
4. 胡亚美，蒋载芳. 实用儿科学. 北京：人民卫生出版社. 2002
5. 蒋利平，杨锡强，张远维，等. 儿童血清免疫球蛋白 G 亚类水平. 上海免疫学杂志，1990，10(3)：160-160
6. Al-Herz W，Bousfiha A，Casanova J，et al. Primary immunodeficiency diseases：an update on the classification from the International Union of Immunological Societies Expert Committee for Primary Immunodeficiency. Front Immunol. 2014，5：162. doi：10. 3389/fimmu. 2014. 00162
7. deVriesE，European Society for Immunodeficiencies (ESID) members. Patient-centred screening for primary immunodeficiency，a multi-stage diagnostic protocol designed for non-immunologists：2011 update. Clin Exp Immunol，2012，167(1)：108-119
8. Yel L. Selective IgA Deficiency. J Clin Immunol，2010，30(1)：10-16.
9. Buchbinder D，Nugent DJ，Fillipovich AH. Wiskott-Aldrich syndrome：diagnosis，current management，and emerging treatments. Appl Clin Genet，2014，7：55-66
10. 李成荣. 自身炎症性疾病. 中华儿科杂志，2008，46(11)：842-847
11. 赵燕，张福杰. 儿童艾滋病诊断与治疗现状及挑战. 中华检验医学杂志，2011，34(5)：469-472

第十七章 风湿性疾病

第一节 概 述

风湿性疾病(rheumatic diseases)是指以肌肉、骨骼系统、血管和皮肤的急、慢性炎症为主要表现的全身性疾病。人们认识这类疾病经历了漫长的实践过程。在命名上,先后经历了胶原病、结缔组织病、自身免疫性疾病的演变过程。现代风湿性疾病是泛指影响骨关节及其周围软组织(肌肉、滑囊、肌腱、筋膜)的一组疾病,包括胶原病、结缔组织病、部分自身免疫性疾病、感染性疾病、代谢性疾病、血液性疾病、内分泌疾病、遗传性疾病、肿瘤性疾病等。

风湿病学是一个既古老而又年轻的医学分支,其缘由是历史源远流长,可上溯至公元一世纪,而近20年来才得到长足的发展,厚积薄发。

目前,风湿病专业是最活跃的学科之一,表现在新概念、新术语不断涌现;新的病因和发病机制不断被阐明;新的检查手段和新的治疗方法不断被应用于临床。

风湿性疾病的病因和发病机制　虽尚未十分明确,但遗传因素、环境因素、免疫异常是公认的值得深入研究的方向。TH1、TH2 亚群失衡、细胞凋亡、主要组织相容性抗原复合体(major histocompatibility complex,MHC)、人类细小病毒 B19 等的研究进一步完善了儿童风湿性疾病的病因和发病机制。

风湿性疾病的临床表现　这类疾病往往具有异质性,多因累及的器官不同而表现由各种症状和体征组合的临床综合征,同一疾病,在不同患者的临床谱及预后方面差异甚大。儿童风湿性疾病亦有其自己的特点,如幼年特发性关节炎与成人类风湿关节炎相比,更易累及大关节,而皮下结节及血清类风湿因子(rheumatoid factor,RF)阳性少见;当炎症完全控制后受累的组织可以达到显著修复,并恢复功能,这与成人关节炎截然不同;儿童系统性红斑狼疮与成人系统性红斑狼疮相比,病情更重,常常累及泌尿、神经、心血管、血液、呼吸等多个系统,发展迅速,预后差,自身抗体阳性率高于成人;过敏性紫癜、川崎病儿童多见,而成人少见后者甚至罕见。

风湿性疾病的辅助检查　急性期反应物:血沉、C 反应蛋白(C-reactive protein,CRP)、RF、隐匿性 RF、抗核抗体系列、抗中性粒细胞胞质抗体(anti-neutrophil cytoplasmic antibodies,ANCA)、抗 Sa 抗体、抗环瓜氨酸肽抗体(anti-cyclic cirullinated peptide,ACCP)及抗心磷脂抗体、补体、MHC、CT、磁共振(MRI)和超声波等检查为风湿性疾病诊断提供了有力的帮助。

风湿性疾病诊断　缺乏特异性及金标准,主要依靠临床表现、实验室及影像学的检查综合判断,同时需要除外其他疾病。

风湿性疾病的治疗　目前提倡多学科协作,全面综合性治疗,尽早采取积极地联合治疗。随着国内外科技水平的日益发展,新研发的以细胞因子为靶子的生物制剂,如肿瘤坏死因子(tumor necrosis factor,TNF)抗体,已陆续使用,它们能特异性针对某一炎症介质阻断疾病的发展过程,使风湿性疾病患者的预后大为改观。生物制剂的治疗,已经为风湿病开辟了一条充满希望的途径,并被列为21世纪风湿性疾病治疗新战略的主要内容。

第二节 风 湿 热

风湿热(rheumatic fever)是 A 组乙型溶血性链球菌咽峡炎后的免疫性炎性疾病,特征是累及心脏、关节、中枢神经系统、皮肤及皮下组织等器官，急性期可危及生命，多死于心力衰竭；慢性反复发作可形成风湿性心脏瓣膜病变。本病好发年龄6～15岁，3岁以下罕见。无性别差异。四季均可发病，以冬春季多见。

【病因和发病机制】　风湿热是A组乙型溶血性链球菌咽峡炎后的自身免疫性疾病，由该菌引起的咽峡炎患儿中约0.3%～3%在发病1～4周后发生风湿热。其他链球菌或细菌均证明与风湿热的发病无关。风湿热的发病与A组乙型溶血性链球菌的特殊结构成分和细胞外产物有关。A组乙型溶血性链球菌的荚膜透明质酸与人体关节滑膜有共同抗原；细胞壁外层蛋白质中M蛋白和M相关蛋白、中层多糖中N-乙酰葡糖胺和鼠李糖均与人体心肌和心瓣膜有共同抗原；其细胞膜的蛋白与人体心肌肌膜和丘脑下核、尾状核之间亦有共同抗原。链球菌感染后，机体产生抗链球菌抗体，一方面可清除链球菌起保护作用，另一方面可与人体组织产生免疫交叉反应导致器官损害。链球菌抗原的分子模拟是风湿热发病的主要机制，链球菌抗原与抗链球菌抗体还可以形成循环免疫复合物在人体关节滑膜、心肌、心瓣膜等沉积，激活补体成分产生炎性病变。宿主的遗传易感性或免疫应答性改变在风湿热发病机制中起一定作用。

【病理】

（一）变性渗出期

受累部位变性和水肿，淋巴细胞和浆细胞浸润；心包膜纤维素性渗出，关节腔内浆液性渗出。本期持续约1个月。

（二）增生期

本期特点为风湿小体（Aschoff小体）的形成。Aschoff小体是血管周围的局灶性胶原纤维素样坏死，外周有淋巴细胞、浆细胞和巨大的多核细胞（风湿细胞）的浸润。Aschoff小体广泛分布于肌肉及结缔组织，好发部位为心肌、心瓣膜、心外膜、关节处皮下组织和腱鞘，是诊断风湿热的病理依据，表示风湿活动。本期持续约3～4个月。

（三）硬化期

Aschoff小体中央变性和坏死物质被吸收，炎症细胞减少，纤维组织增生和瘢痕形成；心瓣膜增厚形成瘢痕，本期约持续2～3个月。此外，大脑皮层、小脑、基底核可见散在非特异性细胞变性和小血管透明变性。

【临床表现】　风湿热临床表现轻重不一，取决于疾病侵犯部位和程度。急性风湿热发病前1～5周有链球菌咽峡炎史。该病多呈急性起病，亦可为隐匿性进程，如不进行预防，可以反复周期性发作。主要临床表现如下。

（一）一般表现

发热、热型不规则，全身不适、精神不振、乏力、面色苍白、多汗、鼻出血、腹痛等。

（二）心脏炎

占40%～50%，以心肌炎和心内膜炎多见，亦可发生全心炎，轻者症状不明显，重者可导致心力衰竭，甚至死亡。

1. 心肌炎　心率增快，心率与体温不成比例，入睡后心率仍增快；心界扩大，心音减弱，可闻及奔马律，心尖区可闻吹风样收缩期杂音；心电图（ECG）示P-R间期延长、S-T段下移及T波平坦或倒置，或有心律失常。

2. 心内膜炎　以二尖瓣受累最常见，主动脉瓣次之。心尖部可闻及二尖瓣关闭不全所引起的吹风样收缩期杂音，向腋下传导，以及二尖瓣相对狭窄所引起的舒张中期杂音；主动脉瓣关闭不全时胸骨左缘第3肋间可闻及叹气样舒张期杂音（见文末彩图17-2-1）。

3. 心包炎　患儿有心前区疼痛，积液量少时心底部听到心包摩擦音；积液量多时，心音遥远，有颈静脉怒张、肝脾肿大等心包填塞征表现；ECG示低电压，广泛S-T段抬高，以后S-T段下降和T波平坦或倒置。临床上有心包炎表现者，提示心脏炎严重，易发生心力衰竭。

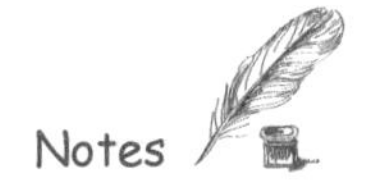

（三）关节炎

见于50%～60%患儿，为游走性多关节炎，以膝、踝、肘、腕等大关节为主，局部红肿热痛，活动受限。经治疗后关节炎可完全治愈，不留畸形。

（四）舞蹈病

占风湿热患儿的3%～10%，常在溶血性链球菌咽峡炎后1～6个月出现。常发生于4～7岁儿童，多见于女孩，累及锥体外系，其特征为面部和四肢肌肉的不自主、无目的的快速运动，如伸舌、歪嘴、皱眉、挤眼、耸肩、缩颈、语言障碍、书写困难、微细动作不协调，在兴奋或注意力集中时加剧，入睡后即消失。病程3个月左右。

（五）皮肤症状

1. 皮下小结　见于5%～10%的风湿热患儿，常伴发严重心脏炎，起病后数周才出现，经2～4周消失；小结呈圆形，质硬、无压痛、可活动、米粒至花生米大小，分布于肘、腕、膝、踝等关节伸侧，以及枕部、前额头皮、脊柱棘突处。

2. 环形红斑　见于2%～5%患儿，位于躯干及四肢近端屈侧，呈环形、半环形红斑，发热时明显，环内皮肤正常，边缘轻微隆起，直径约2.5cm左右。呈一过性，或时隐时现呈迁延性，可持续数周。

【辅助检查】

1. 血常规　风湿热活动期白细胞计数增高伴核左移，常有轻度贫血，血小板计数正常。

2. 急性炎症相关的检查项目　血沉增快、CRP阳性、α_2球蛋白增高、黏蛋白增高等。

3. 抗链球菌抗体测定　抗链球菌溶血素O（antistreptolysin“O”，ASO）升高，或链球菌激酶或抗脱氧核糖核酸酶B升高。单项抗体检测阳性率约为80%，二者合用阳性率可高达90%以上。

4. 免疫球蛋白及补体测定　IgG、IgA升高，C3可升高。

5. ECG　可见P-R间期延长、Ⅱ度Ⅰ型房室传导阻滞、ST-T变化、非阵发性结性心动过速、房室肥大等。

6. X线　胸片肺纹理可增加，心影正常或增大。

7. 超声心动图检查　确诊有无心包积液和心内膜炎心脏瓣膜损害，并可判断房室肥大、左室收缩和舒张功能。

8. 心肌核素检查　可检测出轻症及亚临床型心肌炎。

【诊断和鉴别诊断】

（一）诊断标准

1992年修改的Jones诊断标准（表17-2-1）包括3个部分，即主要临床表现、次要临床表现和链球菌感染证据。在确定链球菌感染证据的前提下，有两项主要表现或一项主要表现伴两项次要表现即可作出诊断。

表17-2-1　风湿热的Jones诊断标准

主要表现	次要表现	链球菌感染证据
心脏炎	发热	近期猩红热病史
游走性多发性关节炎	关节痛	咽拭子培养阳性
舞蹈病	风湿热既往史	快速链球菌抗原试验阳性
环形红斑	血沉增快、CRP阳性	ASO滴度升高
皮下小结	P-R间期延长	

注：主要表现为关节炎者，关节痛不再作为次要表现；主要表现为心脏炎者，P-R间期延长不再作为次要表现

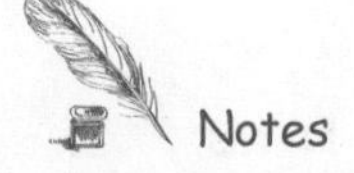

由于风湿热临床表现错综复杂,近年不典型和轻型病例增多。两项主要表现者已不多见,加之链球菌感染的证据有时较难确定,故硬性遵循此标准易造成诊断失误。因此,只有综合分析全部临床资料、必要时长期追踪观察,方能提高确诊率。

(二)风湿热活动性指标

下列三种情况提示风湿活动的持续存在:①体温不能恢复正常,体重不增加,易疲劳;②脉搏快,心率不正常,易有变化;③血沉增快,CRP阳性,ASO滴度不下降或中性粒细胞计数增高。

(三)鉴别诊断 风湿热需与下列疾病进行鉴别

1. 与发热疾病鉴别 应注意与急性白血病、幼年特发性关节炎、结核病、系统性红斑狼疮以及链球菌感染后状态相鉴别。如急性白血病除发热、骨关节疼痛外,有贫血、出血倾向、肝脾及淋巴结肿大。周围血片可见幼稚白细胞,骨髓检查可予鉴别。幼年特发性关节炎常伴发热和关节炎,主要侵犯小关节,常呈对称性,并致关节畸形,心脏损害以及心包积液多见。心脏瓣膜很少累及。少数结核病患者可有低热,关节痛,血沉增快等类似风湿热的临床表现,但结核病患者有结核中毒症状,同时体内有结核灶,可资鉴别。系统性红斑狼疮多见于年长女孩及青年女性,面部有蝶形红斑,肾脏较易受累,实验室检查可有贫血、白细胞减少、蛋白尿、管形尿。抗核抗体(antinuclear antibodies,ANA)及抗双链DNA(ds-DNA)阳性更有鉴别意义。链球菌感染后状态(链球菌感染综合征)是急性链球菌感染的同时或以后的2~3周内,出现发热、乏力、关节痛并可伴有关节轻度红肿。但心脏无明显改变,亦无环形红斑和皮下小结,血沉虽可增快,但一般经抗生素控制感染后,症状即可消失,实验室检查亦恢复正常。

2. 与感染性心内膜炎和病毒性心肌炎鉴别 如先天性心脏病或风湿性心瓣膜病合并感染性心内膜炎时,常表现为贫血、脾肿大、皮肤瘀斑或其他栓塞症状,血培养可获阳性结果,超声心动图可看到心瓣膜或心内膜有赘生物。病毒性心肌炎,较少发生心内膜炎,心脏杂音不明显,较多出现过早搏动等心律失常,实验室检查可发现病毒感染证据。

3. 关节炎的鉴别 (表17-2-2)。

表17-2-2 各型小儿关节炎特点

特征	幼年特发性关节炎	风湿热	系统性红斑狼疮	白血病	川崎病
性别	依分型而定	男=女	女>男	男=女	男=女
年龄	2~16岁	5~15岁	10~20岁	2~10岁	<4岁
关节痛	有	有	有	有	有
晨僵	有	无	有	无	无
皮疹	淡红色斑丘疹	环形、半环形红斑	蝶形、盘状	无	弥漫性斑丘疹
单/少关节	50%	无	有	有	晚发
多关节	有	有	有	有	有
小关节	有	无	有	有	无
颞颌关节	罕见	无	无	无	无
眼睛疾病	虹膜睫状体炎	无	葡萄膜炎/视网膜炎	无	结膜炎/葡萄膜炎
白细胞总数	增加	正常到增加	下降	增加、正常或减少,出现未成熟细胞	增加
ANA	阳性(50%)	阴性	阳性	阴性	阴性

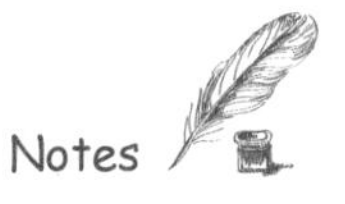

续表

特征	幼年特发性关节炎	风湿热	系统性红斑狼疮	白血病	川崎病
RF	阳性(10%)	阴性	阳性	阴性	阴性
其他实验室检查		ASO↑	补体↓	骨髓检查阳性结果	血小板↑,免疫复合物↑
侵蚀性关节炎	有	罕见	罕见	无	无
其他临床表现	发热,浆膜炎	心脏炎,皮下结节,舞蹈症	蛋白尿,浆膜炎	血小板减少症	发热,淋巴结肿大,手足口腔病变

【治疗】

(一) 休息

急性期应卧床休息2周,若无心脏受累,可逐渐恢复活动,2周后达正常活动水平;心脏炎无心脏扩大患儿,应绝对卧床休息4周后,逐渐于4周内恢复正常活动;心脏炎伴心脏扩大患儿,应卧床休息6周,再经6周恢复至正常活动水平;心脏炎伴心力衰竭患儿则应绝对卧床休息至少8周,然后在3个月内逐渐增加活动量。

(二) 控制链球菌感染

诊断风湿热时无论是否出现咽炎症状,都要采用青霉素进行抗菌治疗。大剂量青霉素(480万U/d~960万U/d)静脉滴注,持续2~3周;青霉素过敏者可改用其他有效抗生素如红霉素、头孢菌素等以彻底清除链球菌感染。

(三) 抗风湿治疗

关节炎患儿可用水杨酸制剂。常用阿司匹林80~100mg/(kg·d),最大量≤3g/d,分次口服,症状控制后逐渐减至半量,持续4~6周;应密切观察阿司匹林不良反应,如恶心、呕吐、消化道出血、酸碱失衡等。心脏炎时宜早期使用糖皮质激素治疗,泼尼松剂量2mg/(kg·d),分次服用,最大剂量≤60mg/d,2周后逐渐减量,总疗程8~12周。用药期间应进低盐饮食,预防感染。

(四) 对症治疗

有充血性心力衰竭应加用地高辛,剂量宜偏小,采用维持量法;并加用卡托普利、呋塞米和螺内酯;注意限制液体入量;纠正电解质紊乱。舞蹈病患儿应给予巴比妥类或氯丙嗪等镇静剂。关节肿痛时应予制动。

【预防】

1. 预防风湿热初次发作 应用链球菌疫苗。

2. 预防风湿热复发 应用长效青霉素(benzathine penicilline)120万单位深部肌注,每月1次,青霉素过敏患儿可改用红霉素等其他抗生素口服,每月口服1周,分次服用;预防期限不得少于5年,有心脏炎者应延长至10年或至青春期后,有严重风湿性心脏病者,宜作终身药物预防。

3. 预防细菌性心内膜炎 风湿热或风湿性心脏病患儿,当拔牙或行其他手术时,术前、术后应给予抗生素静脉滴注预防细菌感染。

第三节 幼年特发性关节炎

幼年特发性关节炎(juvenile idiopathic arthritis, JIA)是儿童时期常见的结缔组织病,是一组原因不明,以慢性关节滑膜炎为主要特征,可伴有畸形,除此之外,常有不规则发热、皮疹、肝脾及淋巴结肿大、胸膜炎及心包炎等全身症状和内脏损害。JIA的发病率约为千分之一。当炎症

完全控制后受累的组织可以达到显著修复，并恢复功能，这与成人关节炎截然不同。少数可导致关节永久损害和慢性虹膜睫状体炎，是造成小儿致残的首要原因，故治疗上早期充分抑制炎症，直至 JIA 的完全缓解作为治疗目标。

本病临床表现差异很大，其病因、起病形式、病程和转归各不相同，故有许多不同命名，如美国应用的幼年类风湿关节炎（juvenile rheumatoid arthritis，JRA）、欧洲应用的幼年慢性关节炎（juvenile chronic arthritis，JCA）等。为了便于国际间协作，国际风湿病学联盟于埃德蒙顿会议上将 16 岁以前发病，不明原因持续 6 周以上的关节炎，定名为 JIA。此分类标准已逐渐取代原有的两个分类标准。

【病因及发病机制】 病因与发病机制不明，可能与多种因素如遗传、感染、免疫有关。

（一）遗传因素

很多资料证实 JIA 具有遗传学背景，研究最多的是 HLA，具有 HLA-DR4（特别是 DR1 * 0401）、DR8（特别是 DRB1 * 0801）和 DR5（特别是 DR1 * 1104）位点者是 JIA 的易发病人群。其他与 JIA 发病有关的 HLA 位点为 HLA-DR6，HLA-A2 等。也发现一些 HLA 位点与抗 JIA 发病有关某些免疫缺陷病如低丙球蛋白血症、选择性 IgA 缺乏症及先天性低补体血症易患本病。

（二）感染因素

感染在 JIA 启动和发展过程中的重要作用已被认识，有许多关于病毒（细小病毒 B19、风疹病毒、EB 病毒等）、细菌（分枝杆菌、链球菌、褥疮杆菌等）和支原体感染与本病发病相关的报道，但感染导致 JIA 的发病机制尚不明确，可能与分子模拟有关。如在 JRA 患者关节液中对结核杆菌抗原反应的 T 细胞克隆增殖，患者关节滑膜组织表达高水平的热休克蛋白（HSP）60，与分枝杆菌 HSP60 中的 180～188 位氨基酸组成的序列有相似表位，而认为分枝杆菌 HSP 激活的 T 细胞，也能与关节组织发生反应，引起关节组织的自身免疫性损伤。另有报道，JRA 患者关节滑膜可分离出微小病毒 B19 的 VP1 抗原，血清 B19-DNA 阳性率显著高于对照组。但尚未能在流行病学上证实这些感染是诱发本病的直接原因。

（三）免疫因素

支持本病为自身免疫反应的证据有：①部分病例血清中 ANA、RF（即抗自身变性 IgG 抗体）或隐蔽型 RF 等自身抗体；②关节炎滑液中亦发现 RF 和 ANA；关节炎滑液中总补体下降，$CD4^+T$ 细胞减少，而在滑膜组织中 $CD4^+T$ 细胞增加；③外周血 $CD4^+T$ 细胞克隆增殖，但存在 IL-2 受体表达缺陷。外周血及关节滑液炎性细胞因子明显增多，尤以 TH1 类细胞因子为著。上述提示本病与免疫功能异常密切相关。

综上，JIA 的发病机制可能为：各种感染性微生物的特殊成分作为外来抗原，结合其他相关环境因素，作用于具有遗传学背景的人群，激活免疫细胞，通过直接损伤或分泌细胞因子、自身抗体触发异常免疫反应，引起自身组织的损害和变性。

【病理】 病理变化主要见于关节，全身其他部位的结缔组织亦可累及。

JIA 关节炎的病理改变是滑膜的慢性非化脓性炎症，至晚期病变可累及软骨和骨，发生软骨吸收、骨侵蚀、关节腔变窄、甚至关节畸形。亦可有皮下结节、虹膜睫状体炎、浆膜炎、小动脉炎和脏器淀粉样变等病理改变。

【JIA 的分类及临床表现】

（一）JIA 分类

分类见表 17-3-1。

（二）各型 JIA 的定义及临床特点

1. 全身型（systemic onset） 任何年龄皆可发病，但大部分起病于 5 岁以前。

（1）定义：每月发热至少 2 周以上，伴有关节炎，同时伴随以下（2）～（5）项中的一项或更多症状。

表 17-3-1 幼年特发性关节炎分类与美国和欧洲分类的比较

美国风湿病学会(ACR)	欧洲风湿病联盟(EULAR)	国际风湿病联盟(ILAR)
幼年类风湿关节炎(JRA)	幼年慢性关节炎(JCA)	幼年特发性关节炎(JIA)
全身型	全身型	全身型
多关节炎型	多关节炎型 JCA	多关节炎型(RF 阴性)
少关节炎型	幼年类风湿关节炎	多关节型(RF 阳性)
	少关节炎型	少关节炎型
		持续型
		扩展型
	银屑病性关节炎(JpsA)	银屑病性关节炎
	幼年强直性脊柱炎(JAS)	与附着点炎症相关的关节炎
		其他关节炎

(2) 短暂的、非固定的红斑样皮疹。

(3) 全身淋巴结肿大。

(4) 肝脾肿大。

(5) 浆膜炎:如胸膜炎及心包炎。

(6) 应排除下列情况:①银屑病患者;②8 岁以上 HLA-B27 阳性的男性关节炎患儿;③家族史中一级亲属有 HLA-B27 相关的疾病(强直性脊柱炎、与附着点炎症相关的关节炎、急性前色素膜炎或骶髂关节炎);④两次 RF 阳性,两次间隔为 3 个月。

本型的发热呈弛张高热,每天体温波动在 36 ~ 40℃。其皮疹特点为随体温升降而出现或消退。关节症状主要是关节痛或关节炎,发生率在 80% 以上,为多关节炎或少关节炎,常在发热时加剧,热退后减轻或缓解。关节症状既可首发,又可在急性发病数月或数年后才出现。部分有神经系统症状。

2. 多关节型,RF 阴性(polyarticular onset,RF negative)

(1) 定义:发热最初 6 个月 5 个关节受累,RF 阴性。

(2) 应排除下列情况:①②③④同全身型的①②③④;⑤全身型。

本型任何年龄都可起病,但起病有两个高峰,即 1 ~ 3 岁和 8 ~ 10 岁。女孩多见。受累关节 ≥5 个,多为对称性。大小关节均可受累。颞颌关节受累时可致张口困难,小颌畸形。约有 10% ~ 15% 患者最终出现严重关节炎(图 17-3-1)。

3. 多关节型,RF 阳性(polyarticular onset,RF positive)

(1) 定义:发热最初 6 个月 5 个关节受累,RF 阳性。

(2) 应排除下列情况:①②③同全身型的①②③;④全身型。

本型发病亦以女孩多见。多于儿童后期起病,本型临床表现基本上与成人 RA 相同。关节症状较 RF 阴性组为重,后期可侵犯髋关节,最终约半数以上发生关节强直变形而影响关节功能(图 17-3-2)。还可出现类风湿

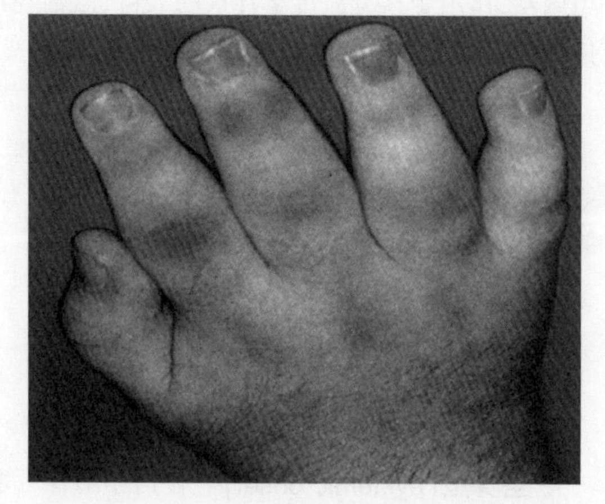

图 17-3-1 JIA 多关节炎型,右手指指关节呈梭形肿胀

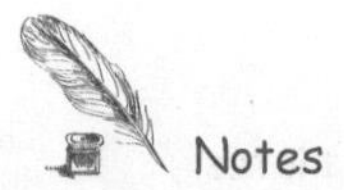

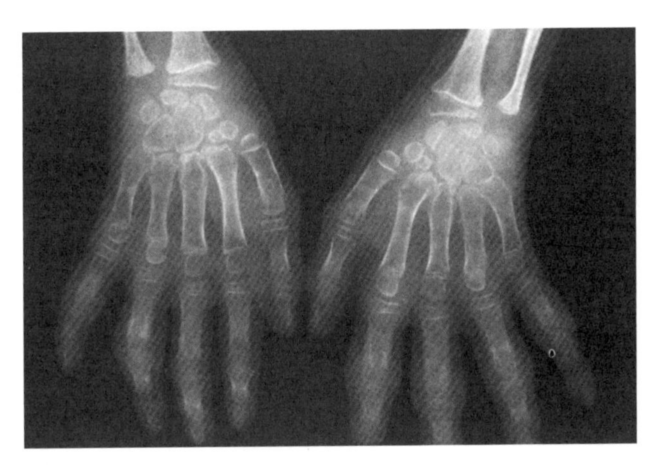

图 17-3-2　JIA 多关节炎型,X 线显示指指关节骨质疏松,关节融合肿胀

结节。

4. 少关节型(oligoarticular onset)

(1) 定义:发病最初 6 个月 1~4 个关节受累。疾病又分两个亚型,①持续性少关节型:整个疾病过程中关节受累均在 4 个以下;②扩展型少关节型:在疾病发病后 6 个月发展成关节受累≥5 个,约 20% 患儿有此情况。

(2) 应排除下列情况:①②③④同全身型的①②③④;⑤全身型。

本型女孩多见,起病多在 5 岁以前。多为大关节受累,膝、踝、肘或腕等大关节为好发部位,常为非对称性(图 17-3-3)。虽然关节炎反复发作,但很少致残。约 20%~30% 患儿发生慢性虹膜睫状体炎而造成视力障碍、甚至失明(图 17-3-4)。

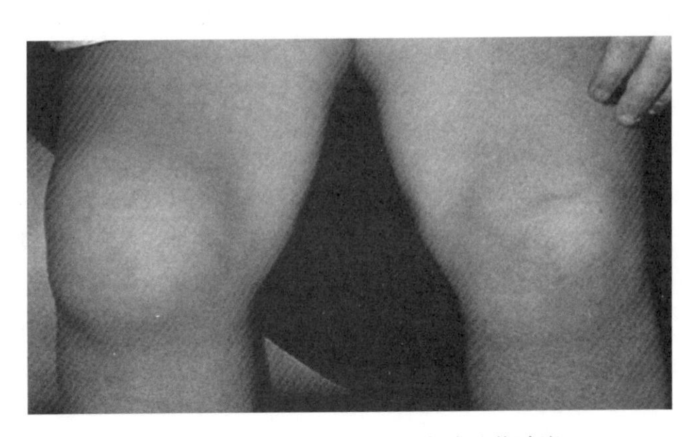

图 17-3-3　JIA 少关节炎型(右膝关节肿胀)

5. 与附着点炎症相关的关节炎(enthesitis related arthritis,ERA)

(1) 定义:关节炎合并附着点炎或关节炎或附着点炎症,伴有以下情况中至少 2 项:①骶髂关节压痛或炎症性腰骶部及脊柱疼痛,而不局限在颈椎;②HLA-B27 阳性;③8 岁以上的男性患儿;④家族史中一级亲属有 HLA-B27 相关的疾病(强直性脊柱炎、与附着点炎症相关的关节炎、急性前色素膜炎或骶髂关节炎)。

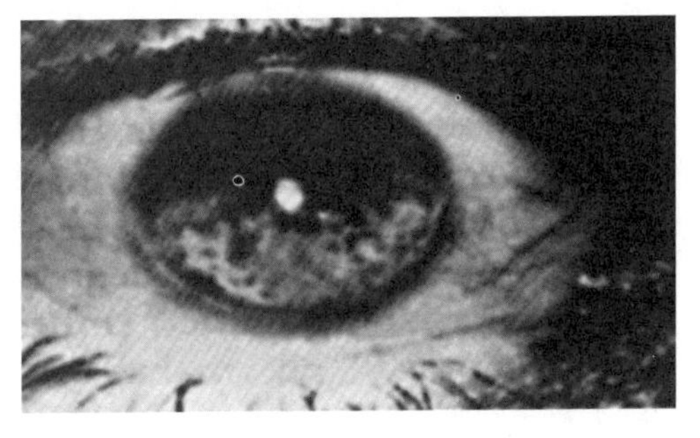

图 17-3-4　JIA 少关节炎型,慢性虹膜睫状体炎

(2) 应排除下列情况:①②同全身型①④;③全身型。

本型以男孩多见,多于8岁以上起病。四肢关节炎常为首发症状,但以下肢大关节如髋、膝、踝关节受累为多见,表现为肿、痛和活动受限。骶髂关节病变可于病初发生,但多数于起病数月至数年后才出现。典型症状为下腰部疼痛,初为间歇性,数月或数年后转为持续性,疼痛可放射至臀部,甚至大腿。直接按压骶髂关节时有压痛。随着病情发展,腰椎受累时可致腰部活动受限,严重者病变可波及胸椎和颈椎,使整个脊柱呈强直状态。在儿童常只有骶髂关节炎的X线改变,而无症状和体征。

患儿还可有反复发作的急性虹膜睫状体炎和足跟疼痛,这是由于跟腱及足底筋膜与跟骨附着处炎症所致。本型HLA-B27阳性者占90%,多有家族史。

6. 银屑病性关节炎(psoriatic arthritis)

(1) 定义:1个或更多的关节炎合并银屑病,或关节炎合并以下任何两项:①指(趾)炎;②指甲凹陷或指甲脱离;③家族史中一级亲属有银屑病。

(2) 应排除下列情况:①②③同全身型②③④;④全身型。

本型儿童时期罕见。发病以女性占多数。女与男之比为2.5∶1。表现为一个或几个关节受累,常为不对称性。大约半数以上患儿有远端指间关节受累及指甲凹陷。关节炎可发生于银屑病发病之前或数月、数年后。40%患者有银屑病家族史。发生骶髂关节炎或强直性脊柱炎者,HLA-B27阳性。

7. 未定类的幼年特发性关节炎(undefined JIA)不符合上述任何一项或符合上述两项以上类别的关节炎。

【辅助检查】 实验室检查的任何项目都不具备确诊价值,但可帮助了解疾病程度和除外其他疾病。

1. 血常规 外周血白细胞总数和中性粒细胞增高,可伴类白血病反应,血小板计数亦可增高;常见轻-中度贫血。

2. 炎症反应的证据

(1) 血沉明显加快,但少关节型患者常血沉结果多数正常;

(2) 急性期反应物 CRP及血清铁蛋白(serum ferritin,SF)在全身型病人中明显增高,且与疾病活动性密切相关,但应注意除外其他引起CRP及SF增高的疾病,如感染及恶性疾病等;

3. 免疫球蛋白测定 IgG、IgA、IgM皆有不同程度的升高,补体C3正常或升高。

4. 血清蛋白电泳 白蛋白降低,α_2、β、γ-球蛋白增高。

5. RF测定 一般阳性率不高,为10%~15%,而成人RF阳性检出率可达80%,主要出现在多关节炎型JIA中,故RF阴性不能排除诊断JIA,阳性结果可能提示预后不佳。

6. 自身抗体测定

(1) ANA:40%的患儿出现低中滴度的ANA,但合并虹膜睫状体炎时可高达80%;

(2) 抗心磷脂抗体:在全身型、多关节炎型和少关节炎型的阳性率分别为59.3%、28.6%、9.1%,以全身型最高;

(3) 其他:近年发现一些自身抗体与JIA密切相关,如有报道ACCP在多关节型JIA患儿中明显增高;抗角蛋白抗体与ACCP有一定相关性,对JIA有较高的特异性和较差的敏感性,不能单独用做JIA早期诊断血清学指标;

7. 关节液分析和滑膜组织学检查 可鉴别化脓性关节炎、结核性关节炎、类肉瘤病,滑膜肿瘤等。

8. 影像学检查

(1) X线检查:早期X线仅显示软组织肿胀、关节周围骨质疏松、关节滑膜炎、关节面骨膜炎。晚期才能见到关节面骨破坏、关节腔变窄、畸形、骨质破坏等征象。以手腕关节多见。

(2) 其他影像学检查:骨核素扫描、超声波和 MRI 均有助于发现骨关节损害。MRI 也被视为早期 JIA 诊断的敏感手段。

【诊断及鉴别诊断】

(一) 诊断依据

JIA 的诊断主要依靠临床表现,采用排除诊断法

1. 定义 16 岁以下儿童不明原因关节肿胀,持续 6 周以上者,诊断为 JLA。必须除外下列鉴别诊断中的疾病。

2. 分类 参考上述各型 JIA 的分类定义。

(二) 鉴别诊断

1. 高热、皮疹等全身症状为主者应与以下疾病相鉴别:

(1) 全身感染:脓毒症、结核、病毒感染。

(2) 恶性病:白血病、淋巴瘤、恶性组织细胞病、其他恶性肿瘤。

2. 以外周关节受累为主者应与风湿热、化脓性关节炎、关节结核、创伤性关节炎鉴别。

3. 与其他风湿性疾病合并关节炎相鉴别 SLE、混合性结缔组织病、血管炎综合征(过敏性紫癜、川崎病)。

4. ERA 需与以下疾病相鉴别脊髓肿瘤、腰椎感染、椎间盘病变、先天性髋关节病变以及溃疡性结肠炎、局限性小肠炎、银屑病和瑞特综合征合并脊柱炎。

【治疗】 JIA 的治疗原则是:控制病变的活动度,减轻或消除关节疼痛和肿胀;预防感染和关节炎症的加重;预防关节功能不全和残疾;恢复关节功能及生活与劳动能力。

(一) 一般治疗

急性发热时,可适当卧床休息。定期进行裂隙灯检查以发现虹膜睫状体炎。心理治疗也很重要,应克服患儿因慢性疾病或残疾造成的自卑心理,鼓励参加正常活动和上学,尽可能像正常儿童一样生活,健康成长。

(二) 药物治疗

1. 非甾体类抗炎药(non-steroidal anti-inflammatory drugs,NSAIDs) 近年由于发现阿司匹林(ASP)的副作用较多,其他 NSAID 的使用逐渐增多,如萘普生[10~15mg/(kg·d),分 2 次]、布洛芬[50mg/(kg·d),分 2~3 次]、双氯芬酸钠或尼美舒利(nimesulide)等。

2. 缓解病情抗风湿药(disease modifying anti-rheumatic drugs,DMARDs) 因为应用这类药物至出现临床疗效之间所需时间较长,故又称慢作用抗风湿药。近年来认为,在患者尚未发生骨侵蚀或关节破坏时及早使用本组药物,可以控制病情加重。

(1) 甲氨蝶呤(methotraxate,MTX):10mg/m^2,每周一次空腹顿服。服药 3~12 周即可起效。MTX 副作用较轻,有不同程度胃肠道反应、一过性转氨酶升高、胃炎和口腔溃疡、贫血和粒细胞减少等。对多关节型安全有效。

(2) 柳氮磺吡啶(sulfasalazine):50mg/(kg·d),服药 1~2 个月即可起效。副作用包括恶心、呕吐、皮疹、哮喘、贫血、溶血、骨髓抑制、中毒性肝炎和不育症。

(3) 羟氯喹(hydroxychloroquine,HCQ):用于早期和轻微活动性 JIA 关节炎,常与其他 DMARDs 联合应用。剂量 4~6mg/(kg·d),不超过 0.25g/d。疗程 3 个月至 1 年。副作用可有视网膜炎、白细胞减少、肌无力和肝功能损害。

3. 糖皮质激素 在初始治疗中糖皮质激素与 DMARDs 短期联合使用,有益于疾病的诱导缓解,但不能阻止关节破坏,长期使用副作用太大,应严格掌握指征。

肾上腺皮质激素临床应用适应证如下。

1) 多关节型:对 NSAIDs 和 DMARDs 未能控制的严重病儿,加用小剂量泼尼松隔日顿服,可使原来不能起床或被迫坐轮椅者症状减轻,过着基本正常的生活。

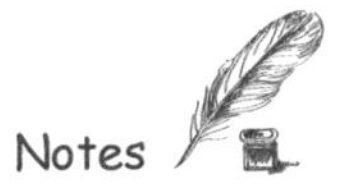

2）全身型：非甾体抗炎药物或其他治疗无效的全身型可加服泼尼松0.5～1mg/(kg·d)(≤40mg/d)，一次顿服或分次服用。一旦体温得到控制时即逐渐减量至停药。

3）少关节型：不主张用激素全身治疗，可酌情在单个病变关节腔内抽液后，注入醋酸氢化可的松混悬剂局部治疗。

4）虹膜睫状体炎：轻者可用扩瞳剂及激素类眼药水点眼。对严重影响视力患者，除局部注射激素外需加用泼尼松口服，严重者早期常需较大剂量。

5）银屑病性关节炎：不主张用激素。

4. 生物制剂 生物制剂是近年来新发展起来的一类靶向性药物，已成为治疗RA的新里程碑，在缓解炎症与阻止骨侵蚀方面均有突出作用。主要用于对NSAIDS、糖皮质激素、MTX等无效或对慢作用抗风湿药不能耐受的JIA患儿，禁用于严重感染性疾病、活动性结核、对生物制剂等药物有过敏史、现患有或曾患有脱髓鞘性疾病史(如多发性硬化等)、充血性心力衰竭、恶性肿瘤等患儿。目前常用的生物制剂主要包括TNF拮抗剂(依那西普、英夫利昔单抗、阿达木单抗等)、白介素拮抗剂(IL-1拮抗剂、IL-6受体拮抗剂等)、细胞毒性T淋巴细胞抗原-4(阿巴他塞)及B细胞清除剂(利妥昔单抗)等。研究表明，在缓解症状和体征方面，TNF拮抗剂与MTX相似，而改善放射学进展方面，TNF拮抗剂更胜一筹，而二者联合治疗优于单用。由于生物制剂在儿童JIA的治疗中才刚刚起步，尚缺乏远期观察及安全判定，因此还需进一步的验证。

5. 中药制剂等

（三）理疗及运动康复治疗

对保持关节活动，肌力强度是极为重要的。尽早开始保护关节活动及维持肌肉强度的锻炼，有利于防止发生或纠正关节残废。

（四）自体干细胞移植治疗

可作为传统药物和生物制剂治疗失败后的一种选择。

【预后】 JIA总体预后堪忧，长期研究表明，从整体来讲，JIA并不是一个良性过程。许多亚型停药后完全缓解率低。有证据表明，患儿的生活质量降低，30%～50%的患儿炎症持续进展，故早期、规范、持久的抗炎治疗尤为重要。给予适当处理后75%的病人不会严重致残。并发症主要是关节功能丧失和虹膜睫状体炎所致的视力障碍。有研究认为IgM型RF阳性滴度越高预后越差。另外，目前有报道JIA可能发生严重并发症，即巨噬细胞活化综合征(macrophage activation syndrome，MAS)，这种疾病常急性发作，多见于男性患者，临床表现为快速进展的肝功衰竭、脑病、全血细胞减低、紫癜、瘀斑、黏膜出血，甚至可死亡。主要认为是由于T淋巴细胞和巨噬细胞的活化和不可遏制的增生，导致细胞因子过度产生所致。

第四节 儿童系统性红斑狼疮

系统性红斑狼疮(systemic lupus erythematosus，SLE)是自身免疫介导的，以免疫炎症为突出表现的弥漫性结缔组织病。其特征是血清ANA为代表的多种自身抗体和多系统受累。儿童SLE占儿童风湿性疾病的11%，约占所有SLE病例的20%。儿童SLE与成人SLE相比，病情更重，常常累及多个系统，发展迅速，预后差。儿童SLE的患病率，国外资料估计，0.36～0.60/10万人；我国台湾地区一项调查显示16岁以下儿童SLE的患病率5.7～7.0/10万人；目前尚无我国大陆地区儿童SLE发病率或患病率的报道。发病年龄多在9岁以上，女孩多见，男女比例为1:7～9。

【病因和发病机制】 确切的病因与发病机制尚不清楚。发病与多种因素有关，包括遗传、免疫、雌性激素和环境因素(感染、紫外线辐射、药物)等。可能性机制是在遗传易感素质的基础上，外界环境作用激发机体免疫功能紊乱及免疫调节障碍而引起的自身免疫性疾病。

（一）遗传

本病与 HLA 有一定关联，中国人与 HLA-DR2 较为密切。患儿亲属可有同病患者，单卵双胎发病率为 24%，双卵为 2%。近年来又发现，HLA-Ⅱ类等位基因与 SLE 患者存在的某些自身抗体相关；抗 ds-DNA 抗体高的患者 96% 具有 HLA-DQBI * 0201（与 DR3 和 DR7 连锁）或 DQBI * 0602（与 DR2 和 DRw6 连锁）或 DQB1 * 0302（与 DR4 单倍型连锁）；抗磷脂抗体与抗 Sm 抗体也发现与某些型等位基因密切相关；一些补体成分，如 C2、C4、C1 遗传性基因缺陷也易致本病。

（二）免疫

SLE 是一种异质性疾病，不同患者的免疫异常可能不尽相同。T 细胞绝对值减少及 T 抑制细胞减少，致使 B 细胞功能亢进，自发产生大量自身抗体，如 ANA、抗 DNA 抗体、抗磷脂抗体等，和相应的抗原结合形成大量免疫复合物沉积在靶器官引起多系统疾病，同时，伴随着补体系统激活，血补体降低。

（三）雌性激素

本病好发于女性，是男性的 5～9 倍，妊娠和口服避孕药可加重病情，提示本病存在雌激素介导的免疫调节紊乱。SLE 儿童血清卵泡刺激素（FSH）、黄体生成素（LH）和催乳素均较正常为高。

（四）环境

1. 感染　与病毒感染有关，但其作用机制尚不明确。可能通过分子模拟或超抗原作用，破坏自身免疫耐受。

2. 紫外线　紫外线照射可诱发或加重病情，紫外线照射皮肤上皮细胞出现凋亡，新抗原暴露而成为自身抗原。

3. 药物等　药物可为半抗原，诱发异常的免疫应答。

【病理】　本病的主要病理改变为炎症反应和血管异常。受损器官特征性改变是：①苏木紫小体（ANA 与细胞核结合，使之变性形成嗜酸性团块）；②“洋葱皮样”病变即小动脉周围有显著向心性纤维增生；肾、皮肤活检免疫荧光病理检查，均可见到免疫球蛋白和 IgG、IgM 和补体呈颗粒状沉积。

【临床表现】

（一）一般症状

起病可急可缓，多数早期表现为非特异的全身症状。如发热，热型不规则，以低热较为常见；全身不适，乏力，食欲缺乏、体重下降、脱发等。感染、日晒、药物、精神创伤、手术等均可诱发或加重。

（二）皮肤和黏膜

最为常见为皮疹，其中 40%～92% 患者面部有典型对称性颊部蝶形红斑（butterfly rash），跨过鼻梁，边缘清晰，略高出皮面，日晒加重，是 SLE 的标志性表现；还可见脱发（20%～52%），光过敏（30%～50%），掌跖红斑、指（趾）端掌侧红斑、甲周红斑等均为血管炎所致。10%～30% 患者口腔、鼻黏膜出现红斑、溃疡。15%～20% 患者出现雷诺现象。小儿盘状红斑较成人少见。约 10%～20% 病例在整个过程中不出现皮疹。

（三）关节、肌肉症状

约 70%～80% 患者就诊的首发症状出现关节炎或关节痛，其多呈对称性，可为游走性，也可为持续性，约半数患者有晨僵，大多数 X 线检查常无明显改变，肌肉酸痛、无力是常见症状。

（四）肾脏

狼疮性肾炎是本病最常见和最严重的危及生命的主要原因之一，也是影响远期生命质量的关键。与成人相比儿童更多见且严重。肾脏受累亦可谓首发症状。重症可死于尿毒症。约 40%～90% 患者有肾脏疾病临床表现，如蛋白尿、血尿、管型尿、水肿、血压增高、血尿素氮和肌

酐增高等,电镜和免疫荧光检查几乎100%有肾脏病理学异常。

(五)血液系统

几乎全部患者在某一阶段发生一项或几项血液系统异常,依次有贫血、白细胞减少、血小板减少、血中抗凝物质引起出血现象等。

(六)神经系统

发生率约17%~95%,其出现警示病情危重。神经系统损害会出现头痛、精神障碍、癫痫样发作,颅神经麻痹,有的甚至最终性格改变、偏瘫及失语等。

(七)心血管系统

约10~50%患者出现心脏病变,包括心包炎、心肌炎、心内膜及瓣膜病变等,其中以心包炎为多见,可表现相应症状。

(八)呼吸系统

肺和胸膜受累约占50%,其中约10%患狼疮性肺炎,胸膜炎和胸腔积液较常见,肺实质损害多数为间质性肺炎和肺间质纤维化,引起肺不张和肺功能障碍。特征表现为肺部有斑状浸润影,激素治疗可使影消除。

(九)胃肠道

部分病人可表现为胃肠道症状,如腹痛、腹泻、恶心、呕吐、上消化道出血、便血、腹水、麻痹性肠梗阻等,这是由于胃肠道的血管炎所致。

(十)肝脾及淋巴结

约75%患儿出现肝大、半数病例有肝功能异常,部分伴黄疸。25%患儿脾大,半数病例可有浅表淋巴结肿大,无压痛。

(十一)眼部症状

眼部受累较普遍,可出现巩膜炎、虹膜炎、结合膜炎和视网膜病变,少数视力障碍。

(十二)狼疮危象(lupus crisis)

是指急性的危及生命的重症SLE。如急进性狼疮肾炎;严重的中枢神经系统损害;严重的溶血性贫血、血小板减少性紫癜、粒细胞缺乏症;严重心脏损害;严重狼疮性肺炎或肺出血、呼吸窘迫综合征;严重狼疮性肝炎;严重的血管炎;灾难性抗磷脂综合征等。儿童较成人尤易发生危象。

【辅助检查】

(一)一般检查

1. 血常规 患儿常有贫血,白细胞和血小板减少,或表现为全血细胞减少。

2. 尿常规 如蛋白尿、血尿。作24小时尿蛋白的定量检查,若超过0.5g/d以上,则说明存在蛋白尿,反映了SLE累及肾脏。

3. 自身抗体检查 ANA在病情活动时几乎100%阳性,ANA阴性时不能完全排除本病;抗ds-DNA抗体对诊断的特异性较高,但阳性率较低,为40%~75%,与疾病活动和肾脏损害密切相关,抗体效价随病情缓解而下降;抗Sm抗体约在30% SLE中呈阳性反应,因其特异性高,又称为本病的特异性抗体;对于不典型、轻型或早期病例,按SLE标准不足确诊者,若抗Sm抗体阳性,结合其他表现可确诊。其他如抗磷脂抗体及ANCA亦可阳性。

(二)免疫病理学检查

肾穿活检其组织切片免疫荧光提示:免疫球蛋白主要是IgG、IgM伴补体沉积于SLE肾炎的肾脏中,沉积有三种类型即系膜、内皮下、上皮下。沉积沿肾小球基膜呈颗粒状。皮肤狼疮带试验即应用免疫荧光法在患者皮肤的真皮和表皮结合部位,见到IgG、IgM和补体沉积,呈粒状、球状或线状排列成黄绿色荧光带。

(三)补体和蛋白质测定

1. 补体C3测定 在SLE活动,狼疮性肾炎,溶血性贫血等急性症状出现时,C3的含量往

往降低。这是由于大量补体成分参与了自身免疫反应消耗所致,补体对疾病的诊断、病情活动及疗效的判断都有很大帮助,

2. **免疫球蛋白及血生化指标测定**　血清中免疫球蛋白 IgG 显著升高,IgA、IgM 亦升高,γ 球蛋白升高,白/球蛋白比例可倒置,病情活动期 CRP 增加、血沉增快,也可出现血胆固醇增高,轻度胆红素升高,循环免疫复合物测定阳性,严重肾损害者血中尿素氮和肌酐升高。

【诊断】　儿童 SLE 的诊断标准与成人相同,目前多采用美国风湿病学会(ACR)1997 年修订的 SLE 诊断标准,其 11 项诊断:

(1) 脸颊部蝶形红斑:遍及颊部的扁平或高出皮肤的固定性红斑,常不累及鼻唇沟部位;

(2) 盘状红斑:隆起的红斑上覆盖有角质性鳞屑和毛囊栓塞,旧病灶可有萎缩性瘢痕;

(3) 光过敏:日光照射可引起皮肤过敏;

(4) 口腔溃疡;口腔或鼻咽部无痛性溃疡;

(5) 关节炎:非侵蚀性关节炎,常累及 2 个或以上的周围关节,以关节肿痛或渗液为特点;

(6) 浆膜炎:胸膜炎:胸痛、胸膜摩擦音、胸膜渗液、心包炎:心电图异常、心包摩擦音或心包渗液;

(7) 肾脏病变:血尿,持续性蛋白尿,大于>0.5g/d 或+++,细胞管型;

(8) 神经系统异常:非药物或代谢紊乱(如尿毒症、酮症酸中毒或电解质紊乱)所致的抽搐或精神症状;

(9) 血液学异常:溶血性贫血伴网织红细胞增多;白细胞减少,至少两次测定少于 4×10^9/L,淋巴细胞减少,至少两次测定少于 1.5×10^9/L;血小板减少,少于 100×10^9/L(除外药物影响);

(10) 免疫学异常:抗 dsDNA 抗体阳性/抗 Sm 抗体阳性/抗磷脂抗体阳性(具备抗心磷脂抗体/或狼疮抗凝物或至少持续 6 个月梅毒试验假阳性中 1 项即可);

(11) ANA:免疫荧光法或其他相应方法检测 ANA 抗体滴度异常,并排除药物因素。

符合上述条件 4 项或 4 项以上者即可诊断为 SLE。

此诊断标准的敏感性和特异性分别为 95% 和 85%。需强调的是,患者病情的初始或许不具备分类标准中的 4 条,随着病情的进展方出现其他项目的表现。11 条分类标准中,免疫学异常和高滴度抗核抗体更具有诊断意义。一旦患者免疫学异常,即使临床诊断不够条件,也应密切随访,以便尽早作出诊断和及时治疗。

【鉴别诊断】

(一) JIA

表现为对称性的关节肿痛,可有进行性畸形表现,少有肾损害,RF 因子高滴度阳性,但抗 ds-DNA 抗体及抗 Sm 抗体多阴性。

(二) 多发性肌炎和皮肌炎

肌痛及肌无力明显,肌酶谱明显升高,肾损害少,抗 ds-DNA 抗体及抗 Sm 抗体多阴性。

(三) 混合性结缔组织病

一般有手指腊肠样肿胀,雷诺现象更为严重,肌炎症状重,抗 RNP 抗体高滴度阳性,抗 Sm 抗体阴性。

其他需要鉴别的疾病还包括:血管炎、细菌或病毒感染、各种类型的肾脏病、慢性活动性肝炎、血液病如血小板减少性紫癜、溶血性贫血等,均有原发病的相应表现。

【治疗】　治疗原则为积极控制狼疮活动、改善和控制脏器损害,坚持长期规律治疗,加强随访,尽可能减少药物副作用以改善患儿生活质量。

(一) 一般治疗

卧床休息,加强营养,低盐饮食,避免日光曝晒及预防接种,慎用各种药物,以免诱发疾病活动,预防感染。

（二）传统药物治疗

1. **糖皮质激素** 泼尼松1.5～2mg/(kg·d)，总量≤60mg，分次服用；病情控制，实验室检查基本正常后酌情缓慢减量，减至5～10mg/d，维持数年。重症静脉注射甲泼尼龙(IVMP)冲击疗法：10～30mg/(kg·d)，共3天，3天后用泼尼松1mg/(kg·d)，分次服用。注意血压，必要时加用血管扩张剂。

2. **NSAID和HCQ** 对于轻度SLE患儿或有严重感染而暂不能应用免疫抑制剂的患儿，此2类药物仍是首选的一线药物，对于皮疹、关节疼痛有效果，且不良反应相对较轻，NSAID主要是消化道刺激症状，应饭后服用，且必要时可联合口服黏膜保护药；HCQ剂量为4～6mg/(kg·d)，可1次或分2次服用。明显不良反应是视力损伤，SLE患儿在服用时，应隔期复查视力。

3. **免疫抑制剂** 目前主张尽早应用免疫抑制剂治疗特别是有肾脏或神经系统受累时，常用药为环磷酰胺、硫唑嘌呤和MTX等。

（1）环磷酰胺(CTX)：对各类SLE均有效，特别是严重肾脏损害如弥漫性增生性肾炎、中枢神经系统和肺损害，早期与激素联合使用是降低病死率和提高生命质量的关键。其剂量为0.5～1g/(m^2·次)。每月1次，连用6次。之后改为每3个月1次，维持1～3年。同时将泼尼松减量至0.5mg/(kg·d)。冲击治疗时要注意：①急性肾衰竭：当肌酐清除率(Ccr)20ml/min时，可在甲泼尼龙冲击获得缓解后，再进行CTX冲击。冲击时应充分水化(每天入水量2000ml/m^2)；②近2周内有过严重感染，或白细胞计数(WBC)4×10^9/L，或对CTX过敏，或2周内用过其他细胞等免疫抑制剂，重症肾病综合征表现，血清白蛋白2g/L时，应慎用CTX。

（2）MTX与硫唑嘌呤(AZA)：可分别与激素联合应用，MTX的剂量为5～10mg/m^2，每周1次顿服，对控制SLE的活动及减少激素应用量有较好的作用，但不适合于重症狼疮肾炎和中枢神经系统狼疮的治疗。

（3）环孢素(CsA)：由于该药即有肾毒性并使血管收缩而引起高血压，故在儿童SLE尚未广泛应用。

（4）霉酚酸酯(MMF)：欧洲已有学者提出在儿童SLE的诱导缓解方案中口服MMF可以作为与CTX等同位置的选择之一，MMF剂量为15～30mg/(kg·d)，分3次口服。

（5）来氟米特：为一新型的合成类免疫抑制剂，近年成人多中心随机对照研究显示，来氟米特联合糖皮质激素治疗增生性狼疮肾炎有很好的疗效，并且其药效和安全性与CTX类似。

（三）辅助治疗方案

1. **血浆置换** 在重症SLE患儿中，血浆置换不失为一种较好的治疗方法，但在使用血浆置换疗法时，必须同时予患者足量的免疫抑制剂，以免T、B淋巴细胞的功能活化产生抗体回弹现象。

2. **静脉注射丙种球蛋白(IVIG)** 可作为联合治疗的一部分，主要用于：重症SLE、激素和(或)免疫抑制剂治疗无效、并发严重感染、顽固性血小板减少的长期治疗。方法：400mg/(kg·d)，连用2～5天，以后酌情每月1次；或1g/(kg·d)，1天内滴入。

3. **生物制剂** 由于自身免疫性B淋巴细胞在SLE发病中的重要作用，近年来清除B淋巴细胞的生物治疗取得了很好的疗效，但其最大弊端是费用较高。除了目前应用的抗CD20分子的利妥昔单抗以外，其他一些药物也已在国外上市或者正在进行临床试验中。

【预后】 SLE的预后与过去相比已有显著提高，1年存活率96%，5年存活率90%，10年存活率已超过80%。儿童SLE的预后较成人差，与疾病的活动程度、肾脏损害的类型和进展情况、临床血管炎的表现以及多系统受累的情况有关。弥漫增殖性狼疮肾炎和持续中枢神经系统病变预后最差。该病死亡原因常见为感染、肾衰竭、中枢神经系统病变和脑血管意外、肺出血、肺动脉高压及心肌梗死等。

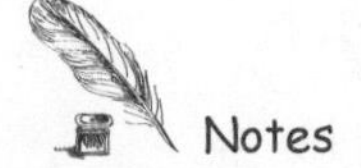

第五节　幼年皮肌炎

幼年皮肌炎(juvenile dermatomyositis,JDM)是儿童期发生的一种慢性自身免疫性炎性肌病,可累及多系统,其特征是横纹肌、皮肤和胃肠道的非化脓性炎症。病程早期为不同程度的免疫复合物血管炎,随后进展为钙质沉积。JDM的特异性表现是急性发作的肢体近端肌肉无力、典型的皮疹、血清肌酶升高。JDM相对并不常见,国外报告发病率为2~4/百万儿童,占主要结缔组织病的6%,起病年龄多在5~14岁。多见于女孩,男女比例大概为1∶3。

【病因和发病机制】 尚不明确,目前认为是由遗传易感性、环境因素和免疫调节异常共同作用发病。

【病理】 广泛血管炎是JDM的主要病理变化,可见血管变性、栓塞、多发性梗死;皮肤改变表现为表皮萎缩、基底细泡液化变性、真皮水肿、慢性炎性细胞浸润,胶原纤维断裂与破碎;肌肉组织肌纤维粗细不等、变性、坏死,肌束周围萎缩,病程长者伴随钙质沉着。胃肠道血管损害可形成溃疡、出血和穿孔。

【临床特征】

(一) 全身症状

JDM起病多隐匿或亚急性起病,往往表现乏力、低热、体重减轻和食欲减退等;约1/3患儿呈急性起病,高热,肌肉无力,迅速进展,伴多系统损伤。

(二) 肌肉症状

几乎所有患者均可出现不同程度的近端肌群对称性肌无力而深腱反射存在,下肢的肢带肌肉最先受累,随后是肩胛肌和上肢近端肌肉,受累的肌肉偶尔有水肿和硬结。患儿也可出现肌肉痛、触痛、四肢强直,不能步行,不能爬楼或穿衣。常见的症状是不能从地上爬起,但没有典型的Gower起床动作。全身肌肉均可受累,出现相应的症状。

(三) 皮肤症状

JDM几乎都伴有皮疹,80%的患儿出现红斑;向阳疹(heliotrope)和Gottron丘疹是JDM最常见的两种特征性皮疹。前者是指在眼周围的紫色的红斑,后者多见于掌指关节、指间关节、肘或膝关节伸面,急性期表现为肥厚性的淡红色鳄鱼皮样丘疹,慢性期呈萎缩性的色素减退性丘疹。50%JDM起病初期即可见甲皱毛细血管改变,20%~50%JDM于疾病后期发生皮肤和肌组织的钙质沉着,常伴随局部肌肉萎缩。

(四) 其他系统症状

23%~58%患儿可有关节痛。22%~37%消化道受累,可表现吞咽困难、食物反流、腹痛、便秘、腹泻、消化道溃疡、出血甚至穿孔;7%~43%肺脏受累,可为间质性肺炎、吸入性肺炎、肺不张和肺纤维化;心脏受累少见;中枢神经系统受累可有惊厥发作。

【辅助检查】

(一) 血清骨骼肌肌酶

肌酶包括肌酸激酶(CK)、乳酸脱氢酶(LDH)、门冬氨酸氨基转移酶(AST)、丙氨酸氨基转移酶(ALT)等活性增高是JDM的特征之一,以CK最敏感。

(二) MRI

对早期肌组织病变和钙质沉着敏感,可发现肌肉萎缩、脂肪浸润或提示疾病活动的异常信号,可提高肌电图及肌活检的阳性率,可用于评估疾病活动性、累及损害和对治疗的反应。

(三) 肌电图(EMG)

绝大多数患者出现肌源性损害的表现,典型的肌电图呈三联征:①插入电位延长、纤颤波、正锐波;②自发异常的高频放电;③低幅、短时限的多相波。

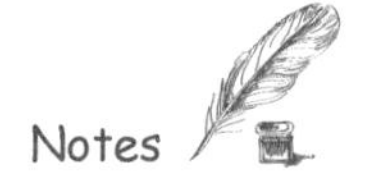

(四) 骨骼肌活检

肌肉病理改变:肌肉广泛性或局灶性炎症及坏死,其改变为非特异性,不能作为JDM确诊依据。

(五) 甲褶毛细血管显微镜检查

半数JDM表现为血管环的扩张、毛细血管襻扭曲或呈树枝状簇集等现象,这是JDM的显著特征。

(六) 其他

可有贫血及白细胞增高;60%出现ANA阳性,如肌炎特异性抗体-抗Jo-1等;肺功能检查可显示限制性通气障碍;X线平片可以确定骨骼肌钙化范围。

【诊断与鉴别诊断】

(一) 诊断标准

1. 对称性四肢近端肌无力,可伴吞咽困难及呼吸肌无力。

2. 特征性皮肤改变:向阳疹(heliotrope)和Gottron丘疹。

3. 肌酶高。

4. EMG异常。

5. 肌肉活检:肌肉坏死及炎症。

确定诊断:满足4条;疑似诊断:满足3条。

目前有趋势以MRI替代有创的EMG和肌活检用于JDM的诊断。

(二) 鉴别诊断

1. 感染后肌炎 一些病毒感染后,可出现急性一过性肌炎,血清CK升高,随感染控制,大约3~5天后可完全恢复。

2. 重症肌无力 全身广泛性肌无力,多伴有眼睑下垂,晨轻暮重,无皮疹,血清肌酶和肌活检均正常。新斯的明试验可鉴别。

3. 进行性肌营养不良 男性发病,家族史有典型的鸭型步态及腓肠肌假性肥大,有典型的Gower起床动作。

【治疗】

(一) 一般治疗

急性期卧床休息,进行肢体被动运动,以防肌肉萎缩,病情稳定后进行积极康复锻炼;给予高热量、高蛋白以及含钙丰富饮食和适量补充维生素D;避免紫外线暴露;预防感染等。

(二) 药物治疗原则

1. 肾上腺糖皮质激素 为本病首选药物。

(1) 泼尼松:初始根据病情轻重给予1~2mg/(kg·d),最大60mg/d,可晨起顿服,足量用药1~2个月。病情缓解后缓慢减量至最小维持剂量,总疗程一般不少于2年。

(2) IVMP:病情进展迅速或有呼吸困难、吞咽困难、发声困难及消化道血管病变者,10~30mg/(kg·d)(最大量1g/d)冲击,共3天,然后口服泼尼松(同上)。早期使用IVMP冲击治疗还可最大限度地减缓钙质沉着症的进展。

2. 免疫抑制剂 对于重症、难治性JDM,采用激素联合下列免疫抑制剂之一,有助于控制皮炎和可减少激素用量。

(1) MTX:为首选,10~15mg/(m^2·周),口服或皮下注射。

(2) HCQ:4~6mg/(kg·d),分次口服。

(3) CsA:3~5mg/(kg·d),分两次口服。

(4) AZA:2~3mg/(kg·d),仅用于MTX或CsA治疗无效者。

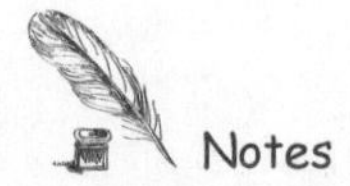

(5) CTX:可采用静脉注射冲击治疗,剂量同前。

（6）MMF：30～40mg/（kg·d），分两次静脉注射。

3. IVIG　1～2g/（kg·月），应用4～6个月，疗效佳，特别适合于疾病进展迅速。

4. 生物制剂　可用于重症、难治性JDM的治疗。

5. 其他　血浆置换、体外光化学疗法以及皮肤疾病可使用润肤剂和他克莫司。

【预后】　在使用糖皮质激素之后，JDM的长期生存率接近90%，器官功能已有很大改善。死亡的最大风险发生在发病后的最初2年内，通常是严重的终末事件，包括急性胃肠道并发症、呼吸功能不全，伴有或不伴有误吸。

第六节　多发性大动脉炎

多发性大动脉炎（Polyarteritis）主要是指主动脉及其主要分支的慢性进行性非特异性炎症引起的不同部位动脉狭窄、闭塞、扩张和动脉瘤，1908年由日本眼科教授Takayasu首次报道，故又称为高安病（Takayasu，TA）。因为有特征性的桡动脉搏动消失，故又称为“无脉症”。亚洲多见，欧美罕见。患病率为2.6/100万，儿童病例占总数病例的6%，大多发现于女性青少年，男：女为1：8。

【病因】　目前尚未完全清楚，多认为与遗传倾向、内分泌异常（雌激素水平增多）、感染（结核分枝杆菌、链球菌或病毒感染等）、免疫功能紊乱等因素相关。目前较新的研究认为与先天性免疫和获得性免疫关系密切。

【病理变化】　本病的主要病理改变是慢性、渐进性全层动脉炎，动脉内膜增生，纤维化，中层弹力纤维断裂，外膜滋养血管壁增厚伴有轻度淋巴细胞浸润。由于血栓形成及机化，可以引起受累的血管严重狭窄甚至闭塞；血管壁的损伤还可形成大小不等的动脉瘤。

【临床表现】

（一）全身症状

可有发热、乏力、关节痛、肌肉痛、厌食、多汗、体重下降及结节红斑等。

（二）血管受累表现

根据受累动脉不同，分为如下4型。

1. 头臂动脉型（主动脉弓综合征）　颈动脉和椎动脉狭窄和闭塞，可引起脑部不同程度的缺血，出现头晕、晕厥、头痛、失语、惊厥、视力减弱、偏瘫甚至昏迷；锁骨下动脉狭窄时，上肢缺血可出现上肢无力、发凉、酸痛、麻木，甚至肌肉萎缩，桡动脉脉搏不对称，患侧减弱或消失（无脉征），血压下降或测不到，约半数患者于颈部或锁骨上窝可听到Ⅱ级以上收缩期血管杂音。

2. 胸-腹主动脉型　双下肢缺血出现无力，肢冷，酸痛，甚至间歇性跛行；如累及肾动脉，则出现严重肾动脉性高血压、头痛、头晕。查体于背部、腹部可听到血管杂音，下肢脉搏弱或消失，下肢血压低于上肢血压。

3. 广泛型　具有上述2种类型的特征，属多发性病变，多数患者病情较重。

4. 肺动脉型　上述3种类型均可合并肺动脉受累。临床可出现心悸、气促，重者心功能衰竭，肺动脉高压为晚期并发症。

【辅助检查】

1. 疾病活动指标　血沉、CRP可增快，白细胞或血小板增高。

2. 结核菌素试验　一些TA患儿呈强阳性反应，提示可能与结核感染有关。

3. 胸部X片　可见心脏扩大，以左室为主。升主动脉扩张，降主动脉变细或钙化，还可看到肺动脉段隆凸及肺动脉高压的表现。

4. 彩色多普勒超声检查　可探查主动脉及其主要分支（颈动脉、锁骨下动脉、肾动脉等），狭窄或闭塞。

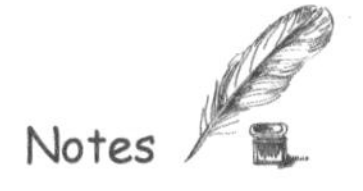

5. 造影检查 受累动脉可显示以下所述的一种或多种病变：动脉血管壁内缘不规则，狭窄，狭窄后扩张，囊状动脉瘤。计算机断层血管造影（CTA）、磁共振血管造影（MRA）在TA的早期诊断、评估疾病活动性及长期随访中发挥着很重要的作用。

6. 增强CT和MRI 可发现血管壁强化和环状低密度影及水肿情况，提示病变活动。

7. ECG检查 显示左室肥厚及劳损。偶见异常Q波及不同程度的心脏传导障碍。

【诊断】 2006年欧洲抗风湿病联盟（EULAR）/欧洲儿童风湿病学会（PReS）提出了新的更适用于儿童的诊断标准：在主动脉及其分支血管造影异常（CT或MRI为必备条件）的基础上，同时符合以下4项标准中的任何1项即可诊断：①周围动脉搏动减弱和（或）跛行；②血压差>10mmHg；③主动脉及其主要分支的杂音；④高血压（相对于儿童正常血压而言）。新的儿童诊断标准强调了血管造影和高血压的重要性，提出了血管造影为诊断的必备条件。

【鉴别诊断】

（一）先天性主动脉缩窄

男孩多见，幼年发病，上肢高血压、下肢低血压或测不到，血管杂音位置高，限于心前区及背部，无一般炎症表现。胸主动脉造影显示缩窄部位在主动脉峡部。

（二）肾动脉纤维肌性结构不良

亦多见于女性，发生肾血管性高血压。但多无血管杂音及炎性表现。腹主动脉造影显示肾动脉远端及其分枝受累，呈串珠样改变，与本病不同。

【治疗】 尚缺乏特异治疗。

1. 糖皮质激素 对活动期患者有效，采用泼尼松0.5～1mg/(kg·d)，口服，3～4周后逐渐缓慢减量至每日5～10mg后应维持一段时间，小剂量服用可长达7～10年。

2. 免疫抑制剂 病情严重或有进展者，可加用免疫抑制剂如AZA、CTX等。

3. 生物制剂 尚缺乏大样本的临床验证资料。

4. 抗感染治疗 如结核菌素强阳性，有结核感染者，给予抗痨治疗。

5. 对症治疗 可用降压药、血管扩张药、改善微循环药及抗凝药物等。

6. 经皮腔内血管成形术 适用于严重肾血管性高血压者。

7. 外科治疗 当不宜行导管介入治疗及动脉瘤有破裂危险时，可行人工血管重建术、肾移植。

【预后】 病程一般呈进行性慢性经过，可见症状复发与缓解交替出现。预后与受累动脉狭窄程度及其重要性有关，轻症发展较慢并可自行缓解。脑血管意外，心力衰竭，动脉瘤破裂及心肌梗死为致死原因，发病至死亡时间从1年到20年不等，病死率11%～26%，儿童病例病程较短，病死率高。

第七节 过敏性紫癜

过敏性紫癜（anaphylactoid purpura）又称亨-舒紫癜（Henoch-Schonlein purpura，HSP），是一种以全身小血管炎症为主的变态反应性疾病，临床表现为非血小板减少性可触及的出血性皮疹，常伴关节炎、腹痛、便血及血尿、蛋白尿。肾脏受损的程度是决定HSP远期预后的关键。儿童HSP年发病率约为10.5～20.4/10万，4～6岁为高发年龄，男孩发病率略高于女孩。一年四季均有发病，以春秋季居多。

【病因及发病机制】

（一）病因

HSP病因尚未明了，一般认为可能的诱发因素有：微生物感染，药物、食物过敏，食物不耐受高达92.5%，疫苗接种，花粉过敏，蚊虫叮咬等，但均无确切证据。链球菌感染与HSP发病的关

系密切。据报道,约半数 HSP 患儿血清 ASO 滴度升高;另有报道约 30% HSP 患儿肾小球系膜有 A 组溶血性链球菌抗原沉积,而对照该抗原沉积率仅为 3%。表明 A 组溶血性链球菌感染是诱发 HSP 的重要原因。近年认为,幽门螺杆菌感染可能也是 HSP 发病的重要因素。

(二) 发病机制

HSP 存在显著的免疫异常,突出表现为 B 细胞多克隆活化,是一种 IgA 介导的免疫复合物病。IgA1、补体 C3 和纤维蛋白形成免疫复合物在皮肤、胃肠道以及肾小球毛细血管沉积,IgA1 糖基化异常及清除障碍在肾脏损害中起关键作用,急性期 30% ~50% 患儿血清 IgA 水平升高,外周血 IgA+B 细胞数、IgA 类免疫复合物或冷球蛋白均增高;同时 HSP 存在 T 细胞异常,调节性 T 细胞的减少,Th2 和 Th17 异常活化,IL17A、血清 TNF-α 和 IL-6 等前炎症因子升高,诱导 B 细胞产生抗体水平升高。

本病有一定遗传倾向,临床可见家族中有多个发病者,同胞中可同时发病或先后发病。据报道 HSP 患儿 HLA-DRB1 * 07 及 HLA-DR-DW35 遗传标志出现率显著高于对照人群。补体成分 C2 缺乏者 HSP 发病率亦高。

目前认为 HSP 发病的可能机制为:尚未明确的感染原或过敏原,作用于具有遗传背景的个体,引起机体异常免疫应答,激发 B 细胞克隆增殖,导致 IgA 介导的系统性免疫性血管炎。

【病理】 基本病理变化为广泛的白细胞碎裂性小血管炎,以毛细血管炎为主,亦可累及小动脉和小静脉;血管壁可见胶原纤维肿胀和坏死,中性粒细胞浸润,周围有散在核碎片;间质水肿,有浆液性渗出,可见渗出的红细胞;内皮细胞肿胀,可有血栓形成。病变主要累及皮肤、肾脏、关节及胃肠道。在皮肤和肾脏,荧光显微镜下可见 IgA 为主的免疫复合物沉积。

【临床表现】 多急性起病,首发症状以皮肤紫癜为主,部分病例腹痛、关节炎或肾脏症状首先出现。起病前 1 ~3 周常有上呼吸道感染史。

(一) 皮肤紫癜

半数以上患儿最早表现是皮肤紫癜,典型紫癜皮疹为本病特征,多见于下肢及臀部,对称分布,关节伸侧较多,反复、分批出现,面部及躯干较少;初起呈紫红色斑丘疹,高出皮面,压之不退色,继而呈棕褐色逐渐消退,可伴有荨麻疹和血管神经性水肿,婴儿急性出血性水肿可能是 HSP 的特征亚型。重症患儿紫癜可融合成大疱伴出血性坏死(见文末彩图 17-7-1)。

(二) 消化道症状

50 ~75% 患儿出现反复的阵发性腹痛,位于脐周或下腹部,疼痛剧烈,可伴呕吐,但呕血少见;部分患儿有黑便或血便、腹泻或便秘,偶见并发肠套叠、肠梗阻或肠穿孔。

(三) 关节症状

约 2/3 的病人出现膝、踝、肘、腕等大关节肿痛,活动受限,呈单发或多发,关节腔常有积液,关节症状消失较快,亦可持续数月消失,不留后遗症(文末彩图 17-7-2)。

(四) 肾脏症状

30% ~60% 的病例有肾脏受累,也是儿科最常见的继发性肾小球疾患。肾脏症状轻重不一,多数患儿是以单一的血尿或/和蛋白尿为主,也可伴尿中管型、血压增高及水肿,称为紫癜性肾炎,少数呈肾病综合征表现;肾脏症状多发生于起病一月内,亦可在病程更晚期或其他症状消失后。大多数都能完全恢复,少数发展为慢性肾炎、死于慢性肾衰竭。肾脏病变进展的危险因素包括:大量蛋白尿、水肿、高血压及肾功能减退等。肾活检对了解肾脏病理改变及指导治疗很有帮助。

(五) 其他

偶可发生颅内出血,导致惊厥、瘫痪、昏迷、失语,偶尔累及循环系统发生心肌炎和心包炎,累及呼吸系统发生喉头水肿,哮喘、肺出血等。

【辅助检查】

1. 白细胞正常或增加，中性和嗜酸性粒细胞可增高；除非严重出血，一般无贫血；血小板计数正常甚至升高，出血和凝血时间正常，血块退缩试验正常，部分患儿毛细血管脆性试验阳性。

2. 尿常规可有红细胞、蛋白、管型。

3. 大便隐血试验有消化道症状者多阳性。

4. 血沉正常或增快；血清 IgA 可升高，IgG、IgM 正常亦可轻度升高；C3、C4 正常或升高；ANA 及 RF 阴性；重症血浆黏度增高。

5. 腹部超声波检查有利于早期诊断肠套叠；对有中枢神经系统症状患者可予头颅 MRI 确诊；肾脏症状较重和迁延患者可行肾穿刺活检以了解病情给予相应治疗。

6. 胃镜检查有利于辅助早期诊断 HSP；急性腹痛和消化道出血患儿，行胃镜检查可见紫癜样改变，主要表现为胃黏膜广泛充血、水肿、糜烂，并有孤立性出血性红斑，微隆起，也可伴有十二指肠黏膜改变。

【诊断和鉴别诊断】 HSP 的诊断标准（2006 年 EULAR/PReS 统一标准）：可触及皮疹（必要条件）典型病例诊断不难，若临床表现不典型，皮肤紫癜未出现时，容易误诊为其他疾病，需与原发性血小板减少性紫癜、风湿性关节炎、败血症等感染性疾病鉴别，如果腹痛明显还应与外科急腹症鉴别。

（一）特发性血小板减少性紫癜（ITP）

多为散在针尖大小出血点，全身分布，不高出皮面，无血管神经性水肿，血小板减少。

（二）风湿性关节炎

有关节症状者需与风湿性关节炎鉴别，后者无出血性皮疹，并常伴有心脏炎临床表现等可资鉴别。

（三）感染性疾病

应与败血症、脑膜炎双球菌感染、亚急性细菌性心内膜炎等皮疹鉴别，这类疾病中毒症状重、起病急，皮疹为瘀斑、瘀点，不伴血管神经性水肿。

（四）紫癜伴有急性腹痛者应与以下急腹症相鉴别

1. 肠套叠 多见于婴幼儿，患儿阵阵哭叫，腹部检查可扪及包块，必要时作腹部彩超及钡剂灌肠 X 线检查可以鉴别。患过 HSP 的小儿，由于肠壁紫癜、出血和水肿等导致肠道功能紊乱，亦可并发肠套叠，应予注意。

2. 肠梗阻 除腹痛外，尚有腹胀、肠鸣音亢进、腹部 X 线平片显示肠腔液平及胀气等肠梗阻特征。

3. 阑尾炎 二者均可出现脐周及右下腹疼痛且伴有压痛，易于混淆，但 HSP 腹肌多不紧张，皮肤有紫癜可资鉴别。

【治疗】

（一）一般治疗

本病无特效疗法。卧床休息，应积极寻找并去除致病因素，控制感染，补充维生素 C。饮食上建议从基本的食物淀粉类开始使用，适当限制异种蛋白摄入，随着过敏状态逐渐解除，再逐一添加肉蛋鱼虾等异种蛋白，尽量避免异常免疫应答反应。

（二）对症治疗

有荨麻疹或血管神经性水肿时，应用抗组胺药物和钙剂；腹痛时应用解痉剂，如 654-2；消化道出血时应禁食，可静脉滴注西咪替丁 20～40mg/(kg·d)，必要时输血。可用大剂量维生素 C 2～3g/d，以改善血管通透性。

（三）肾上腺皮质激素或免疫抑制剂

急性期对腹痛和关节肿痛可予缓解，但不能预防肾脏损害的发生，亦不能影响预后。可用泼尼松1~2mg/(kg·d),分次口服,或用氢化可的松、IVMP,症状缓解后即可停用。重症紫癜性肾炎可酌情加用免疫抑制剂,如CTX、AZA或雷公藤多苷片等。

(四)抗凝治疗

阿司匹林3~5mg/(kg·d),分次口服或双嘧达莫(潘生丁)2~3mg/(kg·d)阻止血小板凝集;以紫癜性肾炎为主要表现时,可选用分次肝素钠120~150U/kg加入10%葡萄糖水100ml中静脉滴注,每天1次,连续5d;或肝素钙10IU/kg皮下注射,每天2次,连续7d。

(五)中药中成药

如贞氏扶正冲剂、复方丹参片、银杏叶片等,可补肾益气和活血化瘀,有利于疾病恢复。

(六)血浆置换

适用于急进性紫癜性肾炎(病理提示新月体形成)及HSP伴有严重合并症者。

【预后】 本病预后一般良好,具有自限性,有报道94%自愈;少数重症患儿可死于肠出血、肠套叠、肠坏死或急性肾衰竭。病程一般约1~2周至1~2个月,少数可长达数月或1年以上;肾脏病变常较迁延,可持续数月或数年,大多自行缓解。部分病例有复发倾向。少数病例发展为持续性肾脏疾病,极个别病例可发生肾功能不全。

(宋丽君)

第八节 川 崎 病

【概述】 川崎病(Kawasaki disease,KD)又称皮肤黏膜淋巴结综合征(mucocutaneous lymph-node syndrome,MCLS),主要发生在5岁以下儿童和婴幼儿,以全身性中、小动脉炎性病变为主要病理特征。1967年日本的Tomosaki Kawasaki医生首先报道本病,1975年开始引起我国儿科医学界的重视。目前,世界各地都有川崎病的发病报道,发病率存在地区差异,以日本最高,在5岁以下儿童中,2009年、2010年的川崎病发病率为(206.2~239.6)/10万。男:女发病约为1.5:1。冠状动脉病变是影响患者预后最重要的因素,是儿童时期缺血性心脏病的主要原因。近年来由于规范化应用大剂量丙种球蛋白治疗,病死率已从1970年代的2%下降到0.5%以下。

【病因和发病机制】 川崎病的病因目前尚不清楚。但大量流行病学和临床观察显示,川崎病发病与感染有关,但迄今无法确定微生物是致病的唯一原因。研究发现,川崎病患儿存在异常的免疫激活,提示其发病与免疫功能异常有关。在急性期,外周血的活性T细胞、B细胞、单核/巨噬细胞的数量均上升;淋巴细胞及单核/巨噬细胞的活化伴随有细胞毒素分泌的增加以及血循环中增多的炎性介质(如TNF、超氧自由基等)和B细胞激活产生的抗内皮细胞自身抗体等可损伤血管内皮细胞,导致内皮功能失调、凋亡和坏死。这些免疫损伤过程可持续到川崎病的恢复期甚至更久、导致受损血管局部平滑肌细胞和胶原组织过度增生产生动脉狭窄。

【病理特点】 本病基本病理变化可分为四期:

第Ⅰ期:病程1~9天,小动脉周围呈现急性炎性改变,冠状动脉主要分支血管壁上的小营养动脉和静脉受到侵犯,同时可见心包、心肌间质及心内膜出现炎症反应,有中性粒细胞、嗜酸性粒细胞及淋巴细胞浸润。

第Ⅱ期:病程10~21天,冠状动脉等中等大小的动脉全层血管炎,包括内膜、中膜及外膜均受炎性细胞浸润,伴坏死和水肿,弹力纤维和肌层断裂,可形成血栓和动脉瘤。

第Ⅲ期:病程28~31天,动脉炎症逐渐消退,血栓和肉芽形成,纤维组织增生,内膜明显增厚,导致冠状动脉部分或完全阻塞。

第Ⅳ期:可长达数年,病变逐渐愈合,心肌瘢痕形成,阻塞的动脉可能再通。

【临床表现】

(一)主要表现

(1)持续发热5天以上。典型的发热通常起病急,热度高达39℃以上,呈弛张热。如没有

及时治疗，高热可持续1～2周，甚至更长。如果及时使用免疫球蛋白和阿司匹林，发热常在1～2天内缓解。

（2）多形性皮疹。皮疹发生于急性期，多见于躯干和四肢近侧端，最常见的是斑丘疹、猩红热样皮疹和多型性红疹也较多见。

（3）四肢末端的变化。通常在起病后3～5天出现手掌及足底发红，双手足硬肿。病程10～20天后手足硬肿与泛红趋于消退，而指趾末端开始脱皮，可累及整个手掌与足底。起病后1～2个月，在指甲上可出现横沟（Beau线）。

（4）双眼球结膜充血。在发热24～48小时后常出现双侧结膜充血。球结膜充血较睑结膜多见。一般没有分泌物。裂隙灯检查可发现前葡萄膜炎。

（5）口唇和口腔表现。口咽部的改变也见于热起后24～48小时。口唇干红皲裂、杨梅舌、口腔及咽部黏膜明显充血，但不伴有溃疡和分泌物。

（6）颈部淋巴结肿大。起病后1～2天出现，多见于单侧，一般直径大于1.5cm，触之柔软，但不可推动，无化脓。

（二）其他表现

患儿易激惹、烦躁不安，少数有颈项强直、惊厥、昏迷等无菌性脑膜炎表现；可有腹痛、恶心、腹泻、麻痹性肠梗阻、肝大、黄疸、血清转氨酶升高等消化系统表现；可有咳嗽、关节痛和关节炎；心血管系统可出现心包炎、心肌炎、心内膜炎、心律失常，冠状动脉扩张、冠状动脉瘤、冠状动脉血栓甚至心肌梗死等。冠状动脉病变常在第2～4周出现。

【辅助检查】

1. **血液学检查** 外周血白细胞增高，以粒细胞为主，轻-中度贫血，血小板早期正常，第2～3周增多；血沉明显增快，C-反应蛋白、ALT和AST可以升高。

2. **免疫学检查** 血清IgG、IgM、IgA、IgE和血循环免疫复合物升高。

3. **ECG** 早期示窦性心动过速，非特异性ST-T变化；心包炎时可有广泛S-T段抬高和低电压；心肌梗死时相应导联有S-T段明显抬高，T波倒置及异常Q波。

4. **胸部X线平片** 可示肺部纹理增多、模糊或有片状阴影，心影可扩大。

5. **超声心动图** 急性期可见心包积液，左室内径增大，二尖瓣、主动脉瓣或三尖瓣反流；可有冠状动脉异常，如冠状动脉扩张、冠状动脉瘤、冠状动脉狭窄等。见图17-8-1。

6. **冠状动脉造影** 超声波检查如有多发性冠状动脉瘤或心电图有心肌缺血表现者，应进行冠状动脉造影，以观察冠状动脉病变程度，指导治疗。见图17-8-2。

【诊断】 上述主要临床表现是诊断川崎病的主要依据。根据2002年日本修订的川崎病诊

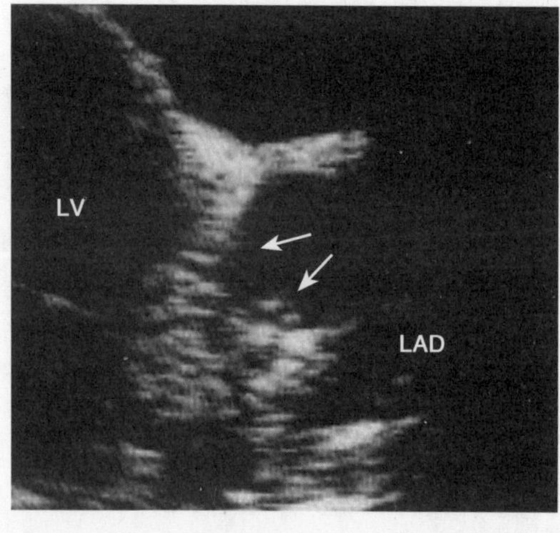

图17-8-1 超声心动图检测冠状动脉病变

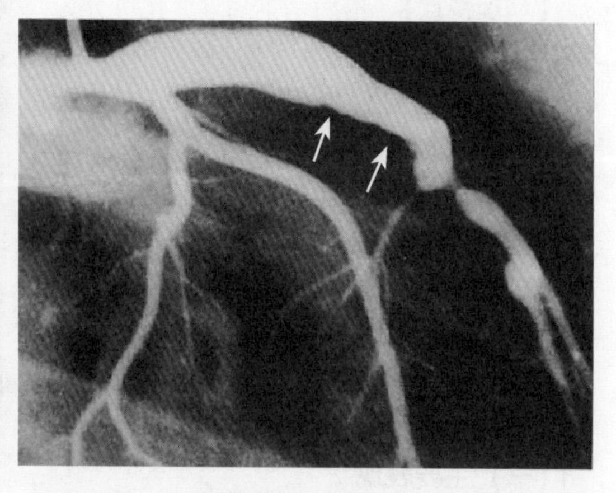

图17-8-2 冠状动脉造影检测冠状动脉病变

Notes

断指南，在6个主要症状中出现5个，或有4个症状加上超声心动图或心血管造影发现冠状动脉病变，可以诊断为川崎病，但必须排除引起冠状动脉损害的其他疾病。

2004年，美国儿科学会和美国心脏病学会发布了不完全川崎病（incomplete Kawasaki disease）的诊断标准，包括两种情况：①6项主要临床症状中只有3项，但在病程中超声心动图或冠状动脉造影证明有冠状动脉瘤，多见于<6个月的婴儿或>8岁的年长儿。②6项主要临床症状中有4项，但超声心动图可见冠状动脉壁辉度增强（提示冠状动脉炎）。诊断不完全性川崎病时应参考以下项目：卡介苗接种处再现红斑；血小板数显著增多；C反应蛋白、血沉明显增高；冠状动脉扩张或有炎症征象；心脏杂音或心包摩擦音；低蛋白血症或低钠血症。

【鉴别诊断】

1. **败血症**　血培养阳性，抗生素治疗有效，可发现感染病灶。

2. **渗出性多形红斑**　婴儿少见，皮疹范围广泛，有疱疹及皮肤糜烂出血，有口腔溃疡。

3. **幼年型类风湿关节炎全身型**　无眼结合膜充血，无口唇发红、皲裂，无手足硬肿及指趾端膜状脱皮，无冠状动脉损害。

4. **猩红热**　皮疹多于发热当日或次日出疹，呈粟粒样均匀丘疹，疹间皮肤潮红，无明显指趾肿胀，口唇皲裂不明显，青霉素治疗有效。

5. **结节性多动脉炎**　是一种全身性坏死性中小动脉炎，以9～11岁为发病高峰年龄。病变呈节段性分布，常发生于肾、心、消化道和皮肤，受累血管可发生动脉瘤、血栓形成或狭窄，婴儿以冠状动脉病变最显著，与川崎病较难区别。其要点为患儿有多系统病变，出现沿血管分布的皮下结节、紫癜样皮疹。组织病理学检查是确诊的重要依据，但因病变呈节段性分布，使皮肤和肌肉活检的阳性率不高。

【治疗】　川崎病急性期的标准治疗为大剂量丙种球蛋白静脉滴注（IVIG）和口服阿司匹林等。

1. **阿司匹林**　通过抑制环氧化酶抑制前列腺素的合成，阻断血小板产生血栓素A，其足量使用有抗炎作用，小剂量维持有抗凝作用。在急性炎症期以30～50mg/(kg·d)，分次给药，直至热退、急性期症状消失。随后以小剂量3～5mg/(kg·d)一次顿服，连续2～3个月，至血沉、血小板恢复正常；有冠状动脉病变者则应用至冠状动脉恢复正常或终身用药。

2. **氟比洛芬（氟布洛芬，Froben）**　仅用于有严重阿司匹林肝毒性或阿司匹林禁忌的病人，3～5mg/(kg·d)，分三次。

3. **大剂量丙种球蛋白**　在发病10日内大剂量滴注静脉用丙种球蛋白（IVIG），可有效地改善症状，减少冠状动脉病变的发生率，缩短病程。剂量2000mg/kg，于10～12小时内缓慢滴入。如果发病10d内IVIG治疗后48h，体温仍高于38℃，或用药后2周内（一般为2～7天）再次发热，并出现至少一项川崎病主要临床表现者，即为IVIG无反应，可再次使用IVIG或根据情况选用激素等其他药物。

4. **其他治疗**　川崎病恢复期仍然有冠状动脉病变者除了应用阿司匹林抗血小板聚集外，须加用双嘧达莫（潘生丁）3～5mg/(kg·d)；如果并发一个或多个巨大冠状动脉瘤、或多个小到中等冠状动脉瘤，则须加用华法林抗凝治疗。此外，应根据病情给予对症及支持疗法，如补充液体、护肝、控制心力衰竭、纠正心律失常等，有心肌梗死时应及时进行溶栓治疗；严重的冠状动脉病变者需要冠状动脉搭桥术或介入治疗。

【预后和随访】　本病多数预后良好，约1%～2%患儿可再发。未经治疗的患儿，并发冠状动脉瘤者可达20%～30%；近年来应用大剂量IVIG治疗，冠状动脉病变发生率明显降低。根据冠状动脉病变情况对川崎病患儿进行随访管理对于改善预后十分重要。有冠状动脉病变且病程一个月之后仍然存在者需终身随访。应用IVIG的患儿11个月内不宜进行麻疹、风疹、腮腺炎等活疫苗的预防接种。

（黄国英）

参考文献

1. Carlens C, Jacobsson L, Brandt L, Cnattingius S, et al. Perinatal characteristics, early life infections and later risk of rheumatoid arthritis and juvenile idiopathic arthritis. Ann Rheum Dis, 2009, 68: 1159-1164
2. Jing-Long Huang. New Advances in Juvenile Idiopathic Arthritis. Chang Gung Med J, 2012, 35(1): 1-13
3. 殷蕾,周纬,金燕樑,等.幼年特发性关节炎全身型早期诊断标准探讨.临床儿科杂志,2013,31(1):10-13
4. 马翠,鲁晓勇,吴华香.生物制剂在幼年特发性关节炎中的治疗进展.中华儿科杂志,2011,49(7):519-522
5. 中华医学会风湿病学分会.系统性红斑狼疮诊断及治疗指南.中华风湿病学杂志,2010,14(5):342-346
6. 儿童系统性红斑狼疮诊疗建议.中华儿科杂志,2011,49(7):506-514
7. Yildirim-Tomner C, Diamond B. Current and Novel Therapeutics in Treatment of SLE. J Allergy Clin Immnnol, 2011, 127: 303-314
8. Grayson PC, Maksimowicz-McKinnon K, Clark TM, et al. Distribution of arterial lesions in Takayasu's arteritis and giant cell arteritis. Ann Rheum Dis, 2012, 71: 1329-1334
9. 中华医学会儿科学分会心血管学组,免疫学组,中华儿科杂志编委会.川崎病冠状动脉病变的临床处理建议(黄国英,杜军保执笔).中华儿科杂志,2012,50(10):746-749
10. Japanese Circulation Society Joint Research Group. Guidelines for diagnosis and management of cardiovascular sequelae in Kawasaki disease. Pediatr Int, 2005, 47, 711-732
11. JCS Joint Working Group. Guidelines for Diagnosis and Management of Cardiovascular Sequelae in Kawasaki Disease (JCS 2008). Circ J, 2010, 74: 1989-2020
12. Newburger JW, Takahashi M, Gerber MA, et al. Diagnosis, treatment, and long-term management of Kawasaki disease: A Statement for Health Professionals From the Committee on Rheumatic Fever, Endocarditis, and Kawasaki Disease, Council on Cardiovascular Disease in the Young, American Heart Association. Pediatrics, 2004, 114: 1708-1733
13. Ayusawa M, Sonobe T, Uemura S, et al. Revision of diagnostic guidelines for Kawasaki disease (the 5th revised edition). Pediatr Int, 2005; 47: 232-234
14. Huang GY, Ma XJ, Huang M, et al. Epidemiologic pictures of Kawasaki disease in Shanghai from 1998 through 2002. J Epidemiol, 2006, 16(1): 9-14
15. Ma XJ, Yu CY, Huang M, et al. on behalf of the Shanghai Kawasaki Research Group. Epidemiologic features of Kawasaki disease in Shanghai from 2003 through 2007. Chin Med J, 2010, 123(19): 2629-2634
16. Nakamura Y, Yashiro M, Uehara R, et al. Epidemiologic features of Kawasaki disease in Japan: results of the 2007-2008 nationwide survey. J Epidemiol, 2010, 20(4): 302-307

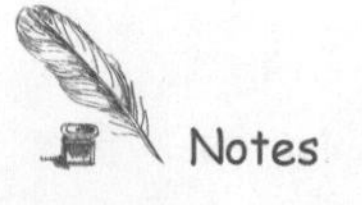

第十八章　感染性疾病

第一节　病毒感染性疾病

一、麻　　疹

麻疹(measles)是由麻疹病毒(measles virus)引起的一种急性出疹性呼吸道传染病,临床以发热、咳嗽、流涕、结膜炎、口腔麻疹黏膜斑(Koplik spots)及全身斑丘疹,疹退后有糠麸样脱屑,色素沉着为主要特征。

【病因】 麻疹病毒属副黏液病毒科,为单股负链 RNA 病毒,只有一个血清型,但已发现有 8 个不同基因组共 15 个基因型。电镜下呈球形或丝杆状,直径约 100～250nm,由 6 种结构蛋白组成,即含 M、F 和 H 的包膜蛋白和 N、P 和 L 核衣壳蛋白。H 蛋白能与细胞受体结合;F 蛋白与病毒细胞融合有关;M 蛋白与病毒释出相关。其抗原性稳定,在体外生活力较弱,在阳光照射或流通空气中 20 分种即可失去致病力。但耐寒冷及干燥,于 0℃可存活 1 个月,-70℃可保存活力数月至数年。

【流行病学】 麻疹患者为唯一传染源,无症状病毒携带者及隐性感染者传染性较低。传播方式主要为空气飞沫传播。麻疹患者的潜伏期末至出疹后 5 天内都具有传染性,其口、鼻、咽、眼结合膜的分泌物中均含有病毒,在咳嗽、打喷嚏、说话时,以飞沫形式传染易感者,而经被污染的衣物、食物及用具等间接传染的机会较少。该病的传染性较强,未患过麻疹而又未接种疫苗者,即易感者接触后,约 90% 以上发病。在我国多见于 8 个月～5 岁儿童。近年来发病年龄有向两极发展趋势,8 个月龄以下和 15 岁以上年龄组发病比例有所增加,好发季节为冬春季。

【发病机制及病理】 当麻疹病毒侵入易感者的呼吸道黏膜和眼结合膜时,在其局部上皮细胞内增殖,然后播散到局部淋巴组织,于感染后第 2～3 天病毒释放入血,引起第一次病毒血症,继之病毒在全身的单核-巨噬细胞系统内增殖,于感染后第 5～7 天,大量病毒释放入血,引起第二次病毒血症。病毒在感染后 7～11 天播散至全身组织器官,但以口、呼吸道、眼结合膜、皮肤及胃肠道等部位为主,并表现出一系列的临床症状及体征。至感染后第 15～17 天,病毒血症逐渐消失,器官内病毒快速减少至消除。

麻疹病理特征是感染部位形成两种类型的多核巨细胞,其一为网状内皮巨细胞,又称“华-佛细胞”,其二为上皮巨细胞。两者均系多个细胞融合而成。前者广泛存在于全身淋巴结及肝、脾等器官中,后者主要位于皮肤、眼结合膜、鼻、咽、呼吸道和胃肠道黏膜等处。

麻疹系全身性疾病,病毒直接损伤皮肤浅表血管内皮细胞,特异性细胞毒性 T 细胞杀伤病毒感染的靶细胞—上皮和内皮细胞、单核细胞和巨噬细胞,使真皮淋巴细胞浸润、充血肿胀,表皮细胞坏死及退行性变性形成脱屑,因红细胞崩解及血浆渗出使皮疹消退后留有色素沉着。呼吸道病变最明显,可表现为鼻炎、咽炎、支气管炎及肺炎。肠道黏膜可有受累,严重时可并发脑炎。

【临床表现】

(一)典型麻疹

1. 潜伏期　一般为 6～18 天,可有低热及全身不适。

2. **前驱期** 一般持续3～4天，主要为上呼吸道及眼结合膜炎的表现，有发热、咳嗽、流涕、流泪，眼结合膜充血、畏光及咽痛和周身乏力。病后的第2～3天，于第二下磨牙相对应的颊黏膜处，可见直径约0.5～1.0mm灰白色斑点，外周有红晕，即麻疹黏膜斑，为麻疹前驱期的特异性体征，有诊断价值。初起时仅数个，1～2天内迅速增多，可波及整个颊黏膜，甚至唇部黏膜，部分可融合，于出疹后2～3天迅速消失。部分病人也可有头痛，呕吐、腹泻等消化道症状。

3. **出疹期** 一般持续3～5天，此时发热、呼吸道症状达高峰。皮疹先出现于耳后、发际，渐及前额、面和颈部，自上而下至胸、腹、背及四肢，最后达手掌和足底。皮疹初为淡红色斑丘疹，压之退色，疹间皮肤正常，可融合成片，继之转为暗红色，部分病例可出现出血性皮疹。此期全身浅表淋巴结及肝脾可有轻度肿大，肺部可有湿啰音。

4. **恢复期** 一般持续3～4天，按出疹先后顺序依次消退。此期体温下降，全身症状明显减轻。疹退处有糠麸状脱屑及浅褐色色素沉着。整个病程为10～14天。

（二）非典型麻疹

1. **轻型麻疹** 多见于对麻疹具有部分免疫力者，如6个月以内婴儿、近期接受过被动免疫或曾接种过麻疹疫苗者。前驱期较短，发热及上呼吸道症状较轻，麻疹黏膜斑不典型或不出现，皮疹稀疏，可不遗留色素沉着，无并发症，病程1周左右。

2. **重型麻疹** 多见于全身状况差，免疫力低下或继发严重感染者。起病急骤，持续高热或体温不升，全身中毒症状重，皮疹可呈出血性，或皮疹出不透，或皮疹出而骤退，常有肺炎和呼吸窘迫、神经系统症状或心血管功能不全。此型病情危重，病死率高。

3. **异型麻疹(非典型麻疹综合征)** 见于接种麻疹灭活疫苗或个别减毒活疫苗缺乏F蛋白抗体者。表现高热、头痛、肌痛、乏力等，多无麻疹黏膜斑，2～3天后出疹，但从四肢远端开始，渐及躯干及面部。皮疹为多形性，有斑丘疹、疱疹、紫癜或荨麻疹等。

4. **无皮疹型麻疹** 见于应用免疫抑制剂者、免疫能力较强者或者接种过麻疹疫苗后发生突破感染的患者全病程无皮疹，也可不出现麻疹黏膜斑，呼吸道症状可有可无、可轻可重，以发热为主要表现。临床诊断较困难，需通过血清麻疹抗体IgH和(或)咽试子麻疹病毒检测以确诊。

【辅助检查】

1. **血常规** 白细胞总数减少，淋巴细胞相对增多。若白细胞总数增高，尤为中性粒细胞增加，提示继发细菌感染；如淋巴细胞严重减少，常提示预后不良。

2. **血清学检查** ELISA测定血清特异性IgM和IgG抗体，敏感性及特异性较好。IgM抗体于病后5～20天最高，故测定其是诊断麻疹的标准方法。IgG抗体恢复期较早期增高4倍以上也有近期感染的诊断意义。

3. **病原学检测** 取患儿鼻咽部分泌物、血细胞及尿沉渣细胞，应用免疫荧光或免疫酶法检测麻疹病毒抗原，可做出早期诊断。

4. **多核巨细胞检查** 于出疹前2天至出疹后1天取病人鼻、咽、眼分泌物涂片，瑞氏染色后直接镜检多核巨细胞。

【并发症】

1. **肺炎** 为麻疹最常见并发症，可发生于麻疹过程中各个时期，是麻疹死亡的主要原因之一。麻疹病毒引起的原发性肺炎多不严重，在病程早期发生，随热退和皮疹出齐而消散，但在细胞免疫缺陷者可呈致死性。可继发细菌或其他病毒肺炎，多发生在出疹期。

2. **喉炎** 多见于2～3岁以下小儿，原发于麻疹病毒或继发细菌感染。临床表现为声音嘶哑、犬吠样咳嗽及吸气性呼吸困难。轻者随体温下降、皮疹消退，症状逐渐消失，重者可致气道阻塞，窒息而导致死亡。

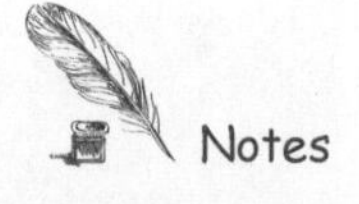

3. **脑炎** 多发生于出疹后的2～6天，也可在前驱期或恢复期，临床表现及脑脊液改变与其他病毒性脑炎相似。多数可恢复，重者可留有不同程度的智力低下、癫痫及瘫痪等神经系统后

遗症。

4. 亚急性硬化性全脑炎(subacute sclerosing panencephalitis,SSPE)　是麻疹的一种远期并发症,是致死性慢性进行性脑退行性病变,较罕见。多发生麻疹后2～17年(平均7年)。临床表现为逐渐出现智力障碍、性格改变、运动不协调、语言障碍及癫痫发作等,最后因昏迷、强直性瘫痪而死亡。患者血清病毒抗体滴度很高;脑组织中有麻疹病毒或其抗原。

【诊断】　典型麻疹根据流行病学史,典型麻疹的各期临床表现,如前驱期的麻疹黏膜斑;出疹期高热出疹特点和出疹顺序与皮疹形态;恢复期疹退脱屑和色素沉着等即可做出临床诊断。非典型麻疹,需依赖于实验室的病原学检查。

【鉴别诊断】

(1) 风疹:呼吸道表现及全身中毒症状较轻,无口腔麻疹黏膜斑。常于发热1～2天后出疹,皮疹分布以面、颈及躯干为主,疹退后无脱屑及色素沉着。常伴有耳后及颈部淋巴结肿大。

(2) 幼儿急疹:突然高热,持续3～5天,上呼吸道症状较轻,热骤降而出现皮疹,皮疹分布以躯干为主,1～3天皮疹退尽。热退疹出为本病特点。

(3) 猩红热:发热、咽痛明显,1～2天内全身出现针尖大小的丘疹,疹间皮肤充血,面部无皮疹,口周苍白圈,持续3～5天皮疹消退,1周后全身大片脱皮。血白细胞总数及中性粒细胞明显增高。

(4) 药物疹:近期有用药史,皮疹痒,伴低热或无热,停药后皮疹逐渐消退。血嗜酸性粒细胞可升高。儿童出疹性疾病的鉴别诊断见表18-1-1。

表18-1-1　儿童出疹性疾病的鉴别诊断

	病原	全身症状及其体征	皮疹特点	发热与皮疹关系
麻疹	麻疹病毒	呼吸道卡他性炎症,结膜炎,发热第2～3天口腔黏膜斑	红色斑丘疹,自头面部→颈→躯干→四肢,退疹后有色素沉着及细小脱屑	发热3～4天,出疹期热更高
风疹	风疹病毒	全身症状轻,耳后、枕部淋巴结肿大并触痛	面部→躯干→四肢,斑丘疹,疹间有正常皮肤,退疹后无色素沉着及脱屑	发热后半天至1天出疹
幼儿急疹	人疱疹病毒6型或7型	一般情况好,高热时可有惊厥,耳后枕部淋巴结亦可肿大	红色斑丘疹,颈及躯干部多见,一天出齐,次日消退	高热3～5天,热退疹出
猩红热	乙型溶血性链球菌	高热,中毒症状重,咽峡炎,杨梅舌,环口苍白圈,扁桃体炎	皮肤弥漫充血,上有密集针尖大小丘疹,持续3～5天退疹,1周后全身大片脱皮	发热1～2天出疹,出疹时高热
药物疹		原发病症状	皮疹痒感,摩擦及受压部位多,与用药有关,斑丘疹、疱疹、猩红热样皮疹、荨麻疹	发热、服药史

【治疗】　目前尚无特效抗麻疹病毒药物。其主要治疗原则为对症治疗,加强护理和防止并发症的发生。

(1) 一般治疗:应卧床休息,保持室内空气新鲜,注意温度及湿度。保持眼、鼻及口腔清洁,避免强光刺激,给予营养丰富并易于消化的食物,注意补充维生素,尤其是维生素A和维生素D。

(2) 对症治疗:高热可采用物理降温或酌用小剂量退热药,切忌退热过猛引起虚脱;咳嗽可适用祛痰镇咳剂;惊厥时可给予镇静止惊剂。此外,还应保持水电解质及酸碱平衡。

(3) 并发症治疗:根据各种并发症的发生,及时给予相应的有效治疗。抗生素无预防并发

症的作用，故不宜滥用。

【预防】 预防麻疹的关键是对易感者接种麻疹疫苗，提高其免疫力。

（一）管理传染源

应做到早发现、早报告、早隔离及早治疗麻疹患儿。一般病人应隔离至出疹后5天，合并肺炎者应延长到出疹后10天。接触者应检疫3周，并给予被动免疫制剂。

（二）切断传播途径

在麻疹流行期间，易感者尽量避免去人群密集的场所，病人居住处应通风并用紫外线照射。

（三）保护易感人群

1. **主动免疫** 采用麻疹减毒活疫苗进行预防接种。我国儿童计划免疫程序规定初种麻疹疫苗年龄为生后8个月，1岁半和4～6岁再次加强。在麻疹流行地区，易感者可在接触病人2天内进行应急接种，可防止麻疹发生或减轻病情。

2. **被动免疫** 对体弱多病儿和婴幼儿，未接受过麻疹预防接种者，在接触麻疹5天内，注射人血丙种球蛋白0.25ml/kg可预防发病；若在接触麻疹5天后注射，则只能减轻症状。被动免疫维持3～8周，以后还应采取主动免疫。

二、风　疹

风疹（rubella）是由风疹病毒引起的一种急性呼吸道传染病，临床以低热、皮疹及耳后、枕部淋巴结肿大和全身症状轻微为特征。主要经飞沫传播。妊娠早期感染风疹后，病毒可通过胎盘传给胎儿而导致各种先天畸形，称之为先天性风疹综合征（congenital rubella syndrome）。

【病因】 风疹病毒属披膜病毒科（togavirus family），其直径约60nm，核心为单股正链RNA，外有包膜，由脂蛋白等组成，目前所知只有一个血清型。不耐热，37℃和室温中很快灭活，但能耐寒和干燥，-60℃可存活几个月。

【流行病学】 人类为风疹病毒的唯一宿主，病人从出疹前1周到出疹后1周均具有传染性。其鼻咽部分泌物、血、尿及粪便中均带有病毒。主要通过空气飞沫经呼吸道传播，多见于1～5岁儿童，一年四季均可发生，但以冬春季发病最高。病后可获持久免疫力。先天性风疹患儿在生后数月内仍有病毒排出，具有传染性。约25%～50%感染者为无症状感染。

【发病机制】 病毒首先侵入上呼吸道黏膜及颈部淋巴结，并在其内增殖，从而导致上呼吸道炎症和病毒血症，临床表现为发热、皮疹及浅表淋巴结肿大。而皮疹、血小板减少和关节症状可能与免疫反应相关。若在妊娠早期（3个月内）感染风疹病毒，其病毒可通过胎盘而传给胎儿，并在其体内不断增殖，最终可导致胎儿畸形。

【临床表现】

（一）获得性风疹

1. **潜伏期** 一般为14～21天。

2. **前驱期** 约1～2天，症状多较轻微，低热和卡他症状，耳后、枕部及后颈部淋巴结稍大伴轻度压痛。

3. **出疹期** 多于发热1～2天后出疹，最早见于面颊部，迅速扩展至躯干和四肢，1天内布满全身，但手掌及足底常无皮疹。皮疹初为稀疏红色斑疹、斑丘疹，面部及四肢远端皮疹较稀疏，以后躯干、背部皮疹融合。皮疹多于3天内迅速消退，疹退后不留有色素沉着。

此期患儿耳后、枕部及后颈部淋巴结肿大明显，偶可并发肺炎、心肌炎及血小板减少等，个别不出现皮疹，仅有全身及上呼吸道感染症状，故称无皮疹风疹。

（二）先天性风疹综合征

妊娠早期患风疹的妇女，风疹病毒可传递至胎儿，使胎儿发生严重的全身感染，引起多种畸形，称之为“先天性风疹综合征”。先天畸形以先天性心脏病、白内障、唇腭裂、耳聋、头小畸形及

骨发育障碍等多见。出生感染可持续存在，并可引起多器官的损害，如血小板减少性紫癜、进行性风疹全脑炎及肝脾肿大等。

【诊断和鉴别诊断】 典型风疹可根据流行病学史，典型风疹全身症状轻，耳后淋巴结肿大，全身斑丘疹，短期内迅速消退，不留有色素沉着等临床特点。对不典型风疹，可做病原学或血清学检测。妊娠初3～4个月感染风疹，出生时婴儿，若有畸形和多种病症，血中特异性抗风疹IgM阳性或血清中风疹病毒IgG逐渐升高，可诊断为先天性风疹综合征，若未见畸形，仅有实验室证据，可称之为先天性风疹感染。

【治疗】 目前尚无特效的抗病毒治疗方法。主要是对症治疗，如退热、止咳等，加强护理和适当的支持疗法。

【预防】 一般病人出疹5天后即无传染性。妊娠3个月内应避免与风疹病人接触，若有接触史，可于接触后5天内注射丙种球蛋白，可能减轻疾病的症状或阻止疾病发生。对已确诊为风疹的早期孕妇，应考虑终止妊娠。对儿童及易感育龄妇女，可接种风疹减毒活疫苗。因风疹减毒活疫苗可通过胎盘感染胎儿，故孕妇不宜接种该疫苗。

三、水　　痘

水痘(varicella or chikepox)是由水痘-带状疱疹病毒(varicella-zoster virus，V-Z virus)初次感染引起的急性传染病，临床以斑疹、丘疹、疱疹和结痂的皮疹共同存在为特征。具有较强的传染性，以冬春季为多见，常呈流行性。

【病因】 水痘-带状疱疹病毒，是α疱疹病毒，呈球形颗粒，直径约150～200nm，核酸为双链DNA。该病毒仅有一个血清型，在外界环境中生活力较弱，不耐高温，不耐酸，在痂皮中不能存活。人类是该病毒的唯一宿主。

【流行病学】 病人是唯一的传染源。自发病前1～2天至皮疹干燥结痂均有传染性，主要通过空气飞沫和接触传播，传染性极强。任何年龄均可发病，以学龄前儿童发病率较高，病后免疫力持久。本病遍布全球，一年四季均可发生，但以冬春季多见。

【发病机制及病理】 水痘-带状疱疹病毒初次经口、鼻侵入人体，首先在呼吸道黏膜内增殖，2～3天后入血，产生病毒血症，并在肝脾及单核-吞噬细胞系统内增殖后再次入血，产生第二次病毒血症，并向全身扩散，主要在肝脾及网状内皮系统，导致器官病变，水痘的恢复依赖于细胞(T细胞)免疫，在T细胞免疫功能缺陷的患者中水痘病情更为严重。其主要损害部位在皮肤黏膜，较少累及内脏。皮疹分批出现与间隙性病毒血症相一致。通常在皮疹出现后1～4天，特异性抗体产生，病毒血症消失，症状也随之缓解。原发感染后，病毒潜伏在神经节内，如果再激活，临床上就表现为带状疱疹。

水痘的皮肤病变主要在表皮棘细胞层，呈退行性变性和水肿，组织液渗入形成水痘疱疹，内含大量病毒。水疱液开始透明，继之上皮细胞脱落及炎性细胞浸润，疱内液体减少并变混浊。如有继发感染，可变为脓疱。最后上皮细胞再生，结痂后脱落，一般不留瘢痕。

【临床表现】

1. **潜伏期**　一般为14天左右(10～20天)。

2. **前驱期**　婴幼儿常无前驱症状或症状轻微，皮疹和全身表现多同时出现。年长儿可有畏寒、低热、头痛、乏力及咽痛等表现，持续1～2天后出现皮疹。

3. **出疹期**　发热数小时至24小时出现皮疹。皮疹先于躯干和头部，后波及面部和四肢。初为红色斑疹，数小时变为丘疹，再数小时左右发展成疱疹。疱疹为单房性，疱液初清亮，呈珠状，后稍混浊，周围有红晕。1～2天后疱疹从中心开始干枯、结痂，红晕消失。1周左右痂皮脱落，一般不留瘢痕。皮疹呈向心性分布，主要位于躯干，其次头面部，四肢相对较少，手掌、足底更少。黏膜也常受累，见于口咽部、眼结膜、外阴及肛门等处，皮疹分批出现，故可见丘疹、疱疹

和痂疹同时存在。

水痘多为自限性疾病，10 天左右可自愈。除了上述的典型水痘外，可有疱疹内出血的出血型水痘，该型病情极严重，常因血小板减少或弥漫性血管内出血所致。

【辅助检查】

1. 血常规 白细胞总数正常或稍低。

2. 疱疹刮片 刮取新鲜疱疹基底组织涂片，用瑞特或姬姆萨染色可发现多核巨细胞，用苏木素-伊红染色可见核内包涵体。

3. 血清学检查 补体结合抗体高滴度或双份血清抗体滴度 4 倍以上升高可明确诊断。

4. 病毒分离 将疱疹液直接接种于人胚纤维母细胞，分离出病毒再进一步鉴定。该方法仅用于非典型病例。

5. 核酸检测 PCR 法检测患儿皮损或疮液中的病毒 DNA 片段，是敏感、快速的早期诊断方法。

【并发症】 常见为皮肤继发细菌感染，如脓疱疮、丹毒、蜂窝组织炎等，严重时可发生败血症；继发性血小板减少可致皮肤、黏膜出血，严重内脏出血；水痘肺炎多见于成人患者或免疫缺陷者；神经系统受累可见水痘后脑炎、吉兰-巴雷综合征等。此外，少数病例可发生心肌炎、肝炎、肾炎等。

【诊断及鉴别诊断】 典型水痘根据流行病学及皮疹特点，如向心性分布、分批出现、不同形态皮疹同时存在等可做出临床诊断。目前临床广泛应用外周血检测抗原、抗体，该方法敏感、可靠。水痘应注意与丘疹性荨麻疹和能引起疱疹性皮肤损害的疾病，如肠道病毒和金黄色葡萄球菌感染、虫咬性皮疹、药物和接触性皮炎等相鉴别。

【治疗】

1. 一般治疗 对水痘患儿应早期隔离，直到全部皮疹结痂为止。轻者给予易消化的食物和注意补充水分，重者必要时可静脉输液。局部治疗以止痒和防止继发感染为主。皮肤瘙痒可局部涂擦润肤剂和内服抗组胺药物，继发感染可用抗生素软膏。发热患儿应卧床休息，并保持水、电解质平衡，高热时予以物理降温或小剂量解热镇痛药，但禁用阿司匹林，防止 Reye 综合征的发生。

2. 抗病毒治疗 阿昔洛伟(acyclovir)是目前治疗水痘-带状疱疹病毒的首选抗病毒药物。此外，也可应用无环鸟苷、α-干扰素等。

3. 防治并发症 继发细菌感染时应及早给予抗生素，并发脑炎时应适当应用脱水剂。

【预防】 控制传染源，隔离患儿至皮疹全部结痂为止；对已接触的易感儿，应检疫 3 周。对于免疫功能低下、应用免疫抑制剂者及孕妇，若有接触史，应尽早(在暴露后的 10 天内)使用丙种球蛋白或水痘-带状疱疹免疫球蛋白。对于易感者接种水痘减毒活疫苗，可预防水痘，如在暴露于水痘病人后 72 小时内，采取应急接种水痘疫苗可预防水痘的发生。

四、流行性腮腺炎

流行性腮腺炎(mumps)是由腮腺炎病毒(mumps virus)引起的急性呼吸道传染病。其临床特征为腮腺(包括颌下腺和舌下腺)的非化脓性肿胀、疼痛和发热，并可累及其他各种腺体及其他器官。传染性仅次于麻疹、水痘。预后良好，感染后可获持久免疫。

【病因】 腮腺炎病毒属副黏液病毒科的单股 RNA 病毒。其直径 100～200nm，呈球形，只有一个血清型，有 12 个基因型从 A 到 L。对物理和化学因素敏感，加热至 55～60℃后 20 分钟即可失去活力，福尔马林或紫外线也能将其灭活，但耐低温，4℃可存活 2 个月以上。

【流行性】 人是流行性腮腺炎病毒的唯一宿主，可通过直接接触、飞沫、唾液污染食具或玩具等途径传播。一年四季均可发生，但以冬春季为高峰。人群对本病普遍易感，感染后可获持久免疫，仅有 1%～2% 的人可能再次感染。

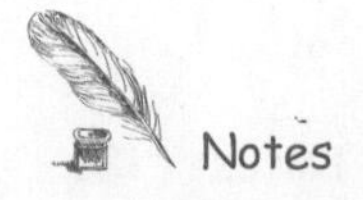

【发病机制及病理】 病毒首先侵犯口腔和鼻黏膜，在其局部上皮细胞增殖，并释放入血，形

成第一次病毒血症。病毒经血液至全身各器官，首先累及各种腺体，如腮腺、颌下腺、舌下腺及胰腺、生殖腺等，并在其腺上皮细胞增殖，再次入血，形成第二次病毒血症，进一步波及其他脏器。

病理特征为腮腺非化脓性炎症，包括间质水肿、点状出血、淋巴细胞浸润和腺泡坏死。腺体导管水肿，管腔内脱落的坏死上皮细胞堆积，使腺体分泌排出受阻，唾液淀粉酶经淋巴系统进入血液而使血、尿淀粉酶升高。此外，其他器官如胰腺、睾丸可有类似病理改变。

【临床表现】 潜伏期 14～25 天，多无前驱症状。起病较急，可有发热、头痛、咽痛、食欲缺乏、恶心及呕吐等，数小时至 1～2 天出现腮腺肿大，初为一侧，继之对侧也出现肿大。腮腺肿大以耳垂为中心，并向前、后、下发展，边界不清，局部表面热而不红，触之有弹性感并有压痛。当腮腺肿大明显时出现胀痛，咀嚼或进酸性食物时疼痛加剧。腮腺导管口（位于上颌第二磨牙旁的颊黏膜处）在早期常有红肿。腮腺肿大约 1～3 天达高峰，一周左右消退，整个病程约 10～14 天。

此外，颌下腺和舌下腺也可同时受累。常合并有脑膜炎、胰腺炎和生殖腺炎（多见睾丸炎）。不典型病例可无腮腺肿大，仅以单纯睾丸炎或脑膜炎的症状为临床表现。

【辅助检查】

（一）一般检查

1. 血常规　白细胞总数大多正常或稍高，淋巴细胞相对增高。

2. 血清及尿淀粉酶测定　其增高程度常与腮腺肿胀程度相平行。90% 患儿发病早期血清及尿淀粉酶增高，有助于诊断。

3. 脑脊液检测　约半数腮腺炎病人在无脑膜炎症状和体征时，脑脊液中白细胞可轻度升高。

（二）血清学检查

ELISA 法检测血清中腮腺炎病毒核蛋白的 IgM 抗体在临床症状后 3 天逐渐升高可作为近期感染的诊断；近年来应用特异性抗体或单克隆抗体检测腮腺炎病毒抗原，可作早期诊断；逆转录 PCR 技术检测腮腺炎病毒 RNA，可提高对可疑患者的诊断率。

（三）病毒分离

可从患儿唾液、尿及脑脊液中分离出病毒。

【并发症】 流行性腮腺炎是全身性疾病，病毒常侵犯中枢神经系统及其他腺体而出现症状。甚至某些并发症可不伴有腮腺肿大而单独出现。

（一）神经系统

1. 脑膜脑炎　较为常见，多在腮腺肿大后 1 周左右出现，也可发生在腮腺肿大前或腮腺肿后 2 周内，临床表现及脑脊液改变与其他病毒性脑膜脑炎相似。疾病早期，脑脊液中可分离出腮腺炎病毒，大多数预后良好，但也偶有死亡及留有神经系统后遗症者。

2. 多发性神经炎、脑脊髓炎　偶有腮腺炎后 1～3 周出现多发性神经炎、脑脊髓炎，但预后多良好。肿大腮腺可压迫面神经引起暂时性面神经麻痹，有时出现三叉神经炎、偏瘫、截瘫及上升性麻痹等。

3. 耳聋　由听神经受累所致。发生率虽不高（约 1/15000），但可发展成永久性和完全性耳聋，所幸 75% 为单侧，故影响较小。

（二）生殖系统睾丸炎

是青春发育期男孩常见的并发症，多为单侧，肿大且有压痛，近半数病例发生不同程度睾丸萎缩，但很少引起不育症。7% 青春期后女性患者可并发卵巢炎，表现下腹疼痛及压痛，目前尚未见因此导致不育的报告。

（三）胰腺炎

常发生于腮腺肿大后 3、4 天至 1 周左右出现，以中上腹疼痛为主要症状，可伴有发热、呕吐、

腹胀或腹泻等,轻型及亚临床型较常见,发生严重胰腺炎的极少见。由于单纯腮腺炎即可引起血、尿淀粉酶升高,故血、尿淀粉酶不宜作为诊断依据。血脂肪酶检测有助于胰腺炎的诊断。

(四) 其他

还可有心肌炎、肾炎、乳腺炎、关节炎、肝炎等。

【诊断及鉴别诊断】 依据流行病学史、腮腺及其他唾液腺非化脓性肿大的特点,可作出临床诊断。

对非典型的流行性腮腺炎需依靠血清学抗体 IgM 检查或病毒检测分离确诊。

鉴别诊断包括其他病原(细菌、流感病毒、副流感病毒等)引起的腮腺炎和其他原因引起的腮腺肿大,如白血病、淋巴瘤及腮腺肿瘤等。

【治疗】 自限性疾病,目前尚无抗流行性腮腺病毒的特效药物。主要是对症治疗,镇痛及退热。急性期应避免食刺激性食物,多饮水,保持口腔卫生。高热患儿可采用物理降温或使用解热剂,严重头痛和并发睾丸炎者可酌情应用止痛药。此外,也可采用中医中药内外兼治。对重症脑膜脑炎、睾丸炎或心肌炎者,可短程给予糖皮质激素治疗。此外,氦氖激光局部照射治疗腮腺炎,对止痛、消肿有一定疗效。

【预防】 及早隔离患者直至腮腺肿胀完全消退为止。集体机构的易感儿应检疫3周。流行性腮腺炎减毒活疫苗具有较好的预防效果。此外,对鸡蛋过敏者不能使用腮腺炎减毒活疫苗。

五、手足口病

手足口病(hand-foot-mouth disease,HFMD)是由多种人肠道病毒引起的常见传染病,以婴幼儿发病为主。大多数患者症状轻微,以发热和手、足、口腔等部位的皮疹或疱疹为主要特征。少数患儿可出现中枢神经系统、呼吸系统受累,引发无菌性脑膜炎、脑干脑炎、急性弛缓性麻痹、神经源性肺水肿和心肌炎等,个别重症患儿病情进展快,导致死亡。青少年和成人感染后多不发病,但能够传播病毒。引起手足口病的肠道病毒包括肠道病毒71型(EV71)和A组柯萨奇病毒(CoxA)、埃可病毒(Echo virus)的某些血清型。

【病因】 引起HFMD的病原体主要为单股线形小RNA病毒科,肠道病毒属的柯萨奇病毒A组(Coxasckievirus A,Cox A)的2、4、5、7、9、10、16型等,B组(Coxasckievirus B,Cox B)的1、2、3、4、5型等;肠道病毒71型(Human Enterovirus 71,EV71);埃可病毒(Echovirus,ECHO)等。其中以EV71及Cox A16型较为常见。

肠道病毒适合在湿、热的环境下生存与传播,对乙醚、去氯胆酸盐等不敏感,75%酒精和5%来苏亦不能将其灭活,但对紫外线及干燥敏感。各种氧化剂(高锰酸钾、漂白粉等)、甲醛、碘酒都能灭活病毒。病毒在50℃可被迅速灭活,但1mol浓度二价阳离子环境可提高病毒对热灭活的抵抗力,病毒在4℃可存活1年,在-20℃可长期保存,在外环境中病毒可长期存活。

【流行病学】

1. **流行概况** HFMD是全球性传染病,世界大部分地区均有此病流行的报道。1957年新西兰首次报道,1958年分离出柯萨奇病毒,1959年正式命名HFMD。1969年EV71在美国被首次确认。此后EV71感染与Cox A16感染交替出现,成为HFMD主要病原体。我国自1981年在上海报道HFMD,1998年我国台湾省发生EV71引起的手足口病和疱疹性咽峡炎暴发流行,HFMD分布广泛,流行无明显的地区性,全年均可发生,一般4~7月为发病高峰。托幼机构等易感人群集中处可发生暴发。肠道病毒传染性强、隐性感染比例高、传播途径复杂、传播速度快,控制难度大,容易出现暴发和短时间内较大范围流行。

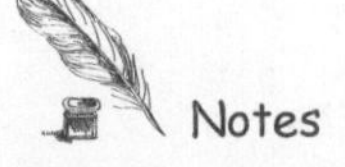

2. **传染源** 人是人肠道病毒的唯一宿主,病人和隐性感染者为传染源。发病前数天,感染者咽部与粪便就可检出病毒,通常以发病后一周内传染性最强。

3. **传播途径**　肠道病毒可经胃肠道(粪-口途径)传播,也可经呼吸道(飞沫、咳嗽、打喷嚏等)传播,亦可因接触患者口鼻分泌物、皮肤或黏膜疱疹液及被污染的手及物品等造成传播。尚不能明确是否可经水或食物传播。

4. **易感性**　人普遍易感。各年龄组儿童均可感染发病,多发生于学龄前儿童,尤以3岁及以下儿童发病率最高。显性感染和隐性感染后均可获得特异性免疫力,产生的中和抗体可在体内存留较长时间,对同血清型病毒产生比较牢固的免疫力,但不同血清型间无交叉免疫。

【发病机制及病理】　引起手足口病的常见病毒是EV71及Cox A16,导致手足口病肺水肿或肺出血死亡的病毒主要是EV71。当肠道病毒通过咽部或肠道侵入易感者体内,在其局部黏膜、淋巴结内增殖,然后释放入血,引起第一次病毒血症,继之病毒在全身淋巴结、肝脾内增殖,释放入血,引起第二次病毒血症,到达全身的靶器官。目前肠道病毒导致重症的机制尚不完全清楚,EV71具有嗜神经性,侵犯外周神经末梢,通过逆向神经转运进入中枢神经感系统,直接感染和免疫损伤引起神经系统临床表现;EV71感染导致肺水肿的机制为神经源性。

【临床表现】　潜伏期为2~10天,平均3~5天,病程一般为7~10天。

1. **普通病例**　急性起病,初期有轻度上感症状,部分患儿可伴有咳嗽、流涕、食欲缺乏、恶心、呕吐和头痛等症状,半数病人发病前1~2天或发病的同时有发热,多在38℃左右。患儿手、足、口、臀四个部位可出现斑丘疹和(或)疱疹,皮疹具有不痛、不痒、不结痂、不结疤的四不特征。疱疹周围可有炎性红晕,疱内液体较少。手、足、口病损在同一患者不一定全部出现。水疱和皮疹通常在1周内消退。

2. **重症病例**　少数病例,尤其在小于3岁的儿童,病情进展迅速,在发病的1~5天内出现神经系统受累、呼吸及循环功能障碍等表现,极少数病例病情危重,可致死亡,存活者可留有神经系统后遗症。①神经系统损害:精神差、嗜睡、易惊、头痛、呕吐、烦躁、肢体抖动、急性肢体无力、肌阵挛、眼球震颤、共济失调、眼球运动障碍、颈项强直等;②呼吸系统表现:呼吸浅快或节律改变,呼吸困难,口唇发绀,咳嗽、有粉红色或血性泡沫痰;③循环系统表现:面色青灰、皮肤花纹、四肢发凉、出冷汗、毛细血管充盈时间延长,心率增快或减慢,血压升高或下降。

【辅助检查】

1. **血常规**　白细胞计数正常或偏低,病情危重者白细胞计数可明显升高。

2. **血生化检查**　部分病例谷丙转氨酶(ALT)、谷草转氨酶(AST)、肌酸激酶同工酶(CK-MB)轻度升高。重症病例可有肌钙蛋白、血糖升高。C反应蛋白一般不升高。

3. **脑脊液检查**　在神经系统受累时可表现为外观清亮,压力增高,白细胞计数增多,多以单核细胞为主,蛋白正常或轻度增多,糖和氯化物正常。

4. **X线胸片**　肺水肿患儿可表现为双肺纹理增多,网络状、点片状、大片状阴影,部分病例以单侧为主,快速进展为双侧大片阴影。

5. **磁共振**　在神经系统受累时可有异常改变,以脑干、脊髓灰质损害为主。

6. **脑电图**　部分病例可表现为弥漫性慢波,少数可出现棘(尖)慢波。

7. **心电图**　无特异性改变,可见窦性心动过速或过缓,ST-T改变。

8. **病原学检测**　①病毒核酸检测或病毒分离:咽及气道分泌物、疱疹液、粪便和脑、肺、脾、淋巴结等组织标本中肠道病毒特异性核酸阳性或分离到肠道病毒,如EV71、Cox A16或其他肠道病毒。②血清学检测:急性期与恢复期血清EV71、Cox A16或其他肠道病毒中和抗体有4倍或4倍以上升高。

【诊断及鉴别诊断】　临床诊断主要依据流行病学资料、临床表现及实验室检查,确诊须有病原学证据。主要依据包括:①学龄前儿童为主要发病对象,常以婴幼儿多见,在集聚的场所呈流行趋势。②临床主要表现为初起发热,继而口腔、手、足和臀等部位出现斑丘疹及疱疹样损害。

不典型、散在性 HFMD 很难与其他出疹发热性疾病鉴别,须结合病原学及血清学检查作出诊断。HFMD 普通病例常需与其他儿童发疹性疾病相鉴别,如与丘疹性荨麻疹、水痘、不典型麻疹、幼儿急疹、带状疱疹以及风疹等鉴别。可根据流行病学特点、皮疹形态、部位、出疹时间、有无淋巴结肿大以及伴随症状等进行鉴别,以皮疹形态及部位最为重要。最终可依据病原学和血清学检测进行鉴别。

对于 HFMD 的重症病例要与其他病毒所致脑炎或脑膜炎、肺炎、暴发性心肌炎相鉴别,可根据流行病学史尽快留取标本进行肠道病毒,尤其是 EV71 的病毒学检查,结合病原学或血清学检查做出诊断。

【治疗】

(一)普通病例治疗

1. **加强隔离** 避免交叉感染,适当休息,清淡饮食,做好口腔和皮肤护理。

2. **对症治疗** 发热、呕吐、腹泻等给予相应处理。

3. **病因治疗** 选用利巴韦林等。

(二)重症病例治疗

1. **合并神经系统受累的病例** ①对症治疗:如降温、镇静、止惊(地西泮、苯巴比妥钠、水合氯醛等);②控制颅高压:限制入量,给予甘露醇脱水,剂量每次 0.5~1.0g/kg,Q4h~Q8h,根据病情调整给药时间和剂量,必要时加用呋塞米;③静脉注射丙种球蛋白:每次 1g/kg×2 次或每次 2g/kg×1 次;④酌情使用糖皮质激素;⑤呼吸衰竭者进行机械通气,加强呼吸管理。

2. **合并呼吸、循环系统受累的病例** ①保持呼吸道通畅,吸氧。②建立静脉通路,监测呼吸、心率、血压及血氧饱和度。③呼吸衰竭时及时气管插管,使用正压机械通气,根据血气分析随时调整呼吸参数。④必要时使用血管活性药物、丙种球蛋白等。

【预防】 本病至今尚无特异性预防方法。加强监测、提高监测敏感性是控制本病流行的关键。各地要做好疫情报告,托幼单位应做好晨间检查,及时发现病人,采集标本,明确病原学诊断,并做好患者粪便及其用具的消毒处理,预防疾病的蔓延扩散。流行期间,家长应尽量少让孩子到拥挤的公共场所,减少感染的机会。医院应加强预防,设立专门诊室,严防交叉感染。密切接触患者的体弱婴幼儿可酌情注射丙种球蛋白。

第二节 细菌感染性疾病

一、猩 红 热

猩红热(scarlet fever)是一种由 A 组溶血性链球菌所致的急性呼吸道传染病,其临床以发热、咽峡炎、全身弥漫性红色皮疹及疹退后皮肤脱屑为特征。多见于 5~15 岁的儿童,少数患儿于病后 2~3 周可因为变态反应发生风湿热或急性肾小球肾炎。

【病因】 病原菌为 A 组 β 溶血性链球菌。其直径约 0.6~1.0μm,依据其表面抗原 M,可分为 80 个血清型。M 蛋白是细菌的菌体成分,对中性粒细胞和血小板都有免疫毒性作用。链球菌能产生 A、B、C 三种抗原性不同的红疹毒素,其抗体无交叉保护力,均能致发热和猩红热皮疹。此外,该细菌还能产生链激酶和透明质酸酶,前者可溶解血块并阻止血液凝固,后者可溶解组织间的透明质酸,使细菌在组织内扩散。细菌的致热性外毒素可引起发热、头痛等全身中毒症状。

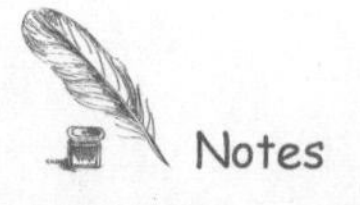

A 组 β 溶血性链球菌对热及干燥抵抗力不强,经 55℃ 处理 30 分钟可全部灭活,也很容易被各种消毒剂杀死,但在 0℃ 环境中可生活几个月。

【流行病学】 猩红热通过飞沫传播，由于这种链球菌在外界环境中普遍存在，病人带菌者和不典型的病例为主要传染源。被污染的日常用品的间接传播偶可发生，皮肤脱屑本身没有传染性。人群普遍易感，冬春季为发病高峰，夏秋季较少。

【发病机制及病理】 溶血性链球菌从呼吸道侵入咽、扁桃体，引起局部炎症，表现为咽峡及扁桃体急性充血、水肿，有中性粒细胞浸润，纤维素渗出，可为卡他性，脓性或膜性，并可向邻近组织器官扩散，亦可通过血源播散。炎症病灶处溶血性链球菌产生红疹毒素，经吸收后使机体表皮毛细血管扩张，真皮层广泛充血，在毛囊口周围有淋巴细胞及单核细胞浸润，形成猩红热样皮疹。恢复期表皮细胞角化过度，并逐渐脱落形成临床上的脱皮。舌乳头红肿突起，形成杨梅舌。重型患者可有全身淋巴结、肝、脾等网状内皮组织增生，心肌发生中毒性退行性变。部分患者于2～3周后可出现变态反应，主要表现为肾小球肾炎或风湿热。

【临床表现】

1. 潜伏期　通常为2～3天，短者1天，长者5～6天。外科性猩红热潜伏期较短，一般为1～2天。

2. 前驱期　从发病到出疹为前驱期，一般不超过24小时，少数病例可达2天。起病多急骤，当局部细菌繁殖到一定数量，并产生足够的外毒素时即出现症状，有畏寒，高热伴头痛、恶心、呕吐、咽痛等。婴儿在起病时烦躁或惊厥。检查时轻者仅咽部或扁桃体充血，重者咽及软腭有脓性渗出物和点状红疹或出血性红疹，或有假膜形成。颈及颌下淋巴结肿大及压痛。

3. 出疹期　多见于发病后1～2天出疹。皮疹从颈、上胸部开始，然后迅速波及躯干及上肢，最后到下肢。皮疹特点是全身皮肤弥漫性发红，其上有红色点状皮疹，高出皮面，扪之有粗糙感，压之退色，有痒感，疹间无正常皮肤，以手按压则红色可暂时消退数秒钟，出现苍白的手印，此种现象称为贫血性皮肤划痕，为猩红热的特征之一。在皮肤皱褶处，如腋窝、肘弯和腹股沟等处，皮疹密集成线压之不退，称为帕氏线，为猩红热特征之二。前驱期或发疹初期，舌质淡红，其上被覆灰白色苔，边缘充血水肿，舌刺突起，2～3天后舌苔由边缘消退，舌面清净呈牛肉样深红色，舌刺红肿明显，突出于舌面上，形成“杨梅”样舌，为猩红热特征之三。猩红热病人还可出现口周苍白区，系口周皮肤与面颊部发红的皮肤比较相对苍白。

4. 恢复期　皮疹于3～5天后颜色转暗，逐渐隐退。并按出疹先后顺序脱皮，皮疹愈多，脱屑愈明显。轻症患者呈细屑状或片状屑。重症患者有时呈大片脱皮，以指、趾部最显。此时全身中毒症状及局部炎症也很快消退。此期约1周左右。

除了上述典型的临床表现外，随着细菌毒力的强弱，侵入部位的差异和机体反应性的不同，又有其特殊表现：

1. 脓毒型　咽峡炎明显，渗出物多，局部黏膜可坏死而形成溃疡。细菌扩散到附近组织，发生化脓性中耳炎、鼻窦炎、乳突炎及颈部淋巴结炎，重者导致败血症。目前该型已较少见。

2. 中毒型　全身中毒症状重，高热40℃以上。往往出现意识障碍、萎靡、嗜睡或烦躁，重者谵妄，惊厥及昏迷。亦可呈循环衰竭及中毒性心肌炎表现。皮疹可为出血性，延时较久，但咽峡炎不明显。此型患者易引起全身或局部的细菌感染性并发症。自抗生素应用以来，已很少见到。

3. 外科型（包括产科型）病原菌通过咽外途径如伤口、产道、烧、烫伤创面或皮肤感染侵入人体引起发病，其皮疹先出现于细菌入侵部位附近，邻近的淋巴结炎较显著，全身症状轻，咽扁桃体无炎症。预后良好。

【辅助检查】

1. 血常规　白细胞总数增加，约在$(10\sim20)\times10^9/L$，中性粒细胞可达80%以上，严重者可出现中毒颗粒。

2. 快速抗原检测 免疫荧光法或乳胶凝集法检测咽拭子或伤口分泌物A组β溶血性链球菌,用于快速诊断。

3. 细菌培养 从咽拭子或其他病灶内取标本培养,分离出A组β溶血性链球菌。

【诊断和鉴别诊断】 典型皮疹、帕氏线、“杨梅”舌等是临床诊断猩红热的主要依据,再结合全身症状如发热、咽痛、扁桃体红肿以及流行病学特点,诊断并不难。诊断困难者多系极轻和极重的或就诊时恰在出疹期与脱屑期之间,缺乏显著症状的病例。应仔细询问病史,体检时尤需注意本病特征性表现。咽拭子细菌培养阳性有助于诊断。

本病应与下列疾病作鉴别诊断:

1. 风疹 其皮疹有时与猩红热不易鉴别,但枕后淋巴结肿大,白细胞减少,当地流行情况可供鉴别。

2. 麻疹 典型麻疹皮疹与猩红热皮疹不相同,但在麻疹前驱期偶或暂现猩红热样的皮疹,反之猩红热患儿四肢有时可见麻疹样皮疹。但麻疹的卡他症状,麻疹黏膜斑,皮疹特点及出疹顺序及疹退后的色素沉着,白细胞降低,流行史等有助于鉴别。

3. 药物疹 奎宁、苯巴比妥、磺胺类、安替比林、颠茄合剂、阿托品等药物,有时可致皮肤弥漫性潮红,或可表现为斑丘疹。但缺乏全身症状、无咽峡炎征,皮疹分布不均匀,主要靠仔细询问药物史有助鉴别。

4. 金黄色葡萄球菌败血症 部分金黄色葡萄球菌可产生红疹毒素也可引起类似猩红热样皮疹,与中毒型猩红热不易鉴别,其皮疹多在起病后3~5天出现,持续时间较短,中毒症状更为明显,大多有金黄色葡萄球菌感染灶,最重要的鉴别是病灶的细菌培养、血培养。

【治疗】

1. 一般治疗 供给充分的营养、热量。在发热,咽痛期间可给予流质或半流质饮食,保持口腔清洁,较大儿童可用温盐水漱口。高热者,应物理降温或用退热剂。

2. 抗生素治疗 青霉素能迅速消灭链球菌,预防和治疗脓毒并发症,是治疗猩红热的首选药物。更重要的在于预防并发症如急性肾小球肾炎和急性风湿热的发生。治疗开始愈早,预防效果愈好,疗程至少10天。青霉素过敏者可选用头孢菌素,或酌情选用红霉素、克林霉素,但后者对A组溶血性链球菌耐药性很高,需根据药物敏感性结果选用,疗程7~10天。

【预防】

1. 早期隔离 病人明确诊断后将患儿进行隔离治疗,由于早期使用抗生素,病原菌很快消失,隔离期限缩短为1周。病情不需住院者,尽可能在家隔离治疗。最好咽培养3次阴性后解除隔离。

2. 接触者的处理 儿童机构发生猩红热时,应严密观察接触者。认真进行晨间检查,有条件可做咽拭子培养。对可疑猩红热、咽峡炎患者,都应给予隔离治疗。

二、中毒型细菌性痢疾

细菌性痢疾(bacillary dysentery)是由志贺菌属引起的肠道传染病,而中毒型细菌性痢疾(bacillary dysentery, toxic type)则是急性细菌性痢疾的危重型。起病急骤,临床以高热、嗜睡、惊厥、迅速发生休克及昏迷为特征。本病多见于3~5岁体格健康的儿童,病死率高,必须积极抢救。

【病因及流行病学】 本病的病原体为痢疾杆菌,属肠杆菌的志贺菌属。志贺菌属分成A、B、C、D四群,A群为痢疾志贺菌,B群为福氏志贺菌,C群为鲍氏志贺菌,D群宋内志贺菌。

我国引起流行的多数为福氏志贺菌,其次为宋内志贺菌。

急性、慢性痢疾病人及带菌者是主要传染源。其传播方式通过消化道传播,可通过污染的水和食物传播,夏秋季多见,多见于体格健壮的小儿,发病年龄以3~5岁多见。

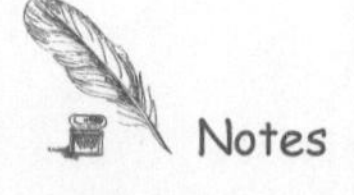

【发病机制】 目前尚未完全清楚。引起中毒型细菌性痢疾与普通急性细菌性痢疾的机制不同,与机体对志贺菌的毒素反应有关。志贺菌侵袭人体后,细菌裂解,产生大量内毒素和少量

外毒素。志贺菌内毒素从肠壁吸收入血，引起发热、毒血症及微循环障碍。内毒素作用于肾上腺髓质及兴奋交感神经系统释放肾上腺素及去甲肾上腺素等，使小动脉和小静脉发生痉挛性收缩。内毒素直接作用或通过刺激网状内皮系统，使组氨酸脱羧酶活性增加，或通过溶酶体释放，导致大量血管扩张物质释放，使血浆外渗，血液浓缩。此外，血小板凝聚，释放血小板因子3，促进血管内凝血，加重微循环障碍。

中毒型细菌性痢疾的病变在脑组织中最为明显，可发生脑水肿，甚至脑疝，临床表现为昏迷、抽搐及呼吸衰竭，常是导致中毒型细菌性痢疾的死亡原因。

【病理】 中毒型细菌性痢疾的肠道病变轻而不典型，特别在疾病的早期，中毒症状虽极严重，但病理改变并不明显，甚至在死亡病例中，结肠仅见充血、水肿。主要病理改变为大脑及脑干水肿，神经细胞变性及点状出血，肾小管上皮细胞变性坏死，部分肾上腺充血、皮质出血和萎缩。

【临床表现】 潜伏期通常为1～2天，但可短至数小时，长达8天。

（一）发病特点

起病急骤，突发高热，常在肠道症状出现前发生惊厥，短时期内（一般在数小时内）即可出现中毒症状。起病后体温很快上升至39℃以上，可达40～41℃，可伴有头痛，畏寒等症状，但无上呼吸道感染症状。肠道症状往往在数小时或数十小时后出现，故常被误诊为其他热性疾病。

（二）分型

根据其临床表现，分为如下几型：

1. 休克型（皮肤内脏微循环障碍型） 主要表现为感染性休克。初起面色灰白，唇周青灰，四肢冷，指趾甲发白，脉细速，心率增快。后期出现青紫，血压下降，尿量减少，脉细速或细弱，甚至不能触及，心音低钝，无尿。重者青紫严重，心率减慢，心音微弱，血压测不出。并可同时伴心、肺、血液及肾脏等多器官功能不全的表现。

2. 脑型（脑微循环障碍型） 病初起时小儿烦躁或萎靡、嗜睡，严重者出现惊厥。惊厥可反复发作，病初发作前后神志清楚，继之可转入谵妄昏迷，并可在持续惊厥后呼吸突然停止，这是由于脑细胞缺氧引起脑水肿产生脑疝所致。眼底检查可见小动脉直径变细，小静脉淤血扩张。此型较重，病死率高。

3. 肺型（肺微循环障碍型） 主要表现为呼吸窘迫综合征。以肺微循环障碍为主，常由中毒型细菌性痢疾的休克型或脑型发展而来，病情危重，病死率高。

4. 混合型 上述两型或三型同时存在或先后出现，此型极为凶险，病死率更高。

【辅助检查】

1. 血常规 白细胞总数及中性粒细胞增高，但发热仅数小时的患儿可以不高。

2. 大便常规 可见成堆白细胞、吞噬细胞和红细胞。尚无腹泻的早期病例，应用生理盐水灌肠后作粪便检查。粪便常规一次正常，不能排除该病的诊断，需要复查。

3. 大便培养 可分离出志贺菌属痢疾杆菌。

4. 特异性核酸检测 采用核酸杂交或聚合酶链反应可直接检查大便中的痢疾杆菌核酸，其灵敏度较高，特异性较强，快捷方便，是较有发展前途的检测方法。

【诊断及鉴别诊断】 3～5岁的健康儿童，夏秋季节突然高热，伴反复惊厥、脑病和休克表现者，均应考虑本病。可用肛拭子或灌肠取便，若镜检发现大量脓细胞或红细胞可临床诊断，但需与下列疾病相鉴别。

1. 上呼吸道感染 初起高热可伴有惊厥，但惊厥很少反复，且高热时及惊厥后精神尚可，面颊潮红，而中毒型细菌性痢疾患者常精神萎靡，面色灰白。还可结合流行病学史以资区别。

2. 流行性乙型脑炎 也有发热，惊厥等表现。但其发热的热度是逐日升高，初1～2天热度并不很高，神经症状也常在发热1～2天后出现。乙脑很少有循环障碍，脑脊液检查常有异常，

而中毒型细菌性痢疾的脑脊液检查无异常可资鉴别。

3. 流行性脑膜炎 也有高热、惊厥、昏迷，亦可伴有面灰肢冷而很快发展为休克，但流脑常伴有呕吐，皮肤瘀点或瘀斑，脑膜刺激征亦较为明显，且多见于冬春季节。脑脊液检查可资区别。

4. 大叶性肺炎、尿道感染或败血症 这类细菌性感染亦常以发高热起病，偶尔也可发生抽搐，面色苍白等中毒症状，鉴别需依赖肺部体征，胸部X线检查，尿常规及血培养等加以区别。

5. 急性出血性坏死性小肠炎 常以发热起病，有血便，粪便具有特殊的臭味，腹痛较剧。热度一般不高，腹泻症状明显，严重时便血较多。休克常出现在后期。

【治疗】 本病病情凶险，必须及时抢救治疗。

1. 降温止惊 可采用物理、药物降温或亚冬眠疗法。持续惊厥者，可用地西泮0.3mg/kg肌内注射或静脉注射(最大剂量≤每次10mg)；或用水合氯醛40～60mg/kg保留灌肠；或苯巴比妥钠肌内注射。

2. 控制感染 通常选用两种痢疾杆菌敏感的抗生素静脉滴注。因近年来痢疾杆菌对氨苄西林、庆大霉素等耐药菌株日益增多，故可选用阿米卡星、头孢噻肟钠或头孢曲松钠等药物。

3. 抗休克治疗

(1) 扩充血容量，纠正酸中毒，维持水、电解质酸碱平衡。

(2) 改善微循环：在充分扩容的基础上，适当应用血管活性药物，如多巴胺、酚妥拉明等。

(3) 糖皮质激素可及早应用。地塞米松每次0.2～0.5mg/kg静滴，每天1～2次，疗程3～5天。

4. 防治脑水肿和呼吸衰竭 首选20%甘露醇减低颅内压，剂量每次0.5～1g/kg静脉注射，每天3～4次，疗程3～5天，必要时与利尿剂交替使用。此外，保持患儿呼吸道通畅，保证血氧在正常范围内，若出现呼吸衰竭，及早给予机械通气治疗。

第三节 结 核 病

一、总 论

结核病(tuberculosis)是由结核分枝杆菌(mycobacterium tuberculosis)，简称结核杆菌引起的慢性感染性疾病。全身各个脏器均可受累，但以肺结核最常见。从20世纪80年代人类免疫缺陷病毒(HIV)的出现，耐多药结核菌株(MDR-TB)的产生，成为结核病流行的一个严重问题。许多国家的结核发病率有所回升，目前全球有1/3的人感染结核杆菌，每年约900万人从潜伏结核感染进展为活动性结核病，其中约有十分之一为儿童患者，即每年有50万至100万新发儿童结核病例。2002年WHO认定全世界22个国家为结核病高发国家，我国即在其中。我国第五次(2010年)全国结核病流行病学抽样调查结果显示：结核病年发病人数约为130万，占全球发病的14.3%，位居全球第2位。

【病因】 结核杆菌属于分枝杆菌属，具有抗酸性，为需氧菌，抗酸染色呈红色。分裂繁殖缓慢，在固体培养基上需4～6周才出现菌落。用核素标记的选择性营养液体培养基(BACTEC)放射测量系统中生长1～3周即可鉴别。结核杆菌可分为4型：人型、牛型、鸟型和鼠型，对人类致病的主要为人型和牛型，其中人型是人类结核病的主要病原体。

【流行病学】

1. 传染源 呼吸道结核病人尤其是在痰中查见结核分枝杆菌(称为痰涂菌阳性)的患者是主要传染源，正规化疗2～4周后，随着痰菌排量减少而传染性降低。

2. 传播途径 呼吸道为主要传染途径，儿童吸入带结核杆菌的飞沫或尘埃后即可引起感

染,可形成肺部原发病灶。少数可经消化道感染者,在咽部或肠道原发病灶;经皮肤或胎盘传染者少见。

3. 易感人群 生活贫困、居住拥挤、营养不良、社会经济落后等是人群结核病的高发原因。新生儿对结核杆菌非常易感。儿童发病与否主要取决于:①结核杆菌的毒力及数量;②机体抵抗力的强弱:患麻疹、百日咳及白血病、淋巴瘤或艾滋病等小儿免疫功能受抑制和接受免疫抑制剂治疗者尤其好发结核病;③遗传因素:与本病的发生有一定关系。单卵双胎儿结核病的一致性明显高于双卵双胎儿;亚洲人种(主要为菲律宾)发病率最高,白人最低;身材瘦长者较矮胖者易感。另外,经研究发现组织相容性抗原(HLA)与结核病密切相关,特别是有 HLA-BW35 抗原者发生结核病的危险性比一般人群高 7 倍。

【发病机制】 小儿初次接触结核杆菌后是否发展为结核病,主要与机体的免疫力,细菌的毒力和数量有关,尤其与细胞免疫力强弱相关。机体在感染结核杆菌后,在产生免疫力的同时,也产生变态反应,均为致敏 T 细胞介导的,是同一细胞免疫过程的两种不同表现。

1. 细胞介导的免疫反应 巨噬细胞吞噬和消化结核杆菌,并将特异性抗原传递给辅助 T 淋巴细胞($CD4^+$细胞),巨噬细胞(主要为树突状细胞)分泌 IL-12,诱导 $CD4^+$细胞向 TH1 细胞极化,分泌和释放 IFN-γ。IFN-γ 进一步促进单核细胞聚积、激活、增殖和分化,产生大量反应性产物、释放氧化酶和消化酶及其他杀菌素,以便吞噬和杀灭更多的结核杆菌。IFN-γ 增强细胞毒性 T 淋巴细胞(CTL、$CD8^+$细胞)和自然杀伤(NK)细胞的活性,溶解已吞噬结核杆菌和受抗原作用的巨噬细胞。上述细胞免疫反应,可最终消灭结核杆菌,但亦可导致宿主细胞和组织破坏。当细胞免疫反应不足以杀灭结核杆菌时,结核杆菌尚可通过巨噬细胞经淋巴管扩散到淋巴结。

2. 迟发型变态反应 是宿主对结核杆菌及其产物的超常免疫反应,亦由 T 细胞介导,以巨噬细胞为效应细胞。在一定条件下,如局部聚积的抗原量较低时,这种反应有利于预防外源性再感染和在局部杀灭血源播散的结核杆菌,但在大多数情况下,由于迟发型变态反应直接和间接作用,引起细胞坏死及干酪样改变,甚至形成空洞。

感染结核杆菌后机体免疫系统被激活,其免疫系统都杀灭入侵的结核杆菌,将之清除从而获得免疫力。因免疫力低下时即发病,为原发性肺结核。部分感染者在感染部位周围形成防御的阻隔,结核杆菌不能被杀灭,进入休眠状态,称为潜伏结核感染,潜伏结核感染者没有疾病状态,也没有传染性;在某些情况下,感染初期结核杆菌就进入了血流中,并随血流进入身体的其他部位,如骨骼、淋巴腺或脑。如果免疫系统不能建立防御的阻隔或防御失效,潜伏结核感染将在肺内扩散(形成肺结核);或进入胸内淋巴腺,或者播散到身体其他部位,进展为相应部位的肺外结核病(extra pulmonary tuberculosis)。

【诊断】 力求早期诊断。包括发现病灶,决定其性质、范围和是否排菌,并确定其是否活动,以作为预防和治疗的根据。

(一)病史

1. 结核中毒症状 有无长期低热、轻咳、盗汗、乏力、食欲减退、消瘦等。

2. 结核病接触史 应特别注意家庭病史,肯定的开放性结核病接触史对诊断有重要意义,年龄愈小,意义愈大。

3. 卡介苗接种史 接种卡介苗能有效的预防结核性脑膜炎和粟粒性结核病的发生,应仔细检查患儿双上臂有无卡介苗接种后瘢痕。

4. 急性传染病史 特别是麻疹、百日咳等可使机体免疫功能暂时降低,致使体内潜伏的结核病灶活动、恶化,或成为结核病的诱因。

5. 结核过敏表现 如结节性红斑、疱疹性结膜炎等。

(二)结核菌素试验

小儿受结核杆菌感染 4~8 周后,作结核菌素试验可呈阳性反应。其机制主要是由于致敏

淋巴细胞和巨噬细胞积聚在真皮的血管周围，分泌 TH1 类细胞因子 IFN-γ，诱发炎症反应，血管通透性增高，在注射局部形成硬结所致。结核菌素反应属于迟发型变态反应。

1. **试验方法** 常用的结核菌素皮内试验为皮内注射 0.1ml 含 5 个结核菌素单位的纯蛋白衍化物（purified protein derivative，PPD）。注射部位为左前臂掌侧面中下 1/3 交界处皮内，使之形成直径为 6～10mm 的皮丘，48～72 小时后观测反应结果，测定局部硬结的直径，取纵、横两者的平均直径来判断其反应强度。硬结平均直径不足 5mm 为阴性，5～9mm 为阳性（+）；10～19mm 为中度阳性（++），≥20mm 为强阳性（+++），局部除硬结外，还有水疱、破溃、淋巴管炎及双圈反应等为极强阳性反应（++++），结果的标注应当精确到毫米，没有反应要记录为 0mm。不提倡记录结果为可疑或阳性等模糊的定义，尤其是在重复试验的时候，以准确判断皮试变化。若患儿结核变态反应强烈如患疱疹性结膜炎，结节性红斑或一过性多发性结核过敏性关节炎等，宜用 1 个结核菌素单位的 PPD 试验，以防局部的过度反应及可能的病灶反应。

2. **临床意义** 结核菌素试验的结果应根据试验的目的分析，硬结大小的阳性意义随有关流行病学因素而异。

（1）阳性反应：见于：①接种卡介苗后；②年长儿无明显临床症状仅呈阳性反应，表示曾感染过结核杆菌；③婴幼儿尤其是未接种卡介苗者，中度阳性反应多表示体内有新的结核病灶。年龄愈小，活动性结核病可能性愈大；④强阳性或极强阳性反应者，表明体内有活动性结核病；⑤由阴性反应转为阳性反应，或反应强度由原来小于 10mm 增至大于 10mm，且增幅超过 6mm 时，表明新近有感染。

由于广泛推行卡介苗接种，结核菌素试验的诊断价值受到一定限制。接种卡介苗后与自然感染阳性反应的主要区别见表 18-3-1。此外，非结核分枝杆菌感染也可致 PPD 皮试阳性。

表 18-3-1 结核菌素试验在接种卡介苗后与自然感染阳性反应主要区别

	接种卡介苗后	自然感染
硬结直径	多为 5～9mm	多为 10～20mm
硬结颜色	浅红	深红
硬结质地	较软、边缘不整	较硬、边缘清楚
阳性反应持续时间	较短，2～3 天即消失	较长，可达 7～10 天以上
阳性反应的变化	有较明显的逐年减弱倾向，一般于 3～5 年内逐渐消失	短时间内反应无减弱倾向，可持续若干年，甚至终身

（2）阴性反应：见于：①未感染过结核；②结核迟发性变态反应前期（初次感染后 4～8 周内）；③假阴性反应，由于机体免疫功能低下或受抑制所致，如部分危重结核病；急性传染病如麻疹、水痘、风疹、百日咳等；体质极度衰弱者如重度营养不良，重度脱水，重度水肿等，应用糖皮质激素或其他免疫抑制剂治疗时；原发或继发免疫缺陷病；④技术误差或结核菌素失效。

（三）实验室检查

1. **结核杆菌检查** 从痰、肺泡灌洗液、胃液（婴幼儿可抽取空腹胃液）、脑脊液、浆膜腔液中找到结核杆菌是重要的确诊依据。采用厚涂片法或荧光染色法检查结核杆菌的阳性率较高。BACTEC 系统为一标准化培养系统，其主要原理为测定分枝杆菌的代谢产物，结核杆菌阳性培养时间需 2 周左右，可用于鉴别结核杆菌与非结核分枝杆菌。

结核杆菌 L 型是结核杆菌在形态、结构、染色等方面的一种变异型，可引起无反应性结核病，易通过胎盘感染胎儿，治疗效果不佳。此型结核杆菌抗酸染色不易被发现，常规方法难于培养，故建立 L 型菌培养分离技术对结核病的诊断有重要实用价值。

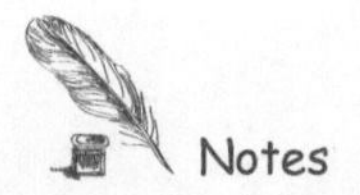

2. 免疫学诊断及分子生物学诊断

(1) 结核感染T细胞斑点实验(T-SPOT.TB):是一种γ干扰素释放分析,检测结核病人血液中的单核细胞,用酶联免疫斑点技术检测对6kD早期分泌靶向抗原和10kD培养滤过蛋白肽段库反应的T细胞以诊断结核感染及结核病。其有高度的敏感性和特异性,不受机体免疫力及卡介苗接种的影响。可用于结核病的快速诊断,包括对于结核病和非结核分枝杆菌病的早期鉴别,但在诊断结核感染与活动性结核病时,两者仍然具有一定的交叉反应,在<5岁儿童中敏感性较低。

(2) DNA探针:用基因探针技术和分枝杆菌DNA放大和杂交技术,能快速检测结核杆菌。

(3) 聚合酶链式反应(PCR):选择性地扩增对结核杆菌复合物有特异性的MP-B64蛋白质的编码基因片断,以快速诊断结核病。临床应用的最大问题是假阳性和假阴性,关键在于试剂的标准化、操作的规范化及建立质控管理体系。

(4) 线条DNA探针杂交试验:将不同寡聚核苷酸探针固定在硝酸纤维膜上,与PCR扩增产物杂交反应,以诊断多耐药结核病(multidrugs resistant tuberculosis,MDR-TB)。

(5) 结核分枝杆菌蛋白芯片检测结核抗体:利用结核分枝杆菌抗体蛋白芯片试剂对结核杆菌重组蛋白抗原16KD和38KD蛋白及脂阿拉伯甘露聚糖(LAM)进行检测,诊断结核病的特异性及灵敏度较高,尤其是对肺外结核病的敏感性较高。

3. 血沉多增快 结合临床表现及X线检查可协助判断结核病的活动性。

(四) 结核病影像学诊断

1. X线检查 胸部X线检查是筛查小儿结核病不可缺少的重要手段,除后前位胸片外,同时应做侧位片。可检出结核病灶的范围、性质、类型、活动或进展情况。重复检查有助于结核与非结核疾患的鉴别,亦可观察治疗效果。

2. 计算机断层扫描 胸部CT检查对肺结核的诊断及鉴别诊断很有意义,有利于发现隐蔽区病灶。特别是高分辨薄切CT可显示早期(2周内)粟粒性肺结核,≥4mm的肺门纵隔淋巴结。淋巴结的钙化显示率也高于X线放射学检查。

3. 磁共振影像(MRI) 目前在结核病领域主要用作结核病与非结核病的鉴别诊断。

(五) 其他辅助检查

1. 纤维支气管镜检查有助于支气管内膜结核及支气管淋巴结结核的诊断。

2. 周围淋巴结穿刺液涂片检查可发现特异性结核改变,如结核结节或干酪性坏死,有助于结核病的诊断和鉴别诊断。

3. 肺穿刺活检或胸腔镜取肺活检病理和病原学检查,对特殊疑难病例确诊有帮助。

【治疗】

(一) 一般治疗

注意营养,选用富含蛋白质和维生素的食物。有明显结核中毒症状及高度衰弱者应卧床休息。居住环境应阳光充足,空气流通。避免传染麻疹、百日咳等疾病。一般原发型结核病可在门诊治疗,但要填报疫情,治疗过程中应定期复查随诊。

(二) 抗结核药物

治疗目的是:①杀灭病灶中的结核杆菌;②防止血行播散;③防止耐药菌株的产生。治疗原则为:①早期治疗;②适宜剂量;③联合用药;④规律用药;⑤坚持全程;⑥分段治疗。

1. 目前常用的抗结核药物可分为两类:

(1) 杀菌药物:①全杀菌药:如异烟肼(isoniazid,INH)和利福平(rifampin,RFP)。对细胞内外处于生长繁殖期的细菌及干酪病灶内代谢缓慢的细菌均有杀灭作用,且在酸性和碱性环境中均能发挥作用;②半杀菌药:如链霉素(streptomycin,SM)和吡嗪酰胺(pyrazinamide,PZA)。SM能杀灭在碱性环境中生长、分裂、繁殖活跃的细胞外的结核杆菌;PZA能杀灭在酸性环境中细胞

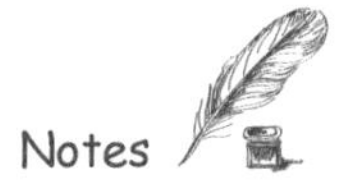

内结核杆菌及干酪病灶内代谢缓慢的结核杆菌。

（2）抑菌药物：常用者有乙胺丁醇（ethambutol，EMB）及乙硫异烟胺（ethionamide，ETH）。乙胺丁醇影响细胞内外处于生长繁殖期的结核杆菌菌体核糖核酸的合成，减缓耐药菌的产生。

2. 针对耐药菌株的几种新型抗结核药

（1）老药的复合剂型：如 rifamate（内含 INH 150mg 和 RFP 300mg）；Rifater（内含 INH，RFP 和 PZA）等。

（2）老药的衍生物：如利福喷丁（rifapentine）是一种长效利福霉素的衍生物，对利福霉素以外的耐药结核分枝杆菌有较强的杀菌作用。

（3）氟喹诺酮类药物：莫西沙星、左氧氟沙星、氧氟沙星等。

（4）新的化学制剂：如力排肺疾（dipasic），是对氨基水杨酸钠与异烟肼的组合片，是耐受性较好的 INH 类制品，可延迟 INH 的抗药性。

3. 儿童抗结核药的使用 见表 18-3-2。

表 18-3-2 儿童常用抗结核药物

药物	剂量[mg/(kg·d)]	给药途径	主要副作用
异烟肼（INH 或 H）	10～15mg（≤300mg/d）	口服或静脉滴入	肝毒性，末梢神经炎，过敏，皮疹和发热
利福平（RFP 或 R）	10～20mg（≤600mg/d）	口服	肝毒性、恶心、呕吐和流感样症状
吡嗪酰胺（PZA 或 Z）	30～40mg（≤750mg/d）	口服	肝毒性，高尿酸血症，关节痛，过敏和发热
乙胺丁醇（EMB 或 E）	15～25mg	口服	皮疹，视神经炎
丙硫异烟胺（PTH）	10～15mg	口服	胃肠道反应，肝毒性，末梢神经炎，过敏，皮疹，发热
阿米卡星（Am）	10～15mg	肌注	肾毒性，Ⅷ颅神经损害

由于链霉素耳毒性的副作用以及需注射治疗的方式不易实施，目前链霉素不再作为儿童结核病治疗的一线药物。

4. 抗结核治疗方案

（1）标准疗法：一般用于结核性脑膜炎、骨关节结核，疗程 12 个月。

（2）短程疗法：直接督导下服药治疗（directly observed therapy，DOT），采用短程疗法是治愈结核病人的重要策略。短程疗法的作用机制是快速杀灭机体内处于不同繁殖速度的细胞内、外结核杆菌群，且病变吸收消散快，远期复发少。疗程 6～9 个月，一般用于除结核性脑膜炎、骨关节结核外的非耐药结核病。

不管是短程疗法还是标准疗法，抗结核治疗均要分为两个阶段，即①强化治疗阶段：联用 3～4 种抗结核药物。目的为迅速杀灭敏感菌及生长繁殖活跃的细菌与代谢低下的细菌，防止或减少耐药菌株的产生，为治疗的关键阶段。在标准疗程中，此阶段一般需 2～3 个月。短程疗法时一般为 2 个月。②巩固维持治疗阶段：联用 2 种抗结核药物，目的在于杀灭持续存在的细菌以巩固疗效，防止复发，在标准疗程时，此阶段为 5～9 个月；短程疗法时，一般为 4 个月。

【预防】

1. 控制传染源 结核杆菌涂片阳性病人是儿童结核病的主要传染源，早期发现及合理治疗结核杆菌涂片阳性病人，是预防儿童结核病的根本措施。

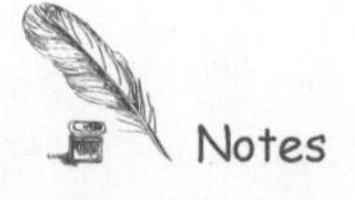

2. 普及卡介菌接种 刚出生的新生儿进行卡介苗接种是预防儿童严重结核病（如结核性脑膜炎和血行播散性结核病）的有效措施。目前我国计划免疫要求在全国城乡普及新生儿卡介

苗接种。

下列情况禁止接种卡介苗:①先天性胸腺发育不全症或严重联合免疫缺陷病患者;②急性传染病恢复期;③注射局部有湿疹或患全身性皮肤病;④结核菌素试验阳性。

3. 预防性化疗

(1) 目的:①预防儿童活动性肺结核;②预防肺外结核病发生;③预防青春期结核病复燃。

(2) 适应证:有密切接触家庭内开放性肺结核者的5岁以下儿童。

(3) 方法:INH 每日 10mg/kg(≤300mg/d),疗程6~9个月。或 INH 每日 10mg/kg(≤300mg/d)联合 RFP 每日 10mg/kg(≤300mg/d),疗程3个月。

二、原发型肺结核

原发型肺结核(primary pulmonary tuberculosis)是原发性结核病中最常见的一种类型,为结核杆菌初次侵入肺部后发生的原发感染,是小儿肺结核的主要类型,占儿童各型肺结核总数的85.3%。原发型肺结核包括原发综合征(primary complex)与支气管淋巴结结核(tuberculosis of trachebronchial lymphnodes)。前者由肺原发病灶、局部淋巴结病变和两者相连的淋巴管炎组成;后者以胸腔内肿大淋巴结为主。肺部原发病灶或因其范围较小,或被纵隔影掩盖,X线片无法查出,或原发病灶已经吸收,仅遗留局部肿大的淋巴结,故在临床上诊断为支气管淋巴结结核。此两者并为一型,即原发型肺结核。

【病理】 肺部原发病灶多位于胸膜下,肺上叶底部和下叶的上部,右侧较多见。基本病变为渗出、增殖、坏死。渗出性病变以炎症细胞、单核细胞及纤维蛋白为主要成分;增殖性改变以结核结节及结核性肉芽肿为主;坏死的特征性改变为干酪样改变,常出现于渗出性病变中。结核性炎症的主要特征是上皮样细胞结节及朗格汉斯细胞。

典型的原发综合征呈"双极"病变,即一端为原发病灶,一端为肿大的肺门淋巴结。由于小儿机体处于高度过敏状态,使病灶周围炎症甚广泛,原发病灶范围扩大到一个肺段甚至一叶。小儿年龄愈小,此种大片性病变愈明显。引流淋巴结肿大多为单侧,但亦有对侧淋巴结受累者。

原发型肺结核的病理转归如下:

1. 吸收好转　病变完全吸收,钙化或硬结(潜伏或痊愈)。此种转归最常见,出现钙化表示病变至少已有6~12个月。

2. 进展　①原发病灶扩大,产生空洞;②支气管淋巴结周围炎,形成淋巴结支气管瘘,导致支气管内膜结核或干酪性肺炎;③支气管淋巴结肿大,造成肺不张或阻塞性肺气肿;④结核性胸膜炎。

3. 恶化　血行播散,导致急性粟粒性肺结核或全身性粟粒性结核病。

【临床表现】 症状轻重不一。轻者可无症状,一般起病缓慢,可有低热、食欲减退、疲乏、盗汗等结核中毒症状,多见于年龄较大儿童。婴幼儿及症状较重者可急性起病,高热可达39~40℃,但一般情况尚好,与发热不相称,持续2~3周后转为低热,并伴结核中毒症状,干咳和轻度呼吸困难是最常见的症状。婴儿可表现为体重不增或生长发育障碍。部分高度过敏状态小儿可出现眼疱疹性结膜炎,皮肤结节性红斑及(或)多发性一过性关节炎。当胸内淋巴结高度肿大时,可产生一系列压迫症状:压迫气管分叉处可出现类似百日咳样痉挛性咳嗽;压迫支气管使其部分阻塞时可引起喘鸣;压迫喉返神经可致声嘶;压迫静脉可致胸部一侧或双侧静脉怒张。

体格检查可见周围淋巴结不同程度肿大。肺部体征可不明显,与肺内病变不一致。胸片呈中到重度肺结核病变者,50%以上可无体征。如原发病灶较大,叩诊呈浊音,听诊呼吸音减低或有少许干湿音。婴儿可伴肝大。

【诊断和鉴别诊断】

(一) 诊断

早期诊断很重要。应结合病史、临床表现及其有关检查进行综合分析。

1. **病史** 应详细询问临床症状和卡介苗接种史，结核接触史及有关麻疹或百日咳等传染病既往史。

2. **体格检查** 应注意检查双上臂有无卡介苗接种后瘢痕；若发现眼疱疹性结膜炎、皮肤结节性红斑者，活动性结核病的可能性较大。

3. **结核菌素试验** 为简便实用的诊断方法。结核菌素试验呈强阳性或由阴性转为阳性者，应作进一步检查。

4. **X线检查** 对确定肺结核病灶的性质、部位、范围及其发展情况和决定治疗方案等具有重要作用，是诊断小儿肺结核的重要方法之一。最好同时作正、侧位胸片检查，对发现肿大淋巴结或靠近肺门部位的原发病灶，侧位片有不可忽视的作用。

(1) 原发综合征：肺内原发灶大小不一。局部炎性淋巴结相对较大而肺部的感染灶相对较小是原发性肺结核的特征。婴幼儿病灶范围较广，可占据一肺段甚至一肺叶（图18-3-1）；年长儿病灶周围炎症较轻，阴影范围不大，多呈小圆形或小片状影。部分病例可见局部胸膜病变。小儿原发型肺结核在X线胸片上呈现典型哑铃状双极影者已少见。

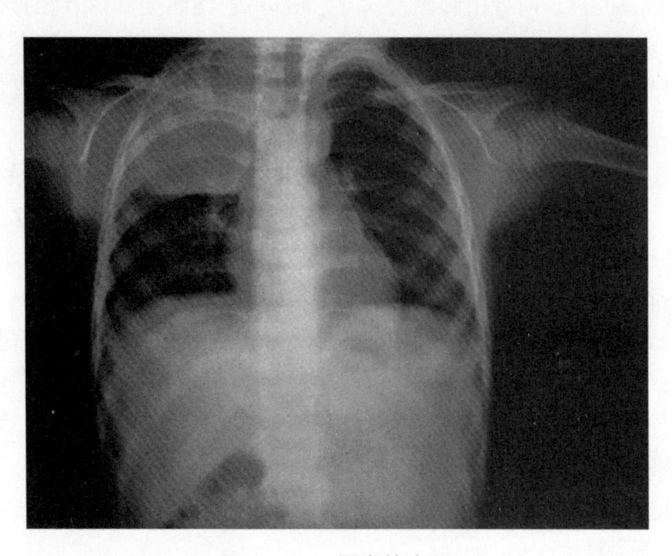

图18-3-1 原发综合征

(2) 支气管淋巴结结核：是小儿原发型肺结核X线胸片最为常见者。分两种类型：①炎症型（图18-3-2）：淋巴结周围肺组织的渗出性炎性浸润，呈现从肺门向外扩展的密度增高阴影，边缘模糊，此为肺门部肿大淋巴结阴影；②结节型（图18-3-3）：表现为肺门区域圆形或卵圆形致密阴影，边缘清楚，突向肺野。

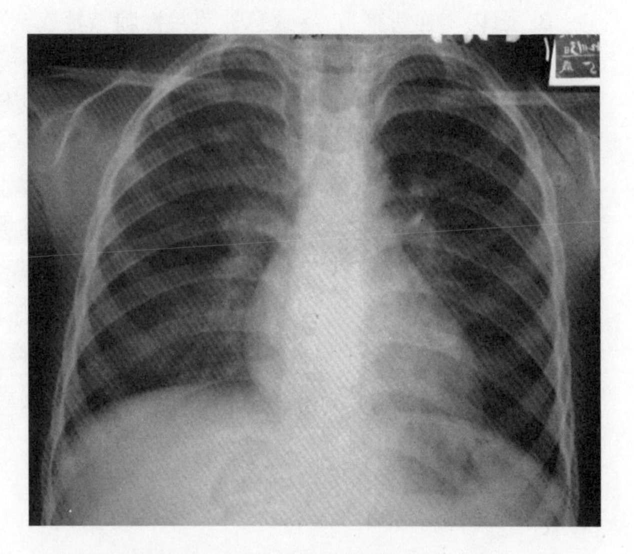

图18-3-2 支气管淋巴结结核（炎症型）

除以上肿大淋巴结影像外，胸片常显示伴随影像，如气管、支气管受压、变形、移位，局限性狭窄，气管分枝部变宽等。以上影像特别易见于婴幼儿。此改变多系肿大淋巴结压迫或溃入支气管内腔而引起。

如有下列征象可提示原发型肺结核或曾感染肺结核：①肺门影增浓，轮廓不整。②肺野内有钙化点且附近有增粗或僵直的肺纹理。③某些部位肺纹理走行

Notes

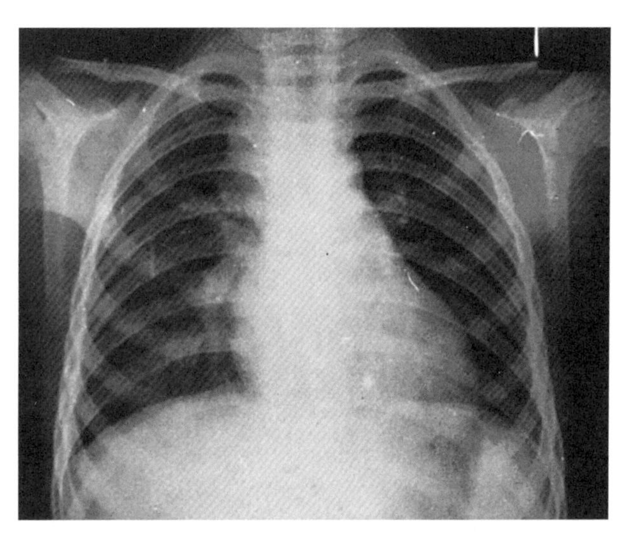

图 18-3-3　支气管淋巴结结核(结节型)

僵直、增粗。横膈位置升高可由胸内或腹内病变引起。在小儿原发性肺结核病例中，增大的肺门和气管旁，尤其是纵隔淋巴结可累及膈神经造成膈神经麻痹，X 线上表现为膈上升，膈活动受限。

CT 扫描可显示纵隔和肺门淋巴结肿大。对疑诊肺结核但胸部平片正常病例有助于诊断。CT 表现为肺门增大、变形、肺门血管移位，纵隔淋巴结肿大，且大都为多个、多组淋巴结肿大，以气管旁侧及肺门组、气管支气管组淋巴结肿大为多见，单侧多于双侧，双侧者则大都不对称，淋巴结内可有钙化。增强扫描后淋巴结周围有环型强化，中心因干酪性坏死呈低密度(图 18-3-4)。

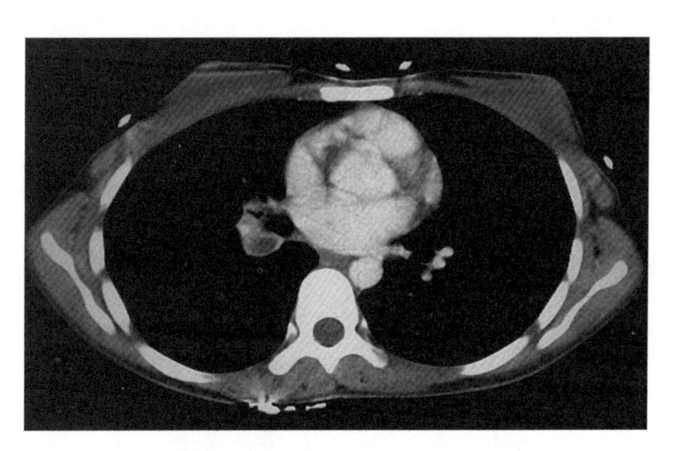

图 18-3-4　支气管淋巴结结核 CT 扫描显示右肺门增大的淋巴结，边缘可见明显强化

5. **纤维支气管镜检查**　结核病变蔓延至支气管内造成支气管结核，纤维支气管镜检查可见到以下病变：①肿大淋巴结压迫支气管致管腔狭窄，或与支气管壁粘连固定，以致活动受限；②黏膜充血、水肿、炎性浸润、溃疡或肉芽肿；③在淋巴结穿孔前期，可见突入支气管腔的肿块；④淋巴结穿孔形成淋巴结支气管瘘，穿孔口呈火山样突起，色泽红而有干酪样物质排出。

6. **实验室检查**　见本节总论部分。

(二) 鉴别诊断

本病在 X 线检查前，应与上呼吸道感染、支气管炎、百日咳、风湿热、伤寒等相鉴别；在 X 线检查后应与各种肺炎、支气管扩张相鉴别；胸内淋巴结肿大明显时，应与纵隔良性及恶性肿瘤相

鉴别。X线表现为肺不张-肺实变或肺段性结核病者需与异物吸入鉴别。鉴别方法为寻找结核杆菌,结核菌素试验、实验室检查、X线摄片动态观察及淋巴结活检等。

【治疗】 一般治疗及治疗原则见总论。抗结核药物的应用如下:

选用短程疗法,每日服用INH、RFP和EMB,强化治疗阶段2~3个月,后以INH,RFP巩固维持治疗4~6个月。总疗程6~9个月。

判断小儿活动性结核病的参考指标为:①结核菌素试验强阳性和极强阳性;②未接种卡介苗且<3岁,尤其是<1岁婴儿结核菌素试验中度阳性者;③排出物中找到结核杆菌;④胸部X线检查示活动性原发型肺结核改变者;⑤纤维支气管镜检查有明显支气管结核病变者。

三、急性粟粒性肺结核

急性粟粒性肺结核(acute miliary tuberculosis of the lungs)或称急性血行播散性肺结核,是结核杆菌经血行播散而引起的肺结核,常是原发综合征发展的后果,主要见于儿童期,尤其是婴幼儿。年龄幼小,患麻疹、百日咳等传染性疾病或营养不良时,机体免疫力低下,特别是HIV感染,易诱发本病。婴幼儿和儿童常并发结核性脑膜炎。

【病理】 多在原发感染后3~6个月以内发生。由于婴幼儿免疫功能低下,机体处于高度敏感状态,感染结核杆菌后,易形成结核杆菌血症。当原发病灶或淋巴结干酪样坏死发生溃破时,则大量细菌由此侵入血液而引起急性全身粟粒性结核病,可累及肺、脑膜、脑、肝、脾、肾、肾上腺、肠、腹膜、肠系膜淋巴结等。播散到各脏器中的结核杆菌,在间质组织中形成细小结节。在肺脏中的结核结节分布于上肺部者多于下肺部,为灰白色半透明或淡黄色不透明的结节,如针尖或粟粒一般,约1~2mm大小。镜检示结核结节由类上皮细胞、淋巴细胞和朗格罕细胞加上中心干酪坏死性病灶组成。

【临床表现】 起病多急剧,婴幼儿多突然高热(39~40℃),呈稽留热或弛张热,部分病例可低热,呈规则或不规则发热,常持续数周或数月,多伴有寒战,盗汗,食欲缺乏,咳嗽,面色苍白,气促和发绀等。肺部可听到细湿音而被误诊为肺炎。约50%以上的病儿在起病时就出现脑膜炎征象。部分患儿伴有肝脾大以及浅表淋巴结大等,临床上易与伤寒、败血症等混淆,少数婴幼儿主要表现为一般中毒症状如发热、食欲缺乏、消瘦和倦怠等而被误诊为营养不良。

6个月以下婴儿粟粒性结核的特点为发病急,症状重而不典型,累及器官多,特别是伴发结核性脑膜炎者居多,病程进展快,病死率高。

全身性粟粒性结核患者的眼底检查可发现脉络膜结核结节,后者分布于视网膜中心动脉分支周围。

【诊断和鉴别诊断】 诊断主要根据结核接触史、临床表现、肝脾大及结核菌素试验阳性,可疑者应进行结核杆菌的病原学检查、胸部X线摄片。胸部X线摄片常对诊断起决定性作用,早期因粟粒阴影细小而不易查出。至少在起病后2~3周后胸部摄片方可发现大小一致、分布均匀的粟粒状阴影,密布于两侧肺野。肺部CT扫描可见肺影显示大小(1~3mm)、密度(中度)、分布(全肺)一致阴影,部分病灶有融合(图18-3-5)。

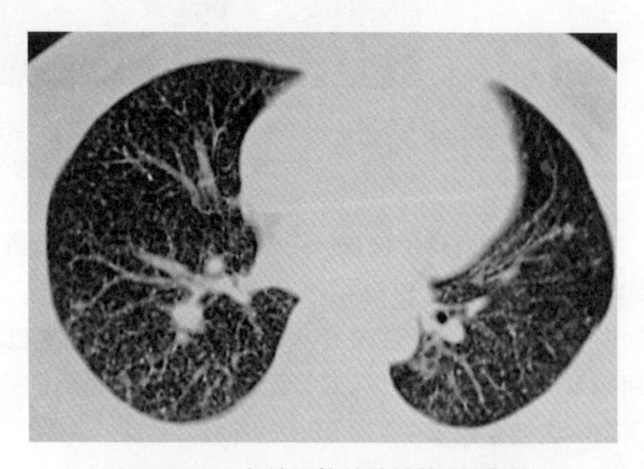

图18-3-5 急性粟粒性肺结核CT影像
两肺广泛分布的1~3mm的小点状阴影,密度均匀、边界清楚、分布均匀

急性粟粒性肺结核临床上应注意与肺炎、伤寒、败血症、组织细胞增生症X

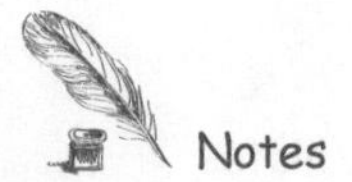
Notes

及肺含铁血黄素沉着症等相鉴别。

【治疗】 一般支持疗法见原发型肺结核。早期抗结核治疗甚为重要。

1. **抗结核药物** 分为强化治疗阶段及巩固维持治疗阶段,强化治疗开始时即给予强有力的四联抗结核药物如 INH、RFP、PZA 及 EMB。不仅能迅速杀灭生长繁殖时期的结核杆菌,而且 RFP 对代谢低下的细菌亦能杀灭,并可防止或减少继发耐药菌株的产生。EMB 能杀抑细胞内外生长、分裂、繁殖活跃的结核杆菌,PZA 能杀灭在酸性环境中细胞内结核杆菌及干酪病灶内代谢缓慢的结核杆菌。开始治疗杀灭的效果越好,以后产生耐药菌的机会越小,此法对原发耐药病例亦有效。

2. **糖皮质激素** 有严重中毒症状及呼吸困难者,在应用足量抗结核药物的同时,可用泼尼松 1～2mg/(kg·d),疗程 2～4 周。

【预后】 病情多急重,但若能早期诊断和彻底治疗仍可治愈。如延误诊断和治疗,则可导致死亡。

四、结核性脑膜炎

结核性脑膜炎(tuberculous meningitis)简称结脑,是儿童结核病中最严重的类型。常在结核原发感染后 1 年以内发生,尤其在初染结核 3～6 个月最易发生结脑。多见于 3 岁以内婴幼儿,约占 60%。自普及卡介苗接种和有效抗结核药物应用以来,本病的发病率较过去明显降低,预后有很大改进,但若诊断不及时和治疗不当,病死率及后遗症的发生率仍较高,故早期诊断和合理治疗是改善本病预后的关键。

【发病机制】 结脑常为全身性粟粒性结核病的一部分,通过血行播散而来。婴幼儿中枢神经系统发育不成熟、血脑屏障功能不完善、免疫功能低下与本病的发生密切相关。结脑亦可由脑实质或脑膜的结核病灶破溃,结核杆菌进入蛛网膜下腔及脑脊液中所致。偶见脊椎、颅骨或中耳与乳突的结核灶直接蔓延侵犯脑膜。

【病理】

1. **脑膜病变** 软脑膜弥漫充血、水肿、炎性渗出,并形成许多结核结节。蛛网膜下腔大量炎性渗出物积聚,因重力关系、脑底池腔大、脑底血管神经周围的毛细血管吸附作用等,使炎性渗出物易在脑底诸池聚积。渗出物中可见上皮样细胞、朗格汉斯细胞及干酪坏死。

2. **颅神经损害** 浆液纤维蛋白渗出物波及脑神经鞘,包围挤压颅神经引起颅神经损害,常见第Ⅶ、Ⅲ、Ⅳ、Ⅵ、Ⅱ对颅神经障碍的临床症状。

3. **脑部血管病变** 在早期主要为急性动脉炎,病程较长者,增生性结核病变较明显,可见栓塞性动脉内膜炎,严重者可引起脑组织梗死、缺血、软化而致偏瘫。

4. **脑实质病变** 炎症可蔓延至脑实质,或脑实质原已有结核病变,可致结核性脑膜脑炎。少数病例脑实质内有结核瘤。

5. **脑积水及室管膜炎** 室管膜及脉络丛受累,出现脑室管膜炎。如室管膜或脉络丛结核病变使一侧或双侧室间孔粘连狭窄,可出现一侧或双侧脑室扩张。脑底部渗出物机化、粘连、堵塞使脑脊液循环受阻可导致脑积水。

6. **脊髓病变** 有时炎症蔓延至脊膜、脊髓及脊神经根,脊膜肿胀、充血、水肿和粘连,蛛网膜下腔完全闭塞。

【临床表现】 典型结脑起病多较缓慢。根据临床表现,病程大致可分为 3 期。

1. **早期(前驱期)** 约 1～2 周,主要症状为小儿性格改变,如少言、懒动、易倦、烦躁、易怒等。可有发热、食欲减退、盗汗、消瘦、呕吐、便秘(婴儿可为腹泻)等。年长儿可自诉头痛,多轻微或非持续性,婴儿则表现为蹙眉皱额,或凝视、嗜睡,或发育迟滞等。

2. 中期(脑膜刺激期) 约1～2周,因颅内压增高致剧烈头痛、喷射性呕吐、嗜睡或烦躁不安、惊厥等。出现明显脑膜刺激征,颈项强直,凯尔尼格征(Kernig征)、布鲁津斯基征(Brudzinski征)阳性。幼婴则表现为前囟膨隆、颅缝裂开。此期可出现颅神经障碍,最常见者为面神经瘫痪,其次为动眼神经和展神经瘫痪。部分患儿出现脑炎体征,如定向障碍、运动障碍或语言障碍。眼底检查可见视神经乳头水肿、视神经炎或脉络膜粟粒状结核结节。

3. 晚期(昏迷期) 约1～3周,以上症状逐渐加重,由意识障碍逐渐加重,出现昏迷,阵挛性或强直性惊厥频繁发作。患儿可极度消瘦,呈舟状腹。常出现水、盐代谢紊乱。最终因颅内压急剧增高导致脑疝致使呼吸及心血管中枢麻痹而死亡。

不典型结脑表现为:①婴幼儿起病急,进展较快,有时仅以惊厥为主诉;②早期出现脑实质损害者,可表现为舞蹈症或精神障碍;③早期出现脑血管损害者,可表现为肢体瘫痪;④合并脑结核瘤者可似颅内肿瘤表现;⑤当颅外结核病变极端严重时,可将脑膜炎表现掩盖而不易识别;⑥在抗结核治疗过程中发生脑膜炎时,常表现为顿挫型。

根据儿童结脑的病理变化、病情轻重及临床表现,可分为以下4型:

1. 浆液型 其特点为浆液渗出物仅局限于脑底,脑膜刺激征及颅神经障碍不明显,脑脊液变化轻微。常在粟粒型结核病常规检查脑脊液时发现。多见于疾病早期,病情较轻。

2. 脑底脑膜炎型 为最常见的一型。浆液纤维蛋白性渗出物较弥漫,炎性病变主要位于脑底。其临床特征有明显脑膜刺激征,颅高压及颅神经障碍突出,但没有脑局灶性症状。脑脊液呈现典型结脑改变。多见于疾病中期,病情较重。

3. 脑膜脑炎型 脑膜和脑实质均受累。脑血管变化明显,可出现脑局灶性症状,如肢体瘫痪或偏瘫,语言障碍,甚至失语,手足徐动或震颤,颅高压或脑积水症状显著。脑脊液改变较轻,恢复较快,与临床表现不平行。此型病程长,迁延不愈或恶化、复发,预后差。

4. 脊髓型 炎症蔓延至脊髓膜或脊髓,除脑及脑膜症状明显外,尚出现脊髓和神经根障碍,如截瘫、感觉障碍、括约肌功能障碍等。因脑脊液通路梗阻,脑脊液可呈黄色,有明显蛋白细胞分离现象。此型病程长,多见于年长儿,临床恢复慢,常遗留截瘫后遗症。

【诊断】 早期诊断主要依靠详细的病史询问,周密的临床观察及对本病高度的警惕性,综合资料全面分析,最可靠的诊断依据是脑脊液中查见结核杆菌。

1. 病史 ①结核接触史,大多数结脑患儿有结核接触史,特别是与家庭内开放性肺结核患者接触史,对小婴儿的诊断尤有意义;②卡介苗接种史,大多数患儿未接种过卡介苗;③既往结核病史,尤其是1年内发现结核病又未经治疗者,对诊断颇有帮助;④近期急性传染病史,如麻疹、百日咳等常为结核病恶化的诱因。

2. 临床表现 凡有上述病史的患儿出现性格改变、头痛、不明原因的呕吐、嗜睡或烦躁不安相交替及顽固性便秘时,即应考虑本病的可能。眼底检查发现有脉络膜粟粒结节对诊断有帮助。

3. 脑脊液检查 对本病的诊断极为重要。

常规检查:脑脊液压力增高,外观无色透明或呈毛玻璃样,蛛网膜下腔阻塞时,可呈黄色,静置12～24小时后,脑脊液中可有蜘蛛网状薄膜形成,取之涂片作抗酸染色,结核杆菌检出率较高。白细胞数多为50×10^6～500×10^6/L,分类以淋巴细胞为主,但急性进展期,脑膜新病灶或结核瘤破溃时,白细胞数可>1000×10^6/L,其中1/3病例分类以中性粒细胞为主。糖和氯化物均降低为结脑的典型改变。蛋白量增高,一般多为1.0～3.0g/L,椎管阻塞时可高达4.0～5.0g/L。对脑脊液改变不典型者,需重复化验,动态观察变化。脑脊液(5～10ml)沉淀物涂片抗酸染色镜检阳性率可达30%。

4. 其他检查

(1) 结核杆菌抗原检测:以 ELISA 双抗夹心法检测脑脊液结核杆菌抗原,是敏感、快速诊断结脑的辅助方法。

(2) 抗结核抗体测定:以 ELISA 法检测结脑患儿脑脊液 PPD-IgM 抗体和 PPD-IgG 抗体,其水平常高于血清中的水平。PPD-IgM 抗体于病后 2～4 天开始出现,2 周达高峰,至 8 周时基本降至正常,为早期诊断依据之一;而 PPD-IgG 抗体于病后 2 周起逐渐上升,至 6 周达高峰,约在 12 周时降至正常。

(3) 腺苷脱氨酶(adenosine deaminase,ADA)活性测定:ADA 主要存在于 T 细胞中,有 63%～100% 结脑患者脑脊液 ADA 增高(>9μ/L),ADA 在结脑发病 1 个月内明显增高,治疗 3 个月后明显降低,为一简单可靠的早期诊断方法。

(4) 结核菌素试验:阳性对诊断有帮助,但高达 50% 的患儿可呈阴性反应。

(5) 脑脊液结核杆菌培养:是诊断结脑可靠的依据。

(6) 聚合酶链反应(PCR):应用 PCR 技术在结脑患儿脑脊液中扩增出结核杆菌所特有的 DNA 片段,能使脑脊液中极微量结核杆菌体 DNA 被准确地检测,其灵敏度和特异度超过目前使用的各种实验手段。

5. X 线检查、CT 扫描或磁共振(MRI) 约 85% 结核性脑膜炎患儿的胸片有结核病改变,其中 90% 为活动性病变,呈粟粒型肺结核者占 48%。胸片证明有血行播散性结核病对确诊结脑很有意义。脑 CT 在疾病早期可正常,随着病情进展可出现基底节阴影增强,脑池密度增高、模糊、钙化、脑室扩大、脑水肿或早期局灶性梗死征。

【鉴别诊断】

1. **化脓性脑膜炎(简称化脑)**　婴儿急性起病者,易误诊为化脑;而治疗不彻底的化脑脑脊液细胞数不甚高时,又易误诊为结脑,应予鉴别。重要鉴别点是脑脊液检查:化脑脑脊液外观混浊,细胞数多>1000×10^6/L,分类以中性粒细胞为主,涂片或培养可找到致病菌,鉴别一般不难,但治疗不彻底的化脑脑脊液改变不典型,单凭脑脊液检查有时难与结脑鉴别,应结合病史、临床表现及其他检查综合分析。

2. **病毒性脑膜炎**　起病较急,早期脑膜刺激征较明显,脑脊液无色透明,白细胞多在 50×10^6～200×10^6/L,分类以淋巴细胞为主,蛋白质一般不超过 1.0g/L,糖和氯化物含量正常。

3. **隐球菌脑膜炎**　起病较结脑更缓慢,病程更长,多有长期使用广谱抗生素及(或)免疫抑制剂史。病初多无明显发热。颅高压症状显著,头痛剧烈,与脑膜炎其他表现不平行。视力障碍及视神经乳头水肿较常见,症状有时可自行缓解。脑脊液呈蛋白细胞分离,糖显著降低,结核菌素试验阴性。最重要的鉴别点是脑脊液墨汁涂片可找到厚荚膜圆形发亮的菌体。

4. **脑肿瘤**　尤其是婴幼儿较常见的髓母细胞瘤可经蛛网膜下腔播散转移,易发生颅神经障碍、脑膜刺激征及脑脊液改变,易误诊为结脑。但脑肿瘤一般无发热史,少见抽搐、昏迷,颅高压症状与脑膜刺激征不相平行,脑脊液改变较轻微,结核菌素试验阴性,脑部 CT 扫描或磁共振(MRI)有助于诊断。

【并发症及后遗症】　最常见的并发症为脑积水、脑实质损害、脑出血及颅神经障碍。其中前 3 种是导致结脑死亡的常见原因。严重后遗症为脑积水、肢体瘫痪、智力低下、失明、失语、癫痫及尿崩症等。晚期结脑发生后遗症者约占 2/3,而早期结脑后遗症甚少。

【治疗】　应抓住抗结核治疗和降低颅高压两个重点环节。

1. **一般疗法**　应卧床休息,细心护理,对昏迷患者可予鼻饲或胃肠外营养,以保证足够热量,应经常变换体位,以防止褥疮和坠积性肺炎。做好眼睛、口腔、皮肤的清洁护理。

2. **抗结核治疗**　联合应用易透过血脑屏障的抗结核杀菌药物,分阶段治疗。

(1) 强化治疗阶段联合使用INH、RFP、PZA及EMB。疗程2～3个月,其中INH每日10～15mg/kg,最大剂量300mg,RFP每日10～20mg/kg(<600mg/d),PZA每日30～40mg/kg(<750mg/d),EMB每日15～25mg/kg。

(2) 巩固维持治疗阶段继用INH,RFP。9～10个月。抗结核药物总疗程不少于12个月,或待脑脊液恢复正常后继续治疗6个月。

3. 降低颅高压 由于室管膜炎症的刺激,脑脊液分泌增多,压力增高;加之脑底大量炎性渗出物及肉芽充填后,使脑脊液循环通路受阻而产生各种类型脑积水。最早于10天即可出现,故应及时控制颅内压,措施如下:

(1) 脱水剂:常用20%甘露醇,一般剂量每次0.5～1.0g/kg,于30分钟内快速静脉注入。4～6小时一次,脑疝时可加大剂量至每次2g/kg。2～3日后逐渐减量,7～10日停用。其作用机制为使脑脊液渗入静脉而降低颅内压。

(2) 利尿剂:乙酰唑胺(diamox)一般于停用甘露醇前1～2天加用该药,每日20～40mg/kg(<750mg/d)口服,根据颅内压情况,可服用1～3个月或更长,每日服或间歇服(服4日,停3日)。该药系碳酸酐酶抑制剂,可减少脑脊液的产生而降低颅内压。

(3) 侧脑室穿刺引流:适用于急性脑积水而其他降颅压措施无效或疑有脑疝形成时。引流量根据脑积水严重程度而定,一般每日50～200ml,持续引流时间为1～3周。有室管膜炎时可予侧脑室内注药。特别注意防止继发感染。

(4) 腰穿减压及鞘内注药:适应证为:①颅内压较高,应用激素及甘露醇效果不明显,但不急需作侧脑室引流或没有作侧脑室引流的条件者;②脑膜炎症控制不好以致颅内压难于控制者;③脑脊液蛋白量>3.0g/L以上者。方法为:根据颅内压情况,适当放出一定量脑脊液以减轻颅内压;3岁以上每次注入INH 20～50mg及地塞米松2mg,3岁以下剂量减半,开始为每日1次,1周后酌情改为隔日1次、1周2次及1周1次。2～4周为1疗程。

(5) 分流手术:若由于脑底脑膜粘连梗阻发生梗阻性脑积水时,经侧脑室引流等难以奏效,而脑脊液检查已恢复正常,为彻底解决颅高压问题,可考虑作侧脑室小脑延髓池分流术。

4. 糖皮质激素 能抑制炎症渗出从而降低颅内压,减轻中毒症状及脑膜刺激症状,有利于脑脊液循环,并可减少粘连,从而减轻或防止脑积水的发生。是抗结核药物有效的辅助疗法,早期使用效果好。一般使用泼尼松,每日1～2mg/kg(<45mg/d),1个月后逐渐减量,疗程8～12周。

5. 对症治疗

(1) 惊厥的处理:见第12章第2节。

(2) 水、电解质紊乱的处理:①稀释性低钠血症:由于丘脑下部视上核和室旁核受结核炎症渗出物刺激,使垂体分泌抗利尿激素增多,导致远端肾小管回吸收水增加,造成稀释性低钠血症。如水潴留过多,可致水中毒,出现尿少、头痛、频繁呕吐、反复惊厥甚至昏迷。治疗宜用3%氯化钠液静滴,每次6～12ml/kg,可提高血钠5～10mmol/L,同时控制入水量;②脑性失盐综合征:结脑患儿可因间脑或中脑发生损害,调节醛固酮的中枢失灵,使醛固酮分泌减少;或因促尿钠排泄激素过多,大量Na^+由肾排出,同时带出大量水分,造成脑性失盐综合征。应检测血钠、尿钠,以便及时发现,可用2:1等张含钠液补充部分失去的体液后,酌情补以3%氯化钠液以提高血钠浓度。③低钾血症:宜用含0.2%氯化钾的等张溶液静滴,或口服补钾。

【预后】 与下列因素有关:①治疗早晚:治疗愈晚病死率愈高,早期病例无死亡,中期病死率为3.3%,晚期病死率高达24.9%;②年龄:年龄愈小,脑膜炎症发展愈快,愈严重,病死率愈高;③病期和病型:早期、浆液型预后好,晚期、脑膜脑炎型预后差;④结核杆菌耐药性:原发耐药菌株已成为影响结脑预后的重要因素;⑤治疗方法:剂量不足或方法不当时可使病程迁延,易出

现并发症。

随访观察复发病例全部发生在停药后4年内,绝大多数在2~3年内。停药后随访观察至少3~5年,凡临床症状消失,脑脊液正常,疗程结束后2年无复发者,方可认为治愈。

五、潜伏结核感染

潜伏结核感染是指体内存在结核杆菌,仅仅表现为除外卡介苗接种后的结核菌素皮肤试验阳性,而临床和放射学检查无活动性结核病证据,称潜伏结核感染(latent tuberculosis infection)。潜伏结核感染不具有传染性。

【诊断要点】

1. 病史多有结核病接触史。
2. 临床表现有或无结核中毒症状,体格检查可无阳性发现。
3. 胸部X线检查正常。
4. 结核菌素试验阳性。
5. 应注意与慢性扁桃体炎、反复上呼吸道感染、泌尿道感染及风湿热相鉴别。

【治疗】 下列情况按潜伏结核感染治疗:①接种过卡介苗,但结核菌素试验最近2年内硬结直径增大≥10mm者可认定为自然感染;②结核菌素试验新近由阴性转为阳性的自然感染者;③3岁以下婴幼儿未接种卡介苗而结核菌素试验中度阳性以上者或结核菌素试验呈强阳性反应的少年;④结核菌素试验阳性而同时因其他疾病需用糖皮质激素或其他免疫抑制剂者;⑤结核菌素试验阳性,新患麻疹或百日咳小儿;⑥结核菌素试验阳性的艾滋病毒感染者及艾滋病患儿。是否需要预防性化疗绝不能只凭结核菌素试验反应的大小,一定要结合临床资料综合分析决定。潜伏结核感染的治疗是为了阻止其发展成为活动性结核病,因此,潜伏结核感染的治疗只有在排除了活动性结核病之后才能进行。潜伏结核感染的结核杆菌载量低,治疗所需的抗结核药物比活动性结核病少,而不会产生耐药情况。

方法:同预防性化疗。

第四节 深部真菌病

深部真菌病(deep mycosis)是致病性真菌侵犯皮下组织、黏膜和内脏,引起这些器官组织的真菌感染性疾病。它一般在机体抵抗力低下,免疫功能不全时发生。近年来,由于抗生素、糖皮质激素和免疫抑制剂的广泛应用,深部真菌病发病率有明显上升趋势,我国儿童以假丝酵母菌病多见,隐球菌病及曲霉菌病次之。

一、假丝酵母菌病

假丝酵母菌病(candidiasis)是由数种假丝酵母菌引起的疾病。本病常为继发性,多发生于体内平衡失调和各种原因引起的免疫功能低下的患者。多见于儿童,有的自婴儿发病后,长期潜伏至成人时再发病。引起人类疾病的假丝酵母菌属中80%~90%为白假丝酵母菌(C. albicans),其他为光滑假丝酵母菌(C. glabrata)、近平滑假丝酵母菌(C. parepsilois)、热带假丝酵母菌(C. tropicalis)和克柔假丝酵母菌(C. krusei)等。其中白假丝酵母菌致病力最强。但随着预防性药物的应用增多,非白假丝酵母的感染比例有上升趋势。

【病因和发病机制】 白假丝酵母菌常定植于正常人或患者的浅表部位如皮肤、口腔、上呼吸道、消化道及阴道等处,健康小儿带菌率达5%~30%,属于条件致病菌,正常情况下不致病,当机体抵抗力降低时,这些定植的假丝酵母菌可侵犯到某些器官而致病,称内源性感染,原发灶

常在口腔，感染自口咽部向下蔓延而引起食管、胃及小肠病变。外源性感染是由接触致病力强的白假丝酵母菌所致，可有(或无)诱发因素。深入组织的真菌可产生菌丝，当机体抵抗力降低时菌丝进一步穿透弥散，导致血行播散。内源性感染是侵袭性假丝酵母菌病的主要感染途径。幼婴、营养不良、慢性腹泻、白细胞减少、T细胞功能异常者和长期应用广谱抗生素、皮质醇类或免疫抑制剂者，免疫功能降低易于诱发假丝酵母菌病。

【病理】 病理改变多种多样，可呈炎症、化脓和肉芽肿等改变。黏膜病变以其坏死组织、纤维素及大量菌丝和芽孢形成假膜，假膜脱落后形成灶性糜烂和出血性溃疡；内脏病变多呈肉芽肿改变；急性播散型病灶显示灰白色的微小脓肿。病灶内可找到孢子及假菌丝，可侵害血管，易破裂出血，严重免疫抑制者炎症反应轻微，仅见假丝酵母菌及坏死组织形成的脓肿。

【临床表现】 可呈急性、亚急性或慢性，一般分为皮肤黏膜型和侵袭性内脏型。

(一) 皮肤黏膜型

好发于新生儿和肥胖多汗小婴儿的皮肤皱褶处。尤其是肛周、臀部、外阴及腹股沟等尿布包裹区最易受损，其次为腋窝、颈前及下颌。以擦伤最常见，皮肤皱褶处可见红斑、水疱或脓疱，皮肤潮红、糜烂、变厚，有痒感，上有灰白色脱屑。患者若有免疫缺陷，皮肤可呈肉芽肿改变。

黏膜受损最常表现为鹅口疮(thrush)。黏膜病变由舌、颊黏膜蔓延至咽喉、气管和食管，鹅口疮常为消化道、呼吸道假丝酵母菌病的局部表现，或是播散型假丝酵母菌病的早期征象。

(二) 内脏型

1. 消化道假丝酵母菌病(gastrointestinal candidiasis) 最常见为假丝酵母菌肠炎(candida enteritis)，多发生于营养不良或腹泻经久不愈的患者，大便黄稀或豆腐渣样，多泡沫，有发酵气味，每日3～10余次不等。病程迁延，常伴低热，严重者形成肠黏膜溃疡而出现便血。可有假丝酵母菌食管炎。

2. 呼吸道假丝酵母菌病(respiratory candidiasis) 以假丝酵母菌性肺炎(candida pneumonia)多见，常继发于婴幼儿细菌性肺炎、肺结核及血液病，亦可从口腔直接蔓延或经血行播散。原发念珠菌性肺炎罕见。临床表现轻重不一，轻者没有症状，重者高热、咳嗽，常咳出无色胶冻样痰，呼吸窘迫、发绀，肺部可闻及中细湿音，当病灶融合时可出现相应肺实变体征。

【诊断】 本病临床表现无特异性，下列检查有助诊断。

1. 真菌检查 ①病灶组织或伪膜、渗液等标本直接镜检，查见厚膜孢子及假菌丝，多次镜检阳性有诊断意义；②非无菌部位标本真菌培养1周内出现乳白色光滑菌落，且菌落数大于50%即有诊断意义；③血真菌培养阳性是诊断的“金标准”。

2. 血清(1,3)β-D-葡聚糖检测(G试验) 可用于区分真菌和细菌感染，同时能区分假丝酵母菌定植与感染，其敏感性与感染严重程度(真菌负荷量)相关，阳性可作为有临床意义的诊断指标。

3. 病理诊断 病理组织中发现真菌和相应病理改变即可确诊。

【治疗】

(一) 一般治疗

1. 纠正免疫缺陷及治疗基础疾病，去除导致真菌感染的相关因素，减少或停用免疫抑制药物和广谱抗菌药物，尽可能去除血管内置管、导尿管、气管插管及各种引流管等。

2. 加强营养支持治疗和护理，补充足够维生素。

(二) 抗真菌治疗

早期有效的抗真菌治疗是假丝酵母菌血症治疗成功的关键。

1. 局限性黏膜假丝酵母菌病 如口腔或食管真菌感染无并发症者局部治疗即可，给予2.5%苏打250ml+制霉菌素50万u碾碎漱口及含服。

2. 侵袭性假丝酵母菌病的治疗方案 可选择三唑类抗真菌药氟康唑、伊曲康唑和伏立康唑，棘球白素类的卡泊芬净等，必要时应用多烯类的两性霉素 B 或其脂质体。疗程一般为至血培养阴性，相关症状体征消失后 14 天，有时疗程更长。

二、隐球菌病

隐球菌病（cryptococcosis）是由新型隐球菌（cryptococcus neoformans）及其变种引起的一种深部真菌疾病，病程呈急性或慢性，各年龄均可发病。可以侵及人体任何组织和脏器，中枢感染神经系统是最常见的感染部位，其次有肺部和皮肤。

【病因和发病机制】 新型隐球菌属酵母菌，在脑脊液、痰液或病灶组织中呈圆形或半圆形，四周包围肥厚的胶质样夹膜。新型隐球菌广泛存在于土壤、干鸽粪、水果、蔬菜、正常人皮肤和粪便中。一般认为该菌可经呼吸道或皮肤黏膜破损处侵入人体，血行播散至脑、骨骼和皮肤，亦可宫内感染。在体外为无荚膜或仅有小荚膜，进入人体形成厚荚膜后，致病力明显增强。在免疫功能正常的人群中，隐球菌的感染率很低，但在免疫抑制患者中，感染率在 5% ~10%，艾滋病患者中高达 30%。

【病理】 早期表现为弥漫性浸润渗出性改变，晚期为肉芽肿形成。在早期病灶组织中有大量的新型隐球菌集聚，因菌体周围包绕胶质样荚膜，抑制白细胞趋化因子，故组织炎症反应不明显。肉芽肿的形成常在感染数月后，可见巨细胞、巨噬细胞及成纤维细胞的增生、淋巴细胞和浆细胞浸润。感染主要侵犯中枢神经系统，以基底节及皮层的灰质受累最严重，脑组织较易形成小空洞，脑膜增厚，有肉芽肿形成。

【临床表现】

（一）隐球菌脑膜炎（cryptococcal meningitis）

是真菌性脑膜炎中最常见的类型。起病隐匿，进展缓慢，早期多无或有不规则低热或有轻度间歇性头痛，而后逐渐加重，常反复发作。颅内压增高明显时头痛剧烈，可伴有恶心、呕吐，意识障碍，表现为嗜睡、昏睡及昏迷等，晚期有抽搐。部分病人有精神症状、偏瘫、颅神经损害，其中视神经受损最多见。本病的病程长短不一，短者病情逐渐加重在数月内死亡，长者病情反复缓解、复发使病程迁延多年。本病预后不良。

（二）肺隐球菌病（pulmonary cryptococcosis）

起病缓慢，常与中枢神经系统感染并存。临床常无明显症状。一旦出现症状，则与肺结核不易区分。多趋自愈，少数呈急性肺炎的表现，如病灶延及胸膜，可有胸痛和胸膜渗出。胸部 X 线片可多样表现或粟粒状病变，但不侵犯肺门或纵隔淋巴结。肺部感染一般预后良好。

（三）皮肤黏膜隐球菌病（mucocutaneous cryptococcosis）

常为全身性隐球菌病的局部表现，很少单独发生。皮肤隐球菌病主要表现为丘疹、痤疮样皮疹、硬结、肉芽肿等。

【诊断】 除根据临床表现外，病原体检查是本病的重要依据。

1. 病原体检查 ①真菌培养：在室温或 37℃培养 3 ~4 天可见菌落长出。②墨汁染色涂片法：是迅速、简便、可靠的方法。标本来源可为脑脊液、痰液、病灶组织或渗液等，取新鲜标本置于玻片上，加墨汁 1 滴，覆以盖玻片，在显微镜暗视野下找隐球菌，可见圆形或椭圆形的双层厚壁菌体，内有反光孢子，无菌丝，外周有一圈透明的肥厚荚膜。反复多次查找阳性率高。③组织病理学：脑组织的病理学染色检查可以检测到带荚膜的隐球菌，且离心的脑脊液标本的病理学检查比墨汁涂片具有更高的灵敏度。

2. 隐球菌荚膜多糖抗原乳胶凝集试验 脑脊液阳性有确诊意义。因人血清中可测到的抗体少，阳性率低，仅作辅助诊断，血清检测有估计预后和疗效的作用。

【治疗】

（一）一般治疗

同假丝酵母菌病。

（二）抗真菌治疗

疗程6～12个月。脑膜炎治疗先给予两性霉素B联合或不联合5-氟胞嘧啶治疗4～6周，然后氟康唑巩固治疗8周，再继续维持治疗6～12个月。

1. 两性霉素B(amphotericin B) 是目前治疗隐球菌病的首选药物，鞘内注射可提高对脑膜炎的抗真菌治疗效果。方法为静脉滴注，从小剂量开始，每日0.1mg/kg，如无不良反应，渐增至每日1～1.5mg/kg，疗程1～3个月。椎管内注射或脑室内注射仅限于治疗隐球菌性脑膜炎。

2. 5-氟胞嘧啶(5-fluorocytosine) 是一种口服抗真菌药物，对隐球菌有良好抑制作用。一般与两性霉素B联用，治疗全身性隐球菌病和隐球菌性脑膜炎。剂量为每日50～150mg/kg，疗程4～6周。口服吸收良好，血清浓度高，脑脊液浓度可达血清的64%～88%。但容易产生耐药性。

3. 氟康唑(fluconazole) 对隐球菌有很好的抗菌活性，生物利用度高，且有很好的血脑屏障通透性，为隐球菌性脑膜炎的选择性药物。用法：每日10～12mg/kg，维持量减半，一次顿服，每日最大量400～800mg。

（三）其他治疗

1. 手术治疗 局限性病灶如皮肤、胸部肉芽肿及空洞等，在未合并中枢神经系统感染的情况下，可以考虑手术切除。

2. 对症治疗 如降颅压，纠正电解质紊乱等。

三、曲霉菌病

曲霉菌病(aspergillosis)是由致病曲霉菌(aspergillus)所引起的疾病。最常侵犯的组织为肺，其次为胃肠道、脑、肝、肾、甲状腺及心脏等。毒素和菌丝可阻塞血管，严重者引起肺和胃肠道的出血性坏死。它已经成为继假丝酵母菌之后引起深部真菌感染的第2位致病真菌，近年来证明一些曲霉菌可致癌，并已成为真菌感染的第1位死因。

【病因和发病机制】 曲霉菌是一种常见的条件致病性真菌，属丝状真菌，引起人类疾病常见的有烟曲霉菌(aspergillus fumigatus)和黄曲霉菌(aspergillus. avus)。曲霉菌广布于自然界，尤其是土壤、谷物、稻草、家禽及牲畜的皮毛与空气中，也可寄生于正常人的皮肤与上呼吸道，为条件致病菌。正常人对曲霉菌有一定的抵抗力，不引起疾病。当机体抵抗力降低时，病原菌可经皮肤黏膜损伤处或吸入呼吸道，可以暂时黏附和寄居，如果吸入量多或在人体免疫功能损害时，进入血液循环到其他组织或器官，萌发菌丝而致病。过敏体质者吸入曲霉菌孢子可触发IgE介导的变态反应而致支气管痉挛。

【病理】 曲霉菌最常侵犯支气管和肺，亦可侵犯鼻窦、外耳道、眼和皮肤，或经血行播散至全身各器官。早期病变为弥漫性浸润渗出性改变，进展多为坏死、化脓和肉芽肿形成。病灶内可找到大量菌丝。

【临床表现】 随发病部位不同而异。

1. 肺曲霉菌病(pulmonary aspergillosis) 是临床上最常见的类型。婴幼儿肺曲霉菌病的临床可表现为持续高热，早期呼吸道症状体征不明显。临床表现分两型：①曲霉菌性支气管-肺炎(aspergillus bronchopneumonia)，起病可急可缓。大量曲霉孢子被吸入后可引起急性支气管炎、广泛浸润性肺炎或局限性肉芽肿，也可形成多发性小脓肿。可表现为高热或不规则发热、咳嗽、气喘、咳绿色脓痰及反复咯血等。肺部体征不明显或闻及粗湿音。②球型肺曲霉菌病(as-

pergilloma),系菌丝体在肺内空腔中繁殖、聚积并与纤维蛋白和黏膜细胞形成球形肿物,不侵犯其他肺组织。多数患者无症状或表现原发病症状,或出现发热、咳嗽、气促、咳黏液脓痰,其中含绿色颗粒。由于菌球周围有丰富的血管网,可反复咯血,有时咯血是唯一的症状。

2. 变态反应性曲霉菌病(allegic aspergillosis)　过敏体质者吸入大量含有曲霉孢子的尘埃,引起过敏性鼻炎、支气管哮喘、支气管炎或变应性肺曲霉菌病。表现为吸入后数小时出现咳喘、呼吸困难、咳棕黄色黏痰,可伴发热。痰液镜检可见大量嗜酸性粒细胞和菌丝。大多数患者3~4天缓解,如再吸入又复发上述症状。

3. 全身性曲霉菌病(disseminated aspergillosis)　急性起病,呈致死性。多见于原发性或继发性免疫缺陷者。曲霉菌多由肺部病灶进入血循环,播散至全身多个脏器,主要侵犯脑和肾脏。临床表现随所侵犯的脏器而异,以发热、全身中毒症状和栓塞最常见。

【诊断】　曲霉菌的临床表现复杂,其症状多无特异性,故根据临床表现难以诊断,以找到病原菌为主要诊断依据。

1. 病原体检查　血液、痰液或皮肤活检物涂片可见菌丝或曲霉菌孢子,培养见曲霉菌生长。曲霉菌是实验室常见的污染菌,必须反复涂片或培养,多次阳性且为同一菌种才有诊断价值。

2. 半乳甘露聚糖(GM)试验　是检测真菌胞壁成分中的半乳甘露聚糖抗原,它是曲霉菌细胞壁成分,在组织生长过程中由菌丝释放,因此GM试验针对曲霉菌感染,尤其对侵袭性曲霉菌病的早期诊断有重要意义,而对其他真菌感染的检测无效。动态监测GM试验结果的变化对侵袭性曲霉菌病的诊断和指导治疗及监测治疗反应有重要意义。可用于胸腔液、肺泡灌洗液、血浆和血清的检测,连续2次GM阳性有临床诊断意义。但要注意儿童中存在诸多因素可干扰GM试验结果,造成假阳性及假阴性,应结合临床表现仔细甄别。

3. 病理组织检查　取受损组织或淋巴结活检,可根据真菌形态确诊。尤其对播散性曲霉菌病,可及时做出诊断。

【治疗】

(一) 一般治疗

同假丝酵母菌病。

(二) 抗真菌治疗

伏立康唑是侵袭性曲霉菌病初始治疗的首选药物。两性霉素B脂质体、两性霉素B脂质复合体、棘白菌素类、泊沙康唑、伊曲康唑等可作为初始治疗的替代药物。疗程一般治疗至临床症状消失、影像学提示病变基本吸收。常用6~12周,甚至更长。

1. 伏立康唑(Voriconazole)　静脉滴注,或首日6mg/kg,1日2次,次日起4mg/kg,每日2次

2. 两性霉素B(amphotericin B)　如果病人能耐受,每日剂量可为1.5mg/kg,总剂量为30~40mg/kg。

3. 酮康唑(ketoconazole)　口服体内吸引良好,毒性反应低。

(三) 糖皮质激素治疗

对于变态反应性曲霉菌病首选小剂量激素治疗。急性期泼尼松0.5~1mg/kg·d,2周后隔日用药。疗程3个月。

(四) 手术治疗

有些病人可手术清除病灶。

第五节　寄生虫病

寄生虫病(parasitic disease)是小儿时期最常见的一类疾病。寄生虫在人体内随寄生部位和

生活方式的不同，可掠夺机体营养和造成机械性或化学性损伤。轻者出现消化不良、营养不良等症状，重者出现某些重要器官的严重病理损害，甚至致残或致命。2005年全国人体重要寄生虫病现状调查显示：蠕虫总感染率为21.74%，比1990年第一次全国调查的结果明显下降，但食源性寄生虫的感染率在部分地区明显上升，因此，寄生虫性疾病仍然是一个不可忽视的重要问题。

一、蛔 虫 病

人蛔虫亦称似蚓蛔线虫（ascaris lumbricoides linnaeus），简称蛔虫，成虫寄生于人体小肠，可引起蛔虫病（ascariasis），幼虫能在人体内移行引起内脏移行症（visceral larva migrans）或眼幼虫移行症（ocular larva migrans）。由于蛔虫具有游走、扭曲成团、钻孔等特点，除对肠黏膜易造成机械性损伤及毒性作用外，还可引起许多并发症，严重者可危及生命。

【病因和流行病学】 蛔虫为寄生人体肠道内体形最大的线虫，雌雄异体，似蚯蚓，一般长15～35cm。成虫寄生于人体小肠，雌虫产出的蛔虫卵随粪便排出体外，发育成熟为具感染性的虫卵。虫卵被人吞食后，幼虫破卵侵入肠壁经门静脉系统移行至肝脏、经右心、肺泡、支气管、气管到咽部吞咽至小肠并发育为成虫。寄生部位以空肠为主。

在移行过程中幼虫也可随血流到达其他器官，一般不发育为成虫，但可造成器官损害。

蛔虫病患者和感染者是主要的传染源。生吃未经洗净且附有感染性虫卵的食物或用感染的手取食是感染的主要途径，也可通过鸡、犬和蝇类等机械性携带，经口吞入感染期幼虫卵是人体感染蛔虫的主要方式。

人蛔虫病是世界上流行最广的人类蠕虫病，人群普遍易感。

【临床表现】 潜伏期约8周左右。大多数蛔虫感染无症状，称蛔虫感染者。中到重度感染出现临床症状者称蛔虫病。

（一）幼虫移行引起的症状

1. 蛔虫卵移行至肺可引起蛔幼性肺炎或蛔虫性嗜酸性细胞性肺炎（Loffler综合征），表现为干咳、胸闷、血丝痰或哮喘样症状，血嗜酸性细胞增多，肺部体征不明显。

2. 严重感染时，幼虫可侵入脑、肝、脾、肾、甲状腺和眼，引起相应的临床表现。

（二）成虫引起的症状

临床症状的轻重与蛔虫数目的多少有关，也与蛔虫所在部位和状态有关。轻者无任何症状，大量蛔虫感染可引起食欲缺乏或多食易饥，异食癖等症状而致营养不良。患者常腹痛，位于脐周，不剧烈，喜按揉；部分病人烦躁易惊或萎靡、磨牙；虫体的异种蛋白可引起荨麻疹、哮喘等过敏反应。成虫在某些情况（如发热、疾病、麻醉时）和一些驱虫药的刺激下也可引起移行症。

（三）成虫引起的并发症

在严重感染时，蛔虫扭集成团可造成下列并发症：

1. **胆道蛔虫症（biliary ascariasis）** 突起剧烈腹部绞痛，以剑突下偏右侧为主，伴恶心呕吐，腹部检查无明显阳性体征或仅有右上腹压痛，表现为症状重与体征轻的特点。绝大多数虫体可自行从胆管退出，腹痛随之缓解，但可反复发作。部分患儿可发生胆道感染，出现发热、黄疸、外周血白细胞数增高。

2. **蛔虫性肠梗阻** 因蛔虫扭曲成团堵塞肠管或蛔虫毒素刺激肠壁引起肠蠕动障碍所致。大部分为机械性或不完全性肠梗阻，多见于回肠下段，空肠、结肠部位少见。常起病急骤，表现为脐周或右下腹阵发性剧痛、呕吐、腹胀、腹泻或便秘等症状，肠鸣音亢进，可见肠型和蠕动波、可扪及软的、无痛性、可移动的条索状包块。

【诊断】 根据临床症状和体征、有排出或呕吐蛔虫史或粪便涂片找到蛔虫卵或痰中查见幼

虫即可确诊。血中嗜酸性粒细胞增高,有助于诊断。若出现上述并发症时,需与其他外科急腹症鉴别。

【治疗】

(一)驱虫治疗

1. 苯咪唑类　阿苯达唑(Albendazole)400mg/d,或甲苯达唑(mebendazole)200mg/d,用于2岁以上的儿童,是治疗蛔虫病的首选药物之一。能使虫体肌肉麻痹死亡,在杀灭幼虫、抑制虫卵发育方面亦起作用。

2. 噻嘧啶(Pyrantel)　能麻痹虫体安全排出体外,不致引起胆道梗阻或肠梗阻。10mg/kg,顿服。

3. 枸橼酸哌嗪(piperazine citrate)　使虫体肌肉发生迟缓性麻痹,虫体不能吸附在肠壁而随粪便排出体外。每日剂量150mg/kg。用于肠蛔虫病及蛔虫所致的不完全性肠梗阻和胆道蛔虫病绞痛的缓解期。

4. 左旋咪唑(levamisole)　起效快,服药30min即达峰浓度,由肠道排泄,无蓄积中毒。驱蛔虫每日剂量2~3mg/kg。

(二)并发症治疗

1. 胆道蛔虫症　治疗原则为镇痛、解痉、驱虫、控制感染及纠正水、电解质及酸碱平衡紊乱。驱虫最好选用虫体肌肉麻痹驱虫药。内科治疗持久不缓解者,必要时可手术治疗。

2. 蛔虫性肠梗阻　不完全性肠梗阻先用内科治疗,包括禁食、胃肠减压、解痉、止痛、纠正水、电解质及酸碱平衡紊乱等处理,疼痛缓解后可予驱虫治疗。完全性肠梗阻时应即时手术治疗。

3. 蛔虫性阑尾炎或腹膜炎　一旦确诊,应及早手术治疗。

【预防】　注意饮食环境卫生和个人卫生,防止感染;普及卫生知识,做好粪便管理,消灭传染源。

二、蛲虫病

蛲虫病(enterobiasis)是蠕形住肠线虫简称蛲虫,寄生于人体小肠下段至直肠所致的一种儿童常见寄生虫病,尤以幼儿期多见,其临床特征表现为肛门周围、会阴部皮肤瘙痒及睡眠不安。

【病因和流行病学】　蛲虫的成虫细小,乳白色,雌雄异体。成虫寄生于人体的盲肠、阑尾、结肠、直肠及回肠下段,严重感染时也可寄生在小肠上段、胃及食管等部位。雌雄成虫交配后,雄虫不久即死亡。雌虫受精,向肠腔下段移行,当人熟睡时,肛门括约肌较松弛,雌虫即从肛门爬出,受温度、湿度改变和空气的刺激大量排卵,然后大多数死亡,少数雌虫可再进入肛门、阴道、尿道等处,引起异位损害。虫卵在肛周约6小时发育成为感染性卵。当虫卵污染患儿手指,再经口食入而自身感染。虫卵可散落在衣裤、被褥玩具或食物上,而且抵抗力强,在室内一般可存活3周,经吞食或空气吸入等方式传播。蛲虫患者是唯一的传染源,蛲虫病常在集体儿童机构和家庭中传播流行。

蛲虫病是呈世界性分布的常见寄生虫病之一。国内分布也十分广泛,儿童高于成人,尤以集体生活的儿童感染率为高,并且具有家庭聚集性。

【临床表现】　约有1/3的蛲虫感染者可无症状,部分蛲虫感染可引起局部和全身症状,当雌虫爬到肛门周围排卵时可引起肛周和会阴皮肤强烈瘙痒,以夜间为甚,伴睡眠不安。局部皮肤可发生皮炎和继发感染。全身症状有恶心、呕吐、腹痛、腹泻、食欲缺乏等胃肠激惹现象,还可见恶梦、失眠、不安、过度兴奋等精神症状。蛲虫偶可异位寄生其他器官和侵入邻近器官而引起阑尾炎、阴道炎、盆腔炎及腹膜炎等。外周血见嗜酸性粒细胞增多。

【诊断】 主要依靠临床症状,同时检出虫卵或成虫时可确诊。方法:夜间患儿入睡后1~3小时观察肛周皮肤皱褶处有无白色小线虫;直接从肛门周围皮肤皱襞处采集标本,或清晨起床前用透明胶纸紧压肛周部位粘取虫卵,胶面平贴于玻片上在显微镜下观察虫卵,需反复多次检查可提高阳性率。

【治疗】 蛲虫在人体内寿命不超过1个月,如能避免重复感染,即使不用驱虫药治疗也可自愈。故药物驱虫应与预防措施同步,才能达到根治的目的。

(一) 驱虫治疗

1. 扑蛲灵(pryvinium pamoate) 为治疗蛲虫首选药。其作用机制干扰肠虫的呼吸酶系统,抑制呼吸,并阻碍肠虫对葡萄糖的吸收。5mg/kg,睡前1次顿服,2~3周后重复治疗1次。

2. 甲苯达唑、阿苯哒唑 剂量和用法与驱蛔虫治疗相同,2周后重复一次。

3. 噻嘧啶(pyrantel pamoate) 又称抗虫灵,可阻断虫体神经肌肉接头冲动传递,麻痹虫体,安全排出体外。口服很少吸收,剂量为11mg/kg(最大量1g),睡前一次顿服,2周后重复一次。

(二) 局部用药

每晚睡前局部涂擦10%氧化锌油膏或用蛲虫软膏挤入肛门内,杀虫止痒;或用噻嘧啶栓剂塞肛,连用3~5日。感染者应选择在起床后洗澡或清洗局部,以清洗掉肛周和会阴部的虫卵。

【预防】 蛲虫成虫的寿命一般20~30天,感染性虫卵可存活3周,而蛲虫患者是唯一的传染源。因再感染机会多,药物治疗的同时必须与预防结合。如能避免重复感染,则可自行痊愈。强调饭前便后洗手,勤剪指甲,纠正吮手指习惯,婴幼儿尽早穿满裆裤;玩具、用具、被褥要常清洗和消毒。

三、钩虫病

钩虫病(ancylostomiasis)是由钩口科线虫(hookworm)寄生于人体小肠所致的疾病。常见有十二指肠钩虫(ancylostoma duodenale)和美洲钩虫(necator americanus)。临床主要表现为贫血、营养不良、胃肠功能失调。轻者可无症状,称钩虫感染。严重者可出现心功能不全和生长发育障碍。

【病因和流行病学】 成虫虫体细长,顶端有一发达的口囊,成虫寄生人体小肠上段,以其口囊咬吸在肠黏膜上,摄取血液及组织液。虫卵随粪便排出,在温暖、潮湿、疏松土壤中孵育成杆状蚴,然后发育为丝状蚴,即感染期蚴。丝状蚴通过毛囊、汗腺口或皮肤破损处钻入人体进入血管和淋巴管,随血流进入肺泡,向上移行至咽部,被吞咽入胃,达小肠发育为成虫。

钩虫病患者和感染者为唯一的传染源。皮肤接触污染感染期蚴的土壤是主要感染途径;进食污染感染期蚴的食物也是感染途径之一;婴幼儿可因尿布、衣服晾晒在或落在沾有钩蚴的土地上而感染,或因坐地、爬玩而感染。偶有通过胎盘感染胎儿的先天性钩虫病。十二指肠钩虫可通过母乳传播。

人群普遍易感,钩虫病遍及全球,分布极为广泛,在热带、亚热带和温带地区特别流行。南方流行较北方为重。多数地区是十二指肠钩虫和美洲钩虫混合感染。

【临床表现】

(一) 钩蚴引起的症状

1. 钩蚴皮炎 感染期的钩蚴侵入皮肤时局部可出现红色瘙痒性小丘疹和匍匐丘疹,数日内消失。搔抓破后常继发感染,形成脓疱,并可引起发热和淋巴结炎。

2. 内脏损害 当蚴虫侵入血循环在体内移行时穿过肺、肝、眼等器官,可出现局部炎症反应

及相应器官的临床症状,血嗜酸性粒细胞增高。如移行至肺部可出现发热、咳嗽、气促和哮喘,痰中带血丝,甚至大咯血。

（二）成虫引起的症状

1. 贫血　主要为缺铁性贫血,是由于钩虫吸附在小肠黏膜上吸血及造成肠黏膜损伤而致失血所致。表现为不同程度的贫血,婴幼儿感染可引起生长发育障碍,严重者可发生贫血性心脏病。

2. 消化道症状　初期表现为贪食、多食易饥,但体重下降。后期食欲缺乏,胃肠功能紊乱,腹胀,腹泻,有少数患者出现喜食生米、生豆,甚至泥土、煤渣等异常异食癖表现,严重者可出现便血。

（三）婴儿钩虫病症状

出现早,病情发展迅速且重。发病多在5～12个月。临床表现为发热,贫血严重,血红蛋白低于50g/L,急性便血性腹泻,大便黑色或柏油样,胃肠功能紊乱,心尖部明显收缩期杂音,肝脾增大,生长发育迟缓,血象可呈类白血病样反应,嗜酸性粒细胞显著增高。

【诊断】

1. 病原体检查　在流行区,对有贫血、胃肠功能紊乱、异食癖、营养不良及生长发育迟缓的小儿应考虑钩虫病的可能。粪便中找出钩虫卵或孵化出钩蚴。或者大便淘洗或肠内窥镜检查出钩虫成虫都可确诊。粪便饱和盐水漂浮法较直接镜检的阳性率明显增高,钩蚴培养法检出率较高。痰中找到钩蚴亦可确诊。

2. 免疫诊断　适用于大规模普查。用钩虫虫体抗原作皮内试验,阳性者结合流行病学及临床特点,可作出早期诊断。

【治疗】

（一）一般治疗

给予铁剂和充足营养以纠正贫血、改善营养状况,严重贫血可少量多次输血。

（二）驱虫治疗

1. 苯咪唑类药物　为广谱驱肠线虫药,具有杀死成虫和虫卵的作用。驱虫作用缓慢,治疗3～4天才排钩虫。常用剂型有:

甲苯达唑(mebendazole),每次100mg,日服2次,连服3日,或单服1剂300mg,治愈率90%以上。

阿苯达唑(albendazole)儿童200mg,一次口服,10日后可重复1次。

2. 噻嘧啶(pyrantel pamoate)　常用剂量为11mg/kg,每日1次,睡前顿服,连服2～3日。

3. 左旋咪唑(levamisole)　剂量1.5～2.5mg/kg,晚餐后一次服用,连用3d为一疗程。

4. 联合用药左旋咪唑和噻嘧啶合用可提高疗效。

（三）钩蚴皮炎的治疗

1. 局部涂抹2%～4%碘液、15%噻苯唑油膏、左旋咪唑涂肤剂涂抹局部。

2. 皮肤透热疗法　在钩蚴钻入皮肤的早期可将患处置于50℃以上的水中浸泡30分钟,或用50～60℃的湿布热敷,可止痒及局部消炎。

【预防】　在流行区定期普查普治,加强个人防护,防止感染。实施粪便无害化管理。疫区避免手、足直接接触湿润土壤。

（万朝敏）

参考文献

1. 薛辛东. 儿科学. 北京:人民卫生出版社 2007

2. Dickson D. Despommier, Robert W. Gwadz, Peter J. Hotez, et al. Parasitic Diseases Fifth edition. New York:

Apple Trees Productions,2005

3. Seltzer E,Barry M,Crompton DWT. Ascariasis. In:Guerrant RL,Walker DH,Weller PF,eds. Tropical infectious diseases:principles,pathogens and practice. 2nd ed. Philadelphia,PA:Elsevier Churchill Livingstone,2006
4. World Health Organization. Rapid advice: treatment of tuberculosis in children. Geneva, Switzerland: WHO Press;2010
5. Marquez L,Starke JR. Diagnosis and management of TB in children:an update. Expert Rev Anti Infect Ther. 2011;9(12):1157-1168
6. Mandalakas A,Detjen A,Hesseling A,et al. Interferon-gamma release assays and childhood tuberculosis:systematic review and meta-analysis. Int. J. Tuberc. Lung Dis. 2011;15(8):1018-1032
7. David Isaacs. Evidence-based Pediatric Infectious Diseases. Oxford:blackwell publishing Inc,2007
8. Carlos M. Perez-Velez Pediatric tuberculosis:new guidelines and recommendations Curr Opin Pediatr,2012;24:319-328
9. Huiming Y, Chaomin W, Meng M. Vitamin A for treating measles in children. Cochrane Database Syst Rev, 2005;(4):CD001479

第十九章　儿科危重病学

第一节　儿科危重病学概述

儿科危重病学(pediatric critical care medicine)是对儿科危重症进行临床诊治和相关研究的一门学科。危重病学理论和危重监护病房的临床实践涉及生理、病理、药理、诊断和治疗技术等多个学科、专业领域。发达国家从20世纪60~70年代开始,我国从80年代起陆续建立儿童危重监护病房(pediatric intensive care unit,PICU)和新生儿监护病房(neonatal intensive care unit,NICU)。PICU的设置目标是对儿科危重病提供最佳的监护和治疗。在PICU中患者常需要接受各种急救处理及复杂的诊断、治疗或各项专业化的监护;由于PICU技术的广泛开展,使我国危重患儿抢救成功率日益提高。

一、小儿危重病区设置及管理

(一) 小儿危重病区的特点

1. **PICU应具备较强的人员配置**　医疗工作由各级训练有素的专职医护人员承担,还需有各类小儿分科专家如麻醉科、小儿外科、放射、心血管专家及呼吸治疗师等参与工作。

2. **PICU应具有精良的医疗设备**　常配有各种监护装置,用系列电子设备或仪器对患儿生命体征、体内生化状态、血氧、二氧化碳、血液动力学等进行持续或系统的监护。

3. **PICU具有对重危儿的转运能力**　人口稠密地区建立区域性PICU并承担重危儿的转运,接纳重危病儿。

(二) PICU的人员配备

PICU中均为重危病儿,病情变化快,需进行持续观察,加上较多仪器设备,治疗复杂,所需人力,物力远较一般病房为多。PICU中护士与病儿之比一般为(2~3):1,而在国外发达国家,该比例可能更高。PICU床位不宜过于饱和,一般病人与床位的比例为(0.5~0.8):1。

(三) PICU病人的转入或转出标准

1. PICU转入标准

(1) 患儿需要进行密切生命指征监护尤其创伤性的监测:如动脉压和中心静脉压监测,肺动脉压监测,心输出量和血管外肺水监测、颅内压监测等;

(2) 患儿有下列征象:呼吸功能障碍或衰竭;心血管系统功能障碍,如休克、低血压、高血压危象;急性神经系统病变,如昏迷、癫痫持续状态、颅内压增高等;急性肾衰竭需透析、连续性肾脏替代治疗(continuous renal replace therapy,CRRT)或连续静脉血滤(continuous venovenous hemofiltration,CVVH)、体外膜肺等治疗;出血性疾病经大量输血无效时,各种中毒等。

2. PICU转出标准

(1) 当患儿病情已缓解,不需要在加强监护的环境中进行诊治时可转出PICU;

(2) 病人不需要进行有创监测时;

(3) 病人能自我保护其气道通畅时(有咳嗽和恶心反射);

(4) 病人的血液动力学稳定。

二、PICU 的常见危重症

小儿危重症的疾病谱随着环境、医疗和生活条件的改变而发生变化，常见收住 PICU 的危重病如下：

1. **中枢神经系统疾病** 如各种原因引起的昏迷、惊厥、运动障碍，包括癫痫持续状态、各种代谢紊乱、中枢神经系统感染、出血、创伤等。

2. **呼吸系统疾病** 急性呼吸衰竭，包括重症肺炎、急性呼吸窘迫综合征（ARDS）、气管、支气管异物，哮喘持续状态、气胸、上呼吸道梗阻、球麻痹和假性球麻痹等。

3. 多脏器功能不全综合征。

4. 大出血，如胃肠道出血、颅内出血、肺出血等。

5. **严重的肾脏疾病** 如急性肾衰竭需透析或接受 CVVH 治疗。

6. **各种中毒** 包括毒物如有机磷、鼠药、药物、食物、一氧化碳中毒等。

7. **心血管系统疾病** 如各种原因的心跳呼吸骤停、严重的心律失常、心功能不全、各种类型休克，高血压脑病等。

8. 各种严重的代谢紊乱，如糖尿病酮症酸中毒、甲状腺功能危象等。

9. 创伤意外，包括溺水、交通事故、烧伤、电击伤等。

三、PICU 常用的监护仪器及诊疗技术

常用的监护电子设备及抢救治疗设备如下：

1. 生命体征监护

（1）心电监护仪：是 PICU 最基本的监护设备。通过连接胸前或肢体导联，监护及显示心率、心电波形。根据心电波型尚可初略观察心律失常类型；通过胸部阻抗随呼吸变化原理监测及显示呼吸次数（需用胸前导联）。该仪器一般可设置心率过快或过慢报警。心电监护能发现心动过速、过缓，心跳骤停及心律失常等，也有监护仪可储存心律失常波形，供回顾分析。

功能复杂的心肺监护仪常采用多个插件，可监测体温、心率、呼吸、血压、血氧饱和度、呼出气二氧化碳、潮气量、每分通气量、气道阻力、肺顺应性、脉波指示连续心排血量测定（PiCCO）等。

（2）呼吸监护仪：呼吸监护仪一般监护呼吸频率、节律、呼吸幅度、呼吸暂停等。呼吸监护仪原理为通过阻抗法监测呼吸运动，与心电监护电极相连，从呼吸时胸腔阻抗的周期性变化计算出呼吸频率。

（3）血压监护：可采用无创或有创方法进行。无创测定多采用电子血压计，它同时监测脉率及血压（包括收缩压、舒张压、平均动脉压）。创伤性直接测压法是将测压管直接置于被测量的系统内，如动脉、中心静脉等，通过测压管，将被测系统（如动脉）的流体静压力传递至压力传感器将压力信号转化为电信号，最终显示压力波形及收缩压、舒张压、平均压读数；通过该方法测定的压力较为可靠，适用于四肢明显水肿、休克等不能进行无创血压测定的患儿。

（4）体温监测：可测定皮肤、腋下、直肠、食管及鼓膜温度。鼓膜温度可采用红外线方法进行测定，它能较准确地反映中心体温，是寒冷损伤时体温评估及新生儿缺氧缺血性脑损伤进行亚低温头部选择性降温治疗时的无创伤性监测手段之一。

2. 氧合或通气状态的评估

（1）氧浓度分析仪：可测定吸入氧浓度，读数范围为 21% ~100%。测量时将探头置于头罩、呼吸机管道内以了解空-氧混合后实际吸入的氧浓度，指导治疗。

（2）经皮氧分压（$TcPO_2$）测定仪和经皮二氧化碳分压（$TcPCO_2$）测定仪：经皮血氧监护仪传感器由银制阳极、铂制阴极（Clark 电极）以及热敏电阻和加热器组成。传感器上需盖有电解质液和透过膜，加热皮肤表面（常为 43 ~44℃），使传感器下毛细血管内血液动脉化，血中氧自皮肤

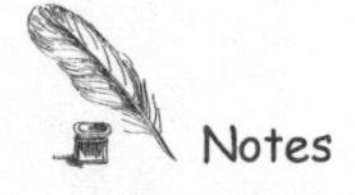

透过后经膜在传感器发生反应产生电流,经处理后显示氧分压读数。经皮二氧化碳分压监护仪由 pH 敏感的玻璃电极及银/氧化银电极组成;利用加热皮肤表面传感器,使二氧化碳自皮肤透过后经膜在传感器发生反应,经处理后显示二氧化碳分压读数,进行连续监测。

(3) 脉率及血氧饱和度仪:该仪器同时测定脉率及血氧饱和度,为无创伤性的、能精确反应体内氧合状态的监护仪,为无创性测定;该仪器的使用极大地方便了新生儿、尤其是极低体重儿合理用氧的监护。

3. 中心静脉压监测　中心静脉压(CVP)与右心室前负荷、静脉血容量及右心室功能等有关。将导管插入至上、下腔静脉后,通过传感器与监护仪的压力模块相连,即能显示中心静脉压。中心静脉压检测用于休克病人,以便根据 CVP 进行早期目标治疗(Early goal directed therapy,EGDT)指导补液。

4. 脉波指示连续心排血量测定(PiCCO)　PiCCO 血液动力学测定是进行较精确的循环治疗的依据。PiCCO 可以测量中心静脉压、动脉压、利用热稀释法可以测量心输出量(CO)、体循环阻力、肺血管通透性指数、血管外肺水、胸内血容积、不间断容量反应等血液动力学监测,并能从中心静脉置管内抽取静脉血进行氧代谢的监测和计算。它是目前为儿童和小婴儿提供较多生理参数的安全有效的循环监测方法,指导在休克、循环衰竭和 ARDS 等危重病人的补液和循环治疗。

5. 无创脑血流监测　经颅多普勒(简称 TCD)是无创伤检测颅内血流的技术,也是 ICU 中危重儿脑功能评估的手段之一。利用超声多普勒原理,穿透颅骨较薄处或前囟、颅缝等部位,直接获得脑部大血管的血流信号,可评价颅内外血管的血流速度,血流方向,血管阻力等,进行实时动态观察和长期动态监护。TCD 可临床用于脑梗死、颅内高压、脑血流自动调节功能失调、脑死亡的判断、血液黏稠及部分心肺疾病的监测等。

6. 脑氧监测　脑氧饱和度监测是一种新型的氧饱和度监测法,它利用红外光谱学分析法直接测定脑部氧饱和度值,从而直接反应脑氧代谢,其灵敏度高;常用于危重儿脑损伤的监测。

7. 创伤性或无创性颅内压监测　目的是了解在颅内出血、脑水肿、脑积水、机械通气时颅内压的急性变化及其对治疗的反应,以便临床对其急剧变化作出处理。新生儿及小婴儿在前囟门未闭时可将传感器置于前囟作无创伤性颅内压力监测。测定时婴儿取平卧位,头应保持与床呈水平位,略加固定,剃去前囟部位头发,将传感器贴于前囟即能测得颅压读数。

8. 监护仪的中央工作站　将多个床边监护仪连接于中央监护台,在护士站集中反映各监护床单位的信息,包括心率、呼吸、血压、氧饱和度、体温等,这在成人的 ICU 已有普遍的应用,近年来在部分 PICU 也采用了该技术。但应强调在新生儿监护室,床边监护、直接观察甚为重要。

9. 体液及生化监护　如红细胞比容、血糖、血清电解质、血胆红素、渗透压及血气分析等可在 PICU 中完成。

10. 监护室常用诊断设备

(1) 床边 X 线摄片机:为呼吸治疗时不可缺少的设备,对了解心、肺及腹部病情,确定气管插管和其他置管的位置,了解相关并发症,评估疗效等都有很好的作用。

(2) 透光灯:常由光源及光导纤维组成,属于冷光源。主要用于诊断的照明,如在气胸时通过胸部透照可发现光的散射,作出床边的无创性诊断;也可用于桡动脉穿刺的照射,以寻找桡动脉,引导穿刺。

(3) 电子磅秤:用于体重的精确测定,也用于尿布的称重以估计尿量。

(4) 食管 pH 监护仪:用于呕吐及呼吸暂停的鉴别诊断。

(5) 床边超声诊断仪:PICU 病儿常因病情危重或人工呼吸机应用,需床边进行超声检查,以明确先天性畸形、颅内出血、胸腹脏器变化等形态学改变;通过多普勒方法还可了解血液动力学改变,脏器血流及及肺动脉压力等以指导治疗。

（6）肺力学监护：常用于呼吸机治疗时的监测。以双相流速压力传感器连接于呼吸机管道近病人端进行持续监测气体流速、气道压力、肺顺应性、潮气量、气道阻力、每分通气量、无效腔气量、并能描绘出压力-容量曲线。通过肺力学监测能更准确指导呼吸机参数的调节，减少肺部并发症的发生。

（7）呼吸末二氧化碳监测仪：常结合人工呼吸应用，以监测患儿的通气状态。

（8）纤维支气管镜：近年来应用于儿科呼吸系统疾病临床诊断和治疗的一项新技术，是PICU抢救危重患儿的一种重要手段。在儿科各种危重症病人呼吸机依赖和撤机困难、难治性重症肺炎、并发肺不张等的诊断和治疗可发挥重要的作用。

11. 生命支持的相关技术

机械通气：是PICU中最常用的生命支持手段。包括：

（1）常频机械通气：以人工的方法提供肺的通气，满足其氧合和排出二氧化碳的要求。一般提供的呼吸频率与生理呼吸频率相同或相近；

（2）高频通气：包括高频振荡（High-Frequency Oscillation，HFO）、高频喷射（High-Frequency Jet Ventilation，HFJV）和高频气流阻断（High-Frequency Flow Interrupter，HFFI），其特点是提供的频率很高，呼吸的潮气量小于生理无效腔。

（3）部分液体通气（Partial Liquid Ventilation，PLV）：即利用氟碳有高度的气体溶解性的特点，将肺功能残气量部分充满氟碳化合物后进行机械通气，以改善氧合。

（4）无创正压机械通气（NIPPV）：与气管插管机械通气（有创通气）相似，NIPPV同样能通过改善通气及气体交换、降低呼吸功的消耗，对轻～中度呼吸衰竭患者可提供有效的呼吸支持，因而NIPPV的适用范围包括从急性呼吸衰竭～慢性呼吸衰竭的多种疾病。常用的模式有鼻（面）罩无创双水平正压通气（non-invasive bi-level positive pressure ventilation，BiPAP）和无创持续气道正压通气（continuous positive airway pressure，CPAP）等。

体外膜氧合肺（Extracorporeal Membrane Oxygenation，ECMO）

将右心房的血引出进行体外膜肺氧合，再循环进入右房（Venovenous ECMO）或经颈动脉插管循环进入动脉系统（Veno-arterial ECMO），以短期（数天）部分替代肺的气体交换和（或）循环支持功能，维持患儿生命，待心脏和（或）肺部疾病的好转。当心脏和（或）肺部疾病好转后再转回使用人工呼吸机通气，直到撤离呼吸机。

一氧化氮气体（NO）的吸入

NO吸入（Inhaled Nitric Oxide，iNO）为选择性肺血管扩张剂，它主要通过激活鸟苷酸环化酶，使cGMP增加，导致肺血管平滑肌舒张。而进入血循环的NO能迅速地被血红蛋白结合灭活而不对体循环产生作用，故吸入NO是唯一的选择性肺血管扩张剂，常用于低氧性呼吸衰竭和肺动脉高压的治疗。

连续静脉血滤（CVVH）/腹膜透析

CVVH常采用双腔静脉插管，将血液引流出，通过滤器，达到净化血液的目的，常用流速为10ml/（kg·min）。连续静脉血滤和腹膜透析均可作为肾衰竭时的肾脏替代、各种毒素和炎症介质的清除等。

心脏起搏

心脏起搏可分为临时性和永久性两种，危重病人的抢救以临时心脏起搏为主，包括经静脉心内膜起搏、心外膜起搏、经食管心脏起搏和经胸壁心外起搏等多种类型，临床应用最多、疗效较好的是经静脉临时人工心脏起搏。

心律转复与除颤

应用电击造成瞬间心脏停搏，排除异常节律点所发出冲动的干扰，使窦房结重新成为心脏起搏点，从而恢复正常窦性心律。在室速、室上速等情况下，采用同步电击转复心律，若病人存

在心室纤颤须紧急处理时，则采用非同步电击除颤。

12. **其他 PICU 常用诊疗设备**　NICU 配备具有伺服系统的辐射加温床、保暖箱、变温毯、冰帽；静脉输液泵；血糖仪；蓝光治疗设备；氧源、空气源、空氧混合器；塑料头罩、温湿化吸氧装置；胸腔内闭式锁引流器及负压吸引装置；转运床；喉镜、抢救复苏设备复苏皮囊(带面罩)，除颤仪等。常用消耗品有：鼻导管，可供不同吸入氧浓度的塑料面罩，各种型号管径的气管内插管、喉罩、口咽通气道。各种插管周围动、静脉内插入管；脐动、静脉插管、经外周插入的中心静脉留置导管(PICC 管)、血液透析和腹膜透析管；PiCCO plus 热稀释导管套件；喂养管、吸痰管等。

(杜立中)

第二节　儿童心肺复苏

心跳呼吸骤停(cardiopulmonary arrest)是指各种原因引起呼吸及循环功能突然停止，导致全身各组织严重缺血、缺氧，若不及时处理，会造成脑和全身器官组织的不可逆损害而导致死亡。心肺复苏(cardiopulmonary resuscitation，CPR)是为恢复已中断的呼吸循环使生命得以维持所采用的一系列急救措施的总称。

【小儿心跳呼吸骤停病因】　原因较多，院内和院外的原因不同。院外心跳骤停的主要原因为外伤、溺水、中毒和自杀等意外伤害，并且院外心跳骤停的复苏效果差，存活率特别低，故强调预防比治疗更重要。院内心跳骤停的主要原因为呼吸衰竭和休克。任何原因引起肺部通气氧合障碍均可导致呼吸衰竭，如中枢神经系统病变、神经肌肉病变、气道阻塞、肺实质病变、代谢紊乱、药物中毒和心律失常等。感染、失血、心功能不全及其他原因引起的休克，均可因毛细血管灌注不足而致组织细胞缺氧、代谢异常和脏器功能损害，最终心跳呼吸停止。临床一些操作对病情不稳定的患儿可触发心跳呼吸骤停，如镇静、吸痰、鼻饲、各种穿刺、气管插管、放置各种导管等。

无论呼吸衰竭还是休克均可由相对稳定的代偿状态迅速恶化为失代偿状态，致使心跳呼吸骤停。因此，充分认识呼吸窘迫及休克的早期症状和体征，识别通气、氧合、灌注和中枢神经系统功能等威胁生命的异常情况，并及时采取有效方法干预，是发现和尽早处理小儿即将出现心跳呼吸骤停的关键。

【诊断】　临床表现为突然昏迷，部分有一过性抽搐，呼吸停止，面色灰暗或发绀，瞳孔散大和对光反射消失。大动脉(颈、股动脉)搏动消失，听诊心音消失。如做心电图检查可见等电位线、心脏电机械分离或心室颤动等。

【治疗】　儿童心跳骤停的治疗含基本生命支持(pediatric basic life support)、高级生命支持(pediatric advanced life support)和延续生命支持(prolonged life support)。基本生命支持包括有效的急救医疗体系、预防措施和基本的心肺复苏。高级生命支持是在基本生命支持的基础上，应用辅助设备、特殊技术建立更有效的通气和血液循环。延续生命支持即复苏后的处理，其目标是保护脑功能，防止继发性器官损害，寻找并治疗病因，使患儿达到最好的存活状态。

对于心跳呼吸骤停，现场抢救十分必要，应争分夺秒进行。《2010 年国际心肺复苏与心血管急救指南及治疗共识》建议将婴儿(不包括新生儿)、儿童和成人的生命支持程序从 A-B-C(开放气道-人工呼吸-胸外按压)调整为 C-A-B(胸外按压-开放气道-人工呼吸)。首先需要通过评估患儿意识状态、呼吸及脉搏情况，判断是否需要进行心肺复苏。对无反应的儿童，应检查是否有呼吸，如果没有呼吸或仅仅喘息，最多用 10 秒钟触摸脉搏(婴儿肱动脉，儿童颈动脉或股动脉)。如果在 10 秒内没有感受到脉搏或不确定是否感受到脉搏，应开始进行胸外按压。

(一) 循环支持(circulation，C)

通过胸外按压维持循环。胸外心脏按压的指征是：新生儿心率<60 次/分；婴儿或儿童 10 秒

内摸不到脉搏,或脉搏<60 次/分伴循环灌注不良体征。

1. **婴儿胸外按压** 有两种方法,即双指按压法和双手环抱按压法。双指按压法适合用于1位施救者,在一手施行胸外按压的同时,另一手固定头部,或放在小儿后背轻轻抬起胸廓,使头部处于自然位置(图 19-2-1)。双手环抱按压法是将双手围绕患儿胸部,用两拇指重叠或并列压迫胸骨,适合两位施救者一起操作,1 位胸外按压,1 位人工呼吸(图 19-2-2)。按压部位为紧贴两乳头连线下方胸骨处。按压深度至少为胸廓前后径的 1/3,约 4cm。

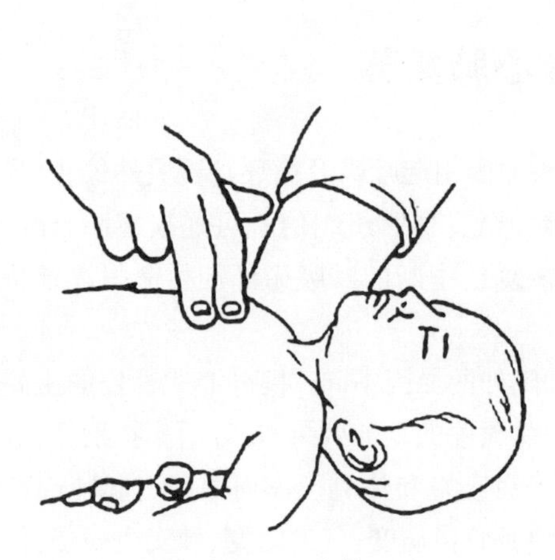

图 19-2-1 双指按压法

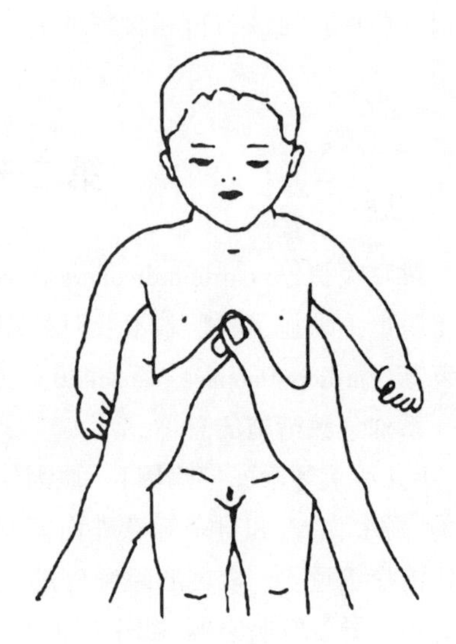

图 19-2-2 双手环抱按压法

2. **小儿胸外按压** 单掌按压法,适用于 1～8 岁小儿。将一手的掌根部置于患儿双乳头连线胸骨上,注意不要压迫剑突,手指抬起离开肋骨,仅手掌根保持和胸骨接触(图 19-2-3)。手臂伸直,凭借体重,垂直下压,使胸骨下陷至少为胸廓前后径的 1/3,约 5cm。

3. **年长儿或体格较大小儿胸外按压** 方法与成人相同,采用双掌按压法。

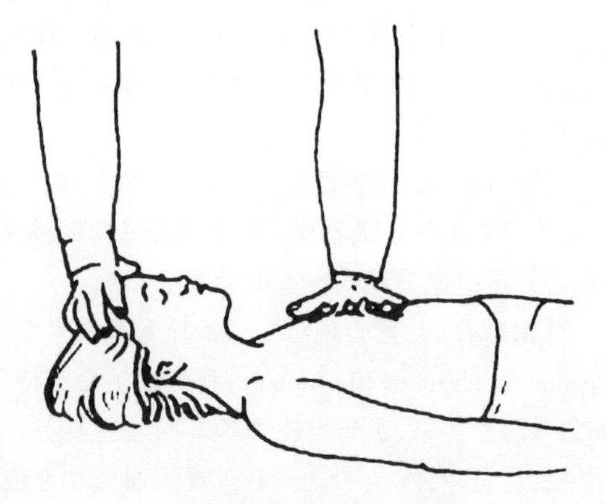

图 19-2-3 单掌按压法

胸外按压时应让患儿躺在坚硬的平面上,按压频率至少 100 次/分。按压后应放松使胸廓完全回弹,以利静脉回流。按压节奏要均匀,不要忽快忽慢,按压和放松所占时间大致相等。尽量减少按压中断,多人一起复苏时每 2 分钟交替按压人员。

(二) 开放气道(airway,A)

建立和维持气道的开放和保持足够的通气是基础生命支持的重要内容。首先应清除气道内分泌物、异物或呕吐物。小儿在丧失意识后,舌根后坠是导致气道阻塞最常见的原因。对于意识丧失但无外伤者,可采用仰头提颏法(Head tilt-chin lift)开放气道。一手放在患儿额部并轻柔地将头后仰,另一手的示指放在下颏下,轻轻用力使下颌向前上方抬起(图 19-2-4),避免使嘴闭上或压迫颌下软组织,以免进一步阻塞气道。若怀疑头颈部有创伤,则应避免头后仰,此时可用推下颌法(Jaw thrust)开放气道,用双手的 2 或 3 个手指分别放于患儿下颌角处,轻轻用力向前上方推举下颌(图 19-2-5)。也可放置口咽导管,使口咽部处于开放状态。

(三) 人工呼吸(breathing,B)

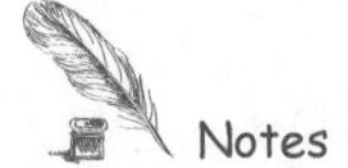

气道通畅后,患儿可能出现自主呼吸。如仍无自主呼吸时应采用人工辅助通气,以维持气

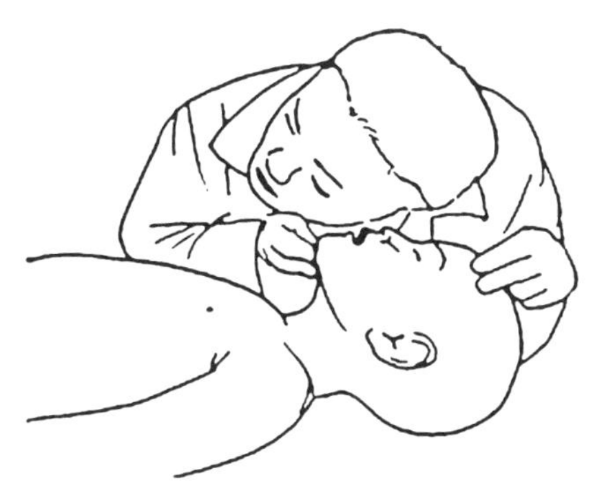

图 19-2-4　仰头提颏法

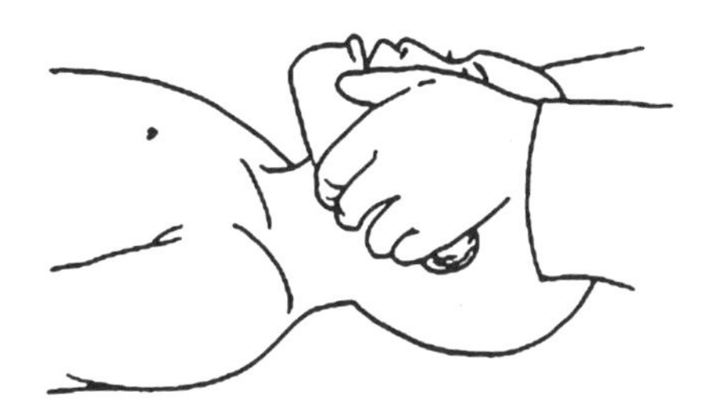

图 19-2-5　推下颌法

体交换。常用的方法有：

1. **口对口人工呼吸**　此法适合于现场急救。施救者先深吸一口气，如患儿是 1 岁以下婴儿，将嘴覆盖婴儿的鼻和嘴；如果是较大的婴儿或儿童，用口对口，拇指和示指紧捏住患儿的鼻子，保持其头后倾；将气吹入，同时可见患儿的胸廓抬起。每次吹气时间持续 1 秒钟，停止吹气后，放开鼻孔，使患儿自然呼气，排出肺内气体。口对口呼吸即使操作正确，吸入氧浓度也较低（<18%），操作时间过长，术者极易疲劳，也有感染疾病的潜在可能，故应尽快获取其他辅助呼吸的方法替代。

2. **复苏囊正压通气**　在多数儿科急诊中，婴幼儿可用气囊面罩进行有效的通气。常用的气囊通气装置为自膨胀气囊，提供的氧浓度为 30%～40%。带有贮氧袋的气囊可以提供 60%～95% 浓度氧气。气囊常配有压力限制活瓣装置，压力水平在 35～40cmH_2O。将连接复苏气囊的面罩覆盖于患儿的口鼻。正确的面罩大小应该从鼻梁到下颌盖住口鼻，但露出眼睛。操作时应注意开放气道、保持面罩与患儿面部严密接触、提供合适的潮气量。施救者一手的拇指与示指固定面罩，并施加一定压力以保持面罩与患儿面部严密接触，另 3 个手指置于下颌下缘并向前上方提起下颌（不可压迫颌下软组织），以保持气道通畅（图 19-2-6a），另一手挤压气囊直至胸廓抬起。面罩-气囊正压通气也可由两人实施，尤其在有明显气道阻塞或肺顺应性差时两人实施更有利，此时一人固定面罩并保持气道通畅，另一人挤压气囊（图 19-2-6b）。两人均应注意观察胸廓起伏程度。

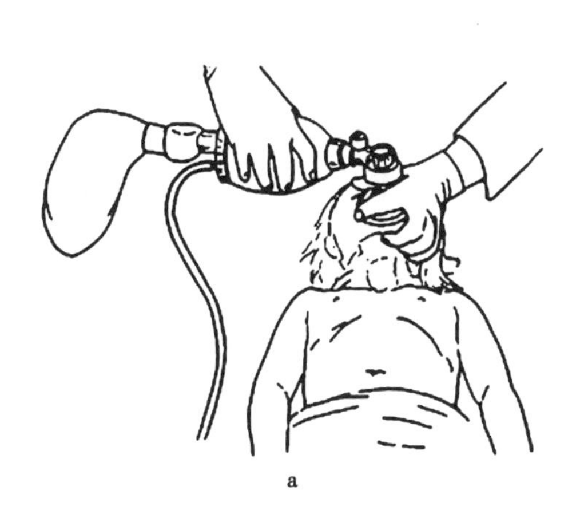

a

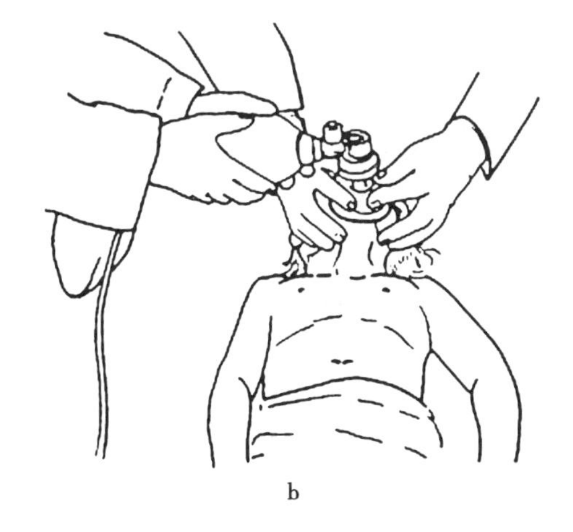

b

图 19-2-6　面罩气囊正压通气

a. 一位施救者　b. 两位施救者

3. **气管内插管**　需要持久人工通气，或面罩吸氧不能提供足够通气时，需气管插管进行正压通气。2 岁以上患儿所需气管导管内径（mm）可用公式估算：导管内径（mm）=［年龄（岁）/4］

+4。插管后可继续进行气囊加压通气,或连接人工呼吸机进行机械通气。

应注意人工呼吸与胸外按压之间的配合。对于婴儿和儿童,1 位施救者每胸外按压 30 次给予 2 次人工呼吸,2 位施救者每胸外按压 15 次给予 2 次人工呼吸。如已建立高级气道,胸外按压 100 次/分,人工呼吸 8～10 次/分,不用交替进行。若患儿有心率、脉搏而无自主呼吸,则每分钟给予 12～20 次人工呼吸,无需按压心脏。人工呼吸时潮气量一般以胸部抬起为度,避免过度通气。

(四) 药物治疗

上述处理不能恢复心肺功能,可应用药物治疗。心肺复苏时首选静脉给药,如果静脉通道无法建立,可考虑建立骨髓通道。血管、骨髓通道建立前,已插管患儿可经气管给予脂溶性药物,包括肾上腺素、阿托品、利多卡因和纳洛酮。

常用药物有:

1. **肾上腺素** 可收缩血管,升高血压,改善冠脉和脑灌注,是心肺复苏时的主要药物。首次剂量:0.01mg/kg(1∶10 000 溶液 0.1ml/kg,最大剂量 1mg),静脉或骨髓通道给予;气管内给药剂量为 0.1mg/kg(1∶1000 溶液 0.1ml/kg,最大剂量 2.5mg)。上述给药可间隔 3～5 分钟重复 1 次,重复剂量与首次剂量相同。

2. **阿托品** 应用指征:低灌注和低血压性心动过缓、预防气管插管引起的迷走神经性心动过缓、房室传导阻滞所引起的少见的症状性心动过缓以及抗胆碱酯酶类药中毒等。剂量:0.02mg/kg,静脉骨髓通道给药,气管内给药剂量为 0.04～0.06mg/kg。最小剂量 0.1mg,最大剂量儿童不能超过 0.5mg,青少年不超过 1mg。间隔 5 分钟可重复使用。

3. **葡萄糖** 应进行床旁快速血糖检测,有低血糖时立即给葡萄糖。剂量:0.5～1.0g/kg,以 10%～25% 葡萄糖液静脉注射。

4. **胺碘酮** 用于室上性心动过速、室性心动过速。室上性心动过速和有脉搏的室速时剂量为 5mg/kg,20～60 分钟输注(最大量 300mg),无脉室速/室颤时剂量为 5mg/kg 推注(最大量 300mg),可重复,日最大剂量 15mg/kg。

5. **利多卡因** 当存在室颤时可用利多卡因。负荷量为 1mg/kg,负荷量后即给静脉维持,剂量为 20～50μg/(kg·min)。

6. **钙剂** 仅在确诊低钙血症、高钾血症、高镁血症、钙通道阻滞剂过量时使用。剂量:10% 葡萄糖酸钙 1～2ml/kg 或 10% 氯化钙 0.1～0.3ml/kg。

7. **纳络酮** 用于阿片类药物过量。年龄<5 岁或体重≤20kg,剂量为 0.1mg/kg;年龄≥5 岁或体重>20kg,剂量为 2mg,静脉、骨髓或气管内给药,必要时可重复给药。

8. **碳酸氢钠** 较长时间心脏骤停患儿建立有效通气后可考虑使用碳酸氢钠,其剂量为 1mEq/kg,经静脉或骨髓腔给予。当自主循环建立及抗休克液体输入后,碳酸氢钠的用量可依血气分析的结果而定。

(五) 电击除颤复律

除颤是使用非同步电流使大多数心肌细胞同时去极化,以终止室颤或无脉室性快速心律失常的方法。首次除颤能量为 2J/kg,后续除颤能量至少为 4J/kg,或更高能量级别,但不超过 10J/kg,或成人最大剂量。室上性快速心律失常可行同步电复律,能量为 0.5～1J/kg,无效可增加至 2J/kg 重复。每次除颤或电复律后应立即进行胸外按压。

(六) 其他治疗

对复苏效果不好的患儿,注意分析原因,纠正低血容量、低氧血症、酸中毒、低血糖、低体温和张力性气胸等可逆性病因。对复苏后患儿出现的低血压、心律失常、颅内高压等应分别给以预防及处理,尤其要重视加强脑复苏和脑保护。

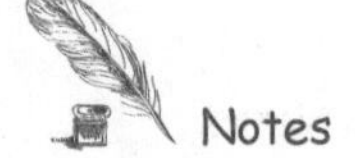

(申昆玲)

第三节 急性呼吸衰竭

急性呼吸衰竭(acute respiratory failure,ARF)是由于呼吸系统原发或继发病变引起通气或换气功能严重障碍,使机体在正常大气压下不能维持足够的气体交换,导致较严重的缺氧或合并有二氧化碳潴留,而产生一系列生理功能紊乱的临床综合征。国际上对儿童呼吸衰竭的诊断标准尚未统一,其血气诊断标准为动脉血氧分压(PaO_2)小于60mmHg(8.0kPa),和(或)动脉血二氧化碳分压($PaCO_2$)大于50mmHg(6.5kPa)。

【病因】 急性呼吸衰竭的病因主要为三大类:即气道阻塞性疾病、肺实质病变及呼吸泵异常。

1. 气道阻塞性疾病 喉气管支气管炎、急性喉炎、气管内异物、咽后壁脓肿、气管软化、气管狭窄和声带麻痹等。

2. 肺实质病变 ①一般性肺实质疾患:包括各种肺部感染(肺炎、毛细支气管炎),间质性肺疾病,肺水肿;②新生儿呼吸窘迫综合征(RDS):见于早产儿,由于肺表面活性物质缺乏,引起广泛肺不张;③急性呼吸窘迫综合征(ARDS):常在严重感染、外伤、大手术或其他严重疾病时出现,以进行性低氧血症和呼吸窘迫为特征。

3. 呼吸泵异常 包括从呼吸中枢、脊髓到呼吸肌和胸廓各部位的病变,如脑炎、脑膜炎、颅内出血、脊髓炎、吉兰-巴雷综合征、重症肌无力、肌营养不良和胸廓畸形等。

【发病机制】 呼吸衰竭的基本机制是肺通气功能障碍和(或)换气功能障碍。

(一)通气功能障碍

即肺泡与外界新鲜气体交换有障碍。从呼吸中枢至呼吸效应器官的任何部位发生病变,均可通过以下机制造成缺氧及二氧化碳潴留。

1. 限制性通气不足 指吸气时肺泡扩张受限所引起的肺泡通气不足。常见原因:①呼吸中枢和周围神经受损;或脊髓炎、吉兰-巴雷综合征造成神经冲动传递障碍,导致呼吸动力减弱;②呼吸肌损伤:呼吸肌病变、外伤或疲劳引起呼吸肌乏力;③胸廓畸形、胸膜纤维化、多发性肋骨骨折、大量胸腔积液和气胸均限制肺扩张;④肺淤血、肺水肿、肺实变和肺表面活性物质缺乏,使肺顺应性降低,导致通气障碍。

2. 阻塞性通气障碍 常由于各种原因导致的气道阻力增加所致,如喉炎、气道异物、毛细支气管炎、哮喘等导致气道痉挛、狭窄或阻塞。

肺泡通气不足导致的后果有以下三个特点:$PaCO_2$升高;PaO_2下降,但不会太低;低氧血症容易被吸氧纠正。

(二)换气功能障碍

指肺泡内气体与流经肺泡血液内气体的交换发生障碍,此时主要导致PaO_2降低。

1. 通气/血流比率(V/Q)失衡 是引起气体交换障碍最重要机制。正常V/Q平均为0.8,V/Q比增加呈无效腔样通气,即肺泡有通气但血流不足。可用无效腔量(VD)与潮气量(VT)比值(VD/VT)表示,正常为0.3。肺栓塞、急性肺损伤、ARDS时,VD/VT明显增加。V/Q下降即功能性分流,指肺泡通气不足而血流正常,为严重低氧血症的原因,主要表现为PaO_2显著降低,增加吸氧浓度不能提高动脉血氧分压。用分流分数来表示,正常仅5%,大于15%将会严重影响氧合作用。多见于局部通气异常,如肺炎、肺不张、肺水肿等。

2. 弥散障碍 指氧通过肺泡毛细血管膜进行弥散时存在异常。凡弥散面积减少(如肺炎、肺不张)或弥散膜增厚(如肺水肿、肺纤维化)和弥散时间缩短均导致弥散障碍。由于二氧化碳的弥散能力比氧约大20倍,因此弥散障碍主要指氧而言,其特点是导致PaO_2下降,但无二氧化碳潴留。

3. 肺内解剖分流增加 生理情况下,肺内存在右向左分流即解剖分流,其血流量约占心输

出量的2%~3%。当广泛肺不张、肺实变等导致病变肺泡完全无通气，而血流灌注仍良好时，流经该部分肺泡的静脉血完全未进行气体交换，类似于解剖分流增加。

通常，换气障碍用肺泡-动脉氧分压差[(A-a)DO_2]来判断，较PaO_2更敏感，它能较早反映摄取氧的情况。(A-a)DO_2正常值为5~15mmHg(0.67~2.0kPa)。(A-a)DO_2升高提示换气障碍。但须注意心输出量减少及吸氧时此值也可增大。

换气功能不足导致的后果有以下三个特点：PaO_2下降；$PaCO_2$一般不增高；增加吸氧浓度PaO_2提高不明显。

【临床表现】 除原发病临床表现外，主要是缺氧和二氧化碳潴留引起的多脏器功能紊乱。

1. 原发病临床表现 因原发病的不同而异。

2. 呼吸系统临床表现 周围性急性呼吸衰竭表现为呼吸困难。早期呼吸多浅速，但节律齐，之后出现呼吸无力及缓慢。凡呼吸减至8~10次/分提示病情极其严重。一旦减至5~6次/分，则数分钟内呼吸即可停止。呼气性呻吟是婴儿及儿童呼吸衰竭的另一临床征象。其机制是在呼气初会厌过早关闭，伴呼吸肌的积极收缩以增加气道压从而维持或增加功能残气量。周围性呼吸衰竭严重时往往伴有中枢性呼吸衰竭。中枢性急性呼吸衰竭表现为呼吸节律不齐。早期多为潮式呼吸，晚期出现抽泣样呼吸、叹息样呼吸、呼吸暂停及下颌呼吸等。

3. 低氧血症临床表现 ①发绀：一般血氧饱和度<80%出现发绀。但是否出现与血中非饱和血红蛋白百分比有关。严重贫血虽缺氧严重，但发绀可不明显。休克时由于末梢循环不良，氧饱和度即使高于80%也可有发绀；②神经系统：烦躁、意识模糊，甚至昏迷、惊厥；③循环系统：心率增快，后可减慢，心音低钝，轻度低氧血症时心输出量增加，严重时减少，血压先增高后降低，严重缺氧可致心律失常；④消化系统：可有消化道出血、肝功能受损；⑤肾：尿少或无尿，尿中出现蛋白、白细胞及管型，因严重缺氧引起肾小管坏死，可出现肾衰竭。

4. 高碳酸血症临床表现 早期可有头痛、烦躁、摇头、多汗、肌震颤。神经精神异常表现有淡漠、嗜睡、谵语，严重者可有昏迷、抽搐，视盘水肿乃至脑疝。循环系统表现有心率快，心输出量增加，血压上升。严重时心率减慢，血压下降，心律不齐。毛细血管扩张表现为四肢湿，皮肤潮红，唇红，眼结膜充血及水肿。

5. 水与电解质紊乱 血钾多偏高，因缺氧影响泵功能，钾离子向细胞外转移。高碳酸血症使细胞内外离子交换增多也可致高血钾。但饥饿、入量少、使用脱水剂与利尿剂，又常引起低血钾、低血钠。酸中毒时肾排酸增多；同时二氧化碳潴留时，碳酸氢根离子代偿保留，因而血氯相应减少。

【诊断】 熟悉小儿急性呼吸衰竭常见病因，掌握临床表现，熟悉血气变化的意义，不难对急性呼吸衰竭作出诊断，并明确其类型和严重程度。

呼吸衰竭的血气诊断标准：

1. Ⅰ型呼吸衰竭 即低氧血症型呼吸衰竭。PaO_2<60mmHg(8.0kPa)，$PaCO_2$正常或降低，多因肺实质病变引起，主要为换气功能不足。

2. Ⅱ型呼吸衰竭 即高碳酸低氧血症型呼吸衰竭。$PaCO_2$>50mmHg(6.5kPa)，同时有不同程度低氧血症。多因呼吸泵功能异常及气道梗阻所致，主要为肺泡通气功能不足。在小儿，许多急性呼吸衰竭常是两种类型混合存在。

急性呼吸衰竭是小儿心搏骤停的最常见原因，尽早识别和恰当处理尤为重要。一般呼吸功能障碍都有一个逐渐加重的过程。因此严密观察评估患儿的意识状态、气道通畅程度、呼吸频率及呼吸做功等情况有利于识别潜在的呼吸衰竭，以便给予更早干预。

【并发症】 呼吸衰竭时易引起各种并发症，及时发现并适当处理这些并发症可改善预后。主要并发症有：

1. 感染 肺部感染或败血症为急性呼吸衰竭最常见的并发症，原因为继发性免疫功能低下、肺清除功能受损、导管的放置(气管插管，导尿管，静脉管，四腔气囊导管等)及其他器械污染等。预防措施主要为加强消毒隔离及严格执行无菌操作。

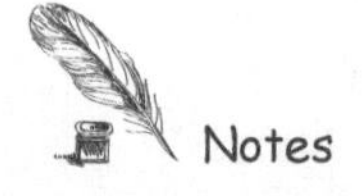

2. 循环系统　可见心律失常，应注意预防，如纠正低氧血症、治疗低钾血症及预防 pH 大幅波动。急性呼吸衰竭合并心衰虽以右心衰竭为常见，但也应注意左心衰竭。

3. 胃肠道出血　见于并发胃炎或溃疡时，原因为应激反应、胃扩张、胃酸度过高及应用激素。应密切注意红细胞比容，血红蛋白变化及有无大便潜血出现，可用抗酸剂及 H_2受体拮抗剂预防。

4. 肾衰竭和酸碱平衡紊乱。

5. 弥散性血管内凝血　特别是急性呼吸窘迫综合征及重症腺病毒肺炎小儿容易发生，应密切注意红细胞形态和血小板计数，并适时测定纤维蛋白原，凝血酶原时间及其他凝血参数。

【治疗】　治疗关键在于呼吸支持，以改善呼吸功能，维持血气接近正常，争取时间渡过危机以利治疗原发病。基本原则是改善肺部氧合及促进二氧化碳排出。早期及轻症用一般内科疗法即可，晚期或危重病例，则需气管插管或气管切开、进行机械通气等治疗。

（一）一般内科治疗

1. **气道管理和通畅气道**　①保持合适体位，及时清除气道分泌物；加强湿化、雾化及排痰；②解除支气管痉挛和水肿：对气道高反应性和有气道梗阻性疾病的患儿，在雾化液中加沙丁胺醇、异丙托溴铵和糖皮质激素等雾化吸入。

2. **保障呼吸和大脑功能**　①给氧：以温湿化给氧为宜，根据患儿年龄、低氧程度选择给氧方法，如鼻导管、面罩、头罩和持续气道正压给氧。②改善通气：通畅气道，必要时机械通气。③降颅压、控制脑水肿。使用渗透性利尿剂的原则为“既脱又补”、“边脱边补”。

3. **维持心血管功能**　①强心剂：多用快速制剂，如毛花苷丙；②利尿剂：对右心衰竭及肺水肿有帮助；③血管活性药。

4. **其他药物治疗**　针对病因对症用药。急性呼吸衰竭所致酸中毒通过积极改善通气可纠正，pH 小于 7.25 的代谢性酸中毒或混合性酸中毒加用碱性药物。

5. **病因治疗**　选用适当抗生素、抗病毒药。

6. **液体治疗**　液量一般 60 ~ 80ml/(kg · d)，脑水肿时酌情减少。注意保持水电解质和酸碱平衡。

（二）机械通气

利用呼吸机产生间歇正压，将气体送入肺内再借胸廓和肺的自然回缩完成呼气。呼吸机的作用是改善通气功能和换气功能，减少呼吸肌做功，也有利于保持呼吸道通畅。机械通气的相对禁忌证为张力性气胸、肺大疱。

1. **无创通气(noninvasive ventilation，NIV)**　是指不经人工气道(气管插管或气管切开)进行的机械通气。目前临床常用的是经鼻塞、鼻/面罩进行的无创正压通气。儿科常用的 NIV 通气模式有：①持续气道正压(continuous positive airway pressure，CPAP)：在自主呼吸条件下，提供一定的压力水平使整个呼吸周期内气道均保持正压的通气方式；②双水平气道内正压通气(Bilevel positive airway pressure，BiPAP)：在呼吸周期中提供吸、呼气相 2 个不同水平的压力支持。与有创通气比较，无创通气可减少医源性感染(如呼吸机相关性肺炎)和喉部损伤，患儿能说话、进食和饮水；可以减少镇静剂用量，增加患儿舒适度等。

2. **常规呼吸机通气**　对难以解除的上气道梗阻、需清除大量下呼吸道分泌物、呼吸肌麻痹或需要应用较高的吸气压力以保证有效肺泡换气时，需要气管插管或气管切开行机械通气。通气模式有多种，如辅助/控制通气、压力支持通气等。其选择应结合患儿年龄、自主呼吸节律是否规整、呼吸力量强弱及呼吸衰竭的病理生理特点等综合考虑。应用呼吸机过程中，既要保证有效通气氧合，又要防止发生并发症，特别是呼吸机相关肺损伤。采用保护性肺通气策略、选择合适的呼气末正压和施行肺复张措施有利于减少并发症发生。

3. **非常规呼吸支持**

(1) 高频通气(high-frequency ventilation)：通气频率为正常呼吸频率 4 倍以上的机械通气称为高频通气。目前临床常用的为高频振荡通气(high frequency oscillatory ventilation，HFOV)，

它是在一密闭的系统中，用小于解剖无效腔的潮气量，以较高频率的振荡产生双相压力变化，从而实现有效气体交换的机械通气方法。

(2) 体外膜氧合(extracorporeal membrane oxygenation，ECMO)：是将静脉血从体内引流到体外，经膜式氧合器(膜肺)氧合后再用驱动泵将血液灌入体内，进行长时间心肺支持。膜肺可有效摄取氧和排出二氧化碳，全身氧供和血流动力学处于相对稳定状态，使心脏和肺得到充分休息，为肺功能和心功能的恢复赢得时间。根据血液引流和膜肺氧合血回输体内的血管类型，ECMO有两种基本类型：①血液从静脉引出动脉注入为静脉-动脉ECMO，可同时支持心脏和肺脏功能；②血液从静脉引出又注入静脉为静脉-静脉ECMO，仅支持肺脏功能，用于严重呼吸衰竭而心功能尚好的患儿。

(3) 表面活性物质：内源性表面活性物质由肺Ⅱ型细胞产生，主要功能是降低肺泡表面张力防止肺不张。表面活性物质缺乏或功能异常的结果是V/Q失衡、肺内分流增加、低氧血症、肺顺应性减低及呼吸功增加。外源性表面活性物质治疗早产儿肺透明膜病的疗效是公认的，可将病死率降低40%。但对ARDS的治疗效果尚无定论。

(4) 一氧化氮(nitric oxide，NO)：是一种不稳定、气体状的、亲脂性自由基，是许多生理过程的内源性介质，参与肺、体循环血管张力的调节。1991年首次报道吸入NO能缓解急性肺动脉高压，且证明NO是选择性肺血管扩张剂。随后多个研究评价了吸入NO对肺部氧合和肺动脉压的影响，均发现吸入NO数分钟后肺部氧合明显改善，而肺动脉阻力和平均肺动脉压明显降低。随后多个前瞻性对照研究观察了NO吸入对ARDS预后的影响，荟萃分析显示NO吸入并没有降低ARDS的28天病死率和总病死率，也没有缩短机械通气时间。

(申昆玲)

第四节 脓毒症和感染性休克

一、脓 毒 症

随着人们对疾病的深入认识，逐步认识到很多感染及非感染性疾病所导致的器官功能受损，是由于机体对致病因素产生过度的炎症反应。全身炎症反应综合征(systemic inflammatory response syndrome，SIRS)、脓毒症(sepsis)、严重脓毒症、感染性休克(septic shock)、器官功能障碍(organ dysfunction)等的概念见表19-4-1、表19-4-2、表19-4-3。

表19-4-1 儿科脓毒症定义

全身炎症反应综合征(SIRS)*：至少出现下列四项标准的两项，其中一项为体温或白细胞计数异常：

- 中心温度>38.5℃或<36.0℃。
- 心动过速，平均心率>同年龄组正常值2个标准差以上(无外界刺激、慢性药物或疼痛刺激)，或不可解释的持续性增快超过0.5～4h；或<1岁出现心动过缓，平均心率<同年龄组值第10百分位以下(无外部迷走神经刺激及先天性心脏病，亦未使用β阻滞剂药物)，或不可解释的持续性减慢超过0.5h。
- 平均呼吸频率>各年龄组正常值2个标准差以上，或因急性病程需机械通气(无神经肌肉疾病，也与全身麻醉无关)。
- 白细胞计数升高或下降(非继发于化疗的白细胞减少症)，或未成熟中性粒细胞>10%。

感染 存在任何病原体引起的可疑或已证实(阳性培养、组织染色或PCR)的感染或与感染高度相关的临床综合征。感染的证据包括临床体检、X线片或实验室阳性结果(如正常无菌体液出现白细胞、内脏穿孔、胸片示持续性肺炎、瘀斑或紫癜样皮疹、暴发性紫癜)。

脓毒症 SIRS出现在怀疑或已证实的感染中或为感染的结果。

严重脓毒症 脓毒症+下列之一：心血管功能障碍，急性呼吸窘迫综合征，2个或更多其他器官功能障碍见表19-4-2。

感染性休克 脓毒症并心血管功能障碍见表19-4-2

*表19-4-3年龄特定的生理和实验室变量范围

Notes

表 19-4-2　器官功能障碍标准

心血管功能障碍

1h 内静脉输入等张液体≥40ml/kg 仍有：

- 血压下降且<该年龄组第 5 百分位或收缩压<该年龄组正常值 2 个标准差以下
- 需用血管活性药物始能维持血压在正常范围[多巴胺>5μg/(kg·min)]或任何剂量的多巴酚丁胺、肾上腺素、去甲肾上腺素
- 具备下列中两条

  不可解释的代谢性酸中毒：碱缺失>5.0mEq/L

  动脉血乳酸增加：为正常上限的两倍以上

  无尿：尿量<0.5ml/(kg·h)

  毛细血管再充盈时间延长：>5s

  中心与周围温差>3℃

呼吸#

- PaO_2/FiO_2<300mmHg，无青紫性先心病、病前亦无肺疾病
- $PaCO_2$>65mmHg 或超过基线 20mmHg 以上
- 证明需要高氧▽或 FiO_2>0.5 始能维持氧饱和度≥92%
- 需紧急侵入或非侵入性机械通气○

神经

- Glasgow 昏迷评分≤11 分
- 精神状态急性改变伴 Glasgow 昏迷评分从基线下降≥3 分

血液

- 血小板计数<80 000/mm^3或在过去 3 天内从最高值下降 50%（适用于慢性血液/肿瘤患儿）
- 国际标准化比值>2（标准化的 PT）

肾脏

- 血清肌酐为各年龄组正常值上限的 2 倍及以上或较基线增加 2 倍

肝脏

- 总胆红素≥68.4μmol/L 新生儿不适用）
- ALT 2 倍于同年龄正常值上限

注：#急性呼吸窘迫综合征必须 PaO_2/FiO_2<200mmmHg(1mmHg=0.133kPa)、双肺渗出、急性发作和无左心衰。急性肺损伤除 PaO_2/FiO_2<300mmHg 外，余同上；▽证明需高氧的方法：流量减少不能维持血氧含量而后增加流量能维持，表明需高氧；○术后患儿，已有肺部急性炎症或感染，不宜插管而用非侵入性机械通气

表 19-4-3　各年龄组特定生理参数和实验室变量（低值取第 5 百分位，高值取第 95 百分位）

年龄组	心率（次/分）		呼吸频率（次/分）	白细胞计数（$\times 10^9$/L）	收缩压（mmHg）
	心动过速	心动过缓			
~1 周	>180	<100	>50	>34	<65
~1 个月	>180	<100	>40	>19.5 或<5	<75
~1 岁	>180	<90	>34	>17.5 或<5	<100
~6 岁	>140	NA	>22	>15.5 或<6	<94
~12 岁	>130	NA	>18	>13.5 或<4.5	<105
~18 岁	>110	NA	>14	>11 或<4.5	<117

NA：不适用

自 sepsis 定义为感染加 SIRS 的新概念以来，一直存在多种中文译名，如败血症、全身性感染、脓毒症和感染综合征，近年来脓毒症一词应用较多。

二、感染性休克

感染性休克(septic shock)是微生物感染引起的以组织灌注不足和氧供缺乏为特征的一种全身性病理过程,是重症监护病房最常见的死亡原因。由于休克常呈进行性发展,后期常引起多脏器损害,故应强调早诊断及早治疗以降低病死率。

【病因】 引起感染性休克的微生物很多,包括细菌、病毒、支原体、立克次体等,但以细菌最常见。新生儿常为肠道革兰阴性菌、B组链球菌、葡萄球菌等;婴儿在失去从母亲获得的免疫保护后,可因肺炎链球菌、脑膜炎奈瑟菌、痢疾杆菌、葡萄球菌引起;医源性感染或有原发或继发性免疫缺陷的患儿,常见或少见细菌均可引起感染性休克。

一些侵袭诊疗操作,如放置动脉导管、中心静脉导管等,均使病原菌易于侵入。广泛使用抗生素会增加细菌的耐药性并使机体菌群失调,有利于病原体的侵入及繁殖。创伤、大手术、大面积烧伤、应用免疫抑制药物、抗肿瘤药物以及接受射线照射等可加速或加剧感染性休克的发生和发展。

【发病机制】

(一)微循环障碍

主要指微血管与微血流发生功能或器质性紊乱,出现血液灌注障碍。根据微循环改变特点,一般将休克病程分为三期:代偿期、失代偿期和难治期。

1. 休克代偿期 此期在细菌内毒素等作用下,内源性儿茶酚胺如肾上腺素、去甲肾上腺素等大量增加,使微动脉、毛细血管前括约肌、微小静脉发生痉挛性收缩,血液经过动静脉间交通支直接流入静脉而不经过毛细血管,形成短路,组织缺血缺氧,但毛细血管内流体静力压下降,故此时血压大致正常,但脉压降低,少数患儿交感神经兴奋,可出现一过性血压偏高。

2. 休克失代偿期 随着休克的进展,组织缺氧加重,糖无氧酵解过程加强,乳酸等酸性代谢产物大量积聚而引起酸中毒。毛细血管床大量开放,大量血液淤滞在毛细血管中。同时微血管周围的肥大细胞因缺氧而释放组胺,使毛细血管通透性增高,液体大量进入组织间隙,有效循环血量更加减少,回心血量及心输出量显著减少。

3. 休克难治期 组织持续低灌注及液体向组织间隙漏出,血液浓缩,黏稠度增加,血流迟缓。血小板和红细胞易于积聚而形成血栓,毛细血管内皮细胞广泛受损,内皮细胞下胶原暴露,激活内源性凝血系统从而引起DIC。严重酸中毒和缺氧可使溶酶体酶释放,使细胞自溶,致使重要脏器发生“不可逆”损伤,成为难治性休克。

(二)细胞分子机制

1. 细胞损伤 休克时缺氧、酸中毒、溶酶体酶、氧自由基及其他炎症介质可损害细胞膜,引起膜离子泵功能障碍。线粒体肿胀、线粒体膜破裂及致密结构消失,使细胞氧化磷酸化功能受损,导致ATP合成减少,能量生成不足,进一步影响细胞功能。缺氧和酸中毒可至溶酶体肿胀、空泡形成并释放溶酶体酶,造成细胞自溶。

2. 炎症介质释放增多 感染可激活单核-巨噬细胞及中性粒细胞,导致各种炎症介质大量释放,引起白细胞活化、血管通透性增加和组织损伤,甚至导致全身炎症反应综合征和多器官功能障碍综合征。

(三)机体代谢与功能异常

1. 物质代谢紊乱 表现为氧耗减少,糖原分解加强,糖异生增加,而葡萄糖利用减少,导致血糖升高。脂肪和蛋白质分解代谢加强,合成代谢减弱,机体呈现负氮平衡。

2. 水电解质与酸碱平衡紊乱 由于微循环障碍和组织缺氧,使无氧酵解增强及乳酸生成增多,如肾功能受损影响乳酸排出,出现代谢性酸中毒。休克早期呼吸加快,通气量增加,出现呼吸性碱中毒;而休克后期,由于发生肺水肿及严重通气障碍,出现呼吸性酸中毒,使机体处于混

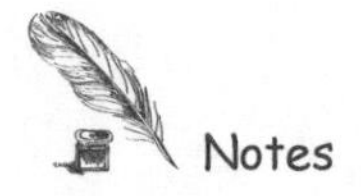

合性酸碱失衡状态。休克时细胞膜上的钠泵(Na^+-K^+ATP酶)运转失灵,细胞内的Na^+泵出减少,导致细胞内钠水潴留,细胞外K^+增高,引起高K^+血症。酸中毒使细胞内外H^+-K^+交换代偿性增加,从而加重高K^+血症。

3. 器官功能受损 感染性休克时重要脏器功能改变,如肺、肾、肝、胃肠、心、脑。

【临床表现】 感染性休克小儿除有原发病的临床表现和感染引起的中毒症状外,尚存在一些组织灌注不良所致的休克征象。

1. 精神意识改变 患儿可因高热、毒血症、低血压使脑细胞缺血、缺氧而出现精神意识改变。早期多神志清楚,但表情淡漠,反应迟钝,对周围环境不感兴趣。有时兴奋、多语、烦躁不安。晚期因脑缺氧致脑水肿,可出现意识蒙眬、嗜睡、昏迷、谵妄和惊厥等。

2. 心率加快、脉搏减弱 休克时回心血量减少,心率代偿性加快,但脉搏往往减弱。此改变多出现在血压变化之前。重症患儿心音低钝、脉搏细弱,甚至触不到。

3. 皮肤四肢循环不良 休克早期皮肤苍白发花,出冷汗,肢端凉,唇及指趾轻度发绀。少数"暖休克"患儿因毛细血管扩张,面色暗红,四肢温暖,毛细血管再充盈时间正常。休克晚期患儿皮肤黏膜苍白、四肢厥冷、发绀明显,有大理石样花纹,皮肤毛细血管再充盈时间延长。

4. 尿量减少或无尿 休克时由于血液重新分布,肾血流明显减少,因而少尿或无尿。肾缺血又引起肾小管坏死,影响尿液的浓缩、稀释和酸化功能,出现尿比重低。

5. 呼吸频率和节律改变 感染性休克早期,呼吸多深而快,此时呼吸肌做功增加,极易出现疲劳而导致呼吸衰竭。感染性休克时易发生肺水肿、急性肺损伤,临床出现呼吸窘迫症状。重症休克伴发脑水肿,可直接影响呼吸中枢,导致呼吸节律及幅度改变。

6. 血压改变 早期血压常可正常,但脉压减小(正常值30mmHg)。如血压降低提示失代偿性休克。

7. 肛指温差加大 休克时周围血管收缩,心输出量低,热量不能被带至皮肤散发,可出现四肢凉而中心温度增高,肛指温差加大,若肛指温差大于6℃,多提示严重休克。

【诊断】 对于已经出现昏迷、发绀、肢端凉、脉细弱、血压降低、无尿等表现者,诊断并不困难,但多属休克晚期,预后往往欠佳。因此认识休克早期表现,及时作出诊断,尽早积极治疗极为重要。小婴儿休克早期症状包括反应差、嗜睡、进食差及皮肤颜色改变、体温不稳定、呼吸暂停、心动过速。儿童感染性休克的诊断主要依赖临床症状与体征,神志、尿量及周围循环灌注改变出现最早。

2006年国内制定的《儿科感染性休克(脓毒性休克)诊疗推荐方案》中推荐的儿科感染性休克诊断标准如下:

1. 休克代偿期 临床表现符合下列6项中3项。①意识改变:烦躁不安或萎靡,表情淡漠。意识模糊,甚至昏迷、惊厥(多见于失代偿休克);②皮肤改变:面色苍白发灰,唇周、指趾发绀,皮肤花纹,四肢凉。如有面色潮红,四肢温暖,皮肤干燥为暖休克;③心率脉搏:外周动脉搏动细弱,心率、脉搏增快;④毛细血管再充盈时间≥3s(需除外环境温度影响);⑤尿量<1ml/(kg·h);⑥代谢性酸中毒(除外其他缺血缺氧及代谢因素)。

2. 休克失代偿期 代偿期临床表现加重伴血压下降。收缩压<该年龄组第5百分位或<该年龄组正常值2个标准差。即:1~12个月<70mmHg(1mmHg=0.133kPa),1~10岁<70mmHg+[2×年龄(岁)],≥10岁<90mmHg。

3. 临床分型 ①暖休克为高动力性休克早期,可有意识改变、尿量减少或代酸等,但面色潮红,四肢温暖,脉搏无明显减弱,毛细血管再充盈时间无明显延长。此期容易漏诊,且可很快转为冷休克。心率快,血压低,过度通气,CVP高,心输出量低多为失代偿表现。②冷休克为低动力性休克,皮肤苍白、花纹,四肢凉,脉搏快、细弱,毛细血管再充盈时间延长,儿科以冷休克为多。

【鉴别诊断】

1. 低血容量性休克 因呕吐、腹泻和失血等原因引起血容量明显减少所致。表现为循环灌注不足，黏膜干燥、皮肤弹性差、婴儿前囟凹陷，严重脱水时体重明显减轻。其严重程度与脱水性质（低渗、等渗、高渗脱水）有关。胸片心影常缩小，一般无肺水肿。容量复苏后很快纠正。

2. 心源性休克 因急性心功能障碍引起组织器官灌注不足所致。多见于心肌炎、心律失常、心包填塞、急性肺梗死及先天性心脏病患儿。此时因血容量充足，多无脱水体征，但循环灌注差，脉搏明显减弱，肝大。胸片心影增大，常有肺水肿征象。

3. 过敏性休克 为机体对某些物质产生强烈全身过敏反应所致。以青霉素引起者最常见。患儿多有明确的接触过敏原病史，症状发生极为迅速，若见荨麻疹、红斑或血管神经性水肿等皮肤表现，有助于诊断。

【治疗】 尽早诊断并积极抢救是治疗儿科感染性休克的关键。因此应尽早发现循环灌注不良征象，并及时给予心肺功能等各方面的有力支持。由于感染性休克病情多较危重，有条件时转入ICU，以便实施必要监护及相关治疗。治疗重点在于恢复全身组织的血流灌注，而不应单纯追求血压，特别是收缩压的提高。

（一）维持气道通畅，保证有效通气和氧合

对神志不清患儿应注意保持头颈位置，注意吸痰，以保持患儿气道通畅，必要时行气管插管。所有休克患儿均应经鼻导管或使用面罩或头罩尽可能吸高浓度氧，以保证血氧饱和度在95%以上。CPAP可增加功能残气量，降低呼吸功。气管插管及机械通气不但可以保持气道通畅、保证有效通气及提高肺部氧合，而且可以减少呼吸肌的氧消耗，应采用肺保护性通气策略。须注意机械通气会增加胸腔内压，可导致静脉回流减少，使未经液体复苏的患儿休克加重。

（二）容量复苏

目的是恢复血管内容量及心脏前负荷。为进行有效容量复苏，至少应建立两条可靠的静脉通路。如静脉通路不能及时建立，可建立骨髓通路输液（Intraosseous infusion，IO）。液体种类应根据患儿临床情况选择。在液体复苏阶段，输液速度较输液种类更重要。目前推荐儿童最初液体复苏以等渗晶体液或白蛋白开始，不推荐羟乙基淀粉。严重贫血但无低血压的患儿，晶体液及白蛋白输注之前考虑输血治疗。

一般首先以20ml/kg的晶体液不少于5～10min内快速输注。如有必要，可重复给予20ml/kg等张晶体液。然后再根据情况输入一定量的胶体液，如白蛋白、血浆或全血。初始复苏阶段可给予40～60ml/kg或更多液体。容量复苏应持续到患儿循环情况好转，或临床症状提示血管内容量已经恢复。血压并不能单独作为判定儿童液体复苏足够的可信指标。液体复苏无效的休克通常需要强心药物及机械通气，并注意评估及纠正气胸、心脏功能障碍、低血糖、肾上腺皮质功能不全和心包填塞等情况。另外还需注意是否存在腹腔内压升高。

经容量复苏，患儿血压回升，微循环改善后，可根据情况减慢输液速度，降低液体张力。由于感染性休克时毛细血管通透性增高要持续数天，导致液体渗漏，血管内容量减少，因此仍然要保持输液量。如有液体异常丢失，可酌加液量并调整电解质供给。

（三）控制感染

及时控制感染有助于纠正休克和疗效巩固。清创和控制感染源非常关键，对脓肿、脓胸、等应尽早切开引流或穿刺抽吸积脓。如果怀疑各种导管感染，应立即拔除。延迟使用抗菌药物、感染源控制不彻底及不能及时移除已感染装置会增加病死率。

应在诊断严重脓毒症后1小时内经验性使用抗菌药物。使用抗菌药物前尽可能留取血培养标本。由于新生儿及儿童建立血管通路及采血更为困难，血管通路建立前可肌内注射或口服（能耐受前提下）抗菌药物。药物尽可能覆盖各种病原微生物（包括细菌、真菌、病毒）。伴有中性粒细胞减少的严重脓毒症及怀疑多重耐药菌感染需联合抗感染治疗，待得到药敏结果后降阶

Notes

梯治疗。抗感染疗程约 7～10 天,若临床表现改善不明显,某些真菌、病毒感染,免疫低下者可适当延长治疗时间。静脉丙种球蛋白的作用并不明确,但在难治性休克时可以考虑使用。

(四) 血管活性药物应用

液体复苏无效的患儿,应及时给予血管活性药物以维持灌注压。需根据血流动力学情况选择强心、血管活性药物。部分感染性休克对多巴胺耐受,使用肾上腺素或去甲肾上腺素有效。对血压正常的低排高阻型休克,在液体复苏和强心治疗后使用扩血管药物可逆转休克。由于磷酸二酯酶抑制剂(氨力农、米力农)不受受体敏感性影响,可能有助于逆转该类休克。血管活性药物剂量存在个体差异,需根据每个患儿对药物的反应逐渐调整输注速度。常用的血管活性药物及正性肌力药见表 19-4-4。

表 19-4-4　常用的血管活性药物及正性肌力药

药物	剂量	作用受体	作用	副作用
儿茶酚胺类药物				
多巴胺	小剂量:1～5μg/(kg·min) 中剂量:5～15μg/(kg·min) 大剂量:15～25μg/(kg·min)	DA,β_1 $\beta_1>\alpha_1$ $\alpha_1=\beta_1$	正性肌力作用;小剂量扩张肾及内脏血管;大剂量收缩血管	室性与室上性心动过速、轻度躁动
多巴酚酊胺	2～20μg/(kg·min) >20μg/(kg·min)	β_1 β_1,α_1	正性肌力作用,轻度扩血管作用,尤其是内脏血管	剂量过大时可引起室性心律失常
肾上腺素	小剂量:0.05～0.3μg/(kg·min) 大剂量:0.3～2μg/(kg·min)	β_1和$\beta_2>\alpha_1$ $\beta_1=\alpha_1$	正性肌力作用;小剂量扩血管;大剂量收缩血管	减少内脏及肾血流、增加心肌耗氧量
异丙肾上腺素	0.05～2.0μg/(kg·min)	$\beta_1=\beta_2$	正性肌力作用,增加心输出量;扩张支气管	心律失常、增加心肌耗氧量
去甲肾上腺素	0.1～2.0μg/(kg·min)	α_1,β_1	血管收缩,正性肌力作用	心律失常、增加心肌耗氧量、减少内脏血流量
山莨菪碱	1～3mg/(kg·次),可重复使用	M	血管扩张	烦躁、心率加快、腹胀、尿潴留
东莨菪碱	0.01～0.1mg/(kg·次),可重复使用	M	血管扩张	烦躁、心率加快、腹胀、尿潴留
硝普钠	1～8μg/(kg·min)		血管扩张剂、只用葡萄糖溶液配制	氰化物中毒、重度低血压
磷酸二酯酶抑制剂				
氨力农(amrinone)	负荷量:0.75～5.0mg/kg,大于5分钟静注 持续输注:5～10μg/(kg·min)		正性肌力及扩血管作用	引起心律失常、低血压、腹痛及血小板减少症
米力农(milrinone)	负荷量:50～75μg/kg 持续输注:0.5～0.75μg/(kg·min)		正性肌力及扩血管作用	

(五) 肾上腺皮质激素的应用

对液体复苏效果不好、儿茶酚胺抵抗性休克和怀疑或证实肾上腺皮质功能不全的患儿应及时使用类固醇激素治疗。肾上腺皮质功能不全的高危因素包括严重感染性休克合并紫癜、病前

因慢性病接受类固醇激素治疗和脑垂体或肾上腺功能原本存在异常。初始治疗阶段给予应激剂量的氢化可的松 50mg/(m^2·24h)输注;但有时在短期内需要持续输注 50mg/(kg·d)才可以逆转休克。

(六)营养支持

感染性休克时体内营养物质代谢紊乱,适当补充营养有利于机体恢复。如果胃肠道尚有功能,应尽量口服或行肠内营养,可从小剂量开始,逐渐增加。如果胃肠不耐受应行胃肠外营养。危重患儿的热卡需求可能低于健康儿童,可考虑使用代谢车测定特定阶段的热卡需求。儿童血糖控制标准为≤180mg/dl。血糖过高时应予胰岛素治疗,但应严密监测血糖,防止发生低血糖。

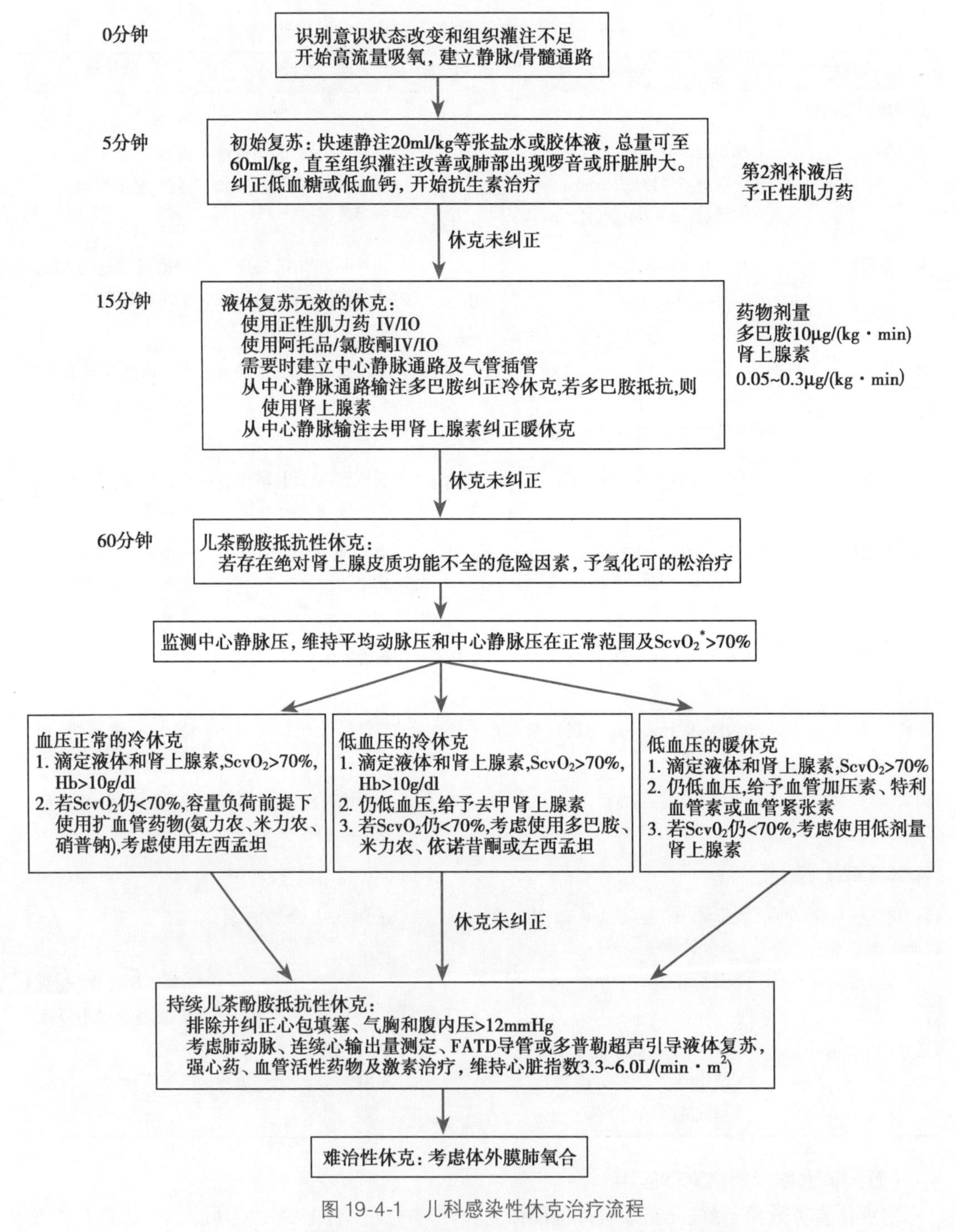

图 19-4-1 儿科感染性休克治疗流程

* $ScvO_2$:中心静脉血氧饱和度(Central venous blood oxygen saturation)

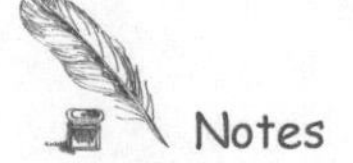

（七）其他治疗

纠正酸碱失衡，维持电解质平衡。pH 大于 7.25 的酸血症不必用碱性药物。当代谢性酸中毒严重及经容量复苏等治疗未能纠正时应给碱性液体，常用 5% 碳酸氢钠，按公式：剩余碱×体重(kg)×1/3＝所需碳酸氢钠的 mEq 数，先给以上剂量的一半，稀释成 1.4% 等渗液静脉滴注。低钾血症，可按 0.5～1mEq/kg 补钾，稀释后于数小时内输入。低钙血症患儿，给 10% 葡萄糖酸钙 2ml/kg。当休克稳定时，可使用利尿剂减轻液体超载，如效果不好，可使用持续血液净化疗法维持体内液体平衡。对难治性感染性休克或伴有急性呼吸窘迫综合征的休克患儿可考虑行 ECMO 治疗。

儿科感染性休克治疗流程如图 19-4-1 所示。

（申昆玲）

第五节　儿童急性中毒

某些物质接触人体或进入体内后，与体液和组织相互作用，破坏机体正常的生理功能，引起暂时或永久性的病理状态或死亡，这一过程称为中毒(poisoning)。儿童中毒与周围环境密切相关，以急性中毒为主，1～5 岁年龄段最易发生。婴幼儿时期常为误服药物中毒，而学龄前期主要为有毒物质中毒。造成小儿中毒的原因主要是由于年幼无知，缺乏生活经验，不能辨别有毒或无毒。婴儿时期往往拿到东西就放入口中，幼儿期常误将药片当糖丸，青春期儿童情绪不稳定，学习压力大，服毒自杀发生率有上升趋势。

【中毒途径】

1. 经消化道吸收中毒　为最常见的中毒形式，高达 90% 以上。毒物进入消化道后经口腔黏膜、胃、小肠、结肠和直肠吸收，但小肠是主要吸收部位。常见原因有食物中毒、药物误服、灭鼠药或杀虫剂中毒、有毒动植物中毒、灌肠时药物剂量过量等。

2. 皮肤接触中毒　小儿皮肤较薄，脂溶性毒物易于吸收；毒物也可经毛孔到达毛囊，通过皮脂腺、汗腺吸收。常见穿被农药污染的衣服、蜂刺、虫咬、动物咬伤等。

3. 呼吸道吸入中毒　多见于吸入气态或挥发性毒物。由于肺泡表面积大，毛细血管丰富，进入的毒物易迅速吸收。常见一氧化碳中毒、有机磷吸入中毒等。

4. 注入吸收中毒　多为误注射药物。如毒物或过量药物直接注入静脉，被机体吸收的速度最快。

5. 经创伤口、创面吸收　如大面积创伤而用药不当，可经创面或创口吸收中毒。

【中毒机制】　因毒物种类难以统计，很难了解所有毒物的中毒机制，常见中毒机制包括：干扰酶系统、抑制血红蛋白的携氧功能、直接化学性损伤、作用于核酸、变态反应、麻醉作用、干扰细胞膜或细胞器的生理功能等。

【中毒诊断】

1. 病史　由于小儿，尤其是婴幼儿的特点，家属陈述病史非常重要。在急性中毒诊断中，家长如能告知中毒经过，则诊断极易。否则，由于毒物种类极多，加上小儿不会陈述病情，诊断有时极为困难。

临床症状与体征常无特异性，小儿急性中毒首发症状多为腹痛、腹泻、呕吐、惊厥或昏迷，严重者可出现多脏器功能衰竭。

2. 体格检查　要注意有重要诊断意义的中毒特征，如呼气、呕吐物与某种物质相关的特殊气味；口唇甲床是否发绀或樱红；出汗情况；皮肤色泽；意识状态、呼吸节律、瞳孔大小和心律失常等。同时还需检查衣服、皮肤及口袋中是否留有毒物，以提供诊断线索。

3. 毒源调查及检查　现场检查需注意病儿周围是否留有剩余毒物。有条件时应采集患儿

呕吐物、血、尿、便或可疑的含毒物品进行毒物鉴定,这是诊断中毒的最可靠方法。

【中毒处理】 急性中毒治疗原则是:抢救分秒必争,诊断未明以前积极稳定生命体征和脏器功能,诊断一旦明确,尽快应用特效解毒剂。儿童急性中毒的治疗强调综合处理,一般包括以下五个步骤。应根据每个患儿的具体情况,灵活安排治疗次序。

(一)稳定生命体征

保持呼吸道通畅、维持有效通气及良好循环非常重要。

(二)清除尚未吸收的毒物

1. 对接触中毒的处理 应立即脱去污染衣服,用肥皂和清水清洗被污染皮肤。但强酸、强碱等腐蚀性毒物忌用中和剂,因为化学反应可加重损伤。毒物溅入眼内,应以室温生理盐水或清水冲洗至少5分钟,然后送眼科处理。

2. 对吸入中毒的处理 应将患儿移离现场,放置在通风良好、空气新鲜的环境,清理呼吸道分泌物,必要时吸氧或进行人工通气。

3. 对口服中毒的处理 在有效时间采用催吐、洗胃、导泻或洗肠,以清除消化道内毒物。摄入毒物1小时内胃清除最有效,之后效果减少。

(1)催吐:适用于年龄较大、神志清醒和合作的患儿。可用手指、筷子、压舌板刺激咽部引起反射性呕吐。催吐越早效果越好。有严重心脏病、食管静脉曲张、溃疡病、昏迷或惊厥患儿、强酸或强碱中毒、汽油、煤油等中毒及6个月以下婴儿不能催吐。

(2)洗胃(Gastric Lavage):洗胃应尽早进行,一般在服毒后1小时内最有效。但即使超过6小时,部分毒物仍可能滞留于胃内,故仍有洗胃必要。毒物性质不明时,一般采用生理盐水洗胃。洗胃时首次抽出物送毒物鉴定。摄入腐蚀性物质或石油馏分时,不能洗胃。

(3)活性炭(Active Carbon):是最常用和最有效的胃肠道净化剂,可吸附毒物,减少毒物吸收。活性炭应在毒物摄入后尽早使用,1小时内作用最大。推荐剂量为1g/kg(最大量50g),按1g加10ml水制成糊状,口服或胃管注入,继予泻剂导泻。

(4)导泻:可在活性炭应用后进行,使活性炭-毒物复合物排出速度加快。常用的泻药有硫酸镁,每次0.25g/kg,配成25%的溶液,可口服或由胃管灌入。25%山梨醇或20%甘露醇2ml/kg,口服在肠内不吸收,导泻作用甚好。

(5)全肠灌洗(whole bowel irrigation):中毒时间较长,毒物主要存留在小肠或大肠,而又需尽快清除时,需作洗肠;对于一些缓慢吸收的毒物,如铁中毒等较为有效。常用大量液体作高位连续灌洗(小儿约用1500~3000ml),直至洗出液变清为止。洗肠液常用1%温盐水或清水,也可加入活性炭。

4. 止血带 应用于注射或有毒动物咬伤所致的中毒,在肢体近心端加止血带,阻止毒物经静脉或淋巴管扩散,止血带应每10~30min放松1次。

(三)促进已吸收毒物的排泄

毒物吸收后,多由肝脏解毒,或由肾脏随尿排出,或经胆管随粪便排出,少数毒物可由肺脏、汗腺排出。促使毒物排泄多从以下几方面着手:

1. 利尿 补液并使用利尿剂清除体内毒物。病情较轻或没有静脉点滴条件时,可让其大量饮水。常用利尿剂为呋塞米1~2mg/kg静脉注射;20%甘露醇0.5~1g/kg静滴。碱化尿液可促进弱酸性毒物的排泄,可用5%碳酸氢钠2~3ml/kg配成等渗溶液于1~2小时静脉滴注,期间检查尿pH,维持尿pH 7.5~8为宜。

2. 血液净化疗法(blood purification therapy) 包括血液灌流、血液透析、血浆置换和连续血液净化等。需根据药物或毒物的药代动力学参数和医院设备条件选择合适模式。对于能被活性炭吸附的药物或毒物,尤其是分子质量较大、脂溶性高和蛋白结合率高者,选择血液灌流较好。对与血浆蛋白结合率高(大于60%),又不易被血液透析和灌流所清除的药物、毒物可选用

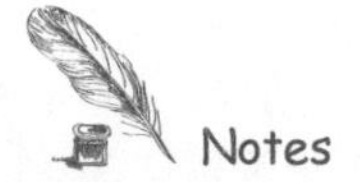

血浆置换。

3. 高压氧疗法　在高压氧情况下，氧更易于进入组织细胞中，从而纠正组织缺氧。可用于一氧化碳、硫化氢、氰化物、氨气等中毒。在一氧化碳中毒时，应用高压氧治疗，可以促使一氧化碳与血红蛋白分离。

(四) 特异性解毒剂的应用

详见表 19-5-1。

表 19-5-1　常见毒物的解毒剂、剂量及用法

中毒种类	有效解毒剂	剂量、用法及注意点
砷、汞、金、锑、铋、铜、铬、镍、钨、锌	二巯丙醇(BAL)	每次 3～5mg/kg，深部肌内注射，每 4 小时 1 次，根据病情逐渐延长用药间隙，常用 5～10 日为一疗程
	二巯基丙磺酸钠	每次 5%溶液 0.1ml/kg，皮下或肌内注射，第 1 日 3～4 次，第 2 日 2～3 次，第 3 日以后每日 1～2 次，共用 3～7 日，总剂量 30～50ml
	二巯基丁酸(DMSA)	10mg/kg，口服，每 8 小时 1 次，共 5 天，再以每 12 小时 1 次，共 14 天
	硫代硫酸钠	每次 10～20mg/kg，配成 5%～10%溶液，静脉注射或肌内注射，每日 1 次，3～5 日。或 10～20ml 口服，每日 2 次(口服只能作用于胃肠道内未被吸收的毒物)
铅、锰、铀、镭、钒、钴、铁、硒、镉、铜、铬、汞	依地酸二钠钙($Ca\text{-}Na_2$-EDTA)	1～1.5g/(m^2·24h)，分为每 12h 一次，肌内注射，共 5 天
	促排灵(Diethylenetriamine Pantaacetic Acid，DTPA)	每次 15～30mg/kg，配成 10%～25%溶液肌内注射，或以生理盐水稀释成 0.2%～0.5%溶液静脉点滴，每日 2 次，3 日为一疗程，间隔 3 日再用第二疗程
	去铁敏	15mg/(kg·h)，每天总量不超过 6g
	青霉胺	治疗慢性铅、汞中毒 100mg/(kg·d)，分 4 次口服，5～7 天为一疗程
高铁血红蛋白血症(亚硝酸盐、苯胺、非那西丁、硝基苯、安替比林、氯酸盐类、磺胺类等)	亚甲蓝(美蓝)	每次 1～2mg/kg，配成 1%溶液，静脉注射，或每次2～3mg/kg，口服，若症状不消失或重现，0.5～1 小时后可再重复
	维生素 C	每日 500～1000mg 加在 5%～10%葡萄糖溶液内静脉点滴，或每日口服 1～2g(作用比美蓝慢)
氢氰酸及氰酸化合物(桃仁、杏仁、李仁、樱桃仁、枇杷仁、亚麻仁、木薯)	亚硝酸异戊酯	吸入剂用时压碎，每 1～2 分钟吸入 15～30 秒，反复吸入至硝酸钠注射为止
	亚硝酸钠	6～10mg/kg，配成 1%溶液静脉注射，3～5 分钟注入，每次注射前要准备好肾上腺素，当血压急剧下降时应给注射肾上腺素
	硫代硫酸钠	25%溶液每次 0.25～0.5g/kg，静脉缓慢注射(约 10～15 分钟内注完)
	亚甲蓝(美蓝)	每次 1%溶液每次 10mg/kg，静脉缓慢注射，注射时观察口唇，至口唇变暗紫色即停止注射
	以上三种药物，最好先注射亚硝酸钠，继之注射硫代硫酸钠，或先注射美蓝，继之注射硫代硫酸钠，重复时剂量减半，注意血压下降时应给注射肾上腺素	

续表

中毒种类	有效解毒剂	剂量、用法及注意点
有机磷化合物类(1605、1059、3911、敌百虫、敌敌畏、乐果、其他有机磷农药)	解磷定氯磷定	每次15～30mg/kg(成人0.5～1g/次),配成2.5%溶液静脉缓慢注射或静点,严重患儿2小时后可重复注射,并与阿托品同时应用,至肌肉颤动停止,意识恢复。氯磷定可作肌内注射
	双复磷	成人0.25～0.75g/次,皮下、肌内或静脉注射。小儿酌减
	阿托品	严重中毒:首次剂量0.05～0.1mg/kg,静脉注射,以后每次0.05mg/kg,5～10分钟1次,至瞳孔开始散大,肺水肿消退,改为每次0.02～0.03mg/kg,皮下注射,15～30分钟1次,至意识恢复改为每次0.01～0.02mg/kg,30～60分钟1次。中度中毒:每次0.03～0.05mg/kg,15～30分钟1次皮下注射,减量指征同上。轻度中毒每次0.02～0.03mg/kg,口服或皮下注射,必要时重复。以上治疗均为瞳孔散后停药,严密观察24～48小时,必要时应再给药。同时合并应用解磷定比单用阿托品效果好,阿托品的剂量也可以减小
烟碱、毛果芸香碱、新斯的明、毒扁豆碱、槟榔碱、毒蕈	解磷定,氯磷定或双复磷	对烟碱、新斯的明、毒扁豆碱中毒有效,剂量同上
	阿托品	每次0.03～0.05mg/kg皮下注射,必要时15～30分钟1次
阿托品、莨菪碱类、曼陀罗、颠茄	毛果芸香碱(匹罗卡品)	每次0.1mg/kg,皮下或肌内注射,15分钟1次 本品只能对抗阿托品类引起的副交感神经作用,对中枢神经中毒无效,故应加用短作用的巴比妥类药物,如戊巴比妥钠、异戊巴比妥等
	水杨酸毒扁豆碱	重症患儿用0.5～2mg缓慢静脉注射,至少2～3分钟;如不见效,2～5分钟后再重复一次,一旦见效则停药。复发者缓慢减至最小用量,每30～60分钟一次。能逆转阿托品类中毒引起的中枢神经系统及周围神经系统症状
四氯化碳草酸盐	葡萄糖酸钙	10%溶液10～20ml加等量5%～25%葡萄糖溶液缓慢静脉注射
氟化物	氯化钙	3%溶液10～20ml加等量的5%～25%葡萄糖溶液缓慢静脉注射
阿片、吗啡、可待因、海洛因	纳洛酮	每次0.01mg/kg,静脉注射,若无效,可给0.1mg/kg,必要时每2～3min重复用药,至麻醉药的抑制消失。可持续静点给药,按5～20μg/(kg·h)
杜冷丁、美沙酮、其他阿片类	丙烯吗啡	每次0.1mg/kg,静脉、皮下或肌注(成人每次5～10mg),需要时,隔10～15分钟再注射1次,总量不超过40mg
苯巴比妥类、水合氯醛、速可眠、硫喷妥钠	印防己毒素	每次0.1～0.3mg/kg,肌内注射或静脉注射,每20分钟可重复一次,直至角膜反射恢复

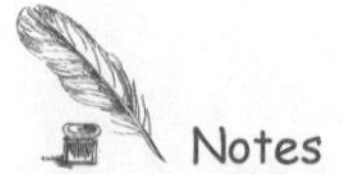

续表

中毒种类	有效解毒剂	剂量、用法及注意点
苯二氮䓬类(安定类)	氟马西尼(易梦醒)	与安定竞争苯甲二氮䓬受体,达到解毒。每次0.01mg/kg(最大量0.2mg),缓慢静脉注射。若需要间隔1分钟重复给药,最大累积剂量1mg。需持续静脉输注时按每小时2~10μg/kg,根据反应调整,最大剂量为每小时400μg
氯丙嗪(冬眠灵)奋乃静	苯海拉明	每次1~2mg/kg,口服或肌注,只对抗肌肉震颤
苯丙胺(安非他明)	氯丙嗪	每次0.5~1mg/kg,6小时1次,若已用巴比妥类,剂量应减少
异烟肼中毒	维生素 B_6	剂量等于异烟肼用量
对乙酰氨基酚(泰诺等)	乙酰半胱胺酸	20小时静脉给药方案:总量为300mg/kg,20小时内分3次给药。第1阶段,按150mg/kg加入3ml/kg的5%葡萄糖15分钟内输入;第2阶段按50mg/kg加入7ml/kg的5%葡萄糖4小时内输入;第3阶段按100mg/kg加入14ml/kg的5%葡萄糖中16小时内输入 口服给药方案:首剂140mg/kg,随后每4h给70mg/kg,口服,共17剂
鼠药中毒 抗凝血类:敌鼠钠、溴敌隆 神经毒剂:氟乙酰胺、毒鼠强 磷化物:磷化氢、磷化锌、磷化铝	维生素 K_1 对抗敌鼠钠、溴敌隆中毒	10mg/kg肌内注射,每天2~3次,持续3~5天
	二巯基丙磺酸钠(Na-DMPS)对抗毒鼠强中毒	2.5~5mg/kg,3~4次/d静脉内应用
	乙酰胺对抗氟乙酰胺中毒	重症者:小儿0.1g/kg,肌内注射,每6小时1次,连用7天;轻症者:每8小时1次,连用5天
	0.5%硫酸铜对抗磷化物中毒	0.5%硫酸铜液反复洗胃
β-阻滞剂或钙通道阻滞剂中毒	胰高血糖素	首剂0.15mg/kg静脉应用,以0.05~0.1mg/(kg·h)静滴维持
乙酰水杨酸	己酰唑胺(醋唑磺胺)	每次5mg/kg,口服或肌内注射,必要时24小时内可重复2~3次
	碳酸氢钠	纠正脱水后若仍有严重酸中毒,可用5%碳酸氢钠溶液每次6ml/kg,静脉滴入,必要时可重复1次,治疗开始后每半小时查尿一次,使尿保持碱性,若变为酸性时,应静脉滴入1.4%碳酸氢钠溶液10ml/kg
	乳酸钠	用1/6mol浓度的乳酸钠溶液代替上述1.4%碳酸氢钠溶液亦可,但效果不如碳酸氢钠
	维生素 K_1	20~50mg肌注,预防出血
一氧化碳(煤气)	氧气	100%氧气吸入,最好放入高压氧舱
肉毒中毒	多价抗肉毒血清	1万~5万单位肌内注射
河豚中毒	半胱氨酸	成人剂量0.1~0.2g肌内注射,每天2次,儿童酌情减量

Notes
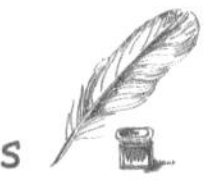

（五）对症治疗

及时处理各种中毒所致的严重症状，如惊厥、呼吸困难、循环衰竭等，若不及时治疗，随时可危及生命。在中毒原因不明或无特效治疗时，对症治疗尤为重要，以便支持患儿渡过危险期。

【中毒预防】 为了防止小儿中毒发生，要做好如下几项工作：管好药品、灭虫、灭蚊、灭鼠剧毒药品及各种农药；做好识别有毒植物的宣传工作；禁止小儿玩耍带毒性物质的用具；普及预防中毒的健康知识教育。

（申昆玲）

第六节　小儿颅内高压

小儿颅内压增高症是由小儿颅内压增高导致的一系列临床综合征，可继发于多种疾病。颅内压（intracranial pressure，ICP）系指颅腔内容物对颅腔壁上所产生的压力。颅内容物包括脑组织、血液、脑脊液及病损物。维持正常颅内压的条件是颅内容物的总容积与颅腔容积相适应。颅腔是一个密闭、无弹性、容积恒定的骨性腔隙，颅内容物中任何一种成分的增加均会导致颅内压增高，脑灌注压下降，造成脑组织缺氧缺血性损伤。严重时形成脑疝，危及生命。早期发现，及时正确处理，预防脑疝的形成，是抢救患儿生命的关键。

【病因及分类】

1. 根据起病方式，颅内高压可分为急性颅内高压和慢性颅内高压，儿童以急性颅高压多见。

2. 根据部位，可分为：

（1）弥漫性颅高压，颅腔内压力均匀，无明显分腔压力差，患儿耐受性好；

（2）局灶性颅高压，局部压力高，存在分腔压力差，易发生脑疝，患儿耐受性差。

3. 根据病因分类

（1）脑组织体积增加：以脑水肿最为常见：

1）血管源性脑水肿，见于脑外伤、颅内血肿、脑血管意外等；

2）细胞中毒性脑水肿，见于缺血、缺氧、中毒；

3）混合性脑水肿。

（2）颅内血容量增加：上腔静脉综合征、静脉栓塞等导致静脉回流受阻；低氧、高碳酸血症等代谢因素导致颅内血流增加；高血压、血容量过多、疾病状态下的脑血流自动调节功能丧失等。

（3）脑脊液量增加

1）脑脊液分泌过多，可见于脉络丛乳头状瘤、各种脑膜炎；

2）脑脊液循环受阻，如肿瘤、炎症和先天发育畸形等原因导致的阻塞性脑积水；

（4）脑脊液吸收障碍，炎症反应可导致脑脊液回收障碍，引起交通性脑积水。

（5）颅内占位性病变：肿瘤、脓肿、囊肿、寄生虫等所致的占位性病变，病灶本身就有一定的体积，同时病变周围脑水肿或阻塞脑脊液循环通路，导致颅内压增高。

（6）颅腔狭窄：见于先天性颅骨病变、颅骨损伤等。

【病理生理】

（一）颅内压的正常值

颅内压的正常值随年龄的不同而变化，在新生儿，颅内压的正常值为 82mmH_2O，1～7 岁儿童的颅内压逐渐从 82mmH_2O 增加到 176mmH_2O，青少年的颅内压正常值在 136～204mmH_2O 左右。脑脊液压力在一定程度上代表颅内压力，2010 年有国外学者对 472 名儿童进行脑脊液压力的前瞻性研究，结果表明脑脊液压力和年龄没有相关性。

（二）颅内压的生理调节和代偿机制

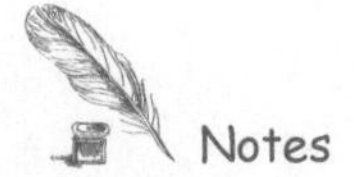

1. 调节和代偿　根据 Monroe-Kellie 原理，颅腔内容物中任何成分的容量增加都会导致另一

种内容物容量代偿性地降低。比如,肿瘤导致脑组织容量增加,脑脊液代偿性的向脊髓蛛网膜下腔分流,硬脑膜静脉窦收缩导致脑血流容量代偿性的降低。在颅内容物的各种组成中,脑组织的代偿能力最低。血流量主要依靠颅内压增高,脑血管受压,血液被挤出颅腔,其代偿能力有限。脑脊液的调节能力相对较强,可以通过改变蛛网膜颗粒的吸收能力,脉络丛的分泌能力进行调节。儿童由于颅腔容积小,脑脊液量较成人少,脉络膜颗粒少,脑组织代谢率高等原因,颅内压增高的生理调节能力较成人低。

2. 压力-容量曲线　当颅内压持续增高,超过脑组织的代偿能力时,颅内压力和颅内容物容量曲线(压力-容量曲线)表现非线性关系,呈指数关系曲线。在代偿期,颅内容积的增高仅导致颅内压微量的增加,越是接近临界点,容量的增加导致颅内压指数级的增高,当超过临界点之后,即使容量微量增加,也会导致颅内压的急剧增高,加重脑的移位(图 19-6-1)。

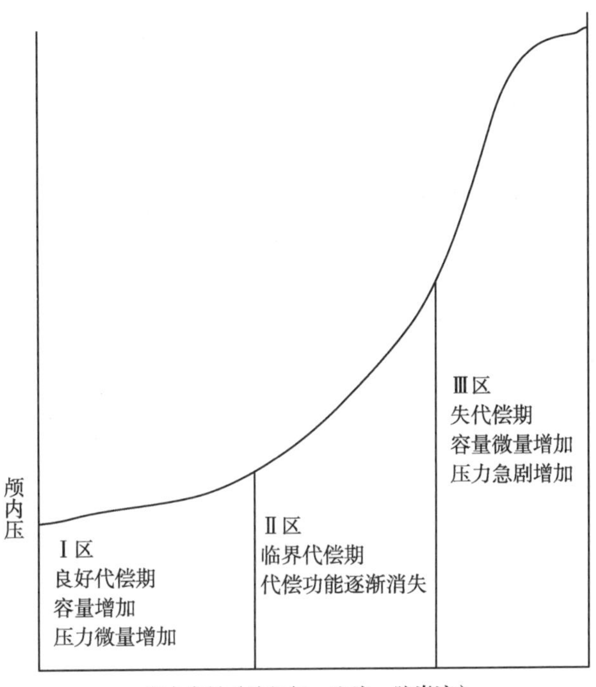

图 19-6-1　容量压力曲线

3. 脑组织顺应性和年龄的关系　顺应性是指颅内压力改变时,颅腔内脑组织的容积代偿能力,用△V/△P 表示。和成熟脑相比,婴幼儿发育中的脑组织由于组织柔软,髓鞘未发育等原因,占位性病变产生的局部压力不能均匀地传递到整个脑组织,顺应性较年长儿低,婴幼儿的压力容量曲线的斜率较年长儿更为陡峭(图 19-6-2),说明当颅内压力增高时,婴幼儿的脑组织的容积代偿能力较年长儿弱。但是新生儿和婴儿期的颅腔并不是严格的密闭结构,当发生颅缝分离时,容量压力曲线的斜率随之降低,代偿能力增加。

(三)颅内高压的病理生理

1. 脑缺血　脑血流灌注减少是颅内高压导致的最直接的危害。脑血管有自动调节能力,当脑灌注压在一定范围内波动时,脑血管通过血管直径的自身调节维持脑血流相对稳定。有效的脑血流灌注压取决于动脉压与颅内压的差,当颅内压持续增高,脑灌注压持续降低超过脑血管自身调节能力时,脑血流灌注减少导致脑缺血。

2. 脑水肿　脑缺血缺氧可影响脑细胞代谢,产生及加重脑水肿,而脑水肿又能加重颅高压,因此脑水肿和脑缺血互为因果,形成恶性循环。

3. 脑疝　发生相对较晚,发生在局灶性颅高压,存在分腔压力时。

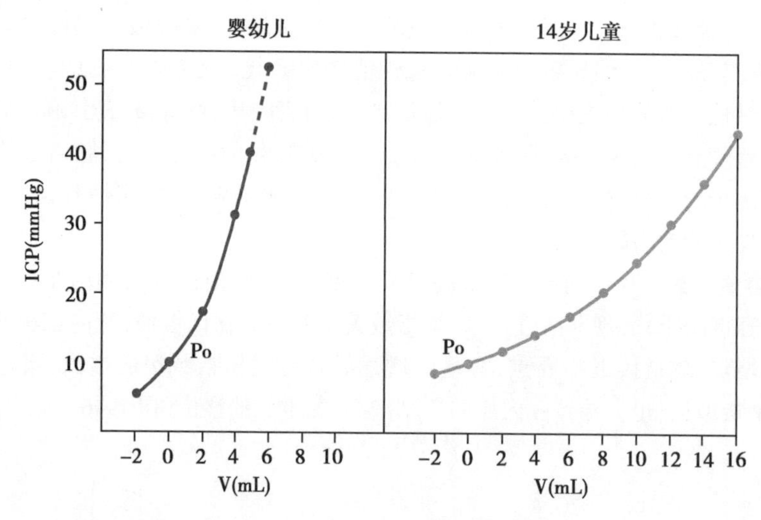

图 19-6-2 不同年龄的容量压力曲线

【临床表现】 小儿颅内压增高的临床表现与病因、颅高压的程度和速度有关。

(一) 中枢神经系统症状和体征

1. 头痛 颅内压增高时,由于脑膜、血管或神经受压、牵扯,或因炎性刺激引起头痛。常为弥漫性、持续性头痛,清晨较重。可因体位改变、咳嗽、用力、大量输液加重。婴幼儿因颅缝裂开、前囟膨隆,起到缓冲作用,头痛不如年长儿明显。又因不能自诉,婴幼儿常表现为躁动不安,或用手拍打头部;新生儿常表现睁眼不眠。

2. 呕吐 由于颅内压增高,第四脑室底部及延髓的呕吐中枢受累引起呕吐,以喷射性呕吐多见,常不伴有恶心,与饮食无关。

3. 意识障碍 常在头痛、呕吐和烦躁之后出现。早期表现为淡漠、迟钝、昏睡或躁动等,若颅内压进行性增高,则发生昏迷。这是由于颅内高压引起两侧大脑皮层广泛损害和脑干网状结构的损伤所致。

4. 惊厥 当颅内压增高刺激大脑皮层的运动中枢时,可发生惊厥。

5. 体征 婴幼儿可见前囟膨隆紧张,骨缝裂开,头围增大。头面部浅表静脉怒张。颅内高压对锥体外系的压迫可导致肌张力明显增高。

(二) 眼部症状和体征

1. 眼球突出 颅压增高通过眶上裂作用于眼眶内海绵窦,眼眶静脉回流受限,故可出现两眼突出。

2. 复视 颅内高压可导致展神经麻痹,患儿出现复视。

3. 视野变化 表现为盲点扩大和向心性视野缩小,婴幼儿和意识障碍患者视野检查困难。

4. 眼底检查 视神经乳头水肿为慢性颅内压增高的主要症状,系因眼底静脉回流受阻所致。急性脑水肿时很少见,在婴幼儿更为罕见。

头痛,呕吐及视神经乳头水肿为被称为颅内高压三联征。

(三) 呼吸障碍

脑干受压或轴性移位,可引起呼吸节律不齐、暂停、潮式呼吸等,为脑疝的前驱症状。

(四) 循环障碍

颅高压时,周围血管收缩,表现为皮肤及面色苍白、发凉及指趾发绀;缺氧可致缓脉,但在小儿少见;血压增高。

(五) 体温调节障碍

因下丘脑体温调节中枢受压,加之肌张力增高时产热增加,以及交感神经受损,排汗功能减

弱,使体表散热不良,故可在短期内体温急剧升高,呈持续性、难以控制的高热或超高热。

（六）脑疝

意识障碍、瞳孔扩大及血压增高伴缓脉称 Cushing 三联征,为颅高压危象,常为脑疝的先兆。临床上常见的脑疝主要有以下两型

1. 小脑幕切迹疝(颞叶沟回疝) ①眼部表现:瞳孔大小不等,因动眼神经受压,患侧瞳孔先缩小后扩大,对光反射迟钝或消失。当双侧动眼神经麻痹时,双侧瞳孔散大、眼球固定;单侧或双侧眼睑下垂;眼球下沉(或向上固定)凝视、斜视(多向患侧);②颈项强直,头部后仰,为小脑幕切迹处硬脑膜受牵扯所致;③中枢性呼吸衰竭,主要表现为呼吸变浅变慢或变快,节律不整、叹气样呼吸、潮式呼吸、呼吸暂停等;④对侧或双侧肢体瘫痪及病理反射;⑤意识障碍。

2. 小脑扁桃体疝(枕骨大孔疝) ①眼部表现:瞳孔对称性缩小,继而散大,对光反射消失,眼球固定不动;②颈项强直和颈部疼痛;③四肢强直性抽搐因延髓外的锥体整受刺激所致;④中枢性呼吸衰竭,呼吸可突然停止;⑤迅速加深的意识障碍,可于短期内进入深昏迷。

【辅助检查】

1. 颅内压的测定 利用生物物理学方法,直接测量颅腔内压力,是诊断颅高压较准确的方法,但这些方法多为有创性,临床应用时要权衡利弊。①腰椎穿刺:脑脊液压力不等于颅内压,但是可以反映颅内压力的水平,但是如有脑疝形成或者脑脊液循环通路阻塞,脑脊液的压力不能代表颅内压水平。对严重颅高压患儿进行腰穿有加重或者诱导脑疝发生的可能,因此需要严格掌握腰穿适应证。②侧脑室穿刺测压:此法最准确而又较安全。在监测颅压的情况下,还可进行控制性脑脊液引流,达到减压治疗的目的。脑室穿刺对前囟未闭的患儿操作较易,前囟已闭者须作颅骨钻孔。③前囟测压:利用非损伤性颅压监测仪直接测定前囟压力,适用于前囟未闭者。

2. 神经影像学检查 头颅 CT、MRI 扫描对确定颅内高压患儿的病变部位、性质和严重程度有最要意义。脑血管造影可用于明确脑血管病变。

3. 脑电图 表现为弥漫性背景活动变慢或伴阵发性高幅慢波。

【诊断】 需遵循的诊断程序为

1. 是否存在颅内高压 根据临床表现和体征一般不难判断。头痛、呕吐和视神经乳头水肿是颅高压主要的临床三联征。

2. 颅内高压的程度 通过临床症状和体征及时判断是否存在脑疝先兆及脑疝是改善严重颅高压患儿预后的关键。

3. 颅内高压的病因诊断 寻找颅高压的病因至关重要。依据颅高压发生的缓急区分颅高压的类型有助于确定病因。急性颅高压常见的病因有颅脑损伤、脑血管意外、感染、急性缺血缺氧性脑病等。慢性颅高压常见于颅内占位、先天性畸形和良性颅高压等。

【治疗】 除积极的降低颅内压之外,应尽快寻找病因并给予相应治疗。

（一）一般治疗

保持患儿安静、抬高头位。密切观察病情变化,及时给予各种对症治疗和支持疗法,如吸氧、止惊、降温、纠正水、电解质平衡紊乱、保护和维持脑代谢功能等。补液支持治疗以保持患儿轻度脱水状态为宜。

（二）病因治疗

控制感染、纠正缺氧、及时去除颅内占位病变等。

（三）脱水疗法

1. 渗透性脱水剂 20% 的甘露醇,每次 0.5g～1g/kg,根据病情需要每 4～8 小时一次;重症患儿可用至每次 2g/kg。血脑屏障功能受损的患儿,甘露醇的效果不佳。高渗氯化钠是另一种渗透性脱水剂。与甘露醇一样也可通过改善血液流变性和提高血浆渗透压而降 ICP,3% 高渗生

理盐水5～10ml/kg，5～10分钟内给予。临床观察发现高渗钠液降ICP作用的持续时间较甘露醇长，反复使用仍然有效，且对甘露醇治疗无效的顽固性颅内高压者也有一定的疗效。

2. 利尿剂　重症患儿可用利尿剂配合渗透性脱水剂，如呋塞米每次0.5～1mg/kg，每日2～4次。对并发心功能衰竭和肾功能不全者优先使用。

3. 类固醇激素　对血管性脑水肿有效，通常选用地塞米松，每次0.1～0.2mg/kg，每6小时重复一次。起效时间在12～24小时。皮质激素对减轻损伤周围的脑水肿有效，但对脑损伤所致的继发性脑水肿无效。对感染源不明患者谨慎使用。

4. 醋氮酰胺　通过利尿及减少脑脊液的分泌而降低颅内压，多用于慢性脑积水的患儿。

(四) 其他

1. 过度通气疗法　颅内压可在过度通气后数秒内降低，但是效果短暂，过度通气可能导致脑缺血性损伤，对于脑外伤患儿，因避免过度通气治疗。

2. 亚低温疗法　保持体温在27～31℃是最为理想的亚低温治疗。需注意心律失常、血液黏稠度增加、白细胞减少、免疫功能降低等亚低温治疗副作用。

3. 外科手术　如脑脊液引流、去骨瓣减压术等。

（王　艺）

第七节　昏　　迷

昏迷(coma)是意识障碍中最严重的类型，是儿科常见的危重症。昏迷是由于弥漫性大脑皮质及皮质下网状结构功能损害或者极度抑制所致，临床表现为意识丧失(包括意识内容和觉醒状态)、运动、感觉及反射功能障碍，各种刺激不能唤醒。

【病因】　小儿昏迷的病因多样，主要分为三大类

1. 感染或炎症相关性疾病　①感染性，如化脓性脑膜炎、重型病毒性脑炎、结核性脑膜炎、寄生虫性脑炎等；②炎症相关性，如中毒性脑病、血管炎、脱髓鞘病变、急性播散性脑脊髓膜炎、多发性硬化等。

2. 结构相关性疾病　①外伤，如脑震荡、脑挫伤、硬膜外血肿、颅内血肿、弥漫性轴索损伤等；②肿瘤；③脑血管疾病，如脑梗死、脑出血、先天性血管畸形等；④脑积水。

3. 代谢性、营养素或毒素相关性疾病　①缺血缺氧性脑病，如休克、心肺功能衰竭、窒息、溺水、一氧化碳中毒、氰化物中毒等；②代谢性疾病，如低血糖、电解质失衡、酮症酸中毒、有机酸血症、肝性脑病、Reye综合征、尿毒症、线粒体病等；③营养素缺乏，如叶酸和维生素B_{12}缺乏、硫胺素缺乏、尼克酸或者烟酸缺乏等；④外毒素和中毒：比如酒精、药物、农药、重金属中毒等。

【发病机制】　意识是大脑的高级功能，是大脑皮质活动和觉醒调节系统综合作用的结果。单纯大脑皮质弥漫性受损时，意识丧失而觉醒存在。只有当觉醒调节系统受损时，才会觉醒不能，导致昏迷。觉醒调节系统由特异性上行投射系统、非特异性上行投射系统(上行网状激活系统和上行网状抑制系统)、间脑和下丘脑组成。根据不同部位和病因所致昏迷的发病机制特点，可将昏迷的发病机制分为以下四类：

1. 幕上性病损　大脑皮质、皮质边缘网状激活系统、丘脑非特异性投射系统、间脑中央部及中脑上行激活系统等病损，是昏迷主要的原因。当位于额、顶、枕叶及中线部位的病损逐渐扩大，间脑中央部的上行网状激活系统受压或者扭曲，导致觉醒不能而昏迷。

2. 幕下性病损　从上脑桥到中脑中轴两旁的网状结构是幕下维持觉醒功能的重要结构。幕下的病损，即使是很小，只要累及双侧上脑桥和中脑之间的上行网状激活系统，就可导致觉醒不能而昏迷。

3. 弥漫性病损　以双侧半球广泛变性萎缩为病理特点的弥漫性病损，由于觉醒激活系统未

受压迫,不会发生昏迷。但以双侧大脑半球广泛坏死、水肿、血管扩张、炎症浸润、胶质细胞增生为主要病理特点的病损,由于大脑皮质、皮质边缘网状激活系统、丘脑非特异性投射系统受到压迫和破坏,导致意识内容丧失、觉醒不能而昏迷。

4. **脑代谢中毒性抑制** 脑的必须物质供应不足、内源性代谢紊乱或者外源性中毒,均可抑制或者破坏大脑皮质和上行网状激活系统。尤其是脑干网状结构,最易受到生物药物的影响,在代谢产物或者毒性物质的作用下,极易引起上行网状激活系统和抑制系统失衡,导致觉醒不能而昏迷。

【临床评估和诊断】 昏迷是儿科的急症,也是危重症,快速的临床评估、病因鉴别是进行生命支持、特异性治疗及改善预后的关键因素。

1. **明确是否昏迷** 根据患儿严重的意识障碍程度,昏迷判断不难,但是需和以下情况进行鉴别:

(1) 精神抑制状态:常见于青少年,如癔病或强烈的精神刺激,患儿突然对外界刺激毫无反应,呼吸急促或者屏气,双目紧闭。但体格检查时拨开眼睑可见眼球不停地运动、瞳孔对光反应灵敏、无神经系统阳性体征。

(2) 去皮质状态:本征仅大脑皮质处于抑制状态,脑干各部位功能正常,因而表现为皮质与脑干功能分离现象。患儿眼睛开闭自如,常呈瞪眼凝视状态,对疼痛刺激、对光反射和角膜反射均为灵敏。

2. **昏迷程度的评估** 因小儿的年龄特点,主要参照小儿 Glasgow 昏迷评分量表进行意识障碍程度的评估(表 19-7-1),其总分为 15 分,最高 15 分,最低 3 分。按得分高低评判意识障碍程度,13～14 分为轻度意识障碍,9～12 分为中度意识障碍,3～8 分为重度意识障碍即昏迷。

表 19-7-1 儿童格拉斯哥昏迷评分表

	儿童	分数	婴幼儿	分数
睁眼反应	自动睁眼	4 分	自动睁眼	4 分
	呼唤睁眼	3 分	呼唤睁眼	3 分
	疼痛睁眼	2 分	疼痛睁眼	2 分
	无睁眼	1 分	无睁眼	1 分
语言反应	能对答,定向正确	5 分	微笑、声音定位、注视物体、适当的牙牙学语互动	5 分
	能对答,定向有误	4 分	哭闹,但可安慰,不正确互动	4 分
	胡言乱语,不能对答	3 分	哭闹,不能安慰	3 分
	仅能发声,无对答	2 分	对疼痛呻吟	2 分
	无语言反应	1 分	无语言反应	1 分
运动反应	可按指令吩咐动作	6 分	有目的性的动作	6 分
	对疼痛刺激定位反应	5 分	对疼痛刺激定位反应	5 分
	对疼痛刺激肢体屈曲反应	4 分	对疼痛刺激肢体屈曲反应	4 分
	对疼痛刺激肢体异常屈曲(去皮层状态)	3 分	对疼痛刺激肢体异常屈曲(去皮层状态)	3 分
	对疼痛刺激肢体异常伸展(去大脑状态)	2 分	对疼痛刺激肢体异常伸展(去大脑状态)	2 分
	对疼痛刺激无反应	1 分	对疼痛刺激无反应	1 分
总分				

3. 昏迷的病因诊断 快速的病因诊断是救治昏迷患儿的关键，需结合患儿的年龄特点、伴随症状、神经系统体格检查、神经影像学、生化检查等进行全面综合地分析。

(1) 病因和年龄：昏迷的病因与发作年龄之间具有一定的特征性。新生儿期以窒息、颅内出血、败血症、脑膜炎、代谢异常等病多见。婴幼儿期常见中毒性脑病、中枢神经系统感染、药物中毒、低血糖症、癫痫持续状态、代谢异常等。年长儿以中毒性脑病、颅内感染、癫痫、中毒多见。

(2) 病史：应详细询问有无传染病接触史、特殊药物接触史、出生史、喂养史、智力与体格发育情况，既往史、昏迷现场可疑情况、家人和周围人的表情等。

(3) 起病方式：患儿起病的缓急和病因有一定的关系。急骤发生的意识障多为意外原因所致，如中毒、先天脑血管畸形引起的急性脑血管意外，Ⅲ度房室传导阻滞引起的阿一斯综合征等；亚急性进行性加重者，见于代谢紊乱及感染性疾病，如酮症酸中毒、肝性脑病、尿毒症等。

(4) 伴随症状：如伴发热者考虑严重感染性疾病；伴呼吸减慢者见于吗啡、巴比妥类药物、有机磷中毒；伴瞳孔散大者，见于氰化物、酒精中毒、癫痫、低血糖状态；伴心动过缓者，见于颅高压、房室传导阻滞等；伴高血压者，见于高血压脑病、脑血管意外、肾炎；伴低血压者，见于各种原因的休克；伴皮肤黏膜改变者，见于严重感染或出血性疾病；伴脑膜刺激征者，见于脑膜炎、蛛网膜下腔出血；伴偏瘫者，见于脑出血、脑梗死、颅内占位等。

(5) 季节：昏迷发生具有一定的季节性。冬末春初时易发生CO中毒；冬春季应注意流行性脑脊髓膜炎；夏秋季应多考虑乙型脑炎、中毒性痢疾等。

【治疗】 昏迷一旦发生，无论何种原因，均提示病情危重，在快速生命支持的基础上，进行病因治疗。

(一) 支持疗法及对症治疗

1. 维持呼吸道通畅，加强吸痰护理，保证氧合；维持有效的循环，维持水电解质及酸碱平衡，保证内环境稳定。

2. 及时进行降温、降颅压、止惊等对症治疗。

3. 密切监护体温、脉搏、呼吸、血压和瞳孔等生命体征的变化，及时发现脑疝。

(二) 病因治疗

根据导致昏迷的原发疾病及原因采取有针对性的治疗措施，如感染性疾病给予抗感染治疗；中毒者给予特异性解毒药物治疗；肝性脑病、肾性脑病、酮症酸中毒等积极治疗原发病；肿瘤、占位、出血等及时进行外科手术评估。

（王 艺）

参考文献

1. Szpilman D, Bierens JJLM, Handley AJ, et al. Drowning. N Engl J Med, 2012, 366(22):2102-2110
2. Berg MD, Schexnayder SM, Chameides L, et al. *Part 13: pediatric basic life support*: 2010 American Heart Association Guidelines for Cardiopulmonary Resuscitation and Emergency Cardiovascular Care. Circulation. 2010; 122 (18 Suppl 3): S862-875
3. Kleinman ME, Chameides L, et al. *Part 14: pediatric advanced life support*: 2010 American Heart Association Guidelines for Cardiopulmonary Resuscitation and Emergency Cardiovascular Care. Circulation. 2010; 122 (18 Suppl 3): S876-908
4. Dellinger RP, Levy MM, Rhodes A, et al Surviving sepsis campaign: international guidelines for management of severe sepsis and septic shock: 2012. Crit Care Med. 2013, 41(2): 580-637
5. 中华医学会儿科学分会急救学组中华医学会急诊学分会儿科组《中华儿科杂志》编辑委员会. 儿科感染性休克(脓毒性休克)诊疗推荐方案. 中华儿科杂志, 2006, 44(8): 596-598

第二十章　儿科临床研究方法

随着儿科医学的发展和进步，临床研究为疾病的诊治提供了科学依据。儿科临床研究的基本技术和理论与其他医学学科并无本质的差别；但是，由于儿童尚处于不断的生长发育阶段，其生理、病理、疾病谱与成人相比存在较大差异；很多成人临床研究结果难以被应用于儿童，或这些成果被照搬地、不合理地用于儿科临床。因此，应强调用循证医学的理念和方法进行儿科临床研究和实践，以提供更多的临床疾病诊治证据，指导治疗。

一、儿科研究的重要性

从事儿科临床实践的医生具有专门的知识和技能，临床经验丰富，疾病的诊治成功率高。但是，这些临床工作中积累的经验常不够系统和全面；或由于受条件的限制，不能揭示疾病的本质问题；因此，临床研究显得十分重要。

儿童各不同年龄组的体格发育、生理、生化参数正常值不同，但目前仍有较多的儿科诊治技术来源于成人研究的资料。由于研究对象的特殊性和研究手段的限制，很多儿童相关的临床数据仍然缺乏；如多数婴儿的药物代谢资料仍参考成人数据，以致于大量儿童用药属于处方说明书外的使用(off-label use)。随着技术的进步，儿科药物研究可望采用微量检测、无创检测、计算机辅助分析等多种无创或微创技术，使儿童药物监测和剂量确定成为便捷和可行；同时为儿科临床药理的相关研究提供新的机会。

由于儿科疾病谱的特点，先天性和遗传代谢病在儿科占有较大比重，儿科疾病的预防干预和早期筛查研究有重要地位。随着围产期疾病监测技术的进步，较多的严重先天性疾病在产前或生后早期得到了治疗或干预，提高了生存率和存活儿的生存质量。

生命早期起源的成人疾病问题是近年来较受重视的儿科研究方向。大量的流行病学和实验研究已经发现那些存活的宫内生长滞缓儿(IUGR)、低出生体重儿或早产儿与成年期发生的疾病，如2型糖尿病、肥胖、代谢综合征、骨质疏松、高血压、冠状动脉疾病、慢性肾病以及慢性肺疾病等密切相关，并可以遗传至下一代。这可能与胎儿或新生儿为适应宫内外不良环境，对自身代谢或组织结构发生的适应性调节有关。在生命早期阶段，如果这种不良环境得不到及时纠正，那么这些适应性调节将导致机体在代谢结构上发生永久性改变，导致成人期发生冠心病、卒中、糖尿病、高血压、肥胖、慢性肾病等疾病风险增加，此即所谓的“成人疾病的发育起源”学说。该学说的提出，引发了儿科领域大量的相关研究。近年来，胎儿程序化的研究重点主要集中在产前事件对胎儿发育的表观遗传。

由环境因素变化所引起的机体生理与代谢等方面的持续性改变也被称作为胎儿的编程。越来越多的证据揭示了DNA甲基化和组蛋白修饰等分子修饰改变或分子调控机制在胎儿来源的成人疾病中起到重要作用，成为儿科临床研究新的、重要的方向。

二、儿科研究的特殊性

儿童不是成人的缩小。由于处于生长发育阶段，脏器功能和代谢处于不断的成熟过程中，因此，相关的临床研究必须考虑患者的年龄因素。而某些专业，如新生儿学科又属于包括了各个脏器和系统的学科，也与产科和围产医学关系密切，故在临床研究中学科交叉有重要意义。

在儿科临床研究中,由于儿童常不能准确叙述病情,客观性的检测有着重要的地位。在随机对照研究中,知情同意书往往需征得监护人的同意和签署;儿童临床试验的伦理学要求、对研究中不良事件监测的要求往往较高。在临床试验结果的随访中,除考虑时间因素外,还应关注儿童生长发育本身带来的变化。例如,对新生儿期的临床治疗研究、尤其是有关神经发育影响的随访,常在生后18个月时进行,然后必要时在5岁或更长期进行随访。过短期的随访不能全面反映治疗干预的远期效果;但过长时间的随访可能会受到生长发育本身的影响、或由于不同时期治疗干预策略的改变和变迁的影响,使得干预的效果出现"稀释"而不易显现。

我国儿科临床研究的特殊性和发展潜力:至今,我国儿科发育、生理、生化及遗传代谢等较多指标采用了国外的相关资料,中国人群的数据有待完善和补充,这为儿科临床研究提供了机遇和挑战。相对于成人的疾病研究,儿科临床的随机对照(Randomize Controlled trial,RCT)研究数量还比较有限,进一步研究的空间很大。儿童药物的超说明书使用仍非常普遍;新生儿期药物的超说明书使用甚至高达90%。新生儿期作为儿科的特殊年龄段,其生理及代谢与儿童及成年人有很大的差异;近年来比较被重视的发育药理学(developmental pharmacology)也很强调新生儿的特点。目前儿科临床药理研究思路基本是从成人临床研究知识的基础上进行探索,这在最大程度上避免了过多的、不必要的儿童和新生儿临床试验。但是,在新生儿合理用药中,除了沿用成人或儿童研究结果外,不管使用何种药物,正确理解生长与发育与药物的吸收、分布、代谢和排泄的关系是十分重要的。不同年龄组的个体表现、所处环境的不同,其临床反应可能会出现较大差异,对此我们仍需要获取相关的数据和必要的随机对照(RCT)研究资料。随着发育药理学的研究深入及新生儿临床药理学研究新技术的引入和开展,此类问题将会逐渐得到解决。

儿童期是遗传代谢病主要发病年龄段,但我国的儿童遗传代谢病数据库有待完善,诸多的遗传代谢病有待正确和及时的诊断。随着二代测序(next generation sequencing)技术等基因检测和分析技术的进步、相关研究和检测成本的下降,儿童遗传代谢病的诊断和研究将会有更大的发展,也为合理及时的治疗带来了新的机遇。

三、儿科研究的方法

与其他临床学科的研究类似,儿科临床研究首先应该正确的选择研究问题;临床日常工作中可能会遇到很多困难和疑难问题需要研究解决。尽管在临床研究中,真正的原创性研究占少数,更多的是借鉴、模仿或部分重复前人或他人的工作,但即或是模仿和重复成人研究的结果,也应该有所创新,提出新的结论、观点和见解。在进行研究设计前,确定研究的问题是第一步;解决儿科特定的问题是需要探索、解决未知,发现新的规律、找出新的方法,提出新的观点,最终解决问题。儿科临床研究问题的提出常常是建立在扎实的临床实践基础、创新性的思考、大量文献阅读和分析的基础上的。

儿科转化医学研究(pediatric translational research):与其他医学研究类似,转化医学研究,将实验室的研究和理念应用于临床实践和临床研究,是对儿科临床医生或从事儿科基础研究工作者的新挑战。这些转化研究主要包括:近年来儿童疾病病理生理理论在临床的应用、遗传学和分子生物学在儿科肿瘤和炎症中的应用、最新医疗设备技术在临床评估和预后监测中的应用、最新的病理机制和新的疗法在儿童各不同器官疾病中的应用、将动物模型研究的进展及相关技术用于儿科疾病的研究等。探讨我国儿科转化医学研究的现状,分析我国儿科临床医生转化医学研究能力欠缺的可能原因,可望找到提高我国儿科临床医生转化医学研究能力的方法,提升医生从事科研的水平。通过提高临床实践工作中进行转化医学研究的潜意识,有助于总体把握临床疾病的病因、发病机制及治疗,最终培养出具有从临床凝练到基础、从基础研究投射到临床应用思维模式的新一代儿科临床科学家(physician scientist)。

儿科临床研究的全球化合作问题:国际上将婴儿死亡率、孕产妇死亡率和人均预期寿命作

为衡量一个国家的卫生健康发展水平的重要指标。降低婴儿死亡率是儿科临床研究的重要任务；基础研究的进步为临床研究提供了解决问题的方向和手段；我国的儿科临床研究，尤其是临床适宜技术的推广和培训研究对降低婴儿死亡率做出了重要贡献；国际合作与交流，尤其是对降低婴儿死亡率的合作研究，国际数据共享和对比，对促进儿科临床研究，降低我国婴儿死亡率也起到了非常积极的作用。

科学的设计方案在儿科临床研究中是十分重要的。循证医学（evidence based medicine）的发展促进了儿科临床研究的科学性和实用性。选择不同的研究方案，在很大程度上决定了研究结果的论证强度。临床随机对照研究（RCT）是论证强度最高的设计；儿科研究由于研究条件、伦理问题等限制，在没有条件进行RCT研究时，可进行非随机或无对照的观察性研究。在儿科临床研究前，应该有计划地进行科研设计，对纳入对象、排除标准、结果的判断标准等作出具体的定义和规定。

总之，儿科临床研究是基于儿科特点的一种创新性工作，要充分掌握学科的进展，选好课题，进行规范的科学研究；通过研究来发现儿科临床工作中存在的问题，解决问题，最终推动儿科医学学科的发展。

（杜立中）

附　录

一、中国居民膳食能量需要量(EAR)

人群	能量/(kcal/d)					
	身体活动水平(轻)		身体活动水平(中)		身体活动水平(重)	
	男	女	男	女	男	女
0 岁～	—[a]	—	90kcal/(kg·d)	90kcal/(kg·d)	—	—
0.5 岁～	—	—	80kcal/(kg·d)	80kcal/(kg·d)	—	—
1 岁～	—	—	900	800	—	—
2 岁～	—	—	1100	1000	—	—
3 岁～	—	—	1250	1200	—	—
4 岁～	—	—	1300	1250	—	—
5 岁～	—	—	1400	1300	—	—
6 岁～	1400	1250	1600	1450	1800	1650
7 岁～	1500	1350	1700	1550	1900	1750
8 岁～	1650	1450	1850	1700	2100	1900
9 岁～	1750	1550	2000	1800	2250	2000
10 岁～	1800	1650	2050	1900	2300	2150
11 岁～	2050	1800	2350	2050	2600	2300
14 岁～	2500	2000	2850	2300	3200	2550
18 岁～	2250	1800	2600	2100	3000	2400
50 岁～	2100	1750	2450	2050	2800	2350
65 岁～	2050	1700	2350	1950	—	—
80 岁～	1900	1500	2200	1750	—	—
孕妇(早)	—	+0[b]	—	+0	—	+0
孕妇(中)	—	+300	—	+300	—	+300
孕妇(晚)	—	+450	—	+450	—	+450
乳母	—	+500	—	+500	—	+500

[a]未制定参考值者用"—"表示；

[b]"+"表示在同龄人群参考值基础上额外增加量

二、中国居民膳食碳水化合物、脂肪酸参考摄入量(DRIs)

人群	总碳水化合物/(g/d)	亚油酸/(%E[a])	α-亚麻酸/(%E)	EPA+DHA/(g/d)
	EAR	AI	AI	AI
0 岁 ~	60(AI)	7.3(0.15g[b])	0.87	0.10[d]
0.5 岁 ~	85(AI)	6.0	0.66	0.10[d]
1 岁 ~	120	4.0	0.60	0.10[d]
4 岁 ~	120	4.0	0.60	—[c]
7 岁 ~	120	4.0	0.60	—
11 岁 ~	150	4.0	0.60	—
14 岁 ~	150	4.0	0.60	—
18 岁 ~	120	4.0	0.60	—
50 岁 ~	120	4.0	0.60	—
65 岁 ~	120	4.0	0.60	—
80 岁 ~	120	4.0	0.60	—
孕妇(早)	130	4.0	0.60	0.25(0.20[d])
孕妇(中)	130	4.0	0.60	0.25(0.20[d])
孕妇(晚)	130	4.0	0.60	0.25(0.20[d])
乳母	160	4.0	0.60	0.25(0.20[d])

[a]%E 为占能量的百分比。
[b]为花生四烯酸
[c]未制定参考值者用“—”表示。
[d]DHA
注:EAR:平均需要量;AI:适宜摄入量;我国 2 岁以上儿童及成人膳食中来源于食品工业加工产生的反式脂肪酸的 UI 为<1%E。

三、我国城区 7 岁以下儿童体格发育测量值

1. 我国城区 7 岁以下儿童体格发育测量值(男,$\bar{x}\pm s$)

	体重		身高		坐高		头围		胸围	
	$\bar{x}$	s	$\bar{x}$	s	$\bar{x}$	s	$\bar{x}$	s	$\bar{x}$	s
出生	3.33	0.39	50.4	1.7	33.5	1.6	34.5	1.2	32.9	1.5
1 个月 ~	5.11	0.65	56.8	2.4	37.8	1.9	38	1.3	37.5	1.9
2 个月 ~	6.27	0.73	60.5	2.3	40.2	1.8	39.7	1.3	39.9	1.9
3 个月 ~	7.17	0.78	63.3	2.2	41.7	1.8	41.2	1.4	41.5	1.9
4 个月 ~	7.76	0.86	65.7	2.3	42.8	1.8	42.2	1.3	42.4	2
5 个月 ~	8.32	0.95	67.8	2.4	44	1.9	43.3	1.3	43.3	2.1
6 个月 ~	8.75	1.03	69.8	2.6	44.8	2	44.2	1.4	43.9	2.1
8 个月 ~	9.35	1.04	72.6	2.6	46.2	2	45.3	1.3	44.9	2
10 个月 ~	9.92	1.09	75.5	2.6	47.5	2	46.1	1.3	45.7	2
12 个月 ~	10.49	1.15	78.3	2.9	48.8	2.1	46.8	1.3	46.6	2

续表

	体重		身高		坐高		头围		胸围	
	$\bar{x}$	s	$\bar{x}$	s	$\bar{x}$	s	$\bar{x}$	s	$\bar{x}$	s
15 个月 ~	11.04	1.23	81.4	3.2	50.2	2.3	47.3	1.3	47.3	2
18 个月 ~	11.65	1.31	84	3.2	51.5	2.3	47.8	1.3	48.1	2
21 个月 ~	12.39	1.39	87.3	3.5	52.9	2.4	48.3	1.3	48.9	2
2.0 岁 ~	13.19	1.48	91.2	3.8	54.7	2.5	48.7	1.4	49.6	2.1
2.5 岁 ~	14.28	1.64	95.4	3.9	56.7	2.5	49.3	1.3	50.7	2.2
3.0 岁 ~	15.31	1.75	98.9	3.8	57.8	2.3	49.8	1.3	51.5	2.3
3.5 岁 ~	16.33	1.97	102.4	4	59.2	2.4	50.2	1.3	52.5	2.4
4.0 岁 ~	17.37	2.03	106	4.1	60.7	2.3	50.5	1.3	53.4	2.5
4.5 岁 ~	18.55	2.27	109.5	4.4	62.2	2.4	50.8	1.3	54.4	2.6
5.0 岁 ~	19.9	2.61	113.1	4.4	63.7	2.4	51.1	1.3	55.5	2.8
5.5 岁 ~	21.16	2.82	116.4	4.5	65.1	2.5	51.4	1.3	56.6	3
6 ~ 7 岁	22.51	3.21	120	4.8	66.6	2.5	51.7	1.3	57.6	3.3

2. 我国城区 7 岁以下儿童体格发育测量值(女,$\bar{x}\pm s$)

	体重		身高		坐高		头围		胸围	
	$\bar{x}$	s	$\bar{x}$	s	$\bar{x}$	s	$\bar{x}$	s	$\bar{x}$	s
出生	3.24	0.39	49.7	1.7	33.2	1.6	34	1.2	32.6	1.5
1 个月 ~	4.73	0.58	55.6	2.2	37	1.9	37.2	1.3	36.6	1.8
2 个月 ~	5.75	0.68	59.1	2.3	39.2	1.8	38.8	1.2	38.8	1.8
3 个月 ~	6.56	0.73	62	2.1	40.7	1.8	40.2	1.3	40.3	1.9
4 个月 ~	7.16	0.78	64.2	2.2	41.9	1.7	41.2	1.2	41.4	2
5 个月 ~	7.65	0.84	66.2	2.3	42.8	1.8	42.1	1.3	42.1	2
6 个月 ~	8.13	0.93	68.1	2.4	43.9	1.9	43.1	1.3	42.9	2.1
8 个月 ~	8.74	0.99	71.1	2.6	45.3	1.9	44.1	1.3	43.9	1.9
10 个月 ~	9.28	1.01	73.8	2.8	46.4	1.9	44.9	1.3	44.6	2
12 个月 ~	9.8	1.05	76.8	2.8	47.8	2	45.5	1.3	45.4	1.9
15 个月 ~	10.43	1.14	80.2	3	49.4	2.1	46.2	1.4	46.2	2
18 个月 ~	11.01	1.18	82.9	3.1	50.6	2.2	46.7	1.3	47	2
21 个月 ~	11.77	1.3	86	3.3	52.1	2.4	47.2	1.4	47.8	2
2.0 岁 ~	12.6	1.48	89.9	3.8	54	2.5	47.6	1.4	48.5	2.1
2.5 岁 ~	13.73	1.63	94.3	3.8	56	2.4	48.3	1.3	49.6	2.2
3.0 岁 ~	14.8	1.69	97.6	3.8	56.8	2.3	48.8	1.3	50.5	2.2

续表

	体重		身高		坐高		头围		胸围	
	x̄	s	x̄	s	x̄	s	x̄	s	x̄	s
3.5岁~	15.84	1.86	101.3	3.8	58.4	2.2	49.2	1.3	51.3	2.4
4.0岁~	16.84	2.02	104.9	4.1	59.9	2.3	49.5	1.3	52.1	2.4
4.5岁~	18.01	2.22	108.7	4.3	61.5	2.4	49.9	1.2	53	2.6
5.0岁~	18.93	2.45	111.7	4.4	62.7	2.4	50.1	1.3	53.7	2.8
5.5岁~	20.27	2.73	115.4	4.5	64.4	2.4	50.4	1.3	54.8	3
6~7岁	21.55	2.94	118.9	4.7	65.8	2.4	50.7	1.3	55.7	3.1

3. 我国郊区7岁以下儿童体格发育测量值(男,$\bar{x}\pm s$)

	体重		身高		坐高		头围		胸围	
	x̄	s	x̄	s	x̄	s	x̄	s	x̄	s
出生	3.32	0.4	50.4	1.8	33.5	1.7	34.3	1.3	32.8	1.5
1个月~	5.12	0.73	56.6	2.5	37.7	1.9	38	1.4	37.4	2
2个月~	6.29	0.75	60.5	2.4	40.1	1.8	39.8	1.3	39.8	2
3个月~	7.08	0.82	63	2.3	41.5	1.9	41.1	1.4	41.3	2.1
4个月~	7.63	0.89	65	2.3	42.5	1.9	42.2	1.3	42.2	2.1
5个月~	5.15	0.93	67	2.2	43.5	1.8	43.2	1.2	42.9	2.1
6个月~	8.57	1.01	69.2	2.5	44.6	1.9	44.2	1.3	43.7	2.1
8个月~	9.18	1.07	72.1	2.6	45.9	1.8	45.2	1.3	44.5	2.1
10个月~	9.65	1.1	74.7	2.8	47.2	2.1	46	1.3	45.3	2.1
12个月~	10.11	1.15	77.5	2.8	48.4	2.1	46.4	1.3	46.2	2
15个月~	10.59	1.2	80.2	3.1	49.7	2.1	46.9	1.3	46.9	2.1
18个月~	11.21	1.25	82.8	3.2	51	2.2	47.5	1.2	47.8	2
21个月~	11.82	1.36	85.8	3.4	52.5	2.2	47.9	1.3	48.3	2.1
2.0岁~	12.65	1.43	89.5	3.8	54.1	2.3	48.4	1.3	49.2	2.2
2.5岁~	13.81	1.6	93.7	3.8	55.9	2.3	49	1.3	50.3	2.3
3.0岁~	14.65	1.65	97.2	3.9	57	23	49.3	1.3	50.9	2.2
3.5岁~	15.51	1.77	100.5	4	58.4	2.2	49.7	1.3	51.7	2.3
4.0岁~	16.49	1.95	104	4.4	59.8	2.4	50.1	1.3	52.5	2.3
4.5岁~	17.46	2.17	107.4	4.3	61.3	2.4	50.3	1.3	53.4	2.5
5.0岁~	18.46	2.32	110.7	4.6	62.7	2.4	50.6	1.3	54.2	2.6
5.5岁~	19.58	2.72	113.6	4.7	63.9	2.6	50.9	1.4	55	2.8
6~7岁	20.79	2.89	117.4	5	65.5	2.6	51.1	1.4	56	2.9

4. 我国郊区 7 岁以下儿童体格发育测量值(女,$\bar{x}\pm s$)

	体重		身高		坐高		头围		胸围	
	$\bar{x}$	s	$\bar{x}$	s	$\bar{x}$	s	$\bar{x}$	s	$\bar{x}$	s
出生	3.19	0.39	49.8	1.7	33	1.7	33.7	1.3	32.4	1.6
1 个月 ~	4.79	0.61	55.6	2.2	36.9	1.8	37.2	1.2	36.6	1.8
2 个月 ~	5.75	0.72	59	2.4	38.9	1.9	38.8	1.3	38.7	1.9
3 个月 ~	6.51	0.76	61.7	2.2	40.5	1.8	40.1	1.2	40.2	2
4 个月 ~	7.08	0.83	63.6	2.3	41.5	1.8	41.2	1.3	41.1	2
5 个月 ~	7.54	0.91	65.5	2.4	42.5	1.9	42.1	1.3	41.8	2.1
6 个月 ~	7.98	0.94	67.6	2.5	43.5	1.8	43.1	1.3	42.6	2.1
8 个月 ~	8.54	1.05	70.5	2.7	44.9	1.9	44	1.3	43.5	2.2
10 个月 ~	9	1.04	73.2	2.7	46.1	1.9	44.7	1.3	44.2	2
12 个月 ~	9.44	1.12	75.8	2.9	47.3	2.1	45.2	1.3	44.9	2
15 个月 ~	9.97	1.13	78.9	3.1	48.8	2.1	45.8	1.3	45.8	2
18 个月 ~	10.63	1.2	81.7	3.3	50.2	2.2	46.4	1.3	46.7	2.2
21 个月 ~	11.21	1.27	84.4	3.3	51.5	2.2	46.8	1.3	47.3	2.1
2.0 岁 ~	12.04	1.38	88.2	3.7	53.2	2.3	47.3	1.3	48.1	2.2
2.5 岁 ~	13.18	1.52	92.5	3.7	55	2.3	47.9	1.3	49.1	2.2
3.0 岁 ~	14.22	1.66	96.2	3.9	56.2	2.2	48.3	1.3	50	2.2
3.5 岁 ~	15.09	1.82	99.5	4.2	57.6	2.3	48.8	1.3	50.7	2.3
4.0 岁 ~	15.99	1.89	103.1	4.1	59.1	2.3	49	1.2	51.4	2.4
4.5 岁 ~	16.84	2.07	106.2	4.5	60.4	2.4	49.4	1.3	52.1	2.4
5.0 岁 ~	17.85	2.35	109.7	4.6	61.9	2.5	49.6	1.4	52.8	2.6
5.5 岁 ~	18.83	2.49	112.7	4.7	63.2	2.5	49.9	1.3	53.6	2.7
6 ~ 7 岁	20.11	2.87	116.5	5	64.7	2.6	50.1	1.4	54.5	3

四、儿童血液一般检测正常值

项目	年龄	正常值	
		法定单位	旧制单位
红细胞	新生儿	$(5.2\sim6.4)\times10^{12}/L$	$(5.2\sim6.4)\times10^{9}/mm^{3}$
	婴儿	$(4.0\sim4.3)\times10^{12}/L$	$(4.0\sim4.3)\times10^{9}/mm^{3}$
	儿童	$(4.0\sim4.5)\times10^{12}/L$	$(4.0\sim4.5)\times10^{9}/mm^{3}$
血红蛋白	新生儿	180 ~ 190g/L	18 ~ 19g/dl
	婴儿	110 ~ 120g/L	11 ~ 12g/dl
	儿童	120 ~ 140g/L	12 ~ 14g/dl

续表

项目	年龄	正常值	
		法定单位	旧制单位
红细胞比容	1天	0.48～0.69	48%～69%
	2天	0.48～0.75	48%～75%
	3天	0.44～0.72	44%～72%
	～2个月	0.28～0.42	28%～42%
	6～12岁	0.35～0.45	35%～45%
白细胞	新生儿	20×10^9/L	20 000/mm^3
	婴儿	(11～12)$\times10^9$/L	11 000～12 000/mm^3
	儿童	(8～10)$\times10^9$/L	8000～10 000/mm^3
白细胞分类			
中性粒细胞比例	新生儿～婴儿	0.31～0.40	31%～40%
	儿童	0.50～0.70	50%～70%
淋巴细胞比例	新生儿～婴儿	0.40～0.60	40%～60%
	儿童	0.20～0.40	20%～40%
单核细胞比例	2～7天	0.12	12%
	其后	0.01～0.08	1%～8%
嗜酸性粒细胞比例		0.005～0.05	0.5%～5%
嗜碱性粒细胞比例		0～0.0075	0%～0.75%
嗜酸性粒细胞数目		(50～300)$\times10^6$/L	50～300/mm^3
网织红细胞比例	新生儿	0.03～0.06	3%～6%
	儿童	0.005～0.015	0.5%～1.5%
血小板		(100～300)$\times10^9$/L	(100～300)$\times10^9$/mm^3
HbA		>0.95	>95%
HbA_2		<0.02	<2%
HbF	1天	0.63～0.92	63%～92%
	5天	0.65～0.88	65%～88%
	3周	0.55～0.85	55%～85%
	6～9周	0.31～0.75	31%～75%
	3～4个月	<0.02～0.59	<2%～59%
	6个月	<0.02～0.09	<2%～9%

中英文名词对照索引

18-三体综合征　18-trisomy syndrome, Edwards syndrome　448

21-羟化酶缺乏症　21-hydroxylase deficiency, 21-OHD　434

A

Alport 综合征　Alport syndrome, AS　305

埃可病毒　echo virus　178

B

Bartter 综合征　Bartter syndrome　310

白色念珠菌　candida albicans　179

白血病　leukemia　346

败血症休克　septic shock　139

半乳糖血症　galactosemia　454

伴中央-颞区棘波的儿童良性癫痫　benign children epilepsy with central-temporal spikes, BECTS　373

杯状病毒　calicivirus　178

苯丙酮尿症　phenylketonuria, PKU　456

毕脱斑　Bitot's spots　81

臂丛神经损伤　brachial plexus injury　157

变形杆菌　bacillus proteus　179

病毒性脑炎　viral encephalitis　386

病毒性心肌炎　viral myocarditis　267

病理性黄疸　pathologic jaundice　132

不耐热肠毒素　labile toxin, LT　179

部分肠道外营养　partial parenteral nutrition, PPN　26

C

C 反应蛋白　C-reactive protein, CRP　140

参考摄入量　dietary reference intakes, DRIs　61

餐后血清锌浓度反应试验　PICR　93

产毒性大肠杆菌　enteroxigenic E. coli, ETEC　179

产瘤　caput succedaneum　156

产伤　birth injury　156

长效青霉素　benzathine penicilline　482

肠病性肢端皮炎　acrodermatitis enteropathica　92

肠道内营养　enteral nutrition, EN　26,27

肠道外营养　parenteral nutrition, PN　26

肠道腺病毒　entrric adenovirus　178

肠肝循环　enterohepatic circulation　131

肠腺病毒　enteric adero virus　178

常频机械通气　conventional mechanical ventilation, CMV　103

超低出生体重儿　extremely low birth weight, ELBW　97

成骨不全　osteogenesis imperfecta, OI　465

持续肺动脉高压　pulmonary hypertension of the newborn, PPHN　121

持续气道正压　continuous positive airway pressure, CPAP　103,549

抽动障碍　tic disorders　47

出血坏死性胰腺炎　hemorrhagic necrotic pacreatitis　192

出血性大肠杆菌　enterohemorrhagia E. coli, EGEC　179

川崎病　Kawasaki disease, KD　499

磁共振成像　magnetic resonance imaging, MRI　369

促肾上腺皮质激素　adrenocorticotrophic hormone, ACTH　434

促肾上腺皮质激素释放激素　corticotrophin releasing hormone, CRH　434

促胃肠动力药　prokinetic agents　169

促性腺激素释放激素类似物　gonadotropin releasing hormone analogue, GnRHa　431

促性腺激素释放激素依赖性性早熟　GnRH-dependent precocious puberty, GDPP　429

脆骨病　brittle bone disease　465

D

Duchenne 和 Becker 肌营养不良　Duchenne/Becker muscular dystrophy, DMD/BMD　395

大理石状态　status marmoratus　388

大运动　gross motor　39

代谢性碱中毒　metabolic alkalosis　21

代谢性酸中毒　metabolic acidosis　21

单纯疱疹　herpes simplex　475

单纯疱疹病毒　herpes simplex virus　139

单纯型肾病　simple type NS　287

胆红素脑病　bilirubin encephalopathy　135
胆囊炎　cholecystitis　189
蛋白质-能量营养不良　protein-energy malnutrition, PEM　72
等渗性脱水　isotonic dehydration　19
等张　isotonicity　24
低钾血症　hypokalemia　19
低渗性脱水　hypotonic dehydration　19
低张　hypotonicity　24
癫痫　epilepsy　370
癫痫发作　epileptic seizure　371
癫痫综合征　epileptic syndrome　373
碘缺乏症　iodine deficiency disorders, IDD　93
蝶形红斑　butlerfly rash　489
动脉导管开放　patent ductus arteriosus, PDA　103
窦性心动过缓　sinus bradycardia　261
窦性心动过速　sinus tachycardia　261
窦性心律不齐　sinus arrhythmia　262
对立违抗障碍　oppositional defiant disorder, ODD　409
多发性大动脉炎　polyarteritis　495
多关节型　polyarticular onset　484
多耐药结核病　multidrugs resistant tuberculosis, MDR-TB　519
多器官功能不全　multiple organs dysfunction syndrome, MODS　139
多器官功能衰竭综合征　multiple organ dysfunction syndrome, MODS　361

E

鹅口疮　thrush, oral candidiasis　166, 530
儿茶酚胺　catecholamine, CA　438
儿科危重病学　pediatric critical care medicine　539
儿科学　pediatrics　1
儿科转化医学研究　pediatric translational research　570
儿童肥厚性心肌病　hypertrophic cardiomyopathy　270
儿童精神病学　child psychiatry　401
儿童失神癫痫　childhood absence epilepsy, CAE　374
儿童限制性心肌病　restrictive cardiomyopathy　270
儿童阻塞性睡眠呼吸暂停低通气综合征　obstructive sleep apnea hypopnoea syndrome, OSAHS　234

F

Fanconi 综合征　Fanconi syndrome　309
发育与行为儿科学　developmental and behavioral pediatrics　1
法洛四联症　tetralogy of Fallot, TOF　254
反流性肾病　reflux nephropathy, RN　315
房间隔缺损　atrial septal defect, ASD　248
非 IgE 途径介导的食物过敏　non-IgE-mediated food allergy　200
非促性腺激素释放激素依赖性性早熟　GnRH-independent precocious puberty, GIPP　429
非霍奇金淋巴瘤　non-Hodgkin's lymphoma, NHL　352
非链球菌感染后肾小球肾炎　non-poststreptococcal glomerulonephritis　287
非甾体类抗炎药　non-steroidal anti-inflammatory drugs, NSAIDS　487
非重型再障　non-severe aplastic anemia, NSAA　340
肥胖　obesity　75
肥胖-换氧不良综合征　pickwickian syndrome　76
肥胖生殖无能症　Fröhlich syndrome　77
腓反射　peroneal sign　90
肺动脉瓣狭窄　pulmonary stenosis, PS　253
肺外结核病　extra pulmonary tuberculosis　517
肺炎　pneumonia　216
肺炎支原体肺炎　mycoplasma pneumoniae pneumonia　223
分离焦虑障碍　separation anxiety disorder　405
风湿热　rheumatic fever　478
风湿小体　aschoff　479
风湿性疾病　rheumatic diseases　478
风疹　rubella　506
风疹病毒　rubella　139
佛斯特征　Chvostek sign　90
复苏　resuscitation　110

G

肝豆状核变性　hepatolenticular degeneration, WD　463
肝造血期　hepatic hematopoiesis　321
感染性心内膜炎　infective endocarditis, IE　249, 271
感染性休克　septic shock　552
高级生命支持　pediatric advanced life support　543
高钾血症　hyperkalemia　20
高流量鼻导管吸氧　high flow nasal cannulae, HFNC　103
高频通气　high-frequency ventilation HFV　103, 549
高频振荡通气　high frequency oscillatory ventilation, HFOV　549
高渗性脱水　hypertonic dehydration　19
高危儿　high risk infant　98
高张　hypertonicity　24
戈谢病　Gaucher disease, GD　460
弓形虫　toxoplasma　139

弓形虫病 toxoplasmosis 145
共济失调型 ataxia 389
佝偻病串珠 rachitic rosary 87
钩虫病 ancylostomiasis 536
孤独症谱系障碍 autism spectrum disorder,ASD 45
孤立性血尿 isolated hematuria 287
骨成形蛋白 bone morphogenetic protein,BMP 81
骨髓外造血 extramedullary hematopoiesis 322
骨髓造血期 medullary hemotopoiesis 321
冠状病毒 coronavirus 178
光照疗法 phototherapy 137
过敏性紫癜 anaphylactoid purpura 496

H

H_2 受体拮抗剂 H_2-receptor blockers 169
郝氏沟 Harrison's groove 87
亨-舒紫癜 Henoch-Schonlein purpura,HSP 496
红细胞游离原卟啉 free erythrocyte protoporphyrin, FEP 329
呼吸窘迫综合征 respiratory distress syndrome,RDS 112
呼吸性碱中毒 respiratory alkalosis 22
呼吸性酸中毒 respiratory acidosis 21
花生四烯酸 Arachidonic acid,AA 62
化脓性脑膜炎 purulent meningitis 382
化脓性胸膜炎 purulent pleurisy 224
坏死性小肠结肠炎 necrotizing enterocolitis,NEC 159
环曲病毒 torovirus 178
缓解病情抗风湿药 disease modifying anti-rheumatic drugs, DMARDs 487
换血疗法 exchange transfusion 138
蛔虫病 ascariasis 534
活动消耗 physical activity 62
活化部分凝血活酶时间 activated partial thromboplastin time,APTT 151
获得性免疫缺陷综合征 acquired immunodeficiency syndrome,AIDS 474
霍奇金淋巴瘤 Hodgkin lymphoma,HL 352

I

IgE 和细胞途径共同介导的食物过敏 combined IgE- and cell mediated food allergy 200
IgE 途径介导的食物过敏 IgE-mediated food allergy 200

J

肌电图 electromyography,EMG 368
肌张力低下型 atonia 389
基本生命支持 pediatric basic life support 543
基础代谢率 basal metabolic rate,BMR 61
吉兰-巴雷综合征 Guillain-Barre syndrome,GBS 390
极重型再障 very severe aplastic anemia,VSAA 340
急进性肾小球肾炎 rapidly progressive glomerulonephritis, RPGN 287
急性播散性脑脊髓炎 acute disseminated encephalomyelitis,ADEM 387
急性胆囊炎 acute cholecystitis,AC 189
急性感染性喉炎 acute infectious laryngitis 212
急性呼吸衰竭 acute respiratory failure,ARF 547
急性链球菌感染后肾小球肾炎 acute poststreptococcal glomerulonephritis,APSGN 287
急性毛细支气管炎 bronchiolitis 214
急性上呼吸道感染 acute upper respiratory infection,AURI 210
急性肾小球肾炎 acute glomerulonephritis,AGN 287,288
急性粟粒性肺结核 acute miliary tuberculosis of the lungs 524
急性细菌性脑膜炎 acute bacterial meningitis 382
急性心包炎 acute pericarditis 278
急性炎症性脱髓鞘性多神经根神经病 acute inflammatory demyelinating polyneuropathy,AIDP 391
急性胰腺炎 acute pancreatitis,AP 191
急性运动感觉轴索性神经病 acute motor sensory axonal neuropathy,AMSAN 391
急性运动轴索神经病 acute motor axonal neuropathy, AMAN 391
急性支气管炎 acute bronchitis 213
技能训练 occupational therapy,OT 390
继发性呼吸暂停 secondary apnea 109
继发性免疫缺陷病 secondary immunodeficiency disease, SID 474
继发性肾小球疾病 secondary glomerular diseases 288
寄生虫病 parasitic disease 533
家族性再发性血尿 familiar recurrent hematuria 288
甲氨蝶呤 methotraxate,MTX 487
甲状旁腺功能减低症 hypoparathyroidism 440
甲状旁腺功能亢进症 hyperparathyroidism 441
假性肥大型肌营养不良 pseudohypertrophic muscular dystrophy,PMD 395
假性甲状旁腺功能减低症 pseudohypoparathyroidism PHP 440
假性球麻痹 pseudobulbar palsy 366
间歇性爆怒障碍 intermittent explosive disorder,IED 411
结肠镜检查 colonoscopy 164

结核病 tuberculosis 516
结核性脑膜炎 tuberculous meningitis 525
结节性硬化症 tuberous sclerosis 365
金黄色葡萄球菌 staphylococcal aureus 179
进行性肌营养不良 progressive muscular dystrophy, PMD 395
近端肾小管酸中毒 proximal renal tubular acidosis, pRTA 307
经鼻间歇正压通气 nasal intermittent positive pressure ventilation, NIPPV 103
经周围静脉进入中心静脉置管 peripherally inserted central catheter, PICC 27
惊厥 convulsion 378
精细运动 fine motor 39
痉挛型 spasticity 388
巨细胞病毒 cytomegalovirus, CMV 139, 144
巨细胞包涵体病 cytomegalic inclusion disease, CID 144, 476

K

抗利尿激素异常分泌综合征 syndrome of inappropriate secretion of antidiuretic hormone, SIADH 383
抗生素相关性腹泻 antibiotic-associated diarrhea, AAD 179
抗体释放试验 antibody release test 136
柯萨奇病毒 coxsackis virus 178
可耐受最高摄入量 Tolerable upper intake level, UL 61
克罗恩病 Crohn disease, CD 174
空肠弯曲菌 campylobacter jejuni 179
口服补液盐 oral rehydration salts, ORS 25
口服耐受 oral tolerance 178
口炎 stomatitis 165
溃疡性结肠炎 ulcerative colitis, UC 174
溃疡性口炎 ulcerative stomatitis 166
扩张性心肌病 dilated cardiomyopathy 269

L

狼疮性肾炎 lupus nephritis 288
朗格汉斯细胞组织细胞增生症 Langerhans cell histiocytosis, LCH 356
类固醇衍生物 secosteroids 84
类胡萝卜素 carotenoid 79
临床表现 clinical indicators 71
临床儿科学 clinical pediatrics 1
磷酸二酯酶抑制剂 phosphodiesterase inhibitor 123
流行性腮腺炎 mumps 508
颅内出血 intracranial hemorrhage of the newborn 127
轮状病毒 rotavirus, RV 178

M

Miller-Fisher 综合征 MFS 391
麻疹 measles 503
麻疹黏膜斑 Koplik spots 503
慢性肾小球肾炎 chronic glomerulonephritis 287
帽状腱膜下出血 subaponeurotic hemorrhage 156
泌尿道感染 urinary tract infection, UTI 312
免疫性血小板减少症 immune thrombocytopenic, ITP 341
面神经损伤 facial nerve injury 156
母乳性黄疸 Breast milk jaundice 132

N

耐热肠毒素 stable toxin, ST 179
难辨梭状芽孢杆菌 clostridium difficile 179
蛲虫病 enterobiasis 535
脑电图 electroencephalography, EEG 368
脑实质出血 intraparenchymal hemorrhage, IPH 129
脑室周围白质软化 periventricular leukomalacia, PVL 124, 159
脑室周围-脑室内出血 periventricular-intraventricular hemorrhage, PVH-IVH 128
脑性瘫痪 cerebral palsy, CP 388
内镜下逆行胰胆管造影检查 endoscopic retrograde cholangiopancreto graphy, ERCP 164
尼曼-匹克病 Niemann-Pick disease, NPD 461
黏多糖病 mucopolysaccharidosis, MPS 453
黏附-集聚性大肠杆菌 enteroadherent-aggregative E. coli, EAEC 179
黏膜保护剂 mucosa protector 169
尿崩症 diabetes insipidus, DI 426
凝血酶时间 thrombin time, TT 151
凝血酶原时间 prothrombin time, PT 151
凝血时间 clotting time, CT 151
脓毒症 sepsis 550
诺如病毒 norovirus 178
诺沃克病毒 Norwalk virus 178

P

膀胱输尿管反流 vesicoureteric reflux, VUR 315
排泄消耗 excreta 62
疱疹性口腔炎 herpetic stomatitis 166
皮肤点刺试验 skin prick tests, SPTs 202
皮肤咖啡牛奶斑 café-au-lait spots 365

偏头痛 migraine 397
平均需要量 estimated average requirement,EAR 61
破伤风抗毒素 tetanus antitoxin,TAT 143
葡萄球菌肺炎 staphylococcal pneumonia 221

Q

气胸 pneumothorax 225
迁延性肾小球肾炎 persistent glomerulonephritis 287
铅污染源 pollution source 96
铅中毒 lead poisoning 95
潜伏结核感染 latent tuberculosis infection 529
强直型 rigidity 389
鞘磷脂沉积病 sphingolipidosis 461
侵袭性大肠杆菌: enteroinvasive E. coli,EIEC 179
青春期医学 adolescent medicine 1
球麻痹 bulbar palsy 366
曲霉菌病 aspergillosis 532
躯体训练 physical therapy,PT 390
全肠道外营养 total parenteral nutrition,TPN 26
全身炎症反应综合征 systemic inflammatory response syndrome,SIRS 550

R

染色体畸变综合征 chromosomal aberration syndrome 446
热性惊厥 febrile seizure,FS 380
人体测量-体格评价 anthropometric measurement & growth assessment 71
溶液张力 tonicity 24
乳糜泻 celiac disease,CD 201
软骨发育不全 achondroplasia 465

S

三尖瓣闭锁 tricuspid atresia 259
沙门菌 salmonella 179
膳食调查 dietary assessment 71
上消化道内镜检查 upper gastrointestinal endoscopy 164
少关节型 oligoarticular onset 485
社会行为 personal-social behavior 41
社交焦虑障碍 social anxiety disorder,SAD 408
神经肌肉接头 neuromuscular junction,NMJ 393
神经纤维瘤病 neurofibromatosis 365
肾病综合征 nephrotic syndrome,NS 287,292
肾小管酸中毒 renal tubular acidosis,RTA 306
肾炎型肾病 nephritic type NS 287
生长迟缓 stunting 73
生长激素 growth hormone,GH 424
生长激素缺乏症 growth hormone deficiency,GHD 424
生长所需 growth 62
生理性黄疸 physiological jaundice 131
实验室检查 biochemical tests 71
食管下端括约肌 lower esophageal sphincter,LES 167
食物蛋白诱导的肠病 food protein induced enteropathy,enteropathy 201
食物蛋白诱导的小肠结肠炎综合征 food protein induced enterocolitis syndrome,FPIES 201
食物蛋白诱导的直肠结肠炎 food protein-induced proctocolitis,FPIP 201
食物过敏 food allergy,FA 199
食物热力作用 thermic effect of feeding,TEF 61
视黄醇 retinol 79
视黄醇结合蛋白 retinol-binding protein,RBP 79
视黄醛 retinal 79
视黄酸 retinoic acid,RA 79
视黄酸受体 retinoic acid receptor,RAR 80
视黄酸受体 retinoic acid X receptor,RXR 80
视黄酯 retinyl ester 79
适宜摄入量 Adequate intake,AI 61
室间隔缺损 ventricular septal defect,VSD 250
室性心动过速 ventricular tachycardia 264
嗜铬细胞瘤 pheochromocytoma 438
嗜水气单胞菌 aeromonashydrophila 179
嗜酸细胞性肠炎 eosinophilic colitis 200
嗜酸细胞性食管炎 eosinophilic esophagitis,EoE 200
嗜酸细胞性胃炎 eosinophilic gastroenteritis 200
嗜酸性胃肠道紊乱 eosinophilic gastrointestinal disorders,EGID 200
噬血细胞综合征 hemophagocytic syndrome,HPS 359
手足口病 hand-foot-mouth disease,HFMD 510
手足徐动型 athetosis 389
双水平气道内正压通气 Bilevel positive airway pressure,BiPAP 549
水痘 varicella or chikepox 507
水痘-带状疱疹病毒 varicella-zoster virus,V-Z virus 507
水肿型胰腺炎 pancreatitis of edematous type 192
水肿型 又称恶性营养不良,kwashiorkor 73
缩窄性心包炎 constrictive pericarditis 279
锁骨骨折 fracture of clavicle 157

T

Tourette 综合征 Tourette syndrome 48
糖尿病 diabetes mellitus,DM 442

糖尿病酮症酸中毒 diabetes mellitus ketoacidosis DKA 444
糖原累积病 glycogen storage disease,GSD 451
陶瑟征 Trousseau sign 90
特定恐惧症 phobic anxiety disorder 407
特发性肺含铁血黄素沉着症 idiopathic pulmonary hemosiderosis,IPH 235
特发性性早熟 idiopathic central precocious puberty,ICPP 429
特异性口服免疫耐受治疗 specific oral tolerance induction,SOTI 203
体外膜氧合 extracorporeal membrane oxygenation,ECMO 550
体外膜氧合技术 extra-corporeal Membrane Oxygenation,ECMO 123
体质指数 body mass index,BMI 77
体重低下 underweight 73
铜绿假单胞菌 bacillus pyeyaneus 179
头颅血肿 cephalohematoma 156
推荐摄入量 Recommended nutrient intake,RNI 61

W

完全性大动脉换位 transposition of the great arteries,TGA 256
围产期医学 perinatal medicine 1
维生素 A 缺乏症 vitamin A deficiency disorder,VAD 79
维生素 D_2麦角骨化醇 ergocalciferol 85
维生素 D_3胆骨化醇 cholecalciferol 85
维生素 D 缺乏性手足抽搐症 tetany of vitamin D deficiency 90
胃肠道过敏症 gastrointestinal anaphylaxis 200
胃食管反流 gastroesophageal reflux,GER 70,167
胃炎 gastritis 170
稳态 homeostasis 84
无创通气 noninvasive ventilation,NIV 549

X

系统性红斑狼疮 systemic lupus erythematosus,SLE 300,488
细菌性痢疾 bacillary dysentery 514
先天性肺囊肿 pulmonary cysts 226
先天性风疹综合征 congenital rubella syndrome 506
先天性肌无力综合征 Congenital myasthenic syndromes,CMS 394
先天性甲状腺功能减低症 congenital hypothyroidism,HT 431
先天性梅毒 congenital syphilis 146
先天性肾病综合征 congenital nephrotic syndrome 288
先天性肾上腺皮质增生症 congenital adrenal hyperplasia,CAH 434
先天性心脏病先心病 congenital heart disease,CHD 247
腺病毒肺炎 adenovirus pneumonia 221
相对剂量反应 relative dose response,RDR 82
消化性溃疡 peptic ulcer 171
消瘦 wasting 73
消瘦型 marasmus 73
小肠镜检查(双气囊推进式) double-balloon enteroscopy,DBE 164
小脑出血 intracerebellar hemorrhage,ICH 129
小于胎龄儿 small for gestational age,SGA 97
小圆病毒 small round virus 179
心肺复苏 cardiopulmonary resuscitation,CPR 543
心力衰竭 heart failure 274
心内膜弹力纤维增生症 endocardial fibroelastosis 271
心跳呼吸骤停 cardiopulmonary arrest 543
锌缺乏 zinc deficiency 92
新生儿败血症 neonatal septicemia 139
新生儿败血症脑膜炎 neonatal sepsis-meningitis 141
新生儿出血症 hemorrhagic disease of the newborn 151
新生儿低钙血症 neonatal hypocalcemia 154
新生儿低血糖症 neonatal hypoglycemia 152
新生儿感染性肺炎 neonatal infectious pneumonia 142
新生儿高血糖 neonatal hyperglycemia 154
新生儿寒冷损伤综合征 neonatal cold injury syndrome 149
新生儿坏死性小肠结肠炎 neonatal necrotizing enterocolitis,NEC 147
新生儿黄疸 neonatal jaundice 130
新生儿破伤风 neonatal tetanus 143
新生儿缺氧缺血性脑病 hypoxic-ischemic encephalopathy,HIE 123
新生儿溶血病 hemolytic disease of newborn,HDN 134
新生儿维生素 K 缺乏性出血症 vitamin K deficiency bleeding of the newborn,VKDB 151
新生儿细菌性脑膜炎 neonatal bacterial meningitis 141
新生儿学 neonatology 97
新生儿硬肿症 sclerema neonatorum 149
新生儿窒息 asphyxia of newborn 108
新生衣原体感染 chlamydial infection 145
星状病毒 astrovirus 178,179

猩红热 scarlet fever 512
性早熟 precocious puberty 428
选择性缄默症 selective mutism 406
学习障碍 specific learning disorder,SLD 45
血管迷走性晕厥 vasovagal syncope,VVS 282
血管性血友病 von Willebrand disease,vWD 345
血红素加氧酶 Hemo oxygenase 130
血脑屏障 blood brain barrier,BBB 95,467
血清铁蛋白 serum ferritin,SF 329
血液净化疗法 blood purification therapy 558
血友病 hemophilia 343
循环支持 circulation,C 543
循证医学 evidence based medicine 4

Y

亚低温疗法 mild hypothermia treatment 127
亚急性硬化性全脑炎 subacute sclerosing panencephalitis, SSPE 505
延续生命支持 prolonged life support 543
严重联合免疫缺陷病 severe combined immunodeficiency, SCID 471
炎症性肠病 inflammatory bowel disease,IBD 174
耶尔森菌 Yersinia 179
一氧化氮吸入 inhaled nitric oxide,iNO 123
医学伦理学 medical ethics 3
医院内获得性感染 nosocomial infection 139
遗传性代谢病 inborn errors of metabolism,IEM 451
遗传性进行性肾炎 hereditary progressive nephritis 288
遗传性球形红细胞增多症 hereditary spherocytosis, HS 332
乙酰胆碱 acetylcholine,Ach 393
乙型肝炎病毒相关性肾炎 hepatitis B virus associated glomerulonephritis,HBV-GN 303
银屑病性关节炎 psoriatic arthritis 486
隐球菌病 cryptococcosis 531
隐球菌脑膜炎 cryptococcal meningitis 531
婴儿痉挛 infantile spasms 374
婴幼儿腹泻 infantile diarrhea 178
营养 nutrition 61
营养干预 nutritional intervention 96
营养性巨幼细胞贫血 nutritional megaloblastic anemia 331
营养性缺铁性贫血 nutritional iron deficiency anemia 326
营养性维生素D缺乏性佝偻病 rickets of vitamin D deficiency 84
营养支持治疗 nutrition support therapy 26
硬膜下出血 subdural hemorrhage,SDH 129
幽门螺旋杆菌 helicobater pylori,Hp 170
游离抗体试验 free antibody test 136
幼年特发性关节炎 juvenile idiopathic arthritis,JIA 482
与附着点炎症相关的关节炎 enthesitis related arthritis, ERA 485
预防儿科学 preventive pediatrics 1
原发型肺结核 primary pulmonary tuberculosis 521
原发性呼吸暂停 primary apnea 108
原发性免疫缺陷病 primary immunodeficiency diseases, PIDs 468
原发性肾病综合征 primary nephrotic syndrome,PNS 292
原发性肾小球疾病 primary glomerular diseases 287
原发综合征 primary complex 521
远端肾小管酸中毒 distal renal tubular acidosis, dRTA 306

Z

再生障碍性贫血 aplastic anemia,AA 339
暂时性抽动障碍 provisional tic disorder 48
早产儿视网膜病 retinopathy of prematurity,ROP 159
早期新生儿 early newborn 98
札如病毒属 sapovirus 178
阵发性室上性心动过速 supra-ventricular tachycardia 263
阵发性睡眠性血红蛋白尿 proxysmal nocturnal hemoglobinuria,PNH 339
震颤型 tremor 389
正常肠道菌群 normal bacteria flora 178
正常足月儿 normal term infant 99
支气管肺发育不良 bronchopulmonary dysplasia, BPD 119,159
支气管肺炎 bronchopneumonia 217
支气管淋巴结结核 tuberculosis of trachebronchial lymphnodes 521
支气管哮喘 asthma 227
直接督导下服药治疗 directly observed therapy, DOT 520
质子泵抑制剂 proton pump inhibitors,PPI 169
致病性大肠杆菌 enteropathogenic E. coli,EPEC 179
智力障碍 Intellectual disabilities 47
中毒 poisoning 557
中毒型细菌性痢疾 bacillary dysentery,toxic type 514

中间型　marasmic kwashiorkor　73
中胚叶造血期　mesoblastic hematopoiesis　321
重型再障　severe aplastic anemia,SAA　339
重症肌无力　myasthenia gravis,MG　393
蛛网膜下腔出血　primary subarachnoid hemorrhage, SAH　129
主动脉缩窄　coarctation of the aorta　258
注意缺陷多动障碍　attention deficit/hyperactivity disorder, ADHD　45
紫癜性肾炎　Henoch-Schonlein purpura nephritis, HSPN　297
足月儿　term infant　97

致　谢

继承与创新是一本教材不断完善与发展的主旋律。在该版教材付梓之际，我们再次由衷地感谢那些曾经为该书前期的版本作出贡献的作者们，正是他们辛勤的汗水和智慧的结晶为该书的日臻完善奠定了坚实的基础。以下是该书前期的版本及其主要作者：

7 年制规划教材
全国高等医药教材建设研究会规划教材
全国高等医药院校教材·供 7 年制临床医学等专业用

《儿科学》（人民卫生出版社，2001）

主　编　薛辛东
副主编　李永柏

全国高等医药教材建设研究会·卫生部规划教材
全国高等学校教材·供 8 年制及 7 年制临床医学等专业用

《儿科学》（人民卫生出版社，2005）

主　编　薛辛东
副主编　杜立中

普通高等教育“十一五”国家级规划教材
全国高等医药教材建设研究会规划教材·卫生部规划教材
全国高等学校教材·供 8 年制及 7 年制临床医学等专业用

《儿科学》（第 2 版，人民卫生出版社，2010）

主　编　薛辛东
副主编　杜立中　毛萌

编　者（以姓氏笔画为序）

方建培　中山大学
毛　萌　四川大学
申昆玲　首都医科大学
孙　梅　中国医科大学
孙若鹏　山东大学医学院
李　秋　重庆医科大学
杜立中　浙江大学医学院
易著文　中南大学湘雅医学院
桂永浩　复旦大学附属儿童医院
顾学范　上海交通大学医学院
常立文　华中科技大学附属同济医院
富建华　中国医科大学
薛辛东　中国医科大学

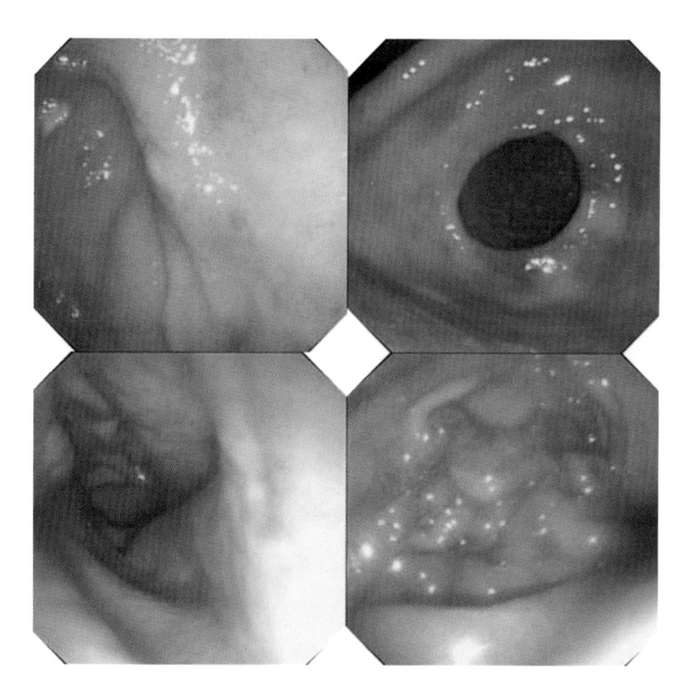

彩图 7-13-1 牛奶过敏的胃肠道表现

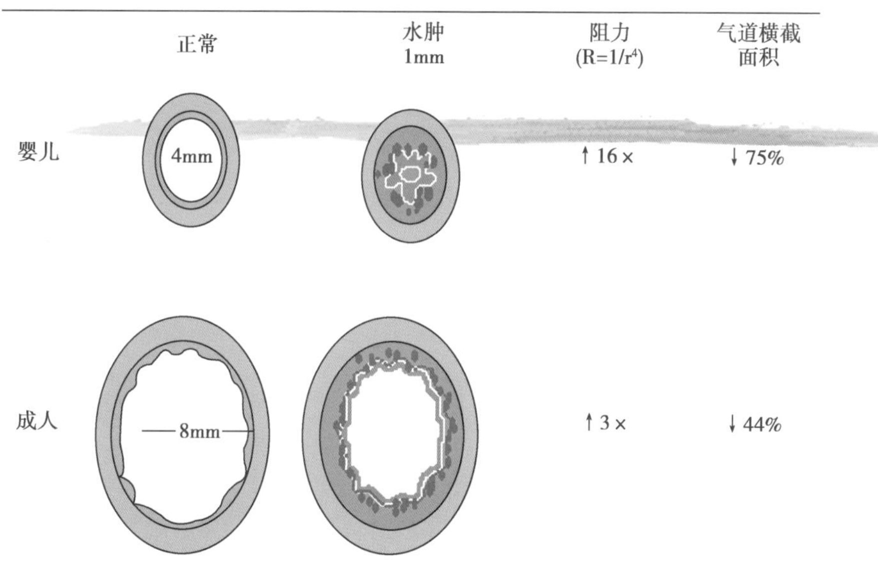

彩图 8-1-4 儿童与成人在气道黏膜水肿增厚 1mm 时气道阻力变化的比较

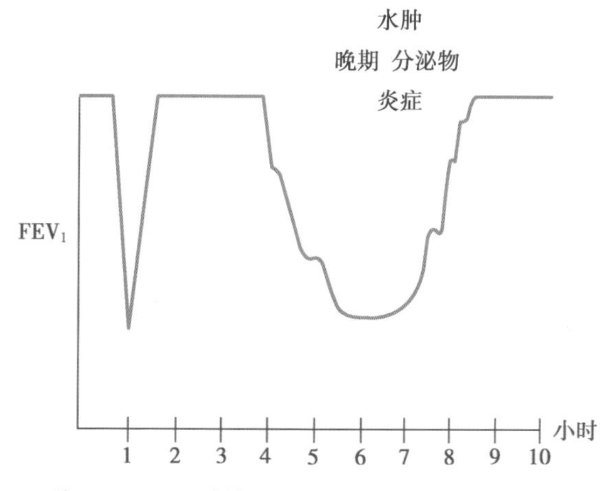

彩图 8-10-2 过敏原激发后出现即刻与迟发反应

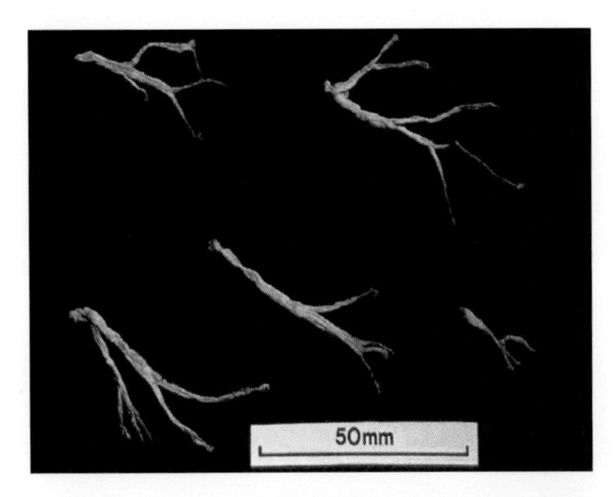

彩图 8-10-3　支气管哮喘病人咯出的黏液栓

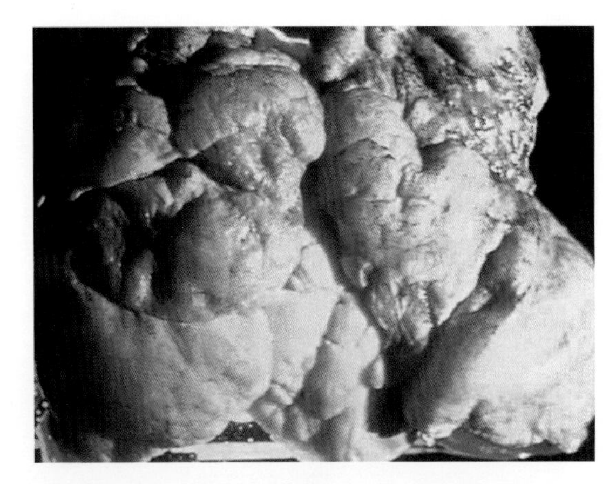

彩图 8-10-4　因哮喘死亡病人的大体标本

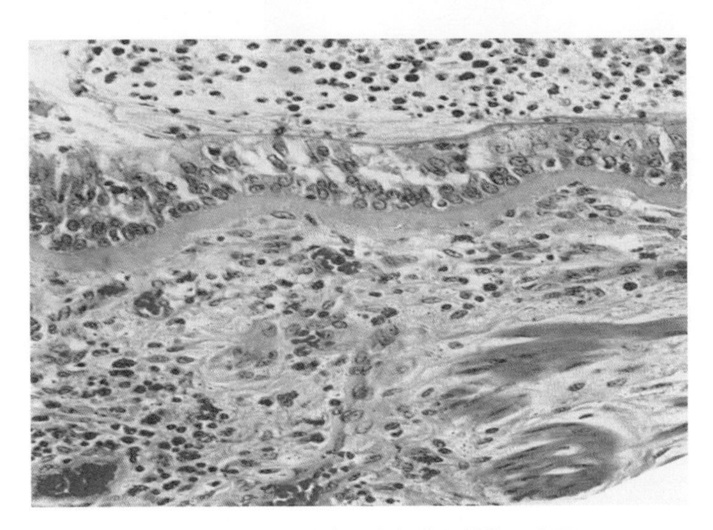

彩图 8-10-5　哮喘病人小气道显微镜下所见

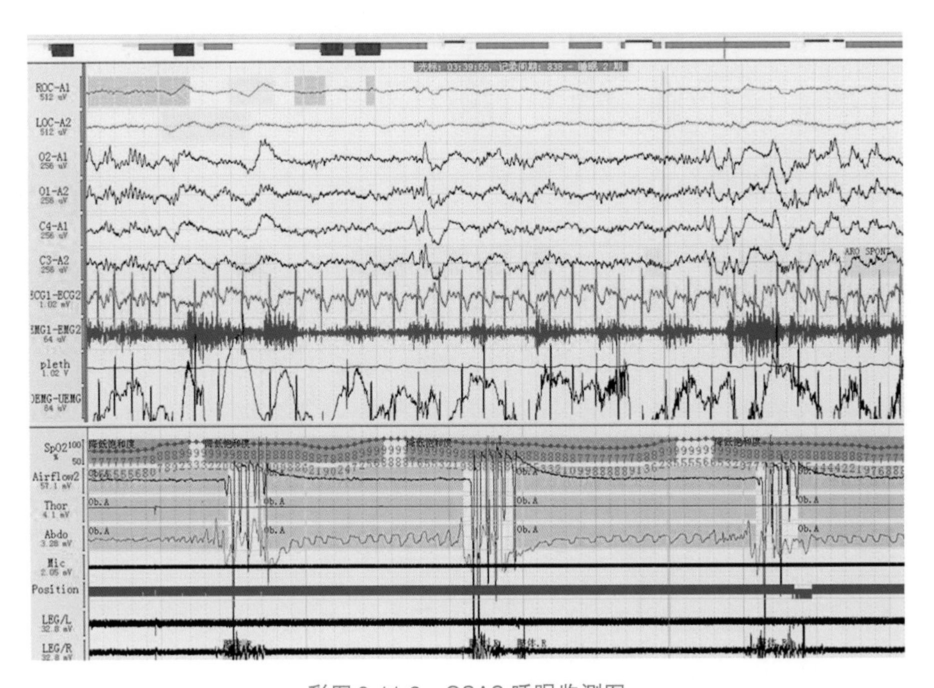

彩图 8-11-2　OSAS 睡眠监测图

SaO_2为血氧饱和度，$Airflow_2$为口鼻气流，Abdo 为呼吸运动，图中可见四段阻塞性呼吸事件，患儿口鼻气流停止，而呼吸运动存在，此时血氧饱和度减低

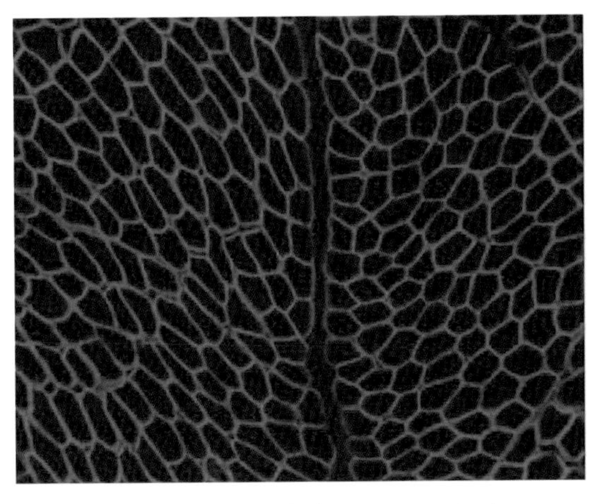

彩图 12-9-1 正常的 dystrophin 蛋白

彩图 12-9-2 DMD 患者肌活检标本的免疫组化染色显示 dystrophin 蛋白缺失

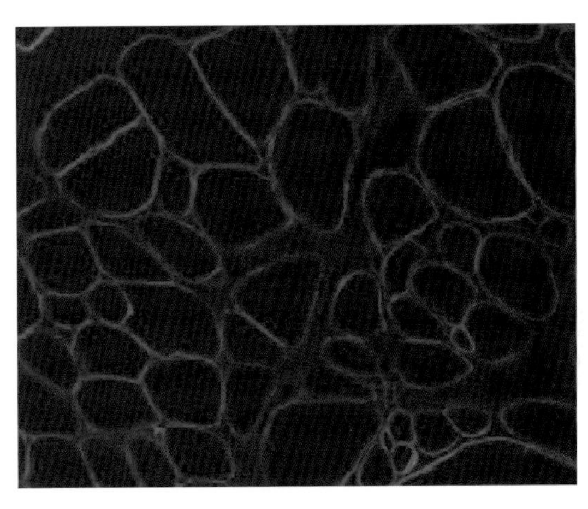

彩图 12-9-3 BMD 患者肌活检标本的免疫组化染色显示 dystrophin 部分保留

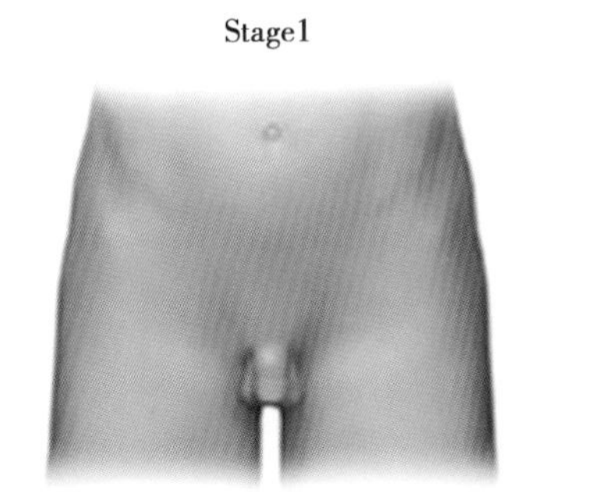

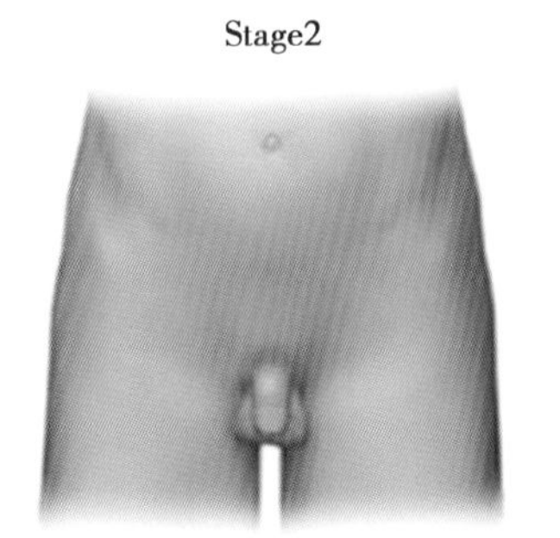

Stage3

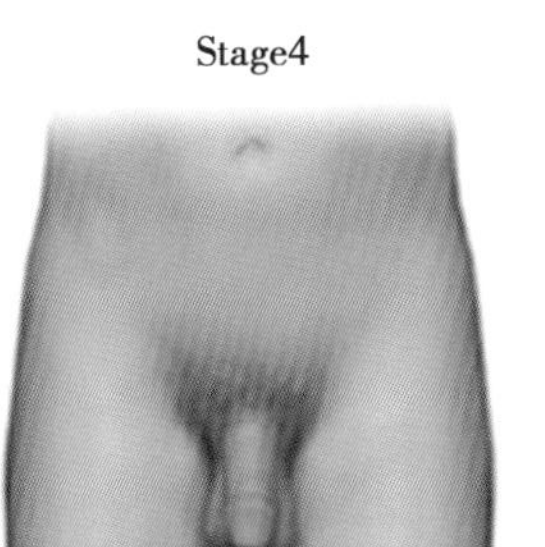

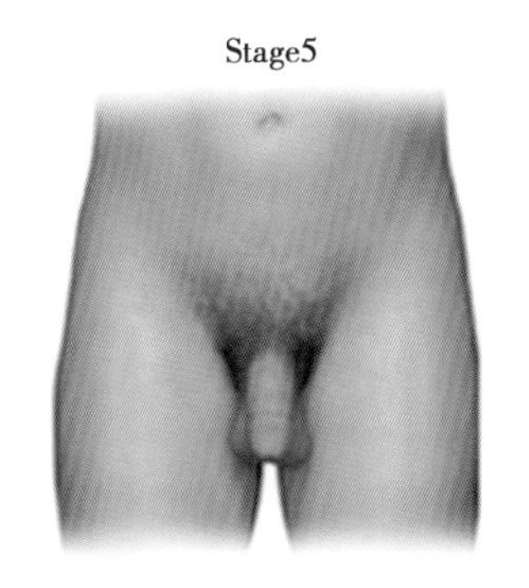

彩图 14-2-1 男性性征发育分期

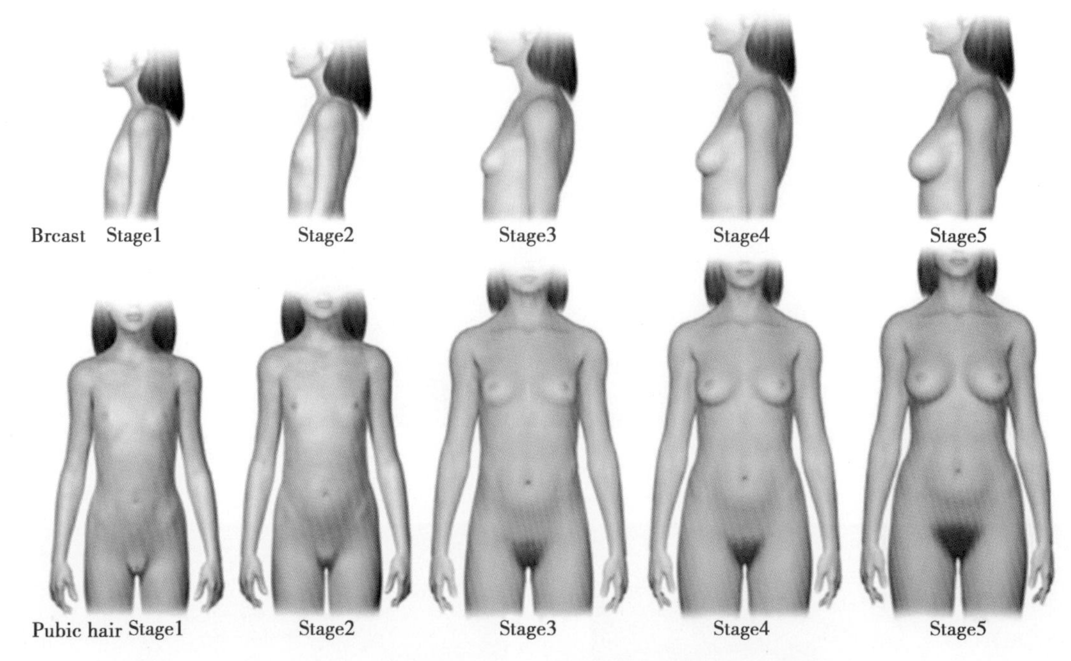

彩图 14-2-2　女性性征发育分期

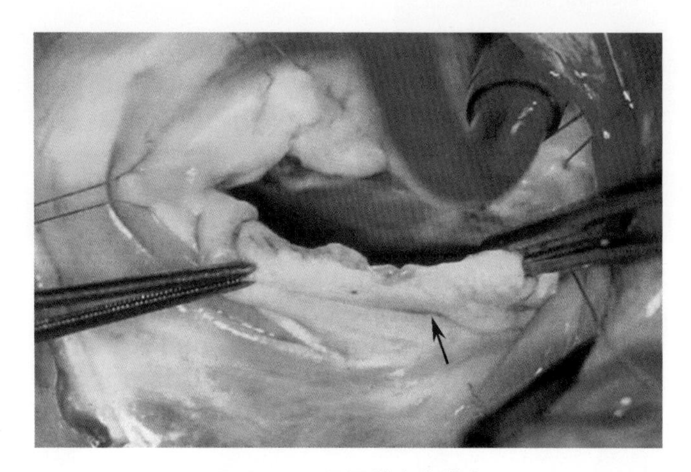

图 17-2-1　风湿性心内膜炎

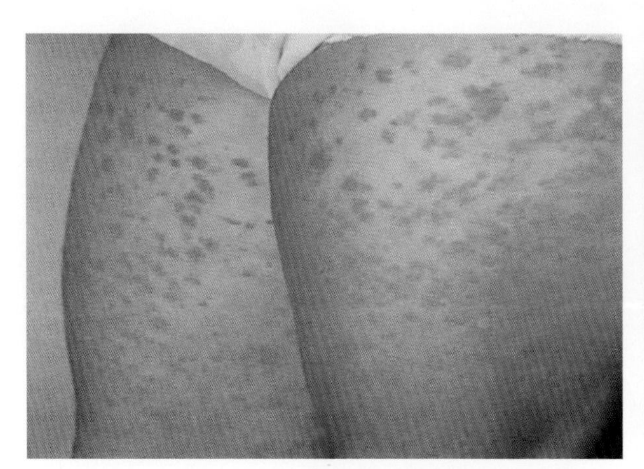

图 17-7-1　过敏性紫癜,双下肢可见紫红色斑丘疹

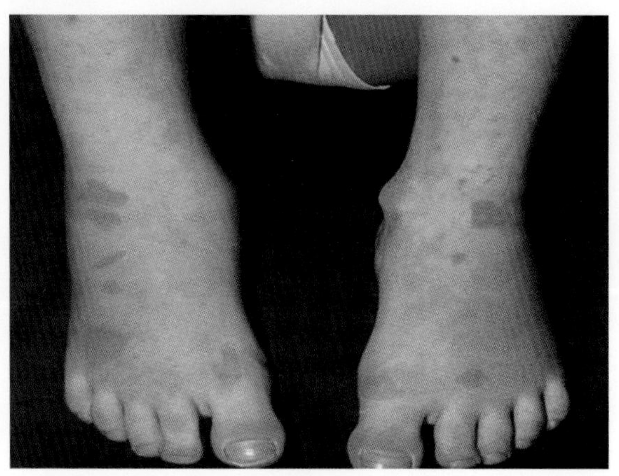

图 17-7-2　过敏性紫癜关节炎,右踝关节肿胀伴双下肢紫红色斑丘疹